U0346845

中西医结合眼科学

主　编　彭清华

副主编　王育良　李志英　毕宏生　谢学军
　　　　姚小磊　彭　俊

编　委（按姓氏笔画排序）

王　方	王育良	邓　颖	龙　达
付美林	毕宏生	刘　安	刘志敏
刘晓清	孙　河	李　洁	李　萍
李文杰	李文娟	李志英	李建超
李跃军	杨　光	杨毅敬	肖家翔
吴大力	吴权龙	沈志华	宋厚盼
陈向东	陈国孝	周　剑	周亚莎
欧阳云	赵永旺	赵海滨	洪　亮
姚小磊	徐　剑	郭承伟	逯　晶
彭　抿	彭　俊	彭清华	喻　娟
喻京生	曾红艳	曾志成	谢学军
谭涵宇	潘　坤	戴宗顺	魏歆然

人民卫生出版社

图书在版编目（CIP）数据

中西医结合眼科学 / 彭清华主编 . —北京：人民
卫生出版社，2019
ISBN 978-7-117-28606-0

Ⅰ.①中… Ⅱ.①彭… Ⅲ.①眼科学 – 中西医结合疗
法 Ⅳ.①R77

中国版本图书馆 CIP 数据核字（2019）第 116589 号

人卫智网 www.ipmph.com	医学教育、学术、考试、健康，购书智慧智能综合服务平台
人卫官网 www.pmph.com	人卫官方资讯发布平台

中西医结合眼科学

主　　编：彭清华
出版发行：人民卫生出版社（中继线 010-59780011）
地　　址：北京市朝阳区潘家园南里 19 号
邮　　编：100021
E - mail：pmph @ pmph.com
购书热线：010-59787592　010-59787584　010-65264830
印　　刷：保定市中画美凯印刷有限公司
经　　销：新华书店
开　　本：787 × 1092　1/16　　印张：36
字　　数：876 千字
版　　次：2019 年 8 月第 1 版　2019 年 8 月第 1 版第 1 次印刷
标准书号：ISBN 978-7-117-28606-0
定　　价：108.00 元
打击盗版举报电话：010-59787491　**E-mail**：WQ @ pmph.com
（凡属印装质量问题请与本社市场营销中心联系退换）

本书分为上篇"总论"、下篇"各论"和附录三大部分。"总论"主要介绍中西医眼科的基础知识，包括中西医眼科发展史、眼的解剖与生理、眼与全身的关系、眼病的病因病理、眼科检查与诊断、眼科辨证、眼科症状学、眼科治法等。"各论"主要从病名、概述、病因病理、临床表现、辅助检查、诊断与鉴别诊断、治疗、预防与调护、研究进展等方面介绍眼部从前段到后段常见疾病。附录主要介绍眼科有关正常值、眼科解剖名称中西医对照、眼科疾病名称中西医对照、常用方剂、主要参考书目。

本书力求保持中西医结合的特点，既保持全书的系统性，又注重对目前国内外研究比较深入的疾病做重点论述。本书主要适合中西医结合专业学生使用，同时也可以作为工具书供中西医结合眼科临床医师、科研人员使用。

　　彭清华，男，1964年12月出生，湖南宁乡人，医学博士、二级教授、主任医师，博士生导师、博士后合作导师。1985年于湖南中医学院医疗系本科毕业，1988年眼科研究生毕业后分配至湖南中医学院第一附属医院眼科工作。1994年晋升为副教授、副主任医师，1999年晋升主任医师、教授。1995年被聘为硕士生导师，2000年被聘为博士生导师。2012年聘为湖南省首批二级教授。1999年1月任湖南中医学院第一附属医院业务副院长兼眼科主任；2004年2月始任湖南中医学院校长助理兼国际学院院长、国际交流与合作处处长、港澳台办公室主任，校长助理兼研究生处（工作部）处（部）长、研究生院院长、中医诊断研究所所长；2012年12月任湖南中医药大学副校长兼全国眼底病中医医疗中心主任、中医诊断研究所所长、大学学术委员会和学位委员会副主任委员、湖南省人民政府学位委员会委员，教育部高等学校中医学类专业教学指导委员会委员，中医药防治眼耳鼻咽喉疾病湖南省重点实验室主任、中医药防治眼病与视功能保护湖南省工程技术研究中心主任、数字中医药湖南省2011协同中心副主任，国家中医药管理局"十五"至"十二五"重点学科中医眼科学、重点专科眼底病、湖南省重点学科中医五官科学、中央财政支持地方高校发展专项资金重点建设学科、重点实验室和中医眼科创新团队的学科带头人，湖南中医药大学中医学一级学科的学科带头人，国家重点学科中医诊断学、国家临床重点专科、国家区域中医诊疗中心-眼科的学术带头人，湖南省普通高校青年骨干教师，湖南省普通高校学科带头人，湖南省高层次卫生人才"225"工程首批学科领军人才。

　　1999年获教育部霍英东教育基金会高等院校青年教师奖，2001年获湖南省优秀博士学位论文奖和上海颜德馨中医药人才奖励基金奖励，2002年享受国务院政府特殊津贴，2003—2004年度卫生部有突出贡献中青年专家，2005年获第五届湖南省青年科技奖，2007年入选湖南省121创新人才工程第一层次，2008年获评全国百名杰出青年中医，2009年入选"新世纪百千万人才工程"国家级人选，2010年获中华中医药学会科技之星称号，2011年获第二届中国中西医结合贡献奖、湖南省"十一五"优秀研究生指导老师，2015年获评中华中医药学会优秀科技工作者，2016年获评全国优秀科技工作者；兼中国中医药信息学会副会长兼中医诊断信息分会会长，第三届中国中西医结合学会眼科专业委员会副主任委员，世界中医药学会联合会眼科分会副会长、中医诊断分会常务副会长，中华中医药学会眼科分会副主任委员、中医诊断分会副主任委员，国际数字医学会数字中医药分会常务副会长，中国医师协会中西医结合医师分会眼科专业委员会副主任委员，中国中医药研究促进会眼科分会副会长，中华中医药学会中医眼科协同创新共同体副主席，中医药健康大数据产业技术创新战略联盟专家委员会副主任，第一届亚洲干眼协会中国分会学术委员，国家医学教育中心眼科学术委员会常委、湖南省中医药学会常务理事、湖南省中医及中西医结合学会眼科专业委员会主任委员等，国家自然科学基金、国家科技奖励、国家级教学成果、国家重点研发计划、科技部国际合作项目、国家重点基础研究发展计划（973计划）、国家新药（中药）、中华中医药学会科学技术奖等的审评专家，高等学校博士学科点专项基金及北京、上海、浙江、山东、广西、江西、湖南等自然科学基金函审专家、国家执业医师考试湖南考区中医类首席考官，湖南省卫生系列高级职称评审专家，湖南省科学技术奖评审专家等。

先后主持承担"十一五"国家科技支撑计划项目、国家重点研发计划课题、国家自然科学基金、高等学校博士学科点专项基金、国家中医药管理局科研基金、湖南省自然科学基金重点项目、国家科学技术学术著作出版基金等各级科研课题40项；获中华中医药学会科学技术奖一等奖、湖南省科技进步奖一等奖、教育部科技进步奖二等奖、中国中西医结合学会科学技术奖二等奖、中华中医药学会科学技术奖二等奖、湖南省科技进步奖二等奖、国家中医药管理局科技进步奖三等奖等部省级科技成果一等奖3项、二等奖9项、三等奖9项，学术著作优秀奖3项；省厅级科技和教学成果奖18项。主编全国中医药行业高等教育"十二五""十三五"本科规划教材《中医眼科学》、全国中医药高等教育"十三五"精编教材《中医眼科学》、全国高等医药院校研究生教材《中西医结合眼科学》、国家卫生和计划生育委员会"十二五""十三五"住院医师规范化培训教材《中医五官科学》、国家重点出版图书英文版中医病案教育系列教材《眼耳鼻咽喉科学》及《眼科活血利水法的研究》《眼底病特色专科实用手册》《中西医结合眼底病学》《全国中医眼科名家学术经验集》《中医眼科名家临床诊疗经验》《眼科名家临证精华》《中医眼科名家十讲》《眼科中西医诊疗套餐》《中西医临床用药手册·眼科分册》等教材及专著28本，副主编"十五""十一五"普通高等教育国家级规划教材《中医眼科学》《中西医结合眼科学》和卫生部"十一五"规划教材、全国高等中医药院校研究生规划教材《中医眼科临床研究》等教材及专著10本，编委16本；在《Journal of Ophthalmology》《International Journal of Ophthalmology》《中华眼科杂志》《国际眼科杂志》《中国中西医结合杂志》《中医杂志》

等专业性期刊及世界眼科学术大会、亚太眼科学术大会、亚太青光眼学术会议、全球华人眼科学术大会等国内外学术会议上发表学术论文400余篇。先后赴美国、俄罗斯、法国、日本、瑞士、德国、意大利、荷兰、比利时、澳大利亚、新西兰、新加坡、马来西亚、中国台湾、中国香港、中国澳门等国家和地区参加国际学术会议15次。指导培养博士后8名、境内外博士研究生32名、硕士研究生105名。毕业的学生获湖南省优秀博士、硕士学位论文奖励9篇,全国中医药优秀博士论文一等奖、二等奖3篇,湖南省自然科学优秀学术论文二等奖、三等奖6篇。

先后聘为《Digital Chinese Medicine》《东方药膳》《数字中医药与诊断》主编,《中国中医眼科杂志》《中医眼耳鼻喉杂志》《医学人文与管理》副主编,《湖南中医药大学学报》《国际眼科杂志》和《中华现代眼耳鼻喉科杂志》的常务编委,《中华中医药杂志》《中医杂志》《中国中医眼科杂志》《中西医结合学报》《辽宁中医杂志》《湖南中医杂志》《现代中西医结合杂志》等10多家核心期刊的编委和特约审稿人等。主要从事中医诊断、眼科病证规范化、中医及中西医结合防治眼底病、青光眼和眼表疾病的研究。

眼科学是一个既涵盖外科手术技巧又包揽内科用药精髓的学科，需要掌握的内容很多，随着西医学的不断进步，西医眼科学也在不断完善，特别是在最近30年，先进的检查方法、创新药物及先进的治疗设备、手术方式层出不穷，正是这些设备、药物的广泛使用，使西医学对于眼科疾病本质的认识也更加深入、日趋完善，并促进了针对这些病因机制的先进治疗方法的诞生。中医眼科学历经数千年的流传，其每一方、每一药都是直接作用于"人"这个医疗个体所得出的临床经验总结。大量临床实践证明，眼科不少疾病，如干眼症、病毒性角膜炎、年龄相关性黄斑变性、视网膜静脉阻塞、视网膜色素变性及眼科手术后促进视功能恢复等，中医药治疗有其独特的优势，值得加以挖掘、整理和提高。而当今临床上许多眼科疾病都可以采用中西医结合的方法进行治疗，并能进一步提高临床疗效。

本书的编写分为上篇"总论"、下篇"各论"和附录三大部分。

"总论"主要介绍中西医眼科的基础知识，包括中西医眼科发展史、眼的解剖与生理、眼与全身的关系、眼病的病因病理、眼科检查与诊断、眼科辨证、眼科症状学、眼科治法等。

"各论"主要介绍眼部从前段到后段常见疾病。在各论的编写体例上，对于每一个疾病章节，均按病名、无标题概述、病因病理、临床表现、辅助检查、诊断与鉴别诊断、治疗、预防与调护进行论述。"无标题概述"主要介绍该病的概念、发病情况、临床特点和中西医病名对应关系、病名沿革。"病因病理"主要介绍西医病因、病理、发病机制和中医病因病机，且注重与治法、方药的对应。"临床表现"主要介绍病史、主要症状和体征，以及主要的并发症。"辅助检查"主要介绍各种实验室检查方法及其临床意义，由于目前眼科检查设备更新较快，且对于临床诊断十分重要，因此本书将"辅助检查"独立于"临床表现"之外，较重点地进行阐述。"诊断与鉴别诊断"主要介绍每个疾病的诊断要点，以及需要鉴别的病种和鉴别要点。"治疗"主要介绍中西医结合治疗的一般原则、思路，中、西医治疗的优势对比，治疗又分全身治疗、局部治疗、手术治疗三大方面，全身治疗主要包括西药治疗、中医辨证论治、常用中成药、针灸治疗或其他疗法。每个疾病的具体用药强调临床实用性，避免牵强附会，力求"去伪存真"，只收录切合临床的药物，已经淘汰的药物不再收录。本着确切提高疗效、提高患者依从性、减轻患者负担的原则，强调不能为了中西医结合而勉强中西医凑合，一切应从临床实际出发。局部治疗主要介绍眼局部治疗方法，如散瞳、激光治疗等。手术治疗分项介绍各种手术疗法及其适应证。"预防与调护"主要介绍疾病的预防、调摄与护理知识。

"附录"主要介绍眼科有关正常值、眼科解剖名称中西医对照、眼科疾病名称中西医对照、常用方剂索引、全书主要参考书目。

本书由湖南中医药大学担任主编单位，南京、广州、成都、山东等中医药大学担任副主编单位，近20所高等医药院校及医疗单位联合编写。参编的专家大多是我国从事中西医结合眼科和西医眼科某一领域的知名专家。本书集各位专家教授数十年临床、教学和科研经验，在一定程度上反映了中西医眼科学当前的学科现状和学术水平。

本书的出版得到中医五官科学湖南省重点学科和中医药防治眼耳鼻咽喉疾病湖南省重点实验室的资助。

本书力求权威性与可读性，编写工作历时两年多，虽经反复审改，但由于编者个人能力水平有限，不足之处甚或错漏之处在所难免，恳请海内外专家教授和医生们批评指正，以便重印或再版时进一步补充、修改和完善。

湖南中医药大学　彭清华

2018 年 3 月

上篇 总 论

第一章 中西医眼科发展史 ……………………… 2

第一节 中医眼科学发展史 ……………………… 2
一、萌芽时期（南北朝以前）……………… 2
二、奠基时期（隋—唐）…………………… 3
三、独立发展时期（宋—元）……………… 4
四、兴盛时期（明—清鸦片战争以前）…… 5
五、衰落与复兴时期（清鸦片战争以后至今）… 6

第二节 西医眼科学发展史 ……………………… 7
一、16—18 世纪的西医眼科学 …………… 7
二、19 世纪的西医眼科学 ………………… 8
三、20 世纪的西医眼科学 ………………… 8
四、中国现代眼科学的建立与发展 ……… 9

第三节 中西医结合眼科学发展史 ……………… 9

第二章 眼的解剖与生理 ………………………… 11

第一节 眼球 ……………………………………… 11
一、眼球壁 …………………………………… 12
二、眼球内容物 ……………………………… 18

第二节 视路及瞳孔反射路 ……………………… 19
一、视路 ……………………………………… 19
二、瞳孔反射路 ……………………………… 20

第三节 眼附属器 ………………………………… 21
一、眼眶 ……………………………………… 21

二、眼睑 ……………………………………………………………… 22

三、结膜 ……………………………………………………………… 23

四、泪器 ……………………………………………………………… 24

五、眼外肌 …………………………………………………………… 25

第四节　眼部的血管和神经 …………………………………………… 25

一、血液供应 ………………………………………………………… 25

二、神经支配 ………………………………………………………… 26

第五节　中医对眼解剖及生理的认识 ………………………………… 27

附：眼解剖名称中西医对照 …………………………………………… 29

第三章　眼与全身的关系 …………………………………………… 31

第一节　眼与脏腑的关系 ……………………………………………… 31

一、眼与五脏的关系 ………………………………………………… 31

二、眼与六腑的关系 ………………………………………………… 34

第二节　五轮学说 ……………………………………………………… 35

一、五轮的解剖部位及脏腑分属 …………………………………… 35

二、五轮学说的临床应用 …………………………………………… 36

第三节　眼与气血津液的关系 ………………………………………… 36

一、眼与气的关系 …………………………………………………… 37

二、眼与血的关系 …………………………………………………… 37

三、眼与津液的关系 ………………………………………………… 38

第四节　眼与经络的关系 ……………………………………………… 38

一、眼与十二经脉的关系 …………………………………………… 39

二、眼与经别的关系 ………………………………………………… 40

三、眼与十二经筋的关系 …………………………………………… 41

四、眼与奇经八脉的关系 …………………………………………… 42

第四章　眼病的病因病理 …………………………………………… 43

第一节　中医病因病机 ………………………………………………… 43

一、病因 ……………………………………………………………… 43

二、病机 ……………………………………………………………… 46

第二节　西医病因病理 ………………………………………………… 52

一、病因 ……………………………………………………………… 52

二、病理 ··· 56

第五章 眼科检查与诊断 ··· 62

第一节 眼科问诊 ··· 62
一、眼科问诊的方法 ··· 62
二、问病史 ··· 62
三、问主要症状 ··· 64

第二节 眼科常规检查 ··· 66
一、视功能检查 ··· 66
二、眼压检查 ··· 74
三、眼附属器检查 ··· 76
四、眼前段检查 ··· 77
五、裂隙灯显微镜检查 ··· 78
六、前房角镜检查 ··· 80
七、检眼镜检查 ··· 80

第三节 眼科特殊检查 ··· 82
一、眼电生理检查 ··· 82
二、眼底血管造影检查 ··· 88
三、眼科影像检查 ··· 93

第四节 眼科辨证 ··· 101
一、外障内障辨证 ··· 101
二、眼科常见症状与体征辨证 ··· 101
三、五轮辨证 ··· 104
四、眼底病辨证 ··· 106

第六章 眼科治法 ··· 109

第一节 内治法 ··· 109
一、中医内治法 ··· 109
二、西医内治法 ··· 113

第二节 外治法 ··· 113
一、药物外治法 ··· 113
二、非药物外治法 ··· 114

第三节 眼科针灸疗法概要 ··· 115
一、体针疗法 ··· 115

二、耳针疗法 ·· 120

三、穴位注射 ·· 122

四、头皮针疗法 ······································ 123

五、梅花针疗法 ······································ 123

六、放血疗法 ·· 123

第四节　眼科激光治疗 ························ 124

一、激光概述 ·· 124

二、眼科常用激光及其特点 ················ 126

三、激光在眼科疾病中的应用 ············ 128

四、激光治疗后中医药的应用 ············ 130

下篇　各　论

第七章　眼睑病 ································· 134

第一节　眼睑炎症 ····························· 134

一、睑腺炎 ·· 134

二、睑板腺囊肿 ······································ 137

三、睑缘炎 ·· 139

四、病毒性睑皮炎 ································· 142

五、接触性睑皮炎 ································· 145

第二节　眼睑位置和功能异常 ········ 147

一、睑内翻 ·· 147

二、睑外翻 ·· 149

三、眼睑闭合不全 ································· 151

四、上睑下垂 ·· 153

第八章　泪器病 ································· 157

第一节　泪液排出系统疾病 ············ 158

一、溢泪（泪道阻塞或狭窄） ············ 158

二、慢性泪囊炎 ······································ 161

三、急性泪囊炎 ······································ 162

第二节　泪液分泌系统疾病 ············ 164

一、泪腺炎 ·· 164

二、无泪症 ·· 166

三、泪液分泌过多 ·· 166

第九章　眼表疾病 ·· 167

第一节　眼表疾病的类型和治疗原则 ································ 168
一、眼表疾病的病理类型 ·· 168
二、眼表疾病的治疗原则 ·· 168

第二节　干眼 ··· 168

第三节　药物性角结膜病变 ··· 173

第十章　结膜病 ··· 176

第一节　感染性结膜炎 ·· 178
一、细菌性结膜炎 ··· 178
二、衣原体性结膜炎 ·· 186
三、病毒性结膜炎 ··· 194

第二节　免疫性结膜炎 ·· 199
一、变应性结膜炎 ··· 199
二、泡性结角膜炎 ··· 203
三、自身免疫性结膜炎 ·· 205

第三节　其他常见结膜病 ··· 207
一、翼状胬肉 ·· 207
二、变性性结膜病 ··· 210
三、球结膜下出血 ··· 211

第十一章　角膜病 ··· 213

第一节　角膜炎症 ·· 214
一、细菌性角膜炎 ··· 215
二、真菌性角膜炎 ··· 220
三、单纯疱疹病毒性角膜炎 ··· 223
四、棘阿米巴角膜炎 ·· 227
五、角膜基质炎 ··· 230
六、神经麻痹性角膜炎 ·· 233
七、暴露性角膜炎 ··· 234
八、蚕蚀性角膜溃疡 ·· 235
九、浅层点状角膜炎 ·· 238

十、丝状角膜炎 ··· 240

第二节　角膜变性与角膜营养不良 ····························· 242
一、角膜老年环 ··· 242
二、带状角膜病变 ·· 242
三、边缘性角膜变性 ·· 243
四、大泡性角膜病变 ·· 244
五、角膜营养不良 ·· 245

第三节　角膜软化症 ··· 247

第四节　角膜新生血管 ·· 248

第五节　角膜瘢痕 ··· 250

第十二章　巩膜病 ··· 252

第一节　巩膜外层炎 ··· 252

第二节　巩膜炎 ·· 256
一、前巩膜炎 ··· 256
二、后巩膜炎 ··· 259

第三节　巩膜葡萄肿 ··· 260

第十三章　晶状体病 ··· 261

第一节　白内障 ·· 261
一、年龄相关性白内障 ··· 262
二、先天性白内障 ·· 266
三、外伤性白内障 ·· 269
四、代谢性白内障 ·· 272
五、并发性白内障 ·· 274
六、药物及中毒性白内障 ·· 275
七、放射性白内障 ·· 276
八、后发性白内障 ·· 277

第二节　晶状体异位和脱位 ·· 278

第十四章　玻璃体病 ··· 280

第一节　玻璃体液化、后脱离与变性 ··························· 280

一、玻璃体液化 ………………………………………………………… 281

二、玻璃体后脱离 ……………………………………………………… 282

三、飞蚊症 ……………………………………………………………… 283

四、玻璃体变性 ………………………………………………………… 284

第二节　玻璃体积血 …………………………………………………… 285

第三节　其他玻璃体病 ………………………………………………… 289

一、玻璃体炎症 ………………………………………………………… 289

二、增生性玻璃体视网膜病变 ………………………………………… 291

三、玻璃体寄生虫病 …………………………………………………… 293

四、家族性渗出性玻璃体视网膜病变 ………………………………… 293

第十五章　青光眼 ……………………………………………………… 295

第一节　原发性青光眼 ………………………………………………… 296

一、原发性闭角型青光眼 ……………………………………………… 297

二、原发性开角型青光眼 ……………………………………………… 303

三、特殊类型青光眼 …………………………………………………… 308

第二节　高眼压症 ……………………………………………………… 312

第三节　继发性青光眼 ………………………………………………… 314

一、睫状环阻滞性青光眼 ……………………………………………… 314

二、新生血管性青光眼 ………………………………………………… 316

三、青光眼睫状体炎综合征 …………………………………………… 319

四、糖皮质激素性青光眼 ……………………………………………… 320

五、葡萄膜炎引起的青光眼 …………………………………………… 321

六、眼钝挫伤引起的青光眼 …………………………………………… 322

第四节　先天性青光眼 ………………………………………………… 323

第十六章　葡萄膜病 …………………………………………………… 325

第一节　葡萄膜炎 ……………………………………………………… 326

一、前葡萄膜炎 ………………………………………………………… 326

二、中间葡萄膜炎 ……………………………………………………… 330

三、后葡萄膜炎 ………………………………………………………… 332

四、全葡萄膜炎 ………………………………………………………… 334

第二节　几种特殊类型的葡萄膜炎 …………………………………… 334

一、交感性眼炎 ··· 334

二、急性视网膜坏死综合征 ··· 336

三、Vogt-小柳原田综合征 ··· 338

四、白塞综合征 ··· 341

五、化脓性眼内炎 ··· 344

第十七章　视网膜病 ··· **348**

第一节　视网膜血管病 ··· 348

一、视网膜动脉阻塞 ·· 348

二、视网膜静脉阻塞 ·· 353

三、视网膜血管炎 ·· 357

四、Coats 病 ·· 361

五、糖尿病视网膜病变 ·· 364

六、高血压性视网膜病变 ·· 370

第二节　黄斑部疾病 ··· 374

一、中心性浆液性脉络膜视网膜病变 ·· 374

二、中心性渗出性脉络膜视网膜病变 ·· 379

三、年龄相关性黄斑变性 ·· 384

四、黄斑水肿 ·· 390

五、黄斑裂孔 ·· 395

六、黄斑出血 ·· 397

七、黄斑视网膜前膜 ·· 401

第三节　原发性视网膜色素变性 ··· 404

第四节　视网膜脱离 ··· 409

第十八章　视神经和视路疾病 ··· **414**

第一节　视神经疾病 ··· 414

一、视神经炎 ·· 414

二、缺血性视神经病变 ·· 418

三、视盘血管炎 ··· 422

四、视神经萎缩 ··· 425

第二节　视盘水肿 ··· 428

第三节　视交叉病变与视路病变 ··· 433

一、视交叉病变 ··· 433

二、视交叉以上的视路病变 ………………………………………………434

第十九章　视光学与视觉光学 ………………………………………438

第一节　眼球光学 …………………………………………………………438
一、眼的屈光状态 ………………………………………………………438
二、眼的对比敏感度 ……………………………………………………438
三、眼的调节与集合 ……………………………………………………440
四、眼的生理光学缺陷 …………………………………………………440

第二节　屈光不正与老视 …………………………………………………440
一、近视 …………………………………………………………………440
二、远视 …………………………………………………………………446
三、散光 …………………………………………………………………448
四、屈光参差 ……………………………………………………………449
五、老视 …………………………………………………………………449

第三节　屈光检查方法 ……………………………………………………451
一、他觉检查法 …………………………………………………………451
二、主觉检查法 …………………………………………………………452

第四节　屈光不正的矫治 …………………………………………………452
一、配镜 …………………………………………………………………452
二、手术 …………………………………………………………………452

第二十章　眼外肌病 …………………………………………………454

第一节　斜视 ………………………………………………………………454
一、斜视检查法 …………………………………………………………454
二、共同性斜视 …………………………………………………………456
三、麻痹性斜视 …………………………………………………………459
四、特殊类型斜视 ………………………………………………………462

第二节　弱视 ………………………………………………………………462

第三节　眼球震颤 …………………………………………………………465

第二十一章　眼眶疾病 ………………………………………………468

第一节　眶蜂窝织炎 ………………………………………………………468

第二节　眼球筋膜炎 ………………………………………………………470

第三节　甲状腺相关性眼病 …………………………………………… 472

第四节　眼眶炎性假瘤 …………………………………………………… 474

第二十二章　眼外伤 …………………………………………………… 477

第一节　眼球钝挫伤 …………………………………………………… 478

第二节　眼球穿通伤 …………………………………………………… 482

第三节　眼异物伤 ……………………………………………………… 485

第四节　眼化学烧伤 …………………………………………………… 488

第五节　物理性眼外伤 ………………………………………………… 491

一、辐射性眼损伤 …………………………………………………… 491

二、热烧伤 ……………………………………………………………… 491

三、电击伤 ……………………………………………………………… 491

第二十三章　眼部先天异常 ………………………………………… 493

第一节　眼睑先天异常 ………………………………………………… 493

一、内眦赘皮 …………………………………………………………… 493

二、先天性睑裂狭小综合征 ………………………………………… 493

三、双行睫 ……………………………………………………………… 494

四、先天性眼睑缺损 …………………………………………………… 494

第二节　泪器先天异常 ………………………………………………… 494

一、泪腺异常 …………………………………………………………… 494

二、泪道异常 …………………………………………………………… 495

第三节　角膜先天异常 ………………………………………………… 495

一、圆锥角膜 …………………………………………………………… 495

二、大角膜 ……………………………………………………………… 496

三、小角膜 ……………………………………………………………… 496

第四节　巩膜色调先天异常 …………………………………………… 496

一、蓝色巩膜 …………………………………………………………… 496

二、巩膜色素斑 ………………………………………………………… 497

第五节　晶状体先天异常 ……………………………………………… 497

一、晶状体形成异常 …………………………………………………… 497

二、晶状体形态异常 …………………………………………………… 497

　　三、先天性晶状体异位或脱位 ··· 498

第六节　玻璃体先天异常 ·· 498
　　一、永存玻璃体动脉 ··· 498
　　二、永存原始玻璃体增生症 ··· 499

第七节　葡萄膜先天异常 ·· 499
　　一、先天性无虹膜 ··· 499
　　二、虹膜缺损 ··· 499
　　三、脉络膜缺损 ··· 500
　　四、永存瞳孔膜 ··· 500

第八节　视网膜先天异常 ·· 500
　　一、先天性视网膜血管异常 ··· 500
　　二、视网膜有髓神经纤维 ··· 500
　　三、先天性视网膜皱襞 ··· 500
　　四、先天性视网膜劈裂 ··· 501
　　五、先天性黑矇 ··· 501

第九节　视神经先天异常 ·· 501
　　一、视神经未发育或发育不全 ·· 501
　　二、视盘小凹 ··· 501
　　三、视盘玻璃膜疣 ··· 502
　　四、视神经缺损 ··· 502
　　五、牵牛花综合征 ··· 502

第二十四章　眼部肿瘤 ··· 503

第一节　眼睑肿瘤 ·· 504
　　一、眼睑良性肿瘤 ··· 504
　　二、眼睑恶性肿瘤 ··· 504

第二节　泪器肿瘤 ·· 505
　　一、泪腺混合瘤 ··· 505
　　二、泪腺囊样腺癌 ··· 505

第三节　结膜肿瘤 ·· 506
　　一、结膜色素痣 ··· 506
　　二、结膜血管瘤 ··· 506
　　三、结膜皮样脂肪瘤 ··· 506
　　四、结膜恶性黑色素瘤 ··· 506

第四节　角膜肿瘤 ··· 507
　　一、角结膜皮样瘤 ··· 507
　　二、原位癌 ·· 507
　　三、角膜鳞状细胞癌 ··· 507

第五节　葡萄膜肿瘤 ··· 507
　　一、虹膜痣 ·· 507
　　二、脉络膜血管瘤 ·· 508
　　三、脉络膜恶性黑色素瘤 ··· 508
　　四、脉络膜转移癌 ·· 508

第六节　视网膜肿瘤 ··· 508
　　一、视网膜血管瘤 ·· 508
　　二、视网膜母细胞瘤 ··· 509

第七节　视神经肿瘤 ··· 510
　　一、视神经胶质瘤 ·· 510
　　二、视神经脑膜瘤 ·· 510

第八节　眼眶肿瘤 ··· 511
　　一、眶皮样囊肿 ··· 511
　　二、海绵状血管瘤 ·· 511
　　三、眶内脑膜瘤 ··· 511
　　四、眶横纹肌肉瘤 ·· 512
　　五、眼眶绿色瘤 ··· 512

第二十五章　全身疾病的常见眼部表现 ··· 513

第一节　内科病的眼部表现 ··· 513
　　一、高血压性视网膜病变 ··· 513
　　二、糖尿病的常见眼部病变 ·· 514
　　三、肾炎的常见眼部表现 ··· 515
　　四、血液病常见眼部改变 ··· 515
　　五、结核病的常见眼部病变 ·· 515
　　六、维生素缺乏病的常见眼部表现 ·· 516

第二节　外科病的常见眼部表现 ··· 517
　　一、颅脑外伤的常见眼部表现 ·· 517
　　二、与外伤有关的视网膜病变 ·· 518
　　三、面部疖肿及体内深部脓肿的眼部表现 ··· 518

第三节　妇产科病的常见眼部表现 ··· 518
　妊娠高血压综合征 ··· 518

第四节　儿科病的常见眼部表现 ··· 519
　一、早产儿视网膜病变综合征 ··· 519
　二、麻疹的眼部表现 ·· 520
　三、风疹的眼部表现 ·· 521

第五节　遗传性代谢性疾病的常见眼部表现 ··· 521
　肝豆状核变性 ·· 521

第六节　神经与精神疾病的眼部表现 ··· 521
　一、多发性硬化 ··· 521
　二、视神经脊髓炎 ·· 522
　三、震颤麻痹 ·· 522
　四、颅内肿瘤 ·· 522
　五、癔症 ·· 522

第七节　全身性免疫异常的眼部表现 ··· 522
　一、系统性红斑狼疮的眼部表现 ··· 522
　二、获得性免疫缺陷综合征的眼部表现 ·· 523
　三、重症肌无力的眼部表现 ··· 523

第八节　药源性眼病 ·· 523
　一、糖皮质激素 ··· 523
　二、安定药 ··· 524
　三、心血管系统药 ·· 525
　四、抗结核药 ·· 525
　五、口服避孕药 ··· 525

第二十六章　防盲治盲 ·· 526

第一节　盲和视力损伤的标准 ··· 526

第二节　世界防盲治盲状况 ·· 527

第三节　中国防盲治盲的历史与现状 ··· 528
　一、历史 ·· 528
　二、现状 ·· 529
　三、主要致盲眼病的防治 ··· 530

第四节　盲和低视力的康复 ·· 532

一、光学性助视器 …………………………………………………… 533
二、非光学助视器 …………………………………………………… 534

附 录

附录一 眼科有关正常值 ………………………………………… 536
一、眼球 ……………………………………………………………… 536
二、视功能 …………………………………………………………… 536
三、角膜 ……………………………………………………………… 536
四、前房 ……………………………………………………………… 537
五、瞳孔 ……………………………………………………………… 537
六、眼压与青光眼 …………………………………………………… 537
七、晶状体 …………………………………………………………… 538
八、玻璃体 …………………………………………………………… 538
九、视网膜 …………………………………………………………… 538
十、视神经 …………………………………………………………… 539
十一、眼的屈光与调节 ……………………………………………… 539

附录二 眼科疾病名称中西医对照 ……………………………… 540

附录三 常用方剂 ………………………………………………… 543

附录四 主要参考书目 …………………………………………… 552

上篇 总论

第一章
中西医眼科发展史

第一节　中医眼科学发展史

中医眼科学为中医学的一个分支，与医学其他各科及社会的发展有密切联系。一般将中医眼科学的发展历史划分为五个阶段：萌芽、奠基、独立发展、兴盛、衰落与复兴时期。

一、萌芽时期（南北朝以前）

从上古至南北朝，古人虽对眼的生理功能、大体解剖，乃至辨证论治进行了初步探索，但缺乏系统的眼科资料，主要以内科杂病的一部分而散见于各科文献中。

武丁时代，先人已将眼睛命名为"目"，眼病称"疾目"，眼病失明称为"丧明"。如甲骨文卜辞别中载有"贞王弗疾目""大目不丧明""其丧明"等。这是中国有关眼病的最早史料。

春秋时期，古人将盲人称为瞽人，并将盲人分为"蒙"和"瞍"两类。据《毛经》解释："有眸子而无见曰蒙，无眸子曰瞍"。此外，《荀子·非相》谓："尧舜参瞳子"，《史记·项羽本纪》载："项羽亦重瞳子"，这是世界上关于先天性瞳孔异常的最早记载。《春秋左传·室公二年》载有"睅其目"，此为眼球突出的最早描述。《行纪》载有："雪有白光，照耀人眼，令人闭目，茫然无所见"，这是对雪盲症状的最早概括。

战国末期，《黄帝内经》对中医眼科学的发展产生了深远的影响。该书最早从解剖学角度认识眼组织结构，还详述眼解剖结构与整体的关系，如《灵枢·大惑论》说："五脏六腑之精气，皆上注于目而为之精。精之窠为眼，骨之精为瞳子，筋之精为黑眼，血之精为络，其窠气之精为白眼，肌肉之精为约束，裹撷筋骨血气之精而与脉并为系，上属于脑"；对眼的生理功能、眼与脏腑经络的密切关系等该书也有精辟的论述，如《素问·脉要精微论》说："夫精明者，所以视万物，别黑白，审长短"，《灵枢·脉度》又说："目能辨五色矣"，《灵枢·大惑论》说："五脏六腑之精气皆上注与目而为之精"，《灵枢·邪气脏腑病形》谓："十二经脉，三百六十五络，其血气皆上于面而走空窍，其精阳气上走于目而为之睛。"在病因病机方面，强调内因，如《灵枢·天年》曰："五十岁，肝气始衰，肝叶始薄，胆汁始灭，目始不明"；还认为风热之邪是眼病的常见原因，如《素问·太阴阳明论》说："伤于风者，上先受之"等。该书对疾病多按病位和病症特点来命名，体现了中医识病的特点，如目痛、目下肿、瞳翳等；书中对眼病诊断、治疗等散载于各篇，如《灵枢·热病》提出："目中赤痛，从内眦始，取之阴跷"，《灵枢·邪客》谓："阴虚，故目不瞑……饮以半夏汤一剂"。

《神农本草经》中记载了80余味对眼病有防治作用的药物。《伤寒杂病论》涉及眼部病症的有关条文有20余条，列眼部病症20余种，其中对"狐惑"一病提出清热解毒除湿之法，至今仍为眼科治疗该病的常用方法之一；该书所列麻黄汤、五苓散、小柴胡汤、承气汤、白虎汤、苓桂术甘汤、炙甘草汤、泻心汤等诸多方剂现仍为眼科广泛应用。张仲景所创的六经辨证，对后世中医眼科应用全身辨证和经方治疗眼病影响深远。

《说文解字》虽为一本字典，但涉及眼的生理病理有120余字之多，如"眸，瞳子也"，"眛，目不明也"，"眯，草入目也"等。

此期，无眼科专科医生，眼病患者多由内科医生兼治，如《史记·扁鹊仓公传》载有"扁鹊过雒阳，闻周人爱老人，遂为耳目痹医"。据《周礼·天官》记载，春秋时期的临床医学已有疾医、食医和疡医之分，而眼、耳、鼻、口、二阴被列为一个系统（九窍）来认识，这就为眼科作为一门临床独立学科提供了可能性。

二、奠基时期（隋—唐）

此期中医眼科学得到了较快的发展，其重要标志是眼科首次被列入正式教育科目、医著中出现了眼科专著或在综合性医著中眼科内容被列为专篇论述，为眼科的独立发展奠定了良好的基础。

唐初武德年间设立的太医署中，已将耳、目、口、齿疾病从内外科范围内划分出来，自成一科，称"耳目口齿科"。至此，眼科首次被列入正式教育科目。

此期古人对眼的生理功能有新的见解，如《外台秘要》认为"黑白分明，肝管无滞，外托三光，内因神识，故有所见"。《龙树眼论》谓："瞳人端正，阳看能小，阴看能大"。此期，已有专门论述眼科病因病机的文献，如《备急千金要方》提出的十九因学说，《外台秘要》的二十一病因；对眼病病机则强调以脏腑病机为主。

此期古人对眼科病症有较多的集中记载，如《诸病源候论·卷二十八》集中记载了眼病38候，另外在小儿杂病、妇人产后、妇人杂病等篇章中还记载了眼病十余候。中医眼科的治疗方法既有内服药物，又有外用药物；既有手术治疗，又有针灸按摩。《龙树眼论》对眼病已有较详细的阐述，先述主证、后析病因病机、再立治法，基本形成了中医眼科的辨证论治方法。此期，古印度的金针拨内障手术已传入中国。在中国现存医籍中，首次提到"金篦决"的是《外台秘要》。对胬肉攀睛的治疗，《备急千金要方》提出割除法，《外台秘要》针对割后易复发，改用烙灼法，至《龙树眼论》则兼采两家之长，综合为割灼法。可见，唐代创行了多种眼科手术疗法，丰富了眼科治疗学。据《太平御览》载："唐崔嘏失一目，以珠代之"，说明唐代已精于配置义眼，世界上安置义眼实以中国最早。

此期的医著较丰富，在一些全书、方书中已有集中记载眼科证治的文献，如《诸病源候论》《备急千金要方》《千金翼方》《外台秘要》《张文仲方》等。尤其是出现了《龙树眼论》《刘皓眼论准的歌》等眼科专著。《龙树眼论》是中国著名的眼科专著，但原书已散佚。至明代金礼蒙编著的《医方类聚》则将其改名为《龙树菩萨论》，后世所见者即是从《医方类聚》中辑出之本。另一眼科专著《刘皓眼论准的歌》的原著亦已散佚，《宋史》中该书又称为《刘皓眼论审的歌》。该书将眼病分为内、外障72症，这是中国最早论述内外障具体内容的文献；所载"五轮歌"首次指出了眼科五轮的解剖位置，并将各部与五脏联系起来，对后世中医眼科学术的发展影响深远。

三、独立发展时期（宋—元）

宋朝至元朝是中医眼科独立发展时期，其重要标志是中医眼科学成长为独立学科，并已形成眼科独特的基础理论体系。

北宋元丰年间太医署设有九科，眼科为其中之一，即将眼科从唐代所设的耳目口齿科中划分出来独立成科。自此，眼科一直成为独立专科。

此期最突出之处是形成了中医眼科独特的基础理论——五轮学说和八廓学说。五轮学说在北宋初期始被引用，并有所发挥。如北宋之初的《太平圣惠方·眼论》谓："眼有五轮，风轮、血轮、气轮、水轮、肉轮，五轮应于五脏，随令之主也"。南宋末的《仁斋直指方》对五脏的脏腑配属及定位进行改进，具有划时代的意义。自此，五轮的脏腑配属及定位就比较明确，并流传至今。元代《世医得效方·眼科总论》遵《仁斋直指方》的五轮定位列出五轮图，并指出："白属肺，气之精气轮。黑属肝，筋之精风轮。上下睑属脾胃，肉之精肉轮。大小眦属心，血之精血轮。瞳神属肾，肾之精水轮"，进一步完善了五轮与脏腑的生理病理关系。可见，五轮学说在宋元时期已基本形成。八廓学说也是在宋元时期开始出现并逐步形成，"八廓"一词首载于南宋陈言所著《三因极一病证方论》，但无具体内容，此后各医家不断补充完善，八廓学说基本形成。

此期，尚未形成系统的眼科病因理论，对眼病病因的认识以外因为主。比较强调眼病的脏腑病机，如《仁斋直指方》强调内障眼病以肝肾虚弱为主的病机。刘完素提出：目昏赤肿翳膜皆属于热；玄府郁闭是多种内障眼病的原因，而玄府郁闭又多由热气弗郁所致。张从正承刘氏主火之说，并有所发展。李东垣在《兰室秘藏》中指出："夫五脏六腑之精气皆禀受于脾，上贯于目。脾者诸阴之首也，目者血脉之宗也，故脾虚则五脏之精气皆失所司，不能归明于目矣"。朱丹溪倡阳常有余，阴常不足论。这些学术思想，至今仍有临床意义。

此期医籍所记载眼科病症的数量有所增加，但对眼科病症记述的最大特点是将眼科病症分为外障与内障两大类。对眼病的诊断分类大体有两种方法：一为宗《外台秘要》的按症状分类；二为按"证"分类，这种"证"的诊断已接近于"病"的诊断。此期的医著收载了大量治疗眼病的方剂以及针灸疗法。

《秘传眼科龙木论》和《银海精微》是成书于此期的眼科专著。大部分眼科资料收载于方书、全书之中，如《太平圣惠方》《圣济总录》《仁斋直指方》《儒门事亲》《刘河间伤寒六书》《东垣十书》《世医得效方》等。其中，《太平圣惠方》的卷三十二、三十三为眼科专篇，该书将五轮学说首次明确地运用于眼病病机理论方面，更以"眼通五脏，气贯五轮"的观点，强调以五轮学说为基础的整体观念是该书的一大亮点。《世医得效方》卷第十六为眼科资料，该书的特点在于将五轮所配眼位与《灵枢·大惑论》所划眼部和脏腑相应的关系相吻合，形成了沿用至今的五轮配位法；首次将八廓配上八象名称、将每廓配属了眼位。《秘传眼科龙木论》是一部中国著名的早期眼科专著，它将眼病分为内障与外障两大类，创病证归纳大纲；列眼病七十二症，初具眼科辨证论治之体系；保存了历史上有案可稽却又散佚的眼科名著——《龙木论》和《刘皓眼论审的歌》，使后人得知五轮学说之最早记载；重内外合治。《银海精微》也是一部中国著名的早期眼科专著，推崇五轮学说，详细叙述五轮与五脏的分属，绘制五轮八廓图，对后世五轮辨证的形成产生了深远的影响。

宋朝的某些文学作品对眼科成就亦有反映。如南宋赵希鹄所著《洞天清录》中即有"叆叇，老人不辨细书，以此掩目则明"的记载，据明代《正宗通》解释："叆叇，眼镜也"。可见，中国早在宋朝就有老花眼镜。

四、兴盛时期（明—清鸦片战争以前）

明朝至清朝鸦片战争以前是中医眼科兴盛时期，其重要标志是眼科文献的数量与质量，以及对眼科理论与临床知识研讨的深度与广度均大大超过了以前各代。

此期最突出之处是五轮学说和眼病的病因病机得到了全面整理和发展。此期中医眼科对眼的生理解剖及五轮学说有新的认识和发挥，如明代王肯堂在《证治准绳·杂病·七窍门》中首次阐述了瞳神内含神膏、神水、神光、真气、真血、真精的观点，明确指出五轮在眼部的部位，五轮与五脏的分属，五轮与五脏的生理关系，五轮与五脏的病理关系，五轮与五行的生克关系，五轮与五色、五方、四时、十天干、十二地支等关系。明末清初傅仁宇《审视瑶函·五轮不可忽论》则强调："夫目之有轮，各应乎脏，脏有所病，必现于轮，势必然也……"。清代《医宗金鉴·刺灸心法要诀》认识到目系与脑相连，《医林改错》则进一步明确指出："两目系如线，长于脑，所见之物归于脑"。对八廓学说的论述较多，形成了不同观点及流派的争鸣。此期眼病的病因病机得到全面发展，尤其是三因学说与脏腑病机发展较快，在《原机启微》《证治准绳》《景岳全书》《审视瑶函》《目经大成》《银海指南》等医著中均列出有关病因病机的专篇，在阐述具体眼病时也有对其病因病机的探讨，并且非常重视脏腑病机。

此期医学著作收载的眼科病症数量十分丰富，对某些病症的病变过程描述得较为准确，同时注重以病症的特征命名，如"聚星障""凝脂翳"之名均首见于《证治准绳·杂病·七窍门》。此期对眼病的诊断方法主要有两类：一类是以《原机启微》《银海指南》为代表的辨证而不拘于病；另一类是按具体眼病诊断，即以"症"诊断，如《证治准绳》《张氏医通》《目经大成》《审视瑶函》等。对眼病辨证已有系统的总结，如《审视瑶函·卷一》的"识病辨证详明金玉赋"即是一篇著名的眼科辨证论述。此期不仅各种眼科专著附有大量的内服药和局部外用药，而且许多方书、丛书及药物著作也收载了大量的眼科用药与处方。对眼科手术的记载以金针拨内障为多，特别是清代《目经大成》首提进针部位在"风轮与锐眦相半正中插入，毫毛无偏"的精确定位，并总结出审机、点睛、射覆、探骊、扰海、卷帘、圆镜、完璧的针拨八法，这对临床具有重要的指导意义。《证治准绳》对钩割针烙术有专篇论述。此期医著也记载了大量的眼科针灸资料，以《针灸大成》及《审视瑶函》等的记载较为实用。此期医案研究蔚成风气。如明代江瓘《名医类案·卷七》首开眼科医案整理研究之风。重视眼科医案的整理研究，促进了中医眼科辨证论治水平的提高。

此期出现了较多的眼科专著，许多方书丛书中也列有眼科专篇。其中，明代对中医眼科影响较深远的著作有:《原机启微》《普济方》《医方类聚》《薛氏医案》《古今医统大全》《医学入门》《本草纲目》《针灸大成》《证治准绳》《医贯》《景岳全书》《一草亭目科全书》等。清代遗留下有较大影响的著作有:《张氏医通》《古今图书集成·医部全录》《医学心悟》《医宗金鉴》《眼科阐微》《目经大成》《眼科奇书》《眼科纂要》《眼科百问》《异授眼科》《银海指南》等。唐宋时期的不少眼科医著，也在此期重版。元末明初倪维德所撰《原机启微》的突出特点是按病因病机将眼部病症分为十八类，充分体现了中医"同病异治""异病同治"精神。成书于1446年的《医方类聚》卷六十四～七十为"眼门"，不仅全文收录《龙树菩萨眼论》，还汇集了其他26部古籍中有关眼科的论述和59种文献中的眼科方剂，是目前唯一保存有较完整的《龙树眼论》原文的文献。明代《证治准绳》虽非眼科专著，但是一部具有较高参考价值的医著。明末《审视瑶函》的"识病辨证详明金玉赋"全面系统地总结了眼病辨证经验，其参考价值尤高。清代医著《目经大成》是一部自成一格的眼科专著，此后此书曾经邓赞夫增补，易名为《眼科正宗》，于公元1810年出版。清朝顾锡所著《银海指南》也是一部较为著名的眼科专著。

五、衰落与复兴时期（清鸦片战争以后至今）

中医眼科学在晚清时期，处于停滞状态；民国时期则濒于灭绝的边缘；中华人民共和国成立以后，才得以复兴与发展。

晚清至民国时期，现代眼科学开始从西方传入中国，1835年美国Peter Parker医生在广州设立"广东眼科医院"。从此，现代眼科学便在中国逐渐发展起来。然而，此期中医眼科却处于停滞状态。此期《眼科切要》《眼科六要》《秘传眼科纂要》《眼科易秘》等较为著名的中医眼科医著，均偏重于整理，创新较少。值得一提的是《眼科奇书》（又名《眼科宜书》）和《眼科金镜》，前者大倡辛温发散及补中升阳之法，力斥眼科偏用寒凉之弊，见解独特，补前人之所未备；后者则在病因病机方面有不少独特见解，证治概念较明确。

民国时期，军阀混战、国民党重视西医而扼杀中医，西医眼科学迅速兴起，中医眼科学则随着整个中医学科的衰落而濒于灭绝的边缘。此期的中医眼科著作只有《眼科菁华录》《中西眼科汇通》等寥寥数本。其中，《眼科菁华录》为1835年康惟恂所编，格式接近现代讲义，内容简略。1926年陈滋编著之《中西眼科汇通》是眼科中西医汇通学派的具有代表性的著作。可见，此期中西医结合诊治眼病已进入萌芽状态，中医眼科则濒于灭绝的边缘。

中华人民共和国成立以后，党和政府制定了正确的中医政策，中医眼科也从衰落的境地得以振兴、蓬勃发展。1955年北京成立中国中医研究院，此后全国各地也相继成立了各级中医科研、教学和医疗机构，大多设立了眼科专科。中医眼科名家唐亮臣（1894—1965）、韦文贵（1902—1980）、姚和清（1889—1972）均受聘于中国中医研究院；上海中医眼科名家陆南山（1905—1988）、成都中医眼科名家陈达夫（1905—1977）等都为中医眼科学的发展做出贡献。1956年由广州中医学院主编出版了第一部全国高等院校统编教材《中医眼科学》，至2012年相继出版了5版《中医眼科学》教材、1版协编《中医眼科学》教材、3版全国中医药行业高等教育规划教材《中医眼科学》及高等中医药院校教学参考丛书《中医眼科学》，中医眼科学成为一门中医本科教育的主干课程，培养了一大批中医眼科人才；1978 年以后，一些中医院校和研究机构相继招收中医眼科学硕士、博士研究生，培养了一批具有较高学术水平的新人；1987 年湖南中医学院首次开办中医五官大专专业，1988 年成都中医学院、广州中医学院首次开办中医五官本科专业，此后又相继有一些中医院校开设了中医五官专业，使中医眼科后继人才的培养纳入了正常轨道。自 1968 年以来，不少省市相继成立了历史上从未有过的中医眼科学会，对促进中医眼科学术交流与发展起到积极的推动作用。

中华人民共和国成立以来，中医眼科学从基础到临床都取得了不少成果。论著方面，大量的中医眼科论文在各类医药刊物上发表，并且许多中医眼科专著陆续出版，如路际平所著的《眼科临症笔记》、陆南山所著的《眼科临证录》、姚和清所著的《眼科证治经验》、陈达夫所著的《中医眼科六经法要》、庞赞襄所著的《中医眼科临床实践》、张望之所著的《眼科探骊》、黄淑仁所著的《眼病的辨证论治》、成都中医学院编著的《中医眼科学》、韦玉英编写的《韦文贵眼科经验选》、周奉建编写的《张皆春眼科证治》，还有杨维周主编的《中医眼科历代方剂汇编》，李传课主编的《角膜炎证治经验》《新编中医眼科学》和《中医药学高级丛书·中医眼科学》，曾庆华主编的《眼科针灸治疗学》，唐由之、肖国士主编的《中医眼科全书》，彭清华主编的《眼底病特色专科实用手册》和《眼科活血利水法的研究》，王明芳、谢学军主编的《临床传统医学丛书·中医眼科学》，李志英编著的《中医眼科疾病图谱》等，大量眼科论著的出版发行，对继承和发展中医眼科学发挥了重要作用。眼科诊法方面，吸收利用大量现代仪器设备，如裂隙灯显微镜、检眼镜、眼底照相机、眼超声检查仪、眼电生理检查仪等检测手段，丰富和发展了眼科望诊的内容，这对提高临床诊治内障眼病的水平具有划时代的意义。眼科辨证方面，整体综合辨证水平提高，其突出代表之一是陈达夫教授创立的眼科六经辨证；内眼辨证学说的创立与发展，极大地推动了中医眼科对内障眼病诊治水平的提高，对内障眼病研究的广度和深度，远远超过了历史上任何朝代；中医眼科得以蓬勃发展，显现出勃勃生机。

第二节 西医眼科学发展史

从西医眼科学的发展过程来看，大致可以分成三大阶段：16—18 世纪的奠基时期、19 世纪的独立发展时期及 20 世纪的高速发展和繁荣时期。

一、16—18 世纪的西医眼科学

西方现代眼科学始于 16 世纪文艺复兴时代。16—18 世纪，眼科具有历史意义的事件主要有：瑞士 Felix Platter（1536—1614）首次说明了晶状体是曲折光线的棱镜，视网膜才是视功能的主要器官；意大利 Porta（1538—1615）认识到眼球是一个暗箱；意大利 H.Fabricius（1537—1619）正确记载了晶状体的解剖位置；1588 年法国 Georg Bartish（1535—1606）首次行眼球摘除术；1610 年德国 J.Kepler（1571—1630）证明光线经过曲折到达眼底形成倒像，认识了眼的屈光成像，建立了眼科光学；1622 年英国 Richard Banister 首次诊断绝对期青光眼；1643 年法国 Quarre 和 Lasnier 首先提出白内障是晶状体发生混浊所致；1656 年 Rolfink 确定了白内障的解剖变化；1666 年法国物理学家 Mariotte（1638—1700）发现了人视野中的生理盲点；1747 年法国 Jacques Daviel 实施了划时代的白内障摘除术；最早记述黄斑的是德国 Soemmering（1755—1830）；1755 年德国 J.Zinn（1727—1759）最早写出眼科专著，记载了睫状小带。此期西医眼科学在基础理论和临床方面的发展为下一世纪的独立发展奠定了基础。

二、19 世纪的西医眼科学

19 世纪西医眼科学才真正脱离外科而独立发展。1802 年 Earl Himly 和 Adam Schmidt（德国籍的澳大利亚人）创办的《眼科文库》是世界上最早的眼科杂志；法国 Florent Cunier（1812—1852）创办的法文眼科杂志《眼科年鉴》可谓世界上历史最悠久的眼科杂志；19 世纪初，维也纳大学在其新设的附属医院内开设了独立的眼科讲座。

此期眼科具有历史意义的事件主要有：1851 年德国 Hermann von Helmholtz 发明了检眼镜，这是一个划时代进步，1855 年他用视力计测定了角膜弯曲度，发现了晶状体前后面的变化，并阐明了其调节机制。1853 年德国 Coccius 在 Helmholtz 发明的检眼镜基础上进行了三项改进，制作了 Coccius 检眼镜；1855 年德国 Richard Liebreich 发明了第一台以诊断为目的的视网膜照相设备；1870 年 Placido 发明了 Placido 散光盘，同年法国 Louis Javal 改进了屈光计，它可以测量中央角膜曲率；1895 年 Henry De Zeng 在纽约获得了 De Zeng 验光仪的专利等。

此期，眼科基础理论及临床取得了很大的成就，如 1819 年爱尔兰 Jacob A 描述了视网膜的神经上皮层——视网膜杆体锥体层；1830 年英国 C.Mackenzie 在其所著的《眼病论》中较详细地描述了交感性眼炎；1851 年德国 Müller H 发现视红质；1854 年 Jaeger Evon 提出近视力表；英国 Thomas Young（1773—1829）首先记载了散光，并提出了有关色觉和色盲的三色学说。普鲁士（Prussia）的 Albrecht von Graefe（1829—1870）在眼科的多个领域均做出了贡献，1856 年首提糖尿病具有特征性眼底改变，1858 年首提原发性视网膜色素变性具有遗传性，1859 年首先描述了一位视网膜中央动脉阻塞患者的特征性眼底改变，后又开创了手术治疗视网膜母细胞瘤等，在 1874—1880 年间他与他的学生共同编著了一套眼科全书，曾多次再版。1888 年德国 von Hippel 开创了现代角膜移植术；1862 年英国药理学家 Frazer TR 发现毒扁豆碱的缩瞳作用，1867 年成功分离出毒扁豆碱；1876 年德国 Weber A 提出用毛果芸香碱治疗青光眼，1884 年德国妇产科医师 Grede KSF 提出用硝酸银滴眼以预防新生儿脓漏眼，同年奥地利 Koller K 提出用可卡因作眼部麻醉等。

三、20 世纪的西医眼科学

20 世纪西医眼科学的高速发展成为现代眼科学。此期重要的器械发明主要有：1905 年挪威 H.Schiötz 发明了眼压计；1909 年在第十一届国际眼科学会议上制定了国际通用视力表；1909 年瑞典 A.Gullstrand 制造出大型检眼镜，1911 年发明裂隙灯显微镜；1945 年 C.Schepens 制成双目立体间接检眼镜；1961 年 H.K.Novotny 和 D.L.Alvis 提出荧光素眼底血管造影。

此期，眼科基础理论及临床取得了很大的成就，如 1910 年 H.Smith 施行了白内障囊内摘除术；1927 年 J.Gonin 成功地行视网膜脱离手术治疗；1949 年英国 Harold Ridley 成功开创了白内障摘除术后植入人工晶状体。磺胺、青霉素等多种抗生素的出现，使过去难以治疗的多种传染性眼病如淋病性结膜炎、重症化脓性角膜炎、沙眼等不再是致盲的最主要原因；糖皮质激素的应用，使过去难以治疗的葡萄膜炎、角膜基质炎等疾病有了治疗方法。20 世纪 60 年代初激光技术问世，很快被引用于眼科医疗，为现代眼科技术的一大发展；1971 年 R.Machemer 研制的玻璃体注吸切割器，开创了闭合式玻璃体切割术，为许多难治性眼底病带来了新的希望。20 世纪 60 年代以后相继出现的眼电生理、荧光素眼底血管造影（FFA）、吲哚菁绿血管造影（ICGA）、计算机辅助的自动视野计、超声生物显微镜（UBM）、共焦激光扫描检眼镜（CSLO）、光学相干断层成像（OCT），以及眼病遗传学、眼免疫学、眼组织病理学、眼微循环等的研究和诊断应用，极大地促进了近代眼科学的发展。

四、中国现代眼科学的建立与发展

20 世纪早期，中国西医眼科学发展史上值得记述的事件主要有：1921 年北京协和医学院将眼科与耳鼻喉科分开，自此，中国西医眼科学独立成科。李清茂、林文秉、陈耀真、罗宗贤等从美国，毕华德、周诚浒、刘亦华、郭秉宽等从奥地利，刘以祥、石增荣、张锡祺等从日本相继回国，对中国西医眼科学的发展做出了贡献。

1950 年以来，尤其是近 30 年，可谓中国西医眼科学高速发展和繁荣时期，主要表现在：①防盲治盲的战略性转变：1984 年成立的全国防盲技术指导组将防盲治盲的工作重点从沙眼转移到白内障复明手术，2001 年中国首次实现了白内障盲病例负增长，目前防盲治盲工作已进一步关注到如青光眼、眼底病、屈光不正、弱视等低视力眼病患病率及预防。②基础研究的迅速发展：1955 年中国首先在世界上分离培养出沙眼衣原体。在对葡萄膜炎、角膜移植排斥反应、视网膜视神经病变、白内障等各种相关因子的研究力争与国际水平同步发展。③现代新技术、新疗法不断推广应用使西医眼科学呈现更快发展的趋势：如 FFA、ICGA、UBM、OCT、CSLO 及视觉电生理等已广泛用于眼病的诊断；白内障超声乳化仪及玻璃体切除器的广泛应用；各种波长的激光仪用于眼前段及后段疾病的治疗等。④眼科学术机构不断壮大、各种学术交流日益活跃：全国眼科大会定期召开，国际学术组织也先后在中国举行国际性大会，学术氛围浓厚，各种眼科学术杂志和眼科专著的数量大大增加，对我国眼科学的发展和进步起到重要作用。

第三节 中西医结合眼科学发展史

19 世纪，西方医学的渗透和传入引起了医学界有关人士的关注，逐渐萌生了中西医眼科汇通比较的意向。如 1892 年唐容川在《中西汇通医经精义》中记载了有关西医眼科学的大体解剖，对中西眼科解剖做了比较说明；1924 年徐庶遥在其所著《中医眼科学》一书加入了一些西医眼科学的知识，试图通过比较以汇通中西医眼科。对中西医结合眼科学最有影响的是陈滋所著的《中西眼科汇通》，该书列举中医眼科与西医眼科解剖、病名的对照，按照解剖部位分章节，以中医病名为主，西医病名对照，治疗则以中医为主，可谓中国第一部中西医结合眼科专著。

1950 年以后，中西医的广泛交流促进了在眼科解剖、生理、诊断及治疗等方面的中西医结合。陈达夫（1909—1979）较早提出内眼各部位的脏腑分属，对内眼结构与脏腑经络的关系进行了大胆的探讨，于 1959 年写成"西医学眼球内部组织与内经脏象的结合"一文，1962 年又著"中西串通眼球内容观察论"，将传统的中医理论与西医学知识相结合，建立了内眼结构与六经相属的学说，对建立内眼辨证学说具有重要的指导意义。

1958 年唐由之提出中医金针拨障术进针入口（睫状体扁平部）在内眼手术中应用的安全性和可靠性，为中西医眼科领域中内眼手术安全切口提供了科学依据，解决了针拨术后晶状体留于眼内的缺点，又设计了白内障套出器和粉碎器，创立了白内障针拨套出术。

1976 年陆绵绵所著《中西医结合治疗眼病》是我国较早的一部中西医结合眼科专著。2010 年出版了彭清华主编的国内第一部《中西医临床用药手册·眼科分册》，2011 年出版了彭清华主编的国内第一部中西医结合眼底病学专著《中西医结合眼底病学》，对指导中西医结合眼科医生临床诊断、治疗、用药有较大的实用价值。

1979—2001 年姚芳蔚主编的《中西医结合眼科杂志》在普及中西医结合眼科学方面起了较大作用；1991 年起刊印的《中国中医眼科杂志》较好地反映了当代中国中西医结合眼科的水平；近十多年来，不少省市相继成立了中西医结合眼科学会。1957 年以后，毛泽东主席提出中西医结合方针，一批西医眼科医生脱产学习中医，推动了中西医结合眼科的热潮，也有不少中医眼科工作者学习西医眼科学知识。

近 20 年来，部分中医药院校和医学院校相继开设了七年制和五年制中西医结合专业或中医专业中西医结合方向，1996 年湖南科学技术出版社出版了李传课教授主编的中西医结合临床医学专业系列教材《五官科学》，2001 年中国中医药出版社出版了李传课教授主编的全国高等中医药院校中西医结合专业教材《中西医结合眼科学》，同年中国医药科技出版社出版了谢学军教授主编的高等中医药院校中西医结合临床医学专业系列教材《中西医临床眼科学》，2005 年中国中医药出版社出版了段俊国主编新世纪全国高等医药院校规划教材《中西医结合眼科学》，2010 年中国中医药出版社出版了彭清华主编全国高等中医药院校研究生教材《中西医结合眼科学》，中西医结合眼科学已成为一门临床必修课。

近 20 年来，中国中医科学院、湖南中医药大学、广州中医药大学等单位中西医结合眼科硕士和博士研究生的培养，对中西医结合眼科学的发展起到了较大的推动作用。

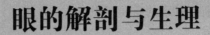

第二章
眼的解剖与生理

眼是人体的视觉器官，它由眼球、视路和附属器三部分组成。眼球接受外界信息，借助视路将神经冲动送至大脑枕叶视中枢引起视觉并成像于视网膜上，完成视觉功能。眼附属器具有保护、容纳眼球及保证眼球转动等作用。

第一节　眼　　球

成人正视眼的眼球近似于球形，前后径平均为 24mm，垂直径为 23mm，水平径为23.5mm。赤道部周长近 75mm。人在出生时，眼球的前后径约 16mm，3 岁时约 23mm，15~16 岁时，眼球大小与成人相近。

眼球位于眼眶内，前面有眼睑保护，周围有眶脂肪垫衬，借助于眶筋膜与眶壁联系。其后面有一条视神经，直接与脑相通。正常眼球向前平视时，突出于外侧眶缘 12~14mm，即为眼球突出度。两眼球突出度相差通常不超过 2mm。由于眶外侧缘较上、下、内眶缘稍后，故眼球外侧部分比较显露，是易受外伤的部位。

眼球是视觉器官的重要组成部分，它由眼球壁和眼内容物组成（图 2-1）。

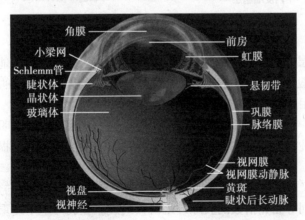

图 2-1　眼球剖面图

一、眼球壁

眼球壁分为三层，外层为纤维层，组织坚韧，保护眼球内组织；中层为葡萄膜，含丰富的血管、色素，具有营养眼内组织、遮蔽和调节光线的功能；内层为视网膜，为感受光线刺激和传导神经冲动的重要组织。

（一）外层

外层是由致密的纤维组织构成，故又称为纤维膜。前 1/6 为透明的角膜，后 5/6 为白色的巩膜，二者移行处称角巩膜缘。纤维膜坚韧而有弹性，具有保护眼内组织和维持眼球形状的作用。

1. 角膜（cornea） 位于眼球前部，质地透明，表面光滑润泽，具有屈折光线的作用，是屈光间质的重要组成部分。角膜呈横卵圆形，横径约为 11.5~12mm，垂直径约 10.5~11mm，中央较薄约 0.5~0.55mm，周边部较厚约 1mm。呈半球状向前突出，其前表面的曲率半径约为 7.8mm，后面约为 6.8mm。在组织学上，角膜由外向内分为五层（图 2-2）。

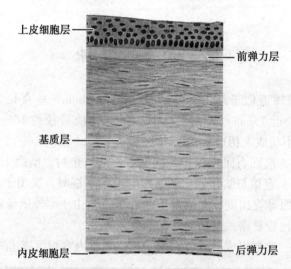

上皮细胞层
前弹力层
基质层
内皮细胞层
后弹力层

图 2-2 角膜组织结构图

（1）上皮细胞层：由 5~6 层细胞组成，易与前弹力层分离，再生能力强，损伤后在无感染的条件下，一般于 24 小时可以修复而不留痕迹。上皮层对细菌的抵抗能力较强，此层与球结膜上皮层相连续，故炎症时可以互相影响。

（2）前弹力层：又名 Bowman 氏层，是一层均匀一致无结构的透明薄膜，终止于角膜边缘，此层对机械性损伤的抵抗力较强，对化学性损伤抵抗性较弱，损伤后不能再生而留下薄翳。

（3）基质层：又名实质层，占角膜厚度的90%，约由 200~250 层与角膜表面平行排列、极为规则、并且有同等屈光指数的胶原纤维薄板组成。互成一定角度重叠，延伸到周围的巩膜组织中，故炎症时可互相影响。本层损伤后不能再生，而由不透明的瘢痕所代替。

（4）后弹力层：又名 Descent's 膜，为一透明的均质膜，由内皮细胞分泌而成。该膜较坚韧而富有弹性，对化学物质和细菌毒素的抵抗力较强，损伤后可迅速再生。另外，本层松弛地附着于基质层后，当手术、外伤损伤内皮后，常易出现水肿，形成皱褶。

（5）内皮细胞层：为一层六角形扁平细胞组成。出生时内皮细胞密度约 4 000 个 /mm^2，成人约 2 500 个 /mm^2，细胞数随年龄增长而减少。内皮细胞层具有角膜 – 房水屏障功能，使角膜保持透明，损伤则引起基质水肿，若内皮细胞损伤较多，则失去代偿功能，将造成内皮细胞失代偿，出现角膜持续性水肿和大泡性角膜病变。该层与虹膜内皮相连，故虹膜炎可致角膜水肿。此层不能再生，损伤区只能依靠邻近内皮细胞的扩展和移行来填补缺损区。

生理特点：

①透明性：角膜无角化层、血管和色素，纤维排列整齐，含水量和屈折率恒定，有丰富的透明质酸，是重要的屈光间质之一。屈光力为 +43D。

②感觉神经丰富：来自三叉神经眼支的睫状神经分支由四周进入基质层，密布于上皮细胞间，故角膜特别敏感，任何微小的刺激或损伤均引起疼痛、流泪和眼睑痉挛等症状。此外三叉神经还影响角膜的代谢过程，对角膜有支持和营养作用，当三叉神经麻痹时，可导致神经麻痹性角膜炎。

③营养供应较差：角膜本身无血管，其营养主要来自角膜缘血管网、泪液、房水，并通过角膜表面从大气中摄取氧（代谢所需的氧，80% 来自空气，15% 来自血管网，5% 来自房水），与其他有血管的组织相比，其营养供应相对较差，故一旦发生病变时，恢复较为缓慢。所以角膜疾病主要是局部用药，全身用药起效慢。

角膜表面有一层泪膜，分为三层，表面为脂质层，中间为水液层，底部为黏蛋白层（图 2-3）。其主要作用为润滑眼球表面，防止角膜和结膜干燥，保持角膜光学特性，供给角膜氧气及冲洗、抵御眼球表面异物和微生物。此层膜破坏，将引起角膜上皮脱落、干眼症等。

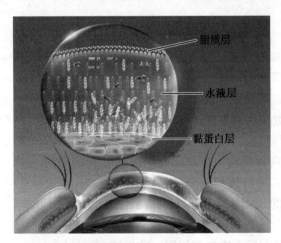

图 2-3　泪膜结构

2. 巩膜（sclera）　位于角膜周边和后方，占整个纤维膜的 5/6。质地坚韧，不透明，呈瓷白色，主要由致密且相互交错的胶原纤维组成，具有保护球内组织的作用。其外有眼球筋膜所包裹，前面又被球结膜覆盖，在角膜缘与角膜、球结膜、筋膜相连，在内面与睫状体、脉络膜相连，后极部稍偏内侧有视神经穿过。在组织学上巩膜分为表层巩膜、巩膜实质层和棕色板层。在巩膜内层含有较多的色素细胞，又称棕黑层。该层与脉络膜相连，中有空隙，称脉络膜上腔。巩膜受睫状神经支配，睫状神经在视神经四周穿入巩膜。

生理特点：

①巩膜的厚度各处不一，约为0.3~1.0mm。在视神经周围最厚，各直肌附着处较薄，最薄部分是视神经通过处，该处为多孔的筛状板，抵抗力较弱，当眼压升高时，其受压而后退，形成特殊的病理改变——青光眼性视盘凹陷。

②巩膜的血液供应：在直肌附着点以前由睫状前动脉供应，附着点以后由睫状后短动脉和睫状后长动脉的分支供应。表层巩膜富有血管，故巩膜外层炎时有明显的充血、疼痛。但深层巩膜的血管和神经少，代谢缓慢，炎症时反应不如其他组织剧烈，病程往往迁延较长。

3. 角巩膜缘　是角膜与巩膜的移行区，呈半透明状，上宽约1~2mm，下窄，在组织学上认为，角巩膜缘前界起于角膜前弹力层止端，后缘为角膜后弹力层止端。角膜、巩膜和结膜三者在此处汇合。其深处即为前房角。内含丰富的血管网和淋巴管、小梁网和Schlemm管，此处最为薄弱，是外伤的好发部位，内眼手术常在此做切口。在角膜缘基底部有一层增生活跃的细胞称为干细胞，发挥着角膜上皮细胞再生的作用。

角膜缘血管由两层组成。浅层由结膜血管分支构成，深层由睫状前血管分支构成。此层充血临床上称为睫状充血。

4. 前房角　位于前房的周边部，是由角膜、巩膜、虹膜和睫状体前部构成的间隙。是房水排出的重要部位。

（二）中层

中层即葡萄膜（uvea），因含有丰富的血管和色素，故又称为血管膜或色素膜。由前向后分为虹膜、睫状体和脉络膜三部分。具有遮光，调节进入眼内光线量，调节屈光和供给营养的功能。

1. 虹膜（iris）　位于角膜后、晶状体前的圆盘状膜，将晶状体前的眼内空隙分隔为前房和后房。虹膜表面有高低不平的隐沟及放射状隆起的皱襞形成虹膜纹理。当虹膜炎时虹膜充血肿胀，纹理显示不清。虹膜中央有一圆孔，直径约2.5~4mm，称为瞳孔。距瞳孔1.5mm处有一环形锯齿状隆起环，称虹膜卷缩轮，此轮将虹膜分成瞳孔区和睫状区。虹膜周边与睫状体连接处为虹膜根部，此部最薄，当眼球顿挫伤时易引起虹膜根部断离。虹膜位于晶状体的前面得到晶状体支持，若无晶状体或晶状体脱位时则虹膜失去依托可发生震颤。虹膜组织内有两种肌肉：环绕瞳孔周围的瞳孔括约肌，受动眼神经副交感神经纤维支配，有缩瞳作用；向虹膜周遍呈放射状排列的瞳孔扩大肌，受交感神经支配，有散瞳作用。由于这两种肌肉的协调运动，瞳孔随光线的强、弱而缩小、放大，称为瞳孔对光反射。

组织学上虹膜由前向后由内皮细胞层、前界膜、基质层、色素上皮层和内界膜构成。

生理特点：

①调节进入眼内光线，保证物像在视网膜上的清晰性。当光线照射一侧眼时，引起两侧瞳孔缩小的反射称为瞳孔对光反射，光照侧的瞳孔缩小，称瞳孔直接光反射，对侧的瞳孔缩小称间接光反射。

②虹膜组织内密布第Ⅴ脑神经纤维网，且血管丰富，在炎症时有剧烈的眼痛及反应性瞳孔缩小，渗出及后粘连。

2. 睫状体（ciliary body）　前端与前房角和虹膜根部相连，后端与锯齿缘与脉络膜相接，外侧与巩膜贴附，内侧环绕晶状体赤道部。

睫状体前 1/3 肥厚，称睫状冠，其表面有 70~80 个放射状突起，称睫状突，其上皮细胞产生房水。后 2/3 扁平，称睫状环或睫状体平坦部，此处为无功能区，玻璃体手术、青光眼扁平部造瘘术在此做切口。从睫状体至晶状体赤道部有纤细的晶状体悬韧带与晶状体联系。睫状体主要由睫状肌和睫状上皮细胞组成。睫状肌由外侧的纵行、中间的放射状和前内侧的环形三组肌纤维组成，均为平滑肌，受副交感神经支配（图 2-4）。

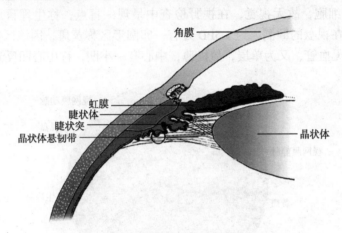

图 2-4　眼球前部的径向切面示意图

生理特点：

①睫状突上皮细胞产生房水，供给眼球内部组织营养及代谢，维持眼内压，一旦遭受病理性破坏，可导致眼球萎缩。

②调节晶状体的屈光力，收缩时悬韧带松弛，晶状体借助本身的弹性致凸度增加，使近处物体清晰可见。如其弹性下降，则屈光力下降，出现老视。

③有丰富的血管及三叉神经末梢，炎症时产生渗出物及显著疼痛。

3. 脉络膜（choroid）　为葡萄膜的后 2/3，前起于锯齿缘与睫状体平坦部，后止于视神经周围，介于视网膜与巩膜之间，含有丰富的血管和色素细胞。

脉络膜由内向外分为四层：Bruch 膜、毛细血管层、基质、脉络膜上腔。Bruch 膜破裂将导致视网膜下新生血管。

睫状后长动脉、睫状后短动脉、睫状神经均从脉络膜上腔通过。血管神经穿过巩膜导水管处，脉络膜与巩膜粘着紧密。

生理特点：

①血液丰富，有眼球的"血库"之称，起着营养视网膜外层及玻璃体的作用。由于血流的入口均小，故血流缓慢，血液中的病原体易在此滞留，形成炎症。

②色素丰富，有遮光作用，使眼球形成暗房以保证成像清晰。

③无感觉神经，故炎症时不引起疼痛。

④炎症时有淋巴细胞、浆细胞渗出，参与免疫反应。

（三）内层

内层即为视网膜，前起于锯齿缘，后止与视盘，其外与脉络膜紧贴，其内与玻璃体相邻。视网膜可分为两层，外层为色素上皮层，内层为感光层。此两层连接疏松，在病理情况下，可分开而形成视网膜脱离。

锯齿缘为视网膜周边的前缘，形如锯齿状故名。该处为视网膜血管之终末端，因营养供应相对较差，易出现退行性改变。在视网膜后极鼻侧有一圆形区称视盘，是视网膜神经纤维集中穿出眼球的部位，直径约1.5mm，呈圆盘状，故又称视盘。中央呈漏斗状凹陷，称生理凹陷。凹陷内有暗灰色小点，为视神经穿过巩膜处，名巩膜筛板。视盘因仅有神经纤维，没有感光细胞，故无视觉，在视野检查中呈现一盲点，称生理盲点。视盘为淡红色，边界清晰。在视盘的颞侧，约1.5PD处有一卵圆形区称黄斑，因该区含有丰富的叶黄素而得名。此处无血管，又为单层，故极薄，中心有一小凹，称中心凹反光（图2-5）。

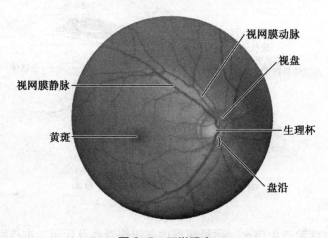

图2-5 正常眼底

1. 视网膜组织结构由外向内分为10层（图2-6）

（1）色素上皮层：为单层色素上皮细胞组成。此层与脉络膜的最内层玻璃膜紧密相连，不易分离，但与视网膜神经感觉层之间存在着潜在腔隙，临床上所称视网膜脱离，即视网膜神经感觉层与色素上皮层自此空隙分离。

（2）视细胞层：由光感受器的内、外节组成。

（3）外界膜：为一层网状薄膜组织，有视杆细胞与视锥细胞的内节穿过。

（4）外颗粒层：由光感受器细胞核组成。

（5）外丛状层：为疏松的网状结构，是视锥细胞与视杆细胞的终末和双极细胞树突及水平细胞突起相连接的突触部位以及Müller纤维。

（6）内颗粒层：主要由双极细胞、水平细胞及无长突细胞的细胞核组成。

（7）内丛状层：主要是双极细胞、无长突细胞与神经节细胞相互连接形成突触的部位。

（8）神经节细胞层：为神经节细胞核组成。

（9）神经纤维层：主要由神经节细胞轴突即视神经纤维组成。

（10）内界膜：为介于玻璃体与视网膜之间的薄膜，属于 Müller 细胞的基底膜视网膜内 5 层由视网膜中央动脉供血，视网膜外 5 层由脉络膜毛细血管供血。

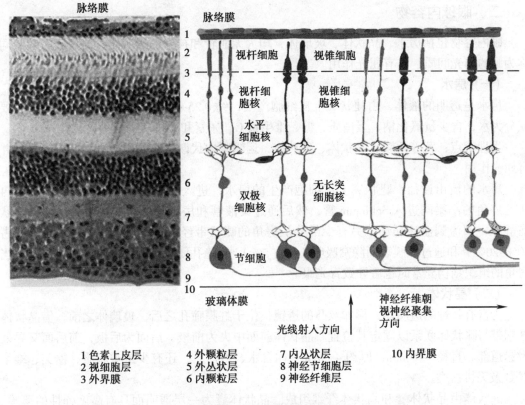

1 色素上皮层　　　4 外颗粒层　　　7 内丛状层　　　10 内界膜
2 视细胞层　　　　5 外丛状层　　　8 神经节细胞层
3 外界膜　　　　　6 内颗粒层　　　9 神经纤维层

图 2-6　视网膜组织结构图

2. 视网膜感光系统　视网膜感光系统由三种细胞组成。光感受器细胞为第一神经元，为特殊分化的神经上皮，分两种细胞，即具有感光功能的视锥细胞和视杆细胞。视锥细胞主要集中在黄斑部，司明视觉及色觉。视杆细胞主要分布在黄斑以外的视网膜及周边部，司暗视觉。所以黄斑部病变视力严重下降，视杆细胞合成视紫红质功能障碍或酶缺乏可导致夜盲。另外，还有起传导神经冲动功能的双极细胞为第二神经元和节细胞为第三神经元。节细胞的轴突沿视网膜向后汇集到视盘穿出巩膜，组成视神经。

3. 视网膜血管

（1）视网膜中央动脉：于球后 10~12mm 处穿入视神经中央，前行至视盘穿出，出现在视盘面上生理凹陷的内缘。分为鼻上、鼻下、颞上、颞下动脉，每支约占 1/4 视网膜象限，然后分成若干小支，以营养视网膜内五层组织。黄斑部无血管，由脉络膜毛细血管网供应营养。视网膜中央动脉属于终末动脉，没有侧支吻合，临床上视网膜动脉阻塞的患者，造成相应区域的视网膜缺血，以致功能减退或丧失。

（2）视网膜中央静脉：基本上与视网膜中央动脉伴行，有时与之交叉，不相互吻合，分在四个象限内汇集成鼻上、鼻下、颞上、颞下四条较大静脉，最后汇成视网膜中央静脉，经巩膜筛板进入视神经，而后归于海绵窦或眼上静脉。动脉颜色较红，管径较细；静脉颜色较暗，管径较粗，二者之比为 2:3。

生理功能：感受光的刺激，并将视觉神经冲动传送到大脑视中枢形成视觉，呈像于视网膜。

二、眼球内容物

眼内容物包括房水、晶状体、玻璃体，均为无血管和神经的透明体，与角膜一起共同称为眼的屈光间质，具有屈光作用。

（一）房水

房水是透明的液体，由睫状突上皮细胞产生，约 0.25~0.3ml，充满前房和后房，主要成分为水，含少量氯化钠、蛋白质、糖、维生素 C、尿素和无机盐等，呈弱碱性。

生理特点：营养角膜、晶状体、玻璃体，运输眼内代谢产物到眼外；维持眼内压；并有屈光作用。

房水的流出途径：睫状突上皮细胞产生的房水，进入后房，经过瞳孔到达前房，再从前房角的小梁网进入 Schlemm 管，然后通过集液管和房水静脉，汇入巩膜表面的睫状前静脉，回流到血液循环。另有少部分从房角的睫状带经由葡萄膜巩膜途径引流（约占10%~20%）和通过虹膜表面隐窝吸收（约占 5%）。当瞳孔闭锁或膜闭时可继发青光眼。当房角的组织结构异常时也可导致青光眼。

（二）晶状体

为富有弹性的透明体，形如双凸的透镜，位于虹膜瞳孔之后，玻璃体之前，借晶状体悬韧带与睫状体联系以固定其位置。晶状体前面中央为前极，后面为后极，前后面交界处为赤道部。直径 9~10mm，厚约 4~5mm。内含水、蛋白质，还有少量类脂质、糖类、维生素 C 及无机盐类。

晶状体由晶状体囊和晶状体纤维组成。晶状体囊为一层透明而具有高度弹性的薄膜。在人的一生中，晶状体纤维不断增生形成晶状体皮质，位于囊膜下。旧的纤维被挤向中心，形成核。因此，随着年龄的增长，晶状体核就扩大变硬。

生理特点：

1. 晶状体无血管、神经，其营养主要来自房水，当晶状体囊受损或房水代谢发生变化时，晶状体可发生混浊，称为白内障。所以晶状体是重要的屈光间质之一。屈光度约为 +19D。

2. 借助晶状体悬韧带，通过睫状肌的收缩，共同完成眼的调节。随着年龄的增长，晶状体核增大、变硬，囊膜弹性减弱，调节力减退而出现老视。

（三）玻璃体

玻璃体为透明的胶样物质，位于晶状体之后，视网膜之前，充满在晶状体后面的空腔内，占眼球内容物的 2/3。主要成分为水，占 99%；其余成分为胶原及透明质酸，另有微量盐类。

生理特点：

1. 无血管、神经，也无固定细胞，其营养来自脉络膜和房水，其代谢作用极低，无再生能力，脱失后留下的空隙则由房水充填。

2. 玻璃体是透明胶质体，当周围组织发生病变或受理化、外伤、炎症及退变等因素影响时，可发生溶解、液化和混浊，影响视力。

3. 有屈光作用。

4. 在内面起支撑视网膜的作用，如脱失、液化、条索机化等则易导致视网膜脱离。

第二节 视路及瞳孔反射路

一、视路

视路是视觉传导的通路，起自视网膜，经视神经、视交叉、视束、外侧膝状体、视放射至皮质视中枢止。临床上通常指从视神经开始，经视交叉、视束、外侧膝状体、视放射到枕叶视中枢的神经传导通路（图 2-7）。

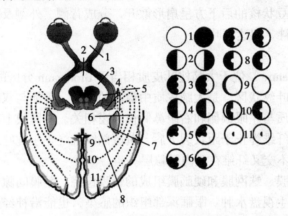

图 2-7　视路及视野缺损意图

（一）视神经

视神经（optic nerve）是中枢神经系统的一部分。从视盘起、至视交叉前脚，这段神经称视神经，全长约 40mm。按其部位划分为：眼内段、眶内段、管内段、颅内段四部分。

1. 眼内段　包括视盘和筛板部分。神经纤维成束穿过巩膜筛板出眼球，长约 1mm。筛板前的神经纤维无髓鞘（直径 1.5mm），筛板以后开始有髓鞘包裹（直径 3.0mm）。

2. 眶内段　长约 25~30mm，位于肌锥内，呈 S 形弯曲，以利于眼球转动。视神经外由视神经鞘膜包裹，此鞘膜是三层脑膜的延续。鞘膜间隙与颅内同名间隙连通，有脑脊液填充。

3. 管内段　即视神经通过颅骨视神经管的部分，长 6~10mm。鞘膜与骨膜紧密相连，以固定视神经。

4. 颅内段　为视神经出视神经骨管后，进入颅内到达视交叉前脚的部分，约为10mm，直径 4~7mm。

（二）视交叉

视交叉（optic chiasma）是两侧视神经交汇处，呈长方形，为横径约 12mm、前后径8mm、厚 4mm 的神经组织。此处的神经纤维分两组，来自两眼视网膜的鼻侧纤维交叉至对侧，来自颞侧的纤维不交叉。黄斑部纤维占视神经和视交叉中轴部的80%~90%，亦分成交叉纤维和不交叉纤维。

（三）视束

视束（optic tract）为视神经纤维经视交叉后、位置重新排列的一段神经束。离视交叉后，分为两束绕大脑脚至外侧膝状体。

（四）外侧膝状体

外侧膝状体（lateral geniculate body）位于大脑脚外侧，卵圆形，由视网膜神经节细胞发出神经纤维，约70%在此与外侧膝状体的节细胞形成突触，换神经元后，再进入视放射。

（五）视放射

视放射（optic radiation）是联系外侧膝状体和枕叶皮质的神经纤维结构。换元后的神经纤维，通过内囊和豆状核的后下方呈扇形散开，分成背侧、外侧及腹侧三束，绕侧脑室颞侧角，形成Meyer袢，到达枕叶。

（六）视中枢

视中枢（visual centre）位于大脑枕叶皮质相当于Brodmann分区的17、18、19区，即距状裂上、下唇和枕叶纹状区，是大脑皮质中最薄的区域。每侧与双眼同侧一半的视网膜相关联，如左侧视皮质与左眼颞侧和右眼鼻侧视网膜相关。视网膜上部的神经纤维终止于距状裂上唇，下部的纤维终止于距状裂下唇，黄斑部纤维终止于枕叶纹状区后极部。交叉纤维在深内颗粒层，不交叉纤维在浅内颗粒层。

视神经外有软脑膜、蛛网膜和硬脑膜组成的鞘膜包绕，鞘膜间隙与脑膜间隙相通，当颅内压升高时，可发生视盘水肿。眼眶深部组织的感染，也能沿神经周围的脑膜间隙扩散至颅内。视神经鞘膜上富有感觉神经纤维，故当急性炎症时球后常有疼痛感。

生理特点：

1. 筛板前视神经纤维无髓鞘，质透明，筛板后开始有髓鞘，故较球内段为粗。如变异在视网膜上可见有髓神经纤维——灰白色羽毛状。

2. 视神经纤维没有Schwann氏膜，但有髓鞘，故与一般周围神经不同，损伤后不能再生。

3. 视路中的神经纤维排列、走向和投射的部位有一定的规则性，所以视路的不同部位受损，可出现相应的视野缺损和视力下降。依此可做出定位性诊断。

二、瞳孔反射路

（一）光反射

当光线照射一侧眼时，引起两侧瞳孔缩小的反射叫瞳孔对光反射。光照侧的瞳孔缩小称瞳孔直接光反射，对侧的瞳孔缩小称间接光反射。

光反射路有传入和传出两部分。传入路光反射纤维开始与视觉纤维伴行，至视交叉处亦分交叉和不交叉两种进入视束。光反射纤维在外侧膝状体前，离开视束，经四叠体上丘臂入中脑顶盖前区，至顶盖前核。在核内交换神经元后，一部分纤维绕中脑导水管到同侧Edinger-Westphal核（E-W核），另一部分经后联合交叉到对侧E-W核。传出路为两侧E-W核发出的纤维，随动眼神经入眶至睫状神经节，交换神经元后，由节后纤维随睫状短神经到眼球内瞳孔括约肌（图 2-8）。

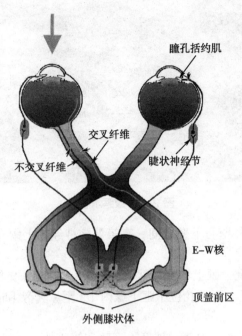

瞳孔括约肌

交叉纤维

不交叉纤维

睫状神经节

E-W核

顶盖前区

外侧膝状体

图 2-8　瞳孔光反射路

（二）近反射

当视近物时瞳孔缩小，与调节和集合作用同时发生，称瞳孔近反射，系大脑皮质的协调作用。其传入路与视路伴行达视皮质，传出路为由皮质发出的纤维经枕叶 – 中脑束至中脑的 E-W 核和动眼神经的内直肌核，再随动眼神经到达瞳孔括约肌、睫状肌和内直肌，完成瞳孔缩小、调节和集合作用。

第三节　眼附属器

眼附属器包括眼眶、眼睑、结膜、泪器和眼外肌，具有保护、支持和协调眼球运动等作用。

一、眼眶

眼眶是由上颌骨、腭骨、额骨、蝶骨、颧骨、筛骨和泪骨等 7 块颅骨构成，呈四棱锥体形，其底向前，尖朝后，有上、下、内、外四壁。眼眶外侧壁较坚硬，其他三壁骨质菲薄，周围与额窦、上颌窦、蝶窦、筛窦相邻（图 2-9）。所以鼻窦的炎症或肿瘤可以波及眶内。

眼眶有孔、裂与颅内相通。

1. 视神经孔　位于眶尖部，有视神经及眼动、静脉经此通向颅中窝。

2. 眶上裂　位于视神经孔外上侧，有第 Ⅲ、Ⅳ、Ⅵ脑神经及第 Ⅴ脑神经的眼支和眼上静脉通过到颅中凹，此处病变可出现眶上裂综合征。

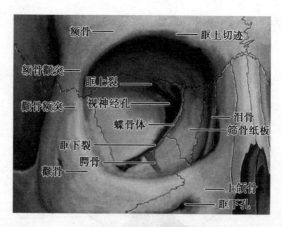

图 2-9 眼眶示意图

3. 眶下裂 位于眶外壁与下壁之间，有第Ⅴ脑神经的上颌支和眶下动脉及眼下静脉的分支通过。

4. 眶上切迹及眶下孔 眶上切迹在眶上缘内 1/3 与外 2/3 交界处，有眶上神经、三叉神经眼支及眶上动脉通过。眶下孔位于眶下缘内 1/3 距鼻翼旁 1cm 处，三叉神经的第二支和眶下动脉由此通过。

眼眶内除眼球、眼外肌、血管、神经、泪腺和筋膜外，其间的空隙被眶内脂肪充塞，起软垫作用。眶内无淋巴管及淋巴结。

生理特点：

1. 眼眶周围与副鼻窦的关系较为密切，因此鼻窦的炎症或肿瘤常可侵及眼眶内。

2. 眼眶内有一些裂或孔其间有相应的血管神经通过，如发生病变，可出现相应症状。

二、眼睑

位于眼眶前部，覆盖于眼球表面，分上睑和下睑，其游离缘称为睑缘，睑缘分前后两唇，前唇圆钝，排列整齐的睫毛由此而出，睫毛旁有皮脂腺和变态汗腺；后唇呈直角，使眼睑与眼球接触良好，有利于泪液沿眼球表面流入泪道。皮肤与睑结膜在睑缘相遇呈一灰线。其后方有一排黄色小点，是睑板腺的开口。上、下眼睑间的裂隙称睑裂。正常平视时，睑裂高度约 7.5mm，上睑缘可遮盖角膜 1~2mm。上下眼睑相连处为眦。靠近鼻侧为内眦，靠近颞侧为外眦，内眦处有肉状隆起为泪阜；泪阜周围的浅窝为泪湖；泪阜外侧有一淡红色纵行皱褶，称半月皱襞。近内眦上下睑缘的后唇各有一小孔，分别称为上下泪小点，与眼球紧贴（图 2-10）。

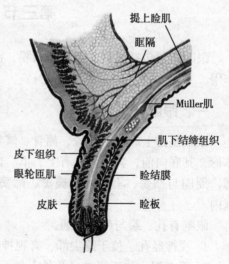

图 2-10 眼睑结构图

眼睑由表及里分五层：

1. 皮肤 是人体最柔薄的皮肤，易形成皱褶，血管丰富，营养供应好，若有裂伤，易于愈合。

2. 皮下组织层 为疏松的结缔组织和少量脂肪，有炎症时易发生水肿和淤血。

3. 肌层 有两种肌肉。一为横纹肌：①眼轮匝肌，由面神经支配，司眼睑闭合；②提上睑肌，由动眼神经支配，司上睑提起。二为平滑肌即 Müller 肌，受交感神经支配，收缩时睑裂增宽，如惊恐。

4. 纤维层 由睑板和眶隔两部分组成，睑板为致密的结缔组织构成，质硬如软骨，是眼睑的支架，内有睑板腺。眶隔是一层薄的纤维膜，一面与眶缘的骨膜相连，一面与睑板衔接。

5. 睑结膜层 是紧贴在睑板后面的黏膜组织，不能移动，透明而光滑，有清晰的微细血管分布，距睑缘 2mm 处，有一与睑缘平行的浅沟，称睑板下沟。此处易停留外来异物。

眼睑的血供：有浅部和深部两个动脉血管丛，分别来自颈外动脉的面动脉支和颈内动脉的眼动脉支。静脉回流到颈内和颈外静脉，深部静脉最终汇入海绵窦。由于眼睑静脉没有静脉瓣，因此化脓性炎症有可能蔓延到海绵窦，而导致严重的后果。

眼睑的淋巴：与静脉回流伴行，眼睑外侧引流到耳前、腮腺淋巴结；眼睑内侧引流到颌下淋巴结。

生理功能：

1. 保护眼球，避免异物和强光对眼球的损害。

2. 由于经常瞬目，可使泪液润湿眼球表面，使角膜保持光泽并可清洁结膜囊内灰尘及细菌。

三、结膜

结膜是一层薄而透明的黏膜，覆盖在眼睑后面和眼球前面。分为睑结膜、球结膜及穹窿部结膜三部分，构成一个以睑裂为开口的囊状间隙，称结膜囊（图2-11）。

1. 睑结膜 覆盖于上下睑的内面，和睑板紧密相连，不能被推动。

2. 球结膜 覆盖于眼球前部的巩膜表面，与巩膜前面的球筋膜疏松相连，极易推动。

3. 穹窿部结膜 为睑、球结膜的移行部分，多皱褶，便于眼球活动。

结膜血管丰富，静脉多于动脉。其血供来自后结膜动脉，属结膜血管系统，充血时称结膜充血。角膜周围血供来自前结膜动脉，属睫状血管系统。充血时称睫状充血。两种不同充血对眼部病变部位的判断有重要意义。

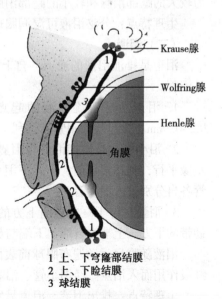

Krause腺
Wolfring腺
Henle腺
角膜

1 上、下穹窿部结膜
2 上、下睑结膜
3 球结膜

图2-11 结膜结构示意图

由于结膜血管是人体唯一用肉眼能直视的血管，其形态和血流的变化不仅与眼病有关，亦可能是某些全身疾病的局部反映。结膜血供丰富，抵抗力较强，故受损后修复愈合较快。

生理功能：结膜囊表面光滑而湿润，可减少接触面的摩擦，具有保护眼球的功能。

四、泪器

泪器包括分泌泪液的泪腺和排泄泪液的泪道两部分（图 2-12）。

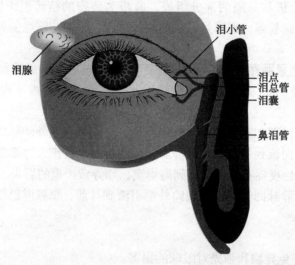

图 2-12　泪器剖视图

（一）泪腺

位于眼眶外上方的泪腺窝内，睑缘之后，正常时不能触及。被上睑提肌腱膜将其分隔为较大的眶部泪腺和较小的睑部泪腺。排出管约 10~20 条，开口于外上穹窿部结膜。

生理特点：分泌泪液可湿润眼球及清洁结膜囊，杀菌。

（二）泪道

泪道是排泄泪液的通道。自上而下包括：上下泪小点，上下泪小管，泪总管、泪囊、鼻泪管。

1. 泪点　是引流泪液的起点，位于上、下睑缘内侧端乳头状突起上，直径约 0.2~0.3mm。孔口与泪湖紧靠，利于泪液进入泪点。

2. 泪小管　是连接泪点与泪囊的小管，长约 10mm。开始约 2mm 与睑缘垂直、后与睑缘平行，到达泪囊前，上、下泪小管多先汇合成泪总管然后进入泪囊。也有上、下泪小管各自分别进入泪囊者。

3. 泪囊　位于眶内壁前下方的泪囊窝内，是泪道最膨大的部分。泪囊大部分在内眦韧带的下方，上端为盲端，下端与鼻泪管相接，长约 10mm，宽约 3mm。

泪液随瞬目运动遍布眼球前表面，并逐渐汇集到内眦部泪阜与半月皱襞间的泪湖，随虹吸作用而入泪点。经泪小管、泪囊、鼻泪管到达下鼻道。

生理特点：排出泪液。泪道易发生暂时或永久性阻塞而引起溢泪或流脓。

五、眼外肌

每眼共六条眼外肌，即上、下、内、外4条直肌和上、下2条斜肌，司眼球的运动（图2-13）。

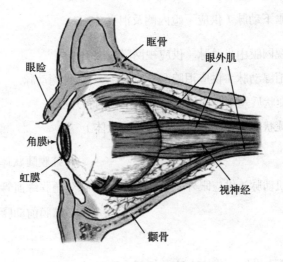

图 2-13 眼外肌示意图

下斜肌起自眼眶下壁的内下缘，经过下直肌下方，到眼球赤道部后方，附着于眼球的后外侧，其余五条肌肉皆起自眶尖的视神经周围的总腱环。各直肌附着于眼球赤道部前，距角膜缘不同距离的巩膜上。上斜肌则沿眶上缘穿过滑车向后外转折，经过上直肌的下面，到眼球赤道部后方附着于眼球的外上方。

当某条肌肉收缩时，能使眼球向一定方向转动。内直肌使眼球内转；外直肌使眼球外转；上直肌主要使眼球上转，其次为内转、内旋；下直肌主要使眼球下转，其次为内转、外旋；上斜肌主要使眼球内旋，其次为下转、外转；下斜肌主要使眼球外旋，其次为上转、外旋。由于双眼各条肌肉的相互配合及协调一致，以随时调整两眼的位置，使两眼同时集中到一个目标，从而实现双眼单视。如果某条肌肉麻痹，则可产生眼位偏斜而出现复视。

神经支配：除外直肌受展神经支配、上斜肌受滑车神经支配外，其余皆受动眼神经支配。

血液供应：由眼动脉的肌支供给。

第四节 眼部的血管和神经

一、血液供应

眼球及其附属器的血液供应主要来自由颈内动脉分出的眼动脉，再由眼动脉分成视网膜中央动脉与睫状动脉，以营养整个眼球。小部分来自颈外动脉的分支，供应眼的部分附属器。

（一）动脉

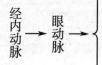

颈外动脉 ⎰ 面动脉 ⟶ 内眦动脉（供应内眦、泪囊与下睑内侧皮肤）
⎱ 颞浅动脉（供应上下睑外侧皮肤及眼轮匝肌）
⎱ 眶下动脉（供应下睑内侧及泪囊）

经内动脉 ⟶ 眼动脉 ⟶

视网膜中央动脉（供应视网膜内层）

泪腺动脉（供应泪腺和外直肌）⟶ 睑外侧动脉

睫状后短动脉（供应脉络膜及视网膜外层）

睫状后长动脉（供应虹膜、睫状体）

肌动脉（供应眼外肌）⟶ 睫状前动脉 ⟶ ⎰ 虹膜睫状体
⎱ 角膜缘血管网（角巩膜缘）
⎱ 结膜前动脉（前部球结膜）

眶上动脉（供应上睑及额部皮肤）

额动脉（供应额部皮肤）

鼻梁动脉（供应鼻根部及泪囊）

（二）静脉

1. 视网膜中央静脉　与同名动脉伴行，经眼上静脉汇流到海绵窦。

2. 涡静脉　位于赤道部后方，4~6 条，汇集脉络膜及部分虹膜睫状体的血液经眼上、下静脉回流到海绵窦。

3. 睫状前静脉　收集虹膜、睫状体的血液。上半部静脉回流入眼上静脉，下半部血流入眼下静脉，大部分经眶上裂注入海绵窦，一部分经眶下裂注入面静脉及翼腭静脉丛，进入颈外静脉。

二、神经支配

眼部的神经支配丰富，共有 6 对脑神经与眼有关，即第Ⅱ脑神经——视神经；第Ⅲ脑神经——动眼神经，支配眼内肌、提上睑肌和除外直肌、上斜肌以外的眼外肌；第Ⅳ脑神经——滑车神经，支配上斜肌；第Ⅴ脑神经——三叉神经，司眼部感觉；第Ⅵ脑神经——展神经，支配外直肌；第Ⅶ脑神经——面神经，支配眼轮匝肌。第Ⅲ和第Ⅴ脑神经与自主神经在眼眶内还形成特殊的神经结构。

自主神经：交感神经纤维入瞳孔开大肌，司瞳孔散大。副交感神经纤维达瞳孔括约肌和睫状肌，参与瞳孔缩小和调节作用。

睫状神经节：位于球后 10~18mm，视神经和外直肌之间，距眶尖前 10mm 处，节前神经纤维有三个根，长根为感觉根，短根为运动根及交感根，其睫后纤维组成睫状短神经。

在临床上，行内眼手术时施行球后麻醉，即阻断该神经节，以达到对眼球组织的镇痛作用。对绝对期青光眼行球后注射酒精，以破坏该神经节，起到镇痛、降眼压的作用。

第五节　中医对眼解剖及生理的认识

中医眼科学对眼的解剖与生理描述较为粗略，且不完善，早期各家有异，后渐有共识。

眼又称目、眼睛、眼目、目睛等，由眼珠、目系、胞睑、眼带、液道、泪窍、眼眶骨等组成。眼珠通过目系与脑相连，共同完成视物辨色之功。眼带司运转眼珠之职，胞睑、液道、泪窍、眼眶骨等有保护润养眼珠之功能。

早在《灵枢·大惑论》中对眼的解剖和功能已做了初步阐述，如："骨之精为瞳子，筋之精为黑眼，血之精为络，其窠气之精为白睛，肌肉之精为约束"，以及"肝受血而能视""肝气通于目，肝和则目能辨五色"等。以后历代医家又做了补充阐述，在《外台秘要》卷二十一中指出"眼之白睛有三重，黑睛只有一层"，以及提出"肝管"之说。刘完素有"玄府"之论。至清代王清任通过人体解剖，对目系做了更科学的描述。通过历代医家的不断观察和总结，对眼的结构和功能的认识逐步趋于完善。兹将眼的各部名称和功能分述如下：

1. 眼珠　又称"目珠子""神珠"等，《外台秘要》卷二十一云："其眼根寻无他物，直是水耳，轻膜裹水，圆满精微，皎洁明净，状如宝珠，称曰眼珠"。眼外形如珠似球，运转灵活。眼的外壳有保护眼珠内部组织的作用。眼珠前部为黑睛，后部为白睛。后连目系，入通于脑。眼珠内包黄仁、神水、神膏、黄精等。

2. 白睛　又称"白眼""白仁""白珠"，为肺之精气升腾所结。在五轮学说中为气轮，《张氏医通·七窍门》在记载金针拨内障时说："针尖划损白珠外膜之络而见血"，指出了白睛表面上有一层外膜，上有微细血络。《证治准绳·七窍门》云："金为五行之至坚，故白珠独坚于四轮"，指出了白珠质地坚韧，有保护眼珠内组织的作用。其内包涵神水、神膏，有保护眼珠的作用，一旦被锐器所伤则有膏伤珠陷之危。

3. 黑睛　又称"黑眼""黑珠""乌睛""黑仁""青睛""乌珠"。黑睛为肝之精气升降所成。在五轮学说中为风轮，位于眼珠前部，后接白珠，即《审视瑶函·目为至宝论》所说："风轮者，白睛内之青睛是也"。内包神水，以涵养瞳神。黑睛晶莹清澈，菲薄娇嫩，易为外邪侵袭，或外伤所损。《外台秘要·卷二十一》："黑睛水膜止有一重，不可轻触"。《目经大成·卷一》认为黑睛"至清至脆，不可磨涅，晶莹如小儿之目为正"。

4. 黄仁　又称眼帘、虹彩，《东垣试效方》中称"黄睛"。位于黑睛之后，黄精之前。浸于神水之中。呈圆盘状，菲薄娇嫩，呈棕色，纹理微密。中央圆孔称为"瞳神"。它具有展缩功能，如《银海精微》一书论及"瞳神之大小，随黄仁之展缩而变化，黄仁展则瞳神小，黄仁缩则瞳神大"。

5. 瞳神　又称"眸子""瞳人""瞳仁""金井"，简称为"瞳"。瞳神包括两个含义：一为黄仁中央之圆孔；二泛指瞳神及瞳神内部的组织，即晶珠、神膏、视衣、目系、神光等有形之物。瞳神由肾之精气升腾所成。在五轮学说中为水轮，乃先天之气所生，后天之

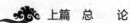

气所成，阴阳之妙蕴，水火之精华，气为运用，神则维持。正常之瞳神，黑莹幽深，圜圆端正，阳看则小，阴看则大，变化灵活。

6. 黄精 又称"睛珠""晶珠"。黄精悬于黄仁之后，瞳神之中，神水之内。《目经大成》谓"黄精"在"风轮下，一圈收放者为金井，井内黑水为神膏……膏中有珠，澄澈而软，状类晶棋子，曰黄精……"；黄精晶莹明澈，与瞳神共承视远察近之责。黄精调节失常，或质地改变，均可致视物昏暗。若黄精混浊即成内障，障蔽瞳神，神光不能发越则不辨人物，仅见三光。

7. 神水 具有营养眼组织的作用。《证治准绳·杂病·七窍门》中所说："神水者，由三焦而发源，先天真一之气所化，在目之内……血养水，水养膏，膏护瞳神"，同时又说："在目之外，则目上润泽之水是也"，故早期所言之神水还包括了泪液。

8. 神膏 在黄仁、黄精之后为清莹黏稠之膏液。有涵养瞳神之功.《张氏医通·七窍门》中记载在金针开内障时，观察到年高卫气不固之患者，神膏质地常稠而不黏。

9. 神光 是指眼视物辨色的功能，能纳山川之巨，近鉴毫发之微，悉云霄之高，尽泉沙之深，辨五色而明视万物。神光取决于人体命门火和心火的盛衰，以及肝胆之精气的充旺与否。如《审视瑶函·目为至宝论》云："神光者，谓目中自然能视之精华也，夫神光原于命门，通于胆，发于心，皆火之用事"。

10. 真精、真气、真血 即精气血，均为滋目之源液，因目中脉道幽深细微，非轻清精微之性，难以升腾上达，故曰真。《审视瑶函·目为至宝论》说："真血者，即肝中升运于目，轻清之血，乃滋目经络之血也。此血非比肌肉间混浊易行之血，因其轻清上升于高而难得，故谓之真血。真气者，即目经络中往来生用之气，乃先天真一发生之元阳也，大宜和畅，少有郁滞，诸病生焉。真精者，乃先后二天元气所化之精汁，先起于肾，次施于胆，而后及乎瞳神也。凡此数者，一有所损，目病生矣。"

11. 肝管 是指眼珠中濡润滋养眼睛的精、气血、津液的通道，一旦不通，则目内生养之源内绝，而成痼疾，难于治疗。如《外台秘要》卷二十一论绿翳青盲谓："此疾之源皆从内肝管缺，眼孔不通所致也。亦宜须初欲觉时，即速疗之"。

12. 玄府 又称元府。眼中之玄府为精、气、血等升运出入之通路门户，若玄府郁滞则目失滋养而减明，若玄府日闭塞，目无滋养而三光绝。玄府一词在《素问》中已有记载，系指全身汗孔而言。刘河间在《素问玄机原病式》中发展其论认为目、耳、鼻、舌均有玄府。谓："然皮肤之汗孔者，谓气液之孔窍也……然元府者，无物不有……乃气出入升降之道路门户也……人之眼耳鼻舌身意神识，能为用者，皆由升降出入之通利也。有所闭塞者，不能为用也。若目无所见耳无所闻，鼻不闻臭，舌不知味，筋痿骨痹，齿腐，毛发坠落，皮肤不仁，肠不能渗泄者，悉由热气怫郁，元府闭密，而致气液血脉，荣卫精神.不能升降出入故也。"

13. 目系 又称"眼系""目本"，目系位于眼珠后部，裹撷筋骨血气之精，与经脉并行为系，向后与脑相连，眼之光华所见，最后皆经目系传导于脑。如《医林改错》云："两目即脑汁所生，两目系如线长于脑，所见之物归于脑"。

14. 胞睑 在上者称"上胞睑"，属脾，在下者称"下眼睑"，属胃。两者常合称为"胞睑"，又称"睑皮""眼脾""眼皮"等。胞睑为肌肉之精气升降所成。在五轮学说中为肉轮。《灵枢·大惑论》又渭："肌肉之精为约束"，《类经》中解释："约束，眼胞也，能开能合"，《医宗金鉴·刺灸心法要诀》说："目胞者，一名目窠，一名目裹，即上下两目外卫之胞也"。胞睑之边缘为睑眩又称"眼睫"。睑眩上下备生一排睫毛，与胞睑共同护卫眼珠，避免风尘外袭及汗水浸渍之害。

15. 眼眦　上下胞睑连接处称"眼眦"，屈心。眼眦为血之精气升降所成。在五轮学说中为血轮。又有大眦属君火，小眦属相火之分。《医宗金鉴·刺灸心法要诀》说："目外眦者，乃近鬓前之眼角也"，位于鼻侧者称"大眦"或"内眦"，位于颞侧者称"小眦""锐眦"或"外眦"。

16. 液道　是泪液所出之处。液道开则哭泣泪下。如《灵枢·口问》中说："目者，宗脉之所聚也，上液之道也……故悲哀愁忧则动心，心动则五脏六腑皆摇，摇则宗脉感，宗脉感则液道开，液道开放泣涕出焉。"

17. 泪膛　常称"泪窍"，《银海精微·充风泪出》中记载到："大眦有窍，名曰泪膛"。位于内眦部。上下眼弦近内眦处各有小孔窍一个，略隆起，贴附于白睛内眦部。泪膛与鼻窍相通。泪液由此排出。

18. 泪泉　见于《眼科临症笔记》，主要分泌泪液。

19. 眼带　又称睛带，有牵转眼珠之功。《太平圣惠方·坠睛》描述到坠睛是风寒之邪"攻于眼带"，《银海精微》中提到辘轳展开是"风充入脑，眼带吊起"。人之二目灵活运转，相配协调而不违，与眼带之舒缩功能有关。若眼带功能异常，则目珠运转失灵而偏视。

20. 眼眶　又名目眶，见于《证治要诀》，乃指容纳眼珠之骨性空腔之四壁，有保护眼珠的作用。骨性空腔呈锥形深凹，称为"眼窠"。《医宗金鉴·刺灸心法要诀》对其做了简洁准确的描述："目眶者，目窠四周之骨也，上曰眉棱骨……"

附：眼解剖名称中西医对照

中医学名称	西医学名称
眼珠（睛珠、目珠）	眼球
眼睑（胞睑、睑胞、睥、目睥）	眼睑
上胞（上睥、上睑）	上眼睑
下睑（下睥、下胞）	下眼睑
内睑（睥内）	睑结膜
睑弦（眼弦、胞弦、眼棱、睥沿）	睑缘
睫毛	睫毛
睑裂	睑裂
内眦（大眦）	内眦
外眦（锐眦、小眦）	外眦
泪泉	泪腺
泪窍（泪堂、泪膛、泪孔）	狭义泪点，广义泪道
白睛（白眼、白仁、白珠、白轮）	球结膜及前部巩膜

续表

中医学名称	西医学名称
黑睛（黑眼、黑珠、乌睛、乌珠、乌轮、青睛、神珠）	角膜
黄仁（眼帘、虹彩）	虹膜
神水	含泪液、房水
瞳神（瞳子、瞳仁、瞳人、金井）	狭义指瞳孔，广义指瞳孔及眼内组织
睛珠（黄精、晶珠）	晶状体
神膏（护睛水）	玻璃体
视衣	视网膜、脉络膜
目系（眼系、目本）	视神经及其周围血管
眼带（睛带）	眼外肌
眼眶（目眶）	眼眶

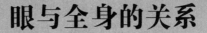

第三章
眼与全身的关系

眼为视器，具有视万物、察秋毫、辨形状、识颜色之功。眼虽属局部器官，但与全身，尤其是以五脏为中心的脏腑经络有着密切的内在联系。眼需以脏腑为根本，以经络为联系，以精气血津液为基础，才能维持正常的视觉功能。中医眼科学在其形成发展过程中，创立了独特的五轮与八廓学说，这些学说亦与脏腑经络及精气血津液有着不可分割的关系。

第一节　眼与脏腑的关系

眼禀脏腑先天之精所成，受后天之精所养。故《灵枢·大惑论》说："五脏六腑之精气，皆上注于目而为之精"。说明了眼的发育、形成以及视觉的产生是五脏六腑精气作用的结果。精气是人体生命活动，包括视觉产生的物质条件。《审视瑶函·内外二障论》指出："眼乃五脏六腑之精华上注于目而为明"。若脏腑功能失调，精气不能上输充养于眼，就会影响到眼的功能，甚至引发眼病。因而《太平圣惠方·眼论》明言："明孔遍通五脏，脏气若乱，目患即生"。

一、眼与五脏的关系

（一）眼与心的关系

1. 心主血养目珠　《审视瑶函》说："夫目之有血，为养目之源，充和则有发生长养之功，而目不病；少有亏滞，目病生矣"，显示血液的充盈及运行的通畅，是目视睛明的重要条件。循环至目的血液均始发于心，又归集于心。《素问·五脏生成》说："诸血者，皆属于心"。《景岳全书》亦指出：血"生化于脾，总统于心"，并强调"凡七窍之用……无非血之用也"。血液在心的统领下，通过血脉源源不断地输送至目，以供养眼目，包括神水、神膏与瞳神。《审视瑶函》说："血养水，水养膏，膏护瞳神"。

2. 心合血脉上属目　《素问·调经论》说："五脏之道，皆出于经隧，以行气血"。血从心上达于目，须以经脉为通道。而"心主身之血脉"（《素问·痿论》）、"心之合脉也"（《素问·五脏生成》）揭示了全身的血脉均与心相通。遍布全身各组织器官的经脉，上行至目者最为丰富，故《素问·五脏生成》说："诸脉者，皆属于目"。《灵枢·口问》更加

31

明确指出："目者，宗脉之所聚也，上液之道也"。经脉在目的广泛分布，保证了血液上养于目有足够的通道。

3. 目受心神支配 《素问·灵兰秘典论》说："心者，君主之官，神明出焉"。心主神明，指人的精神、意识、思维乃至人的整个生命活动均受制于心。《灵枢·本神》明言："所以任物者谓之心"，表明接受外来事物或刺激并做出相应反应是由心来完成的，包括眼接受光线刺激而产生的视觉。故《灵枢·大惑论》指出："目者，心之使也；心者，神之舍也"。《外台秘要》提出，视觉产生的一个重要条件是"内因神识"。神识包括了心和脑的作用，中医学称为心神。《证治准绳》认为，心主火，并把心神作用于目的活动称为神光，谓"火在目为神光"。所谓"神光"是指受心神主导的视功能，类似于现代生理学关于视觉形成的一系列神经活动。此外，"夫心者，五脏之专精也；目者，其窍也"（《素问·解精微论》）。因此，人体脏腑精气的盛衰，以及精神活动状态均可反映于目。

（二）眼与肝的关系

1. 目为肝之外候 《素问·金匮真言论》说："东方青色，入通于肝，开窍于目，藏精于肝"。其意为五脏应四时，同气相求，各有所归，目是肝与外界相通的窍道。一方面肝所受藏的精微物质可供养于目；另一方面肝的功能状况，可从目窍表现出来。《灵枢·五阅五使》谓："五官者，五脏之阅也"。其中"目者，肝之官也"，即言五官为五脏的外候，而肝外候于目。《灵枢·本脏》说："视其外应，以知其内脏，则知所病矣"。所谓外应即外候，指体内脏腑生理功能及病理变化外露于体表组织器官的信息。通过对体表组织器官信息的测定，可以了解体内脏腑的状况。肝对应于目，故欲知肝脏状态，可从眼目测知。

2. 肝气通于目 五脏六腑之气血皆可上达至目，由于目为肝窍，肝气直通于目，故肝气的调和与否直接影响到眼的视觉功能。一是肝气可调畅气机，肝气的充和调达，有利于气血津液上输至目，目得所养而能辨色视物。故《灵枢·脉度》说："肝气通于目，肝和则目能辨五色矣"。二是肝气能条达情志，肝和则疏泄有度，七情平和，气血均衡，眼即能明视不衰。故《灵枢·本神》指出："和喜怒而安居处……如是则僻邪不至，长生久视"。这与当今心身医学强调心理调节是防治衰老的论点如出一辙。

3. 肝受血而目能视 肝主藏血，肝藏之血是眼目产生视觉功能的物质基础，因而《素问·五脏生成》有"肝受血而能视"之论。肝藏之血含有眼目所需的各种精微物质，故特称之为"真血"。《审视瑶函》阐释说："真血者，即肝中升运于目轻清之血，乃滋目经络之血也。此血非比肌肉间混浊易行之血，因其轻清上升于高而难得，故谓之真也"。肝还有根据视觉需要而调节血量和质之功。现代研究发现，肝脏能调节血浆维生素 A 的浓度，以满足视杆细胞的需要，肝病时就失去了这种调节功能，使眼的夜视力下降。虽然中医学所言之肝与现代解剖之肝有异，但现代研究提示了肝血可直接影响到眼的功能状态。

4. 肝主泪液润目珠 五脏化生五液，其中肝化液为泪。故《素问·宣明五气》说："五脏化液……肝为泪"。《银海精微》明确指出："泪乃肝之液"。泪液有润泽目珠的作用，《灵枢·口问》说："液者，所以灌精濡空窍者也"。泪液的生成和排泄与肝的功能密切相关，在肝的制约作用下，泪液运行有序而不外溢。若肝的功能失调，不能收制泪液，则会出现泪下如泣，故《灵枢·九针》说："肝主泣"。

（三）眼与脾的关系

1. 脾化精气贯于目 脾主运化，化生水谷精微，为后天之本。脾运健旺，精气生化有源，目得精气之养，则目光锐敏。若脾失健运，精气化生不足，目失所养则视物不明。《素问·玉机真脏论》在论及脾的虚实时说："其不及则令人九窍不通"，包含了脾虚而致目窍不通所发生的眼病。《兰室秘藏·眼耳鼻门》更加明确指出："夫五脏六腑之精气，皆禀受于脾，上贯于目……故脾虚则五脏六腑之精皆失所司，不能归明于目矣"。这就突出了脾之精气对视觉功能的重要性。除此之外，脾运化水谷之精，有滋养肌肉的作用。眼睑肌肉及眼带（眼外肌）得脾之精气充养，则眼睑开合自如，眼珠转动灵活。

2. 脾升清阳至目窍　目为清阳之窍，位于人体上部，脉道细微，唯清阳之气易达之。《素问·阴阳应象大论》说："清阳出上窍"。李东垣进一步提出："耳、目、口、鼻，为清气所奉于天"（《脾胃论·五脏之气交变论》），说明清阳之气上达目窍是眼维持辨色视物之功不可缺少的要素。而清阳之气上行至目，有赖脾气的升运。目得清阳之气温煦才能窍通目明，若"清阳不升，九窍为之不利"（《脾胃论·脾胃虚则九窍不通论》）。目为九窍之一，清阳之气不升，则阴火上乘目窍而致目病。

3. 脾气统血循目络　《兰室秘藏》说："脾者，诸阴之首也；目者，血脉之宗也"。血属阴，脉为血府，血液能在目络中运行而不外溢，须借助脾气的统摄。《难经·四十二难》谓：脾"主裹血"。由于目为宗脉所聚之处，若脾气虚弱，失去统摄之力，则可导致眼部，尤其是眼底发生出血病症。《景岳全书》阐释了脾虚出血的机理，指出："盖脾统血，脾气虚则不能收摄；脾化血，脾气虚则不能运化，是皆血无所主，因而脱陷妄行"。

（四）眼与肺的关系

1. 肺气充和则目明　《素问·五脏生成》说："诸气者，皆属于肺"。《素问·六节脏象论》亦指出："肺者，气之本"。肺主气，司呼吸，不但与大自然之气进行交换，并与体内水谷之气相结合，与此同时，肺朝百脉，肺气充和，全身气机调畅，五脏六腑精阳之气顺达于目，目得温煦濡养则明视万物；若肺气不足，脏腑之气不充，目失所养则视物昏暗，正如《灵枢·决气》所说："气脱者，目不明"。

2. 肺气宣降通目络　肺之宣，指肺能宣布发散气血津液至全身；肺之降，指肺能清肃下降，通调水道，维持正常的水液代谢。宣发与肃降，相互制约，互济协调，使全身血脉通利，眼络通畅。一方面使目得到气血津液的濡养；另一方面避免体液滞留于目。此外，肺主表，肺宣降有序，可将卫气与津液输布到体表，使体表及眼周的太阳脉络得其温煦濡养，卫外有权，以阻止外邪对眼的伤害。

（五）眼与肾的关系

1. 肾主藏精充养目　《灵枢·大惑论》说："目者，五脏六腑之精也"。寓含眼的形成与视觉的产生，有赖精的供养。而肾主藏精，"受五脏六腑之精而藏之"（《素问·上古天真论》）。肾既藏先天之精，亦藏后天之精。《审视瑶函》指出："真精者，乃先后二天元气所化之精汁，起于肾……而后及乎瞳神也"。肾藏之精的盛衰直接影响到眼的视觉功能，正如《素问·脉要精微论》所言："夫精明者，所以视万物、别白黑、审短长；以长为短、以白为黑，如是则精衰矣"。

2. 肾生脑髓连目系　肾主骨生髓，《素问·阴阳应象大论》说："肾生骨髓"。诸髓属脑，"脑为髓之海"（《灵枢·海论》）。由于脑与髓均为肾精所化生，肾精充足，髓海丰满，则目视精明；若肾精不足，髓海空虚，则头晕目眩，视物昏花。故《灵枢·海论》明言："髓海不足，则脑转耳鸣……目无所见"。而眼之目系"上属于脑，后出于项中"（《灵枢·大惑论》）。王清任进一步阐述了肾－脑－眼（目系）密切的内在联系，其在《医林改错》中指出："精汁之清者，化而为髓，由脊骨上行入脑，名曰脑髓……两目即脑汁所生，两目系如线，长于脑，所见之物归于脑"。

3. 肾主津液滋润目 《素问·逆调论》说："肾者水脏，主津液"，明示肾脏对体内水液的代谢与分布起着重要作用。《灵枢·五癃津液别》指出："五脏六腑之津液，尽上渗于目"。津液在肾的调节下，不断输送至目，为目珠外围润泽之水及充养目珠内液提供了物质保障。目珠内充满津液，除具有滋养之功外，还可维持眼圆润如珠的形状。故《外台秘要》说："其眼根寻无他物，直是水耳。轻膜裹水，圆满精微，皎洁明净，状如宝珠"。

二、眼与六腑的关系

眼与六腑的关系，主要表现为五脏与六腑具有相互依赖、相互协调的内在联系。六腑除三焦为孤腑外，其他的与五脏互为表里。在生理上，脏行气于腑，腑输精于脏，故眼不仅与五脏有密切关系，与六腑亦有不可分割的联系。六腑的功能是主受纳、司腐熟、分清浊、传糟粕，将消化吸收的精微物质传送到周身，以供养全身包括眼在内的组织器官。《灵枢·本脏》说："六腑者，所以化水谷而行津液者也"。《素问·六节脏象论》明确指出："脾、胃、大肠、小肠、三焦、膀胱者，仓廪之本，营之居也，名曰器，能化糟粕，转味而入出者也"。六腑的功能正常，目得所养，才能维持正常的视功能。在眼与六腑的关系中，尤与胆和胃的关系较为密切。

眼与五脏的关系，肝排在首位。肝与胆脏腑相合，肝之余气溢入于胆，聚而成精，乃为胆汁。胆汁的分泌与排泄均受到肝疏泄功能的影响。胆汁有助脾胃消化水谷、化生气血以营养于目之功。胆汁关系到视力状况，故《灵枢·天年》说："五十岁，肝气始衰，肝叶始薄，胆汁始灭，目始不明"。《证治准绳·杂病·七窍门》在前人有关胆汁与眼关系论述的基础上指出："神膏者，目内包涵膏液……此膏由胆中渗润精汁积而成者，能涵养瞳神，衰则有损"，指出胆汁在神膏的生成及养护瞳神方面起着重要作用。

胃为水谷之海，食物中的精微物质经过脾的运化，以供养全身。脾胃密切配合，完成气血的生化，故合称为"后天之本"。其中对眼有温煦濡养作用的清阳之气主要源于胃气。《内外伤辨惑论·辨阴证阳证》说："夫元气、谷气、荣气、清气、生发诸阳上升之气，此六者，皆饮食入胃，谷气上行，胃气之异名，其实一也。"李东垣进一步指出了胃气对眼的重要性，其在《脾胃论·脾胃虚实传变论》中说："九窍者，五脏主之，五脏皆得胃气乃能通利"，若"胃气一虚，耳、目、口、鼻，俱为之病"。脾胃居于中焦，既是清阳之气生发之所，又是清阳之气升降之枢，脾胃功能正常与否直接关系到眼的功能状态。

其次，小肠上端与胃的下口幽门相接，下端与大肠相连。饮食水谷由胃腐熟后，传入小肠，并经小肠进一步消化，分清别浊，其清者由脾输布到全身，从而使目得到滋养。大肠主司传导之责，是食物消化、吸收、排泄的最后阶段，为从食物中摄取目的营养物质发挥着重要作用。膀胱在脏腑中居于最下层，为水液汇聚之处，在肾中命门真火的蒸化作用下，将其中清澈者气化升腾为津液，以濡润包括目窍在内的脏腑官窍。三焦为孤腑，主通行元气、运化水谷和疏理水道。《难经·三十一难》说："三焦者，水谷之道路，气之所终始也"。脏腑的精气、津液均须通过三焦而上行灌注，使目得到滋养。

综上所述，每个脏腑的各种功能对眼均起着重要的生理作用，但在眼与五脏六腑的关系中各有侧重，正如《审视瑶函·明目至宝论》说："大抵目窍于肝，生于肾，用于心，润于肺，藏于脾"。人体是一个有机整体，无论脏与脏、脏与腑，还是腑与腑之间均有经络相互联系，它们在生理上相互协调，相互依存。因此，临床上诊察眼病时，应以整体观为基点，从实际出发，具体病症具体分析，制定出治疗疾病的最佳方案。

第二节 五轮学说

中医眼科学家遵循五行学说将眼由外至内分为胞睑、两眦、白睛、黑睛与瞳神五个部分，分别命名为肉轮、血轮、气轮、风轮与水轮五轮，内应于脾、心、肺、肝与肾五脏（图3-1）。五轮学说即是借五轮与五脏的关系来说明眼的解剖、生理、病理，并用于指导临床诊断与治疗的一种基本理论。五轮学说起源于《内经》，《灵枢·大惑论》说："五脏六腑之精气，皆上注于目而为之精，精之窠为眼，骨之精为瞳子，筋之精为黑眼，血之精为络，其窠气之精为白眼，肌肉之精约束，裹撷筋骨血气之精与脉并为系，上属于脑，后出于项中。"其论为五轮学说的形成奠定了基础。该学说在中国现存医籍中，以《太平圣惠方·眼论》记载为最早。

五轮之轮，是取眼珠圆转运动似车轮之意。正如《审视瑶函》所言："名之曰轮，其象如车轮圆转，运动之意也。"《银海指南》亦指出："轮取圆转层护，犹之周庐环卫，以奠皇居也"。

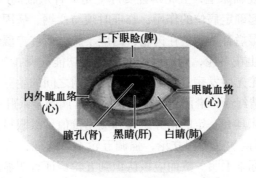

图3-1 五轮部位与五脏分属图

一、五轮的解剖部位及脏腑分属

1. 肉轮 部位在胞睑，包括眼睑皮肤、皮下组织、肌肉、睑板和睑结膜。眼睑分上、下两部分，司眼之开合，有保护眼珠的作用。胞睑在脏属脾，脾主肌肉，故称肉轮。脾与胃相表里，所以胞睑病变常与脾胃有关。

2. 血轮 部位在内、外两眦，包括内、外眦部的皮肤、结膜、血管及内眦的泪阜、半月皱襞和上下泪点，泪器。两眦在脏属心，心主血，故称血轮。心与小肠相表里，所以两眦病变常与心和小肠有关。

3. 气轮 部位在白睛，包括球结膜、球筋膜和前部巩膜。其表层无色，薄而透明；

里层色白，质地坚韧，具有保护眼珠内部组织的作用。白睛在脏属肺，肺主气，故称气轮。肺与大肠相表里，所以白睛疾病常与肺和大肠有关。

4. 风轮 部位在黑睛，即角膜。位于眼珠前部的正中央，质地坚韧而清澈透明，是光线进入眼内的必经之路，有保护眼内组织的作用。黑睛在脏属肝，肝主风，故称风轮。肝与胆相表里，所以黑睛疾病常与肝胆有关。

5. 水轮 部位在瞳神，狭义指瞳子，即瞳孔；广义包括黄仁、神水、晶珠、神膏、视衣、目系等，即眼球壁的中层与内层，以及眼球内容物。水轮是眼能明视万物的主要部分。瞳神在脏属肾，肾主水，故称水轮。因肾与膀胱相表里，所以水轮病变常与肾和膀胱有关。但由于瞳神包括多种不同组织，且结构复杂，故除与肾和膀胱有关外，与其他脏腑也密切相关。

五轮在解剖上互为毗邻，不能截然分割，如血轮为肉轮与气轮交汇形成，气轮与风轮相互移行。此外，眼外肌相当于约束，为肉轮所属；黄仁位居黑睛之后，合之而构成黑睛，生理上可将黄仁划归风轮；而瞳神乃由黄仁围成，故瞳神的功能直接与黄仁有关，因此黄仁与风水二轮皆有关系。

二、五轮学说的临床应用

五轮学说揭示了眼局部与全身整体的联系。应用五轮与五脏的相属关系，通过观察各轮的外显症状，去推断相应脏腑内蕴病变的方法，这就是中医眼科独特的五轮辨证。《审视瑶函·五轮不可忽论》指出："脏有所病，必现于标……大约轮标也，脏本也，轮之有证，由脏不平所致。"在临床上，五轮辨证实际上是一种从眼局部进行脏腑辨证的方法，五轮本身在辨证中主要起确定病位的作用，临证时须与八纲、病因、气血津液等辨证结合起来应用。如睑弦红赤湿烂者，病位在肉轮，内应于脾，而红赤湿烂系湿热为患，因而证属脾胃湿热。若病变发生在多轮，则应考虑多个脏腑功能失调，如胞睑与白睛同时红肿，当属脾肺实热。又若数轮先后发病，则可从相应的脏腑之间的生克关系来认识病变的发生与发展变化，如先发白睛红赤，继而出现黑睛星翳，常属肺金乘肝木之证。

鉴于五轮学说对临床具有一定的指导意义和应用价值，故眼科医家应用较为普遍，尤其是自宋以降，《审视瑶函》还专门立论，强调五轮不可忽视，认为轮脏标本相应，既不知轮，则不知脏，是为标本不明。然而应该认识到五轮辨证有明显的局限性，五轮学说理论受五行学说影响，过分强调"轮脏相应"的关系，往往忽略了眼各部位之间、眼与脏腑经络之间复杂的整体关系。临床上，某一轮的病变，并不一定均为相应的脏腑病变所致，如白睛发黄，病位虽在气轮，却并非肺之为病，实为脾胃湿热交蒸肝胆，胆汁外溢所致。又如瞳神为水轮，不仅只因于肾，还常与其他脏腑失调有关。因此，临证时既要查五轮，亦应注意从整体出发，四诊合参，将局部辨证与全身辨证结合起来，全面分析，才能做出正确的诊断以指导治疗。

第三节　眼与气血津液的关系

气血津液是维持视功能的基本物质，眼为清窍，其位至高，脉道幽深，结构复杂，唯气血津液轻清精微者方能上达于目，视为至宝。中医眼科文献中常将上注于眼的气血津液特称为"真气""真血""神水"等，以显示其重要性。

一、眼与气的关系

气有两方面的含义，一方面指构成人体和维持生命活动精微物质；另一方面指人体的功能活动。气具有活动性强，流动性大的特点，全身各组织器官无处不到，"升降出入"则是气的基本运动形式。《素问·六微旨大论》说："升降出入，无处不到。"作为人体视觉器官的眼，要维持和发挥其功能，亦离不开气的作用。《太平圣惠方》指出："眼通五脏，气贯五轮。"《景岳全书》强调了气对眼的重要性，谓："气之为用，无所不至，一有不调，则无所不病。"气与眼的关系主要体现在如下方面。

1. 温养作用 《灵枢·大惑论》说："五脏六腑之精气皆上注目而为之精。"即言眼受五脏六腑上输精气的温养，才能维持其正常的视觉功能。《审视瑶函·目为至宝论》将往来出入于眼之经络脉道的具有生养之气称为"真气"，谓："真气者，即目经络中往来生用之气，乃先天真一发生之元阳也。大宜和畅，少有郁滞，诸病生焉。"《证治准绳》指出了气的充养对眼生长发育及发挥视功能的重要作用，认为眼的核心部分之瞳神"乃先天之气所生，后天之气所成"。

2. 推动作用 人体生命活动，包括视觉活动的出现与展现，血液与津液的运行，无不依靠气的激发与推动，具体而言，与肾气的充盈、心气的推动，脾气的升降，肝气的疏泄，肺气的敷布密切相关。在气升降出入的作用下，才能将精、血、津液输送至眼，以维持和发挥视觉功能之需。

3. 固摄作用 从眼的角度来看，气的固摄作用体现在三个方面。其一是统摄血液，使血行脉中，不致溢出脉道之外。若气虚失统，可引发眼部尤其是内眼出血；其二是固摄津液，使眼内之津液不致溢出眼外，气虚则会出现溢泪；其三是固敛瞳神，中医眼科认为瞳神为水火之精华，肾精胆汁升腾于中，元阳真气聚敛于外而成。《原机启微》认为瞳神可因"气为怒伤散而不聚"。《银海指南》亦指出："气不裹精"则"瞳神散大"。

4. 防御作用 气有护卫肌表，防御外邪入侵的作用，人体正气充和，卫外固密，外邪无从侵入，眼病就不会发生。即使外邪已侵入人体，只要正气强盛，亦能祛邪外出。《素问·刺法论》说："正气内存，邪不可干"，正气是指人体的抗病能力。若正气不足，则易发生外感眼病，或病后迁延不愈，反复发作。

二、眼与血的关系

血为水谷精微所化生，正如《灵枢·决气》所言："中焦受气取汁，变化而赤，是谓血。"血由心所主，由肝所藏，由脾所统，循行于脉中，周流全身，是眼维持和发挥视功能的重要物质。《景岳全书》指出：血"灌溉一身，无所不及，故凡七窍之灵……无非血之用也。"血与眼的关系主要体现在如下方面。

1. 濡养作用 《难经·二十二难》说："血主濡之"，这是对血的营养和滋润作用的概括，这种作用对于眼尤为明显。《审视瑶函·明目至宝论》指出："夫目之有血，为养目之源，充和则有发生长养之功。"该书还将在眼内经脉中往来运行具有滋养作用的轻清之血称为"真血"。谓："此血非比肌肉间混浊易行之血，因其轻清上升于高而难得，故谓之真血也。"

2. 化生作用 血与津液同为人体之阴液。津液的输布，离不开血，津液在脉道中为血的组成部分，血伴送津液循环全身。津液在眼的另一种存在形式是生理之水，称之为"神水"，神水由细小血脉中的血液产生，从眼珠排出又还归血脉。神水透明又富含营养，以濡养神膏、晶珠等；血液还能化生为真水，转化为膏汁。《审视瑶函·识病辨证详明金玉赋》谓："夫血化为真水，在脏腑而为津液，升于目而为膏汁。"从而保证了瞳神的正常视觉功能。故《审视瑶函·明目至宝论》说："血养水，水养膏，膏护瞳神。"同时"血为气之母"，血不断地为气的功能活动提供水谷精微，使其持续地得到能源补充。气血同行脉中，气血充盈，目得所养，则目光敏锐。

三、眼与津液的关系

津液是体内正常的体液，清而稀者为津，浊而稠者为液。津液来源于饮食水谷，在脾气运化转输、肺气宣降通调、肾气气化蒸腾、升清降浊的作用下，以三焦为通道，随气的升降出入及血的运行，灌注于目。津液与眼的关系主要体现在如下方面。

1. 滋润营养补益作用 《灵枢·五癃津液别》说："五脏六腑之津液尽上渗于目。"眼之所以能明视万物，离不开津液的滋润营养。故《灵枢·口问》指出："液者所以灌精濡空窍者也……液竭则精不灌，精不灌则目无所见。"津液上渗于目，在目外化为泪液，润泽目珠；在目内化为神水与神膏，神水滋养神膏，又能养护瞳神。《证治准绳》说："大概目圆而长，外有坚壳数重，中有清脆，内包黑稠神膏一涵，膏外则白稠神水，水以滋膏，水外则皆血，血以滋水。"又谓："神膏、神水、神光、真气、真元、真精，皆滋目之源液也。"此外，津液能补益脑髓，目系上属于脑，为脑向前延伸的部分。若津液匮乏，髓海不足，则脑转耳鸣，目无所见。

2. 维持眼珠形状及眼压作用 眼之所以得以维持圆润如珠的形状，主要取决于津液在眼内的充填。神水的产生与排出处于动态的平衡状态，才能维持正常的眼内压力。所以《外台秘要》说："其眼根寻无他物，直是水耳。轻膜裹水，圆满精微，皎洁明净，状如宝珠。"《审视瑶函·明目至宝论》亦指出："大哉目之为体，乃先天之孔窍，肇始之元明，经络之精华，营卫之膏液，故有金珠玉液之称。"若因外伤或其他病变，导致神水神膏流失耗损，则眼珠变软或塌陷；水液运行障碍则会引起眼压升高而成绿风内障等。

3. 调节眼的阴阳平衡作用 津液属阴类，津液的充盈与亏损关系到眼的阴阳平衡，若津液不足则阴阳失去平衡，反应为水亏火旺，阴虚阳亢，导致眼病的产生。如《审视瑶函·明目至宝论》说："水衰则有火盛暴燥之患，水竭则有目轮大小之疾，耗涩则有昏眇之危，亏者多，盈者少，是以世无全精之目。"《审视瑶函·识病辨证详明金玉赋》还将这种调节眼的阴阳平衡的津液称为"真水"，认为"得之则真水足而光明，眼目无疾，失之则火邪盛而昏蒙，翳障即生。"

第四节 眼与经络的关系

经络是运行气血，沟通上下、内外、表里，联系脏腑器官的通路。眼与经络有密切的内在关系，《灵枢·邪气脏腑病形》说："十二经脉，三百六十五络，其血气皆上于面而走空窍，其精阳气上走于目而为睛"。《灵枢·口问》概言："目者，宗脉之所聚也。"《灵枢·本脏》指出："经脉者，所以行气血而营阴阳。"显示了眼与脏腑之间的联系是靠经络来实现的，眼所需要的营养物质亦是靠经络来输送的，正是有了经络的作用，眼才能得以发挥正常的视功能。

一、眼与十二经脉的关系

十二经脉是经的主干线，首尾相贯，旁支别络纵横交错，三阴三阳表里相合。其始于手太阴，终于足厥阴，如环无端，周而复始，运行不息。十二经脉均直接或间接地与眼发生着联系，由于"手之三阳，从手走头；足之三阳，从头走足"（《灵枢·逆顺肥瘦》）。头为诸阳之汇，故直接与眼发生联系的主要是阳经，阴经中与眼密切相连的是肝经和心经，现分述于后。

（一）循行于目外眦的经脉

1. 足少阳胆经　《灵枢·经脉》说："胆足少阳之脉，起于目锐眦，上抵头角，下耳后……其支者，从耳后入耳中，出走耳前，至目锐眦后。其支者，别锐眦，下大迎，合于手少阳，抵于顺……"即足少阳胆经之本经起于目外眦之瞳子髎穴，在此与手少阳经交接。由听会过上关，向上抵额角之颔厌，下行耳后，经风池至颈。其耳部支脉，从耳后入耳中，出耳前，行至外眦瞳子髎。其外眦部支脉，从瞳子髎下走大迎，会合手少阳经，到达眼眶下方。此外，足少阳之正，亦上行头面，系目系，合足少阳经于外眦。

2. 手少阳三焦经　《灵枢·经脉》说："三焦手少阳之脉，起于小指次指之端……其支者：从膻中，上出缺盆，上项，系耳后，直上出耳上角，以屈下颊至顺。其支者，从耳后入耳中，出走耳前，过客主人，前交颊，至目锐眦。"即手少阳三焦经有两条支脉与眼发生联系，一支脉从胸上项，沿耳后经翳风上行，出耳上角，至角孙，屈曲下行过面颊，直达眶之下。另一支脉，从耳后入耳中，经耳门出走耳前，与前一条支脉相交于颊部，至目外眦的瞳子髎与足少阳胆经交接。

（二）循行于目内眦的经脉

1. 足太阳膀胱经　《灵枢·经脉》说："膀胱足太阳之脉，起于目内眦，上额，交巅……其直者，从巅入络脑，还出别下项……"《灵枢·寒热病》说："足太阳有通项入于脑者，正属目本，名曰眼系。"即足太阳膀胱经之本经起于目内眦睛明穴，在此与手太阳经相交，上前额循攒竹，斜行交督脉于巅顶百会穴。其直行者，从巅入脑，连属目本（即目系）。

2. 足阳明胃经　此经经过目内眦睛明穴，与足太阳膀胱经交会。

（三）循行于两眦的经脉

手太阳小肠经　《灵枢·经脉》说："小肠手太阳之脉，起于小指之端……其支者，从缺盆循颈，上颊，至目锐眦，却入耳中。其支者，别颊上顺，抵鼻，至目内眦（斜络于颧）。"即手太阳小肠经的支脉，上至目外眦。另一支脉至目内眦睛明穴，与足太阳经相接。

（四）循行于目眶下部的经脉

1. 手阳明大肠经　《灵枢·经脉》说："大肠手阳明之脉，起于大指次指之端……

其支者：从缺盆上颈，贯颊，入下齿中，还出挟口，交人中，左之右、右之左，上挟鼻孔。"即手阳明大肠经的支脉，上行头面，左右相交于人中之后，上挟鼻孔，循禾髎，终于眼下鼻旁之迎香穴，与足阳明胃经相接。

2. 足阳明胃经 《灵枢·经脉》说："胃足阳明之脉，起于鼻，交頞中，旁纳太阳之脉，下循鼻外，入上齿中……"即足阳明胃经之本经起于眼下鼻旁之迎香穴，与手阳明大肠经相交，上行而左右相交于鼻根部，过内眦睛明穴，与旁侧之足太阳膀胱经交会，再循鼻外侧经眼下方正中下行，经承泣、四白、巨髎，入上齿中。同时其本经行至目眶下，又循于目内眦。

此外，手少阳三焦经的支脉"以屈下颊至颥"、手太阳小肠经"别颊上颥"、足少阳胆经的支脉"抵于颥"，三条支脉循行眼眶下方，与目发生联系。

（五）与目系有联系的经脉

1. 足厥阴肝经 《灵枢·经脉》说："肝足厥阴之脉……循喉咙之后，上入颃颡，连目系，上出额，与督脉会于巅。"即足厥阴肝经沿喉咙之后，上入颃颡，本经直接与目系相连，再上出前额，与督脉相会于巅顶之百会穴。

2. 手少阴心经 《灵枢·经脉》说："心手少阴之脉，起于心中……其支者：从心系，上挟咽，系目系。"即手少阴心经的支脉，系目系。其手少阴之别，属目系。同时手少阴之正合目内眦，与手太阳经的支脉会合于目内眦之睛明穴。

综上所述，从头走足的足三阳之本经均起于眼或眼的周围，而从手走头的手三阳经皆有1~2条支脉终止于眼或眼的附近。此外，足厥阴肝经以本经、手少阴心经以支脉连于目系。由于经脉广泛地分布环卫于眼及眼的周围，使眼与脏腑联系为一个有机的整体，脏腑的精、气、血、津液通过经络源源不断地输送至目，为眼与脏腑在物质和功能上的密切联系奠定了基础。

二、眼与经别的关系

经别是十二经脉别出而行的部分，是正经别行深入体腔的支脉，亦是人体气血运行的通道。在循行过程中，阳经经别合于阳经经脉，阴经经别合于相表里的阳经经脉。通过经别离、入、出、合的循行分布，使十二经脉对人体各部分的联系更趋周密，作用更加协调。其中与眼发生直接联系的经别有以下几条。

（一）与目外眦有联系的经别

足少阳与足厥阴之经别 《灵枢·经别》说："足少阳之正，绕髀，入毛际，合于厥阴，别者，入季胁之间，循胸里，属胆，散之肝，上贯心……散于面，系目系，合少阳于外眦也。"即言足少阳经脉别出而行的正经，与足厥阴经脉合并；其别出一脉，入季胁间，沿胸里入属本经胆腑，散行于肝，上贯心部，上行于面部，系于目系，与足少阳本经合于目外眦。

（二）与目内眦有联系的经别

手太阳与手少阴之经别 《灵枢·经别》说："手太阳之正……入腋走心，系小肠也。手少阴之……属于心，上走喉咙，出于面，合目内眦。"即言手太阳经脉别出而行的正经，入心脏，系于小肠本腑。手少阴经脉别出而行的正经，入属心本脏，上走面部，与手太阳合于目内眦。

（三）与目系有联系的经别及络脉

1. 足少阳之正 《灵枢·经别》说："足少阳之正………别者……系目系。"

2. 足阳明之正 《灵枢·经别》说："足少阳之正……上頞，还系目系，合于阳明也。"即言足阳明经脉别出而行的正经，上行至鼻梁及眼眶上方，联系目系，与足阳明本经相合。

3. 足太阳之正 《灵枢·寒热病》说："足太阳有通项入于脑者，正属舌本，名曰眼系。"眼系即指目系。

4. 手少阴之别 《灵枢·经别》说："手少阴之别，名曰通里……循经入于心中，系舌本，属目系。"《灵枢·经别》中之"别"是别出而行的正经，并非支脉，而《灵枢·经脉》中之"别"，是指本经所属贯通阴阳，相互灌注的络脉，"别"与"络"同义，马蒔说："夫不言络而曰别者，以此穴由本经而走邻经也。"手少阴心经的别出络脉，称为通里，本络由此别出，沿本经入于心中，系于舌根，会属于目系。

三、眼与十二经筋的关系

十二经筋隶属于十二经脉，是经脉之气结聚散络于筋肉关节的系统，循行分布与同名经脉多相吻合，但部位表浅，不与内脏相连，有约束骨骼，活动关节，维络周身，主司人体正常活动的功能。十二经筋中与眼发生联系的主要有手足三阳经筋。

1. 足太阳之筋 《灵枢·经筋》说："足太阳之筋，起于足小指上……其支者，为目上网，下结于頄。"《类经》注释说："网，纲维也，所以约束目睫，司开合者也。"即言足太阳之筋，起于小足趾爪甲外侧，它的一条支筋像网络一样围绕上眼胞睑，然后向下结聚于颧骨处。

2. 足阳明之筋 《灵枢·经筋》说："足阳明之筋……其直者……上项，上挟口，合于頄，下结于鼻，上合于太阳。太阳为目上网，阳明为目下网。"即言足阳明之筋有一条直行的支筋从鼻旁上行与太阳经筋相合，太阳经的经筋网维于眼上胞，阳明经的经筋网维于眼下睑，二筋协同作用，统管眼睑开合运动。

3. 足太阳之筋 《灵枢·经筋》说："足太阳之筋……支者，结眦为外维。"即言足太阳之筋的一条支筋结聚于目外眦，为目之外维。外维指维系目外眦之意，此筋伸缩，眼才能左右顾盼。正如《类经》注释所言："此支者，从颧上斜趋结于目外眦，而为目之外维，凡人能左右盼视者，正以此筋为之伸缩也。"

4. 手太阳之筋 《灵枢·经筋》说："足太阳之筋……直者，出耳上，下结于颌，上属目外眦。"即言手太阳之筋有一条直行的支筋，出耳上，前行而下结于下巴，又上行联属目外眦，与手足少阳之筋相合。

5. 手太阳之筋 《灵枢·经筋》说："手太阳之筋……其支者，上曲牙，循耳前，上乘颔（《类经》认为颔"当作额"），结于角。"即言手太阳之筋的一条支筋，上颊车，交会阳明之筋，循耳前上行，联属目外眦，然后上行，结于额角。

6. 手阳明之筋 《灵枢·经筋》说："手阳明之筋……其支者，上颊，结于頄；直者，上出于太阳之前，上左角，络头，下右额。"即言手阳明之筋的一条支筋，上行面颊，颧骨部，直行的向上循行，出手太阳之筋的前方，上至左额角，络于头部，再下行到右额部，而右侧之筋则上右额角，下行到左额部。

总之，上述网维结聚于眼及其周围的经筋，共同作用支配着眼睑的开合，眼珠的转动，以及头面部其他筋肉的正常活动。值得一提的是足厥阴肝之筋，虽未直接分布至眼，然而肝主一身之筋，足厥阴肝之筋络诸筋，所以与眼仍有着重要关系。

四、眼与奇经八脉的关系

奇经八脉之间无表里配合，与脏腑无直接络属关系，然而它们纵横交叉贯穿于十二经脉之间，具有加强经脉间的联系和调节正经气血的作用。在奇经八脉的作用下，使正经的气血流畅充盈，保证了眼对营养物质的需要。奇经八脉中起、止、循行路径与眼直接有关的，主要有督脉、任脉、阴跷脉、阳跷脉及阳维脉等。

1. 督脉 督有"总督"之意，督脉总督一身之阳经，故称"阳脉之海"。主要运行于头项背后的正中线，《素问·骨空论》说："督脉者，起于少腹，以下骨中央……别绕臀至少阴，与巨阳中络者合。少阴上股内后廉，贯脊属肾。与太阳起于目内眦，上额交巅上，入络脑……其少腹直上者，贯脐中央，上贯心，入喉，上颐还唇，上系两目之下中央。"即督脉起于少腹下骨中央，有一支别络绕臀而上，贯脊柱里，与足太阳膀胱经交于目内眦，上额交巅上，入络脑；另一支脉则从少腹直上，上系两目之下中央。

2. 任脉 任有"总任"之意，任脉总主一身之阴经，故称"阴脉之海"。主要运行于颈喉胸腹的正中线，《素问·骨空论》说："任脉者，起于中极之下，以上毛际，循腹里，上关元，至咽喉，上颐，循面，入目。"即任脉起于中极之下，沿着腹里上行，系两目下之中央，至承泣而终。

3. 阴跷脉、阳跷脉 跷有"轻健跷捷"之意。阴跷、阳跷脉分别主一身左右之阴阳。阴跷脉起于足跟内侧，上目内眦而入通于太阳、阳跷。阳跷脉起于足跟外侧，上目内眦而合于太阳、阴跷。两脉均通达并相交于目内眦之睛明穴，二经之气并行回还，有濡养眼目，司眼睑开合的作用。

4. 阳维脉 维有"维系"之意，阳维脉维系联络诸阳经脉。《难经·二十八难》说："阳维脉起于诸阳会也"。阳维脉起于外踝下足太阳之金门穴，经肢体外后侧，上行至头颈，到前额，经目之眉上，再由额上顶，折向项后，与督脉会合。

此外，阴维脉、冲脉、带脉虽然与眼无直接联系，但阴维脉维系诸阴经，冲脉为血海，带脉约束联系纵行躯干部的各条足经，故其均与眼有间接联系。总之，奇经八脉进一步密切了十二经脉及肝、肾、脊髓、脑等与眼的联系。

第四章
眼病的病因病理

第一节　中医病因病机

《素问·刺法论》中说："正气存内，邪不可干。"《素问·评热病论》中说："邪之所凑，其气必虚。"即疾病的发生与发展是邪气与正气之间斗争过程的反映，这体现了中医在病因认识上的整体观念。在病因作用下，眼局部可出现多种病理反应，即眼病临床表现。根据临床表现推求病因，为治疗提供用药依据，这种方法即为"辨证求因""审因论治"。

一、病因

眼位于体表，外与周围环境直接接触；内与脏腑、经络、气血、津液等密切相关；加之其结构精细而脆弱，故易受内外各种致病因素的损伤而发病。眼病既可由各种外来因素直接侵袭眼局部所致，又可由内因而发。常见的眼病病因有外感六淫、疠气、内伤七情、饮食不节、劳倦、眼外伤、先天与衰老、其他因素等。这些因素既可单独致病，又可并存出现或相互影响。

（一）六淫
六淫是一类常见的眼病病因，其致病常与季节气候、生活起居环境有关；致病途径多由肌表、口鼻而入，或直接侵犯眼部，故又称"外感六淫"。六淫可引起多种眼病，但以外障眼病多见，以风、火、湿对眼的危害较大，发病多与季节有关。

1. 风邪致眼病的特点
（1）风为百病之长，易与他邪相合为病：《素问·风论》谓："风者，百病之长也。"故在外障眼病中常见风热、风火、风湿、风寒等共同致病。
（2）风性轻扬，易犯上窍：《素问·太阴阳明论》谓："伤于风者，上先受之。"由于眼居高位，又与外界直接接触，易受风邪侵犯，故风邪是外障眼病最常见的致病因素。
（3）风性善行而数变，发病迅速而多变：《素问·风论》谓："风者，善行而数变。"故风邪所致眼病有发病急、变化快的特点，如风热赤眼等。

2. 火邪致眼病的特点
（1）火性炎上，最易上犯目窍：火为阳邪，其性升腾炎上，最易上扰头目，引起眼病，故临床上许多眼病与火邪有关。

（2）火热之邪，易致肿疡：《素问·阴阳应象大论》谓："热胜则肿"，《银海精微》谓："翳自热生"，故火热之邪攻目，常致胞睑红肿，胞睑疮疖，白睛红赤，黑睛生翳，灼热疼痛等。

（3）火热生眵：临床上眼眵的产生常与火热有关。

（4）火热燔灼，易生风动血：火热之邪，其性燔灼，易生风动血，故可引起瞳神紧小、瞳神干缺、瞳神散大、绿风内障、眼内外的各种出血等。

（5）火邪急猛，毒由火生：火邪所致眼病均发病急、发展快、病情重。火邪炽盛可蕴结成毒，出现黄液上冲、目珠灌脓等火毒之候。

（6）火邪易伤津耗液：目为至宝，富含真精、真血、神水、神膏等阴液，易被火邪灼耗，故火邪所致眼病的后期，多有津液亏损之候。

火与热性质相同，仅程度有别，热为火之渐，火为热之极，故火热常并称。

3. 湿邪致眼病的特点

（1）湿性重浊黏滞：湿邪犯目，多表现为眵泪胶黏、睑弦湿烂，黑睛生翳呈灰白色糜烂，病程缠绵难愈，反复发作等。

（2）湿为阴邪，易阻遏气机：湿邪犯目，最易阻遏气机。如清阳不升则目无所养，浊阴不降则清窍被蒙，可出现头重视昏、睑坠不适等。

（3）内外湿邪，互相影响：外湿入里，脾阳受困，运化失司，易致内湿；内湿不化，又易招外湿，互相影响导致目病。

《银海指南·湿》曰："脾湿则多眼癣眼菌，肺湿则多黄膜，心经湿则多胬肉如脂，肝经湿则多星障，黑珠如雾混浊，肾经湿则瞳神呆钝，色淡昏眊无光。"

4. 寒邪致眼病的特点

（1）寒为阴邪，易伤阳气：寒邪犯目，阳气受损，目失温养，可致冷泪翳障、目冷痛而喜温喜按等症。

（2）寒性凝滞：寒邪常致气血津液运行不畅，不通则痛，故寒邪犯目，多引起目痛、胞睑紫黯、紧涩不舒等症。

（3）寒主收引：《灵枢·经筋》谓："经筋之病，寒则反折筋急"，故寒邪犯目，常可引起口眼㖞斜，或目珠偏斜。

5. 暑邪致眼病的特点

（1）暑为阳邪，其性炎热：暑邪伤目，易出现目赤、眵泪等阳热之候。

（2）暑多夹湿：夏季多雨，气候炎热，暑湿蒸郁，且常饮冷纳凉，湿邪内停，故暑邪常与湿邪合为病。

（3）暑性炎热升散、易耗气伤津：暑属阳热之邪，热气犯目，易耗损目中阴津，同时全身症状也较为突出，且有明显的季节性。

6. 燥邪致眼病的特点

（1）燥邪易伤津液：《素问·阴阳应象大论》曰："燥胜则干"。故燥邪犯目，容易伤阴耗液，津液亏损，则出现眼目干涩。

（2）燥属阳邪，其性温和：燥邪害目，其病多起病缓，症状轻，难速愈。

（3）燥邪易先犯肺：燥为秋令之主气，易犯肺经，故出现白睛红赤失泽，白睛涩痛，目眵干结等。

综上所述，六淫致眼病多具有季节性、地域性，有一定的致病途径，所致眼病有一定的传变规律；且六淫之间常相兼为病，或互相转化，如风寒、风热、风湿、湿热、暑湿、寒湿等相合而病，或寒邪郁伏可以化热，暑湿相兼可以化火化燥，热极可以化火生风等。《银海精微》将六淫导致目病的特点概括为："风则流泪赤肿，寒则血凝紫胀，暑则红赤昏花，湿则沿烂成癣，燥则紧涩眵结，火则红肿壅痛"。

（二）疠气

疠气是一种具有强烈传染性和流行性的致病邪气。疠气致病，来势急猛，传染性强，其所致目病的临床表现与风火上攻的外障眼病相似，如天行赤眼、天行赤眼暴翳所表现的目赤肿痛等。

（三）七情失调

七情失调是指喜、怒、忧、思、悲、恐、惊七种情志的过度变化，超过了机体的适应范围，从而导致气机紊乱、经络不畅，脏腑功能失调，故亦称七情内伤。七情失调常以忧郁、愤怒、悲哀对眼的危害为甚。七情的致病特点为：

1. 有明显的情志失调史　七情失调所致目病均有明显的情志失调史。如过度忧郁、悲哀，使气机不畅而发生青风内障；过度愤怒，使肝气横逆，上冲于目，血随气逆，并走于上，而发生络阻暴盲等。

2. 直接损害脏腑　《素问·阴阳应象大论》曰："怒伤肝""喜伤心""思伤脾""忧伤肺""恐伤肾"。七情太过，脏腑内损，精气不能上注于目，目失所养，则可发生视瞻有色、视瞻昏渺、青盲等。

3. 影响气机运行　《素问·举痛论》曰："怒则气上，喜则气缓，悲则气消，恐则气下，惊则气乱，思则气结。"即七情太过，则气机运行不畅，升降出入失调，则可致多种内障眼病。如暴怒伤，肝气冲逆于上，闭塞清窍，或气火冲逆，气逆血壅，则可致络阻暴盲、目系暴盲等；升之不及，则气血津液不能上输于目，目失所养，则可致视瞻昏渺、青盲等；肝气横逆犯脾，脾失健运，水湿不化，聚湿生痰，痰湿上犯，则可致多种痰湿性眼病。

综上，内伤七情，以心、肝、脾三脏的病理变化多见，且常有化火、夹痰、伤阴等不同的兼证，故眼科临床以肝郁气滞、肝郁化火的证候较常见；郁火久留，易耗伤阴血；肝郁犯脾，易致脾虚不运，聚湿成痰而出现痰郁、湿郁、食郁、血郁等各种兼证。眼病之郁证，多为因郁而病，或因病而郁。正如《审视瑶函》所说："久郁生病，久病生郁。"

（四）饮食失宜

饮食以适量为宜，若饮食失宜，则可成为致病因素。中医历来重视饮食失宜与眼病的关系，尤其是清代医家顾锡所著《银海指南》更是专列"食病论"，阐述饮食失宜所致目病的证治。饮食失宜主要包括饥饱失常、饮食偏嗜及饮食不洁三个方面。

1. 饥饱失常　若暴饮暴食，或饥饱失常，容易损伤脾胃，致运化失司，水液输布障碍，水湿内停，上泛清窍，出现胞虚如球，眼内水肿、渗出等证；或致运化水谷精微失调，气血生成生化乏源，目失濡养，发生疳积上目等虚损性眼病。

2. 饮食偏嗜　《素问·生气通天论》曰："阴之所生，本在五味，阴之五官，伤在五味。"若过食膏粱厚味、辛辣煎炸，或嗜食烟酒、生冷滞腻，均可致使脾胃积热或湿热内盛，导致针眼、胞生痰核等实热或湿热性眼病。

3. 饮食不洁　饮食不洁，肠道染虫，日久则可导致寄生虫性眼病；若误饮假酒，可致暴盲等眼病。

（五）劳伤

《素问·宣明五气》曰："久视伤血，久卧伤气，久坐伤肉，久立伤骨，久行伤筋。"《灵枢·邪气脏腑病形》曰："若入房过度，则伤肾。"眼科的劳伤主要指目力、脑力、体力和房事等过度。目力过度，损伤肝血，最易出现肝劳、能近怯远等眼病；脑力过度，暗耗阴血，目失所养，可致虚损性眼病；体力过度，外损筋骨，内伤脏腑，导致脏腑功能下降，也可致虚损性眼病；房室不节，肾精耗损，瞳神失养，可致视瞻昏渺等内障眼病。

（六）外伤

眼位于头面部上方，与外界直接接触，故容易遭受意外物体所伤，受伤后不仅眼本身直接损伤，而且还常招致外邪乘机而入，引起眼病。造成眼外伤的因素颇多，主要分为机械性和非机械性两大类。机械性的眼外伤有异物伤、钝器伤、锐器伤等；非机械性的眼外伤有化学伤、热烫伤、辐射伤以及毒虫咬伤等。此外，头颅外伤或头颅手术等邻近组织的损伤而致视力下降的，也与外伤病理有关。眼外伤有其本身的特点，因眼珠构造精细，组织脆弱娇嫩，脉道幽深细微，即使是轻伤，有时可造成视功能的严重损害。对于眼球穿通伤，不仅易被风毒侵袭，造成火毒炽盛之候，而且在少数情况下，可影响健眼，出现交感性眼炎。

《银海指南》强调眼部外伤的病因病机是以血瘀为本、兼有气滞，而且首先提出了石灰烧伤及热烫伤的病因病机，认为石灰烧伤是"石本属阳，又因火化灰，其性更烈，目为所伤，则血凝水枯"。

（七）其他因素

1. 先天因素　主要是指人出生前因父母体质或胎儿发育过程中形成的病因。因父母遗传，或其母亲孕期将息不当，邪积胎中，或醉酒嗜饮，或忿怒惊仆，或用药不当等，势必影响胎儿的发育，以致出现眼部畸形、缺损、异常或其他病变。如胎患内障、高风内障、上胞下垂、青盲、能近怯远、能远怯近等。

2. 衰老因素　《灵枢·天年》曰："五十岁，肝气始衰……目始不明。"《素问·上古天真论》曰："女子……七七，任脉虚，太冲脉衰少"，"男子……五八，肾气衰……七八，肝气衰"，即人至老年，常呈现脏腑功能不足，气血渐亏，精津衰乏等病理特点。眼科临床常见的圆翳内障、云雾移睛、视瞻昏渺、暴盲等老年性眼病常与肝肾精血不足有关。

3. 药物因素　药物可致过敏或中毒。过敏可分局部与全身两方面。眼局部过敏，常因局部使用汞剂、碘剂、青霉素、硫酸阿托品、磺胺制剂等引起，表现为眼睑皮肤、结膜等部位的过敏性炎症；中毒常因药物过量所致，如冬眠灵所致中毒性白内障、乙胺丁醇所致中毒性视神经病变、奎宁所致中毒性弱视等。长期使用糖皮质激素，可致代谢失调，出现糖皮质激素性白内障、青光眼等。

二、病机

病机是指疾病发生、发展及其变化的机理。疾病的发生发展，主要取决于正邪双方斗争的结果。若人体正气旺盛，邪气则不易入侵，即"正气存内，邪不可干"。若外邪已入侵，其正气较为充实，即使发病，其病也较轻浅，且病程短暂；若正气虚衰，抵抗力弱者，则外邪易于入侵，其病势深重、容易传变，或者反复难愈。眼是整体不可分割的一部分，其发病同样如此。由于眼病的发生受致病因素、感邪轻重、体质强弱、发病部位等诸多因素的影响，其病机也多种多样。本节主要从脏腑功能失调，经络功能失调，气、血、津液失调和玄府功能失调四方面叙述。

（一）脏腑功能失调

眼能够发挥正常的视功能，有赖于五脏六腑精气之濡养。若脏腑功能失调，气机升降失常，常导致眼部疾病的发生发展。脏腑病理变化在眼病病理中占有重要地位。明·傅仁宇在所著《审视瑶函》中强调："脏腑之疾不起，眼目之患即不生"。而中医眼科的五轮学说可谓是对脏腑病机观的强化。一般认为，眼病的发生多与脏腑功能失调有关，除外感病邪及外伤因素可直接害目，气血津液及阴阳的失调，无不与脏腑功能紊乱有关。

1. 心和小肠功能失调　多引起目中血脉及两眦疾病。

（1）心血亏虚：心主血脉，目得血而能视，且内外两眦属心。若失血过多，或心神过耗，心血亏虚，血不养目，可致视力缓缓下降等内障眼病。

（2）心火上炎：心火内盛，上炎于目，出现两眦红赤，胬肉壅肿，漏睛生疮，眦帷赤烂等；火邪迫血妄行，可致眼内出血；火邪挟痰上扰，可致绿风内障等。此外，诸痛痒疮，皆属于心，眦部疮疡常与心火有关。

（3）心气不足：思虑劳心，或久病不愈，或年老体弱，或汗下过甚，致心气不足，可致视物模糊、不耐久视、能近怯远、神光涣散等；心气不足，心阳不振，脉道瘀阻，可致目中脉道瘀阻。

（4）心阴亏虚：七情内伤，虚火内炽，营阴暗耗；或肾阴不足，水不制火，相火亢盛；或热病后期，营血阴津受损，导致心阴不足，阴不制阳，虚火上扰，出现两眦淡红微痛、干涩而痒，或致白睛溢血、神光自现、荧星满目诸症。

（5）小肠实热：心火下移于小肠，致小肠实热，可出现口舌生疮、小便黄赤、视力下降等。

2. 肝和胆功能失调　在肝胆功能失调的病机中，实者，多为肝郁气滞、肝火上炎或肝胆湿热；虚者，常为肝血虚少；虚实夹杂者，则以肝阳上亢、肝风内动多见。

（1）肝郁气滞：目为肝窍，肝气通于目，肝脉连目系，肝和则目能辨五色；肝主疏泄，喜疏泄条达。若情志不舒，郁怒不解，肝失调达，疏泄失司，肝郁气滞，气机不畅，气血失调，可致绿风内障、青风内障、暴盲等多种眼病。若肝气横逆犯脾，脾失健运，水湿内停，可致视瞻昏渺等。

（2）肝火上炎：目为肝窍，位居于上。肝郁日久化火；或暴怒伤肝，气火上逆；或五志过极，引动肝火等，而火性炎上，故目窍最易受肝火所扰。若气火上逆，挟痰生风，可致绿风内障；若肝火上扰，灼伤目中血络，可致眼内出血；若肝火灼伤目系，可致目系暴盲；肝火素盛，复感外邪，则易致黑睛生翳障、瞳神紧小。

（3）肝胆湿热：多因湿热之邪，随少阳三焦经侵袭肝胆；或脾胃内蕴湿热，侵淫肝胆，内不得通泄，外不得疏解，而致肝胆湿热，循经上犯于目，可致聚星障、凝脂翳、混睛障、湿翳、瞳神紧小、云雾移睛等。

（4）肝血不足：肝为藏血之脏，开窍于目，目得血而能视。若血之生化乏源，或失血过多，或久病耗损精血，使肝血不足，则目失濡养，可致目珠干涩、视物模糊、肝虚雀目、疳积上目、冷泪长流等。

（5）肝阳上亢：若情志不舒，郁怒不解，内耗阴血；或肝肾阴虚，阴不潜阳，肝阳上亢，上扰目窍，可致头晕目眩、青风内障、绿风内障、暴盲等。

（6）肝风内动：肝主风，风主动。若肝阴不足，阴不制阳，阳亢上亢，肝风风动，风动痰生，风痰阻络，可致绿风内障、目睛上吊、风牵偏视等症。

3. 脾和胃功能失调　在脾胃功能失调的病机中，尤以脾胃湿热、脾气虚弱、脾不统血等与眼病关系最为密切。

（1）脾气虚弱：脾气虚弱，不能运化水谷精微，气血生化乏源，脏腑精气不能上养目窍，可致上胞下垂、目珠干涩以及眼底退行性改变；脾气虚弱，不能运化水湿，湿邪内生，湿聚而成饮成痰，水湿痰饮，上犯于目，可致胞生痰核、胞睑浮肿、视瞻昏渺、暴盲等。若脾虚肝热，则可致疳积上目。

（2）脾不统血：脾气虚弱，统摄无权，目络中的血不循经，可致眼底反复出血、血灌瞳神等多种出血性眼病。

（3）脾胃湿热：多因饮食不节，过食肥甘厚味，嗜饮醇酒，或外感湿热，致脾胃湿热。湿热壅滞胞睑脉络，可致胞睑湿烂痒痛、针眼、粟疮等；湿热上犯，蒙蔽清窍，可致瞳神紧小、云雾移睛、眼底渗出、水肿等。

（4）胃火炽盛：多因热邪犯胃，或平素嗜食辛辣炙煿之品，胃火炽盛。若火邪上犯，壅滞胞睑脉络，可致出现胞睑疖肿、目赤肿痛、眼睑丹毒等；火邪灼熏黄仁、神水，可致瞳神紧小、黄液上冲等；热入血分，迫血妄行，可致目中出血。

4. 肺和大肠功能失调　在肺和大肠功能失调的病机中，尤以风热袭肺、肺热壅盛、肺阴不足等与眼病关系最为密切。

（1）风热袭肺：肺主表，外感风热，风热相搏，客留肺经，或猝感疠气，上犯白睛，可致风热赤眼、天行赤眼等。

（2）肺热壅盛：多因外感风热、风寒等循经传脏，郁结化热，致热邪蕴肺。肺热上壅头目，可致头痛视昏、怕热羞明、白睛红赤、眵多硬结；肺热亢盛，迫血妄行，可致白睛溢血；肺经郁热，热瘀血分，滞结白睛里层，则可发为火疳；火邪炽盛，肺金凌木，可致白睛红赤、黑睛生翳。

（3）肺阴不足：多由久病耗伤肺阴，或燥热之邪伤肺而致肺阴不足。肺阴不足，目失濡养，可致目眵干结、白睛干涩；若虚火上炎，肺失清润，可致白睛涩痛、赤丝隐现、金疳等。

（4）肺气亏虚：多因劳伤过度，耗损肺气，或汗出太过，气随津亏，或久病亏耗，伤及肺气，致肺气亏虚，目失所养，或气虚不固，可致视物昏花、眼前白光闪烁，甚至视网膜脱离等。

（5）肺气不宣：肺居上焦，主宣发与肃降，通调水道。眼为至上清窍，若肺气不宣，不能布散津液，目失润泽，可致白睛干涩、眼珠干燥；若肺失肃降，肺气上逆，可致咳喘气逆、白睛肿胀、状若鱼胞等；若肺失宣发与肃降，不能通调水道，可致水湿上泛，出现眼部水肿、渗出等。

（6）大肠积热：肺与大肠相表里，肺气不利，肃降失职，大肠传导失畅，热结大肠，上炎于目，可致白睛红赤肿胀等。

5. 肾和膀胱功能失调　在肾和膀胱功能失调的病机中，尤以肾阴亏虚、肾阳不足等与眼病特别是瞳神疾病的关系最为密切。

（1）肾阴亏虚：多因年老体衰，或先天禀赋不足，或久病伤阴，或房事不节，阴精劫伤所致。肾阴亏虚，目失濡养，常致头晕目眩、眼珠干涩；晶珠、神膏、目系失养，可致视瞻昏渺、圆翳内障、云雾移睛、高风雀目、青盲等诸多内障眼病；肾阴不足，阳气有余，目中神光不能收敛视近，则能近怯远；若肾阴亏虚，水不济火，虚火上炎，则在外可致目痛羞明、胞轮微红、日久难愈，在内可致神水混浊、瞳神紧小或干缺不圆；虚火灼伤目中脉络，可致眼底出血。

（2）肾阳不足：多因先天禀赋不足，或素体阳虚，年老肾亏，或摄生不慎，房劳伤肾，或久病体虚，阴损及阳所致。眼之神光源于命门，皆火之用事。若肾阳不足，目中神光不能发越于远，可致能近怯远；肾阳不足，命门火衰，不能胜阴，目失温养，可致高风雀目、青盲等；肾主水，肾阳不足，不能化气行水，水泛于上，可致胞虚如球、视瞻昏渺、云雾移睛，或眼底水肿、渗出，甚至视网膜脱离等。

（3）热积膀胱：肾与膀胱相表里。热积膀胱，膀胱气化失常，水湿潴留，上泛于目，可致视网膜水肿等。

综上，眼病的发生、发展及变化，固然可由一脏或一脏与腑的功能失调引起，但临床上常为多个脏腑的功能同时失调所致。由于脏与脏、腑与腑之间关系密切，常出现脏病及脏、脏病及腑、腑病及脏，如肝肾阴虚、脾肾阳虚、心脾两虚、肝火犯肺、肝病传脾等，其临床表现有时比较复杂，故应认真分析，力求对其病机有全面了解。

（二）经络功能失调

眼通五脏，气贯五轮。在生理上，五脏六腑的精气通过经络上输于目，以维持眼的正常功能；在病理上，经络又是邪气内外传注的重要通道。因此，经络为病可累及脏腑，脏腑病变也可从经络反映出来。无论病在经络，或病在脏腑，其证候总是由经络所循行和络属的特定部位显现出来，故经络脏腑病变总有其特定的证候，观察证候表现及其部位可以辨别病属何经。明代医家傅仁宇就十分强调经络与眼的关系以及经络病机对眼病诊治的重要性，在其医著《审视瑶函》卷一"识病辨症详明金玉赋"中指出："证候不明，愚人迷路；经络不明，盲子夜行"。但从临床实践来看，眼科的脏腑病机已基本包括了经络病机，只是在某些情况下，经络失调也可致眼病。在此主要介绍眼的十二经脉病机。

1. 手太阴肺经与手阳明大肠经功能失调　白睛在脏属肺，故手太阴肺经受外邪所伤，经气不利，则可见眼目碜涩、眵多黄稠；若肺经热盛、迫血妄行，则可见白睛溢血或眼内出血。若肺经热盛、肺气不利，则可见白睛红赤壅肿、白睛结节壅滞。

肺与大肠相表里，手阳明大肠经的支脉，从缺盆上项贯颊入下齿中，故肺热下移、侵及手阳明大肠经，热邪循经上犯，则可见白睛红赤、脉络粗大，并兼见咽喉肿痛、鼻流浊涕、齿痛、大便秘结等症。

2. 足太阴脾经与足阳明胃经功能失调　胞睑在脏属脾，脾与胃相表里，足阳明胃之经脉循行于胞睑内眦，故脾胃热毒炽盛、循经上犯，则可见胞睑红赤肿痛、生疮溃脓；若脾阳不升，足太阴脾经之气血不能上荣，则可见胞睑下垂；若脾胃两虚、气血不足，可见胞睑眴动等症。因足阳明胃经与手阳明大肠经相接，肺与大肠相表里，故足阳明胃经火热炽盛，也可循经上犯，而出现白睛红赤、生眵黄稠。

3. 手少阴心经与手太阳小肠经功能失调　　两眦在脏属心，心与小肠相表里，手太阳小肠经之支脉经过目锐眦、止于目内眦，故心火上炎，则可见目赤肿痛、眦部生疮溃脓、赤脉传睛；心主血脉，故心火上炎、迫血妄行、血溢络外，则可见血灌瞳神、暴盲等症；手少阴心经其支脉系目系，故气血不足、手少阴心经之经气不利、筋脉失养，可致目系病变、目珠转动牵引目系疼痛。

4. 足厥阴肝经与足少阳胆经功能失调　　黑睛在脏属肝，肝与胆相表里，若肝火炽盛、循经上犯，则可见黑睛生翳；足厥阴肝经之本经与目系相连，故肝火内盛，循肝经上扰、灼伤目系，可致目系暴盲；足少阳胆经起于目锐眦，其一支脉下走大迎，回合手少阳，到达目眶下，而足厥阴肝经循喉咙，向上进入鼻咽部，故肝胆火炽、循经上犯，可出现目眩、目赤、目痛，并常兼牙龈、咽喉肿痛、失音、鼻衄等症。

5. 足少阴肾经与足太阳膀胱经功能失调　　瞳神在脏属肾，肾与膀胱相表里，足太阳膀胱经起于目内眦，循人身之表，其经筋网络目上胞，若肾阳不足，膀胱气化功能失职，水湿内停，上泛于目，致胞睑肿胀，或眼内组织水肿渗出；若外感风邪、直中足太阳膀胱经，则可见眉棱骨痛、眼睑眴动、上胞下垂、口眼歪斜等症。

6. 手厥阴心包经与手少阳三焦经功能失调　　手厥阴心包经与手少阳三焦经相表里，三焦经耳部支脉上交面颊，到达目锐眦，故手少阳三焦经受邪则可见胞睑眴动；三焦通调水道，手少阳三焦经气不利、水湿上泛于目，则可见胞睑浮肿、白睛肿胀等症。

（三）气、血、津液失调

眼之视觉功能，主要在于精、气、血、津液的濡养和神的主宰作用。《难经·二十二难》高度概括了气血之作用，并着重指出气血运行不畅可导致各种疾病："气主煦之，血主濡之。气留而不行者，为气先病也；血壅而不濡者，为血后病也"。《证治准绳·杂病·七窍门》则进一步指出："瞳神……乃先天之气所生，后天之气所成，阴阳之妙用，水火之精华，血养水，水养膏，膏护瞳神，气为运用，神则维持"。可见，眼与精、气、血、津液和神的关系非常密切，其功能失调常引起眼病。

1. 气的功能失调　　眼与气的关系密切，正如《太平圣惠方·眼内障论》所言："眼通五脏，气贯五轮"，故气的功能失调常致眼病。在气的功能失调病机中，以气虚、气陷、气滞、气逆等与眼病的关系最为密切。

（1）气虚：多因先天禀赋不足，或久病失养，或年老体衰，或劳伤过度，脏腑功能失调，致元气耗伤，不能生化水谷精微、敷布水液、充泽五脏、上灌五轮，目失温养。若泪窍失于阳气的温养固摄，则可致无时冷泪；晶珠失养，混浊变白，则出现圆翳内障；目系失养，通光玄府不利，可致青盲；若气虚不能摄血，可致眼底反复出血；若元气暴脱，可致暴盲；气虚卫表不固，正不胜邪，则眼病迁延难愈。

（2）气陷：久病体虚，脾气虚弱，中气下陷，无力升举，可致上睑下垂、头晕目眩、不耐久视、黑睛翳陷久不平复等气陷性眼病。

（3）气滞：常因七情太过、湿热、痰火、食滞、瘀血等所致。若因情志不舒，肝郁气滞，气滞血郁，可致头额隐痛、眼珠转动疼痛、视力下降等；若气机郁滞，目中玄府不利，神水瘀滞，可发生绿风内障、青风内障；若气滞血瘀，目中脉络阻塞，可致络阻暴盲等。

（4）气逆：气机升降，不可太过。若盛怒伤肝，怒则气逆，气逆血乱，目中血不循经，溢于络外，可致眼底出血、白睛溢血等；若气动化火，气火上逆，玄府闭塞，神水瘀滞，可发生头目胀痛、绿风内障、青风内障等。

2. 血的功能失调　《内经》曰："肝受血而能视"。《审视瑶函》认为："真血者，即肝中升运于目，轻清之血，乃滋目经络之血也……夫目之有血，为养目之源，充和则有生发长养之功，而目不病，少有亏滞，目病生矣"。《古今医统》则进一步指出："目得血而能视，故血为目之主，血病则目病，血凝则目胀，血少则目涩，血热则目肿"。故血的功能失调常致眼病。在血的功能失调病机中，以血虚、血热、血瘀与眼病的关系最为密切。

（1）血虚：常因血之生化乏源，或失血过多，或久病失养，劳瞻竭视，耗损阴血所致。血虚不能上荣头目，则出现头晕眼花、白睛干涩、黑睛不润；血虚水少，水不养膏，膏不能护养瞳神，则可致视瞻昏渺、青盲等。若血虚生风，上扰于目，可致目痒时作、胞轮振跳、目眩等症。

（2）血瘀：多因外伤、气滞、寒凝、血热、痰浊、久病、气虚等致血行不畅，或离经之血未能及时消散所致。由于眼部结构独特，脉络丰富，故易产生血瘀，脉络瘀阻，壅滞玄府，气血津液不得升降，精气无以上注于目，神光被遏而出现一系列的血瘀性眼病。眼部血行瘀滞，在白睛可致白睛血脉紫赤粗大、虬蟠旋曲；在黑睛常致赤膜下垂、甚至血翳包睛；在眼底可致视网膜血管瘀滞，引起出血性眼病等。血瘀与气滞并见，血瘀与痰浊互结是临床常见的情况。

（3）血热：有虚实之分。实证多因外感邪热，或脏腑郁热不解，热入营血所致；虚证多因阴血亏虚，虚火上炎所致。血热炽盛，可致胞睑、白睛赤热肿痛，或白睛赤脉增多而色红粗大；血受热迫而妄行，溢于脉外，可致白睛溢血或眼底出血。若虚火上炎，入于血分，灼伤脉络，血溢络外，可致白睛溢血或眼底出血，但出血多缓、量少且易反复。

由于气为血帅，血为气母；气行则血行，气滞则血瘀，气盛则血充，气衰则血少，血瘀则气滞，血脱则气脱，气与血两者常互为影响，临床上常常出现气滞血瘀、气虚血瘀、气血两虚、气不摄血、气随血逆等气血同病的病机。故临证时应分清主次，力求全面分析其病机。

3. 津液的功能失调　《内经》云："五脏六腑之津液，尽上渗于目"。津液在目外为润泽之水，如泪液；在目内为充养之液，如神水、神膏。津液的功能失调主要表现为其生成与排泄之间失去平衡，出现津液不足、水液（湿）停聚、痰湿停滞等病理变化，影响眼部而发病。

（1）津液不足：常因火热燥邪、耗伤津液，或大汗、吐泻不止，或亡血伤津等所致。津液亏耗，液去津伤，目窍失养。在目外则常表现为眼目干涩、白睛不润、黑睛失泽等；在目内常表现为神水不足、神膏失养，不能涵养瞳神，致视物昏蒙或目无所见。若津液耗伤太过，还出现目珠内陷等症。

（2）水液（湿）停聚：水液（湿）停聚主要与肺、脾、肾的功能失调，三焦气化不利，膀胱开阖失司等有关。在目外，肺失肃降，水道不利，可致白睛浮肿；脾失健运，水湿停滞，上泛于目，可出现胞睑浮肿，若湿聚为痰，痰湿上犯，可致胞生痰核；肾阳不振，膀胱开阖失司，水湿上泛，溢于睑肤之间，也可出现胞睑浮肿。在目内，肺、脾、肾的功能失调所致水液（湿）停滞，均可出现视网膜水肿、渗出等湿聚水停之症。

（3）痰湿停滞：痰由湿聚。痰湿常与风、火、气、血等搏结于上而为患。如痰湿与风火相搏，可致胞睑红赤糜烂、生疮溃脓；肝风挟痰，上攻于目，常致绿风内障、口眼歪斜、视一为二、眼珠转动失灵等；痰湿与瘀血相搏，可致眼部肿块等症。

（四）玄府功能失调

玄府又称元府。《素问》中所言玄府是指汗孔，金元时期四大医家刘完素在此基础上对玄府理论进行发挥，提出玄府是精气血津液升降出入的道路和门户。即玄府为用，关键在于升降出入有序；玄府为病，关键在于郁闭，在眼主要表现为目中玄府郁滞或闭塞。玄府郁闭之由，可因于外邪、气滞、血瘀、水停等，此乃因实而闭；也可因于神败精亏、真元不足，无以上供目用，而致目中玄府衰竭自闭，此为因虚而闭。如风火痰扰，热气怫郁，玄府滞塞，津液出入失常，神水淤滞，则可发生绿风内障、青风内障等；如气机郁滞，玄府不通，精微物质不能上承于目，目失涵养，则可致暴盲、青盲等眼病。因此，中医眼科临床治疗青光眼、视神经病变、视网膜病变等时常在脏腑辨证或气血津液辨证的基础上加开通玄府之品。

第二节　西医病因病理

一、病因

眼位于体表，与外界直接接触；眼又是人体的一个器官，与全身各组织器官有密切的联系。因此，引起眼病的病因可分为外因与内因两大类。外因主要包括：①生物性因素，如微生物、寄生虫感染；②营养性因素，如维生素 A 缺乏；③物理性因素，如各种创伤；④化学性因素，如化学物质的损伤；⑤医源性因素，如医疗操作损伤、药物毒副作用等。内因主要包括：①免疫性因素，如 I－Ⅳ型超敏反应均可引起眼病；②遗传性因素，如基因、染色体异常所致的遗传性眼病；③先天性因素，如妊娠前 3 个月感染风疹病毒所致的先天性白内障；④内分泌因素，如甲亢性眼病、糖尿病性眼病等；⑤衰老性因素，如年龄相关性白内障、年龄相关性黄斑变性等；⑥凋亡；⑦其他因素，如机体的反应性、体质等均与某些眼病的发生有关。

其实，许多眼病的发生除了病因以外，还需要诱因的参与。诱因即能促进疾病发生的内、外因素。一般将影响疾病发生的因素称之为发病条件。如真菌性角膜炎的病因是真菌，但是结膜囊内有此菌或眼部感染此菌后是否发生真菌性角膜炎，还受角膜上皮的完整性、局部及全身的免疫状态等多种因素的影响。又如凋亡，它只不过是细胞死亡的一种形式，在一些病变组织中观察到凋亡细胞或凋亡现象并不奇怪，重要的是凋亡在这些病变的发生发展过程中是起主要作用还是伴随现象。目前的研究结果显示，视网膜母细胞瘤、视网膜色素变性、视网膜脱离、视网膜光损伤、青光眼、白内障（非先天性）等眼病的发生发展过程中均有凋亡现象，明确凋亡在这些疾病中所起的作用及其诱导与抑制因素，将有可能开创防治这类疾病的新领域。因此，研究眼病的发生既不能片面强调病因而忽视眼部和全身的条件，也不能片面强调眼部和全身的条件而忽视外界致病因素对眼组织作用的客观现实。此外，还有某些眼病是在外界环境的一些"非致病因素"和个体特殊因素的共同作用下发生的，如春季结膜炎。因此，对于眼病的病因应该综合分析。本节主要介绍眼部微生物感染。

在正常情况下，人的眼部皮肤以及与外界相通的腔道，如眼睑、结膜囊、泪道等均可有多种微生物存在。生理功能正常时，由于眼表屏障完好、对有些微生物已适应，微生物处于相对稳定的状态，并且微生物之间相互制约，因此一般不能侵入眼内致病。当机体免疫低下、菌群失调，或眼部防御屏障受损时，微生物就可以侵入眼内，或微生物经血液播散至眼，导致感染性眼病。

（一）细菌感染

细菌入侵眼组织的途径很多，大致可分为三大途径：外源性（空气的污染、眼部用药的污染、与眼部接触物品的污染、组织的污染、外伤或术中污染等）、内源性和局部蔓延。临床上致细菌感染性眼病的常见细菌有葡萄球菌、链球菌、奈瑟球菌、铜绿假单胞菌、莫拉双杆菌、结核分枝杆菌、星形奴卡菌、痤疮丙酸杆菌等。

1. 葡萄球菌属　金黄色葡萄球菌是眼及其周围组织化脓性炎症或毒素性眼病的重要致病菌，常致睑缘炎、睑腺炎、结膜炎、角膜溃疡、泪囊炎、眼外伤或内眼手术后眼内炎、全眼球炎、眶蜂窝织炎等多种感染性眼病；表皮葡萄球菌常存在于正常结膜囊，过去被认为是非致病菌，但是现已成为白内障囊外摘除、人工晶状体植入术后慢性眼内炎，眼外伤、眼内异物或内眼手术后眼内感染的常见致病菌。

2. 链球菌属　甲型溶血性链球菌为正常结膜囊的常在菌，一般不致病，但在一定的条件下可致睑缘炎、新生儿或幼儿结膜炎、角膜溃疡、持续性角膜上皮缺损、眼外伤或抗青光眼滤过手术后眼内炎、滤过泡炎、转移性眼内炎、泪囊炎等眼病；乙型溶血性链球菌的 A 群致病力最强，可致膜性结膜炎、新生儿假膜性结膜炎、急性泪囊炎、角膜溃疡、眼睑丹毒、眼内炎、全眼球炎、眶蜂窝织炎等多种急性感染性眼病；丙型溶血性链球菌为肠道正常菌，一般不致病，偶可致眼内炎；肺炎球菌的 3、7、10 型常致急、慢性泪囊炎、泪小管炎、急性卡他性结膜炎、匍行性角膜溃疡、边缘性角膜浸润及眼内炎、转移性眼内炎等。

3. 奈瑟球菌属　淋病奈瑟菌（淋球菌）常致淋菌性结膜炎、角膜溃疡、眼内炎、眶蜂窝织炎等；流行性脑膜炎菌血症期，脑膜炎奈瑟菌经血行播散到眼时可致转移性眼内炎。

4. 铜绿假单胞菌　是条件致病菌，只有进入无正常防御力的部位或参与混合感染才有致病性。铜绿假单胞菌是医源性感染、医院内交叉感染的重要病原菌。铜绿假单胞菌能在一般抗生素、磺胺滴眼液中存活，易污染眼科检查治疗所用的荧光素、表面麻醉剂、散瞳剂、缩瞳剂、器械浸泡液、生理盐水等。眼黏膜上皮屏障受损时滴用污染本菌的药物，或手术野、器械消毒不当感染本菌时则急性发病。铜绿假单胞菌可致角膜溃疡、环形角膜溃疡、角膜巩膜溃疡、化脓性眼内炎、全眼球炎、眶蜂窝织炎、泪囊炎、新生儿结膜炎等。

5. 莫拉双杆菌　本菌主要导致眦部睑缘炎，眦部睑、结膜炎、慢性滤泡性结膜炎，偶致角膜溃疡、眼内炎等。

6. 结核分枝杆菌　结核分枝杆菌偶致结膜结核、巩膜结核、结核性泪腺炎。血行播散时可致播散性脉络膜视网膜炎、葡萄膜炎等。对结核菌蛋白过敏性眼病主要有泡性眼炎、葡萄膜炎、结节状上巩膜炎、视网膜血管炎、脉络膜炎等。

7. **星形奴卡菌** 可致慢性角膜结膜炎，角膜溃疡，持续性角膜上皮缺损，泪道感染，睑、结膜肉芽肿，巩膜肉芽肿，眼外伤或内眼手术后眼内炎。原发肺感染或皮下脓疡时，本菌经血行播散至眼可致转移性眼内炎、脉络膜视网膜炎、脉络膜脓肿、全眼球炎等。

8. **痤疮丙酸杆菌** 为常见的厌氧菌，常存在于正常结膜囊、睫毛根附近，如侵入伤处、眼内则致病，是白内障囊外摘除、人工晶状体植入后迟发性眼内炎的常见病原菌。眼穿通伤、玻璃体手术、角膜移植滤过术等内眼手术感染本菌可致迟发性慢性葡萄膜炎、反复前房积脓、肉芽肿性虹膜睫状体炎、玻璃体炎、眼内炎、黄斑囊样水肿等。

（二）**病毒感染**

病毒致病是由进入宿主开始的，病毒可直接感染眼睑、睑缘、结膜、角膜或通过神经组织到达眼部，也可在全身病毒感染的病毒血症期经过血行侵犯眼部组织，还可通过胎盘感染胎儿致先天性眼病。临床常见致眼病的病毒有单纯疱疹病毒、水痘－带状疱疹病毒、腺病毒、风疹病毒、新型肠道病毒 70 型、柯萨奇病毒 24 型、人类免疫缺陷病毒、巨细胞病毒、EB 病毒等。病毒感染除与病毒毒力有关外，还与宿主的遗传、年龄、免疫状态以及营养、理化、气候等多种因素有关。

1. **疱疹病毒** 单纯疱疹病毒感染眼部可致急性滤泡性或假膜性结膜炎及角膜结膜炎、水疱脓泡性和溃疡性非皮肤增生性睑皮炎、单纯疱疹病毒性角膜炎、葡萄膜炎、视网膜炎、脉络膜视网膜炎等；水痘－带状疱疹病毒常致眼睑皮肤带状疱疹、巩膜炎、角膜炎、急性视网膜坏死综合征等。

2. **腺病毒** 腺病毒感染眼部可致流行性角结膜炎、咽结膜炎、非特异性滤泡性结膜炎等。

3. **风疹病毒** 孕妇在妊娠的早期感染风疹病毒，病毒可通过胎盘感染胎儿，发生先天性风疹病毒综合征，在眼部主要表现有先天性风疹性白内障、先天性青光眼、视网膜病变、小眼球、小角膜、先天性角膜混浊、角膜水肿、虹膜发育不良、斜视、视神经萎缩等。

4. **肠道病毒** 新型肠道病毒 70 型主要引起急性出血性结膜炎、角膜上皮点状脱落、虹膜炎等；柯萨奇病毒 24 型也是急性出血性结膜炎的病原体。

5. **巨细胞病毒** 可引起巨细胞病毒性视网膜炎、视网膜脱离、葡萄膜炎、角膜内皮炎等，先天性巨细胞病毒感染眼病可引起小眼球、先天性白内障等。

6. **EB 病毒** 可致急性滤泡性结膜炎、钱币状角膜炎、前葡萄膜炎、泪腺炎、原发性眼干燥症、视神经炎等。

7. **人类免疫缺陷病毒（HIV）** 是艾滋病的病原体，艾滋病可累及各器官和组织，有眼部并发症者可达82.6%，在眼部有多种表现，以视网膜棉绒斑、巨细胞病毒性视网膜炎、眼部卡波西肉瘤较为常见。

（三）**真菌感染**

真菌入侵眼组织的途径与细菌相似，大致可分为三大途径：外源性（眼部用药的污染、与眼部接触物品的污染、组织的污染、外伤或术中污染等）、内源性和局部蔓延。外源性眼内真菌感染多发生于免疫功能健全者，主要有内眼手术、外眼手术、穿通性眼外伤和外眼病变散播等途径进入眼内；内源性真菌眼内炎多发生于已有全身病或机体免疫低下时；局部蔓延多从鼻窦、鼻腔、面部皮肤真菌蔓延至眼组织。临床上致真菌感染性眼病的常见真菌有霉菌（如曲霉菌、镰刀菌、青霉素菌）、酵母菌（如白念珠菌、溶组织酵母菌）和二相性真菌等。

1. 霉菌　曲霉菌是条件致病菌，曲霉菌可致曲霉菌性角膜溃疡、眼外伤或术后眼内炎或全眼球炎、泪囊炎、播散性葡萄膜炎等，以角膜炎和眼内炎最常见；镰刀菌可致真菌性角膜溃疡、眼内炎等，该菌的破坏性较强，常致角膜穿孔引起真菌性眼内炎；青霉素菌为实验室常见的污染菌，可致真菌性角膜炎、巩膜炎、眼内炎等，其中，眼内炎常因植入被污染的人工晶状体、使用被污染的眼内灌注液及穿透性角膜移植术后、眼外伤后感染该菌所致。

2. 酵母菌　白念珠菌是条件致病菌，该菌可致真菌性角膜溃疡、眼内炎等；溶组织酵母菌又称新型隐球菌，对中枢神经系统有亲和力，可致隐球菌性慢性脑炎，继发累及眼部可出现上睑下垂、复视、斜视、视神经炎、脉络膜视网膜炎、玻璃体视网膜炎、渗出性视网膜脱离、转移性眼内炎等，隐球菌性角膜炎则很少见。

3. 二相性真菌　申克孢子丝菌是眼睑深部真菌感染最常见的致病菌，还可引起泪囊炎、角膜实质炎、全眼球炎、眶蜂窝织炎等；荚膜组织胞浆菌多通过呼吸道或动物咬伤感染人类，原发感染为肺，经血行播散到眼，引起脉络膜视网膜炎、肉芽肿性葡萄膜炎等。

（四）衣原体感染

与眼病有关的衣原体有沙眼衣原体、包涵体结膜炎衣原体和性病淋巴肉芽肿衣原体。沙眼衣原体是沙眼的病原体，还可致边缘性角膜炎、轻度虹膜睫状体炎等；包涵体结膜炎衣原体可致新生儿包涵体性结膜炎、成人包涵体性结膜炎或游泳池结膜炎；性病淋巴肉芽肿衣原体偶致结膜炎。

（五）螺旋体感染

可致眼病的螺旋体有三属：疏螺旋体属（如 Lyme 病螺旋体、回归热螺旋体）、密螺旋体属（如梅毒螺旋体）和钩端螺旋体属。

1. 疏螺旋体属　Lyme 病螺旋体又称伯氏疏螺旋体、包柔螺旋体。Lyme 病螺旋体引起的眼病常是 Lyme 病的部分表现，Lyme 病的眼病临床表现可有：结膜炎、角膜炎、虹膜睫状体炎、巩膜外层炎、弥漫性脉络膜炎、渗出性视网膜脱离、眼内炎、视网膜血管炎、视盘水肿、黄斑水肿、眼肌炎等。回归热螺旋体，可致结膜炎、角膜炎、葡萄膜炎、脉络膜视网膜炎、视神经炎等。

2. 密螺旋体属　梅毒螺旋体是梅毒的病原体。先天性梅毒在眼部可致弥漫性视网膜色素上皮病变，出现色素上皮增生和萎缩交替的斑块，形成特征性椒盐状眼底改变，有时伴见虹膜睫状体炎和视神经病变；后天性梅毒可致各种眼内炎症，常见病变有角膜基质炎、虹膜睫状体炎、巩膜炎、弥漫性脉络膜视网膜炎、弥漫性视神经视网膜炎、视网膜血管炎、视神经炎、视神经萎缩及 A-R 瞳孔等。

3. 钩端螺旋体属　钩端螺旋体所致眼病多发生于钩体病急性期之后，主要表现为虹膜睫状体炎、脉络膜炎、全葡萄膜炎，少数患者可出现角膜炎、视网膜出血、球后视神经炎、眼肌麻痹等。

（六）寄生虫感染

侵犯眼部的寄生虫有原虫（如弓形虫、棘阿米巴、疟原虫等）、蠕虫（如血吸虫、绦虫、蛔虫、丝虫等）和节肢动物（如松毛虫、眼蝇蛆、蠕螨等）三类。多数寄生虫是通过血行进入眼内而致眼病，其中以弓形虫感染致眼病最常见。

1. 原虫类　弓形虫是一种细胞内寄生性原虫，猫是此原虫的终末宿主。弓形虫感染包括先天性和后天获得性。先天性弓形体眼病主要表现为脉络膜视网膜炎，病灶常位于黄斑区；后天性弓形体眼病常为成人葡萄膜炎的一个重要原因，多表现为局限性渗出性脉络膜视网膜炎。棘阿米巴主要引起棘阿米巴角膜炎。角膜接触镜是棘阿米巴角膜炎的主要感染途径，戴角膜接触镜游泳、洗澡均会被棘阿米巴污染感染。

2. 蠕虫类　猪肉绦虫的囊尾蚴可寄生于眼部各部位，但大量囊尾蚴寄生于视网膜下或玻璃体内。由于虫体抗原性物质的释放，引起肉芽肿性炎症反应，导致脉络膜视网膜炎或化脓性全眼球炎。蛔虫的幼虫通过血液循环到达眼部可在视网膜下、玻璃体内寄生，出现眼内炎、肉芽肿性葡萄膜炎、玻璃体脓肿等。

3. 节肢动物类　松毛虫主要通过与人接触毒毛刺入皮肤而致病，在眼部引起眼睑红肿、结膜充血、角膜炎，顽固性葡萄膜炎等。眼蝇蛆病是由飞蝇撞击眼部，产一龄幼虫于眼内而致，幼虫可寄生于结膜囊、前房及玻璃体内，引起结膜炎、眼内炎等。蠕螨在眼部常寄生于睫毛毛囊内，引起睑缘炎、睫毛毛囊炎。

二、病理

（一）眼的炎症病理

炎症（inflammation）是机体对各种病原因子所产生的一种非特异性防御反应，目的在于局限、消灭和排除外来的损害因子和因伤致死的细胞。炎症的原因大致可分为物理性因素、化学性因素、生物性因素和免疫性因素四大类。

变性、渗出和增生是任何炎症的三种基本病变过程。一般炎症早期以变性和渗出为主，后期则以增生为主，但三者是密切联系的。

1. 变性　是指炎症局部组织发生的各种变性、甚至坏死，常发生于实质细胞和间质。实质细胞常表现为混浊肿胀、脂肪变性、凝固性和液化性坏死等；间质则常呈现不同程度的变性、坏死，如黏液变性、纤维素样变性或坏死崩解等。如细菌性、真菌性角膜炎时，角膜组织均可发生不同程度的变性和坏死改变。

2. 渗出　是以炎症灶内产生大量渗出物为特征，并常伴有组织细胞的变性和坏死。渗出性炎症的重要标志是以血管反应为中心的渗出性病变。一般将渗出性炎症分为浆液性、纤维素性、化脓性、出血性和卡他性。

（1）浆液性炎：以血清渗出为主的炎症，渗出的主要成分是浆液。常发生于黏膜、浆膜和疏松结缔组织等处。疏松结缔组织发生浆液性炎症时，局部出现明显的炎性水肿，如急性结膜炎时结膜出现高度水肿等。

（2）纤维素性炎：以渗出液中含有大量纤维素为特征的炎症。常发生于黏膜、浆膜等处。发生于黏膜者，渗出的纤维素、白细胞和坏死的黏膜上皮混合，形成一种灰白色的膜状物，称为真膜或假膜。其中，附着牢固不易脱落者，称为真膜；附着疏松易剥离者，称为假膜。真膜是由于其下黏膜及黏膜下组织有坏死，与膜状物牢固凝结在一起，故不易脱落；假膜是由于其下黏膜及黏膜下组织无坏死，与膜状物结合疏松，故容易剥离。故真膜比假膜的炎症更严重。假膜主要发生于小儿，常见于腺病毒性结膜炎、新生儿包涵体性结膜炎等。白喉性结膜炎是，轻者形成假膜，重者形成真膜。

（3）化脓性炎：以中性粒细胞大量渗出，并伴有不同程度的组织坏死和脓液形成的炎症。化脓性炎症可分为两大类：脓肿和蜂窝织炎。前者是组织内发生局限性化脓性炎症，主要表现为组织溶解液化、形成充满脓液的腔，主要由金黄色葡萄球菌所致，如睑腺炎、玻璃体脓肿等；后者是一种弥漫性化脓性炎症，发炎组织内间隙内有大量中性粒细胞弥漫性浸润，原有组织不发生显著的坏死和溶解，炎症病灶与周围正常组织的分界不清，主要由溶血性链球菌引起，如眼睑丹毒、眼睑、眶蜂窝织炎等。

（4）出血性炎：以渗出物中含有大量红细胞为特点的炎症。常发生于毒性毒力很强的病原微生物感染，如流行性出血热时，球结膜常呈现点、片状出血。

（5）卡他性炎：是黏膜组织发生的一种较轻的渗出性炎症。根据渗出物性质，卡他性炎症又可分为浆液性卡他、黏液性卡他、脓液性卡他、脓性卡他。如春季卡他性结膜炎等。

3. 增生 以炎症局部组织的巨噬细胞、内皮细胞和成纤维细胞增生为主要特征，常伴有不同程度的变质和渗出。眼部组织增生的细胞主要来源于视网膜色素上皮细胞、睫状体无色素上皮细胞、葡萄膜内的血管性结缔组织和视网膜的胶质细胞。视网膜色素上皮细胞的增生多见于脉络膜视网膜炎，是脉络膜视网膜炎后期或反复发作的常见眼底改变；血管性结缔组织的反应性增生可致增生性视网膜病变、脉络膜新生血管等；视网膜的胶质细胞增生多表现于慢性炎症的视网膜萎缩区，常被增生的胶质细胞所代替，其边缘常伴有视网膜色素上皮细胞增生。根据增生的不同特征一般将增生分为以下几种：

（1）一般增生性炎症：各种变质性和渗出性炎症长期不愈，发展到慢性阶段，病变即转变一般增生性炎症。在慢性炎症的同时，修复过程也在进行，故在慢性炎症的病变中常见到细胞或组织的增生，伴不同程度的成纤维细胞增生或结缔组织形成。

（2）肉芽肿性炎：是在慢性炎症的基础上由肉芽组织、淋巴细胞、上皮样细胞、巨噬细胞、多核巨细胞及成纤维细胞等组成的肿块或结节。一般分为感染性和异物性肉芽肿。如结核分枝杆菌感染所致的眼睑肉芽肿，眼部木刺、线结所致的肉芽肿。

（3）炎性息肉：在致炎因子的长期作用下，局部黏膜上皮和腺体及肉芽组织增生，形成突出于黏膜表面的肉样肿块，如结膜息肉。

（4）炎性假瘤：是指组织的慢性非特异性炎症增生形成的肿瘤样团块，常发生于眼眶和肺，如眼眶炎性假瘤。

（二）眼的血液循环障碍

眼的血液循环障碍主要包括眼局部血液循环量的异常、血液的性状和血管内容物的异常。

1. 眼局部血液循环量的异常 主要包括充血和缺血两种情况。充血可分为动脉性充血和静脉性充血。眼部充血以静脉性充血多见。静脉性充血是由于静脉血液回流受阻，血液淤积于小静脉和毛细血管内，使局部组织内血液含量异常增多。镜下可见局部组织内的小静脉和毛细血管扩张、充盈，久之则可致局部组织渗出性出血、水肿和纤维结缔组织增生等改变。如海绵窦动静脉瘘时常表现为患侧眼的肿胀、眼球突出等。缺血是指器官或组织血液供应减少，由血栓形成、栓塞、动脉粥样硬化、结节性动脉炎、血栓闭塞性动脉炎、血管痉挛、血管受压等多种原因引起。轻度缺血常引起细胞萎缩和变性；严重缺血则可引起组织坏死。如视网膜静脉阻塞、糖尿病视网膜病变时出现视网膜静脉和毛细血管扩张、迂曲、渗漏，以及视网膜渗出性出血、水肿等表现。

2. 血栓和栓塞　　血栓是因血管内膜损伤、血流状态和血液性质发生改变而形成。血管内膜损伤后，释放血栓素和凝血酶，促使血小板聚集，激发凝血过程；当血管内皮细胞损伤，血流缓慢或血管内形成涡流等血流状态改变时，可致使血小板离开轴流附着于血管壁，激发凝血过程；当血小板数量增加、血浆中凝血因子Ⅶ、Ⅻ等含量增加、红细胞聚集性及纤维蛋白原增加等血液性质发生改变时，血液呈现高黏度、血液凝固性增加，血流缓慢，形成血栓。在临床上，这三种情况可单独出现，也可合并存在或同时存在。如由炎症等原因所致视网膜内皮细胞损伤而产生的 Eales 病；因血栓或其他栓子阻塞血管所致的视网膜动脉阻塞；因血管内膜损伤、血流状态和血液性质发生改变而发生的视网膜静脉阻塞等。

（三）眼组织的损伤与修复

1. 损伤　　各种致病因素的作用，如果超过了细胞、组织的适应能力，就可引起细胞、组织的损伤，并激起机体发生一系列的防御反应。组织的断裂（如刀伤）和细胞、组织代谢障碍引起的形态改变是损伤的两种主要表现形式。后者又可分为萎缩、变性和坏死。

（1）萎缩：是指发育正常的器官、组织或细胞的体积缩小，代谢减弱，功能降低。病理性萎缩的常见原因有老年性萎缩、营养不良性萎缩、压迫性萎缩、神经性萎缩、废用性萎缩、内分泌性萎缩等。如老年性眼眶脂肪萎缩使老年人眼球凹陷，高度近视时出现睫状体、脉络膜、视网膜的萎缩，垂体肿瘤压迫导致视神经萎缩等。

（2）变性：是指细胞新陈代谢障碍引起的形态变化，表现为细胞或细胞间质内出现一些异常物质，或正常物质的数量显著增加。混浊肿胀（颗粒变性）、水变性（空泡变性）、玻璃样变性（透明变性）、纤维素样变性（纤维蛋白样变性）、黏液样变性、淀粉样变性、病理性钙化及病理性色素沉着等是常见的几种变性类型。如睑裂斑、翼状胬肉、角膜老年环、角膜格子状营养不良、角膜血染、过熟期白内障的晶状体内钙盐沉积等。

（3）坏死：是指局部组织、细胞的死亡。坏死一般由变性发展而来。根据其形态表现可分为凝固性坏死、液化性坏死、脂肪坏死等。眼科常见的坏死有视网膜中央动脉阻塞后的视网膜坏死，强酸或强碱造成的结膜、角膜组织的坏死等。

2. 修复　　是指当机体的细胞、组织或器官损伤后发生缺损时，其周围健康组织发生增生来加以修补的过程。组织缺损后由相同的细胞分裂、增生来完成修复的过程则称为再生。人体的各组织细胞的再生能力不同，结缔组织细胞、表皮、黏膜的再生能力较强，损伤后一般能得以完全再生，如结膜、角膜上皮细胞受损后的再生；而神经细胞难以再生，损伤后由神经胶质细胞增生补充，如视神经受损后则难以再生。

创伤愈合是指创伤后所引起的病理过程的总称，以组织再生为主要过程。根据损伤的程度及有无感染，创伤愈合可分为一期愈合和二期愈合两类。前者见于组织缺损少、创缘整齐、无感染、创面对合严密的伤口，愈合时间短，形成瘢痕少，如手术切口；后者见于组织缺损大、创缘不整齐的伤口，愈合时间长，形成瘢痕较大，如某些眼外伤的伤口。

3. 代偿与适应　　代偿是指在疾病过程中，某器官的结构遭到破坏，或功能代谢发生障碍时，机体调整原器官或其他器官的代谢、功能和结构予以替代、补偿损伤器官，建立新的平衡关系的现象。如因外伤或手术所致角膜内皮细胞缺损，其邻近的角膜内皮细胞则发生肥大、并移行到缺损处，以替代、补偿缺损细胞的功能。适应是指当环境改变、器官损伤或功能发生改变时，机体常常通过改变自身的代谢、功能和结构加以协调的过程。如共同性斜视时，为消除复视双眼可形成异常视网膜对应；当人从明处转到暗处时，视网膜的视杆细胞中的视紫红质合成增加、分解减少，逐渐提高了眼对弱光的敏感度，使人在暗处也能看见物体，视觉的暗适应现象也是一种适应现象。

4. 生长与老化　晶状体上皮细胞在人的一生中都在不断生长，随着细胞间的压力增加，使核内晶状体蛋白变性、尿色素聚集可造成核性白内障，这既是细胞生长的一种改变，也可视为一种老化改变。随着年龄的增长，在老化过程中，某些化学物质可沉积于眼外肌附着端的巩膜上，形成老年斑。沉积在 Bruch's 膜上致 Bruch's 膜钙化等。

（四）眼的免疫病理

眼作为全身组织器官的一部分，在免疫应答上既有与其他器官相似的情况，即特异性和非特异性免疫反应的共性，又因其明显的组织解剖与生理生化特点，而具有其特殊性。

1. 眼的超敏反应　眼的超敏反应是指机体受同一抗原再次刺激后产生的一种异常或病理性免疫反应。超敏反应与免疫反应在本质上均是机体对某些抗原物质的特异性免疫反应应答，但超敏反应主要表现为组织损伤和／或生理功能紊乱，是免疫应答不利的一面；而免疫反应则主要表现为生理性防御效应，是免疫应答有利的一面。超敏反应的发生除抗原刺激外，还与机体的反应性有关，这在Ⅰ型变态反应中尤为突出，如接触花粉的人很多，但发生急性过敏性结膜炎、春季结膜炎的人并不多。发病者对上述抗原物质高度敏感，属过敏体质。过敏体质与遗传有关。但是，有些过敏反应的发生却无明显的个体差异，如某些Ⅱ型、Ⅳ型超敏反应。有些眼病的发生可能Ⅰ、Ⅱ、Ⅲ、Ⅳ型超敏反应均参与，只是以何种为主。如葡萄膜炎的免疫病理就复杂而多样，常呈混合型，最终导致何种类型或以何种为主的类型取决于抗原的性质、结构、数量、强弱、免疫复合物的多少等。因此，对于眼病的免疫病理应该全面分析。

（1）眼的Ⅰ型超敏反应：是已致敏机体再次接触同样变应原刺激时所发生的由 IgE 介导的超敏反应，又称过敏反应或速发型超敏反应。引起眼部发生Ⅰ型超敏反应的常见过敏原有花粉、屋尘、人与动物的皮屑、真菌、羽毛、寄生虫、药物、角膜接触镜附着物等。眼的Ⅰ型超敏反应主要为局部性的。眼睑和结膜是Ⅰ型超敏反应的好发部位，内眼组织一般不发生Ⅰ型超敏反应。眼的Ⅰ型超敏反应的特点主要有：除眼睑和结膜的急性过敏性炎症外，许多Ⅰ型超敏反应性结膜炎常表现为发病缓、病程长的特点；炎症处常见嗜酸性粒细胞浸润；病理改变主要为毛细血管扩张、血管壁的通透性增加等；临床表现主要为眼睑、结膜充血水肿、发痒等。由Ⅰ型超敏反应引起的常见眼病有急性过敏性结膜炎、春季结膜炎、巨乳头性结膜炎、慢性过敏性结膜炎、过敏性角膜结膜炎、接触性皮炎等。

（2）眼的Ⅱ型超敏反应：是指抗体（IgG、IgM）直接作用于相应的细胞或组织上的抗原，在补体、巨噬细胞和 K 细胞参与下，造成组织细胞损伤的反应，又称细胞毒型、细胞溶解型超敏反应。眼科常见的Ⅱ型超敏反应主要与眼组织的自身抗原有关。由Ⅱ型超敏反应引起的常见眼病有角膜移植排斥反应、自身免疫性葡萄膜炎、重症肌无力等。

（3）Ⅲ型超敏反应：是指由免疫复合物引起的超敏反应。其发生主要由于可溶性抗原与相应的特异性抗体结合形成的免疫复合物沉积在局部组织、激活补体，并在血小板、中性粒细胞及其他细胞参与下，引起一系列连锁反应致使组织损伤或出现临床疾病。Ⅲ型超敏反应是眼免疫性疾病的一种常见类型，一般将Ⅲ型超敏反应所致的眼病归纳为两种形式：①急性反应（又称 Arthus 反应），主要见于角膜炎、晶状体过敏性葡萄膜炎，病理改变表现为局部充血水肿、大量中性粒细胞和嗜酸性粒细胞浸润、明显的渗漏和组织坏死；②慢性反应，其炎症呈反复发作的慢性过程，如某些巩膜炎、角膜炎、内源性葡萄膜炎等。此类眼病多为自身免疫性疾病，可局限于眼组织，也可伴有全身其他器官组织的病变。

（4）Ⅳ型超敏反应：是指机体接受再次抗原刺激 24~48 小时后发生的组织损伤，又称迟发型或细胞介导型超敏反应。典型的Ⅳ型超敏反应没有抗体参加，而是致敏淋巴细胞（T 细胞）、单核 – 巨噬细胞和淋巴细胞聚集在局部引起免疫损伤。但是，眼部Ⅳ型超敏反应性疾病可有抗原参加，如角膜移植术后的排斥反应，虽是细胞免疫和体液免疫共同作用的结果，但典型的排斥反应是Ⅳ型超敏反应所致；泡性角膜结膜炎是菌体蛋白与角膜结膜细胞结合，引起Ⅳ型超敏反应性炎症所致。

2. 眼的感染免疫　在遭受病原体侵袭后，眼部组织的非特异性免疫和特异性免疫一起抵御病原体的感染。各种病原体感染眼部后所产生的免疫炎症反应不完全相同。有的以非特异性免疫为主，有的以特异性免疫为主；有的以细胞免疫为主，有的以体液免疫为主。因此，了解各种类型病原体感染后的免疫反应性质和强度有助于认识各种感染性眼病的发病机制、判断预后、制定合适的治疗措施。

（1）细菌感染免疫：葡萄球菌、链球菌及肺炎球菌感染后引起的免疫反应均以体液免疫为主；铜绿假单胞菌含有内毒素、外毒素、溶血素及多种酶，因此在机体未产生特异性免疫反应之前铜绿假单胞菌就已把角膜组织破坏；结核杆菌感染后的免疫反应属于细胞介导的免疫反应。

（2）病毒感染：单纯疱疹病毒感染后引起的机体免疫反应以细胞免疫为主，体液免疫也起一定作用。眼部感染单纯疱疹病毒后，泪液中 IgA 升高，然而体液中的抗体不能抵御病毒的再感染或复发。人类很容易感染单纯疱疹病毒，但感染后大多不发病，病毒潜伏在神经节内，当人体细胞免疫功能低下时常常导致病毒的复制增殖及发病。水痘 – 带状疱疹病毒感染一般发生在 6~8 岁，感染后机体产生体液免疫应答，中和抗体使病毒处于潜伏状态，潜伏在神经节内，当机体免疫力低下时病毒复活。病毒复活后，血清中的中和抗体在 2 周时达到高峰，中和抗体对病毒有明显的抑制作用。巨细胞病毒感染普遍，人类免疫缺陷病毒 –1（HIV-1）可促进巨细胞病毒复制，因此，AIDS 患者常合并巨细胞病毒性脉络膜视网膜炎。EB 病毒感染后其壳抗原（VCA）可诱导体液免疫产生特异性抗体 IgM 和 IgG，IgM 在感染 EB 病毒急性期出现，稍后 IgG 出现。血清中出现 VCA–IgM 则表明新近感染或复发感染。腺病毒感染后 1 周，血清中出现中和抗体，2~3 周达到高峰，中和抗体对角膜病变有保护作用。新型肠道病毒 70 型眼部感染后，泪液中的 IgA、IgG 和 IgM 升高，IgA 是重要的中和抗体，维持时间较长，而 IgG 则随病程延长而减少，IgM 则在病程后期升高。

（3）真菌感染：真菌感染后机体不能迅速产生特异性的免疫反应；感染 2~3 周后出现相应抗体，但这种抗体无抗感染作用。临床上真菌性角膜炎病变早期所见的"免疫环"是由大量的中性粒细胞，少量单核细胞、浆细胞、嗜酸性粒细胞组成。由于真菌感染不能激起机体迅速产生有效的细胞或体液免疫，故真菌性眼病常迁延难愈。

（4）衣原体感染：细胞免疫在抗沙眼衣原体感染方面起重要作用，沙眼结膜瘢痕与迟发型变态反应有关。

（5）棘阿米巴感染：棘阿米巴滋养体能释放多种酶破坏角膜组织，其抗原成分可刺激机体产生抗体。临床所见棘阿米巴角膜炎的特征性环形角膜浸润被认为是抗原 – 抗体复合物沉着激活补体、吸引中性粒细胞所致。

3. 眼的自身免疫病　自身免疫病可视为一种自身组织对自身抗原产生有损害的超敏反应。眼的自身免疫病多以眼组织本身为抗原（如晶状体蛋白、视网膜色素上皮抗原、视网膜 S 抗原等），而伴有眼部症状的全身性自身免疫病则是涉及眼组织的机体其他部位的自身抗原为致敏原，如干燥综合征的靶抗原为唾液腺和泪腺细胞。眼的自身免疫病的临床特征主要有：①多为继发性的，与创伤、外伤、感染等外因有明显关系；②与性别、年龄无明显关系；③病情大多反复、迁延，使用免疫抑制药物治疗有一定的疗效；④血液中针对眼组织抗原的自身抗体和 / 或致敏淋巴细胞的浓度较高；⑤有些眼组织抗原（如视网膜 S 抗原）分布较广，故眼的自身免疫病可累及眼内、外多个组织；⑥眼内的某些组织抗原与其他组织抗原有相同的抗原决定簇，可发生交叉免疫反应，引起多器官损害的综合征（如小柳原田病）。目前公认常见的眼自身免疫病有靶抗原为视网膜 S 抗原、葡萄膜抗原的交感性眼炎、靶抗原为晶状体可溶性蛋白的晶状体过敏性葡萄膜炎，靶抗原可为 S 抗原、葡萄膜抗原、晶状体蛋白、U 抗原的内源性非化脓性葡萄膜炎，靶抗原为葡萄膜抗原、S 抗原、P 抗原的原田氏病，靶抗原为结膜上皮抗原、角膜上皮抗原的蚕食性角膜溃疡，靶抗原为乙酰胆碱受体的重症肌无力，靶抗原为（皮肤）黏膜抗原、HLA–B5 的 Behcet 病等。

4. 眼的创伤免疫　由于眼球解剖的特殊性，角膜、晶状体无血管无淋巴管，其免疫赦免极为明显；视网膜也几乎不透过淋巴细胞和抗体；巩膜倾向中度免疫反应；而葡萄膜和结膜可作为免疫反应的中心。同时，眼的免疫赦免是一个复杂、动态的免疫调节过程。完整的血 – 眼屏障、抗原缺乏淋巴管引流而直接经血液循环至脾脏、眼局部的免疫抑制微环境以及前房相关免疫偏离等是维持眼免疫赦免存在的主要以因素。因此，眼部创伤免疫与全身创伤免疫既有共同性，又有其特殊之处。眼部创伤后，可使眼自身组织成为抗原或使隐蔽抗原暴露进入免疫系统，激发自身免疫反应；创伤后感染可改变眼组织的抗原性或感染病原体诱发免疫反应；若伴随眼外其他组织损伤，创伤后眼外组织抗原诱导产生的抗体与眼组织抗原有交叉免疫反应或抗原 – 抗体复合物沉积于眼组织，也可导致损伤；创伤本身可改变全身或眼局部的免疫状态，或直接损伤免疫系统，或机体的免疫功能亢进或受到抑制。晶状体过敏性葡萄膜炎和交感性眼炎是创伤后的眼变态反应性眼病的代表。晶状体过敏性葡萄膜炎的发生是由于眼球穿通伤或内眼手术使晶状体蛋白大量溢出或渗入房水、随创口进入结膜下，巨噬细胞吞噬房水或结膜筋膜组织内晶状体蛋白后将抗原成分交给淋巴细胞使其致敏，晶状体蛋白的持续释放使致敏淋巴细胞释放免疫活性物质以致引起免疫反应，至于其免疫反应类型众说纷纭。交感性眼炎的发生被认为与眼组织细胞表面抗原引起的以 T 细胞为主的细胞免疫反应有关。由于眼球穿通伤后葡萄膜组织（睫状体、脉络膜）或晶状体皮质接触眼球外组织（如结膜），眼内抗原接触并进入血液和淋巴系统，使淋巴细胞致敏；同时，由于眼内一些组织如视网膜感光细胞、色素上皮细胞、脉络膜黑色素细胞均发源于神经外胚层而有共同的表面抗原，激发的 T 细胞很容易与这些组织发生免疫反应。

第五章
眼科检查与诊断

第一节 眼科问诊

问诊是眼科临床诊治眼病患者的第一步，是医生通过对患者或其陪诊者进行有目的地询问，以了解疾病的起始、发展、治疗经过、现在症状和其他与疾病有关的情况，从而诊察疾病的方法。问诊的目的在于完整收集有关病情资料，以作为分析病情、判断病位、掌握疾病现况的重要依据。尽管西医学发展迅速，新的诊断技术不断出现，精密仪器和新的实验方法得到了广泛的应用，但是向患者本人或知情人询问病史，仍然是不可或缺的基本步骤，其他所有检查项目皆不能代替问诊。眼科问诊要着重采集与眼科有关的信息，询问与眼病有关的病史及自觉症状，包括眼部与全身的临床症状。

一、眼科问诊的方法

眼科问诊时应直接询问患者，不能清晰表述的患者（年幼儿、年老者、智障者等）应向其家属或最了解病情的亲友询问。

问诊时应选择安静舒适的环境，医生态度要严肃认真，对患者要关心体贴，以诚恳慎重的态度与患者交谈。询问时应当同时进行科学的辩证思维，做到有次序和针对性，一般先让患者叙述主要症状，包括症状的性质、部位、时间和起病情况等；然后抓准主诉由浅入深按照疾病发生发展过程进行询问，包括主要病程经过、以往有无相同眼病史、既往的诊疗经过和相关的兼症等；还应当仔细询问全身的自觉症状，如头痛、饮食、二便、妇女经带胎产等情况。

二、问病史

眼科询问病史的内容与其他专科大致相同，但要将注意点放在眼科及与眼科病变有关的全身性病变上。

（一）一般情况

一般情况包括姓名、性别、年龄、婚否、民族、籍贯、职业、工作单位、住址、电话等。全面掌握患者基本资料，有利于分析与发病相关的因素，为诊断治疗提供帮助；掌握联系方式也有利于做好随诊观察工作。

（二）主诉

即患者的主要陈述，指最主要的自觉症状或最明显的体征及其持续的时间。根据主诉可以对疾病的种类、病位和病势缓急做出初步判断。问诊时应当询问清楚症状的部位、性质、程度、时间及其相互关系。

（三）现病史

现病史是病史的主要部分，应包括现在所患眼病的最初症状，即从发病至本次就诊时眼病的发生、发展及其变化的全过程，要围绕主诉进行详细询问。

1. 发病时间与情况　询问何时发病，单眼或双眼，初发或复发，是否有时间性或季节性，起病急骤或缓慢（急性起病者从就诊日往前推算，发病时间较长者从发病开始按时间的先后顺序询问），有无先兆症状，病情进展中性质或程度有何变化等，发病以来的精神、饮食、二便、睡眠等变化情况。

2. 发病原因　了解可能引起发病的各种原因或诱因，有无感冒、外伤、熬夜、过度劳累、情绪激动、精神创伤、饮食不节、蚊虫叮咬等，工作的性质和环境，有无接触过红眼病患者、过敏药物及化学物质等，发病的地点和环境，婴幼儿还需问询胎产喂养的情况。

3. 诊断治疗经过　了解既往是否经过检查和治疗，有过何种诊断，在何处用过什么药物及疗法（药物治疗应了解药名、用量、用法等），治疗效果及反应如何，目前是否还在继续使用等。

（四）既往史

既往史应该包括既往眼病史和全身病史，在眼科方面询问是否看过眼病，有无眼外伤史、手术史、严重感染史，是否戴过眼罩；是否用过眼药；是否了解斜视、白内障、青光眼或其他眼病；特别注意最后一次眼科检查的时间，检查的结果。在全身病方面询问一般健康状况，有无糖尿病、高血压、甲状腺疾病、心脏病、感染性疾病、地方病、职业病、外伤、中毒、输血等，用药的情况包括用什么药、多长时间及剂量，通过既往史的询问对于诊断容易复发的眼科病变及全身性疾病引起的眼科病变具有一定的作用。

（五）药物过敏史

以往有无对某些药物、食品或化学物质过敏史。

（六）个人史

了解患者的饮食起居、生活习惯、工作状况、情志状态、出生地、居住地及变迁情况、居住环境和生活条件等。要注意是否有烟酒及特殊饮食嗜好，是否有毒物接触史和长期服用某些药物的历史，是否有宠物喂养史。在特殊情况下还应询问有无吸毒史或冶游史。在小儿眼科，询问患儿母亲孕产时的年龄，孕期是否患过传染病，生产时是否顺产，若非顺产，采用何种助产方式，有无产伤，产后是否有吸氧史，对于诊断某些眼病也具有重要的参考价值。

（七）婚姻史

应注意配偶的健康状况，在必要的情况下还需询问是否有婚外性伴侣。

（八）月经及生育史

眼科方面主要是妊娠中毒症与此有关。垂体肿瘤有时也可出现月经紊乱等。此外，孕妇不适合进行某些检查，如 X 线、CT、荧光素眼底血管造影和 ICG 血管造影等。

（九）家族史

眼科疾病中部分有遗传性因素，因此家族史的询问对某些患者很重要，可作为鉴别诊断的依据。根据需要确定家族史的问诊范围，必要时可作出家谱图或要求疑似患病的亲属进行眼科检查。

三、问主要症状

应当仔细询问主要症状的特点及发展变化情况，问清主要症状的发生、发展及变化，是持续存在，逐渐加重，还是反复发作，或是间断发作，时轻时重。还应问清伴随症状，了解各伴随症状的特点及其与主症的关系和有鉴别意义的阴性症状。

（一）视觉性症状

1. 视力障碍　视力障碍也称视力下降、视矇，是一种主观感觉，轻者视力仍为 1.0 以上，但已感觉到视物模糊，重者视力下降至指数、手动甚至无光感。在问诊中应当注意发现时间、单眼或双眼、发现时是明确感到视力突然模糊或偶然发现视力不良、视力模糊的程度、视力下降的急性程度及过程、以后发展过程中视力改变的模式、视物模糊是视远物模糊还是视近物模糊、持续模糊还是短暂模糊。

对于视物模糊而矫正不良者，如果患者不知道起病的时间，有时必须追问以前何时查过视力、视力记录为多少、何处检查的结果等。

2. 眼前黑影　一般眼前黑影可粗分为固定性黑影和飘动性黑影。

（1）固定性黑影：主要与角膜混浊、晶状体混浊、眼底出血、黄斑萎缩、视路病变等因素有关。其特征为黑影随眼球转动而运动，形态大小保持不变。

（2）飘动性黑影：与玻璃体液化、玻璃体混浊、玻璃体后脱离等因素有关。玻璃体液化的黑影呈半透明点状、半透明丝状或半透明串珠状；玻璃体混浊的黑影主要为块状，大小不定，明显的玻璃体混浊可遮盖整个视野；玻璃体后脱离可感觉到视物模糊并有黑圈样飘浮物。黑影在眼球运动时呈现无规律的飘动，其形态会有改变。致密度有浓有淡，淡的黑影只有在明亮背景下才能看到，浓的黑影在弱光处也可见到。如果在短时间内黑影数量明显增多，多见于葡萄膜炎、视网膜炎、视网膜脱离早期、玻璃体积血等。

3. 视物变形　视物变形是指将直线视为曲线或波浪状不平或歪斜的线条，是黄斑病变的特有征象，可见于中心性浆液性脉络膜视网膜病变、后极部视网膜浅脱离、黄斑水肿、黄斑视网膜前膜、年龄相关性黄斑变性等。

4. 视物变大或变小　即看到的物像比对侧正常眼大或小，为视网膜皱缩或视网膜水肿所致，多见于中心性浆液性脉络膜视网膜病变、黄斑水肿等。

5. 闪光感　即看到闪光样亮光，主要是玻璃体牵拉视网膜使光感受器细胞受刺激所引起的，主要见于视网膜脱离、玻璃体后脱离早期。闪光数天后黑影增多或大片状黑影，要注意可能发生视网膜脱离。玻璃体完全后脱离时闪光感可消失。

6. 色视觉　由于各种不同原因可产生不同的色幻视：红视见于前房出血或玻璃体出血、强光刺激、中枢性疾患；黄视见于黄疸、晶状体色素等；蓝视见于晶状体摘除术后；有些人工晶状体因含有色素基团而带有颜色，也会在植入眼内后产生特殊色视觉；某些药物亦可能诱发异常色觉。

7. 夜盲和昼盲　夜盲和昼盲分别是指在低照明环境和高照明环境下的视力下降。

（1）夜盲：患者在夜晚或光线不足的环境下视物困难，主要是视杆细胞受损所致，如原发性视网膜色素变性、结晶样视网膜变性等，严重葡萄膜炎或青光眼患者常常也有夜盲的情况，但不如前者典型。

（2）昼盲：患者在明亮的环境下视力有所下降而在半暗的环境中视力反而有所改善，主要是因为有中心暗点者、屈光间质混浊（如核性白内障、角膜中央白斑）者在强光下瞳孔缩小，故视力反而下降。

8. 视野缺损 视野缩小或某些部位看不见，可能与青光眼、视网膜脱离、偏盲、视路病变等有关。

9. 复视 俗称重影，指将眼前一个物体看成两个或多个，可分为单眼复视和双眼复视。

（1）单眼复视：在遮盖一眼时出现复视，见于屈光不正、早期白内障、多瞳症、虹膜裂孔等。

（2）双眼复视：在单眼视物时不出现，只有在双眼一起注视时出现复视，主要是眼肌病变引起的，动眼神经麻痹或某些眼球突出患者也可出现复视症状。

10. 虹视 观看光源时看到彩虹样色彩的情况。最典型者是在青光眼前驱期眼压升高时，当角膜上皮层水肿时，由于水肿上皮的棱镜折射作用，在光源周围可见到环状彩色圆圈，外圈红色而内圈绿色。眼分泌物增多也可产生相似的征象，但眨眼后或抹除分泌物后此现象消失。屈光不正或某些分泌物引起的虹视光线呈放射状。

11. 幻视 在眼前并无物体的情况下，患者感到有物体存在。可能是大脑颞叶肿瘤引起的精神症状。

（二）感觉性症状

1. 眼痒 阈值低于痛觉的任何刺激为痒的感觉。可见于慢性结膜炎、沙眼、睑缘炎、春季卡他性结膜炎、过敏性结膜炎等。

2. 眼痛 眼痛可发生于眼球、眼附属器等部位。

（1）眼球疼痛：急性剧痛见于角膜上皮擦伤、电光性眼炎等；青光眼可引起隐痛、酸痛、胀痛直至爆裂状痛，同时伴有恶心、呕吐等症状；急性虹膜睫状体炎、眼内炎、全眼球炎表现为剧痛；急性虹膜睫状体炎常有眼球触痛，视疲劳表现为钝性痛。

（2）球后疼痛：急性球后视神经炎在眼球转动时出现眼球后疼痛，球后肿瘤也可出现眼部疼痛。

（3）眼眶疼痛：眼眶骨膜炎、球后脓肿、眶蜂窝织炎、副鼻窦炎皆可引起眼眶疼痛，眶上神经炎时在眶上切迹处可有压痛。

（4）眼睑疼痛：以感染性炎症为多见，如麦粒肿、急性泪囊炎、急性泪腺炎等。

3. 畏光 最明显者见于角膜异物或角膜外伤，结膜炎、角膜炎、虹膜睫状体炎、青光眼、瞳孔扩大等皆可出现畏光。

4. 眼泪异常 常见的眼泪异常为流泪、溢泪、少泪或无泪。流泪是指泪液分泌过多导致排出系统来不及排走而流出眼睑外，常见于受到外界刺激（如角膜异物、化学物质刺激等）、结膜炎、角膜炎、急性青光眼等，交感性神经受刺激也可产生流泪，干眼症时由于泪液成分发生改变、泪液动力学异常也会产生流泪的症状。溢泪是指泪水排出不畅，泪液不能流入鼻腔而溢出眼睑之外，可见于泪小点狭窄、阻塞或外翻，泪道阻塞，面神经麻痹，鼻阻塞等。问诊流泪和溢泪还应仔细询问泪中有无血丝，是否伴有眼干和口干等症状。少泪和无泪常伴干燥难忍等不适，可见于干燥综合征所致的干眼症。

5. 烧灼感和异物感　眼烧灼感可见于结膜炎、角膜炎、刺激性疾病、睡眠不足、烟酒过量、屈光不正、眼干燥症等；结膜异物、角膜异物、角膜擦伤、倒睫、结膜结石等可引起异物感；两者也常同时存在。

6. 眼睑沉重　眼睑睁开长久之后很想闭合，觉得眼睑沉重，难以睁开。见于睡眠不足、视疲劳、睑缘炎、沙眼、结膜炎等，重症肌无力也可有此症状。

7. 视疲劳　睁眼视物一段时间后感到酸胀或胀痛，闭眼休息片刻可缓解，可见于老视、屈光不正和干眼症等。部分隐斜患者也常有视疲劳的症状。

8. 头痛　眼病引起的头痛有两种情况：先有眼痛，然后放射至头部，常见于眼部急性炎症和青光眼等病；不用眼时疼痛不明显，视物后出现疼痛，闭眼休息后可缓解或消失，可见于老视、远视或隐斜等。

（三）患者自觉症状

1. 红眼　凡是引起眼球结膜或巩膜表层血管充血的病变都可引起眼睛发红，急性结膜炎、角膜炎、虹膜睫状体炎、急性青光眼常常引起整个眼球发红，巩膜炎、泡性结膜炎、翼状胬肉、角结膜外伤常常仅部分部位发红，慢性结膜炎的眼红相对较轻，球结膜下出血常常呈不规则形状，发红部分为出血所致，容易辨认。

2. 眼分泌物增多　眼分泌物增多为各种结膜炎的表现，随病情轻重而分泌物的量有所不同，轻者仅在清晨有少量分泌物，重者分泌物很多，抹去或洗去后不久又即出现。分泌物可呈水样、黏液样或脓性，颜色可为白色、黄色或微绿色，最严重者由淋球菌引起，特征为猛烈的急性结膜炎，眼睑红肿，脓性分泌物增多，又称为脓漏眼。

3. 眨眼　频繁眨眼常见于儿童，可因眼局部痒感或异物感而诱发，要注意是否存在内眦赘皮、倒睫和结膜炎症，某些儿童屈光不正时由于眨眼可短暂改善视力而经常眨眼，因此必要时可行屈光检查。轻型面神经痉挛也可频繁引起眨眼。

4. 肿块　眼睑肿块有麦粒肿、霰粒肿、淀粉样变性或透明变性、肿瘤。结膜包块常为肉芽肿或肿瘤。泪腺部位肿块为泪腺炎或泪腺肿瘤。泪囊区肿块主要为泪囊炎。

5. 眼睑膨隆　眼睑呈现软的隆起，也称眼袋，常因老年人眶隔松弛，眶脂肪疝入眼睑而引起。

6. 瞳孔发黄或白色瞳孔　也称白瞳征，主要见于视网膜母细胞瘤、转移性眼内炎、晶状体后纤维增生症（早产儿视网膜病变综合征、永存原始玻璃体增生症）、白内障等。

7. 眯眼　见于畏光、屈光不正。

8. 眼睑跳动　单侧多见，原因不明。可由睡眠不足或精神紧张引起。

第二节　眼科常规检查

一、视功能检查

眼科视功能检查包括视觉心理物理学检查和视觉电生理检查两大类。视觉心理物理学检查是一种主观的检查法，首先需要视觉传入通路正常，此外这类检查需要受试者对视觉刺激做出反应（如用手或口述表示观看结果），所以参与反应的输出通路也必须正常，这部分功能检查多为眼科常规检查。

视觉电生理的检查方法则通过不同的视觉刺激以激发某些细胞的反应，通过电极在眼球上、眼球周围或枕部视中枢处记录细胞反应所产生的生物电，根据记录到生物电的振幅和潜伏期对视功能进行客观评价，这部分检查常作为眼科特殊检查另行介绍，详见本章第三节。

（一）中心视力检查

视力也称为视敏度（visual acuity），是指测量最小可分辨空间目标的大小，即眼睛分辨视野中最小空间距离的两个物体的能力。视力依赖于精确的屈光系统聚焦于视网膜、视神经成分的完整和大脑的分析能力。临床视力检查包括远视力和近视力检查。

1. 远视力检查

（1）视力表远视力检查：是眼科心理物理学检查的一项最常用和简单的方法，其测试视标逐渐增大或缩小，检查时找出受试者能够正确判断的空间分辨力阈值大小。

视力表的测试视标多种多样，如英文字母、本国字母、手形视标、小动物视标等，国外常用 Snellen 表，国内常用国际标准视力表（图 5-1）和对数视力表。

一般采用高对比度（100%）和高背景亮度的视力表，现在投射型视力表也得到广泛的应用。受检者与视力表的距离依视力表的设计而定，一般为 5m，也可为 3m（3m 视力表）或 4m（4m 视力表），在空间距离不足而检查 5m 视力时，可在视力表的对面 2.5m 处树立一面反光镜，受检者坐在视力表箱下进行检查。视力表的悬挂应使 1.0 行与受试眼在同样高度。双眼分别检查，习惯上先查右眼再查左眼，从上至下指出视标开口的方向，将能够正确辨认的最小视标所对应的视力记录下来。

Snellen 视力表和国际标准视力表所表示的视力是视标所形成视角（以分表示）的倒数，国外用分数表示，在英国以英尺表示，如 20/20，在美国以米表示，如 6/6，其中分子表示被检查者与视力表间的距离，分母为造成标准视觉所需的距离，将此分数转化为小数则对应于我国普遍使用的国际标准视力表记录结果。

国内也有应用对数视力表和 5 分记录法进行远视力检查的，以 5.0 作为 1' 视角的标准，以后视力表的视角每增加 1.26 倍减去 0.1，视角增大 10 倍减去 1.0，也即 10 分视角的视标记录为 4.0，以此类推。

视力不足以辨认 0.1 视标，可让受试者向视力表走近，直到能够辨认 0.1 视标为止，如果视力表距离为 5m，将眼睛与视力表的距离除以 5 再乘以 0.1 即为患者的视力。

（2）指数视力：视力低于 0.02 者，改用指数表示视力，受检者背向光线，检查者伸出一定数量的手指让受试者辨认，记录受试者能够辨认手指个数的距离，如指数/30cm。

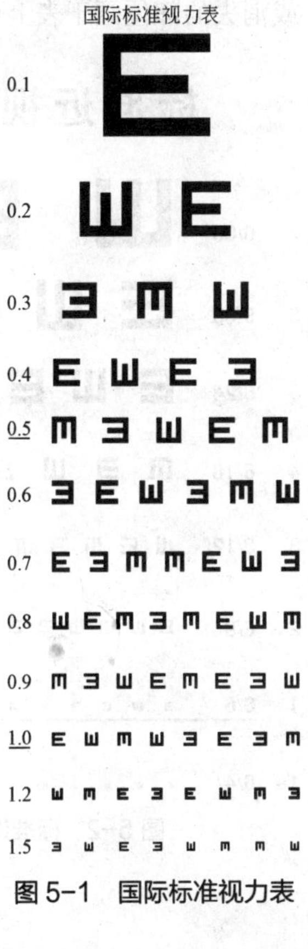

国际标准视力表

0.1	E
0.2	шE
0.3	ЗШE
0.4	EШEЗ
0.5	ШЗШEШ
0.6	ЗEШЗШШ
0.7	EЗШШEШЗ
0.8	ШEШЗШEШШ
0.9	ШЗШEШEШШ
1.0	EШШEШШЗШ
1.2	ШШEЗEШШЗ
1.5	ЗШШEШEШШ

图 5-1 国际标准视力表

（3）手动：受试者对眼前 5cm 处的手指都不能辨认者，检查者用手在受检者眼前摆动，记录能够看到手摆动的距离，如手动/30cm。

（4）光感：不能看到手动者，在暗室中检查患者是否看到光线，用电筒在受检者眼前照射，看到光线者其视力为有光感，看不到光线为无光感。有光感者，用电筒在 1m 距离检查九个眼位的光定位，看见光线的位置用"+"号表示，看不见光线的方位用"−"表示。

2. 近视力检查　常用标准近视力表（图 5-2）检查，表的外观与远视力表相同，但是视标按距离缩小，检查距离 30cm，也可让受试者自行改变距离，将所看到的视力和阅读距离一起记录，如 0.5/20cm。国外曾采用 Jaeger 近视力表，J1 为正常近视力，J2-J7 为近视力不同程度的降低，目前已较少用。

远视力表和近视力表的配合使用可以帮助了解受检者是否存在屈光不正或老视，必要时需辅以屈光检影技术来判断视力矫正的情况。检查视力时，要注意照明、注视部位、刺激物大小、刺激物与背景亮度的对比、瞳孔大小、注视时间、屈光不正、年龄、性别和某些眼病可影响视力的测量。

（二）Amsler 表检查

Amsler 表是一种黑底白线方格表，长宽各 10cm，各分为 20 格，每格长宽各 5mm，中央为一个固视圆点（图 5-3）。检查时将表置于眼前 33cm 处，相当于 10° 范围的中心视野。嘱受试者固视中央圆点，如看到线条弯曲、中断、变暗均属异常。视物变形是黄斑部水肿、黄斑视网膜前膜的症状，线条中断或变暗是中央暗点的表现。要求受试者将线条弯曲或消失的部位画于表上可估计病变的部位。

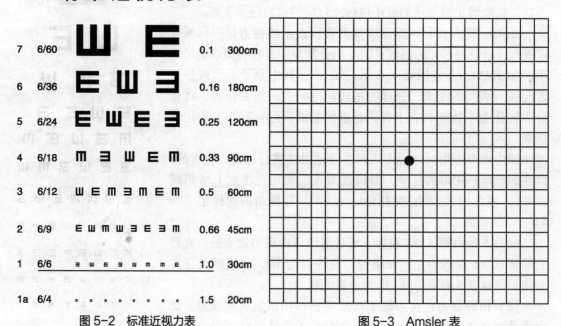

图 5-2　标准近视力表　　　　图 5-3　Amsler 表

（三）视野检查

1. 视野的定义　视野（visual field）指在一定的距离眼睛固视时所能看到的空间，是眼睛对周围环境的敏感性总和。

2. 视野计的分类　在临床应用上，视野检查的基础是患者在均一的背景照明上发现一个光点的能力，即不同的光敏感性。随着科技的发展，视野检查经历了三个阶段，第一阶段为动态视野测试，以平面视野计及弧形视野计为代表，完全由人工控制；第二阶段为动态视野和静态视野的联合应用，以 Goldmann 视野计检测为代表；第三阶段为计算机控制的自动视野，目前已经得到广泛的应用。

（1）动态视野计（kinetic perimetry）：平面视野计屏、弧形视野计和 Goldmann 视野是应用很久的动态视野检查设备，现已很少应用。检查时将各种强度和颜色的光刺激从患者看不见的周边部向中央部移动，受试者看见刺激视标时做出反应。将依次测得各子午线同一种刺激强度所获得的点相连就可得出看得见和看不见之间的边界，即动态视野检查的等视线。当沿着一系列径线进行测试时，看不见某些刺激的区域称为暗点（scotoma）。

（2）静态视野计（static perimetry）：静态视野检查是应用静态定量视野计（如 Tiibinger 视野计或 Goldmann 视野计）一次一个点地探索视野中一些点的阈值，阈值静态视野计可确定大量预选位点可见和不可见之间的阈值，它确定已知点的未知阈值刺激值，与动态视野试验不同。

（3）动态视野和静态视野结合：Goldmann 视野计可进行动态视野测试，还可在中心视野 5°、10°、15° 偏心度处按环形测试 24 个点的阈值和进行单点静态剖面定量检查，但是检查非常费时，计算机自动视野检查普及后已经少用。

（4）自动视野计：自动视野计主要用于进行静态视野测试，测定每个视标刺激点处的阈值。目前在临床应用最多的是 Humphrey 视野计系列和 Octopus 视野计系列（图 5-4）。

3. 计算机自动视野检测原理概述　自动视野计规定以光阈值倒数的自然对数表示视网膜光敏感度，单位为分贝（dB），每一种视野计的光源确定了它最大的刺激强度，指定为 0dB，1 分贝相当于 0.1 对数单位。较低的刺激表达为最亮刺激的分贝值，分贝数字越大，刺激越暗。假如最亮的刺激是 10 000asb，定为 0 分贝，而所选的刺激是 1 000asb，则 1 000/10 000 为 0.1，倒数为 10，其对数为 1，分贝数是 10；假如所选的刺激为 100asb，则 100/10 000 为 0.01，倒数为 100，其对数为 2，分贝值为 20。就是说，0dB 是最强的照明度，增加 10dB 等于减少 10 倍刺激强度，增加 20dB 等于减少 100 倍的刺激强度，依此类推。因为分贝值越高表示刺激越暗，如打印在视野结果图上，较高的数值表示较大的视网膜敏感性。

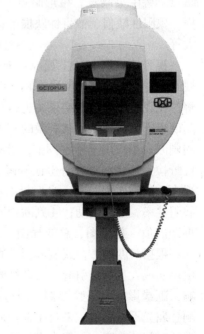

每一种视野计都提供了多种测试程序，可根据需要选用。有些视野计还设计自选程序，可供使用者根据需要自行设计检测程序。

图 5-4　自动视野计

自动视野计的结果打印方式有以下数种：①单点定性打印：主要用于筛选程序中阈上值检测，用一种符号代表看见，而用另一种符号代表没有看见；②数字定量打印：将每个检测位点两次检测所得的实际敏感度以 dB 值在相应的位置上打印出来；③灰度图：将视野中每一检测点的 dB 值以不同的灰阶表示，dB 值越小则灰度越深，表明该区敏感度越低，刺激点之间的灰度用数学的插入法来决定其灰度；④概率统计分析图：总偏差概率图是受检者在每一个位置的阈值和同年龄组的正常值进行比较后的差值，模式偏差概率图表示每一位点所检测到的实际阈值和期望值之间的差值。

静态阈值视野计的数据除了以视野图上的阈值数或灰度图表示外，还提供一些视野指数，用于表示视野损害的程度和视野损害的类型，同时也为视野损害的追踪随访或视野改变与其他视功能的变化提供一组可比较的量化指标。

静态阈值视野计的数据以视野图上的阈值数表示，这些原始的数据是很重要的，必须仔细阅读。但是辨认不明显的抑制区或明确的暗点有一定的困难，灰度图因其直观的特点而被普遍接受。在灰度图上每一种阈值范围被设定为一种灰度，测定点之间的区域用数学的方法相加，所以某些情况下可能会产生误导。加上打印机色带的浓淡不同，阅读时需和数据图一起考虑。

在中心视野里有一生理盲点，是视盘在视野屏上的投影。生理盲点呈椭圆形，垂直径 $7.5° \pm 2°$，横径 $5.5° \pm 2°$ 生理盲点中心在固视点外侧 $15.5°$，在水平线下处 $1.5°$ 处。除外生理盲点，任何其他暗点都为病理性暗点。完全看不见视标的暗点称为绝对性暗点，虽能看到视标，但明度较差或阈值较高的暗点称为相对性暗点。

4. 自动视野的临床应用　视野检查在临床得到广泛的应用，可对视网膜病变区的视功能进行定量评价，临床上主要用于青光眼和视路病变患者，此外也可用于慢性中毒性病变和功能性视野缺损的评价。常见的视野缺损表现类型为：①暗点：如中央暗点、哑铃状暗点、旁中央暗点、弓形暗点、环状暗点、鼻侧阶梯等；②局限性缺损：如颞侧扇形缺损、象限性缺损、偏盲性缺损等；③视野向心性收缩；④普遍敏感性下降；⑤生理盲点扩大等。

视野检查属一种主观视功能检查，目前没有一种绝对的判断标准或硬性指标以评价视野，对视野结果的解释在相当程度上仍依赖于医生的临床经验和对视野检查方法学的理解。在观看视野检查结果并进行分析时，要注意下面问题：①了解视野检查的类型：包括测试视野的区域、测试刺激的模式、刺激大小、刺激颜色、背景照明强度、用于测试盲点的刺激大小、用于确定阈值的实验方法；②患者的基本情况：包括患者性别、出生年月、视野检查日期、患者身份证号码、试验开始的时间、检查患者所用的矫正镜、瞳孔直径、视力、试验所用时间、光标投射次数等；③视野检查的可靠性：固视丢失率、假阳性率、假阴性率、短期波动；④判断视野是否异常：关于视野正常或异常的信息可看阈值图、中央凹阈值、灰度图、总变异图、概率图、平均变异、青光眼半侧试验；⑤视野异常的模式：根据灰度图、模式变异图、青光眼半侧试验、矫正模式标准差进行判断；⑥视野异常由疾病或人工伪迹引起：自动视野检查的常见人工伪迹很多，如填错出生日期、眼镜框影响、眶缘影响、眼睑影响、眉弓影响、学习效果、长期波动、疲劳效应、瞳孔大小的影响、屈光不正影响、来自于葡萄肿的屈光性暗点、固视不正确、投射灯泡变暗等；判断视野随时间的改变：一般来讲，如果受试者的视野随眼病的发展或改善而变差或变好，则结果较为可靠。在临床证据不足的情况下，推迟视野评价，进行更详细的临床观察或重复视野检查更为明智。

（四）色觉检查

人类视觉系统的适宜刺激是一定波长范围内的电磁辐射。正常人眼除对波长为380~780nm的电磁辐射可分辨出约150种色调外，还可分辨出自然界存在而光谱上不存在的30多种非光谱色调，若考虑到色调、亮度和饱和度不同，人眼能分辨13 000多种颜色。

1. 色觉异常的定义及特点　对颜色辨认的缺陷称为色觉异常（color vision defect），可分为先天性色觉异常（congenital color vision defect）和后天性色觉异常（acquired color vision defect）。

先天性色觉异常为X染色体隐性遗传，其发病率在不同种族和不同民族都不同。我国汉族先天性色觉异常的发病率男性为5%左右，女性为0.8%左右。先天性色觉异常具有出生时就存在、终生不变、双眼对称和向后代遗传的特点。

后天性色觉异常为眼病、全身病、中毒等原因引起的色觉异常，可单眼起病，色觉异常程度会随疾病的好转或恶化而变化。

2. 色觉异常的检查方法　色觉异常的检查主要有三大类方法：假同色图试验（pseudoisochromatic plate test）、排列试验（arrange test）和色觉镜（anomaloscope）检查。

（1）假同色图试验：假同色图也称为色盲图，根据色混淆的原理在不同颜色点的背景上呈现不同颜色点组成的图案、数字或曲线。依据假同色图的设计方式可分为：①消失型同色图；②定性诊断性同色图；③转移型同色图；④隐字型同色图。消失型同色图包含着正常人容易读出而色觉异常者不易读出的数字或图案；定性诊断性同色图也是一种消失型同色图，可以把红色觉异常与绿色觉异常区分开来；转移型同色图则在一个背景上有两个图形或数字，其中一个图案或数字可由正常人容易辨认，而另一个图案或数字可由色觉异常者容易辨认出来；隐字型同色图对正常人来说其数字或图案消失了，而色觉异常者则易于辨认。此外在多数假同色图检查中还设计了示范图，它是在均一颜色的背景上呈现不同颜色的数字或图案，可用于对受试者进行检查的示范或检出伪色盲者。

（2）排列试验：排列试验根据前后连接的颜色样本系列的相似性排列颜色样本。这些颜色样本一般装配在色相子中，背后印有数字，可以随意移动。临床最常应用的排列试验为Panel D-15试验和FM 100-hue试验。

（3）色觉镜：色觉镜是诊断色觉异常的标准器械。利用色觉镜可以将色觉异常者区分为红色觉异常异常（protan）、绿色觉异常（deutan）及蓝色觉异常（tritan）。Neitz色觉镜可将先天性色觉异常者细分为红色盲（protanopia）、重度红色弱（extremely protanomalia）、轻度红色弱（protanomalia）、绿色盲（deuteranopia）、重度绿色弱（extremely deuteranomaly）和轻度绿色弱（deuteranomaly）。其他类型的色觉镜（如Pickford-Nicolson色觉镜和Moreland色觉镜）还可检测后天性蓝色觉异常。

（五）光觉检查

1. 光觉的定义　光觉（light sense）是视觉系统最基本的功能，可用于估计视网膜感光细胞的有效性，对光觉的估计可进行两种测量：①刚刚能感到的光强度；②当刺激光变化时，可分辨的强度差异。

2. 光适应过程中视觉系统敏感性的调整　在光适应过程中，视觉系统进行三种敏感性的调整：①瞳孔大小的改变：瞳孔的改变能在 1 秒左右出现，改变进入眼内的光量 16 倍，比一个对数单位多一点；②视觉系统细胞成分神经活动水平的改变：视网膜神经活动的改变发生在数毫秒内，调节视网膜对光线强度改变的敏感性 1 000 倍，即 3 个对数单位；③视网膜静态光敏色素浓度的改变：静态光敏色素浓度的改变需要数分钟的时间，但能改变眼对光强度的敏感性 1 亿倍，即 8 个对数单位。

由于明适应的进程较快，大约 1 分钟完成，因此对明适应的研究较为困难。临床应用上主要检测暗适应。

3. 暗适应的测量仪 测量暗适应（dark adaptation）最常使用的测试仪器是暗适应仪（Goldmarm/Weeker adaptor），其记录表的横坐标为在黑暗中测试的时间（以分钟表示），纵坐标以光强度表示（mlux），也有用光敏感性表示的。其他仪器如 Tubinger 视野计也可进行暗适应的测量。

4. 暗适应的测量方法 暗适应是受试者从光亮处进入暗室后在黑暗中视觉感受性逐渐提高的过程，测量时以不同的时间间隔测量受试者刚能感受到最低强度弱光的阈值。将这些阈值记录在记录表上就成为一条暗适应曲线。

5. 暗适应曲线 典型的暗适应曲线由两条平滑的曲线组成。第一条曲线代表视锥系统感受性的改变，第二条曲线代表视杆系统感受性的改变。两者之间形成一个明显的转折，通常称为 α 角，大多出现于进入暗室后 6~8 分钟，表明锥体视觉向杆体视觉的转换。

完整的暗适应结果应提供视锥系统光阈值、α 角出现的时间、视杆系统光阈值。常规的暗适应检查测试时间为 30 分钟，可提供暗适应开始后 30 分钟的光阈值，但根据需要可适当延长，文献中有报道测试延长至 120 分钟者。

（六）对比敏感度检查

1. 对比敏感度的概念 受试者可靠地发现一个边界所必需的最小亮度差异称为对比阈值敏感性（contrast threshold sensitivity），在不同大小视网膜图像范围发现物体或图像所必需的最小对比度图形称为对比敏感度函数（contrast sensitivity function）。对比敏感度检查显示受试者在不同对比度条件下的大、中、小物体的视觉敏感性，代表受试者对一定范围内视标大小的分辨能力。

2. 对比敏感度的测试 对比敏感度的测试形式多种多样，有空间对比敏感度和时间对比敏感度、条栅型对比敏感度和字母型对比敏感度、静态对比敏感度和动态对比敏感度等，临床上以空间对比敏感度应用较多。

空间对比敏感度（spatial contrast sensitivity）指受试者能够感受到各种不同空间频率（不同粗细）的条栅图形所需的对比度阈值。空间频率（spatial frequency）是指每度视角范围内所呈现的条栅周期数，单位为周 / 度（cycle per degree，cpd），一般分为低频、中频和高频部分，空间频率为 3~6cpd 者为中频部分，高于或低于此范围者为高频部分或低频部分。

对比敏感度的测试仪器有硬拷贝测试表、电子显示和光学显示三种形式。

（1）硬拷贝测试表：空间对比敏感度的测试多采用硬纸板上呈现的测试条栅，如 Arden 对比敏感度表、Vistech 对比试验系统卡（VCTS）、Ginsburg 对比敏感度表、剑桥低对比敏感度表、Pelli-Robson 对比度表、里根字母表等。

（2）微机控制和电子显示测试仪：Nicolet CS-2000 视觉检查仪为微机控制而由监视器

产生光栅进行测试，每种空间频率的光栅随机出现 4 次，微机根据每种空间频率的 4 次结果取平均值（图 5-5）。

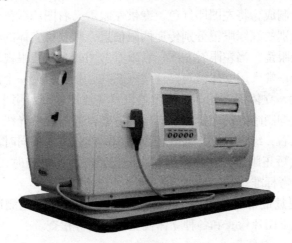

图 5-5 对比敏感度仪

（3）光学显示的测试仪：OPTEC 3500 Vision Tester 为一种光学仪器，在光路上插上不同空间频率的条栅图像，每张图像呈现相同空间频率而有 9 种对比度的条栅，检查时要求受检者在每张图上从容易辨认的高对比度处向难辨认的低对比度处逐个读出每种对比度图像中条栅的方向。将受试者刚刚能辨认的对比度定为该种空间频率下的对比敏感度。然后将各种空间频率的测试结果画在结果表上就可得到对比敏感度函数。

3. 正常人的对比敏感度 在一个空间频率范围用对比敏感度作图称为对比敏感度函数，正常人对比敏感度函数呈钟形曲线，大约在 5cpd 处敏感性最高，较高空间频率处敏感性快速下降，在低空间频率处降较慢。对比敏感度函数与横坐标的交点叫做高频截止，即在最大（100%）对比下可发现的最小图像，有时被称为条栅视力（grating acuity，GA），可用于确定视力。对正常人来说，30cpd 的高频截止相当于 20/20（1.0）的视力。

（七）立体视觉检查

1. 立体视觉的概念及条件 外界物体在两眼视网膜相应部位上所形成的像，经视路传递到大脑后，在枕叶视中枢融合而成为一个完整的立体像，称为立体视觉（stereopsis）。立体视觉是视觉器官准确判断物体三维空间位置的感知能力，是建立于双眼同时视物和融合功能基础上的高级双眼视功能。人们在三维空间中分辨最小相对距离差别的能力称为立体视锐度，也称为立体视敏度。

立体视觉必须具备以下条件：①双眼视力正常或相近；②双眼视网膜对应关系正常，无交替抑制等现象；③双眼正位、眼球活动正常，眼睛注视各个方向物体时能使目标落在黄斑区；④双眼有足够大小的视野重叠，视神经、视交叉及视中枢的发育正常；⑤双眼有正常的融合功能。

2. 立体视觉的检查方法 检测立体视锐度就是检测双眼视差的最小辨别阈值，视差是产生立体视觉的主要因素，经过大脑对视差信号加工处理后就产生了立体深度知觉，其检测器具可分为两类：一类属于二维的检测方法，观察时要分离双眼视野，受试者需要戴特种眼镜（偏振光眼镜或红绿眼镜）。另一类属于三维检测方式，被检查者不需戴任何眼镜。

临床用于检测立体视觉的工具为随机点立体图（random dots stereogram，RDS），它根据双眼视差原理设计制成，将左图印红色，专供左眼看，右图印绿色，专供右眼看，两色套印在一起，通过特别的红绿眼镜分别传递两眼信息，则获得立体的效果。用随机点立体图检查时，戴上红绿眼镜，当左眼看左图、右眼看右图时，在两眼视网膜的成像便出现了像的视差，因此，当正常人用立体镜观察这两张图时，就能看见一个具有明显深度感觉的立体图像，视差越大，立体深度越高。应用随机点立体图检查可用于零视差、交叉视差、非交叉视差和中心性抑制暗点的定量测定。检查应在良好的自然光线下进行，受检者戴特制红绿眼镜，红色在右，绿色在左，检查距离为 30~40cm，双眼同时注视。若有屈光不正或老视者，应同时戴矫正眼镜。在临床上，用随机点立体图检查时，一般把 60 弧秒阈值作为立体视正常的参考标准。

国外检测立体视觉最常应用美国 Titmus 公司生产的立体视觉测试板（图 5-6）。国内也常用同视机立体视觉图片检查和各种立体视觉图片册等检查。

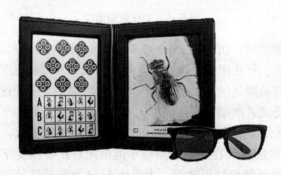

图 5-6　Titmus 偏振光立体视检查图

二、眼压检查

（一）眼内压定义及意义

眼内压（intraocular pressure，IOP）简称眼压，是眼球内容物作用于眼球壁的压力，维持正常视功能的眼压称为正常眼压。

眼压是诊断青光眼的一个重要指标，眼压升高对于诊断青光眼具有重要的意义。由于约 4.55% 的正常人眼压超过正常值，也有部分青光眼患者眼压不高但有青光眼的损害，因此眼压不是青光眼诊断的唯一标准，青光眼相关检查在临床上也具有重要的意义。

（二）眼压测量法

直接眼压测量法需要将一根空心管子插入到前房以测量眼压，比较精确，但并不适合临床应用。临床上多采用间接测量法，最简单的例子是指测法，依据手指感觉到的眼球硬度来判断眼压，但不精确，可能高估或低估眼压。临床多应用眼压计进行间接测量。

1. 指测法　检查时要求患者眼球下转，检查者用两手的食指尖在上睑板上缘的皮肤面交替轻压眼球巩膜部（不是角膜），一指轻压时另一指感觉眼球的张力，按压方式与检查脓肿波动相似，依据手指感觉到的眼球硬度来判断眼压，此法较粗略，误差较大。一般用 T_n 表示眼压正常，T_{+1} 表示眼压轻度升高，T_{+2} 表示眼压中度升高，T_{+3} 表示眼压极高，反之，T_{-1}、T_{-2}、T_{-3} 表示眼压相应的降低。

指测法需有一定检查经验，不肯定时可以另一眼或另一正常眼压的人作对照。在有眼压计测量条件的情况下，尽量不要用指测眼压后再用眼压计检测，以免影响结果的准确性。

本法主要用于患有急性结膜炎、角膜溃疡、角膜白斑、角膜葡萄肿、圆锥角膜、眼球震颤等不宜用眼压计检查眼压者。眼睑病变者会影响结果的判断。眼球破裂患者禁用此法。

2. 眼压计测量法 现在使用的眼压计分为压平眼压计（applanation tonometer）和压陷眼压计（indentation tonometer）两类。压平眼压计可测量压平一个小的标准角膜区域所需的压力，压陷眼压计可测量眼球对加于角膜上标准重量后角膜被标准压力压平的变形量或凹陷量。各种眼压计检查的正常值范围为 10~21mmHg。

压平眼压计常用 Goldmann 眼压计（Goldmann tonometer）、非接触性眼压计（noncontact tonometer）等，压陷眼压计常用修氏眼压计（Schiötz tonometer）。

（1）Goldmann 眼压计：Goldmann 眼压计相当精确，如果使用恰当则可重复性良好。个体间差异在 0~3mmHg 之间，比眼内压的昼夜变异还小，因此成为测量眼内压的国际临床标准器械，它由三部分组成：①测压头：前端直接接触角膜为压平角膜之用，后端固定在测压杆末端之金属环内，测压头内有两个底相反的三棱镜；②测压装置：是能前后移动的杠杆，受内部装置的弹簧控制，通过测压螺旋表示弹簧张力（克重量）；③重力平衡杆：为测量 80mmHg 以上眼压及鉴定测压装置准确性之用。

Goldmann 眼压计确定压平直径 3.06mm 角膜面积（称为恒定面积压平技术）所需的力。压平的程度通过压平头的分离棱视角膜进行判断。检查时为了更好地分辨泪膜和角膜（它们有相似的屈光指数），在麻醉的结膜囊内滴入 1 滴荧光素，将测压头与角膜表面相接触。当眼的前表面被钴蓝滤镜照明时，荧光素染色的泪膜呈现亮的黄绿色，当检查者通过接触眼的分离棱镜看时，可以看见中央的蓝色环（压平的角膜）被两个黄绿色的半圆围绕，观察突光素环，调节两个荧光素染色环的半圆大小相等、位置对称、宽窄均匀一致后，轻轻移动压平眼压计的加压旋钮，使两个半圆的内侧缘在它们中点处形成相连的光滑 S 曲，就获得适当程度的压平。将旋钮旁刻度读数（以克表示）乘以 10 即为以毫米汞柱表示的眼内压。

（2）非接触性眼压计：非接触性眼压计用一束空气压平角膜，所以眼压计与眼表之间没有直接接触。非接触性眼压计由三个系统组成：①气流系统：利用压缩空气准确地输出随时间递增的气体脉冲压力，将一股气体喷向受试者角膜表面，压平角膜表面直径为 3.6mm 的面积；②压平监视系统：检验角膜被压平瞬间的情况；③反射器械及角膜的校准系统。检查时患者取坐位，不需麻醉，将下颌置于托架上，前额紧靠额带，在自动测量模式下，移动调焦手柄将测压头对准待测眼的角膜，把屏幕上的对准点放在内对准标记里，气流自动喷射，眼压测量值随后显示于荧光屏上，如测量距离不正确会显示"too close（太近）"或"forward（向前）"。理论上不需要消毒器械，但现在的研究发现，空气气流也有可能产生潜在性含感染物质的泪膜气雾。

因为非接触性眼压计可由非医学专业人员操作，仪器与眼之间没有直接接触，对眼压的筛选很适合。从非接触性眼压计获得的眼压读数与 Goldmann 眼压计的读数相关性较好，但几个毫米汞柱的差别并非少见，尤其是高于 20mmHg 时。这种眼压计检查不需局部麻醉，但在麻醉下较为精确。非接触性眼压计测量时，需在短时间内测量多次（一般为 3 次）并将读数进行平均。仪器有内置的校正系统。

（3）Schiötz 眼压计：Schiötz 眼压计是压陷眼压计的代表，主要由三部分组成：①持柄：套于圆柱外，起支持和固定作用；②支架：包括刻度板、支架和圆柱；③砝码、杠杆与指针。活塞杠杆通过凹面金属板支持一个锤子装置，连接到跨过刻度的指针。活塞、锤子和针共重 5.5g。在活塞上端支撑板处加上砝码可将重量增加到 7.5g、10g 或 15g，活塞压陷角膜越多，表明眼内压越低，指针读数越高。每一个刻度单位代表活塞 0.05mm 的陷入量。

检查前应将眼压计在盒内圆形凸出的试板上测试，必须使指示针到达刻度 "0" 处才能应用，否则应校正。在受检眼滴入局部麻醉剂数分钟后，要求患者平卧于床上，眼睛注视天花板或眼前的一个目标（如自己的手指）以稳定眼球，检查者将已消毒的眼压计垂直地放置于角膜顶端，如果读数少于 3 个单位，应在活塞上加一定的重量，一般按照 7.5g、10g、15g 砝码的次序进行，即如果加上 7.5g 后，读数仍少于 3 个单位，再加上 10g 的砝码，以此类推。连续测量 3 次后，使用转换表将平均值转换成以毫米汞柱（mmHg）表示的眼压值。

现在已有电动 Schiötz 眼压计（electronic Schiötz tonometer），可以用于眼内压的连续记录，进行眼压描记，刻度也被放大以便容易发现小的眼内压变化。

3. 眼压的动态观察　上述各种眼压测量法为单次测量，考虑眼压在一天中的波动，不能只凭借一两次眼压测量确定患者的眼压情况，临床上对眼压在临界值的患者应测量 24 小时眼压情况，即眼压日曲线，以排除青光眼。测量方法是在 24 小时之内每 4 小时测量一次，第一次最好在起床前测量。中华眼科学会青光眼学组暂定测量时间为：上午 5 点、7 点、10 点，下午 2 点、6 点、10 点。眼压日差小于 5mmHg 为正常，大于 8mmHg 为异常。大多数正常人早晨眼压最高，以后逐渐下降，夜间眼压最低，午夜后又逐渐升高；也有早晨眼压最低而下午眼压升高者。

三、眼附属器检查

眼附属器检查应当系统地按顺序进行，一般按由外向内、先右后左的顺序进行。

（一）眼睑的检查

观察有无红肿、浮肿、气肿、皮下淤血、瘢痕或硬结，睑缘有无内翻或外翻，睫毛排列是否整齐及生长方向，睫毛根部有无充血、脓痂、鳞屑或溃疡。双侧眼睑是否对称，有无变色、缺损，上睑提起及睑闭合功能是否正常。

（二）泪器的检查

注意泪点有无外翻及闭塞，泪囊区有无红肿、压痛及瘘管，压挤泪囊时是否有分泌物流出，泪腺区有无压痛及肿块。

对于泪道情况可用以下方法进行估计：

1. 荧光素钠试验　将 1%~2% 荧光素钠滴入结膜囊内，2 分钟后擤鼻涕，如鼻涕带绿黄色，表示泪道通畅。

2. 泪道冲洗　用小注射器套上冲洗针头，从下泪点通过下泪小管注入生理盐水，如感到有水到达口、鼻或咽部，表示泪道通畅。

3. X 线碘油造影　将碘油按泪道冲洗的方法注入泪囊，然后进行 X 线照相，可估计泪囊的大小及形态，为手术方式提供参考。

对于泪液分泌的估计有两个经典的试验：

1. Schirmer 试验　将 5mm×35mm 滤纸的一端折弯 5mm，并置于下睑内 1/3 处，其余部分悬于皮肤表面，轻闭双眼 5 分钟，测量滤纸浸湿的长度，长于 5mm 属正常。

2. 泪膜破裂时间　在结膜囊滴入 0.125% 荧光素钠 1 滴后，嘱受检者眨眼数次，在裂隙灯蓝光照明下观察，检查者从受检者睁眼开始持续观察受检者角膜，到出现第一个黑斑（泪膜缺损）时间为泪膜破裂时间，10 秒以上为正常。

（三）结膜的检查

将眼睑向上、下翻开检查睑结膜及穹窿部结膜，注意结膜颜色是否透明光滑，有无充血、水肿、乳头肥大、滤泡增生、瘢痕形成，有无溃疡、睑球粘连、新生血管及异物等。检查球结膜时，应观察有无充血、疱疹、出血、异物、色素沉着和组织增生。

（四）眼球位置的检查

注意患者两眼注视时角膜是否位于睑裂中央，高低位置是否相同，两眼运动方向是否一致，有无眼球震颤、斜视，眼球大小是否正常，有无突出或内陷。

（五）眼眶的检查

两侧眼眶是否对称，眶缘有无缺损、压痛及肿物等。

四、眼前段检查

眼前段检查主要采用手电筒斜照法检查，也包括进行角膜的某些特殊检查，借助裂隙灯显微镜进行检查的方法见裂隙灯显微镜检查。

（一）斜照法

斜照法是眼科临床最简单的一种眼前段检查法，用装有聚光灯泡的手电筒作照明，以与检查者视线呈一定角度的方向照向组织并注意眼前段组织的情况。斜照法的优点是照亮部位的光亮度与周围有明显的差别，容易发现病变。利用斜照法可以发现眼前段的大部分病变。

（二）不同部位检查内容

1. 角膜　注意角膜大小、透明度、表面光滑度，有无水肿、角膜后沉着物、新生血管及混浊。必要时尚需进行角膜荧光素染色、角膜曲度检查和角膜感觉检查。

（1）角膜荧光素染色：将 1%~2% 荧光素溶液滴于结膜囊内，嘱患者眨眼数次，如果角膜出现黄绿色染色，可显示角膜损伤及溃疡的部位及范围，用裂隙灯显微镜加蓝色光检查也可发现细小的角膜上皮缺损。

（2）角膜曲度检查：角膜曲度检查最简单的方法是 Placido 板检查，受试者背光而坐，将 Placido 板有白色环形的面板朝向受试者，通过板中央的圆孔观察 Placido 板在角膜上的映象，正常应呈规则而清晰的同心圆，规则散光者呈椭圆形，不规则散光则呈不规则形。精细的角膜曲度检查需借助角膜曲率计及角膜地形图检查。

（3）角膜感觉检查：简单的方法是将小线状纤维丝（如消毒棉签抽出小束棉花纤维拧成细丝状）从受检者侧面移向角膜并轻触角膜，观察患者瞬目反射的情况。

2. 巩膜 巩膜颜色，有无黄染、结节、充血及压痛。

3. 前房 前房深浅，房水有无混浊、积血、积脓或异物等。

4. 虹膜 包括虹膜颜色、纹理、新生血管、色素脱落、萎缩、结节、粘连、根部离断、缺损和震颤等。

5. 瞳孔 正常成年人在自然光线下瞳孔直径较幼儿及老年人小，检查时要注意两侧瞳孔是否等圆等大，形状是否规则，是否居中，必要时检查与瞳孔有关的各种反射，可提供视路及全身病变的诊断依据。

（1）直接对光反射：在暗室内用电筒照射受检眼，其瞳孔迅速缩小。需要受检眼瞳孔反射传入和神经通路完整。

（2）间接对光反射：在暗室内用电筒照射对侧眼，在受检眼看到瞳孔迅速缩小。需要受检眼瞳孔反射传出神经通路的参与。

（3）集合反射：先嘱受检者注视远方目标，然后立即改为注视 15cm 处自己的食指，可见到两眼瞳孔缩小，同时双眼内聚，也称为辐辏反射或近反射。

在一些病理情况下，可以引出异常的瞳孔反射，最常见为 Argyll-Robertson 瞳孔和 Marcus-Gunn 瞳孔。

（1）Argyll-Robertson 瞳孔：也称为阿 - 罗氏瞳孔，表现为直接光反射消失而集合反射存在，是神经梅毒的一种重要体征。

（2）Marcus-Gurm 瞳孔：用电筒照射一侧眼使其瞳孔缩小，然后迅速移动电筒照在对侧眼上，可见到对侧眼瞳孔扩大，表明对侧眼的间接对光反射存在而直接对光反射缺陷，由瞳孔对光反射的传入途径缺陷所引起，也称为相对性传入性瞳孔障碍。

6. 晶状体 注意有无混浊，混浊的形态及部位，是否存在晶状体半脱位或全脱位。

在斜照法可疑而无法确定的情况下，也可在患者眼前放置放大镜或应用裂隙灯显微镜进行检查。

五、裂隙灯显微镜检查

（一）裂隙灯检查方法

裂隙灯检查（slit-lamp examination）又称为生物显微镜检查（biomicroscope examination）或活体显微镜检查，可对眼睑和眼球病变受累区等进行光照良好而具有一定放大率的活体检查，已成为眼科最常使用的检查器械之一（图 5-7）。

检查时医生和患者采取坐位，患者颏部置于托架上，额部紧贴额带，检查者通过裂隙灯显微镜能十分清楚地观察到表浅的病变，通过调节焦点和光源宽窄，作为光与切面，比较精确地观察病变的深浅和组织的厚薄。

根据病变的位置和大小，可采用各种各样的检查方法，但要注意需要对光臂和镜臂进行角度调整，以下六种检查方法最为常用。

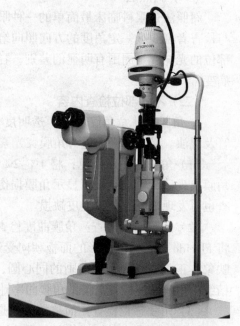

图 5-7 裂隙灯显微镜

1. 直接焦点照射法　是最常用的检查方法，将显微镜的焦点对准角膜、前房、虹膜、晶状体，而将裂隙灯从右侧或左侧斜向投射。显微镜与裂隙灯焦点合一是本法的关键。从光学切面中可以了解病变的深浅层次、各层组织的细微病变、组织的弯曲度及厚薄程度。若要观察房水混浊产生的 Tyndall 现象，需将裂隙的长度和宽度调整到最小（约 0.2mm）。察看房水中的细胞则需运用稍阔的裂隙光（约 0.5mm）。

2. 弥散光线照射法　照明系统斜向投射并将裂隙充分开大进行观察，称为弥散光线射法。主要用于检查眼睑、结膜、巩膜等组织。

3. 角膜缘分光照射法　又称角膜散射照明法或巩膜弥散照明法，将裂隙光照在角膜上，角膜缘的其他部位出现明亮的光晕，尤其在对侧特别清楚，将显微镜焦点对准角膜，看到角膜混浊的情况，如角膜薄翳、角膜水疱、角膜沉着物、角膜血管、角膜穿孔伤痕等。

4. 后部反光照射法　也称为后方照明法，或后照法，适用于检查角膜及晶状体。检查时将灯光照在目标的后方，可分为直接后照法和间接后照法，直接后照法将显微镜位于反射光路中，间接后照法则显微镜不在反射光路中，而将瞳孔作为背景。可用于发现角膜后或晶状体后的混浊物。

5. 镜面反光照射法　角膜及晶状体的前后面光滑，并且表面在两个折射面不同的屈光间质之间，因此这些表面有反射镜样的性能。若在反射镜上有不光滑的部分，该处呈不规则反射。用镜面反射照明法可以仔细观察角膜的前后表面和晶状体的前后表面。检查时嘱患者向正前方注视，裂隙灯从一侧向患者眼睛照射，找到光源反射镜在角膜面的镜面反射，将角膜长立方体移到镜面反射像的前方，即可见到明亮的角膜前表面反射即镶嵌状的内皮细胞。

6. 间接照射法　将灯光聚焦在目标的旁侧，再用显微镜观察目标。如将灯光聚焦于角膜缘附近的巩膜上，则使检查角膜缘的角膜部分变得容易。

（二）裂隙灯显微镜配合透镜对眼底和玻璃体的检查

对于眼后段的检查需借助前置镜、接触镜和三面镜才能完成，而进行这些检查时，患者的瞳孔应充分散大。使用接触镜及三面镜检查时需用表面麻醉剂对角膜进行麻醉。

1. Hruby 前置透镜　将前置透镜置于裂隙灯显微镜的导轨上，并联合使用前置镜手柄，将前置镜置于显微镜观察的光路与眼底之间，可观察到眼底后极部，尤其适合于观察视盘杯盘比、黄斑裂孔及某些隆起性实质性病变，也可对周边部视网膜进行观察。尽管患者向上、下、左、右方向转动眼球，加大了观察范围，但是周边部的观察往往欠满意。此种检查得到的眼底像为倒像，且观察到的图像较小。

2. Goldmann 眼底接触镜　用 Goldmann 眼底接触镜检查时，接触镜与角膜之间充填甲基纤维素，可减少各种界面之间的折射，使眼底图像较为清晰，观察到的眼底像较前置镜下所观察到的眼底像大，利于观察较为细微的病变。

3. 三面镜检查　三面镜的面世，使得利用裂隙灯显微镜可以观察到整个眼底的情况，利用中央接触镜部分可以观察到眼后极部约30°范围内的眼底，利用75°倾角的反射镜（梯形镜）可以观察到眼底30°至赤道部的眼底，利用67°倾角的反射镜（长方形镜）可以观察到赤道部至锯齿缘部的眼底，利用59°倾角的反射镜（半月形镜）可以见到锯齿缘附近的眼底和前房角。只要按照顺序和一定方向旋转三面镜并进行观察，便可观察到整个眼底的图像。

4. 全眼底透镜 全眼底透镜（panfundus lens）为非球面镜，可配合裂隙灯进行检查，有 54D、60D、66D、72D、78D、84D、90D、100D 和 120D 的透镜可选，一般临床检查以 90D 的透镜最为常用。与 Goldmann 前置镜和三面镜检查的差异是不需要接触角膜，而且观察范围较大，可快速完成检查。

六、前房角镜检查

前房角镜检查（gonioscopy）是眼的前房角生物显微镜检查，可以把青光眼分为开角型和闭角型青光眼两类，在青光眼的诊断、预后和治疗上是很有帮助的。

（一）前房角镜检查法

因为角膜的弯曲度和眼与空气屈光指数的差异，来自周边虹膜、房角隐窝和小梁网的光线被角膜完全内反射，使临床医师在没有使用接触镜排除空气－角膜界面时无法看到这些结构。

前房角镜有间接式和直接式两种类型，间接检查法用反射光检查房角，因为能在标准检查情况下使用，患者坐于裂隙灯前，因此较普遍使用；直接检查法时患者需要平卧，可以直接看到房角。

1. Goldmann 前房角镜 属于间接检查法，利用接触镜来抵消角膜屈光力，在接触镜中装有成 62° 夹角的反射镜，患者取坐位并配合裂隙灯显微镜检查，可以得到较满意的照明及放大效果。但看到的前房角方向与实际相反，必须转动前房角镜才能逐一看完 4 个象限的前房角。

2. Zeiss 前房角镜 属于间接检查法，有 4 面反射镜，不必转动即可观察到全部前房角，并可行压陷检查以区别周边膨隆与虹膜周边前粘连，但不易固定。

3. Koeppe 前房角镜 属于直接检查法，使用生理盐水作为耦合物，患者需要平卧，可以直接看到房角。

（二）正常前房角

正常前房角由前壁、后壁及两者之间的隐窝所形成。在前房角镜检查下，角膜与小梁的分界线是一条灰白色略有突起的线条，为角膜后弹力层的终端，称为 Schwalbe 线。小梁是前壁的主要成分，前房角镜检查下是一条微带黄色的结构，宽约 0.5mm。小梁的后界是巩膜突，为淡色的线条。隐窝位于巩膜突与虹膜根部之间，由睫状体的前端构成，前房角镜下呈一条灰黑色带，称睫状体带。房角后壁为虹膜根部，有虹膜末卷，是虹膜最周边的环形波纹。

（三）前房角镜下的房角分类

前房角镜检查的房角分类法多种多样，主要有 Scheie 分类法、Shaffer 分类法、Spaeth 分类法、前房角色素分级、前房角虹膜突分级。各种分类法有不同的标准。

最常使用的 Scheie 分类是根据静态检查所见将房角分为宽房角、窄房角 I～IV，共 5 级：①宽房角：可见到房角全部结构，包括睫状体带及虹膜根部；②窄房角 I：较难看到房角隐窝；③窄房角 II：仅见到巩膜嵴；④窄房角 III：仅见到前部小梁网；⑤窄房角 IV：仅见到 Schwalbe 线。

七、检眼镜检查

检眼镜也称为眼底镜（ophthalmoscope），是检查眼底病变最基本和有效的检查工具。

通过检眼镜可以清楚地看到视盘、视网膜及其血管和黄斑区，有些情况下可见到脉络膜、某些颅脑疾病和全身性疾病的眼底征象。

（一）直接检眼镜检查法

直接检眼镜由照明系统、观察系统及辅助部件组成。照明系统由光源、集光镜、光栏圈、投射镜和反射镜组成。

检查最好在暗室中进行。检查右眼时，检查者站在受检者的右侧，用右手持检眼镜，用右眼检查；检查左眼时则相反。特殊情况下（如患者采用仰卧位或对儿童进行检查时）检查者应采用利于检查患者眼底而又操作比较方便的位置。检查时先检查视盘，再按视网膜血管分支分别检查各象限，最后检查黄斑区，必要时检查周边部。

（二）间接检眼镜检查法

间接检眼镜分为头戴式（图5-8）和眼镜式两种。使用时将光源方向进行适当调整，将集光镜（+14D、+20D）置于患者眼前，调整集光镜和病眼、检查者眼睛之间的距离，直到看清楚受检者的眼底像为止。检查时，若主要检查眼后极部，则检查右眼时，嘱受检者注视检查者的右肩部或右耳部，检查左眼时相反，观察周边部时要求受检者眼球向上、下、左、右转动，以观察不同部位的周边部，使用巩膜压迫法可将视野扩大到锯齿缘处。

与直接检眼镜比较，间接检眼镜光线较强，可通过一定程度混浊的屈光间质，观察范围较广，较容易观察周边部，能获得良好的双眼立体视觉。但是观察到的眼底像放大率较小，眼底像是倒像，需要良好散瞳后检查以克服由于较强光线刺激所造成的瞳孔缩小并可全面观察眼底。

（三）眼底观察

利用检眼镜在受检眼前25~40cm处观察红光反射，可以发现严重的角膜损害、明显的屈光间质混浊和视网膜全脱离。假如存在屈光间质混浊，可在红色的背景上出现黑色的影子。

一般的眼底观察要注意视盘、黄斑、视网膜及其血管、脉络膜及巩膜的情况（图5-9）。

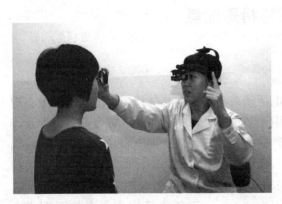

图5-8 间接检眼镜检查

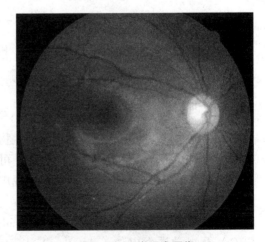

图5-9 正常眼底图像

1. 视盘 视盘（optic disc）也称为视乳头（optic papillary），检查时应当估计视盘的大小、颜色、血管形态、杯盘比和视盘隆起度。

视盘的大小变异很大，高度远视的患者可能视盘较小，部分高度近视的患者视盘也较小，视盘水肿的患者则视盘较大。

视盘边界一般清晰可见，若视盘炎、视盘水肿等可使边界模糊。

视盘正常呈粉红色，在怀疑视盘颜色有所改变而单眼起病时，要注意反复比较两眼情况。在视盘炎和葡萄膜炎发作期，因充血而看起来较红，而视神经萎缩患者视盘颜色苍白。

正常人视盘的杯 / 盘比例 ≤ 0.3，但家族性大视杯者比例可大于 0.3 而无其他视功能损害。如发现杯盘比增大应定期复查，排除青光眼。

视盘全面隆起可见于视盘水肿、假性视神经乳头炎等，视盘局部隆起可见于视盘玻璃膜疣，视盘全面凹陷可见于晚期青光眼及视神经缺损，视盘局限性凹陷可见于视盘小凹（optic pit）、视盘部分缺损、进展期青光眼和先天性大视杯。

2. 黄斑 黄斑位于视盘颞侧，呈横椭圆形，其中心距视盘中心 2~2.5 视盘直径（papillary disc，PD），并稍偏下，其横径约为 1.5PD，垂直径约 1PD，颜色比周围视网膜稍暗，黄斑中央无视网膜血管分布，其中心有一小点状反光，称为中心反射。

绝大多数正常人可在黄斑中心处见到中心凹光反射，黄斑的异常包括有中心凹光反射异常、黄斑视网膜反光异常、色泽改变、色素、白斑、红斑、隆起度改变及黄斑位置的异常等。

3. 视网膜 正常视网膜呈均一的橘色，表面平坦，视网膜脱离可在检眼镜下见到青灰色的视网膜隆起，常可发现形态各异（主要为马蹄形）的裂孔。此外，视网膜出血、渗出及色素增殖也可于检眼镜下见到，视网膜劈裂的视网膜隆起不同于视网膜脱离，其视网膜颜色较淡、菲薄，呈球形隆起，有些部位可见到巨大劈裂孔，视网膜血管在劈裂孔缘呈架桥样改变。

4. 视网膜血管 视网膜血管一般在视盘处分为四支并以放射状走向视网膜周边部。从视盘到周边部的走行过程中不断分支（一般呈两分支），管径逐渐缩小。观察时要注意血管走行、管径、反光带、色泽、血管鞘及搏动等。

第三节 眼科特殊检查

一、眼电生理检查

视觉电生理检查是通过检测视器的生物电活动来测定视觉功能检测手段，不同于心理物理的检测方法，具有客观性、无创性，可用于测定不合作的婴幼儿、智力低下患者及诈盲者的视力，可以分层定位从视网膜至视皮质的病变，还可以对视网膜局部病变、视杆细胞和视锥细胞的功能状况进行分别测定，是临床对患者进行视功能评估的重要方法。目前临床电生理检查主要有眼电图（electrooculogram，EOG）、视网膜电图（electroretinogram，ERG）及视觉诱发电位（visual evoked potential，VEP），近年来又出现了多焦视网膜电图（multifocal electroretinogram，mfERG）和多焦视觉诱发电位（multifocal visual evoked potential，mfVEP）。

（一）眼电图

眼电图（electrooculogram，EOG）是测量在视网膜色素上皮和光感受器之间存在的视网膜静息电位。于明暗适应条件下，在被检查者内外眦角各放置一电极，所检测到的电流随眼球的转动而变化，记录下来的电位就是眼电图，将变化中的谷值和峰值进行对比，Arden 比值是主要评价指标，主要反映视网膜色素上皮和光感受器复合体的功能，也用于测定眼球位置及眼球运动的生理变化。

EOG 是一种总体视网膜反应，整个视野被均匀照明的标准很重要，推荐使用视网膜的全视野球刺激。

眼电图的记录有两种方式：①光峰对暗谷比值：此种记录需要进行 15 分钟的暗适应和 15 分钟的明适应，每分钟取 10 次测量值进行平均，作为所在时间段的电位平均值。记录暗谷时，应当关闭室光并在黑暗中记录 EOG 值 15 分钟。设定在此期间的最小振幅为暗谷，最常出现于 11~12 分钟之间，但可以较早或较迟出现。然后打开明适应灯，并在明适应下记录 15 分钟，将此期电位最高处定为光峰电位。记录暗适应下的暗谷时间、暗谷电位，明适应下的光峰时间、光峰电位，光峰电位 / 暗谷电位的比值称为光峰 / 暗谷比或 Arden 比，每个实验室建立或确定主觉设备的正常值（图 5-10）。②光峰对暗适应基线比值：建立一个稳定的基线需要至少 40 分钟的暗适应。在此期间不需要记录 EOG，但明适应前至少 5 分钟应开始试验以建立一个基线并保证它的稳定性。注意使用暗红光照明，在暗适应期间安放电极可以保留试验的时间。临床暗适应计检查可在本期进行。以后的明适应阶段记录与光峰 / 暗谷比值方法相同。记录暗适应基线值和光峰值并计算光峰对暗适应基线的比值。

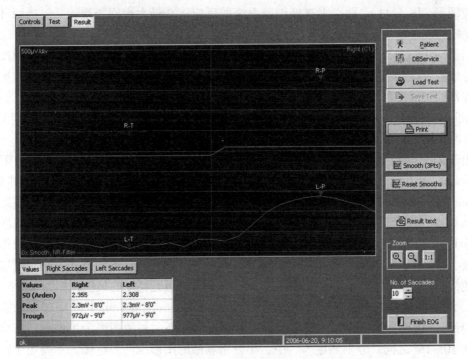

图 5-10　眼电图

此外，尚有快振荡（fast oscillation）和非光反应性眼电图（nonphotopic electro-oculogram）可供选择。

EOG 的快振荡是眼的角膜电位或静息电位的波动，对大约 1.1 分钟的暗适应和 1.1 分钟的明适应反应最大。对快振荡记录来说，应当使用像 EOG 一样的相同放大设备、电极安放、扫视频率和刺激光强度（根据瞳孔情况调节）。通常并不需要预适应。快振荡记录的主要特性是亮-暗周期时间（light-dark cycle time）明显缩短。推荐每个周期各 60~80 秒的交替亮和暗期，至少 6 个完全的亮-暗周期。因为每个周期短，整个试验期间连续记录扫视较为理想。休息期间可能丢失反应峰或谷。报告应当包括平均峰谷比值、峰的平均潜伏期或相位移。应当注意谷处静息电位的绝对值。

眼的静息电位能被非光刺激视网膜色素上皮反应所改变。例如，高渗透压、碳酸氢化物和醋唑磺胺在体外降低转膜电位，在体内降低眼静息电位。这些反应分别称为高渗透压反应（hyperosmolarity response）、碳酸氢化物反应（bicarbonate response）和醋唑磺胺反应（diamox response）。

（二）视网膜电图

视网膜电图（electroretinogram，ERG）是光线或图像刺激眼球后在角膜记录到的一组电反应，可反映视杆或视锥细胞功能并估计视网膜各层的功能状况。

临床上，根据适应状态、刺激形式、刺激范围、刺激光颜色可有多种分类，主要有闪光视网膜电图（flash electroretinogram，F-ERG）和图形视网膜电图（pattern electroretinogram，P-ERG）。

1. 闪光视网膜电图　采用角膜接触镜电极作为记录电极，使用全视野刺激器提供闪光刺激（标准闪光强度 1.5~3.0cd/m²，背景光亮度用 17~34cd/m²）提供闪光刺激。记录 5 种反应图形（图 5-11），即：①视杆细胞系统的反应；②最大视网膜反应（包括两种光感受器系统的混合反应）；③振荡电位；④视锥细胞的反应；⑤闪烁反应。

暗适应下视杆细胞系统反应说明视杆细胞的功能状况，暗适应下最大视网膜反应说明视杆细胞系统和视锥细胞系统的混合反应，暗适应下振荡电位受视网膜循环状态影响较大，视锥细胞反应和闪烁反应主要说明视锥系统的状况。从波形来讲，a 波主要反映视杆、视锥细胞的功能，b 波主要反映双极细胞和 Müller 细胞的功能，特殊条件下记录到的 c 波主要反映视网膜色素上皮的功能。

由于闪光全视野视网膜电图记录全视网膜的反应，对于发现局部性病变的阳性率低，所以临床上设计局部光刺激以增加发现异常的可能性，称为局部视网膜电图（local electroretinogram），常用的仪器有以下几种：①手持检眼镜式刺激器；②红外线眼底电视摄像系统；③发光二极管（LED）局部光刺激器系统；④电视显示器作局部光刺激器系统；⑤其他方法（氦-氖激光、全视野 ERG 的 Ganzfeld 球）。采用角膜接触镜电极作为作用电极，常用的适应光为持续的白光或蓝光，刺激光为白光或红光，基本原则是适应光能满意地抑制弥散光反应，记录到局部反应。适应光与刺激光亮度的最佳比例为 1：15。

2. 图形视网膜电图　图形视网膜电图（pattern electroretinogram）采用非接触镜电极（细的导电纤维或金箔）作为记录电极，安置于下穹窿部，刺激图形为黑白翻转方格，刺激野在 10°~16° 之间，分别测定大、中、小方格刺激的图形视网膜电图。主要用于检测视网膜神经节细胞的功能。

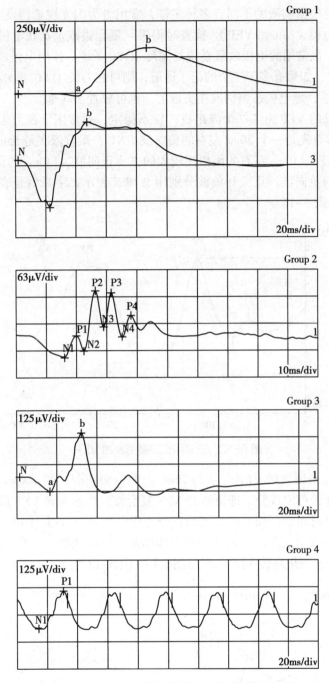

图 5-11　闪光视网膜电图反应波（5 种反应图形）

（三）视觉诱发电位

视觉诱发电位（visual evoked potential，VEP）是大脑皮层对视觉刺激发生反应的一簇电信号，又称视觉诱发皮层电位（visual evoked cortical potential，VECP）可反映视网膜神经节细胞以上视通路的功能状况，视觉诱发电位测量的是视皮质水平的电反应，所以视路的任何病变（包括视网膜病）均可引起视觉诱发电位的降低。

视觉诱发电位根据刺激的不同有多种多样，常用者为闪光视觉诱发电位（flash VEP）和图形视觉诱发电位（pattern VEP）。检查时将银 – 氯化银或金盘状电极用火棉胶或导电膏固定在头皮上。最常用的电极放置系统是国际 10/20 系统。作用电极放置在视皮层上方的 Oz、O3、O4 位，如果有多于三个的记录通道，则可在 O1、O2 位再另外安放作用电极。参考电极放在 Fz 位，地电极按惯例放在头顶上，也可放置于耳垂。

闪光刺激诱发的 VEP 由 3~7 个波组成，较不稳定，通常用于视力很差而不能固视的患者。完整的波形首先是一个 30ms 左右的负向波（N1），跟着依次是 55ms 左右的正向波、75ms 左右的负向波、110ms 左右的振幅比较大的主要正向波、140ms 的负向波、175ms 的正向波和 220ms 的负向波。正波和负波分别用 P 和 N 表示；字母后是表示波形出现先后次序的数字下标（图 5-12）。

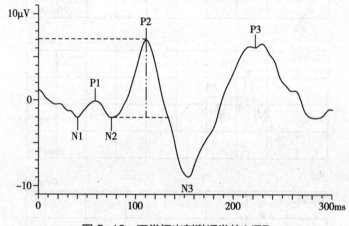

图 5-12　正常闪光刺激诱发的 VEP

图形翻转棋盘格诱发的 VEP 包括约 75ms 处的负向成分，约 100ms 处的正向高振幅成分和约 145ms 处的负向成分，即所谓的 NPN 复合波。图形翻转 VEP 最常用的命名法是按各自的平均峰潜时而定，如上面提到的三个波依次命名为 N75、P100 和 N145。其中的 P100 波的波峰最为显著且稳定，潜伏期在个体间及个体内变异小，是 NPN 复合波的代表成分，也是临床评价图形翻转 VEP 的最常用指标（图 5-13）。

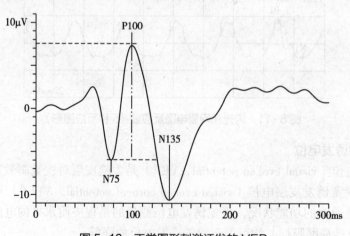

图 5-13　正常图形刺激诱发的 VEP

（四）多焦视网膜电图

多焦视网膜电图（multifocal electroretinogram，mfERG）是应用计算机 m 系列控制随离心度增加而增大的六边形阵列刺激图形，可以得到视网膜视锥细胞反应密度分布图，对于发现黄斑区局灶性病变具有灵敏和直观的优点。刺激矩阵的个数可以由检查者确定，有 1、7、19、37、61、103、241 个刺激单元等可选，也可自行确定，临床上以 103 个刺激单元的模式最为常用。刺激野半径约为 25°，在刺激时每个六边形均分别根据 m 系列信号作黑白翻转。m 系列的长度为 $2^{15}-1$ 或 $2^{16}-1$，速率 67 次 / 秒，刺激时间约为 8 分钟或 16 分钟。结果可以任意分区的平均值、波描记阵列或伪彩色三维立体图表示（图 5-14）。

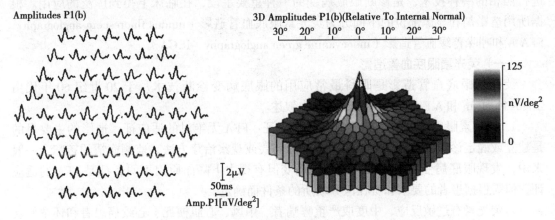

图 5-14　多焦视网膜电图和伪彩色三维立体图

（五）多焦视觉诱发电位

多焦视觉诱发电位（multifocal visual evoked potential，mfVEP）应用计算机 m 系列控制随离心度增大而增大的六边形阵列刺激图形或飞镖盘刺激图形，从枕部皮肤电极记录的反应由计算机分析后，得出各个刺激部位的视觉诱发电位，由飞镖盘刺激图形记录到的 mfVEP（图 5-15）。结果可以任意分区的平均值、波描记阵列或三维立体图表示，目前在青光眼和部分视路病变中得到一定的应用。

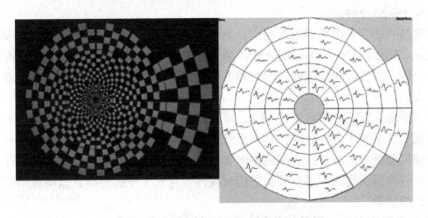

图 5-15　多焦视觉诱发电位结果示意图

（六）视觉电生理的临床应用

视觉电生理检查可应用于多种眼科疾病的检查和诊断，如遗传性视网膜变性类疾病，视网膜血液循环性疾病，黄斑病变，脉络膜病变，视神经病变和视路病变，屈光间质混浊，药物性、化学性、光中毒性及氧供应紊乱的视网膜改变，青光眼和高眼压症，弱视，其他病变（维生素 A 缺乏症、视网膜脱离及玻璃体腔硅油的影响、眼外伤与金属沉着症等）。

二、眼底血管造影检查

眼底血管造影检查是应用造影剂使眼内血管显影并用眼底照相机或激光扫描检眼镜进行照相的一种技术，是诊断眼底病变的一种重要手段，在临床上得到广泛的应用。根据所用造影剂和显像部位的不同分为荧光素眼底血管造影（fundus fluorescein angiography，FFA）和吲哚菁绿血管造影（indocyanine green angiography，ICGA）。

（一）荧光素眼底血管造影

荧光素眼底血管造影是眼科最常应用的眼底病变诊断技术，于 20 世纪 60 年代由 Angus Maclean 和 A.Edward Maumenee 首次叙述。

1. 荧光素眼底血管造影的适应证和禁忌证　FFA 无绝对的适应证。造影的主要目的是建立或确定诊断、估计预后、决定治疗的需要或观察治疗方法、监测病情的转归。一般来说，发现眼底病变或虽然眼底未发现病变但有视力下降而原因不明者都是 FFA 的适应证，但需根据患者的要求和所在医务场所的条件而确定。

对荧光素有过敏反应、中度或严重哮喘者、中风、心肌梗死、心绞痛患者和怀孕妇女不适合进行 FFA，曾有轻度药物过敏史、高血压等病史者慎行造影检查。

2. 荧光素眼底血管造影　一般选择前臂正中静脉等较大静脉进行荧光素注射，以便获得快速注射的高浓度血中荧光素。注射前先用很低浓度的荧光素进行预试验，其目的主要有：①作为注射前的过敏试验；②因为注射器针头进入静脉后，通过低浓度的荧光素溶液，可清楚见到静脉回血，这样可以确保注射针头位于静脉内，而在浓的荧光素溶液中很难看清。大约 5 分钟后，如果受检者没有明显不适反应，则在 2~5 秒内注入 20% 荧光素钠 3ml 或 10% 荧光素钠 5ml。注射后 10~15 秒，开始每秒拍照一张（如果在插入滤镜模式下，则以开始看到荧光充盈开始进行拍照），直到循环期结束，以后间隔一定时间拍照，最好能持续 15~20 分钟。

荧光素染料的荧光由很多因素确定，染料吸收可见光谱蓝色范围的光线。吸收高峰在 480~500nm，它发射 500~600nm 的光线，最大强度在 520~530nm，只要使用匹配的激发滤镜和屏障滤镜，尽管吸收光谱和发射光谱非常接近，但两条曲线相当陡，可以避免有意义的能量交叉。

在快速静脉注射荧光素后进行 FFA，可以提供三种基本类型的信息：①随着染料到达及在视网膜和脉络膜中进行循环，显示血管中血液流动的特点；②记录检眼镜看不到的色素上皮和视网膜循环的细节；③提供视网膜血管的清晰图像和功能完整性的估计。FFA 还可用于研究脉络膜病变的病理生理和它们对视网膜色素上皮的影响，监测脉络膜视网膜病变光凝治疗的结果。

3. 荧光素眼底血管造影的副作用　FFA 可能有由于使用散瞳滴眼剂及静脉内注射荧光素不可避免的副作用，如闪光后的红色后像、染料引起的短暂性皮肤发黄、尿中荧光素的颜色，注射荧光素引起小部分患者恶心，甚至呕吐，也可能有瘙痒、荨麻疹、喉头水肿等。最严重的副作用是过敏性休克，尽管非常少见，但造影时需要备有急救药品及急救物品。

4. 荧光像的分析　FFA 图像常用三种方法进行分析：①序列分析法：按照拍照的次序一张一张地观看，辨认动脉前期、动脉期、毛细血管期、早期静脉期和晚期静脉期等主要的血管像；②解剖分析法：观察眼后极部的主要层次（脉络膜、视网膜色素上皮和神经感觉视网膜），视网膜色素上皮在中间处，部分阻挡脉络膜的细节；③形态学分析法：考虑整个图像的改变，在异常的图像中，部分区域较暗（低荧光）或较亮（高荧光），这些图像与特殊的病变类型有关，有助于诊断与治疗。

5. 正常荧光像　荧光素从前臂静脉注射后在视网膜出现荧光的时间为臂 - 视网膜循环时间（arm-to-retina circulation），一般为 12~15 秒。荧光像由五期组成，第一期为动脉前期，可见脉络膜（某些情况下可见到脉络膜血管）充盈荧光；约 1 秒后，视网膜动脉出现荧光，标志着动脉期的开始（图 5-16），荧光逐渐向动脉分支扩展直到动脉完全充盈；随后的动静脉期以动脉和毛细血管完全充盈并且静脉出现层流为特点；随着动脉排空及静脉充盈而进入静脉期，以后进入荧光素再循环期，约 10 分钟后称为造影后期。要注意视网膜各部位的小动脉和静脉一侧的循环时间变异很大，因此造影各期之间存在重叠，黄斑区的循环时间较快而视网膜周边部较长。因为存在色素上皮屏障和荧光素从脉络膜毛细血管的快速渗漏，脉络膜循环的动力学在荧光造影中不清楚，脉络膜和睫状视网膜血管比视网膜血管早充盈 0.5~1 秒，所以在视网膜血管充盈荧光前可以看到脉络膜的灌注。常见脉络膜的不规则"地图样"充盈模式，暗的、低荧光区域在 3~4 秒内慢慢充盈是一种正常的征象。在造影的整个脉络膜毛细血管相，弥漫性的背景荧光强度渐有增强。在视网膜色素上皮色素较少或萎缩的情况下，随着荧光强度减弱，可以看到脉络膜大血管呈负影。

6. 异常荧光像　并非所有眼底的异常都会产生异常的荧光像。FFA 对证明视网膜色素上皮的病理状况和视网膜上、视网膜中、视网膜下的异常血管最为有用。假如在一个原本应正常的区域出现荧光增强或减弱，应该考虑是异常的情况。然而，要注意到在异常的视网膜区域，可能初次检查会显示正常的结果，反过来，异常的荧光可能在正常的视网膜中出现。

FFA 的异常荧光主要有两类：高荧光和低荧光。

（1）高荧光：高荧光可由渗漏、透过增加和异常血管引起：①渗漏：可产生荧光积存，如囊样黄斑水肿、神经上皮脱离、视网膜色素上皮（retinal pigment epithelial，RPE）脱离等；也可产生荧光染色，如非囊样水肿、血管旁染色、玻璃膜疣、瘢痕、巩膜荧光染色等。②透过增加：主要是色素上皮窗样缺损，见于萎缩或玻璃膜疣。③异常血管：可见于视网膜弯曲、扩展，

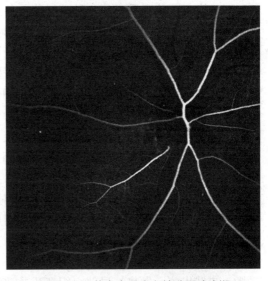

图 5-16　荧光素眼底血管造影动脉期

新生血管形成，动脉瘤，毛细血管扩展，交通支形成，侧支循环，视网膜下新生血管，肿瘤（血管瘤、视网膜母细胞瘤、脉络膜黑瘤、转移癌）等。

（2）低荧光：低荧光可由透过减低或充盈缺损引起：①透过减低：可由于色素（黑色素、血红蛋白、叶黄素、脂褐质）、渗出物（软性、硬性）、水肿和其他异常物质（卵黄状黄斑变性、异物、黄色斑点状眼底）等引起。②充盈缺损：在视网膜，可由于视网膜动脉、静脉和毛细血管床的闭塞引起，在视网膜下，可由于组织的缺失（萎缩、变性）和无灌注引起。

（二）吲哚菁绿血管造影

1983 年 Hayashi 开创录像机的红外荧光眼底造影方法，即采用吲哚菁绿（indocyanine green，ICG）眼底照相机系统和红外光敏感的录像机进行吲哚菁绿造影（indocyanine green angiography，ICGA）。1992 年 Guyer 使用数字视频照相机采集 ICG 图像，经计算机处理成数字化图像，可显示在高分辨监视器上并贮存在光盘上。

1. ICGA 的适应证　ICGA 没有绝对的适应证，其主要用于脉络膜新生血管膜和脉络膜肿瘤的诊断。因为 ICGA 时，血管构筑不会受从脉络膜血管的染料进行性渗漏的影响，脉络膜荧光不会被色素上皮有效阻挡，能较好地穿过血液、渗出物和色素，所以可以很好显示视网膜下新生血管膜和脉络膜血管的其他异常。脉络膜视网膜瘢痕在 FFA 上显示为高荧光而在 ICGA 上显示为低荧光，所以在脉络膜视网膜瘢痕区域，ICGA 常能较容易地发现视网膜下新生血管。脉络膜黑瘤、脉络膜血管瘤和脉络膜转移癌由于其脉络膜血液供应的差异可提高诊断的准确性。在受出血阻挡的视网膜大动脉瘤和荧光素渗漏很明显的视网膜新生血管膜，ICGA 也显示出其重要性。脉络膜炎症性改变的 ICGA 越来越受到重视。

一般来说，由于 FFA 价廉、照片分辨率较好、图像分析比较成熟，因此，用 FFA 能够明确诊断的病例就不一定需要再行 ICGA。

2. ICGA 技术　行 ICGA 检查前，患者坐于眼底照相机（或激光扫描检眼镜，SLO）前，在肘前静脉注射稀释液 1ml 作为预试验，于 20 分钟内观察患者有无过敏反应，开始造影时，在 5 秒内快速注射完未稀释注射液，同时根据需要进行录像或拍照。

ICG 为三羰花青系中的一种暗绿蓝色色素，是一种水溶性物质，可吸收和发射近红外光区域的光谱。血中 ICG 的吸收光谱最高峰在 805nm，荧光光谱最高峰在 835nm，能够穿透眼底色素及色素上皮，脉络膜血管清晰可见，视网膜色素上皮的屏障作用消失，因此视网膜血管和脉络膜各层血管同时显影，可用于观察视网膜和脉络膜循环中血液流动的特征，但也造成 ICGA 图像的判断难于 FFA 图像。ICG 荧光能穿透黄斑叶黄素，使黄斑在造影中定位不明确。此外，ICG 染料多数与血浆蛋白结合，其渗漏的情况远远不如荧光素，因此眼底异常血管和脉络膜炎症时的 ICG 荧光渗漏不如荧光素渗漏那么明显，利用这一特点，我们可以对视网膜异常血管和视网膜新生血管进行 ICGA，以克服 FFA 时染料渗漏造成图像不清的缺点。

3. ICG 的副作用　尽管 ICG 是一种相对较安全的造影剂，通常认为 ICG 无毒性，已报告超过一千万人进行 ICG 测试而未发现明显副作用，但由于 ICG 含有碘成分，对碘过敏的患者可能会产生一些副作用，所以对 ICG 过敏、碘过敏、严重心血管病变者和怀孕妇女不适合进行 ICG 造影。轻度副作用有恶心、呕吐、喷嚏和瘙痒等。中度副作用有荨麻疹、昏厥、皮肤出疹、发热、局部组织坏死及神经麻痹等。严重副作用包括支气管痉挛、喉痉挛、过敏、休克、心肌梗死、心跳停止等。

4. ICGA 图像分析 ICGA 图像比荧光素眼底血管造影的图像复杂，分析时要应用各种方法进行分析：①序列分析法：按照拍照的次序观看，一般脉络膜血管早于视网膜血管显影，视网膜血管和脉络膜血管影共同出现在图像中，视网膜小血管和静脉的层流现象基本上看不清楚；②解剖分析法：由于 ICG 荧光可以穿透视网膜色素上皮，因此色素上皮的改变在 ICG 造影中显示不清，但可以显示脉络膜大、中血管，由于 ICG 荧光的解像度较差，而且 ICG 染料从脉络膜毛细血管漏出，因此脉络膜毛细血管显示不清；③形态学分析法：考虑整个图像的改变，在异常的图像中，部分区域较暗（低荧光）或较亮（高荧光），这些图像与特殊的病变类型有关，在造影过程中可逐渐变为高荧光、低荧光或等荧光，有助于诊断与治疗。

5. 正常 ICGA 像

（1）脉络膜荧光像：图 5-17 显示正常人 ICGA 造影早期像，可见到脉络膜血管构筑非常复杂，正常循环模式也多种多样。一般来说，大多数睫状后短动脉在黄斑附近进入眼内，这些脉络膜动脉放射状走向赤道部，它们穿过巩膜并进入脉络膜后分成小的分支，脉络膜中动脉间的吻合很常见，但用 ICGA 不能分辨。脉络膜动脉不在同一时间充盈，最早见到的动脉充盈通常位于中心凹的鼻侧，这个区域是眼内血液最高灌注压的区域。单根脉络膜毛细血管不能被分辨，脉络膜毛细血管充盈模式产生微弱的和弥漫的均质性荧光，对清楚辨认深部脉络膜各层有一定影响。脉络膜静脉平行走向周边部，最终形成涡静脉。

（2）视网膜血管荧光像：因为 ICG 荧光从脉络膜血管和视网膜色素上皮穿透，缺乏在 FFA 中见到的色素上皮产生的暗背景，而且，ICG 在正常视网膜血管构筑内是一种相对不扩散的染料，用 ICGA 难以见到细的视网膜毛细血管构筑。在动脉期和动静脉期出现的荧光图像以较多血管的脉络膜血管层为主，正常情况下基本见不到静脉的层流现象。ICG 荧光出现于第一级动脉和静脉的时间与 FFA 相似。在造影过程中，我们首先可以看到视网膜动脉充盈，然后是视网膜静脉显影，一定时间后两者的荧光强弱相等，以后静脉荧光逐渐增强而动脉荧光逐渐减弱。

（3）视神经荧光像：视神经在造影过程中呈现低荧光，造影早期可见到视网膜血管从此低荧光区走出，晚期随着视网膜血管荧光消退，正常视神经出现均匀的低荧光或暗区。

6. ICGA 的异常荧光 ICGA 早期显示重叠的视网膜和脉络膜循环，通过视网膜动静脉的过程与 FFA 大致相同，而观察到脉络膜动静脉的循环却是 ICGA 所独有的。随着造影时间的延长，ICG 染料逐渐从有窗孔的脉络膜毛细血管渗出，浸透全层脉络膜。这个过程可以产生两种方式的改变：①ICG 从脉络膜毛细血管的生理性漏出减少或因为存在占位性病变使 ICG 分子充盈脉络膜受损而影响脉络膜的灌注（低荧光）；②从脉络

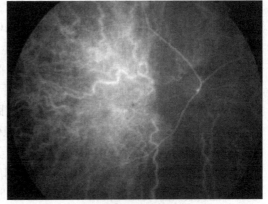

图 5-17 脉络膜荧光造影早期图像

膜毛细血管或较大的脉络膜血管渗漏增加使脉络膜的灌注增加（高荧光）。

（1）高荧光：高荧光在 ICGA 上相对亮的区域，高荧光可能存在于五种情况：①假荧光（pseudofluorescence）：当照相机的屏障滤光片和激发滤光片匹配不完美时，眼底表面反射高的区域可能产生假荧光，如旧的淡灰色视网膜下出血、脂褐质样沉着物、色素性脉络膜新生血管膜、持续数年或数月的浆液性视网膜脱离；②透见荧光（transmitted fluorescence）：当存在完整的脉络膜毛细血管时，在造影的早期像可见到较大脉络膜血管的透过性增加，在晚期像可见到与周围相等的荧光，当脉络膜毛细血管低灌注而伴有视网膜色素上皮缺损时，在造影早期出现较大脉络膜血管增强影像，但因为此区脉络膜毛细血管水平的相对灌注缺损，后期像出现相对低荧光区；③异常血管（abnormal vessles）：这些血管改变可能是先天性的，对炎症反应或阻塞性改变起反应的代偿血管，异常的血管构筑、新的增殖物或新生血管形成，肿瘤内的血管或原发性疾病的表现；④渗漏（leakage）：一般需在注射染料后 10~15 分钟才比较明显，主要原因是异常的脉络膜血管和生理屏障的破坏，使 ICG 染料扩散到腔隙（积存，pooling）和组织（染色，staining）；⑤自发荧光（autofluorescence）。

在估计高荧光时，最重要的是知道高荧光出现的造影时期，假荧光通常仅在染料注射前较明显，透见荧光和异常血管荧光可能在早期或晚期出现，渗漏通常仅在造影后期见到。

（2）低荧光：低荧光（hypofluorescence）是 ICGA 中相对较暗的区域，由下列两种因素所引起：①组织阻挡某些染料荧光：如色素性遮蔽荧光、出血性遮蔽荧光、瘢痕性遮蔽荧光、渗出物、有髓鞘神经纤维、玻璃体混浊性阻挡荧光；②继发于血管充盈缺损：血管充盈缺损可以分为生理性的、继发于血管阻塞性的和组织萎缩性的。生理性充盈缺损的例子可发生于早期和晚期，这些低荧光区是因为存在于眼底的染料在各个区域之间不同引起。

为了区分阻挡荧光和血管充盈缺损，临床上应对患者进行估计或对比眼底彩照，确定是否存在异常组织、可能产生深层荧光阻挡或阻止血管结构正常充盈的其他病理情况。应当努力将低荧光分出阻挡荧光或血管充盈缺损。

（三）共焦图像血管造影

1. 共焦激光扫描检眼镜的基本原理　基本原理是只有处于焦点平面上的组织反射光才可能被探测到，非焦点平面的反射光不能聚焦在探测器上。共焦激光扫描检眼镜（confocal scanning laser ophthalmoscope，CSLO）通过在检测器前面设置一个可变共焦点装置于深度坐标轴上使眼底光束落在焦点平面上，这样，仅来自眼底发亮点的光线才能到达探测器，而来自于眼底不同层的光线或来自亮光束外不同邻近点的光线则被挡板挡住；通过改变共焦点的大小和位置，以实现光学上控制眼底图像的质量。当改变共焦点的位置时，可获得不同平面的眼底图像，计算机将眼底不同层面的系列图像连接起来构成一幅眼底地形图（或称眼底拓扑图），获取三维图像信息。

2. 共焦激光扫描检眼镜的应用

（1）共焦激光扫描检眼镜可将眼底不同层面的系列图像组合成眼底地形图，所以在临床上可进行青光眼视盘分析及对黄斑病变和眼肿瘤的诊断提供依据。

（2）共焦激光检眼镜可用于眼底黑白照相、荧光素眼底血管造影和 ICG 血管造影。

CSLO 提高了仪器的敏感性，使 ICG 造影的晚期也可得到较清晰的图像。

三、眼科影像检查

（一）超声波检查

1. 超声诊断的原理 声波由物体的机械振动所产生，人耳能够听到的声波频率范围为 20~20 000Hz，振动频率超出人耳听觉上限的声波，称为超声波。随着超声频率的逐渐增高，其声波传播的立体角越来越窄，声波能量高度集中，几乎呈圆柱体向单一方向传播，根据这一特性，可进行组织器官的病变定位。

超声在两种声阻抗不同的介质中传播时，根据介质声阻抗的差别和界面的大小可发生反射。界面如与入射波垂直，回声可回至探头，在示波器上出现一个回波。界面反射使一部分声能变为回声，另一部分继续在第二个介质中传播，到达另一个界面时又产生一个回声。超声诊断的原理就是测定组织回声，利用声能的反射特性，构成波形或图像，来观察人体解剖结构和病理变化。超声能分出两个界面间最短距离的能力称为分辨力。在声束轴线上能分出两个界面间最短距离的能力称纵向分辨力，在垂直于声束轴线的平面上能分辨出两个界面最短距离的能力称横向分辨力。

超声波检查有多种多样，用于测定眼球轴线或某些组织反射性的超声波称为 A 型超声波，用于在一定范围内使组织反射性成像为二维图的超声波为 B 型超声波，采用高频超声波（50~100MHz）以显微镜分辨力对活体眼进行成像的超声影像新技术称为超声生物显微镜（ultrasound biomicroscopy，UBM），应用多普勒技术和超声技术以测定血液流动情况的超声波称为彩色多普勒技术。

2. A 型超声波

（1）A 型超声波的特性：A 型超声属于时间 – 振幅调制型，显示器的纵坐标显示反射回声强度的幅度波形，横坐标代表回声声源的距离或深度。这样可以根据回声显示的位置、回声幅度的高低、形状、多少和有无，来提取受检者的病变和解剖的有关诊断信息。

（2）眼的正常波形：A 型超声直接检查法在基线上最左端为杂波，是探头本身、探头与皮肤接触产生的回声，起端之后 6mm 及 10mm 可见晶状体前后界面波峰，而后平段表示无回声的玻璃体，起始波后约 23mm 可见玻璃体 – 视网膜波峰，其后高低不平的波峰表示球后软组织回声，总宽度不超过 18mm，最后之高波峰为眼眶骨面回声（图 5–18）。

（3）临床应用：①生物测量：眼轴径线测定、人工晶状体屈光度计算、角膜厚度测量等。②球内肿瘤和异物：在球内可探测到高反射的声像。③视网膜脱离：在视网膜脱离处玻璃体区出现一个尖波，但其高度有很大差异。④巩膜破裂：探头对向巩膜破裂处时可见两个从眼球壁反射来的低回波。⑤球后肿物：在球后可见到高反射的回声像。

3. B 型超声波

（1）B 型超声波的特性：B 型超声为亮度调制型，在显示器上显示声束扫描平面内人体组织的断面图像。

（2）眼的正常图像：B 型超声图因显示部位不同而异。眼轴位探查时，在盲区和无回声区之后，可见晶状体后界面弧形回声光带、玻璃体暗区、弧形眼球壁光带。球壁光带之后的回声光团类似 W 形状，中央三角形无回声区代表视神经（图 5–19）。非轴位探查时，往往看不到晶状体回声光带和球后无反射的视神经区，球后回声光团呈三角形。

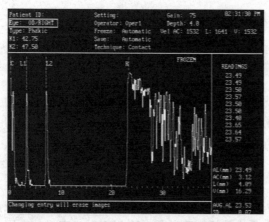

图 5-18 眼结构 A 型超声波的正常波形

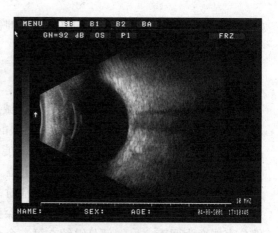

图 5-19 眼的 B 型超声图像

（3）临床应用：①眼内肿瘤：多见眼内异常光团，可确定肿瘤大小和部位，发现钙化斑对诊断视网膜母细胞瘤有较大的帮助。此外，可与玻璃体混浊及增生、机化等进行一定的鉴别诊断。②眼内异物：可帮助判断玻璃体内异物和眼球壁异物，尤其对可透 X 线的异物（如小石片、小木屑、塑料等）更为重要。③视网膜脱离：当怀疑有视网膜脱离而同时存在屈光间质混浊时，可在玻璃体腔内看见两头与球壁相连的线状影，在不同径线扫描则可估计视网膜脱离的范围和高度。特征性的改变是在视盘位置处脱离的线状影总是与球壁相连。④后巩膜病变：后巩膜破裂可见破裂处的巩膜分离或不整齐。后巩膜炎时在眼球壁之外有一无回声缝隙。⑤眼眶疾病：可测定球后占位性病变、眼肌肥厚改变等。

4. 超声生物显微镜检查

（1）超声生物显微镜的特性：采用高频超声波（50~100MHz）以显微镜的分辨力对活体眼进行成像的超声影像新技术称为超声生物显微镜。UBM 以独特的高频转换器和 B 超装置联合使用为基础，能用于落在 4~5mm 的 UBM 穿透范围的任何病理情况，图像分辨率能达到 20~60μm，眼科应用范围包括青光眼、眼前段肿瘤、眼内晶状体并发症和角膜病变。超声生物显微镜技术与其他形式的 B 型超声波一样，探头放于检测区域对面，在屏幕上观察图像，最容易解释的切面是通过房角和睫状体的放射状切面。

（2）正常图像：可显示角膜形状、厚度，角膜前和后各有一条强回声光带，呈弧形平行。调整增益，前弧形光带又可分为两层，即角膜上皮表面光带和前弹力层光带，角膜实质层为均一的低回声区，其后面的强回声光带为后弹力层和内皮细胞与实质层界面回声。巩膜内交错的纤维成分排列不整齐，显示为强回声光带。角巩膜缘因两者回声强度不一致而可见清晰分界。

角膜之后为无回声区的前房，前房之后为虹膜，在二维图像上表现为较厚的强回声光带，起自睫状体，向中央延伸，至瞳孔区而止。虹膜前表面不平，略呈波浪状，厚薄不一。虹膜之后为睫状体，在二维超声图上略呈三角形，前部为较厚的睫状冠部，后部为较薄的睫状体平坦部，睫状体前部与虹膜根部相连。

前房角在角膜缘之后，可显示 Schwable 线、小梁网、巩膜突、Schlemm 管、晶状体悬韧带、虹膜根部与睫状体的连点以及房角隐窝（图 5-20）。

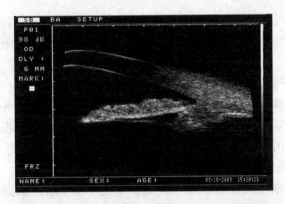

图 5-20　超声生物显微镜图像（房角结构示意图）

（3）临床应用：①青光眼：UBM 提供一种新的房角镜检查法，能够定量测量房角开口。正常眼虹膜横切面一般显示一个平坦的图像，向前或向后弯曲都提示跨过虹膜的压力差，可用于确定各种性质的瞳孔阻滞、周边前粘连、睫状体脉络膜渗漏、睫状体阻滞性（恶性）青光眼、由于虹膜囊肿的房角闭塞、房角后退、色素播散综合征、婴幼儿青光眼等。也可用于激光虹膜成形术、小梁切除术、青光眼引流植入管等手术的治疗效果观察。②角膜病：角膜水肿可探测到角膜上皮层明显增厚，回声减弱，边界欠清，上皮层与 Bowmen 膜之间的低回声区增宽。有时上皮内可见到大泡，严重角膜水肿时实质层可增厚，后弹力层可呈现波浪形。角膜炎或角膜混浊时可出现相应部位的强回声。③巩膜炎：前巩膜炎时可见表层巩膜增厚，呈结节状，回声略增强。④虹膜睫状体病变：虹膜睫状体炎时可见到虹膜睫状体增厚，晚期可形成后粘连，全后粘连可见到虹膜向前弯曲和房角关闭的情况。睫状体脱离显示在巩膜和睫状体之间存在一无回声间隙，虹膜囊肿可见到液性囊腔，周围有相应受挤压的征象。睫状体肿瘤显示局部隆起，病变边界清楚，形状为类圆形、半球形、蘑菇形或不规则形，肿瘤内反射较强。⑤外伤性房角后退：在睫状体和巩膜突之间探测到睫状肌与巩膜突部分脱离或完全脱离。⑥其他：可将前房、后房、囊袋内或睫状沟固定的人工晶状体成像。

5. 彩色多普勒检查

（1）彩色多普勒的特性：声源与接收器之间的相对运动，使得接收器接受到的声波频率发生变化的现象称为多普勒效应。超声多普勒技术在临床中的具体应用有：①多普勒频谱图；②彩色血流图；③彩色多普勒能量图。

彩色血流图是指在二维平面中用彩色图像实时显示血流方向与速度。通常用不同颜色指示不同血流方向，而颜色的亮暗则与流速的大小有关，有时称彩色血流图为"彩色多普勒"。

彩色多普勒超声检查多用于眼球后段及眼眶部病变的诊断。检查时首先用 B 型超声显示二维像，观察眼球及眼眶一般情况，显示视神经；然后启动彩色多普勒，调整入射角度，尽量使声束平行于血流方向，以显示所要检查的血流二维彩色图。可以探测到眼动脉、睫状后动脉、视网膜中央动脉。

（2）临床应用：异常彩色多普勒超声图主要表现为正常血管的异常改变和血管增生，可用于视网膜中央动脉阻塞、视网膜中央静脉阻塞、前段缺血性视神经病变的诊断。病理情况下可探测到肿瘤内血管的位置、形状、大小和分布。根据血管数量可分为血管丰富性肿瘤、血管稀疏性肿瘤和不显示血管肿瘤。颈动脉海绵窦瘘表现为眼上静脉增粗，呈红色血流或红蓝相间血流。

（二）眼光学相干断层成像

光学相干断层成像（optical coherence tomography，OCT）是一种新的光学诊断技术，可对眼透光组织做断层成像，能够获得和分析眼部组织的剖面图，视网膜和视神经的这种高分辨率剖面图像可用于辨认、监测和定量估计黄斑和视网膜病变，目前前节 OCT 出现可以更为精确地测量角膜厚度。

1. 眼部光学相干断层成像的原理　Humphery 光学相干断层扫描仪测量光学反射性以获得眼的剖面图。通过激发探测光束并收集反射回来的散射光，确定两个光通路（向前和回来）之间的时间延迟信息，应用 OCT 内设计算机数据获存库进行分析和储存，由测量干涉信号获得单个 A 型扫描，通过沿着眼底的横向扫描处理，将多个 A 型扫描集中为 B 型图像，构成剖面图。

2. 眼部光学相干断层成像的模式　OCT 扫描模式有多种多样，包括单线或多线扫描、不同半径的环形扫描、放射线扫描、交叉线扫描、矩形扫描和视盘不同径线的扫描等。不论进行哪种扫描模式，都是将扫描区的剖面呈二维图像显示，如对黄斑区的扫描，可看到黄斑中央的凹陷，黄斑旁可见到玻璃体视网膜界面和神经纤维层、色素上皮 – 脉络膜毛细血管层的高反射区，在伪彩色中显示为红色，作为辨认其他层次的标志（图 5-21）。

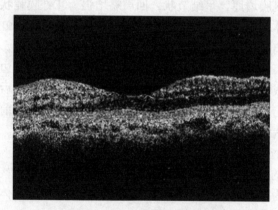

图 5-21　眼光学相干断层成像图像

3. 眼部光学相干断层成像的临床应用

（1）眼前段：测量角膜层厚度、前房深度、前房角结构、虹膜、睫状体和巩膜等。

（2）确定玻璃体视网膜界面、脉络膜 /RPE 界面和神经纤维下界：在正常人 OCT 伪彩色图上可以看到神经上皮层、视网膜色素上皮层 / 脉络膜毛细血管层呈两条散射性强的红色条带，弱反射的视网膜感光细胞层位于此两者之间。

（3）黄斑病变和青光眼：在湿性老年黄斑变性患者中，可看到界限清楚或不清楚的新生血管、浆液性 RPE 脱离、纤维血管性 RPE 脱离、出血性 RPE 脱离，也可见到 RPE 和脉络膜毛细血管层的光带增厚并受到破坏。在黄斑裂孔中可显示黄斑裂孔各期的特征，如

1 期的中央凹变浅或消失、2 期的视网膜表面部分裂开和小的全层缺失、3 期的裂孔完全形成和 4 期的玻璃体后脱离。中心性浆液性脉络膜视网膜病变可发现神经上皮层和色素上皮层隆起，下方出现光学透明区。在黄斑视网膜前膜、先天性视网膜劈裂症、黄斑囊样水肿等疾病也可发现相应的改变（图 5-22）。

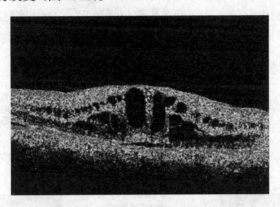

图 5-22　黄斑囊样水肿 OCT 图像

（4）青光眼：测量视网膜神经纤维层厚度，作为青光眼早期诊断及追踪观察的一个指标。

（三）HRT 视网膜厚度测量

海德堡视网膜地形图（Heidelberg retinal topography，HRT）是用激光共焦显微摄像系统获得和分析眼后段的三维图像，HRT 可以定量描述眼底地形图并追踪其变化。它可以作为视盘形态学和青光眼变化追踪观察的最重要的常规临床检查项目。

1. HRT 的原理　在 HRT 检查中，为获得共焦图像，激光束聚焦于视网膜上，并通过振动镜周期性地反射回来，可进行连续的视网膜二维层面扫描，对每一点反射光的强度可用光敏感探测器进行测量。在共焦光学系统中，只有在设定的焦点平面附近较窄区域的光线才能通过探头，而在焦点平面以外的光线被高度抑制，因此，通过焦点平面的检查目标的共焦二维图像被认为是"光学截面图"，如果从焦点平面的不同位置获得一系列的光学截面图（扫描深度可设定在 0.5~4.0mm 之间，每一级为 0.5mm），可以产生一个三维图像，这种三维图像称为激光断层扫描图。从沿三维图像视轴的光反射的数量分布看，对应于每一点的视网膜平面的高度都可经计算机处理，并产生测量高度的矩阵，也可以地形图的形式表达。地形图包含所有视网膜平面的空间形状信息，并可进行定量分析。

2. HRT 的图像　HRT 扫描所用的激光光源是一个波长 670nm 的二极管激光，距离相等的连续 32 幅二维图像层面（每一幅二维图像由 256×256 图像像素组成）可构成一个三维图像（图 5-23、图 5-24）。每次检查区域的大小可设置成 10°×10°、15°×15° 和 20°×20°，检查眼无需散瞳。从三维图像计算出的地形图图像是由 256×256 个高度测量数值组成，与受检眼的光学特性一致，每点高度测量的精度接近 20μm。

用于显示地形图的颜色图谱为"黑色—深红—红色—淡红—黄色—白色"的顺序，较为突出的结构由深颜色来表示，较低的结构以浅颜色表示。原来黑色和白色的反射图像，通过颜色梯度的机制转换为伪彩色图像，以获得更好的视觉效果。

（四）X 线检查

1. X 线检查的原理　X 线由 X 线机产生，是一种波长很短的电磁波，它以光速沿直线前进。应用于诊断的 X 线，波长范围为 0.08~0.31 埃（1 埃 $=10^{-8}$cm），具有穿透性、荧光作用、摄影作用和电离生物作用。X 线的穿透性与其波长及物质的密度和厚度有关，X 线穿过不同密度和厚度的组织后，其强度在各部位强弱不同，使摄影胶片中的溴化银释出银离子（Ag^+）的能力不同，经暗室进行显影和定影后，银离子被还原为黑色影像，未被照射部分则为白色，从而产生影像。

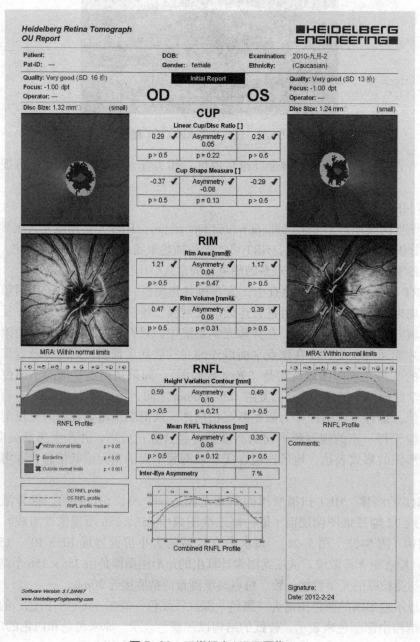

图 5-23　正常视盘 HRT 图像

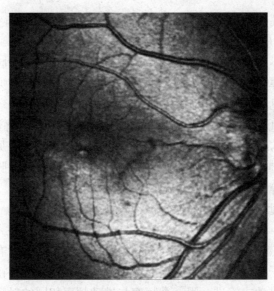

图 5-24 黄斑区 HRT 图像

2. 眼科疾病的 X 线诊断及临床应用 对眼眶 X 线照片要按一定顺序逐项观察，如眶窝形状、眼眶容积、眼眶密度、眶壁、眶上裂、视神经孔及眶周围结构等。眼球内不透光异物、钙化点、眶内占位性病变可进行 X 线检查以确定诊断。主要有眼眶平片、眼眶造影、泪道造影、异物定位等。

（1）眼眶平片：主要用于：①眼眶扩大；②骨质吸收与破坏；③骨肥厚；④钙化；⑤眶上裂扩大；⑥视神经孔改变。

（2）眼眶造影：利用对比方法显示占位性病变的轮廓，可用空气、油性或水溶性对比剂进行。

（3）泪道造影：借助阳性造影剂检查，X 线平片可以发现泪道阻塞的位置及程度，决定治疗方法。

（4）异物定位：用正位、矢状位和侧位可显示与角膜金属环的位置关系做异物定位。

（五）CT 检查

1. CT 检查的原理 电子计算机体层摄影（computed tomography，CT）由 X 线发生部分、X 线检测部分、图像处理显示部分和操作控制部分所组成。由 X 线产生窄束笔形或扇形束对人体进行直线扫描至终端后，被对侧的探测器接收并将强弱不等的 X 线分别转化为光线，照射光电装置，转变为电能，再经模拟 / 数字转换器形成数据，输入计算机，计算机将这些数据进行运算和排列，得出每一像素的密度值，并排列成矩阵，经过数字 / 模拟转换器，输至操作台的显像系统，在阴极射线管上出现二维 CT 图像。

CT 图像是密度图像，用 CT 值标明组织密度。以水作为标准密度，CT 值为 0 H 单位，低于水的组织结构为负值，高于水的为正值。CT 像以灰度表示，CT 值越高，在图像上越白亮；CT 值越低，在图像上越暗。

2. CT 检查的方法

（1）CT 平片：指在不用影像加强剂的情况下进行检查。扫描平面分水平、冠状和矢状三个方向。

（2）增强 CT：静脉注射含碘水溶液造影剂（泛影葡胺）可使病变密度增强。

3. CT 检查的临床应用

（1）眼球内病变：①眼球内高密度影：见于视网膜母细胞瘤、脉络膜黑色素瘤、脉络膜骨瘤等；②眼环增厚：见于视网膜脱离、脉络膜脱离、巩膜炎和炎性假瘤等；③玻璃体内弥漫性密度增高：见于玻璃体积血、混浊及玻璃体内机化物等。

（2）眼眶疾病：①眶内高密度块状影：见于眶内良性肿瘤、恶性肿瘤和炎性肿块等；②眼外肌肥大：见于 Graves 眼病和肥大性肌炎等；③视神经肿大：见于脑膜瘤、视神经胶质瘤、视神经炎、视神经挫伤、视盘水肿、炎性假瘤等；④眼上静脉扩张：见于颈动脉海绵窦瘘及眼内静脉瘤等；⑤泪腺肿大：见于泪腺肿瘤及结节病等。

（3）眼外伤：可见于软组织挫伤、骨折和异物等。

（六）MRI 检查

1. MRI 的原理　磁共振（magnetic resonance imaging，MRI）含有单数质子、单数中子或两者均为单数的原子核具有自旋及磁矩的物理特性，并且以一种特定的方式绕磁场方向旋转，这种旋转称为进动或旋进。用一个频率与进动频率相同的射频脉冲激发所检查的原子核，将引起共振。在射频脉冲的作用下，一些原子核不但相位发生变化，并且吸收能量后跃迁到较高能态。在射频激发停止后，有关原子核的相位和能级都恢复到激发前状态，这个过程称为弛豫。弛豫时间有两种，即 T1 和 T2。T1 弛豫时间为物质放置于磁场中产生磁化所需的时间，T2 弛豫时间为在完全均匀的外磁场中横向磁化所维持的时间。质子磁共振成像的因素有质子密度、T1 和 T2。这些能级变化和相位变化所产生的信号均能为所测样品和人体邻近的接收器所测得。根据计算机不同的程序将接收到的信号进行成像。T1 短和 T2 长的物质产生较强自旋回波 MR 信号，T1 长和 T2 短的物质则产生较弱的信号。如果知道病灶和正常组织之间的弛豫时间差别，随之挑选合适的程序指标时间，即可增强图像上病灶和正常组织之间的差别。

2. 眶正常 MRI 表现　检查眼眶时，横轴位 SE（自旋回波顺序）、T1 以及 T2 加权扫描是最基本的，有时为了对病变正确定位，还辅以冠状位或矢状位 T1 加权扫描。

眶皮质骨 MRI 无信号；骨髓因含有脂肪在 T1 加权像呈高信号，T2 加权像呈中等信号；眼血管为低信号；各支神经呈中等信号；眼外肌在 T1 加权像呈中等信号而 T2 加权像呈低信号；视神经呈中等信号，平行于视神经的矢状位以及横轴位可显示视神经的全长；在 T1 加权像，角膜的外、中、内层分别呈中等、低与高信号，在 T2 加权像，角膜的外层与中层各呈高与低信号；脉络膜以及视网膜在 T1 加权像呈高信号；虹膜在 T1 加权像为高信号，T2 加权像为低信号。

3. MRI 的临床应用

（1）眼眶隔前病变：蜂窝织炎、基底细胞癌和肉芽肿等。

（2）肌锥外病变：骨瘤、成骨细胞瘤、骨纤维结构不良、巨细胞瘤、软骨肉瘤、副鼻窦引起的眶内感染与肿瘤、泪腺肿瘤等。

（3）眼外肌病变：内分泌性眼病、眼眶肌炎、横纹肌肉瘤和淋巴瘤等。

（4）肌锥内病变：海绵状血管瘤、炎性假瘤、血管畸形、淋巴管瘤、脂肪瘤和转移癌等。

（5）视神经及视神经鞘病变：视神经胶质瘤、脑膜瘤和视神经炎等。

（6）眼球病变：视网膜母细胞瘤、黑色素瘤、脉络膜转移癌、视网膜脱离、巩膜炎、巩膜葡萄肿等。

第四节　眼科辨证

辨证是眼科诊断的重要内容，是中医诊治眼病的重要环节。长期以来，在中医学基本理论的指导下，经过历代医家的反复临床实践和理论探索，创立了一些具有中医眼科特点的辨证方法。近百年来，随着现代科技的发展，特别是西医学检测手段的进步，已能观察到眼内各组织的改变，这对提高中医眼科诊断水平，发展中医眼科学术，起到了重要的促进作用，也因此产生了内眼病变的微观辨证方法。临床对眼科疾病的诊治，在强调辨证的同时，也不能忽视辨病，只有辨证与辨病相结合，才能取得理想的效果。中医眼科的辨证方法内容很丰富，现将临证时使用较多的几种介绍如下。

一、外障内障辨证

内外障辨证是将眼病分为内障和外障两大类进行辨证的方法。内障、外障是中医眼科对眼病的一种分类方法，在古代眼科书籍中，将眼病统称为障。《医宗金鉴·眼科心法要诀》："障，遮蔽也。内障者，从内而蔽也；外障者，从外而蔽也。"外障泛指所有外眼疾病，内障则指内眼疾病。

（一）辨外障

外障是指发生在胞睑、两眦、白睛、黑睛的眼病，多因六淫之邪外袭或外伤所致，亦可因痰湿积滞、脾虚气弱、肝肾阴虚、虚火上炎等而起。外障眼病的自觉症状多较突出，如眼痛热、痒涩不舒、羞明流泪、眼睑难睁，或伴寒热头痛、二便不利等；眼外部症状明显易见，常见有红赤肿痛、湿烂、生眵、流泪、流脓、痂皮，以及翳膜、胬肉、上胞下垂等。

（二）辨内障

内障是指发生在晶珠、神膏、视衣、目系等眼内组织的病变，多因内伤七情、气血痰湿所致；或因脏腑内损，气血两亏，目失濡养；或因阴虚火旺，虚火上炎；或因忧思郁怒，七情过伤，肝失条达，气滞血瘀，玄府闭塞；或因风火痰湿上扰清窍以及外障眼疾，毒邪入里，外伤损及眼内组织等。内障眼病多有视力变化，如视力下降，视物变形、变色，视灯光周围有如彩虹，视物昏蒙，眼前黑花飞舞，或萤星满目，蛛丝飘舞，飞蝇幻视等。患者眼外部症状不明显，多外眼端好，间或有瞳神扩大或缩小、形态色泽改变，或出现抱轮红赤，检查眼底可能有出血、渗出、水肿等病理改变。

二、眼科常见症状与体征辨证

（一）辨视觉

视物不清，伴白睛红赤或翳膜遮睛，属外感风热或肝胆火炽。外眼端好而自觉视物渐昏者，多为血少神劳，肝肾两亏，阴虚火旺或肝郁气滞。自觉眼前黑花飞舞，云雾移睛者，多为浊气上泛，阴虚火动或肝肾不足。其人动作稍过，坐起生花，多属精亏血少。目无赤痛而视力骤降，如临黑夜者，多为头风痰火，血热妄行，气不摄血，气滞血瘀，或七情过伤，肝气上逆。内障日久，视力渐降而至失明者，多属气血两亏或肝肾不足。入夜目盲不见伴视野缩小者，多属肝肾精亏或脾肾阳虚。能近怯远者，多为阳气虚衰或久视伤睛；能远怯近者，多为阴精亏损。目妄见，视物变色，视一为二等，多为精血亏耗。

（二）辨目痛

目痛为眼科常见症状，内、外障眼病皆可出现。一般来说暴痛属实，久痛属虚；持续疼痛属实，时发时止者属虚；午夜至午前作痛为阳盛，午后至午夜作痛为阴盛；肿痛属实，不肿微痛属虚；赤痛难忍为火邪实，隐隐作痛为精气虚；痛而喜冷属热，痛而喜温属寒；痛而拒按为邪实，痛而喜按为正虚。痛连巅顶后项，属太阳经受邪；痛连颞颥，为少阳经受邪；痛连前额鼻齿，为阳明经受邪。外障眼病引起的目痛常为涩痛、碜痛、灼痛、磨痛、刺痛，多属阳；内障眼病引起的目痛常为胀痛、牵拽痛、眼珠深部疼痛，多属阴。目赤碜痛、灼痛伴眵多黏结，多为外感风热；胞睑赤痛，伴大便燥结，多为阳明实火；白睛微红微痛，干涩不舒，多为津亏血少；目珠胀痛，多为气火上逆，气血郁闭；眼珠深部疼痛，多为肝郁气滞或阴虚火旺。

（三）辨目痒目涩

目痒可因风、因火、因湿或因血虚等引起，但临床仍以风邪引起居多。目赤而痒，迎风加重者，多为外感风热；痛痒并作，红赤肿甚者，为风热邪毒炽盛；睑弦赤烂，瘙痒不已，或睑内颗粒肥大，痒如虫爬，多脾胃蕴积湿热，外感风邪；痒涩不舒，时作时止，多血虚生风。

目干涩多为津液耗损或水亏血少所致；目沙涩，伴目痒赤痛，羞明流泪，多为风热或肝火所致。

（四）辨羞明

羞明而伴赤肿痒痛流泪，多为风热或肝火所致；羞明而伴干涩不适、无红肿者，多为阴亏血少所致。羞明较轻，红赤不显，多为阴虚火炎；羞明既无眼部红赤疼痛，又无赤脉翳膜，只是眼睑常欲垂闭，多为阳气不足所致。

（五）辨眵泪

1. 辨目眵　目眵属外障眼病的常见症状，多属热。眵多硬结为肺经实热；眵稀不结为肺经虚热；眵多黄稠似脓为热毒炽盛；目眵胶黏多为湿热。

2. 辨流泪　迎风流泪，或热泪如汤多外感风热；冷泪长流或目昏流泪，多肝肾不足不能敛泪，或排泪窍道阻塞所致。眼干涩昏花而无泪者，多阴精亏耗，不能生泪，或由椒疮等后遗症所致。

（六）辨红肿

红肿为外障眼病的常见症状，其部位多在胞睑和白睛。胞睑红肿如桃，灼热疼痛，或兼硬结、脓头而拒按者，多属脾胃热毒蕴积，兼有瘀滞；胞睑肿胀骤起，微赤多泪者，多外感风邪；胞睑肿起如球，皮色光亮，不伴赤痛，多脾肾阳虚，水气上泛；胞睑赤肿糜烂，多湿热熏蒸；胞睑青紫肿胀，为气血瘀滞；暴发白睛红赤，眵泪并作，多外感风热；白睛红赤如火，为肺经实热或三焦热盛；白睛红赤隐隐，多肺经虚热；白睛赤紫肿胀，多肺热炽盛；抱轮红赤，羞明流泪，多风热外袭或肝胆实热；抱轮微红，目昏泪出，多阴虚火旺。

（七）辨翳膜

1. 辨黑睛生翳　古人将黑睛和晶珠的病变统称为翳。本节讨论的翳专指黑睛病变。西医的"翳"相当于中医宿翳范畴。黑睛病变有新翳、宿翳之别。

（1）新翳：病属初起，黑睛混浊，色多灰白，表面粗糙，轻浮脆嫩，边缘模糊，具有向周围与纵深发展的趋势，并伴有不同程度的目赤疼痛，畏光流泪等症。如聚星障、花翳白陷、凝脂翳等。

黑睛属肝，故新翳多从肝辨证，如肝经风热、肝火上炎，肝经湿热或肝阴不足等，而外感六淫之邪，尤以风热之邪，是黑睛生翳的主要病因。因新翳有发展趋势，易引起传变，故临证时必须严密观察其动态，根据病情辨证施治。

黑睛新翳亦可由他轮病变发展而来，病变亦可波及黄仁及瞳神，临床必须辨别清楚，抓紧治疗，病症轻者经治可以消散，重者留下瘢痕而成宿翳。

（2）宿翳：黑睛混浊，表面光滑，边缘清晰，无发展趋势，不伴有赤痛流泪等症状者，属宿翳范畴。近代中医眼科根据宿翳厚薄浓淡的不同程度等，将宿翳分为以下四类：翳菲薄，如冰上之瑕，须在强光下方能查见者，为冰瑕翳（西医称云翳）；翳稍厚，如蝉翅，似浮云，自然光线下可见者，为云翳（西医称斑翳）；翳厚且色白如瓷，一望可知者，为厚翳（西医称角膜白斑）；翳与黄仁黏着，瞳神倚侧不圆者，称为斑指翳（西医称粘连性角膜白斑）。

宿翳为黑睛疾患痊愈后遗留下的瘢痕。如在新翳向宿翳过渡期间，抓紧时机，及时给予补虚泻实，退翳明目治疗，内服外用药物，可减轻瘢痕的形成；若病久，气血已定，则药物难以奏效。

宿翳对视力的影响程度，主要取决于翳的部位，大小、厚薄次之。如翳虽小，但位于瞳神正中，阻挡神光发越，则视力会明显减退；如翳在黑睛边缘，虽略大而厚，视力也无太大影响。

2. 辨膜　自白睛或黑白之际起障一片，或白或赤，或为肉样高起，或渐渐向黑睛中央蔓延者，称为膜。如赤膜下垂、白膜侵睛等。若膜上有赤丝密布者，为赤膜，为肝肺风热壅盛，脉络瘀滞；赤丝细疏，红赤不显者，为白膜，为肺阴不足，虚火上炎。凡膜薄色淡，尚未掩及瞳神者为轻症；膜厚色赤，掩及瞳神者，危害较重。

（八）辨眼位改变

1. 辨眼珠突出　单侧眼珠突出，转动受限，白睛浅层红赤壅肿，多为风热火毒结聚于眶内；双侧眼珠突出，红赤如鹘眼，多因肝郁化火，火热上炎，目络涩滞所致。

眼珠骤然突于眶外，低头呕恶加重，仰头平卧减轻，多为气血并走于上，脉络郁滞所致；眼珠突出，胞睑青紫肿胀，有明确外伤史，是眶内血络受损，血溢络外，停于眶内所致；眼珠进行性突出，常为眶内肿瘤所致。

2. 辨眼珠低陷　眼球向后缩陷，称为膏伤珠陷，多因肾精亏耗或眶内瘀血机化所致；大吐大泻后眼球陷下，多为津液大脱；眼球穿破，或瞳神紧小失治所致的眼球萎缩塌陷，为陷睛翳。

3. 辨眼珠偏斜　眼珠骤然偏斜于一侧，转动受限，视一为二，恶心呕吐，多为风痰阻络所致；双眼交替向内或向外偏斜，自幼得之，多为屈光不正、弱视等引起。

（九）辨眼珠瞤动

眼珠瞤动，即为眼球震颤。眼珠颤动，突然发生，伴有头晕目眩等，多为风邪入袭或肝风内动引起；眼珠颤动，自幼即有，视力极差，多为先天禀赋不足，眼球发育不良所致。

三、五轮辨证

五轮辨证，是将肉轮、血轮、气轮、风轮、水轮五轮部位所出现的病证，按照脏腑分属进行病机分析的一种辨证方法。五轮辨证作为眼科独特的辨证方法，也是以八纲、病因、脏腑等辨证方法作为基础的。故临床运用五轮辨证时，应当与其他辨证方法参合运用。

（一）五轮的解剖部位与脏腑分属

1. 肉轮　指胞睑，包括眼睑皮肤、皮下组织、肌肉、睑板和睑结膜。胞睑在脏属脾，脾主肌肉，故称肉轮。脾与胃相表里，所以胞睑病变往往与脾胃相关。

2. 血轮　指内、外眦部的皮肤、结膜、血管及内眦的泪阜、半月皱襞和上下泪点。两眦在脏属心，心主血，故称血轮。心与小肠相表里，所以两眦病变常责之心和小肠。

3. 气轮　指白睛，包括球结膜、球筋膜和前部巩膜。白睛在脏属肺，肺主气，故称气轮。肺与大肠相表里，所以白睛疾病常与肺和大肠有关。

4. 风轮　指黑睛，即角膜。黑睛在脏属肝，肝主风，故称风轮。肝与胆相表里，所以黑睛疾病常与肝胆有关。

5. 水轮　指瞳神，包括其后的黄仁、神水、晶珠、神膏、视衣、目系等。瞳神在脏属肾，肾主水，故称水轮。因肾与膀胱相表里，所以水轮病变常与肾、膀胱有关。但由于瞳神包括多种不同组织，且结构复杂，故除与肾和膀胱有关外，与其他脏腑也密切相关。

（二）五轮辨证法

1. 肉轮辨证

（1）辨胞睑肿胀：①胞睑肿胀如球，按之虚软，肤色光亮，不红不痛不痒，为脾虚失运，湿邪停聚；或为肾阳不振，水湿上泛。②胞睑红肿如桃，呈弥漫性肿胀，触之灼热，压痛明显，为外感风热，热毒壅盛。③胞睑局限性红赤肿胀，如涂丹砂，触之质硬，表皮光亮紧张，为火毒郁于肌肤。④胞睑边缘局限性红肿，触之有硬结、压痛，为邪毒外袭所致。⑤胞睑局限性肿胀，不红不痛，触之有核状硬结，为痰湿结聚而成。⑥胞睑青紫肿胀，有外伤史，为络破血溢，瘀血内停。

（2）辨睑肤糜烂：①胞睑皮肤出现水疱、脓疱、糜烂渗水，为脾胃湿热上蒸；若因局部使用药物引起者，是药物过敏。②睑弦红赤糜烂，痛痒并作，为风湿热三邪互结所致；胞睑皮肤肥厚粗糙，时时作痒，附有鳞屑样物，为血虚风燥。

（3）辨睑位异常：①上睑下垂，无力提举，属虚证，多由脾胃气虚所致，或因风邪中络引起。②胞睑内翻，睫毛倒入，多为椒疮后遗，内急外弛而成。③胞睑外翻，多为局部瘢痕牵拉，或因风邪入络所致。

（4）辨胞睑异动：①胞睑肌肤频频跳动，多为血虚有风。②上下胞睑频频眨动，多为阴津不足；若是小儿患者，则多为疳积上目的早期。③频频眨目或骤然紧闭不开，数小时后自然缓解，多为情志不舒，肝失条达引起。

（5）辨睑内颗粒：①睑内颗粒累累，形小色红而坚，多为热重于湿兼有气滞血瘀；睑内颗粒累累，形大色黄而软，多为湿重于热兼有气滞血瘀。②睑内红色颗粒，排列如铺卵石样，奇痒难忍，为风湿热三邪互结。③睑内黄白色结石，为津液受灼，痰湿凝聚。

2. 血轮辨证　内眦红肿，触之有硬结，疼痛拒按，为心火上炎或热毒结聚所致；内眦不红不肿，指压泪窍出脓，为心经郁热；内眦有瘘管，久不愈合，常流脓水，为气血不足，毒邪稽留；眦角皮肤红赤糜烂，为心火兼夹湿邪；若干裂出血，又为心阴不足；两眦赤脉粗大刺痛，为心经实火；赤脉细小、淡红、稀疏、干涩不舒，为心经虚火上炎；胬肉红赤壅肿，发展迅速，头尖体厚，为心肺风热；胬肉淡红菲薄，时轻时重，涩痒间作，发展缓慢或静止不生长，为心经虚火上炎。

3. 气轮辨证

（1）辨白睛红赤：①白睛表层红赤，颜色鲜红，为外感风热或肺经实火；赤脉粗大迂曲而暗红，为热郁血滞。②抱轮红赤（环绕黑睛发红），颜色紫黯，疼痛拒按，为肝火上炎兼有瘀滞；抱轮淡赤，压痛轻微，为阴虚火旺。③白睛表层赤脉纵横，时轻时重，为热郁脉络或阴虚火旺所致。④白睛表层下呈现片状出血，色如胭脂，为肺热郁络或肝肾阴亏、肝阳上亢所致，亦有外伤引起者。

（2）辨白睛肿胀：①白睛表层红赤壅肿，眵泪俱多，骤然发生，多为外感风热；白睛表层紫黯壅肿，眵少泪多，舌淡苔薄白，为外感风寒所致。②双眼白睛表层水肿，透明发亮，伴眼睑水肿，多为脾肾阳虚，水湿上泛。③白睛表层壅肿，甚至脱于睑裂之外，眼珠突起，多为热毒壅滞。

（3）辨白睛结节：①白睛表层有泡性结节，周围赤脉环绕，涩疼畏光，多为肺经燥热所致；若结节周围脉络淡红，且病久不愈，或反复发作，则多为肺阴不足，虚火上炎所致。②白睛里层有紫红色结节，周围发红，触痛明显，多为肺火炽盛所致。

（4）辨白睛变青：①白睛局限性青蓝，呈隆起状，高低不平，多因肺肝热毒，困于白睛。②白睛青蓝一片，不红不痛，表面光滑，为色素沉着，乃先天而成。

（5）辨其他病症：①白睛表层与眼睑粘连，为脾肉粘轮，多因椒疮后遗或酸碱烧伤结疤而成。②白睛枯涩，失去光泽，多为阴津不足，津液耗损所致。③白睛污浊稍红，痒极难忍，为肺脾湿热而成；白睛里层出现漏口，时流稠浊白水，为偏漏，多为外伤后遗留或痰湿郁滞白睛所致。

4. 风轮辨证

（1）辨黑睛翳障：①黑睛初生星翳，多为外感风邪；翳大浮嫩或有溃陷，多为肝火炽盛。②黑睛混浊，翳漫黑睛，或兼有血丝伸入，多为肝胆湿热，兼有瘀滞。③翳久不敛，或时隐时现，多为肝阴不足，或气血不足。

（2）辨黑睛赤脉：①黑睛浅层赤脉，排列密集如赤膜状，逐渐包满整个黑睛，甚至表面堆积如肉状，多为肺肝热盛，热郁脉络，瘀热互结所致。②黑睛深层出现赤脉，排列如梳，且深层呈现舌形混浊，多为肝胆热毒蕴结，气血瘀滞而成。③黑睛出现灰白色颗粒，赤脉成束追随，直达黑睛浅层，多为肝经积热或虚中夹实。

（3）辨黑睛形状改变：①黑睛形状大小异常，或比正常大，或比正常小，多为先天异常所致。②黑睛广泛突起，或局部突起如螺旋尾状，多为肝气过亢，气机壅塞所致。

5. 水轮辨证

（1）辨瞳神大小：①瞳神散大，色呈淡绿，眼胀欲脱，眼硬如石，头痛呕吐，多为肝胆风火上扰所致。②瞳神散大，眼胀眼痛，时有呕吐，病势缓和，多为阴虚阳亢或气滞血瘀引起。③瞳神散大不收，或瞳神歪斜不正，又有明显外伤史，为黄仁受伤所致。④瞳神紧小，甚至小如针孔，神水混浊，黑睛后壁沉着物多，或黄液上冲，抱轮红赤，多为肝胆实热所致。⑤瞳神紧小，干缺不圆，抱轮红赤，反复发作，经久不愈，多为阴虚火旺所致。

（2）辨瞳神气色改变：①瞳神内色呈淡黄，瞳神散大，不辨明暗，此为绿风内障后期。②瞳神紧缩不开，内结黄白色翳障，如金花之状，此为瞳神干缺后遗而成。③瞳神展缩自如，内结白色圆翳，不红不痛，视力渐降，多为年老肝肾不足，晶珠失养所致。④瞳神变红，视力骤减，红光满目（多为视网膜出血、玻璃体积血），多属血热妄行，或肝阳上亢所致；反复出血者，多为阴虚火旺引起。⑤瞳神内变黄，白睛混赤，眼珠变软，多为火毒之邪困于睛中；若瞳神内变黄，状如猫眼，眼珠变硬，多系眼内有恶性肿瘤。

五轮辨证对临床有一定指导意义，但有其局限性，如白睛发黄，病位虽在气轮，但其因多不在肺，而是脾胃湿热交蒸肝胆，胆汁外溢所致；瞳神疾患，不但与肾，且与肝、脾等脏腑均有关。故临证时，不可拘泥于五轮，应从整体观念出发，四诊合参，才能得出正确的辨证结论。

四、眼底病辨证

眼底病变属中医"内障"范畴。辨眼底病变，就是将应用检眼镜等检查仪器所窥视到的眼底组织的形态、色泽改变，结合中医理论进行辨证的一种方法。辨眼底病变，首先要了解眼内组织的脏腑、经络分属，然后按其所属部位的病变性状进行综合分析。

（一）眼底组织的脏腑、经络分属

眼底组织包括玻璃体、视神经、视网膜、脉络膜、黄斑、视网膜血管等。其与脏腑、经络的各自关系为：

1. 玻璃体　中医称为神膏。《证治准绳·杂病·七窍门》说："神膏者，目内包涵之膏液……此膏由胆中渗润精汁积而成者"，又说："血养水，水养膏，膏护瞳神，气为运用。"故神膏与胆和气血有关。陈达夫在《中西串通眼球内容观察论》中又认为玻璃体属手太阴肺经。

2. 视神经　中医称为目系。《灵枢·经脉》论述手少阴心经之脉，系目系；《证治准绳·杂病·七窍门》中说："目珠者连目本，目本又名目系，属足厥阴之经也。"膀胱与肾互为表里，目系又入脑，脑为髓之海，肾主骨生髓，所以目系与心、肝、肾有密切的关系。

3. 视网膜　中医称视衣，是发越神光的重要组织。《审视瑶函·目为至宝论》说："神光者，谓目中自然能视之精华也。夫神光原于命门，通于胆，发于心，皆火之用事。"可见视衣与命门、胆、心关系密切。

4. 黄斑区　中医无记载。陈达夫在《中西串通眼球内容观察论》中说："黄斑属足太阴脾经。"认为黄斑位于眼内中央，中央戊己土，属脾，且黄斑色黄，为脾主之色，故属足太阴脾经。另外，黄斑也是视网膜的组成部分，因而与命门、胆、心也有密切关系。

5. 视网膜血管和脉络膜　视网膜血管及由血管组成的脉络膜，中医称血脉。因心主血脉，肝藏血，脾统血，血液能够正常循行脉中，与心、肝、脾三脏的功能有关。故视网膜血管和脉络膜与心、肝、脾有关。

（二）眼底各组织改变辨证

1. 辨玻璃体改变

（1）玻璃体内出现尘埃状混浊，眼内有炎性病变或病史，多为湿热蕴蒸，或为肝胆热毒煎灼。

（2）玻璃体内出现片状、条状混浊，眼内有出血性病变或病史或外伤史，多为火热上攻，脉络出血；或为气滞血瘀。

（3）玻璃体内出现丝状，或棉絮状，或蝌蚪状混浊，眼底有高度近视等退行性病变，多为肝肾不足，或气血虚弱。

2. 辨视盘改变

（1）视盘充血隆起，颜色鲜红，边缘模糊，多为肝胆实火；或肝气郁结，郁久化火；或兼气滞血瘀所致。

（2）视盘轻度充血，或无明显异常而视力骤降，眼球转动时有痛感，多为肝失条达，气滞血瘀所致。

（3）视盘颜色淡白或苍白，生理凹陷扩大加深，多为脾胃虚弱，气血不足；或肝血不足；或素体禀赋不足，肝肾两亏，致目系失养而成。若兼视盘边界模糊，则为气滞血瘀的表现。若视盘色淡而污秽，边界不清，周围血管伴有白线者，则不能以纯虚论治，其中不少是由视盘瘀血、充血及水肿演变而成，故虚实夹杂，临证时必须全面分析，方不致有误。

（4）视盘血管屈膝，偏向鼻侧，杯盘比增大，或有动脉搏动，多为肝肾阴亏，肝阳上亢；或肝风上扰；或痰湿内阻所致。

（5）视盘水肿，高起如蘑菇状，兼视盘颜色暗红者，多为气血瘀滞，血不利则为水；或为痰湿郁遏，气机不利。若兼视盘颜色淡红者，多属肾阳不足，命门火衰，水湿蕴积于目系所致。

3. 辨视网膜改变

（1）视网膜出血：一般早期视网膜出血，颜色鲜红，呈火焰状者；或位于视网膜深层，呈团状、片状出血者；或出血量多，积满玻璃体者，均为血溢脉外所致。可因心肝火盛，上炎于目，灼伤血络，迫血妄行；或阴虚阳亢，肝失藏血；或脾虚气弱，气不摄血；或瘀血未去，新血妄行；或眼受外伤，血络破损等因素引起。若出血颜色暗红，多为肝郁气结，气滞血瘀，脉道失和，血溢脉外而成；若出血陈旧，血色暗红，亦多为气滞血瘀；若血液机化，组织增生，也为气滞血瘀兼有痰湿郁积。若反复出血，新旧血液夹杂，或有新生血管，则多为阴虚火炎，煎灼脉络；或脾虚气弱，统血失权；或虚中夹瘀，虚中夹实，正虚邪留所致。

（2）视网膜水肿：视网膜局限性水肿，常见于黄斑部，可因肝热、脾虚有湿或阴虚火旺所致；亦可因肝气郁结，气滞血瘀，脉道阻塞，血不利则为水而成水肿，正如《血证论》说："瘀血化水，亦发为肿。"视网膜弥漫性水肿，多因脾肾阳虚，水湿上泛所致。外伤后的视网膜水肿，则多为气滞血瘀的产物。

（3）视网膜渗出：视网膜出现新鲜渗出物，多为肝胆湿热，或热郁血分，或阴虚火旺所致；较为陈旧的渗出，则多为痰湿郁积或兼有肝肾不足和气滞血瘀所致。

（4）视网膜萎缩与机化：视网膜出现萎缩，多为肝肾不足，或气血虚弱，视衣失养所致；视网膜出现机化物，多因气血瘀滞兼夹痰湿而成。

（5）视网膜色素沉着：视网膜上色素浮现，多由组织变性或退行性改变所致。如色素色泽变黑，多属肾阴虚损或命门火衰；若色素黄黑相兼，状如椒盐，则多属脾肾阳虚，痰湿上泛所致。

4. 辨视网膜血管改变

（1）血管扩张：视网膜血管粗大，扩张扭曲，或呈串珠状，常伴有渗出物，多为肝郁气滞，气血瘀阻；或心肝火盛，血分有热而致瘀。小血管扩张，或血管末端有微血管瘤形成，色泽暗红，多为肝肾阴亏，虚火上炎而致瘀。亦有因气血不足，无力疏通，血行瘀滞而扩张者。

（2）血管细小：视网膜血管细小，伴有视盘颜色变淡等眼底退行性改变，多为气血不足，虚中夹瘀所致；视网膜动脉变细，甚至呈白线条状，多为肝郁气滞，气血瘀阻而成；视网膜血管痉挛，动脉变细，反光增强，或动、静脉交叉处有压迹，或黄斑部有螺旋状小血管，多为肝肾阴虚，阴不潜阳，肝阳上亢所致。

（3）血管阻塞：视网膜血管阻塞，多为气滞血瘀，或气虚血瘀，或痰湿阻络所致；亦可因肝阳妄动，肝气上逆，气血郁闭；或肝火上炎，火灼脉道而成。

5. 辨黄斑区改变

（1）黄斑水肿与渗出：黄斑水肿渗出，多为肝气犯脾，脾失运化，水湿停聚所致；水肿消退，遗留渗出物，多为气血瘀滞；若新旧渗出物混杂，多为阴虚火旺；若渗出物较为陈旧，多为肝肾不足。若黄斑水肿经久不消，多属脾肾阳虚，气化失职，水湿停滞。

（2）黄斑出血：黄斑部出血，多为思虑过度，劳伤心脾，脾不统血；或热郁脉络；或阴虚火旺所致；或为外伤引起。

（3）黄斑色素沉着，或黄斑囊样变性：多为肝肾不足；或脾肾阳虚，痰湿上泛。

第六章
眼 科 治 法

　　眼科治疗方法丰富，其大类主要有药物治疗和非药物治疗。药物治疗包括内治法和外治法；非药物治疗有针灸疗法、按摩疗法、手术疗法、激光疗法及其他物理疗法等多种。各种治疗方法的选择运用，主要应根据病情的需要，或单独应用，或联合应用，以能够尽快治愈疾病又无明显副作用，方便、经济，且尽量不因治疗而给患者带来痛苦为原则。

第一节　内　治　法

一、中医内治法

　　中医眼科在长期医疗临床实践中，积累了丰富的眼病治疗经验，形成了自己独具特色的治疗体系。内治法即是通过内服中药以驱除邪气或调理脏腑、气血、经络，达到治疗眼病、提高视力或眼部保健目的的治疗方法。眼科内治法源于建立在中药学、方剂学基础之上的内科治法，又有自己专科的独特规律。因此眼科临床运用内治法时，既要遵循"辨证论治""理法方药"的一般要求，也要遵守辨五轮、辨翳膜、辨眵泪等眼科辨证的特殊要求。

　　由于个体体质不同及眼病的病因、病位、病性等不同，内治法也是多种多样的，临床常用且有代表性的有：

　　（一）祛风法

　　凡以祛风药为主组成，治疗风邪所致眼病的方法称祛风法。风邪是导致眼病的常见病邪，风邪害目有内风、外风之别，且风为百病之长，常与其他邪气相合致病，故祛风法又分数种，如疏风清热法、祛风散寒法、祛风通络法、祛风止痒法、平肝息风法等。常用的有：

　　1. 疏风清热法　疏风清热法由辛散与寒凉清热药组成，是治疗风热之邪外袭而致眼病的常用治法，常用治于外障眼病。主要适用于眼睑红肿，白睛红赤壅肿，黑睛翳障初起，羞明流泪，或伴恶寒发热、苔薄黄、脉浮数等风热之证；亦可用于瞳神紧小、暴盲等属风热证之内障眼病。代表方剂如银翘散。

　　2. 祛风通络法　祛风通络法由辛散走窜通络药组成，是治疗风邪入中经络所致眼病的常用治法，常用来治疗上睑下垂，胞轮振跳、胞睑瞤动，口眼歪斜，视一为二，眼外伤等病症。代表方剂如正容汤。

3. 祛风止痒法　祛风止痒法多由清扬辛散药物为主组成，用治因风致痒诸证。"治风先治血，血行风自灭"，故本法常与养血药合用。代表方剂如驱风一字散。

祛风药大多味辛性燥，久用可伤阴耗液，故应用时邪去则止，不可过用。对于兼有阴虚血少者，不宜单独使用，须配伍滋润之品。

（二）清热法

凡以寒凉清热药为主组成，治疗热性眼病的方法称清热法。火热之邪是导致眼病的常见病邪，且其他病邪所致病证亦可转化为火热之证；又因"火性炎上"，而眼目位于五官之首，故清热法在眼科应用普遍。因病邪所在脏腑不同，兼邪不同，邪气及体质虚实不同等因素，本法应用时分为多种，如：清热解毒法、清热凉血法、清肝泻胆法、清肺泻热法、清脾泻热法、清虚热法等。

清热药大多苦寒，切不可过用，否则易伤阴并伤脾败胃，正气受损则邪气未损反盛，治疗更加困难。对年老体弱、久病体虚者及孕妇，虽有实热，亦当慎用。

1. 清热解毒法　清热解毒法由苦寒泻火药组成，是治疗内热火毒之邪导致眼病的常用治法。主要适用于眼睑红肿焮热，目赤如火，眵多黄稠，热泪如汤，白睛结节紫赤疼痛，黑睛生翳溃烂，神水混浊，黄液上冲，瞳神紧小，血灌瞳神，视网膜渗出水肿或出血，头目剧痛，睛珠突出等。多伴发热口渴，溲黄便燥，舌质红苔黄，脉洪数等实热之证。代表方剂如五味消毒饮。

2. 清热凉血法　清热凉血法由清凉入血分的药组成，是治疗热入营血所致眼病的主要治法。主要适于因热入血分而致的白睛溢血，血灌瞳神，各类眼内出血等病症。代表方剂如犀角地黄汤。

3. 清肝泻胆法　清肝泻胆法由清泻肝胆经邪热的药组成，是治疗肝胆蕴热所致眼病的主要治法。适用于抱轮红赤、黑睛生翳、瞳神紧小、黄液上冲、暴盲、绿风内障、视网膜出血等病症，多伴口苦咽干，溲赤便秘，舌红苔黄腻，脉弦数。代表方剂如：龙胆泻肝汤。

4. 清心泻火法

清心泻火法由清泻心经火热的药物组成，是治疗心经火热而致眼病的主要治法。适用于两眦红赤、眦帷赤烂、漏睛、漏睛疮、胬肉攀睛等病症，常伴口舌生疮，口干心烦，溲赤，舌尖红，脉数等。代表方剂如竹叶泻经汤。

5. 清肺泻热法　清肺泻热法由清泻肺经实热的药物为主要组成，是治疗肺经火热而致眼病的主要治法。适用于白睛红赤，眵多黄白，或眵泪俱多；或白睛紫赤结节，疼痛难耐等肺热壅实之证。代表方剂如桑白皮汤。

（三）祛湿法

祛湿法由具有祛湿作用的药物组成，是治疗湿邪内聚所致眼病的主要方法。主要适用于胞睑浮肿，皮肤糜烂渗水；睑内粟疮，色黄而软，痒若虫行，因时而复；白睛黄浊，眵泪黏浊，翳如腐渣，病情缠绵；或视网膜水肿，视物昏渺、变形变色；常伴头重肢困，苔腻脉濡等湿邪之证。临床根据湿邪具体性质、部位及体质情况不同又分芳香化湿、苦温燥湿、利水渗湿，或健脾利湿等具体治法，应仔细辨证，选择运用。代表方剂如三仁汤。

燥湿药多温燥伤阴，使用不当可伤阴耗液，对于湿证兼有阴虚者，不宜单独使用，且不宜久用。

（四）化痰软坚法

化痰软坚法由具有化痰、软坚、散结作用的药物组成，是治疗痰饮积聚而致眼疾的常用治法。主要适用于痰湿互结、顽痰久聚之胞睑硬结肿块，眼睛胀痛，偏头痛，眼前黑影，视物变形，或云雾移睛，眼底渗出物多而日久不散，或形成机化物等症者。因痰是多种病变而致的病理产物，故化痰软坚法常与其他治法同用，如祛湿法、行气法、化瘀法等。本法应用时，一要注意健脾，脾健则湿自化；二要注意行气，气行则痰易消。代表方剂如化坚二陈汤。

（五）补益肝肾法

补益肝肾法由具有补益肝肾作用的药物组成，是治疗肝肾亏损而致眼病及眼病久治不愈、下及肝肾而成亏损者的主要治法。主要适用于冷泪常流，或眼目干涩，黑睛翳膜后期，瞳神干缺；或视力缓降，视物昏蒙，云雾移睛，圆翳内障，肝虚雀目，高风内障及各类眼底退行性病变等；常伴头昏耳鸣，腰膝酸软，遗精，月经不调，舌淡或红，脉细沉弱等肝肾虚损之证。本法尚可滋补明目，用于年老体弱，久病而视力不良者；亦可在对证前提下用于眼部保健。代表方剂如六味地黄丸。

本类药多阴柔滋腻，阳虚气弱者慎用，且久服可滞胃碍脾，需适当配伍应用。

（六）滋阴降火法

滋阴降火法由具有滋阴作用且可引火下行的药物组成，是治疗各类阴虚火旺型眼病的主要治法。主要适用于眼内干涩，白睛涩痛，赤脉虬蟠，黑睛久生翳障，瞳神干缺，视物昏花，萤星满目，眼底反复出血等；常伴五心烦热，两颧潮红，盗汗遗精，舌红少津，脉细数等阴虚火旺之证。

阴虚火旺证大多阴虚是本，火旺是标，故本法以滋阴药为主，辅以降火药。滋阴药有留邪之弊，若有外邪者，不宜单独使用；且易滞胃碍脾。

（七）平肝潜阳法

平肝潜阳法由平肝潜阳息风药组成，是治疗肝阳上亢而致眼病的主要治法。适用于胞睑痉挛，口眼歪斜，视一为二，头目胀痛，视物暴盲，瞳神散大，绿风内障，眼底出血等病症；多伴面红耳赤，头晕目眩，烦躁易怒，舌红脉弦或弦细等症。本法常与祛风、化痰、通络法合用。代表方剂如镇肝熄风汤。

潜阳药多为矿石介壳重镇之品，过用有伤胃败脾之弊，须当注意。

（八）补益气血法

本法由补益气血药组成，是治疗气血亏虚而致眼疾，或久患眼病已成气血虚弱之证的主要治法。适用于眼睑无力，视物昏暗，视力缓降，眼底退行性病变；或翳陷日久，难以平复；常有精神萎靡，四肢倦怠，少气懒言，面色苍白或萎黄，舌淡胖，脉虚弱等气血虚弱之证。由于气血虚弱有偏于气虚或偏于血虚之不同，故临床应用补益气血法应详辨患者气血偏颇，而遣方用药亦有偏于补气或偏于补血之别。代表方剂如四物汤、四君子汤、八珍汤等。

补药多滞、多温，若需久服应配伍行气药及清润之品。

（九）疏肝行气法

本法由疏肝解郁、调理气机药药组成，是治疗肝郁气滞所致眼病的主要法则。广泛用于因肝气郁结、气机失调而引起的一切内外障眼病。具体适用于眼目胀痛，眉棱骨痛，瞳神散大，瞳色淡青，视物昏渺，青盲，暴盲，多伴胁胀胸闷，精神抑郁，叹息嗳气，或急躁易怒，乳房胀痛，月经不调，脉弦等肝气郁结之病证。代表方剂如逍遥散。

（十）活血化瘀法

本法由活血、化瘀、通络药组成。主要适用于头目刺痛、胀痛，眼外伤后血溢脉外，眼内陈旧性积血，局部肿硬瘀滞，睑内颗粒累累，赤脉纵横密集，视网膜血管阻塞，组织增生或瘢痕形成等症。由于血瘀病因不同，故具体运用时亦有区别。如因热者宜清热化瘀，因寒者宜温经化瘀，因气滞者宜行气化瘀，因气虚者宜补气化瘀，因血虚者宜补血化瘀，因阴虚者宜滋阴化瘀等。代表方剂如血府逐瘀汤。

本类药大多辛温香燥，既可耗气伤阴，又能坠胎下血；过用尚有出血之虞，须当注意。

（十一）活血利水法

本法由活血药和利水渗湿药组成的，主要适用于血水互结或血瘀水停的病证。如眼外伤、玻璃体积血、各种眼底出血、开角型青光眼、各种青光眼术后、高眼压症、视网膜静脉阻塞、糖尿病视网膜病变、增生性玻璃体视网膜病变、中心性浆液性脉络膜视网膜病变、中心性渗出性脉络膜视网膜病变、黄斑变性、Coats病、视网膜脱离术后患者等。临床常将桃仁、红花、赤芍、川芎、地龙、当归尾、牛膝等活血化瘀药与泽兰、车前子、猪苓、益母草、茯苓、白术等利水明目药合用。代表方剂如桃红四物汤合四苓散。

临床应用活血利水法应根据不同病情加减用药，如：玻璃体积血中后期，采用养阴增液、活血利水法。视网膜静脉阻塞阳亢血瘀证，采用平肝潜阳、活血利水法；气滞血瘀证，采用理气通络、活血利水法。糖尿病视网膜病变，采用益气养阴、活血利水法。开角型青光眼，采用疏肝理气、活血利水法；青光眼术后，采用益气活血利水法。视网膜脱离术后，采用益气养阴、活血利水法。Coats病，采用养阴清热、活血利水法。

（十二）止血法

本法由止血药组成，主要适用于各类眼部出血。如眼底出血、前房积血、球结膜下出血及外伤所致出血等。出血之因甚多，具体运用时亦有区别。因邪热迫血妄行者，则在清热凉血中配伍止血药。因肝火上炎所致者，则在清肝泻火中配伍止血药。因阴虚火旺所致者，则在滋阴降火中配伍止血药。因瘀血而致血不归经者，则在活血化瘀中配伍止血药。因气虚不能摄血者，则在补气摄血中配伍止血药。代表方剂如十灰散。

使用止血药应中病即止，不可过剂，过则恐有留瘀之弊。

（十三）退翳明目法

退翳明目法由退翳药组成，为中医眼科独有治法，是治疗黑睛翳障的主要方法。适用于角膜生翳，特别是翳障修复阶段，用本法以缩小或减薄瘢痕形成，达到明目的目的。因黑睛属肝，故肝经药大多具有退翳作用。由于翳障的原因不同，阶段有别，故退翳之法也不完全相同。风热正盛时，疏风清肝即可退翳；肝火炽盛时，清肝泻火即可退翳；角膜炎后期，则以退翳为主，常合用祛风、活血、化痰、软坚、滋阴、益气诸法。代表方剂如拨云退翳丸。

退翳之法，不可过用寒凉，以免气血凝滞，邪气冰伏，反而翳障不易消退。若病损光滑如瓷，翳障已老，则药物难以奏效。

二、西医内治法

西医内治法主要是通过口服、肌内注射、静脉输液等途径将药物或营养品等送入体内，发挥治疗及保健作用。常用药物如抗生素、血管扩张药、糖皮质激素、维生素等。

第二节 外 治 法

外治法是指将药物或其他治疗手段直接作用于体表，或通过体表作用于体内的治疗方法，如滴眼液、涂眼膏、眼部冲洗、眼浴、熏眼、敷眼、结膜下注射、球周（后）注射等。外治法一般能使药物或其他物理治疗手段直接作用于局部病灶处，具有起效快、药量小、减少或避免全身毒副作用等优点，是外眼病的首选治疗方法。临证根据病情可以单独使用，也可多法合用；内外治合用疗效更佳。外治法分药物外治法和非药物外治法。

一、药物外治法

1. 滴眼法 滴眼法是最常用的眼科治疗方法。人眼结膜囊容量约 20~30μl，除泪液外可容纳 10~20μl 药液。药物剂型多为水剂，适用于水溶性药物。为增加药液在眼表的作用时间、提高疗效，现有在滴眼剂中加入黏性成分（如玻璃酸钠、甲基纤维素等）者。滴眼方法是：患者仰卧位或坐位头微后仰，眼睛向上视，用拇指与食指拉开上下睑，将药液滴于下穹窿部结膜囊内，然后轻提上睑盖住眼球，闭目片刻。滴药次数视病情而定，一般每日 3~5 次，病重者频点；需一次滴用多种药液者，两种药应间隔 3~5 分钟。滴入毒性药或吸收后对全身有不良影响者，滴药后应按压泪囊区数分钟。

2. 涂眼法 涂眼法是将膏剂涂于结膜囊内。膏剂介质多为凡士林、羊毛脂或玻璃酸钠、聚乙烯醇等，适用于脂溶性药物。膏剂可以使药物在眼表缓慢释放，作用时间长，因此常在晚上、术后使用。涂眼膏的方法大致同滴眼法，需直接将药膏涂于下穹窿部结膜处。如使用玻璃棒，则将眼膏挤于玻璃棒一端，拉开下睑，玻璃棒平行于睑裂，轻轻涂于下穹窿部，然后嘱患者闭合眼睑，再将玻璃棒从颞侧轻轻抽出。膏剂由于药效时间较长，涂眼次数可每日 1~2 次，或仅于晚上睡前。

3. 点眼法 点眼法是将散剂点入眼内的方法。散剂是将药物研为极细（必须通过 200 目筛），灭菌后使用。方法是用消毒过的玻璃棒或毛笔尖挑取（或以生理盐水蘸湿后蘸取）药粉少许，轻轻撑开上下眼睑，将药物置于内眦处，嘱患者闭眼片刻。注意一次点药不可过多，玻璃棒头部要完整光滑，不可触及角膜；点药的次数视病情而定。因散剂现已罕见，本法现临床已较少应用。

4. 浸眼法 浸眼法又称眼浴，是将眼部浸入相应药液（或水中）的治疗方法。可使药液充分接触病变处，较适用于结膜角膜疾病。一般使用专用眼杯或小盆等用具。药液配制浓度不宜过高，温度要适宜；浸眼时眼睑要频频眨动以利药物更好发挥作用。治疗传染性眼病后一定将用具充分消毒。如为抢救化学性眼外伤，要在浸眼时不断提起眼睑，并勤换水液。一般每日 2~3 次。

5. 熏洗法 熏法是将药液加热，使其蒸气上熏眼部；洗法是以药液淋洗患眼。临床可单独运用，亦可先熏后洗，故常合称。熏洗法除药物的直接作用外，其温热作用有助于加强药物的渗透，助行药力，加强局部血液循环，促进炎症及病理产物的吸收等。注意熏洗温度不宜过高，以防烫伤；出血早期、角膜溃疡有穿孔倾向者不宜熏洗。一般每日2~3 次。

6. 药物敷法 药物敷法是根据病情选用具有相应作用的药物直接敷于眼部皮肤的治疗方法，适用于眼睑病及眼部皮肤病。药物研细末，以水、茶水、葱或姜汁、蛋清、蜂蜜、醋、胆汁、人乳、中药汁等调为糊状，亦可以鲜草药捣成糊状，直接或用纱布包裹后敷于眼部。注意如为有毒或有刺激性的药物，切勿使药物进入眼内。一般每日 1~2 次。

7. 球周注射法 球周注射包括结膜下注射、半球后注射、球后注射、眶内注射等，均是将药物经注射器注入局部的方法。本法药物起效快、作用直接，常用于麻醉和急性炎症、急性血管阻塞等。常用药物有抗生素、糖皮质激素、血管扩张药、散瞳剂、麻醉剂、中药制剂等。使用本法应注意无菌操作，以防感染；适当加用麻醉剂；定位准确、手法轻巧熟练等。本法不宜多用，以防局部组织变性、机化，形成瘢痕甚至坏死。

8. 球内注射 球内注射即玻璃体腔注射，是将药物直接注于眼球内的方法。注射部位在睫状体扁平部，一般使用抗生素用于眼内炎。近年有报道使用糖皮质激素球内注射治疗糖尿病视网膜病变等而致的黄斑水肿，有较好疗效。但本法消毒及操作技术要求较高，应慎用。

其他尚有眼药膜、脂质体等局部给药方法。

二、非药物外治法

非药物外治大多为物理疗法，使水、外力、温度、光、电、辐射等起到治疗或保健作用。

1. 冲洗法

（1）结膜囊冲洗：主要用于结膜囊分泌物冲洗及异物尤其是化学异物的冲洗。患者取坐位，头后仰或仰卧位头略偏向被冲洗眼。眼下方放置受水器，紧贴皮肤；以洗眼壶盛生理盐水等冲眼。洗眼壶距眼的高度一般 3~5cm，也可根据分泌物或异物是否容易被冲出及患者的耐受情况调节。注意应翻开眼睑，充分暴露穹隆部结膜囊；冲洗水柱尽量不要直冲角膜；若为传染性眼病时，冲洗液不要流入对侧眼。本法也可使用相应药液，用于结膜角膜炎症及化学性眼外伤时的中和性冲洗。

（2）泪道冲洗：用于探测泪道是否通畅及冲洗清除泪囊中的分泌物，也是眼科手术前常规的术眼清洁准备工作之一。患者取坐或仰卧位，结膜囊点表麻剂或以浸有表麻剂的棉签置于上下泪小点之间数分钟；以 5ml 或 10ml 注射器安冲洗针头，向下拉开下睑，充分暴露下泪点，针头先垂直进入泪点 1~2mm，然后转向鼻侧，沿睑缘向鼻侧进入 3~5mm 左右，推注液体。针头进入过程如有明显阻力不得强行推进，以免形成假道。

2. 热疗法 热疗法是利用温度的促进血管扩张，增加血流，增强酶的活性等作用达到促进局部炎症及水肿吸收，增强免疫力，止痛，促进伤口愈合等治疗目的。本法简便、经济、有效，临床应用广泛，常用于眼睑炎症、结膜炎、角膜炎、葡萄膜炎、巩膜炎、视疲劳、眼睑痉挛、眶上神经痛、外伤及手术所致瘀血、手术后促进恢复和减轻瘢痕等。临床可根据情况灵活选用湿热敷、干热敷、蜡疗等具体方式。注意各类出血早期不宜热疗。

高温烧灼亦属热疗范围，常用于眼科手术止血，角膜新生血管治疗及顽固性角膜溃疡等。

3. 冷疗法　以冷水、冰块等外敷常用于外伤出血 24 小时以内者；冷敷尚有止痛、止痒、收敛等作用，可用于眼睑、结膜、角膜的红肿、疼痛、过敏性疾病等。利用液氮、半导体冷凝器等产生的低温冷凝的破坏作用可用于顽固性角膜溃疡、新生血管性青光眼，封闭视网膜裂孔等。

4. 按摩疗法　是按摩疗法在眼科的应用，一般以眼局部按摩为主。按摩眼部穴位可以疏通目络，流畅气血，扶正祛邪，放松止痛，常用于各类慢性眼病，如上睑下垂、眼睑痉挛、视神经萎缩、青少年近视、远视、视疲劳、缺血性眼病、眼肌麻痹、老年性白内障的初中期、慢性青光眼、干眼病及眼的预防保健等。急性炎症性眼病、出血性眼病不宜按摩。

青光眼术后通过特定的按摩眼球方法可以保持房水引流切口通畅，维持手术的降压效果；视网膜中央动脉早期，通过反复压放眼球，可以暂时降低眼压，可能起到急救治疗作用。

另外，临床上尚有许多电疗、离子导入、热辐射、电震荡等治疗手段，均有各自的适应病证范围和局限，可随证选用。

第三节　眼科针灸疗法概要

针灸疗法实用有效，无毒副作用，是眼科临床应用十分广泛的治疗手段。许多眼病配合针灸治疗比单用药物疗效佳，见效快；一些疑难眼病使用针灸疗法常可获得意想不到的效果，故古今医家均对针灸疗法非常重视。近年诸多基础及临床研究证实，针刺具有显著改善眼部各组织的血液循环状况，调节眼肌功能，促进泪液分泌，调节眼压，增强视神经视网膜的功能，保护高眼压状态下的视功能，提高大部分眼病患者的视力，止痛等作用。现将眼科常用的针灸疗法简介如下。

一、体针疗法

体针疗法是根据辨证论治的结论在全身穴位上用毫针进行针刺治疗，以疏通经络，调理脏腑，畅旺气血，达到扶正祛邪，解除病痛的目的。"五脏六腑之精气皆上注于目"，因此虽是治疗眼病，但取穴的原则是以脏腑经络的生理病理理论为基础，根据临床表现，辨明寒热虚实进行选穴，此即"辨证取穴"。"诸脉者皆属于目"，眼部经络气血丰富，更易受到疾病影响而紊乱失调，故眼周穴对眼疾的治疗作用更直接、快捷。且有时局部病变并未引起全身气血变化而舌脉等无异常表现，即所谓"无证可辨"，此时一般以取眼周穴为主，即"局部取穴"。临床应用时要根据具体情况灵活掌握，多数情况下需要局部取穴和辨证取穴相结合。

《内经》有"刺面中溜脉，不幸为盲"的记载。眼部组织娇嫩，痛觉敏感，眶内血管丰富，容易出血，眼球壁如被刺破还可引起眼内出血、外伤性白内障等，所以眶周穴位针刺操作时一定要认穴准确，手法轻巧熟练，一般不施捻转提插手法；出针时要按压针孔数分钟以防出血。一旦出现皮下或眶内出血，应冷敷后加压包扎，除皮肤青紫外一般不会造成损伤或加重病情，也不会影响针刺的疗效。因眼涵神水、神膏，精血充盈，为体阴用阳之窍，易为热邪所伤，故古人有眼部禁灸之说；且如在眼周施灸，操作不慎极易伤眼，所以如非必须，眼周不宜施灸。

现将眼病常用穴位介绍于下。

（一）眼周穴位

承泣：在眼球与眶下缘之间，目正视，瞳孔直下 0.7 寸，紧靠眶缘缓慢直刺 0.5~1.5 寸，不宜提插。主治目赤肿痛、流泪、夜盲、口眼歪斜、眼睑瞤动、视神经萎缩及诸多眼内疾病。

睛明：在目内眦头上方 1 分处。嘱患者闭目，轻推眼球向外，在眼球与鼻骨间凹陷处缓缓进针 0.5~1 寸，不宜提插。主治迎风流泪、目眦痒痛、目赤肿痛、翼状胬肉、近视、夜盲、色盲、角膜生翳障、小儿疳积上目及诸多眼内疾病。

上睛明：在睛明穴上数分，主治基本同睛明。此穴疼痛及出血倾向较睛明为轻，故可代替或与睛明穴交替使用。

攒竹：在眉头内侧凹陷中。向下斜刺 0.3~0.5 寸。主治眉棱骨痛、眼睑下垂、迎风流泪、目眩目痛、眼珠疼痛、视物模糊、近视、结膜炎症等。

鱼腰：在眉正中，下对瞳孔处。平刺 0.5 寸。主治眉棱骨痛、眼睑瞤动下垂、眼珠偏斜、口眼歪斜、目赤肿痛、角膜生翳等。

球后：在眶下缘外 1/4 与 3/4 交界处。沿眶下缘从外下向内上，向视神经孔方向缓刺。主治视网膜色素变性、视神经萎缩、老年性黄斑变性等诸多眼内疾病。

阳白：在眉中点（鱼腰）上 1 寸。向下平刺 0.5~0.8 寸。主治胞睑振跳、上睑下垂、开睑无力、目外眦痛、多眵、小儿雀目等。

丝竹空：在眉梢处的凹陷中。平刺 0.3~0.5 寸。主治眼睑瞤动、倒睫、目眩头痛、视物昏花。

四白：在瞳孔直下 1 寸，当眶下孔凹陷中。直刺 0.2~0.3 寸。主治目赤痒痛、流泪、角膜生翳，以及口眼㖞斜、眼睑瞤动、头痛目眩、近视、视物无力等。

瞳子髎：在目外眦旁 0.5 寸，眶骨外缘凹陷中。向后平刺或斜刺 0.3~0.5 寸。主治目赤、目痛、目痒、迎风流泪、多眵、角膜生翳、视神经萎缩、近视、远视等。

印堂：在两眉头连线的中点。向下平刺 0.3~0.5 寸。主治上睑下垂、斜视、目赤肿痛、头眼疼痛等。

太阳：在眉梢与目外眦连线中点处旁开 1 寸凹陷中。直刺或斜刺 0.3~0.5 寸。主治麻痹性斜视、口眼㖞斜、目赤肿痛、目眩目涩、视神经萎缩、夜盲等诸多内外眼病。

颧髎：在目外眦直下，颧骨下缘凹陷处。直刺 0.3~0.5 寸。主治口眼㖞斜、胞睑振跳、迎风流泪等。

（二）全身相关穴位

巨髎：瞳孔直下，与鼻翼下缘平齐处，直刺 0.3~0.5 寸。主治口眼㖞斜、眼睑抽动、青盲、远视不明等。

地仓：在口角外约 0.4 寸，直刺 0.2 寸或向颊车方向平刺 0.5~0.8 寸。主治昏夜不见、胞轮振跳、口眼㖞斜、目不得闭等。

颊车：在耳垂前下方，用力咬牙时隆起的咬肌高点处；或开口取穴，在下颌角前上方一横指凹陷中。直刺 0.3~0.4 寸，或向地仓方向斜刺 0.7~0.9 寸。主治口眼㖞斜、胞睑振跳。

迎香：在鼻翼外缘中点，旁开 0.5 寸，当鼻唇沟中，直刺 0.1~0.2 寸，或斜刺 0.3~0.5 寸。主治口眼㖞斜、结膜炎症、怕日羞明、鼻塞流泪。

听会：在耳屏间切迹前，听宫穴下，下颌骨髁状突后缘，张口凹陷处取穴。直刺 0.5 寸。主治口眼㖞斜、目眩泪出、目视不明。

角孙：在耳壳上角之凹陷处。平刺 0.3~0.5 寸，可灸。主治胞睑及结膜炎症、角膜生翳、紧涩难睁、干涩昏花、视一为二等。

翳风：在耳垂后方，下颌角与乳突之间凹陷中。直刺 0.8~1.2 寸，可灸。主治口眼㖞斜、角膜生翳膜、畏光流泪、头痛目眩、目昏视渺、视一为二及诸多眼内疾病。

完骨：在乳突后下方凹陷中。直刺 0.5~1 寸，可灸。主治目泣泪出、目视不明及诸多眼内疾病，本穴可与风池穴交替应用。

天牖：在乳突后下方，胸锁乳突肌后缘，平下颌角处。直刺 0.8~1 寸。主治目视不明、视一为二、开角型青光眼、视网膜血管阻塞等。

头临泣：在阳白穴直上，入发际 0.5 寸处。平刺 0.5~0.8 寸，可灸。主治头眼疼痛目赤多眵、流冷泪等。

目窗：在头临泣穴后 1 寸。平刺 0.5~0.8 寸，可灸。主治外眦赤痛、角膜生翳、视神经萎缩、近视等。

风池：在胸锁乳突肌与斜方肌之间凹陷中，平风府穴处。向对侧眼睛方向斜刺 1~2 寸，可灸。主治头痛目眩、流泪、目内眦痛、目珠斜视、上睑下垂、视一为二、视物变形变色、视网膜血管阻塞、视神经萎缩、夜盲、白内障、视物昏花、青光眼等诸多疾患。

曲鬓：在耳上偏前入鬓发 1 寸，平角孙穴处。向后平刺 0.5~0.8 寸。主治目外眦痛、目赤肿痛。

颔厌：在头维穴至曲鬓穴弧形线的上 1/4 与下 3/4 交界处。平刺 0.5~0.8 寸，可灸。主治偏头痛、目外眦痛、头风目眩、目无所见。

悬颅：在头维穴至曲鬓穴弧形线中点。向后平刺 0.5~0.8 寸。主治目外眦痛、头风疼痛。

悬厘：在头维穴至曲鬓穴连线的下 1/4 与上 3/4 交界处。向后平刺 0.5~0.8 寸。主治目外眦痛、偏侧头目痛。

脑空：在风池穴直上 1.5 寸。平刺 0.5~0.8 寸。主治头痛风眩、眼胀目瞑、视物不见、各种青光眼。

风府：在后发际正中直上 1 寸。正坐位伏案，头微前倾，项肌放松，向下颌方向缓慢刺入 0.5~1 寸。主治头眼疼痛、目赤肿痛、角膜生翳、视一为二。

脑户：在风府穴直上 1.5 寸。平刺 0.5~0.8 寸。主治目赤肿痛、畏日羞明。

后顶：在强间穴直上 1.5 寸。平刺 0.5~0.8 寸，可灸。主治偏头痛、目眩。

百会：在后发际正中直上 7 寸。平刺 0.5~0.8 寸。主治头痛、目暴赤肿、涩痛难开及各种眼内疾病、视力下降者。

前顶：在百会穴前 1.5 寸。平刺 0.3~0.5 寸，可灸。主治头风目眩、小儿雀目。

上星：在前发际正中直上 1 寸。平刺 0.5~0.8 寸，可灸。主治迎风流泪、目赤肿痛、视物昏蒙。

神庭：在前发际正中直上 0.5 寸。平刺 0.3~0.5 寸，可灸。主治头痛目眩、目赤肿痛、角膜生翳、羞明流泪、小儿雀目。

神聪：在百会穴前后左右各旁开 1 寸。平刺 0.5~0.8 寸。主治脑瘫失明、眼睑抽搐。

翳明：在翳风穴后 1 寸。直刺 0.5~1 寸。主治白内障初起、视网膜色素变性、视神经萎缩、视网膜血管阻塞、近视、远视、视一为二。

天府：在上臂内侧腋前皱襞下三寸，位于肱二头肌外侧沟中。直刺 0.5~1 寸，可灸。主治目眩昏渺、近视。

太渊：在手腕桡侧横纹头凹陷处。直刺 0.2~0.3 寸。主治大小眦处赤脉、疼痛羞明、角膜生翳。

商阳：在手食指桡侧，离指甲角 0.1 寸许，向上斜刺 0.2~0.3 寸，可灸。主治视神经萎缩。

二间：在食指桡侧指掌关节前凹陷处，直刺 0.2~0.3 寸，可灸。主治目昏不见、口眼㖞斜、睑缘赤烂、羞明畏光。

合谷：在第一二掌骨中间之凹陷处。直刺 0.5~0.8 寸，可灸。主治偏正头风、口眼㖞斜、迎风流泪、暴赤肿痛、角膜生翳膜、小儿雀目等诸多眼内外疾病。

曲池：在屈肘横纹桡侧端凹陷处。直刺 0.8~1 寸，可灸。主治目赤肿痛、视物昏花。

臂臑：在曲池与肩髃的连线上，曲池穴上 7 寸处，直刺 0.5~1 寸，或斜刺 0.8~1.2 寸，可灸。主治视神经萎缩、目干涩不适、角膜生翳。

神门：在掌骨后根，腕骨与尺骨相接处内侧凹陷中。直刺 0.3~0.4 寸，可灸。主治头晕目眩、视物昏花、视无为有、电光夜照诸症。

少泽：在小指尺侧，离指甲角 0.1 寸许处。斜刺 0.1 寸。主治结膜红赤、角膜生翳。

前谷：在手小指第二节末端和第三节前端相接外侧横纹端，握拳取穴。直刺 0.2~0.3 寸。主治角膜生翳、目痛泪出、目胀欲脱。

后溪：在第五指掌关节后尺侧横纹尖处，仰手握拳取穴。直刺 0.5~0.8 寸，可灸。主治角膜生翳、头目疼痛、流泪、眦烂痒痛。

腕骨：手背尺侧，豌豆骨前凹陷中，赤白肉际处。直刺 0.3~0.5 寸。主治结膜红赤、角膜生翳、迎风冷泪。

养老：在腕后一寸陷中，即尺骨小头桡侧凹陷中。向肘方向斜刺 0.3~0.5 寸，可灸。主治白内障初起、视物昏花、视神经萎缩。

五处：在头正中线入前发际 1 寸，旁开 1.5 寸处。平刺 0.3~0.5 寸。主治头晕目眩、视物昏花、流泪。

承光：在五处后 1.5 寸。平刺 0.3~0.5 寸。主治视神经萎缩、远视不明、眩晕目痛、角膜生翳膜。

络却：在承光后 1.5 寸。平刺 0.3~0.5 寸，可灸。主治开角型青光眼、目无所见。

玉枕：在后发际正中直上 2.5 寸，旁开 1.3 寸。平刺 0.3~0.5 寸。主治目痛、视力骤降、近视。

天柱：在后发际正中直上 0.5 寸，旁开 1.3 寸，当斜方肌外缘凹陷中，直刺或斜刺 0.5~0.8 寸，不可向上方深刺，以免伤及延髓。主治目赤肿痛、视一为二及诸多内眼疾病，本穴可与风池穴交替应用。

中渚：在手掌第四与第五掌指关节间，掌骨小头后缘之凹陷中，当液门后 1 寸，握拳取穴。直刺 0.3~0.5 寸，可灸。主治目眩头痛、角膜生翳膜、视物不明。

大骨空：在手大指背侧指关节横纹中点，屈指骨陷中。以灸为主。主治风弦赤烂、目赤肿痛、眼内涩痛、怕日羞明、角膜生翳、闭角型青光眼、视昏。

小骨空：在手小指背侧，近侧指间关节横纹中点处。以灸为主。主治目赤肿痛、角膜生翳、迎风流泪、烂弦风等。

内关：在腕横纹上 2 寸，掌长肌腱与桡侧腕屈肌腱之间。直刺 0.5~1 寸，可灸。主治神光自现、目视不明、云雾移睛、偏头痛、目偏视、开角型青光眼、闭角型青光眼等。

外关：在腕背横纹上 2 寸，桡骨与尺骨之间，与内关相对。直刺 0.5~1 寸，可灸。主治迎风冷泪、风弦赤烂、暴赤肿痛、近视、角膜生翳膜、隐涩难开、视一为二等。

膈俞：在第七胸椎棘突下，旁开 1.5 寸。斜刺 0.5~1 寸。主治视网膜色素变性及各类慢性内眼疾病。

肝俞：在第九胸椎棘突下，旁开 1.5 寸。斜刺 0.5~1 寸，可灸。主治结膜红赤、角膜生翳、眦赤痛痒、泪出多眵、眼珠上视、小儿雀目、视物昏暗及诸多眼内疾病。

三焦俞：在第一腰椎棘突下，旁开 1.5 寸。直刺 0.8~1 寸，可灸。主治肝肾不足、黄斑变性、小儿雀目、视神经萎缩。

肾俞：在第二腰椎棘突下，旁开 1.5 寸。直刺 0.5~1 寸，可灸。主治目昏头眩、视物昏蒙、视神经萎缩、近视、远视、色盲及诸多眼内疾病。

足三里：在犊鼻穴下三寸，胫骨之外约 1 寸。直刺 1.5~2 寸，可灸。主治胞轮振跳、上睑下垂、视物无力、视一为二、视神经萎缩等诸多眼内外疾病。

三阴交：在内踝直上三寸，胫骨后缘凹陷中。直刺 0.5~1 寸，可灸。主治肝脾肾三阴不足、上胞睑启举乏力、视物昏蒙及多种眼内疾病。

解溪：在足背踝关节前的横纹中点，当拇长伸肌腱与趾长伸肌腱之间凹陷处。直刺 0.4~0.6 寸，可灸。主治面目浮肿、头痛目眩、结膜红赤、角膜生翳。

申脉：在外踝下缘中点凹陷中。直刺 0.3~0.5 寸，可灸。主治口眼喎斜、目内眦痒痛、目赤肿痛、斜视。

太溪：在内踝高点与跟腱水平连线中点处凹陷中。直刺 0.5~0.8 寸，可灸。主治视物昏蒙、目内干涩。

照海：在内踝尖直下 1 寸凹陷中。直刺 0.3~0.5 寸，可灸。主治目赤肿痛。

光明：在外踝高点上 5 寸，腓骨前缘处。直刺 0.5~1 寸；可灸。主治目痒目痛、角膜生翳膜、视网膜色素变性、视神经萎缩及各类眼内疾病。

阳辅：在外踝高点上 4 寸，腓骨前缘稍前处。直刺 0.5~1 寸，可灸。主治外眦赤痛、偏侧头目痛、畏光流泪。

丘墟：在外踝前下方，趾长伸肌腱外侧凹陷中。直刺 0.5~0.8 寸，可灸。主治目赤肿痛、角膜生翳膜、目视不明。

地五会：在第四、五跖骨之间，当小趾伸肌腱内侧缘处。直刺或斜刺 0.5~0.8 寸，可灸。主治目赤肿痛、目痒。

足窍阴：在第四趾外侧趾甲角旁约 0.1 寸。浅刺 0.1 寸或点刺出血。主治目赤肿痛、目眩。

大敦：在足大趾外侧趾甲角旁约 0.1 寸。斜刺 0.1~0.2 寸。主治视网膜血管阻塞、眼内出血、闭角型青光眼等。

行间：在足背第一、二趾间缝纹端。直刺 0.5~0.8 寸，可灸。主治流泪羞明、目暝不欲视、口眼㖞斜、肝虚雀目、视神经萎缩等。

太冲：在足背第一、二趾骨之间距行间穴约 1.5 寸凹陷中。直刺 0.5~0.8 寸，可灸。主治口眼㖞斜、目赤肿痛、角膜生翳等。

蠡沟：在内踝尖直上 5 寸，胫骨内侧面的中央。平刺 0.5~0.8 寸，可灸。主治目赤肿痛、双目干涩、夜盲。

曲泉：在屈膝内侧横纹头上方凹陷中。直刺 1~1.5 寸，可灸。主治目痛、目痒干涩、色素层炎、闭角型青光眼、开角型青光眼。

气海：在脐下 1.5 寸。直刺 0.5~1 寸，可灸。主治气虚视物昏花诸证。

膻中：在胸骨中线上，平第四肋间隙。平刺 0.3~0.5 寸，可灸。主治视物昏花、目赤流泪。

关元：在脐下 3 寸。直刺 0.5~1 寸，可灸。主治各类虚性眼内疾病、视物昏花、目干涩、视网膜色素变性等。灸之具有眼部保健作用。

命门：在第二腰椎棘突下凹陷中。直刺 0.5~1 寸，可灸。主治黄斑变性、视网膜色素变性、视神经萎缩、小儿雀目、目睛直视等。

大椎：在第七颈椎棘突下。斜刺 0.3~0.5 寸，可点刺放血或刺络拔罐，亦可灸。主治眼睑抽搐、胞轮振跳、目赤流泪、风赤疮痍、视神经萎缩、各种青光眼、黄斑变性、劳伤虚损目昏等。

二、耳针疗法

耳针疗法是在耳廓穴位或压痛点用毫针或环针进行针刺，或以子实类物质按压刺激以治疗眼病的方法。此法操作方便，治疗范围较广，并对疾病的诊断也有一定的参考意义。

（一）常用耳穴

眼：在耳道五区的正中。主治眼睑、两眦、结膜、角膜、虹膜的急性炎症，青光眼，眼底病及青少年近视、远视、弱视等。

眼底动脉：在耳垂三区下方中点。主治眼底血管栓塞及炎性病变等。

眼底：在耳垂二区上方中点。主治眼底急慢性及陈旧性病变等。

目 1：在屏间切迹前下。主治外眼的急性炎症、青光眼、屈光不正及弱视等。

目 2：在屏间切迹后下。主治外眼的急性炎症、青光眼、屈光不正及弱视等。

内分泌：在屏间。主治泡性结膜炎、过敏性眼睑皮肤炎、结膜炎、青光眼、眼底病等。

脑：在对耳轮的内侧面。主治麻痹性睑外翻、上睑下垂、视路及视神经的病变等。

肺：在心穴的上、下及后方，呈马蹄型。主治结膜、巩膜的急慢性炎症、眼底视网膜、黄斑部水肿等。

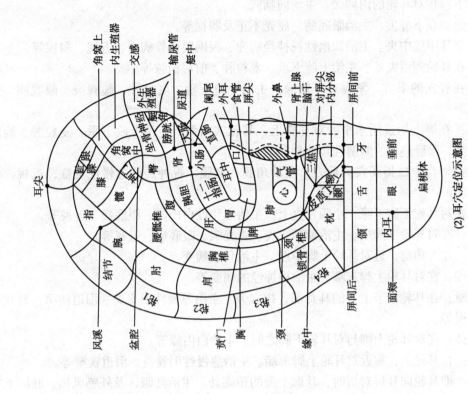

（2）耳穴定位示意图

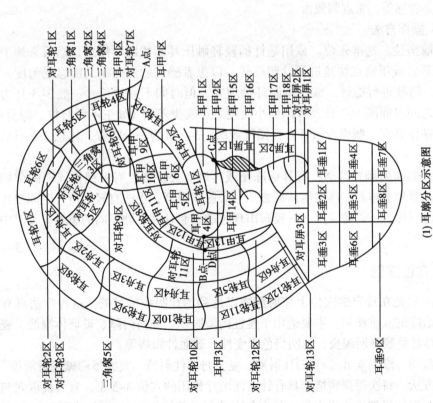

（1）耳廓分区示意图

图6-1 耳廓分区及耳穴定位示意图

皮质下：在对耳轮的内侧面。主治同脑穴。

肾上腺：在下屏尖。主治眼底病、屈光不正及弱视等。

心：在耳甲腔中央。主治缺血性视神经病变、视网膜血管病变、近视、弱视等。

胃：在耳轮脚消失处。主治上睑下垂、麦粒肿、前房积脓等。

脾：在肝穴的下方，紧靠对耳轮缘。主治上睑下垂、麦粒肿、睑腺炎、眼底病、近视等。

眼睑：在屏上切迹同水平的对耳轮上，耳轮穴内侧，主治上睑下垂、麦粒肿、睑腺炎、睑缘炎、眼睑痉挛、麻痹性睑外翻等。

肝：在胃与十二指肠穴的后方。主治角膜、虹膜、视神经的急慢性炎症，近视，弱视等。

肾：在对耳轮下脚下缘，小肠穴直上。主治老年性白内障、眼底病、近视等。

交感：在对耳轮下脚端。主治葡萄膜炎、青光眼、眼底病、近视等。

角膜：在三角窝，近对耳轮上脚中点。主治角膜病变。

视神经：在对耳轮上脚末端。主治视神经的病变等。

目内眦：在耳轮结节上方的耳舟部，指穴旁。主治急慢性泪囊炎、泪道狭窄、翼状胬肉、内斜视等。

晶状体：在对耳轮上脚与对耳轮下脚之间。主治白内障等。

泪囊：在耳轮上，靠近对耳轮上脚末端。主治急慢性泪囊炎、泪道狭窄等。

耳尖：即耳轮向耳屏对折时，耳廓上面的顶端处。主治红眼，及外感风热、肝阳上亢引起的目赤肿痛等，常点刺放血。

（二）操作方法

患者取坐位，选准穴位。或用毫针柄轻轻触压耳廓找出压痛点，然后常规消毒，用毫针对准耳穴或压痛点快速进行针刺捻转，以患者感到剧烈疼痛又能忍受为度。可留针1~2小时，间歇进行捻转。或用特制环针埋穴，但时间不宜过长，一般3~5日为一个疗程，疗程之间可间隔5~7日。或用细小质硬之子实类药物（如王不留行籽、绿豆等），粘在胶布上贴压耳穴，嘱患者每日自行揉按数次，3~7日为一个疗程，休息2~3日后再行第2个疗程。

注意针刺时勿刺穿耳廓；有耳廓冻伤或耳廓有炎症者、有习惯性流产的孕妇，均不宜用耳针。对年老体弱、高血压或低血压、心脏病患者，手法宜轻，留针时间要短，且针刺前后要适当休息，以防意外。对胶布出现过敏引起耳廓红肿痒痛的患者应及时中止贴压耳穴。

三、穴位注射

穴位注射是在特定的穴位上注射药物以达到治疗眼病的目的。这种疗法具有穴位治疗与药物治疗的双重作用。主要适用于慢性内障眼病，如白内障、玻璃体混浊，视神经萎缩、陈旧性脉络膜视网膜炎、视网膜色素变性、缺血性眼病等。

常用药物：维生素 B_{12}，当归注射液，复方丹参注射液，复方樟柳碱注射液等。

操作方法：每次根据病情选具有针对性治疗作用的穴位3~5个，宜辨证取穴与局部取穴相结合。穴位局部常规消毒后，每穴每次注射药物0.3~2ml。每日或隔日1次，一般10

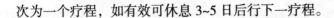

次为一个疗程，如有效可休息 3~5 日后行下一疗程。

四、头皮针疗法

是中医针灸疗法与西医学关于大脑皮质层功能定位理论相结合的治疗方法。针刺部位为视区，在枕外粗隆水平线上，旁开枕外粗隆 1cm，向上引平行于前后正中线之 4cm 的带状区域。主治视神经萎缩、视网膜色素变性、癔症性黑矇等。

操作方法：取坐位或侧卧位均可，选好针刺激区，常规消毒，2.5~3 寸的 26~28 号毫针，平刺于头皮下，捻转进针，勿刺至骨膜。达到该深度后快速捻转，不做提插。使有明显麻胀痛针感后，留针 15~30 分钟，其间再捻转 2 次。起针后用棉球压迫针眼数分钟，以防出血。

五、梅花针疗法

梅花针为丛针，一般集针 5 枚为一束，呈梅花状，安于一弹性良好的针柄前端。通过叩击浅刺相应部位的皮肤、腧穴，通过孙络-络脉-经络通路以运行气血，通经活络，驱邪扶正，达到治疗多种眼病的目的。常用治结膜炎、斜视、上睑下垂、麻痹性睑外翻、近视、白内障、青光眼、视神经萎缩、视网膜色素变性等。

（一）针刺部位
头部：沿督脉、膀胱经、胆经由前发际至后发际之各自之区域、两侧头部由上向下之区域。

颈部：沿胆经的循行，耳后、颈项两侧之区域。

眼部：第 1 行：从眉头沿眉毛向眉梢部；第 2 行：由目内眦经上眼睑至瞳子髎；第 3 行：由目内眦经眶下缘至瞳子髎。

脊背部：第 1 行：脊柱两侧膀胱经之第一线；第 2 行：脊柱两侧膀胱经第二线。由上至下。

（二）方法
用梅花针叩刺上述部位。叩刺手法分轻、中、重三种。轻刺用力轻，针尖接触皮肤的时间越短越好；重刺用力稍大，针尖接触皮肤的时间可稍长；中刺用力介于轻重之间。叩刺法一是弹刺，即运用腕部上下活动和针柄的弹性使针在叩刺部位上点刺。注意针尖起落要与被刺部位皮肤平面呈垂直方向，即针要垂直弹下，又垂直弹起，防止针尖斜刺和向前后左右拖拉起针，以减少疼痛和出血；用力要均匀，即叩刺的速度要均匀，弹叩幅度一致，防止快慢不一，用力不匀。

六、放血疗法

又称三棱针疗法，是以三棱针在选定的穴位上点刺放血，或点刺后结合拔罐，达到泻热祛邪、疏通经络气血壅滞之目的，以治疗眼病的方法。点刺穴位多为经络井穴及阳明经、肝经、胆经穴，多用治实性、热性眼病。操作方法：选穴后局部常规消毒，医者左手拇、食指捏起或按定穴周皮肤，右手持三棱针快速点刺穴位皮肤，深约 0.1 寸，令流出或挤出少许血液。刺络拔罐者点刺后按常规拔火罐方法在该处拔罐，令流出较多血液（约 0.5~2ml）。治疗后擦净皮肤，嘱患者暂勿沾水。

第四节 眼科激光治疗

一、激光概述

激光（laser）是受激辐射光频放大（light amplification by stimulated emission of radiation）的简称。它具有普通光所无法比拟的高亮度、方向性、单色性和相干性好的优点，从而在医学临床上得到广泛应用。1960 年 Maiman 发明了第一台红宝石激光，并对兔眼视网膜开展激光生物效应和眼损伤的实验研究，其后氩离子激光、YAG 激光、氪离子激光等相继问世，开辟了激光在眼科及各临床学科应用中的新领域，并形成了一门新兴的学科——激光医学。

（一）激光的生物学效应

激光的生物学效应实际是指激光的损伤效应，是激光治疗眼病的基础。这些效应可分为三大类：光化学效应、热效应和离子化效应。

1. 光化学效应（photochemical or actinic effects） 生物组织吸收激光能量，并将光能转变成化学活化能所导致的化学反应称光化学效应。

（1）光辐射：肿瘤组织及新生血管能选择性吸收和潴留血卟啉衍生物（hematoporphyrin derivative，HPD），在波长为 625~635nm 的光照射下，HPD 受激处于兴奋状态，与氧分子相互作用，产生细胞毒性单氧，从而杀死肿瘤细胞和新生血管。这种光敏化的肿瘤组织或新生血管进行光照射称为光辐射疗法，亦称光动力学疗法（photodynamic therapy，PDT），目前用此法治疗视网膜下新生血管及较小的脉络膜黑瘤，取得较好的效果。

（2）光切除术：波长小于 300nm 的紫外光（如准分子激光）有足够的能量打断目标的分子键，并以超音速驱逐打断的分子碎片，从而实现了激光对组织的切割作用。

光化学效应对波长有极强的依赖性，当波长递减时，光化学效应的敏感性明显增加。波长越短，光子能量越大，故紫外光引起的光化学效应大于可见光。

2. 热效应 组织的色素摄取激光束中的光子，在一定的曝光时间内，其能量使组织内的分子平均运动和撞击增加，组织温度升高，并向周围组织扩散。当温度升高至足以发生治疗性组织改变时称为热效应，它受靶组织内色素沉着程度、激光波长、能量、曝光时间和光斑大小等多种因素影响。

（1）光温热效应：靶组织接受光照射，组织内温度升高至 42~60℃，组织内细胞发生变性、凋亡。这是经瞳孔温热疗法（transpupillary thermotherapy，TTT）治疗黄斑部病变如脉络膜新生血管膜及肿瘤的主要作用机制。

（2）光凝固效应：靶组织接受较强的激光照射，局部组织内温度升高至 60~100℃，引起组织蛋白质和其他大分子变性凝固。这是治疗眼底病的主要作用机制。

（3）光汽化效应：靶组织接受更强的激光照射，局部温度升高至沸点以上（100~200℃），使细胞内外水分变为水蒸气，形成气泡，甚至发生微小爆炸，称为光汽化作用。CO_2 激光（波长为 10 600nm）即是光汽化作用的典型。由于急剧的水汽化和组织膨胀产生凝固、切割和汽化作用，但穿透力不大，只是浅表切割、止血作用，这正是治疗皮肤浅表病变的基础。

（4）光碳化效应：当组织温度已达汽化仍持续照射时，温度更高（200~300℃）便发生光碳化作用，这时组织蛋白质变成碳。主要用于组织切割，一些外眼病如血管性肿物或其他肿物的切除。这样既可凝固止血，又有切割作用，同时还有杀菌消毒作用。恶性肿物切除时有利于简化操作，减少或防止扩散。

3. 离子化效应 这是高能脉冲激光（Q开关钕钇铝石榴石激光，Q-switched neodymium：yttrium aluminum garnet，Qs-Nd：YAG）在极短的曝光时间内（$10^{-9} \sim 10^{-12}$ 秒）导致激光焦点部位组织内的分子或原子发生电离作用，形成等量的电子和离子的电中性集合体，即等离子体。等离子体一旦形成，将会发生下列变化：①吸收或散射即将到来的脉冲，挡住了下面组织免受随之而来脉冲光子的作用；②快速膨胀、产生震动和声（压）波，后者机械性地分裂蜕变区周围组织，由于潜在的压力使其他组织也发生了分裂。

离子化效应的发生不依赖于组织色素沉着程度，不是组织吸收光引起，它可在组织任何部位发生，不必与物质接触，可以在空气及水中爆炸，所以不是在某一个平面上作用，而是成球形爆炸。这是与热效应截然不同的作用机制。电离效应临床应作的代表是 Qs-Nd：YAG 激光膜性白内障切开术，这对人工晶状体植入术的发展起到极大的推进作用。

（二）激光对眼屈光介质的透射特性

正常人眼屈光介质对沿视轴方向入射激光有良好的透射特性，可见光及近红外光范围的激光能很好地透过眼屈光介质到达眼底，很少被吸收或散射，但在短波段，波长小于400nm的激光（如准分子激光）透射率低，难以透过眼屈光介质；在红外波长段，波长大于 1 200nm 的激光（如 CO_2 激光），透射率也很低。因此，眼底病的激光治疗多选用透射率很高的激光，如氩激光等；而角膜屈光手术则应选用被角膜吸收率高，不易穿透进入眼内的激光，如准分子激光。表 6-1 说明不同波长激光在眼内传递衰减情况及青年人、老年人光传递的差别。青年人有 60% 的氪红激光可达到眼底，氩蓝光仅 40%，对老年人氪红光到眼底较青年人少 1.5 倍，而氩蓝光少 5 倍。

表6-1 不同波长激光眼内传播衰减情况

激光种类	波长（nm）	青年人传递 %	老年人较青年人减少倍数
氩激光	蓝 488.0	48	4.8 ×
	绿 514.5	52	2.6 ×
氪激光	绿 530.9	55	2.3 ×
	黄 568.2	58	1.7 ×
	红 647.1	60	1.5 ×

（三）激光对眼屈光介质的吸收特性

氩离子激光及氪离子激光均有 60% 以上被色素上皮吸收，因此，上述激光均能用于视网膜光凝。黄斑区叶黄素对 488nm 的氩离子蓝激光有较高的吸收率，而对 514nm 的氩离子绿激光、氪离子红激光的吸收率很低，因此黄斑区的光凝不能用氩离子蓝激光，避免损伤视功能。

蓝绿激光如氩离子激光被血红蛋白吸收率高，而长波段的红光，如氪离子红激光被血红蛋白吸收很少，利用这一特点可指导临床选择合适波长激光治疗眼底出血性疾病，如在眼底后极部广泛视网膜浅层出血的病例，不能用蓝光或绿光直接光凝出血块，以免严重损伤视网膜神经纤维层，而应选用氪离子红激光或等出血吸收后用氩离子蓝、绿激光进行光凝。

因此，在做激光治疗时，针对不同性质和不同部位的疾病，要注意选择合适的波长，使激光在靶组织上发挥最大效率，而对靶组织邻近的组织产生最小的损害。

（四）激光光凝的作用及临床分级

光凝有效治疗机制是多方面的，主要取决于疾病种类。例如，治疗增殖性糖尿病视网膜病变，全视网膜光凝目的在于破坏赖以产生新生血管因子的缺血部视网膜，促使新生血管消退；而直接光凝视网膜或脉络膜新生血管，则利用其直接的热损伤以闭塞血管。激光封闭视网膜血管或色素上皮渗漏，是基于产生局部瘢痕；而视网膜裂孔周围的脉络膜视网膜瘢痕，将有效地封闭裂孔，阻止液化玻璃体进入视网膜下，以防止视网膜脱离。

为选择最佳治疗量以达最佳治疗效果，并最大限度地减少副损伤，实际激光治疗剂量必须参考眼底光凝固反应分级加以确定。临床比较常用的眼底光凝固反应分级法为 Noyori 分级法，其分级如下：

Ⅰ级：光凝斑明显小于光束直径，边缘轮廓较模糊，中心呈淡灰白色，层间无汽化泡形成。组织学方面损伤重点位于色素上皮，视网膜感觉层轻度受累，并可产生轻度的脉络膜视网膜粘连。

Ⅱ级：光凝斑与光束直径一致，为较均匀的圆盘状灰白色混浊。数分钟后其周围即可形成模糊的晕，光斑中心及外围有色素颗粒游离。视网膜层间及层下有小气泡。大约 2 周后形成不规则的色素沉着斑或萎缩斑。并形成脉络膜视网膜间牢固粘连。此级为临床应用的最佳反应。

Ⅲ级：光凝损伤明显较Ⅱ级为重。常可累及视网膜全层，伴有小气泡及色素进入视网膜前或玻璃体。亦可损伤色素上皮及玻璃膜，日久导致脉络膜新生血管长入。

Ⅳ级：以出血为特点，对组织破坏程度严重。出血可越过内界膜或玻璃体膜而积聚于视网膜前或玻璃体。其光凝斑较Ⅲ级更大，气泡更多。晚期形成广泛瘢痕。临床应绝对避免使用这一光凝强度，以防产生严重后果。

以上光凝程度分级，主要是用红宝石激光光凝兔眼视网膜，根据临床表现及组织学观察特点做出的。临床上尚有其他分级方法，各有其优缺点，在此不一一介绍。氩激光作为治疗眼底病最常用的激光，其眼底的凝固反应与红宝石激光有许多类同之处，但前者较后者引起色素增殖反应小，色素出现也较迟缓，因此更为安全。

二、眼科常用激光及其特点

眼科激光分气体、液体、固体和半导体激光四大类，气体激光又分分子（CO_2 分子）、原子（氦氖原子）和离子（氩离子及氪离子）激光三种。以下是眼科常用激光及其特点。

（一）红宝石激光

红宝石激光波长为 694.3nm，以脉冲方式工作，热传导少，主要被视网膜色素上皮及脉络膜黑色素颗粒吸收，被血红蛋白吸收很少，红宝石激光可用于治疗视网膜干性裂孔、视网膜格子样变性、中心性脉络膜视网膜病变等。

（二）氩离子激光

氩离子（简称 Ar^+）激光是气体激光，其波长为蓝光 488.0nm 和绿光 514.5nm，平常治疗时说 Ar⁺ 激光即指蓝绿混合双色光（70% 蓝光、30% 绿光），如只使用绿光应说氩绿光。蓝光穿透组织能力弱，主要作用在视网膜内层，且易被叶黄素（主要在黄斑区）吸收。绿光穿透力较蓝光强，主要作用在视网膜色素上皮层。Ar⁺ 激光为连续光，功率最大可达 3~5W，Ar⁺ 激光不仅被视网膜色素上皮及脉络膜色素颗粒吸收，而且可被血红蛋白吸收，因此，常用于视网膜裂孔、变性，开角型青光眼，也可用于血管系统疾病，如糖尿病视网膜病变、分支静脉阻塞等病变的治疗，Ar⁺ 激光还可用于玻璃体手术中的行眼内光凝。

（三）氪离子激光

氪离子（简称 Kr⁺）激光也是气体激光。有三种波长：绿光（530.9nm）、黄光（568.2nm）和红光（647.1nm）。绿光作用于视网膜色素上皮层，黄光主要作用于脉络膜内层，红光主要作用于脉络膜中内层。同 Ar⁺ 激光相比，Kr⁺ 红激光被黄斑区叶黄素吸收更少，对视网膜内层损害也更小，因此，理论上更适宜治疗黄斑病变，尤其是视网膜下脉络膜新生血管膜，由于水肿的视网膜对长波长的激光散射较少，故 Kr⁺ 红激光治疗糖尿病视网膜病变的黄斑水肿疗效好。

（四）染料激光

是液体有机燃料激光，其波长在 525~700nm 的范围内连续可调，临床根据靶组织的吸收峰来选择最佳波长，使激光准确作用于靶组织，而对其周围组织产生最小损害，因此，理论上染料激光是一种理想的光源，但由于染料激光结构复杂，性能不稳定，价格昂贵，尚不能推广使用。染料激光可用于治疗各种类型眼底病，包括眼内脉络膜黑色素瘤、视网膜母细胞瘤等，还用于激光周边虹膜切除术及小梁成形术等。

（五）Nd：YAG 激光

掺钕钇铝石榴石（简称 Nd：YAG）激光，是固体激光，波长为 1 064nm，位于近红外端。根据 Nd：YAG 激光的不同波长和激光工作方式，可将 Nd：YAG 激光分成 4 种：

1. 连续波 Nd：YAG 激光　是热效应激光，但不能作为视网膜光凝的治疗激光，可以作为透巩膜睫状体光凝，治疗顽固性青光眼，亦可作为激光刀，行外眼部肿物切除等。

2. 高能短脉冲波 Nd：YAG 激光　即 Q 开关或锁模 Nd：YAG 激光。这是离子效应激光，即利用等离子的微小爆炸效应治疗各类膜性白内障（包括白内障囊外摘除术后出现的后囊混浊、外伤性白内障及部分先天性白内障）、周边虹膜切除、前房及玻璃体内玻璃体条索切开等。

3. 倍频 Nd：YAG 激光　倍频 Nd：YAG 激光的产生是利用倍频晶体在强光作用下的 2 次非线性效应，使频率为 f 的光波通过倍频晶体后变为频率为 2f 的倍频光，从而使波长为 1 064nm 的近红外激光变为波长 532nm 的绿色激光。激光倍频技术的关键是非线性的倍频晶体，常用的有磷酸二氢钾（KDP）、铌酸锂（LiNbO₃）、磷酸钛氧钾（KTP）。现在，人们在制造波长 532nm 的倍频 Nd：YAG 激光机时采用半导体激光做泵浦源。半导体激光器体积小，电光转换效率高，所发射的 810nm 激光正好与 Nd：YAG 晶体的光谱吸收峰值（810）nm 匹配。虽然早在 1971 年 L' Esperance 就开始了倍频 Nd：YAG 激光眼底光凝的实验研究，但因缺乏优质高效的倍频晶体，直到 20 世纪 80 年代末才在美国出现商品化的倍频 Nd：YAG 激光眼科治疗机。波长 532nm 的绿光在正常眼屈光间质透射率达 95% 以上，血红蛋白和黑色素对它都有很高的吸收率，叶黄素对它吸收较少。组织学研究证实，眼底光凝的组织损害主要限于视细胞层和视网膜色素上皮层。这种激光类似氩绿激光，和氩、氩激光一样是治疗视网膜病变十分有效的激光，而且血红蛋白对 532nm 的绿光吸收率与 577nm 黄光相同，所以对治疗血管瘤性病变十分有利。可光凝治疗黄斑部病变和眼底血管病变，但玻璃体有积血混浊和视网膜前大片出血时不宜使用，血红蛋白大量吸收这种绿光转变为热能，容易造成玻璃体和视网膜机化条索的形成。

4. 紫外光 Nd：YAG 激光　波长 213nm，属光化效应激光，主要用于屈光性角膜外科，治疗近视、远视、散光和一些角膜混浊性病变。

（六）二氧化碳激光

波长为 10 600nm 的红外光，工作方式可以是脉冲式，也可为连续式，眼科二氧化碳激光可用于眼眶切开术，眼眶肿瘤切除术，眼睑、结膜肿瘤切除，眼内应用包括治疗新生血管性青光眼的小梁造口术，眼内肿瘤切除术。

（七）氦氖激光

氦氖（He-Ne）激光是波长为 632.8nm 的红色光，用作低强度激光照射治疗光源，眼组织经 He-Ne 激光照射后，有扩张血管、增加白细胞吞噬功能，提高 DNA 活性，促进新陈代谢，调节神经功能等作用，所以能促进各种炎症吸收，有利于组织愈合。眼科常用 He-Ne 激光照射麦粒肿及眼睑其他炎症，也用于黄斑裂孔和中心性浆液性脉络膜视网膜病变。最近有人用 He-Ne 激光血管内照射治疗视神经病变等。

（八）半导体二极管激光

是波长 810nm 的红外激光，属半导体热效应激光。与氦红激光有相同的适应证，穿透力较氦红激光更强，主要作用于脉络膜中外层，故这类激光治疗眼底病变时光凝斑反应更难掌握。目前二极管激光可治疗视网膜血管系统疾病，周边虹膜切除、小梁成形及经瞳孔睫状体光凝等，疗效与氩激光相似。二极管激光的优点在于机器体积小，便于携带，不用冷却，缺点是激光散射角大，治疗时有痛感。半导体红光（630~689nm）因其输出功率较低，只是作诊断用激光或光动力学治疗（PDT 治疗）激光。

（九）准分子激光

准分子（eximer）激光是指激光介质为一种稀有气体原子和卤素原子的混合物，波长在紫外区。常用的为氟化氩（ArF）准分子激光，波长为 193nm，由于该激光切削角膜时准确度较高，很少损伤切口周围组织，且无热效应，因此在角膜屈光手术方面具有广泛的应用前景。

（十）Er：YAG 激光

Er：YAG 激光为固体激光，波长 2 940nm，被水吸收率最大。能量足够大时，被照组织因升温而产生高压膨胀，从而发生切削或切割作用。目前正研究用于玻璃体视网膜手术、晶状体手术和屈光性角膜手术等。

（十一）Ho：YAG 激光

Ho：YAG 激光也是固体激光，波长为 2 100nm，能被水大量吸收。穿透率明显高于 Er：YAG 激光，其生物学作用机理与 Er：YAG 激光相似。目前正研究用于泪囊鼻腔吻合术和屈光性角膜手术等。

三、激光在眼科疾病中的应用

（一）眼底病的激光治疗

凡是血管阻塞性（缺血性）视网膜病变：包括增殖期糖尿病视网膜病变、缺血性视网膜静脉（中央和分支）阻塞、视网膜血管炎、Coats 病、Eale's 病、家族性渗出性玻璃体视网膜病变、镰刀细胞贫血性视网膜病变、早产儿视网膜病变综合征等，这一类病变均有视网膜缺血和新生血管形成，都是激光治疗的适应证。此外，还有视网膜和脉络膜血管（瘤）性病变、变性、视网膜裂孔形成、中心性浆液性脉络膜视网膜病变、黄斑水肿、黄斑区脉络膜新生血管形成等，激光疗效均很好。荧光素眼底血管造影和／或靛青绿（ICG）血管造影是诊断、指导治疗眼底病的主要依据。视网膜光凝术中要注意不同波长激光中视网膜光凝斑反应的差异、不同波长激光单独使用或联合使用的问题、要确保不同视网膜病变的有效光斑和最佳治疗效果。

（二）青光眼的激光治疗

无论原发性或继发性开角型或闭角型青光眼均有激光治疗的适应证。应掌握不同青光眼发展阶段有不同的激光技术，包括激光小梁成形术、小梁穿刺术、虹膜切除术、周边虹膜成形术（又称前房角成形术）、瞳孔成形术、睫状体（突）光凝术等，掌握不同波长激光单独或联合使用，以达到最佳治疗效果。尤其近年来钬激光、铒激光和准分子激光巩膜造瘘术等技术的发展，半导体激光和 Nd：YAG 激光以及氪红激光的透巩膜睫状体光凝等都大大扩展了激光治疗青光眼的适应证和疗效。810nm 内窥镜睫状体和视网膜光凝更有利于治疗青光眼和远周边部视网膜病变。

（三）白内障的激光治疗

所有膜性白内障，无论是前囊膜性、后囊膜性或机化膜性白内障，无论有无眼内人工晶状体，均是 Q 开关 Nd：YAG 激光治疗的适应证。还可以应用 Q 开关 Nd：YAG 激光核粉碎乳化。前房及玻璃体内（位于视轴附近）的机化条索的离断，眼前节囊性肿物的切开或破碎，均可用 Q 开关 Nd：YAG 激光完成。玻璃体手术中通过光导纤维应用 Er：YAG 激光行视网膜前膜切开术。此外，永存瞳孔膜离断，各类瞳孔粘连分离，瞳孔成形或造瞳，人工晶状体前膜切开和人工晶状体前渗出物清扫等都是 Q 开关 Nd：YAG 激光的适应证。Er：YAG 激光和 Qs-Nd：YAG 激光晶状体乳化术与超声晶状体乳化术一样有较好的前途。

（四）屈光性、治疗性角膜外科的激光治疗

应用于屈光性、治疗性手术的激光较多，以氩氟（AF）准分子激光最常用，固体准分子（Uv-Nd：YAG，213nm）激光或其他激光亦在发展中，且已进入临床试验和观察阶段，准分子激光原位角膜磨镶术（LASIK）、准分子激光上皮瓣下角膜磨镶术（LASEK）及 EPI-LASEK 均较准分子激光屈光性角膜切削术（PRK）更好，更值得在高度近视的治疗中应用。近几年激光角膜屈光外科在国内是热门，应该说这一类研究十分必要，但与其他眼病治疗激光相比，这是一种不相称的发展。

（五）其他激光治疗

激光在眼病治疗中的其他应用包括：泪道阻塞的再通及胬肉或小肿物、血管瘤的切除，某些恶性黑色素瘤的光动力学（PDT）治疗，尤其是对于黄斑部脉络膜新生血管形成或虹膜新生血管形成的 PDT 治疗，会更有前途。此外，还可用于外眼部和颜面部二氧化碳激光美容术等。总之，很多眼科疾病均可应用激光治疗。

（六）激光治疗的眼部并发症

激光光凝治疗可以出现一些并发症，有些属于技术性的，有些属于非技术性的。对于前者，应采用适当技术，严格操作规程，最大限度减少并发症的发生；对于后者，在治疗前必须向患者做详细交待，以取得患者的合作。

激光光凝治疗的并发症，主要是在治疗缺血性增殖性视网膜病变，采用全视网膜光凝时发生，分述如下：

1. 周边视野缺损 氩激光光凝仅引起极轻度的周边视野缺损，但光凝部位视网膜光敏感度却普遍下降。对反复补充光凝和最终形成广泛的脉络膜视网膜瘢痕者，周边视野将受到较严重损害。然而增殖性视网膜病变如不加治疗，对视力的威胁远比光凝治疗引起的视野缺损和夜间视力减退更加严重。

2. 视力减退 全视网膜光凝可造成视力一过性减退，一般可持续数周，主要原因是光凝加重了黄斑水肿。但亦有持久性视力减退者。据糖尿病视网膜病变研究组织报告，氩激光治疗后，视力持久性减退 1~4 行者约占 10%。分期治疗，每次间隔至少 1 周，可减少这一并发症的发生。

3. 出血 视网膜局限性出血，可能系新生血管网近端部分光凝过重坏死所致，一般需数月方可完全吸收。而对长入玻璃体或伴牵拉形成的新生血管，光凝易引起玻璃体出血，故应予避免。

4. 囊样黄斑水肿 激光光凝可产生或加重囊样黄斑水肿，一般在治疗 1 周内发生。其原因在于，广泛的光凝可使视网膜血流动力学平衡发生紊乱，导致渗出液积聚。如治疗前不合并严重毛细血管闭塞，水肿可在数周内消退。

5. 渗出性视网膜脱离 广泛的较重的视网膜光凝可破坏脉络膜血管和色素上皮，渗液进入视网膜下腔隙，引起视网膜脱离。如不合并其他情况，视网膜脱离可于 1~2 周内自行恢复。

6. 脉络膜脱离 脉络膜脱离也可出现在广泛、较重的视网膜光凝以后。脉络膜脱离一般无需治疗，可于 2 周内自行恢复。治疗过程中，一旦发现有脉络膜脱离，应即行停止治疗，以减小并发症程度。

7. 中心凹意外灼伤 这种情况最多出现在应用三面镜进行黄斑附近光凝时。由于三面镜视野所辖范围较小，因此在操作过程中，稍一疏忽或眼球不自主运动，都可导致黄斑部中心凹灼伤。预防中心凹灼伤的最重要措施是，严格按光凝顺序进行光凝，预先设置对黄斑部起保护作用的安全堤坝。

8. Bruch's 膜破裂 应用小光斑、短曝光时间和高输出功率光凝，常可导致 Bruch's 膜破裂。严重者可引起脉络膜和玻璃体出血。出血一般可自行停止，或通过接触镜压迫眼球止血。Bruch's 膜破裂如不愈合，可诱发脉络膜新生血管。

四、激光治疗后中医药的应用

目前大量眼科临床研究证明，激光治疗是治疗眼科疾病的有效方法，尤其在眼底病治疗方面，如果和中药联合使用，有着不可替代的疗效优势，目前的中药－激光联合应用研究主要集中在视网膜静脉阻塞、糖尿病视网膜病变、视网膜脱离等疾病，除此以外，还有一些关于中心性浆液性脉络膜视网膜病变、Coats 病、年龄相关性黄斑变性的报道。

（一）中医药治疗可弥补激光单独治疗的不足

激光治疗的作用原理为：①光凝破坏了部分代谢旺盛的外层视网膜，即色素上皮－光感受器复合体，使视网膜的耗氧量降低，同时有利于氧从脉络膜循环向视网膜内层弥散，从而使视网膜内层的缺氧状态得到改善；②可封闭视网膜毛细血管无灌注区，缓解视网膜缺氧，减少和清除新生血管生长因子的合成和释放，防止新生血管的形成和促进已形成的新生血管消退；③光凝破坏了色素上皮细胞的脉络膜 – 视网膜屏障，使渗出液从视网膜下腔和视网膜通过视网膜色素上皮进入脉络膜毛细血管，减少视网膜水肿、渗出和出血。

但激光光凝作为治疗手段的同时，本身也是一种病理过程，治疗上存在明显不足：①对视网膜产生光损伤，对患者视力、视野及暗适应造成一定的损害，强光源导致的视网膜急性光损伤开始于光感受器外节，进而波及内节和RPE及外核层，视网膜未显示有炎症细胞反应，提示视网膜急性光损伤是一个退行性改变；②激光光凝后视网膜丙二醛、自由基含量明显升高，自由基可诱导视网膜色素细胞凋亡，严重影响患者激光治疗之后的视功能恢复；③光凝虽然可以促进视网膜水肿、出血的吸收，但是对于大量的视网膜液体渗出或出血，激光治疗的能量一般较大，可能会促进增生性玻璃体视网膜病变的形成；④黄斑对于视网膜功能至关重要，而黄斑区的病变，如出血、水肿等，激光治疗必须慎重，制约了激光治疗在此部位使用。

而在激光治疗后联合中医药治疗将有望解决这些问题，有利于恢复患者视功能，保护视网膜神经节细胞，并补充激光对于黄斑区治疗的空白。中医认为，眼病激光治疗后的病理机制为热伤阴，气虚血瘀，水湿内停。常规情况下，采用益气养阴、清热凉血、活血利水之法，药用生地黄、黄芪、赤芍、川芎、当归尾、墨旱莲、牡丹皮、茯苓、益母草、车前子、泽兰等。出血明显者，加生蒲黄、白茅根、三七；渗出明显者，加猪苓、胆南星、泽泻。以下就目前中药激光联合治疗的几种常见眼底病进行论述。

（二）中药激光联合治疗视网膜静脉阻塞

对于视网膜静脉栓塞，激光治疗的意义在于封闭无灌注区、促进出血吸收、抑制新生血管。但患者早期即可能出现黄斑水肿增厚、硬性渗出沉积、黄斑囊样变性及黄斑裂孔等，致使视功能严重受损；患者后期可能出现黄斑视网膜前膜、新生血管、视网膜裂孔、玻璃体积血及视网膜脱离等严重并发症。这两个问题是激光治疗难以解决的。

中医学认为，视网膜静脉栓塞是由于人体气滞血瘀或气虚血瘀，阻塞脉络，瘀阻眼底，血行不畅，泛溢络外。因此活血化瘀之法是治疗视网膜静脉阻塞的通用之法，中药以血府逐瘀汤为基本方剂，根据病程随症加减。方中柴胡、枳壳、桔梗疏肝行气；当归、川芎、赤芍、桃仁、牛膝活血化瘀；生地黄配当归养血润燥；甘草和中。临床上依据证候之不同，随证加减，早期酌加凉血止血之品，去桃仁、红花、川芎，加牡丹皮、白茅根、茜草、藕节炭、三七；中期则着重活血化瘀，加丹参、赤芍、墨旱莲；晚期则加破瘀散结之类，加夏枯草、牡蛎、海藻、三棱、莪术、昆布等。由于瘀久化热者，宜加黄连、栀子以清肝热，久瘀伤正者，选加黄芪、党参或枸杞子、菟丝子以扶正祛瘀。同时活血化瘀之品还有能加速眼内出血的吸收、扩张血管、改善微循环、防护视网膜光损伤等多种作用。对于黄斑囊样水肿，可以加用太子参、茯苓、猪苓、赤小豆、泽泻以益气利水。

（三）中药激光联合治疗视网膜脱离

现代常规视网膜脱离手术的关键是封闭全部视网膜裂孔，解除玻璃体视网膜间的牵引，抑制增生性玻璃体视网膜病变（PVR）的形成。封闭裂孔常用冷冻和电凝的方法，造成许多并发症，如出血、PVR、玻璃体混浊等，并加重了PVR的形成。中药对巩膜和视网膜的损伤小，缩短了术后恢复的时间，有利于术后视功能的保留和恢复，避免了一些并发症的发生，也是手术封孔不完全的一个补救措施。

本病在中医学属暴盲范畴，属脾肾之气不足，肾气足，则脾胃得其温养，水液得以运化，不致蓄积为患，而脾虚产生水湿，水不能运化，可积于眼内或视网膜下积液，气虚不固使视网膜不能紧贴眼球壁而脱离；手术多有脉络膜损伤，瘀血阻滞病理存在。治宜健脾益肾，活血利水。可考虑使用党参、黄芪益气健脾，茯苓、车前子、猪苓、泽泻利水渗湿，生地黄、熟地黄、丹参行气活血，加速视网膜下液吸收，缩短病程。将激光与中药两者结合进行治疗，方法简便易行，患者痛苦少，组织损伤小，疗效好，值得推广。

（四）中药激光联合治疗糖尿病视网膜病变

全视网膜光凝后，减少了外层视网膜氧的消耗，并有利于氧在光凝斑处由脉络膜穿过外层视网膜进入内层视网膜，视网膜氧供应改善，消除了新生血管产生和生长的因素。但光凝治疗并不是对所有的糖尿病视网膜病变都有效，如果应用不当，也有可能带来严重的不良反应，加速病情发展；另外，即使正确的光凝治疗本身也是一种病理过程，也会对视力、视野及暗适应造成一定的损害。中药联合的意义在于一方面可以减轻糖尿病症状、益气以补虚化瘀，另一方面有利于视网膜功能在全视网膜光凝之后的恢复。

糖尿病视网膜病变多属中医学的阴虚燥热证，由阴虚血热，虚火上炎于目，灼伤目络所致，治宜滋阴清热、凉血活血。应该使用滋阴凉血散瘀药物：生地黄、玄参、牡丹皮、玉竹、知母、黄芩、白茅根、茜草、槐花、白术、山药、桔梗；若患者眼底出血较多，或有反复的新鲜出血，加白及、三七粉。生地黄、玄参、玉竹清热滋阴，润燥止渴；牡丹皮、茜草、白茅根、槐花凉血止血，活血化瘀；知母、黄芩清热明目；白术、山药健脾理气，使诸药清热滋阴而不伤脾胃之气；桔梗宣肺以载药上行。因新生血管极易出血，故组方应不用大量活血化瘀之品，以免引发再次出血。

另外，在治疗本病时主要抓住久病必虚，久虚必瘀等病理特点，在益气养阴的基础上加用活血化瘀之品。重用黄芪以补气，使气旺血亦行，祛瘀而不伤正，为方中主药；白术以助益气之效，枸杞子、女贞子、麦冬滋阴补肾生津以扶正固本；再配用丹参、泽兰活血化瘀之品以消除久虚后之瘀滞；甘草以调和诸药。临床上还应重视整体与局部的关系，辨证施治。光凝后配合中药治疗糖尿病视网膜病变能巩固光凝治疗后的疗效，减少光凝后的副反应，并改善糖尿病的全身症状。

下篇 各论

第七章
眼 睑 病

眼睑是眼的附属器，分为上睑、下睑。上睑较下睑宽大，眼睑覆盖在眼球的前部，具有保护眼球的作用。反射性闭合作用可使眼球避免强光的刺激和异物的伤害。瞬目运动可及时清除眼表面的尘埃或微生物，并将泪液均匀地散布于角膜表面形成泪膜，防止角膜干燥。睑缘长有睫毛，可去除灰尘及减弱强烈光线的刺激。

眼睑皮肤为全身皮肤的一部分，全身的皮肤病变均可在眼睑发生，如接触性皮炎、鳞状细胞癌等。临床常见的眼睑疾病主要有：睑内翻、睑外翻、上睑下垂、睑缘炎、倒睫、睑腺炎等。

中医学称眼睑为胞睑，属于五轮学说中之肉轮，内应于脾，脾与胃相表里。故胞睑疾病多责之于脾胃。因胞睑位于眼球前部，易受六淫之邪侵袭。内可因脾胃功能失调而发生胞睑病症，内外合邪而发病。此外，还易受到物理及化学性物质的损伤。胞睑疾病属于外障眼病的范畴，发病较急，因症状外显易见，早期治疗，一般预后较好。亦有危重之证。胞睑疾病亦属临床常见病，多发病。

治疗时，若风热毒邪直袭胞睑者，治宜祛风清热解毒；属脾胃火热上攻胞睑，治当清热泻火解毒；属脾胃湿热上犯胞睑，治当清热燥湿或利湿；属风湿热合邪为病者，治宜疏风清热除湿；属脾胃虚弱，治宜补中益气。临证时多配合外治，必要时可采用手术治疗及中西医结合治疗，但应考虑到美容的问题。

第一节 眼睑炎症

一、睑腺炎

睑腺炎（hordeolum）是指细菌由睑腺开口处进入腺体引起的一种急性炎症，俗称"麦粒肿"。睑腺位于眼睑组织深部，开口于睑缘处。根据受累腺组织的不同而有外睑腺炎和内睑腺炎（internal hordeolum）之分。局限性红肿热痛为其最主要的临床特点，本病与季节气候、年龄、性别无关，可单眼或双眼发病。

本病与中医学的"针眼"相似，针眼指胞睑边缘生长小疖形如麦粒，红肿痒痛，易成脓溃破的眼病。又名"土疳""土疡""偷针"。该病名见于《证治准绳·杂病·七窍门》。

《诸病源候论·目病诸候》对其症状做了简明的载述，书中谓："人有眼内眦头忽结成胞，三五日间，便生脓汁，世呼为偷针。"

【病因病理】

1. 西医病因病理　大多为葡萄球菌特别是金黄色葡萄球菌侵入眼睑腺体而起，外睑腺炎为睫毛囊所属的 Zeiss 腺感染；内睑腺炎为睑板腺感染。

葡萄球菌内含有多种毒素和酶，其中凝固酶为金黄色葡萄球菌所特有，具有较强的毒力；α-毒素是引起皮肤坏死的重要因素；剥脱素可引起颗粒细胞上皮层的分离，并对产生毒性上皮坏死溶解的皮肤损伤起重要作用。

2. 中医病因病机　本病多因风热之邪客于胞睑而外化热，风热煎灼津液变生疮疖；或过嗜辛辣炙煿，脾胃积热、循经上攻胞睑，致营卫失调气血凝滞，局部酿脓；或余邪未清，热毒蕴伏，或素体虚弱，卫外不固而易感风邪者，常反复发作。

【临床表现】

1. 症状　胞睑局限性疼痛，同时兼恶寒发热。

2. 体征

（1）外睑腺炎：主要位于睫毛根部的睑缘处，初起时眼睑红肿，指触时感觉睑缘部有硬结与压痛，发生在外眦部者疼痛更显著，外侧球结膜发生水肿。数日后硬节变软化脓，脓头在睫毛根部，终溃破脓液排出后红肿迅速消退，疼痛减轻。如致病细菌的毒性强烈炎症由一个腺体扩展到其他腺体可形成多个脓点。

（2）内睑腺炎：没有外睑腺炎那样显著，腺体化脓后在充血的结膜面透露灰黄色脓头，多数穿破睑板结膜流进结膜囊内，也有由睑板腺开口处排出，偶有由皮肤面排出者，脓液排出后，红肿速即消退，如果致病菌性剧烈则在脓液尚未向外穿破前、炎症已扩散，侵犯整个整个睑板而形成胞睑脓肿。

3. 并发症　病情扩散，可并发眼睑蜂窝织炎、海绵窦血栓等。

【辅助检查】

血常规检查：可见白细胞总数及中性粒细胞增多。

【诊断与鉴别诊断】

1. 诊断要点

（1）眼睑局部痒肿疼痛。

（2）眼睑缘可扪及麦粒样硬结，压痛拒按。

2. 鉴别诊断

（1）眼睑脓肿：多因外伤感染而起，也有继眼眶骨膜炎和骨髓炎而起。多见于患结核病的儿童，也可见于丹毒侵入深层时的患者。临床上眼睑明显水肿充血，球结膜水肿耳前或颌下淋巴结肿大，全身反应也较显著；晚期脓肿有波动感，最后脓液穿破皮肤排出而愈合，但偶有感染蔓延至眼眶深部而引起严重颅内感染者。

（2）急性泪腺炎：眼睑红肿，眼眶外上方泪腺区对应处眼睑压痛明显，球结膜水肿，耳前淋巴结肿大且有压痛。

【治疗】

1. 治疗原则　本病未成脓时，应辨证论治，以促消退；已成脓者，当促其溃脓或切开排脓，以促其早日痊愈。

2. 全身治疗

（1）西医治疗：若病灶位于眦部、全身症状明显，或患者有糖尿病等病史，可口服或肌内注射抗生素。

（2）中医辨证论治

①风热客睑证

证候　初起眼睑局限性肿胀，痒甚微红，可扪及硬结、压痛；舌质红，苔薄黄，脉浮数。

治法　疏风清热，消肿散结。

方药　银翘散加减：金银花20g，连翘15g，淡竹叶10g，荆芥10g，桔梗10g，赤芍15g，牡丹皮15g，桑叶15g，菊花15g，天花粉15g，甘草3g。水煎，每日1剂，分2次温服。

小便黄明显，选加车前草、通草以使热从小便排出。

②热毒壅盛证

证候　眼睑局部红肿灼热，硬结渐大，疼痛拒按，或结膜充血肿胀嵌于睑裂；或口渴喜饮，便秘溲赤；舌红苔黄，脉数。

治法　清热解毒，消肿止痛。

方药　仙方活命饮加减：金银花20g，赤芍15g，牡丹皮15g，天花粉15g，浙贝母10g，防风10g，乳香6g，陈皮10g，生地黄15g，野菊花20g，甘草3g。水煎，每日1剂，分2次温服。

硬结已难消，选用方中穿山甲、皂角刺以促溃破；大便秘结者，可加大黄以通腑泻热；发热、恶寒头痛者，为热重毒深或热入营血，可与犀角地黄汤配合应用，以助清热解毒并凉血散瘀滞。

③脾虚夹实证

证候　针眼反复发作，诸症不重；或见面色无华，神倦乏力；舌质淡，苔薄白，脉细数。

治法　健脾益气，扶正祛邪。

方药　四君子汤加减：南沙参30g，淮山药30g，茯苓15g，炒白术10g，当归10g，赤芍15g，山楂15g，神曲20g，白芷10g，防风10g，甘草3g。水煎，每日1剂，分2次温服。

硬结小且将溃者，加薏苡仁、桔梗、漏芦、天花粉、紫花地丁以清热排脓。

（3）专病专方：牛黄解毒丸，每次6g，每日3次，口服，适用于风热客睑及热毒壅盛证。

（4）针灸治疗：针用泻法为主，选取太阳、风池、合谷、丝竹空以疏风清热，消肿止痛；选取睛明、攒竹、血海、太冲以清热解毒，消肿散结。

（5）针排法：在肺俞、膏肓俞以及肩胛区皮肤找出粟粒大小之红色或淡红色红点1个或数个，经消毒用针（三棱针或注射针头）排破，挤出血水或黏液。右眼患病排左侧，左眼患病排右侧。

3. 局部治疗

（1）滴眼药水：患眼滴0.5%熊胆眼药水或抗生素滴眼液，每日4~6次。

（2）涂眼药膏：晚上睡前可涂抗生素眼膏。

（3）湿热敷：适用于本病初期局部湿热敷，可促进血液循环，以助炎症消散。

4. 手术治疗　当脓肿形成后应切开排脓。外睑腺炎的切口应在皮肤面、与睑缘相平行，使其与眼睑皮纹相一致，以减少瘢痕。若脓肿较大，应放置引流条。内睑腺炎的切口应在睑结膜面与睑缘相垂直，以避免伤及睑板腺管。

当脓肿尚未形成时不宜切开，更不能挤压排脓，否则因眼睑和面部静脉无瓣膜，会使感染扩散，导致眼睑蜂窝织炎，甚至海绵窦脓毒血栓或败血症而危及生命。一旦发生这种情况，应尽早全身使用足量的抑制金黄色葡萄球菌为主的广谱抗生素并对脓液或血液进行细菌培养和药敏试验，以选择更敏感的抗生素。

【预防与调护】

1. 平时应注意眼部卫生，勿用手揉眼，增强体质。

2. 避免偏食、过劳。

3. 有屈光不正者应及时矫治。

4. 发病后避免对局部用力挤压，要及时治疗，见脓头后及时切开排脓，以免自溃后疮口不齐留下明显瘢痕。

二、睑板腺囊肿

睑板腺囊肿（chalazion）是因腺体排出管阻塞，致使腺体内分泌物潴留而逐渐形成的一种无菌性慢性肉芽肿炎症。囊肿有纤维结缔组织包裹，囊内含有睑板腺分泌物及慢性炎症细胞浸润。该病与内睑腺炎的不同处在于无急性炎症现象，为眼科常见病，上胞下睑均可发生，病程长，发展缓慢，儿童与成人均可患病，但以青少年较为多见。

本病属中医学"胞生痰核"范畴，胞生痰核病名首见于《眼科易知》，但对其症记载甚为详尽的是《目经大成·痰核》，该书说："昆廓内生一核，大如芡实，按之坚而不痛，只外观不雅，间亦有生于下睑者……翻转眼胞，必有形迹，一圈一点，色紫或黄"，是指胞睑内生硬核，触之不痛，皮色加常的眼病。又名疣病、脾生痰核。

【病因病理】

1. 西医病因病理　该病可能与睑板腺分泌功能旺盛有关，或由于睑板腺出口阻塞，腺体的分泌物潴留在睑板内，对周围组织产生慢性刺激而引起。一般多发生于上睑，也可上、下眼睑或双眼同时发生。病程进展缓慢。

眼睑除皮肤腺体之外，尚有三种腺组织：

（1）Moll 氏腺：为变态的汗腺。每个腺体分为导管部和分泌部，腺管直接开口于皮肤，有时和睫毛的 Zeiss 腺的腺管相通。其结构与大汗腺相同。

（2）Zeis 氏腺：为变态的皮脂腺，直接开口于毛囊，腺体外围基底膜，膜下的立方形细胞不断分裂，长大，形成多边形，充满皮脂颗粒，细胞核逐渐变小，最后消失，这些细胞退变破坏后，成为皮脂性分泌物自腺管排出。

（3）睑板腺（Meibom 氏腺）：位于睑板内，上睑内有 30 个，下睑约 20 个。每个腺体中央有一导管，各中央导管彼此平行垂直排列并开口于睑缘。腺体为多叶的球状腺，围绕中央导管。

睑板腺囊肿是睑板腺特发性无菌性慢性肉芽肿性炎症。它由一纤维结缔组织包囊，囊内含有睑板腺分泌物及包括巨细胞在内的慢性炎症细胞浸润。由于睑板腺出口阻塞，腺体的分泌物潴留在腺板内，对周围组织产生慢性刺激而引起。

2. 中医病因病机　本病多因脾失健运，湿痰内聚，上阻胞睑腺络，与气血混结而发；或恣食炙煿厚味，脾胃蕴结湿热，灼湿生痰，痰热相结，阻滞脉络，以致气血与痰热混结于脉内，隐隐起核而致。

【临床表现】

1. 症状　初起多无症状，囊肿较大则感眼睑沉重不适。一般多发生于上睑，也可以上下眼眶或双眼同时发生。病程进展缓慢。

2. 体征

（1）眼睑皮下圆形肿块，大小不一，小的囊肿经仔细触摸方能发现，较大的可使皮肤隆起但与皮肤无粘连，大的囊肿可压迫眼球产生散光而使视力下降。

（2）与肿块对应的睑结膜面，呈紫红色或灰红色。

（3）一般无疼痛，肿块也无明显压痛。

3. 并发症　如继发感染，形成急性化脓性炎症，如急性睑腺炎或眼睑炎。

【辅助检查】

如并发睑腺炎，血常规检查可见白细胞总数及中性粒细胞增高。

【诊断与鉴别诊断】

1. 诊断要点

（1）病史与症状，有眼睑沉重感。

（2）眼睑皮下可触及圆形硬结，压之不痛与皮肤无粘连。

（3）翻转胞睑可见睑内呈紫红色或灰蓝色局限性隆起。

2. 鉴别诊断　本病应与急性睑腺炎相鉴别，内容详见表7-1：

表7-1　睑板腺囊肿与急性睑腺炎的鉴别表

病名	睑板腺囊肿	急性睑腺炎
发病部位	病位在睑板	多在睑缘
主要表现	睑皮肤正常，可触及圆形隆起，压之不痛与皮肤无粘连	红肿压痛，溃后自愈
病势	缓	急
病程	长，数周或数月	短，一般3~5日
对球结膜影响	无影响	病变近外眦部可致结膜充血

【治疗】

1. 治疗原则　小而无症状的睑板腺囊肿无须治疗，待其吸收；囊肿较大者可通过热敷或向囊肿内注射糖皮质激素促其吸收；若不能消退应手术治疗。

2. 全身治疗

（1）西医治疗：若合并感染者可全身使用足量的广谱抗生素。

（2）中医辨证论治

①痰湿阻结证

证候　眼睑内生硬结，皮色如常，按之不痛，与眼睑皮肤无粘连；若大者，硬结隆起，眼睑有重坠感，睑内呈灰蓝色隆起；舌苔薄白，脉缓。

治法 化痰散结。

方药 化坚二陈汤加减：法半夏 10g，陈皮 10g，茯苓 15g，白僵蚕 10g，黄连 5g，甘草 3g，浙贝母 10g，炒白术 10g，焦山楂 15g，炒麦芽 20g。水煎，每日 1 剂，分 2 次温服。

伴见腹胀，可加厚朴、鸡内金以助健脾行气。

②痰热阻结证

证候 眼睑硬结处，皮色微红，睑结膜面相应部位色紫红；舌苔黄，脉滑数。

治法 清热散结。

方药 清胃液汤加减：黄连 5g，陈皮 10g，连翘 15g，山栀子 10g，生石膏 15g，当归尾 10g，甘草 3g，法半夏 10g，浙贝母 10g。水煎，每日 1 剂，分 2 次温服。

眼睑皮色较红，选加玄参、夏枯草以助清热化痰散结。

3. 局部治疗

①初起可局部按摩或湿热敷，促其消散。

②生南星加冰片少许研末，醋调匀涂患处皮肤，但须注意外敷药物切勿进入眼内。

4. 手术治疗 行霰粒肿切开刮除术，手术方法为：术眼按常规消毒，做表面麻醉及局部浸润麻醉后，用霰粒肿夹夹住霰粒肿部位，翻转眼睑，露出睑结膜。取与睑缘相垂直的方向，用尖刀在肿核中央切开，再用刮匙将肿核囊内容物刮净。如囊壁较厚，则可剪除部分囊壁。除去霰粒肿夹，压迫止血后，涂消炎眼膏，加眼垫包扎术眼，翌日换药即可除去眼垫。若肿核自行溃破，且有肉芽形成者，先剪除之，后用刮匙刮尽囊腔。

【预防与调护】

1. 若系老年人，术后复发且迅速增大者，须作切除物病理检查以排除肿瘤。

2. 注意饮食调护，不宜过食辛辣煎炸之品。

三、睑缘炎

睑缘炎（blepharitis）是睑缘皮肤、睫毛毛囊及其腺体的亚急性或慢性炎症。因睑缘皮肤及结膜移行处暴露于外界，易受感染，故本病较常见。本病临床分为鳞屑性、溃疡性和眦部睑缘炎三种。常为双眼发病，病程长，病情顽固，时轻时重，缠绵难愈。

本病属中医学"睑弦赤烂"范畴，又名"风弦赤眼""沿眶赤烂""风沿烂眼""迎风赤烂"等。若发生在眦部者，称眦睚赤烂，又名眦赤烂；婴幼儿患此病者，称胎风赤烂。该病名最早见于《银海精微·胎风赤烂》。现代中医眼科名家的著作如《眼科临证录》《张皆春眼科证治》《中医眼科全书》等对研究本病的证治有重要参考意义。

【病因病理】

1. 西医病因病理

（1）鳞屑性睑缘炎（squamous blepharitis）：多因屈光不正、视疲劳、营养不良和长期使用劣质化妆品引起。患处常可发现卵圆皮屑芽孢菌（pityrosporum ovale），它能把脂类物质分解为有刺激性的脂肪酸。

（2）溃疡性睑缘炎（ulcerative blepharitis）：为睫毛囊及其附属腺体的慢性或亚急性化脓性炎症。致病菌多为金黄色葡萄球菌，具有较强的毒力。在抗感染免疫中，中性粒细胞被认为是抗金黄色葡萄球菌感染的主要防御因子。故细菌感染时，中性粒细胞可迅速出现于病灶，并摄取吞噬病原菌。屈光不正、视疲劳、营养不良和不良卫生习惯常为其诱因。

（3）眦部睑缘炎（anular blepharitis）：多因莫－阿（Morax-Axenfeld）双杆菌感染所引起，可能是由于莫－阿氏菌偏好在眦部聚集，可引起眦部结膜炎和睑缘炎，或者与维生素 B_2 缺乏有关。

2. 中医病因病机　本病多因脾胃蕴热，复受风邪，风热之邪触染睑缘，伤津化燥；或脾胃湿热，外感风邪，风、湿、热邪相搏，循经上攻睑缘而发；或心火内盛，风邪犯眦，引动心火，风火上炎，灼伤目眦而致。

【临床表现】

1. 症状　睑缘或眦部灼热疼痛，刺痒难忍，可伴有干涩羞明；若炎症长期不愈可出现溢泪。

2. 体征

（1）鳞屑性睑缘炎（squamous blepharitis）：睑缘充血、潮红，睫毛和睑缘表面附着鳞屑样脱屑，睑缘表面有点状皮脂溢出，皮脂集于睫毛根部，形成黄色蜡样分泌物，干燥后结痂。去除鳞屑和痂皮后，暴露出充血的睑缘，如长期不愈，可使睑缘肥厚，后唇钝圆，使睑缘不能与眼球紧密接触。

（2）溃疡性睑缘炎（ulcerative blepharitis）：睑缘皮脂多，睫毛根部散布小脓包，有痂皮覆盖，去除痂皮后露出睫毛根端和细小溃疡，睫毛常被粘结成束。睫毛毛囊因感染而被破坏，睫毛易随痂皮脱落，且不能再生，形成秃睫。溃疡愈合后，瘢痕组织收缩则睫毛乱生，若睫毛倒向角膜则可引起角膜损伤。若患病较久，可引起慢性结膜炎和结膜肥厚变形，睑缘外翻，泪小点肿胀和阻塞，溢泪。

（3）眦部睑缘炎（anular blepharitis）：病位在两眦部，以外眦部为主，眦部睑缘和皮肤充血、肿胀，并有浸渍糜烂，邻近结膜常伴有充血、黏性分泌物等慢性炎症的表现。

3. 并发症　若细菌侵犯结膜、角膜、泪囊，可引起结膜炎、角膜炎、泪囊炎。

【辅助检查】

取分泌物行细菌培养可确定病变类型。若发现卵圆皮屑芽胞菌，为鳞屑性睑缘炎；若发现金黄色葡萄球菌，为溃疡性睑缘炎；若有莫－阿双杆菌，则为眦部睑缘炎。

【诊断与鉴别诊断】

1. 诊断要点

（1）病史与症状：常有屈光不正、睡眠不足及卫生不良等症及维生素 B_2 缺乏。

（2）体征：睑缘刺痒灼痛，眦部、睑缘充血，睫毛根部有鳞屑或溃疡。

（3）实验室细菌培养等检查有助于诊断。

2. 鉴别诊断

（1）单纯疱疹病毒性睑缘炎：多在感冒高热或身体抵抗力降低时眼睑皮肤出现丘疹，常成簇出现，结块形成半透明水疱，病变以下睑多见。

（2）带状疱疹性睑皮炎：发病前有轻重不等的全身不适、发热等前驱症状，继而在病变区出现剧烈疼痛；数日后眼睑、前额和头皮潮红、肿胀，出现成簇透明小泡。

【治疗】

1. 治疗原则　根据三种睑缘炎的特点，针对病因进行治疗。

2. 全身治疗

（1）西医治疗：口服维生素 B_2 或复合维生素 B。

（2）中医辨证论治

①风热偏盛证

证候　睑弦赤痒，灼热疼痛，睫毛根部有糠皮样鳞屑；舌红苔薄，脉浮数。

治法　祛风止痒，清热凉血。

方药　银翘散加减：金银花 20g，连翘 15g，淡竹叶 10g，荆芥 10g，桔梗 10g，赤芍 15g，车前子 15g，菊花 15g，天花粉 15g，甘草 3g。水煎，每日 1 剂，分 2 次温服。

患眼痒甚，加蝉蜕、乌梢蛇以祛风止痒。

②湿热偏盛证

证候　患眼痒痛并作，睑弦红赤溃烂，出脓出血，秽浊结痂，眵泪胶黏，睫毛稀疏或倒睫，或秃睫；舌质红，苔黄腻，脉濡数。

治法　清热除湿，祛风止痒。

方药　除湿汤加减：连翘 15g，滑石 18g，车前子 15g，枳壳 10g，黄芩 10g，黄连 6g，陈皮 10g，茯苓 15g，防风 10g，甘草 3g，栀子 10g。水煎，每日 1 剂，分 2 次温服。

睑弦红赤溃烂明显，选加金银花、蒲公英、黄柏以助除湿之力。

③心火上炎证

证候　眦部睑弦红赤，灼热刺痒，或睑弦赤烂，出脓出血；舌尖红，苔薄，脉数。

治法　清心泻火。

方药　导赤散合黄连解毒汤加减：生地黄 15g，生甘草 3g，竹叶 15g，黄连 6g，黄芩 15g，黄柏 10g，栀子 10g，车前草 15g，通草 10g。水煎，每日 1 剂，分 2 次温服。

睑弦红赤明显，选加赤芍、牡丹皮以凉血退赤；痒极难忍者，选加地肤子、白鲜皮、防风、以祛风止痒。

3. 局部治疗　在外治之前应先清洗，拭去鳞屑、脓痂，已松脱的睫毛及清除毛囊中的脓液，充分暴露病变处，才能药达病所。

（1）中药熏洗：用千里光 30g，白鲜皮 15g，苦参 30g，野菊花 15g，蒲公英 30g，蛇子 30g 等药煎水熏洗，每日 2~3 次。

（2）3% 硼酸溶液或生理盐水清洗局部，拭去鳞屑，涂含有抗生素的糖皮质激素油膏，可减轻充血，缓解症状。

（3）滴 0.5% 新霉素、0.3% 庆大霉素、10% 磺胺醋酰钠或 0.3% 氟喹诺酮类药物滴眼液，涂 0.5% 红霉素眼膏，治疗必须持续至症状完全消退后 2~3 周，并除去各种诱因，以免复发。

（4）眦部睑缘炎可滴用 0.3% 硫酸锌眼液，因此药可以抑制莫 – 阿双杆菌所产生的酶。

【预防和调护】

1. 保持眼部清洁，避免风、沙、烟、光刺激。

2. 注意饮食调节，勿过食辛辣炙煿之品。

3. 凡屈光不正、眼疲劳者，应及时矫治和注意眼的劳逸结合。

4. 炎症完全消退后，应持续治疗 2~3 周以防复发。

四、病毒性睑皮炎

病毒性睑皮炎最常见的有两种：带状疱疹病毒性睑皮炎（herpes zoster palpebral dermatitis）和单纯疱疹病毒性睑皮炎（herpes simplex palpebral dermatitis）。

带状疱疹病毒性睑皮炎是由于带状疱疹病毒引起眼睑及面部疱疹，是一种常见病。本病多发于老人及体弱者，有复发性疱疹与原发性疱疹之分。50%~70% 的患者同时伴有程度不同的眼部损害。早期及时治疗，预后良好；严重者可影响视功能。

单纯疱疹病毒性睑皮炎指因感染单纯疱疹病毒所致下睑皮肤簇生疱疹的一种急性眼病。缘于流感、肺炎、呼吸道感染等热性传染病，故又称眼睑热性疱疹。本病属自限性疾病，但容易在原发部位复发。

病毒性睑皮炎与中医学的"风赤疮痍"相似。病名源于《秘传眼科龙木论·风赤疮痍外障》。书中对其典型症状作了描述："疮生面睑似朱砂"。而《世医得效方·眼科》对本病除有相似论述外，还记载了"若经久不治，则生翳膜"。可见本病的病位不仅生在胞睑皮肤，还可侵犯黑睛，出现黑睛生翳。

【病因病理】

1. 西医病因病理

（1）带状疱疹病毒性睑皮炎：三叉神经半月节或三叉神经第一支感染带状疱疹病毒所致。带状疱疹病毒可直接感染三叉神经节，也可潜伏于三叉神经节内，以后被感染、外伤、肿瘤等因素激活而发病。在急性期甚至在恢复期，患者血清中抗体（主要指 IgG）水平升高，由于这种高水平的中和抗体存在，故很少复发。

（2）单纯疱疹病毒性睑皮炎：单纯疱疹病毒（HSV）分为 I 型（HSV I）和 II 型（HSV II）。眼部单纯疱疹病毒感染主要为 HSV I 型所致。

单纯疱疹病毒具有很强的抗原性，一般在病毒感染后 7~10 天，机体可产生特异性抗体，这些抗体包括中和抗体和补体结合抗体。前者是由病毒刺激机体产生的一种具有免疫保护作用的抗体，其作用机制为直接与相应的病毒结合，使病毒不能吸附和进入易感细胞内，或使之进入细胞内的病毒更易为细胞内溶酶体所破坏。

中和抗体包括 IgM、IgG 和 IgA 三类免疫球蛋白。新生儿在 HSV 感染后 1~3 内可产生特异性 IgM，2~3 个月内增加，至少持续存在 1 年。IgM 抗体中和疱疹病毒的能力较差，但在感染后期出现 IgG 和 IgA，则具有较好的中和活性。IgG 抗体可通过胎盘从母体逆传胎儿，因此婴儿出生 3~6 个月具有抗病毒免疫力。

近年来研究发现，细胞免疫是抗单疱病毒感染的主要机制，可通过以下不同的途径而使宿主得以保护：病毒抗原能使宿主的淋巴细胞转化成致敏淋巴细胞，从而直接杀伤或通过释放淋巴毒素来破坏病毒感染的靶细胞，以阻止病毒增殖，淋巴因子中的干扰素可间接抑制细胞内病毒的增殖；病毒感染的宿主细胞可使巨噬细胞活化，并增强其杀伤、降解和消化病毒的能力。受感染细胞，由于表面抗原性发生改变，故可成为带有病毒特异性抗原的细胞。

2. 中医病因病机　本病多因脾经蕴热，外感风邪，风热之邪上攻胞睑，以致胞睑皮肤溃烂；或外感风热邪毒引动内火，风火之邪上攻胞睑，以致胞睑皮肤溃烂；或脾胃湿热中阻，复感风邪，风湿热邪循经上犯，蕴蒸腐灼胞睑。

【临床表现】

1. 带状疱疹性睑皮炎

（1）症状：发病前于受累神经支配的区域常有剧烈神经痛。

（2）体征：发病时在患侧眼睑、额部皮肤及头皮出现成簇的疱疹，内含透明液体，周围有红晕，疱疹的分布绝不超过鼻中线。数日后疱疹内液体变混化脓，此时可出现耳前淋巴结肿大压痛、发热或全身不适等症状。约1~2周后疱疹逐渐干枯，最后结痂。因皮损已达真皮层，故脱痂后留有永久性瘢痕。

（3）并发症：个别患者可同时发生带状疱疹性角膜炎或虹膜炎。

2. 单疱病毒性睑皮炎

（1）症状：患处刺痛，烧灼感。

（2）体征：眼睑皮肤出现丘疹，常成簇出现，很快形成水疱，周围有红晕，眼睑水肿。一般不化脓，一周左右充血减退，肿胀减轻，逐渐结痂，脱痂后不留瘢痕，可能有轻度色素沉着。以上下睑、尤以下睑多见，同时在唇部及鼻前庭同样损害出现。常有复发。

【辅助检查】

1. 带状疱疹性睑皮炎

（1）免疫荧光法：测定血清中特异病毒抗体。

（2）急性期在眼睑病变处取材进行病毒培养。

2. 单纯疱疹性睑皮炎 病变基底刮片常证实有多核巨细胞。

【诊断与鉴别诊断】

1. 带状疱疹性睑皮炎

（1）诊断要点

①常有感冒或外伤病史，可有与活动期水痘患者或带状疱疹患者接触史。

②发病时三叉神经分布区域剧烈疼痛，皮肤充血肿胀，簇生无数透明水疱，继则成脓疱，终则干燥结痂，愈后遗留瘢痕。

（2）鉴别诊断

①热性疱疹性睑皮炎：本病与热性疱疹的区别即在于前者愈后结瘢，而后者愈后不留痕迹。

②单纯疱疹病毒性睑皮炎：单纯疱疹病毒感染者一般较年轻，而且病变部位不局限于三叉神经第一分支支配的区域。

2. 单纯疱疹性睑皮炎

（1）诊断要点

①常有感冒、发热或过度劳累及单纯疱疹角、结角膜炎病史。

②下睑皮肤出现簇生的半透明的水疱，周围轻度红肿。

③可同时出现于嘴唇与鼻翼皮肤，数日或一周后结痂脱落，不留瘢痕。

（2）鉴别诊断

①带状疱疹性睑皮炎：眼睑带状疱疹病变部位在三叉神经眼支支配区域，愈后常遗留瘢痕。

②眼睑过敏性皮炎：有过敏史，局部过敏多因滴入或涂抹某些药物于眼部，长期流泪或配戴金属镜框也可致敏；全身性者多有接触某致敏物质或某种食物过敏所致，全身性者为双眼发病，无上下眼睑之分。

【治疗】

1. 治疗原则　应采取有效措施，取中西医药之长，及时控制病毒在眼睑蔓延，防止并发症，减少瘢痕形成；中医治疗也有肯定的疗效，能抗病毒，减轻症状，并能防止复发。

2. 全身治疗

（1）西医治疗

①阿昔洛韦片 200mg，口服，每日 4 次；阿昔洛韦注射液 250mg 加入 0.9% 氯化钠注射液 250ml 中，静脉滴注，每日 1 次。

②预防继发感染：头孢唑啉注射液加入 0.9% 氯化钠 250ml 中，静脉滴注，每日 1 次，连用 5~7 天。

（2）中医辨证论治

①脾经风热证

证候　眼睑皮肤红赤，痒痛，灼热，起水疱；或伴有发热恶寒；舌苔薄白，脉浮数。

治法　除风清脾。

方药　除风清脾饮加减：陈皮 10g，连翘 15g，防风 10g，知母 10g，黄芩 10g，玄参 15g，黄连 6g，荆芥穗 10g，大黄 6g，桔梗 10g，生地黄 15g，甘草 3g。水煎，每日 1 剂，分 2 次温服。

无便秘者，去大黄，加赤芍、牡丹皮以清热凉血退赤止痛；皮肤痒甚者，选加薄荷、蝉蜕、木贼以疏风散邪止痒。

②风火上攻证

证候　眼睑红赤如朱，焮热疼痛难忍，水疱簇生甚而溃烂；或伴发热寒战；舌质红，苔黄燥，脉数有力。

治法　疏风散邪，清热解毒。

方药　普济消毒饮加减：黄连 6g，黄芩 10g，玄参 15g，柴胡 10g，桔梗 10g，连翘 15g，板蓝根 20g，僵蚕 10g，升麻 6g，陈皮 10g，薄荷 10g，赤芍 15g，牡丹皮 15g，甘草 3g。水煎，每日 1 剂，分 2 次温服。

小便黄者，选加车前草、通草、猪苓清热利尿。

③风湿热毒证

证候　眼睑红赤疼痛，水疱、脓疱簇生，极痒，甚或破溃流水、糜烂；或伴有胸闷纳呆，口中黏腻，饮不解渴等症；舌质红，苔腻，脉滑数。

治法　祛风除湿，泻火解毒。

方药　除湿汤加减：连翘 15g，滑石 18g，车前子 15g，枳壳 10g，黄芩 10g，黄连 6g，陈皮 10g，土茯苓 15g，防风 10g，甘草 3g，栀子 10g。水煎，每日 1 剂，分 2 次温服。

胞睑皮肤脓疱破溃糜烂、痒甚者，选加地肤子、白鲜皮以清利湿热止痒。

④肝脾热毒证

证候　眼睑红赤痒痛，水疱、脓疱簇生，患眼碜涩疼痛，畏光流泪，睫状充血或混合充血，角膜生翳或溃烂；全身症状可见头痛发热，口苦，溲黄便结；舌红苔黄，脉弦数。

治法　清热除湿，散邪退翳。

方药　龙胆泻肝汤加减：龙胆草6g，生地黄15g，当归10g，柴胡10g，泽泻15g，车前子15g，栀子10g，黄芩15g，赤芍15g，牡丹皮15g，甘草3g。水煎，每日1剂，分2次温服。

眼睑红赤痒痛甚者，选加地肤子、白鲜皮、金银花、防风以助疏风散邪。角膜溃烂者，可参照角膜疾病章节有关证型治疗。

（3）常用中成药：黄连上清丸，6g，每日2次，温开水送服。功效：祛风清热。适用于风热外侵型。

3. 局部治疗

（1）局部涂抗病毒药物，如阿昔洛韦眼膏或更昔洛韦眼用凝胶。

（2）有继发感染时，可加用抗生素溶液湿敷，每日2~3次。

（3）取六神丸和云南白药等份，调成糊状涂于患处，或用青黛膏或如意金黄散外涂。

【预防与调护】

1. 增强体质，精神舒畅，避免过劳及感冒。

2. 饮食宜清淡，忌食辛辣肥甘厚味。

3. 保持患处皮肤清洁干燥，切忌搔抓搓揉，以免变生他症。

五、接触性睑皮炎

接触性睑皮炎（contactdermatitis of lids）是眼睑皮肤对某种致敏原的反应，也可是头面皮肤过敏反应的一部分。根据接触史，在眼睑及结膜突然发生境界清楚的炎症，皮疹多为单一型，除去病因后，炎症很快消退。

本病与中医学的"风赤疮痍"相似，病名源于《秘传眼科龙木论·风赤疮痍外障》，书中说："疮生面睑似朱砂"。《世医得效方·眼科》对本病也有相同的认识，还记载了"若经久不治，则生翳膜"。

【病因病理】

1. 西医病因病理　接触致敏原所致。常见的致敏原为眼局部应用的抗生素、局部麻醉剂、阿托品、毛果芸香碱、碘、汞等制剂，与眼睑接触的许多化学物质如化妆染料、染发剂及眼镜等也可能致敏；全身接触某种致敏物质或某种食物也可发生。有时接触致敏原一段时间后才发病，如长期应用阿托品或毛果芸香碱滴眼液。

完整的正常皮肤具有一定的屏障保护作用，对外来的原发性刺激或变应原有一定的抵抗能力。皮肤的角质层构成了皮肤的第一道防线。皮肤的角质层由10~20层细胞犬牙交错、紧密结合而成，对皮肤起着主要的保护作用。角质层的细胞壁由含有类脂质的半透性薄膜构成，具有保护水分之作用。在病理情况下，这些功能如被扰乱或破坏，即发生皮炎。

2. 中医病因病机　多因脾胃湿热，外感毒邪，内外合邪上攻胞睑而致胞睑生疮成脓。

【临床表现】

1. 症状　睑部发痒及烧灼感，羞明流泪。

2. 体征　眼睑突然红肿，继则出现丘疹、水疱或脓疱，继之糜烂结痂，脱屑而愈。慢性者皮肤肥厚粗糙，呈苔藓状，有鳞屑脱落。

3. 并发症　重者可并发结膜炎、角膜炎。

【辅助检查】

血常规检查：可见嗜伊红细胞增多。

【诊断与鉴别诊断】

1. 诊断要点

（1）常有接触油漆、药物、化妆品等致敏原病史。

（2）眼睑突然红肿，皮肤出现丘疹、水疱或脓疱，伴有微黄黏稠渗液。

（3）慢性者皮肤粗糙、肥厚，表面有鳞屑脱落，呈苔藓样。

2. 鉴别诊断

单疱病毒性睑皮炎：二者皆有眼睑红肿、瘙痒、灼热、丘疹、水疱，但两者病因不同，前者为单疱病毒感染，水疱簇生；后者为过敏所致，红斑丘疹，散在水疱。

【治疗】

1. 治疗原则　去除病因，查找过敏原，采取中西医结合方法进行治疗，取效更速。

2. 全身治疗

（1）西医治疗：全身应用抗组胺类药物，氯雷他定片，每次 10mg，口服，每日 1 次；反应严重时可口服泼尼松，0.5~1.0mg/（kg·d），症状减轻后减量。

（2）中医辨证论治

①风热外侵证

证候　眼睑红赤，出现丘疹，水疱，刺痒或灼痛；伴有发热，恶寒，头痛；苔薄黄，脉浮数。

治法　祛风解毒。

方药　羌活胜风汤加减：柴胡 10g，黄芩 15g，荆芥 10g，枳壳 10g，川芎 6g，防风 10g，羌活 10g，薄荷 10g，桔梗 10g，白芷 10g，甘草 3g。水煎，每日 1 剂，分 2 次温服。

眼睑红赤甚者，选加金银花、连翘、紫花地丁加强清热解毒之功。

②湿热壅盛证

证候　眼睑红肿，痛痒，疱疹脓疱溃烂；兼有胸闷纳呆，大便干结；舌红苔白腻或黄腻，脉滑数。

治法　清热除湿，祛风止痒。

方药　加减四物汤或除湿汤加减：生地黄 10g，赤芍 15g，当归尾 10g，连翘 15g，滑石 18g，车前子 15g，枳壳 10g，黄芩 10g，黄连 6g，陈皮 10g，茯苓 15g，防风 10g，甘草 3g，栀子 10g。水煎，每日 1 剂，分 2 次温服。

胸闷纳呆，苔白腻者，选加藿香、佩兰等加强化湿之功。

③气阴两伤证

证候　眼睑红赤减轻，痂皮脱落；神疲乏力，纳食不佳，便溏，口干欲饮；苔薄，舌红少津，脉细。

治法　益气养阴。

方药　生脉饮加味：南沙参 20g，北沙参 20g，麦冬 10g，五味子 10g，生地黄 10g，

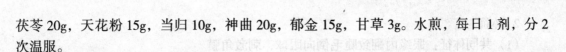

茯苓 20g，天花粉 15g，当归 10g，神曲 20g，郁金 15g，甘草 3g。水煎，每日 1 剂，分 2 次温服。

（3）常用中成药

①双黄连胶囊，每次 1.2g（3 粒），每日 3 次，温开水送服。功效：祛风清热。适用于风热外侵证。

②生脉饮口服液，每次 10ml，每日 2 次，温开水送服。功效：益气养阴。适用于气阴两虚证。

（4）中药外敷：滑石粉或精制炉甘石粉外敷以除湿清热。

3. 局部治疗

（1）立即中断与致敏原或刺激原的接触。

（2）生理盐水或 3% 硼酸溶液冷湿敷。

（3）可的松眼药膏局部涂抹，每日 3 次。

（4）全身服用维生素 C 及抗组胺药物如氯苯那敏（扑尔敏）等。

【预防与调护】

1. 寻找致敏原，并立即中断与其接触是最主要的措施。

2. 保持患处皮肤清洁干燥，以防感染，变生他症；不宜包扎。

第二节　眼睑位置和功能异常

一、睑内翻

睑内翻（entropion）是睑缘向眼球方向翻转，以致睫毛倒向眼球的一种眼睑位置异常状态。倒睫者可无睑内翻，但是睑内翻者定有倒睫。

本证与中医学中"睑弦内翻"及"倒睫拳毛"相似。病名见于《证治准绳·杂病·七窍门》，《外台秘要·卷第二十一》中载有"倒睛眼"，《秘传眼科龙木论》《审视瑶函·椒疮证》及全国中医药行业高等教育"十五"规划教材《中医眼科学》均有记载。

【病因病理】

1. 西医病因病理

（1）先天性睑内翻（congenital entropion）：主要发生于婴儿，由于内眦赘皮牵拉，体质肥胖而鼻根部发育不饱满；或眼轮匝肌过度发育或睑板发育不良。

（2）痉挛性睑内翻（spastic entropion）：是由于眼轮匝肌痉挛性收缩所致，多发生于下睑。多由于结膜异物、结膜炎、角膜炎的刺激引起。

（3）瘢痕性睑内翻（cicatricial entropion）：为睑结膜瘢痕收缩或睑板肥厚弯曲所致，最主要的原因是沙眼，其他如结角膜炎症，先天性、化学伤及烧伤也能发生此病。

2. 中医病因病机　多为椒疮所致，系外感风热毒邪，内有脾胃积热，内外邪毒上壅胞睑，脉络阻滞，气血失和，与邪毒瘀积所致。

【临床表现】

1. 症状　双眼刺痛，微痒，羞明；重者视物不清。

2. 体征

（1）共同体征：眼缘内翻致睫毛倒向眼球，刺激角膜。

（2）先天性睑内翻：可见内眦赘皮，体质肥胖而鼻根部发育不饱满。

（3）痉挛性睑内翻：可见结膜异物，结膜充血，角膜混浊。

（4）瘢痕性睑内翻：同时可见沙眼的体征。

3. 并发症 睑球粘连。

4. 临床分型

（1）先天性睑内翻：主要发生在婴幼儿，在下睑内眦的睑缘内翻致睫毛倒向眼球，刺激角膜。同时伴有内眦部赘皮。

（2）痉挛性睑内翻：主要在下睑，多由于结膜异物，结膜炎，角膜炎的刺激而引起，或长期过紧包扎。

（3）瘢痕性睑内翻，可见沙眼重症，睑结膜瘢痕性收缩或睑板肥厚弯曲。

【辅助检查】

1. 如怀疑为沙眼并发症，应行分泌物涂片或结膜涂片查沙眼包涵体。

2. 荧光抗体染色，酶联免疫测定等方法，检测沙眼衣原体抗原。

【诊断与鉴别诊断】

1. 诊断要点

（1）先天性睑内翻，主要发生在婴幼儿，在下睑内眦部的睑缘内翻致睫毛倒向眼球。多数有内眦赘皮、体质肥胖而致鼻根部发育不饱满。

（2）痉挛性内翻：同时伴有眼轮匝肌痉挛性收缩，多发生于下睑。

（3）瘢痕性睑内翻：可见睑结膜瘢痕收缩或睑板肥厚弯曲。

2. 鉴别诊断

麻痹性睑外翻（paralytic ectropion）：仅发生在下睑。由于第七脑神经（面神经）麻痹眼轮匝肌收缩功能消失，下睑不能负担自身重量而下垂，形成外翻。

【治疗】

1. 治疗原则 对本病应针对病因进行治疗。

2. 全身治疗

（1）西医治疗：急性期或严重的沙眼除局部滴用抗生素药物外，可口服强力霉素100mg，每日2次，连用3周；或红霉素，每日1g，分4次口服，连共3~4周；亦可用螺旋霉素口服。

（2）中医辨证论治

①风热客睑证

证候 眼微痒不适，干涩有眵，眼睑内面血脉模糊，眦部充血，有少量颗粒，色红而坚，状如花椒；舌尖红，苔薄黄，脉浮数。

治法 疏风清热。

方药 银翘散加减：金银花20g，连翘15g，淡竹叶10g，荆芥10g，桔梗10g，赤芍15g，车前草15g，菊花15g，赤芍15g，当归10g，甘草3g。水煎，每日1剂，分2次温服。

眦部充血明显者，选加生地黄、牡丹皮以清热凉血退赤。

②热毒壅盛证

证候 眼灼热痒痛，羞明流泪，沙涩难睁，眵多，眼睑内血脉模糊，充血明显，颗粒丛生；舌红苔黄，脉数。

治法 清热解毒，除风散邪。

方药 除风清脾饮加减：陈皮10g，连翘15g，防风10g，知母10g，黄芩10g，玄参15g，黄连6g，荆芥穗10g，桔梗10g，生地黄10g，甘草3g。水煎，每日1剂，分2次温服。

颗粒丛生者较甚者，选加金银花、赤芍、牡丹皮以加强清热解毒退赤之功。

（3）常用中成药：银翘解毒丸，用于风热客弦证，口服，每次6g，每日2次。

3. 局部治疗

（1）0.5%熊胆眼药水，0.1%利福平眼药水，磺胺类眼药水，每日3次滴眼。

（2）0.5%金霉素眼膏或四环素、磺胺类眼药膏，睡前涂眼。

4. 手术治疗 先天性睑内翻，因随年龄增长，鼻梁发育，可自行消失，故不必急于手术治疗。若患儿已5~6岁，睫毛仍然内翻，严重刺激角膜，可考虑行穹窿部-眼睑皮肤穿线术。老年性睑内翻，可行肉毒素杆菌局部注射。如无效可手术切除多余的松弛皮肤和切断部分眼轮匝肌纤维。瘢痕性睑内翻必须手术矫正，可行睑板楔形切除术或睑板切断术。

睑板部分切除术：在眼睑注射2%利多卡因后，在眼睑后面放入护眼板以保护眼球，并以手指压止血。在距睑缘2~3mm沿睑缘全长切开皮肤，向上下剥离，暴露眼轮匝肌。年老睑皮肤松弛者，需要切除半月形皮肤外，一般不必切除皮肤。

二、睑外翻

睑外翻（ectropion）是睑缘离开眼球，向外翻转的一种眼睑位置异常状态。痉挛性睑外翻（spastic ectropion）多发生在青年或儿童。老年性睑外翻（senile ectropion）常因老年人皮肤、韧带和眼轮匝肌松弛或变性。瘢痕性睑外翻（cicatricial ectropion）因外伤、烧伤、溃疡等引起。

本病与中医学的"睥翻粘睑"相似。睥翻粘睑的病名首见于《证治准绳》："乃睥翻贴在外睑之上，如舌舔唇之状，乃气滞血涌于内，皮急系吊于外，故不能复转。"之后的《审视瑶函》《目经大成》等著作均有记载。因中药治疗效果欠佳，故当代的《中医眼科学》教材未列本病。

【病因病理】

1. 西医病因病理

（1）瘢痕性睑外翻（cicatricial ectropion）：因创伤，烧伤，化学伤，眼睑溃疡（如狼疮），眶缘骨髓炎或睑部手术等情况引起。

（2）老年性睑外翻（senile ectropion）：因慢性结膜炎、沙眼、睑缘炎或泪道阻塞或由老年人的眼轮匝肌功能减弱，眼睑皮肤及外眦韧带松弛使睑缘不能紧贴眼球，因下睑本身的重量使之下坠而引起下睑外翻。

（3）麻痹性睑外翻（paralytc ectropion）：由于面神经麻痹，眼轮匝肌收缩功能丧失，而致下睑本身重量而发生下垂。

（4）痉挛性睑外翻（spastic ectropion）：眼眶脂肪丰富使眼睑有充分的支撑，加上眼睑皮肤紧张富有弹性，一旦眼轮匝肌痉挛，特别在患角膜、结膜病变时，由于睑板上缘受到压力，引起外翻。

2. 中医病因病机　多因椒疮后期邪毒损及胞睑内面与白睛表面，牵引胞睑所致；或饮食不节，脾胃损伤，脾虚肝旺所致。

【临床表现】

1. 症状　常流泪（溢泪）。

2. 体征　上睑或下睑外翻。

3. 并发症　如结膜炎、角膜炎、皮肤湿疹等。

4. 临床分型

（1）瘢痕性睑外翻：同时有外伤、烧伤、化学伤、眼睑溃疡、眶缘骨髓炎或睑部手术等体征。

（2）老年性睑外翻：同时有慢性结膜炎、沙眼、睑缘炎或泪道阻塞。

（3）麻痹性睑外翻：同时患有面神经麻痹、眼轮匝肌收缩功能丧失。

（4）痉挛性睑外翻：同时有眼轮匝肌痉挛或角膜、结膜病变。

【诊断与鉴别诊断】

1. 诊断要点

（1）常有外伤、沙眼、结膜炎、眼轮匝肌痉挛以及流泪等病史及诱因。

（2）具有典型的上睑及下睑外翻，轻者睑缘与眼球离开，睑缘外旋，溢泪。重者睑缘外翻，使部分和全部睑结膜暴露在外。

2. 鉴别诊断

眼睑闭合不全：指上下眼睑不能完全闭合，致部分眼球暴露。

【治疗】

1. 全身治疗

（1）西医治疗：如是结膜炎，应确定病原菌并作药敏试验，针对原发病积极治疗。

（2）中医辨证论治

①血热瘀滞证

证候　眼内沙涩羞明，流泪，眼睑厚硬、外翻，睑结膜充血；舌质暗红，苔黄，脉数。

治法　清热凉血，活血化瘀。

方药　归芍红花散加减：当归 10g，大黄 6g，栀子 10g，黄芩 15g，红花 6g，赤芍 15g，白芷 15g，防风 10g，生地黄 10g，连翘 15g，甘草 3g。水煎，每日 1 剂，分 2 次温服。

眵泪多，沙涩羞明者，选常加金银花、桑叶、菊花等以增强清热解毒之力。

②脾虚肝旺证

证候　眼睑外翻，羞明流泪，并见角膜生翳，多眵；偏食，纳差形瘦，烦躁不宁；舌淡苔薄，脉细数。

治法　健脾清热消积。

方药　肥儿丸加减：南沙参 30g，白术 10g，茯苓 15g，黄连 3g，胡黄连 10g，使君子肉 10g，神曲 20g，麦芽 15g，山楂肉 10g，炙甘草 3g。水煎，每日 1 剂，分 2 次温服。

角膜生翳者，选加石决明、谷精草以助清肝明目。

（3）针灸治疗：常用穴位：太阳、阳白、丝竹空、睛明、足三里、攒竹等穴，每次局部取穴 2 穴，交替使用。

2. 局部治疗

（1）滴用抗生素眼药水，如 0.25% 氯霉素眼药水、洛美沙星眼药水，每日 3 次。

（2）抗生素眼药膏睡前涂眼。

3. 手术治疗

（1）老年性睑外翻：做 "Z" 形皮瓣矫正；或用 "V" "Y" 改形术。

（2）瘢痕性睑外翻：各种手术治疗的原则为增加眼睑前层的垂直长度，消除睑缘垂直方向的牵引力量，一般游离植皮术是矫正瘢痕性睑外翻的手术方法。常用耳后全层皮片，如瘢痕累及面部需作大面积游离植皮时，则厚层皮片移植。

【预防与调护】

1. 避免发生外伤。

2. 注意眼部卫生。

3. 经常用人工泪液滴眼，以防暴露性角膜炎。

三、眼睑闭合不全

眼睑闭合不全（hypophasis）亦称兔眼（lagophthalmus），是指上、下睑不能完全闭合，致使眼球暴露的一种异常状态。本病可发生于任何年龄，无明显的季节性。

本病与中医学的 "鹘眼凝睛" 相似，病名首见于《秘传眼科龙木论》："五轮目硬难回转，鹘眼凝睛是本形，欲知根深向处起，脑中风热脏中蒸……。"《目经大成》："鱼睛不夜，此症项强面赤燥，目如火，胀于睑间，不能开闭。若野庙凶神，如花缸金鱼之目，凸而定凝。" 之后在《审视瑶函》《银海指南》对本病也有论述。

【病因病理】

1. 西医病因病理

（1）各种原因引起的睑外翻。

（2）面神经麻痹造成的眼轮匝肌麻痹，使下睑松弛下坠，即麻痹性眼睑闭合不全。临床上多见于面神经核下性（周围性）麻痹。

（3）眼睑缩短，不能遮盖眼球，多先天性上、下睑过短或缺损，或因眼睑脓肿、烧伤、创伤而引起的瘢痕性收缩等。

（4）眼球突起，超过眼睑所能遮盖的程度，如 "水牛眼"、葡萄肿，或眶内容物增多如眶内肿瘤、眼眶蜂窝织炎及组织水肿等。

（5）Graves 眼病，由于 Müller's 平滑肌痉挛性收缩引起睑裂闭合不全。也可因颅内压力增加，对提上睑肌产生机械性压迫所致。

（6）全身麻痹或重度昏迷时发生功能性睑裂闭合不全。

（7）生理性眼睑闭合不全，在熟睡情况下，可能是眼轮匝肌张力减弱的表现。

2. 中医病因病机　多因正气不足，脉络空虚，卫外不固，风邪乘虚入中经络导致气血痹阻，而致邪少阳络脉、阳明络脉经筋失于濡养以致肌肉纵缓不收而发。

【临床表现】

1. 症状　溢泪、羞明。

2. 体征 睑裂闭合不全，大部分患者眼睑不能紧贴眼球而暴露眼球表面，使眼球和眼睑间的正常毛细血管空隙遭受破坏，泪小点不能与泪湖密切接触故而出现溢泪。

3. 并发症 暴露性角膜炎、结膜炎、泪小点外翻。

4. 临床分型

（1）麻痹性眼睑闭合不全，同时伴有口角歪斜、咀嚼功能障碍等症状，多为病毒感染或面神经周围组织的炎症水肿等。

（2）眼睑缩短，如先天性下眼睑过短或缺损。

（3）眼球突出，超过眼睑所能遮盖的程度。

（4）Graves 眼病：由于 Müller's 平滑肌痉挛性收缩引起的睑裂闭合不全或颅内压力增加。

【辅助检查】

1. 眼部 B 超 确定有无胞内肿物。

2. 头部 CT 扫描 确定有无颅内肿物。

【诊断与鉴别诊断】

1. 诊断要点

（1）根据病史查出病因。

（2）睑裂闭合不全，如面神经麻痹同时伴有口角歪斜、咀嚼功能障碍等症状。

（3）眼睑缩短，先天性上睑过短或缺损等。

（4）眼球突出，同时有"水牛眼"、葡萄肿，或眶内容物增多如眶内肿瘤等。

2. 鉴别诊断

睑外翻：①瘢痕性睑外翻：可因外伤，如烧伤、化学伤等发生。②老年性睑外翻：眼睑及外眦韧带松弛，同时有慢性结膜炎、沙眼、睑缘炎或泪道阻塞等。③痉挛性睑外翻：多见于青少年，多伴有眼轮匝肌痉挛。④先天性睑外翻：发生在新生儿。

【治疗】

1. 治疗原则 对本病的治疗必须采取中西医结合的办法，针对病因，减少并发症的发生。在病因未除之前，应及早采取有效措施保护角膜。

2. 全身治疗

（1）西医治疗：针对原发病积极治疗。

①神经营养剂：维生素 B_1 100mg，维生素 B_{12} 0.5mg，每日 1 次，肌内注射。

②三磷酸腺苷注射液 40mg，加入 0.9% 氯化钠注射液 500ml 中，静脉滴注。

（2）针灸疗法：对于本病露睛流泪，口角下垂，病侧不能皱眉，蹙额闭目，露齿，鼓颊和噘嘴等，可治以祛风散寒、通经活络，选取太阳、阳白、地仓透颊车、翳风、合谷。取太阳、阳白、地仓、颊车疏调局部经气，温经散寒，濡润筋肉；翳风疏解风寒，合谷循经远取。人中沟歪斜配地仓透水沟，体弱者配足三里。毫针刺，平泻平补，亦可温灸，每次留针 30 分钟，合谷穴可取患侧穴位，10 次为一个疗程。

（3）电针疗法：参照刺灸法选穴。方法：选两穴为 1 组，得气后接通电极各一头，每次 1~2 组，通电 15~20 分钟，每日 1 次，10 次为一个疗程，刺激量以患者接受为宜。早期患者不宜用电针法。

（4）穴位注射法：参照刺灸法选穴。方法：用维生素 B_1 和维生素 B_{12} 或胞二磷胆碱注射穴位，每穴注射 0.5ml，每次选用 3~4 穴，每日或隔日 1 次。

（5）穴位贴敷法：参照刺灸法选穴。方法：将马钱子锉成粉末约 1~2 分，撒于胶布上，然后贴于穴位处，5~7 日换药 1 次；或用蓖麻仁捣烂加少许麝香，取绿豆粒大 1 团，贴敷于穴位上，每个 3~5 日更换 1 次。

3. 局部治疗

（1）抗生素眼药水，每日 3 次滴眼。

（2）抗生素眼膏，每晚 1 次涂眼，3~4 周为一个疗程。

4. 手术治疗

（1）对睑外翻及组织缺损的病例，应及时手术矫正。

（2）Graves 病的进行性眼球突出，应紧急行放射治疗垂体及眼眶组织，使组织水肿减轻，

（3）眼球突出为应急期间，采用眶减压术。

【预防与调护】

1. 首先应寻找病因，及早采取措施保护角膜。

2. 轻者结膜囊内涂大量抗生素眼膏，然后牵引上、下眼睑，使之相互靠拢。

3. 用眼垫覆盖以保护角膜，或用透明塑料或胶片做成锥形空罩，覆盖眼上，其周围以粘膏固定，利用泪液蒸发使眼球表面常保持湿润。

四、上睑下垂

上睑下垂（ptosis）系指提上睑的肌肉——提上睑肌（动眼神经支配）和 Müller's 平滑肌（颈交感神经支配）的功能不全或丧失，而导致上睑呈部分或全部下垂。可单侧或双侧，有先天性和后天性两类。病因常比较复杂。

本病与中医学的"上胞下垂"相似。又称"睢目""侵风""眼睑垂微""胞垂"，严重者称"睑废"。以睢目为病名，首载于《诸病源候论·目病诸候》，书中对其症状作了形象的描述，即："其皮缓纵，垂复于目，则不能开，世呼为睢目，亦名侵风。"而《目经大成·睑废》中以"手攀上睑向明开"，说明上睑下垂的严重症状。

【病因病理】

1. 西医病因病理

（1）先天性睑下垂（congenital ptosis）：有遗传性，可能是显性遗传或隐性遗传。由于动眼神经发育不全或提上睑肌发育不全所致。单纯性上睑下垂可能与提上睑肌及上直肌存在发育不全有密切关系。部分患者同时呈现两种肌肉的功能障碍，故同时出现眼球上转功能受限。

（2）后天性上睑下垂（acquired ptosis）

①机械性上睑下垂：指眼睑本身的病变直接波及提上睑肌及 Müller's 肌。因眼睑肿瘤、淀粉样变、严重沙眼、严重水肿、外伤、细胞增殖（象皮病）等病变使眼睑肿胀肥厚，导致机械性下垂。

②肌源性上睑下垂：常见于重症肌无力及进行性眼外肌麻痹。

③神经源性上睑下垂：动眼神经麻痹性上睑下垂，由于动眼神经或神经核受损所致。

外伤、动眼神经炎症、脑血管病、颅内肿瘤、动脉瘤、基底脑膜炎和海绵窦疾病等均可引起动眼神经麻痹并致上睑下垂。基底动脉及其分支血栓形成是引起动眼神经核性损坏的最常见原因，其他还包括转移瘤、出血及脓肿等。

核下性周围神经病变：动眼神经在进入眼眶前的病变和损伤导致单侧动眼神经完全性麻痹；眼眶内病变引起的动眼神经麻痹为单眼不完全性麻痹。常见的综合征包括：动眼神经传导束综合征、颅内动脉瘤压迫综合征、海绵窦综合征。

睁眼失用性眼睑下垂：核上神经麻痹，意志性睁眼能力丧失。

交感神经麻痹性上睑下垂：多由于支配眼肌的交感神经通路毁坏。眼球的交感神经支配是多突触通路。在颈部交感神经传导通路中，各受累部位的病因和表现也不同。

（3）代谢性或中毒性上睑下垂：见于某些内分泌疾病和代谢性疾病。约 1/3 的糖尿病患者有此征。由于交感神经系统的张力减低，导致 Müller's 肌松弛所致。急性感染、贫血和子痫可出现上睑下垂，砷剂、长春新碱和糖皮质激素等偶尔可引起。

2. 中医病因病机　本病多因先天禀赋不足，命门火衰，脾阳不足，睑肌发育不全，胞睑乏力而不能升举；或脾虚中气不足，清阳不升，睑肌失养，上胞无力提举；或脾虚聚湿生痰，风邪客弦，风痰阻络，胞睑筋脉迟缓而下垂。

【临床表现】

1. 症状　上睑下垂，视物不清。先天性者视物时需昂首，皱额张口。后天肌源性者晨起或休息后症状减轻，并可出现复视或偏视。

2. 体征　单侧或双眼上睑下垂，双眼平视时，上睑遮盖角膜上缘超过 2mm，有不同程度的睑裂变窄，上睑下垂遮盖部分瞳孔。

3. 临床分型

（1）先天性上睑下垂：常为双侧，不一定对称；有时为单侧，常伴有眼球上转运动障碍。

（2）后天性上睑下垂：①机械性上睑下垂：同时伴有眼睑肿瘤、淀粉样变、严重沙眼、炎症性水肿、外伤等；②肌源性上睑下垂：常见于重症肌无力及进行性眼外肌麻痹，常因疲劳而加重。早晨较下午轻，眼球运动受到某种程度的限制，注射新斯的明后症状可明显改善。

（3）神经源性上睑下垂：①动眼神经麻痹性上睑下垂：动眼神经或神经核受损所致，通常为单侧性，同时伴有其他的眼外肌麻痹表现，眼球向内、向上、向下运动受限，伴有瞳孔散大时有复视；②核上性病变：大脑皮质病变，如额叶、颞叶或角回某一区域的实质性病灶均能引起上睑下垂；③睁眼失用性上睑下垂：常见于进行性核上性麻痹，表现为意志性和非意志性睁眼运动的分离，即意志性睁眼能力丧失，而随机性睁眼正常，仰头运动常使眼突然睁开；④交感神经性麻痹性上睑下垂：单侧多见，程度较轻同时出现瞳孔缩小、眼球内陷、患侧无汗、皮肤温度高等。

（4）代谢性和中毒性上睑下垂：约 1/3 的糖尿病患者发生，双侧多见，甲状腺功能减退者睑下垂同样多见。二者均系病变神经的张力减低，导致 Müller's 肌松弛的结果。

【辅助检查】

用甲基硫酸新斯的明 0.5mg 皮下或肌内注射 15~30 分钟后，可见上睑下垂减轻或消失者为重症肌无力型。头部 CT 扫描，排除蝶鞍等部位的肿物。

【诊断与鉴别诊断】

1. 诊断要点

（1）生后即有，多为双侧性，有遗传因素。

（2）双眼向前平视时，上睑遮盖角膜上缘超过2mm，睑裂变窄。

（3）紧压眉弓部上睑抬举困难。

（4）新斯的明试验阳性。

2. 鉴别诊断

（1）瘢痕性上睑下垂：系上睑缺乏正常支撑所致，见于无眼球、小眼球、眼球内陷、半侧面部萎缩、老年人眼眶脂肪减少，以及外伤性眼球下移等。

（2）癔症性上睑下垂：多为双侧，系眼轮匝肌痉挛。一般睑裂变窄与眉弓上提并存，伴有癔症性表现，如黑蒙及管状视野等。

【治疗】

1. 治疗原则　本病先天性者，药物治疗效果不理想，宜行手术矫治；后天性者，在内服中药的基础上配合针灸治疗。

2. 全身治疗

（1）西医治疗：先天性者以手术治疗为主。如果上睑遮盖瞳孔，为避免弱视应尽早手术，尤其是单眼患儿。肌源性或麻痹性上睑下垂应先行病因治疗或药物治疗，可用三磷酸腺苷、维生素 B_1 或新斯的明，提高肌肉的活动功能，久治无效时再慎重考虑手术治疗。较为符合生理和美容要求的手术方式为提上睑肌缩短术。

（2）中医辨证论治

①脾虚气弱证

证候　上睑抬举乏力，掩及瞳孔，晨起或休息后减轻，午后或劳累后加重；严重者，眼球转动不灵，视一为二；常伴有神疲乏力，食欲不振，甚至吞咽困难等；舌质淡，苔薄黄，脉弱。

治法　升阳益气。

方药　补中益气汤加减：黄芪15g，甘草6g，人参6g，当归10g，橘皮10g，升麻6g，柴胡10g，白术10g。水煎，每日1剂，分2次温服。

神疲乏力、食欲不振者，选加山药、扁豆、莲子肉、砂仁以益气温中健脾。

②风痰阻络证

证候　上睑下垂骤然发生，眼球转动不灵，目斜视，视一为二；头晕，恶心，泛吐痰涎；舌苔厚腻，脉弦滑。

治法　祛风化痰，疏经活络。

方药　正容汤加减：白附子10g（另包先煎），防风10g，秦艽10g，胆南星6g，法半夏10g，白僵蚕10g，木瓜10g，黄松节10g，羌活10g，生姜5g，甘草3g。水煎，每日1剂，分2次温服。

头晕，泛吐痰涎者，加全蝎、竹沥以助祛风化痰之力。

（3）常用中成药

①补中益气丸：适用于脾虚气弱证，口服，每次1丸，每日2次。

②黄芪注射液：适用于脾虚气弱证，每次20ml加入0.9%氯化钠注射液250ml中，静

脉注射，每日 1 次。

（4）针灸治疗：先天不足，命门火衰者，针用补法。针攒足、行间、足三里、三阴交、阳白，灸神阙、气海、百会。风痰阻络者，针风池、丰隆、太冲、申脉以祛风化痰通络。每日或隔日 1 次，10 次为一个疗程。

3. 手术治疗 先天性上睑下垂者可考虑手术治疗，如选用提上睑肌缩短术或额肌悬吊术。对动眼神经麻痹所致的上睑下垂切忌手术，术后可发生复视。

第八章
泪 器 病

泪器（lacrimal apparatus）分为泪液分泌系统和泪液排出系统。

泪液分泌系统由泪腺、副泪腺和结膜杯状细胞组成。位于眼眶颞上泪腺窝的泪腺为反射性分泌腺，分泌大部分泪液。泪腺在受到外界刺激或情感激动时分泌大量增加，起到冲洗和稀释刺激物的作用。副泪腺多位于结膜上穹窿，数量只有泪腺的 1/10，为基础分泌腺，其分泌的泪液量很少，却足以维持眼表的湿润，减少眼睑和眼球间的摩擦。结膜杯状细胞分泌黏蛋白，具有保持眼表润滑的作用。杯状细胞被破坏后，即使泪腺分泌正常，仍会导致角膜干燥。

泪液排出系统包括泪小点、泪小管、泪总管、泪囊和鼻泪管。在正常情况下，泪液的生成和排出保持平衡，大部分泪液通过排出系统引流到鼻腔，少量的泪液蒸发消失。每次瞬目和闭睑动作使泪液在眼表涂布，同时推送泪液至内眦部形成泪湖，然后通过虹吸作用进入泪点。泪液排出依赖于眼轮匝肌的"泪液泵"作用，眼睑闭合时，泪小点暂时封闭，眼轮匝肌收缩，挤压泪小管和泪囊，迫使泪囊中的泪液通过鼻泪管排入鼻腔；眼睑睁开时，眼轮匝肌松弛，泪小管和泪囊因自身弹性扩张，腔内形成负压，泪湖的泪液通过重新开放的泪小点被吸入泪小管和泪囊。

泪器病的主要症状是流泪，其原因有二：一是排出受阻，泪液不能流入鼻腔而溢出眼睑之外，称为溢泪（epiphora）；二是泪液分泌过多，排出系统来不及排出而流出眼睑外，称为流泪（lacrimation）。临床上区分是由于泪道阻塞引起的溢泪、还是因眼表疾病刺激引起的高分泌性流泪十分重要。

泪器病类似于中医眼科的两眦疾病，属于外障眼病范畴。两眦在五轮中属血轮，内应于心，心与小肠相表里，故两眦疾病常与心和小肠相关。病变常因心火内炽，或外邪引动心火，内外合邪发病。中医理论认为"泪为肝之液"，肝肾同源，故肝肾在生成及约束泪液不溢出眼外方面都有一定的作用，所以病变与肝肾亦相关，发病多为肝血亏虚或肝肾不足等。两眦疾病的治疗多用疏风清热、清心泻火、清热解毒、补肝养血、补益肝肾等治法。

第一节　泪液排出系统疾病

一、溢泪（泪道阻塞或狭窄）

泪道阻塞（stenosis of lacrimal passage）常发生在泪点、泪小管、泪囊与鼻泪管交界处，以及鼻泪管下口。泪道前部由于管径狭窄，位置表浅，并与结膜囊毗邻相通，容易受到炎症、外伤、药物毒性的影响而发生阻塞。而鼻泪管的下段是解剖学的狭窄段，容易受鼻腔病变的影响出现阻塞。

泪道阻塞或狭窄属于中医学"流泪症"的范畴。

【病因病理】

1. 西医病因病理

（1）泪点异常：包括泪点闭塞、阙如，或者狭窄，致使泪液不能顺利流入泪道。

（2）泪小管至鼻泪管的狭窄或阻塞：由于先天性闭锁、炎症、肿瘤、结石、外伤、异物、药物毒性等引起的泪道结构或功能不全，导致泪液不能排出。

（3）鼻腔疾病：容易引起鼻泪管下段阻塞。

2. 中医病因病机　多为肝血不足，泪窍不密，风邪外袭而致泪出；或气血不足、肝肾两虚不能约束其液，而致冷泪常流；甚或椒疮邪毒侵及泪窍，导致窍道阻塞，泪不下渗而外溢。

【临床表现】

1. 症状　主要为溢泪，迎风流泪更甚，冬天寒冷或冷风刺激时流泪加重。

2. 体征　可见泪液不时溢出睑缘。长期泪液浸渍，可引起慢性刺激性结膜炎，表现为结膜充血，下睑和面颊部皮肤潮湿发红，呈湿疹样改变。患者不断揩拭眼泪，长期可致下睑外翻，加重溢泪症状。按压泪囊区，无黏液或黏液脓性分泌物自泪点流出。

由于婴儿与成人生理结构存在一定的差异，所以临床上婴儿溢泪与成人溢泪有一定差别。

（1）婴儿溢泪：泪液排出部在胚胎发育中逐渐形成，其中鼻泪管形成最迟，常常到出生时鼻泪管下端仍有一黏膜皱襞（Hasner瓣）部分或全部遮盖鼻泪管开口，一般在出生后数月内可自行开通。鼻泪管下端发育不完全，没有完成"管道化"，或留有膜状物阻塞是婴儿溢泪的主要原因。可单眼或双眼发病，泪囊若有继发感染，可出现黏液脓性分泌物，形成新生儿泪囊炎（neonatal dacryocystitis）。

（2）成人溢泪：多见于中年人，因功能性或器质性泪道狭窄或阻塞造成溢泪，在刮风或寒冷气候症状加重。

①功能性溢泪：相当多的成人溢泪并无明显的泪道阻塞，泪道冲洗通畅。溢泪为功能性滞留，主要原因是眼轮匝肌松弛，泪液泵作用减弱或消失，泪液排出障碍，出现溢泪。

②器质性溢泪：凡因泪道阻塞或狭窄引起的溢泪都属器质性溢泪。最常见原因为肿瘤或泪道中存在泪石，女性较男性更易受累。

【辅助检查】

器质性泪道阻塞或狭窄可发生在泪道的任何部位，确定阻塞部位对于治疗方案的选择十分重要。泪道阻塞或狭窄的常用检查方法有：

1. 染料试验　于双眼结膜囊内滴 1 滴 2% 荧光素钠溶液，5 分钟后观察和比较双眼泪膜中荧光素消退情况，荧光素保留较多的眼可能有相对性泪道阻塞。或在滴入 2% 荧光素钠 2 分钟后，用一湿棉棒擦拭鼻道，若棉棒带绿黄色，说明泪道通畅，或没有完全性阻塞。

2. 泪道冲洗术　采用钝圆针头从泪小点注入生理盐水，根据冲洗液体流向判断阻塞及其部位。通常有以下几种情况：①冲洗无阻力，液体顺利进入鼻腔或咽部，表明泪道通畅；②冲洗液完全原路返回，为该泪小管阻塞；③冲洗液从上泪点或下泪小点注入后，液体由另一泪点反流者为泪总管阻塞；④冲洗时有阻力，且冲洗液部分自泪小点返回、部分流入鼻腔，为鼻泪管狭窄；⑤冲洗液自另一泪小点反流，同时伴有黏性或黏液脓性分泌物，为鼻泪管阻塞合并慢性泪囊炎。

3. 泪道探通术　诊断性泪道探通有助于证实上泪道（泪小点、泪小管、泪总管）阻塞的部位，治疗性泪道探通主要用于婴幼儿泪道阻塞。

4. X 线碘油造影　用以显示泪囊大小及阻塞部位。

【诊断与鉴别诊断】

1. 诊断要点

（1）溢泪。

（2）冲洗泪道时，泪道通畅，或通而不畅，或不通，但均无黏液从泪点溢出。

2. 鉴别诊断

（1）慢性泪囊炎：所溢之泪，多为黏液或黏液脓性，多伴有结膜充血。压迫泪囊区有黏液或黏液脓性分泌物自泪点流出。泪道冲洗时，冲洗液自上、下泪点反流，同时有黏液脓性分泌物。

（2）泪小管炎：流泪，有分泌物，眼红。压迫泪囊区有黏液或黏液脓性分泌物自泪点流出。

（3）泪道肿物：可触及肿物。

【治疗】

1. 治疗原则　本病治疗，首先要分清是功能性溢泪还是器质性溢泪。功能性溢泪，可以中医治疗为主，配合西医局部用药；器质性溢泪则以西医治疗为主，根据病因选择适宜的治疗方法。

2. 全身治疗

（1）中医辨证论治

①血虚夹风证

证候　目无赤痛，迎风流泪；可兼见面色少华，头晕目眩；舌淡苔薄，脉细。

治法　补养肝血，兼祛风邪。

方药　止泪补肝散加减：木贼 10g，防风 10g，夏枯草 10g，当归 12g，熟地黄 15g，白芍 15g，川芎 10g，沙蒺藜 10g。水煎，每日 1 剂，分 2 次温服。

若流泪迎风更甚者，可加白薇、菊花、石榴皮等以祛风止泪。

②气血不足证

证候　泪下频频，泪水清冷稀薄，目无赤痛，不耐久视；兼见面色无华，神疲乏力，健忘怔忡；舌淡苔薄，脉细弱。

治法 益气养血，收摄止泪。

方药 八珍汤加减：人参 10g，白术 10g，茯苓 10g，甘草 6g，熟地黄 15g，白芍 10g，当归 10g，川芎 10g。水煎，每日 1 剂，分 2 次温服。

如迎风泪多者，加防风、白芷、菊花以祛风止泪；若遇寒泪多，畏寒肢冷者，酌加细辛、桂枝、巴戟天以温阳散寒摄泪。

③肝肾两虚证

证候 眼泪常流，拭之又生，泪液清冷稀薄；兼见头晕耳鸣，腰膝酸软；舌红少苔，脉细弱。

治法 补益肝肾，固摄敛泪。

方药 左归饮加减：熟地黄 15g，山药 10g，枸杞 10g，茯苓 10g，炙甘草 10g，山萸肉 10g。水煎，每日 1 剂，分 2 次温服。

若流泪较甚者，加五味子、防风以收敛祛风止泪；若泪液清冷者，加巴戟天、肉苁蓉、桑螵蛸以加强温补肾阳之力而助固摄止泪之功。

（2）中成药治疗：杞菊地黄丸：口服，每次 6g，每日 2 次。用于治疗本病肝肾两虚证。

（3）针刺治疗：肝血不足、外感风邪证，以补法为主，可针肝俞、太冲、合谷、风池。肝肾两虚、约束无权证，以补法为主，针灸并用，可针肝俞、肾俞、涌泉、太冲。若流泪清冷者，可加艾灸神阙及同侧睛明穴温针（将针用火烧热，待温后再针）治疗。

3. 局部治疗

（1）功能性溢泪：可试用硫酸锌及肾上腺素溶液点眼，以收缩泪囊黏膜。

（2）婴儿泪道阻塞或狭窄：大部分先天性 Hasner 瓣阻塞可在出生后 4~6 周自行开放，因此可先行局部按摩和抗生素滴眼剂点眼，鼻腔应用缓解充血的婴儿滴鼻剂等保守治疗。若不能自行痊愈，半岁以后可考虑泪道探通术。

（3）泪点狭窄、闭塞或阙如：可用泪点扩张器扩张或泪道探针探通。

4. 手术治疗

（1）睑外翻、泪点位置异常：可于泪点下方切除一水平梭形结膜及结膜下睑板组织，结膜水平缝合后缩短，即可矫正睑外翻，使泪点复位。如患者有眼睑松弛，可同时做眼睑水平缩短术。此外也可试行电烙术，电灼泪点下方结膜，术后借助瘢痕收缩使泪点复位。

（2）泪管阻塞：可试用泪道硅管留置治疗。泪道激光亦取得较好的治疗效果，利用脉冲 YAG 激光的气化效应打通阻塞部位，术后配合插管或置线，可提高疗效。对于泪总管阻塞，可采用泪小管泪囊吻合术。

（3）鼻泪管狭窄：可行泪囊鼻腔吻合术。

【预防和调护】

1. 户外工作者，可戴防护眼镜，减少风沙对泪道的刺激。

2. 增强体质，或进行睛明穴按摩，有助于改善流泪症状。

3. 预防泪道部位的创伤、炎症，可减少泪道阻塞。

二、慢性泪囊炎

慢性泪囊炎（chronic dacryocystitis）是一种较常见的眼病，由鼻泪管狭窄或阻塞，致使泪液滞留于泪囊内，伴发细菌感染引起。多见于中老年女性，特别是绝经期妇女。多为单侧发病。

慢性泪囊炎属于中医学"漏睛"范畴。

【病因】

1. 西医病因病理　由鼻泪管下端狭窄或阻塞，致使泪液滞留于泪囊之内，伴发细菌感染引起。常见致病菌为肺炎球菌、链球菌、葡萄球菌等。沙眼、泪道外伤、鼻炎、鼻中隔偏曲、下鼻甲肥大等因素与发病有关。

2. 中医病因病机　本病多因外感风热，停留泪窍，泪道不畅，积伏日久，泪液受染而变稠浊；或心有伏火，脾蕴湿热，流注经络，上攻泪窍，腐而成脓。

【临床表现】

1. 症状　主要症状为溢泪。泪液多为黏液性或黏液脓性分泌物。

2. 体征　检查可见结膜充血，下睑皮肤出现湿疹，用手指挤压泪囊区，有黏液或黏液脓性分泌物自泪点流出。泪道冲洗时，冲洗液自上、下泪点反流，同时有黏液脓性分泌物。泪囊内分泌物长期引流不畅，则泪囊可逐渐增大形成泪囊黏液囊肿。

慢性泪囊炎是眼部的感染病灶，泪囊中的致病菌及脓性分泌物反流到结膜可引起结膜炎症，在角膜存在损伤的情况下，可导致角膜溃疡。因此，应高度重视慢性泪囊炎对眼球构成的潜在威胁，尤其在内眼手术前，必须首先治疗泪囊感染，避免引起眼内化脓性感染。

3. 并发症　治不及时，引起感染，可并发急性泪囊炎。

【诊断与鉴别诊断】

1. 诊断要点

（1）溢泪。所溢之泪为黏液或黏液脓性。

（2）指压泪囊区，有黏液或黏液脓性分泌物自泪点流出。

（3）泪道冲洗时，冲洗液自上、下泪点反流，同时有黏液脓性分泌物。

2. 鉴别诊断

泪道阻塞或狭窄：所溢之泪为水液性。指压泪囊区，无黏液或黏液脓性分泌物自泪点流出。

【治疗】

1. 全身治疗

中医辨证论治

①风热停留证

证候　患眼隐涩不舒，时而泪出，或自觉黏液粘睛，内眦头皮色如常，或睛明穴下方稍显隆起，按之不痛，但见有黏浊泪液自泪窍沁出；舌尖红，苔薄白，脉浮数。

治法　疏风清热。

方药　白薇丸加减：白薇10g，车前子10g，泽兰10g，桃仁10g，覆盆子10g，白芷10g，石膏10g，藁本10g，栀子10g，黄柏10g，当归10g，川芎10g，蛇床子10g，干地黄

10g，茯苓 10g，橘皮 10g。水煎，每日 1 剂，分 2 次温服。

若黏浊泪液多而稠者，可加金银花、连翘、蒲公英以助清热解毒之功。

②心脾湿热证

证候　内眦头微红潮湿，可见脓液浸渍，拭之又生，脓多且稠；按压睛明穴下方时，有脓液从泪窍沁出；小便黄赤；或可见舌红，苔黄腻，脉濡数。

治法　清心利湿。

方药　竹叶泻经汤加减：大黄 10g，黄连 3g，黄芩 10g，栀子 10g，升麻 10g，竹叶 10g，泽泻 10g，柴胡 10g，羌活 10g，草决明 10g，赤芍 10g，茯苓 10g，车前子 10g，炙甘草 10g。水煎，每日 1 剂，分 2 次温服。

脓液多且黄稠者，可去羌活，加天花粉、漏芦、乳香、没药以加强清热排脓、祛瘀消滞的作用。

2. 局部治疗　可用抗生素眼液滴眼，每日 4~6 次。滴眼前要先挤出分泌物；也可在泪道冲洗后注入抗生素药液。药物治疗仅能暂时减轻症状。

3. 手术治疗　开通阻塞的鼻泪管是治疗慢性泪囊炎的关键。常用术式是鼻腔泪囊吻合术，术中将泪囊通过一个骨孔与鼻腔黏膜相吻合，使泪液从吻合口直接流入中鼻道。也可行泪道逆行插管术。近年开展的鼻内窥镜下鼻腔泪囊造口术，也可达到消除溢泪、根治慢性泪囊炎的目的。无法行吻合术或造口术时，高龄患者可考虑泪囊摘除术去除病灶，但术后溢泪症状依然存在。

【预防与调护】

1. 及时治疗沙眼，可减少和防止本病发生。

2. 对有鼻部疾病者，应及时治疗，可防止本病发生。

3. 嘱患者点眼药前，先将黏液或脓液挤出，以便药达病所。

4. 勿食辛辣炙煿等刺激性食物。

三、急性泪囊炎

急性泪囊炎（acute dacryocystitis），由毒力强的致病菌如金黄色葡萄球菌或 β- 溶血性链球菌，或者少见的白念珠菌感染引起，多为慢性泪囊炎的急性发作，也可以无溢泪史而突然发生。新生儿泪囊炎的致病菌多为流感嗜血杆菌，如不采取快速、有效的治疗，易演变为眶蜂窝织炎。

急性泪囊炎属中医学"漏睛疮"范畴。

【病因病理】

1. 西医病因病理　大多在慢性泪囊炎的基础上发生，最常见的致病菌为金黄色葡萄球菌或 β- 溶血性链球菌。儿童患者常常为流感嗜血杆菌感染。

2. 中医病因病机　本病多由心经蕴热，或素有漏睛，热毒内蕴，复感风邪，风热搏结所致；或由过嗜辛辣炙煿，心脾热毒壅盛，致气血凝滞，营卫不和，结聚成疮，热盛肉腐成脓而溃。

【临床表现】

1. 症状　患眼充血、流泪，有脓性分泌物。泪囊区局部肿痛或额部胀痛。严重时可出现畏寒、发热等全身不适。

2. 体征　泪囊区局部皮肤红肿、坚硬，压痛明显；重者，红肿连及患侧鼻梁及颜面，甚至眼睑肿胀，结膜充血水肿。甚至可引起眶蜂窝织炎。数日后泪囊区红肿局限，出现脓点，脓肿可穿破皮肤，脓液排出，炎症减轻。但有时可形成泪囊瘘管，经久不愈，泪液长期经瘘管溢出。

3. 并发症　急性泪囊炎常并发急性结膜炎、边缘性角膜溃疡等，若为肺炎链球菌感染，会引起匐行性角膜溃疡。若为链球菌，感染扩散至泪囊周围组织时，可导致面部丹毒；感染向后扩散可引起化脓性筛窦炎。也可扩散到眼眶而引起眶蜂窝织炎、全眼球炎，甚而进入颅内引起脑膜炎而致死亡。

【诊断与鉴别诊断】

1. 诊断要点

（1）患者多有慢性泪囊炎病史。

（2）泪囊区局部红、肿、热、痛，重者可波及同侧面部。

（3）局部破溃脓出。

2. 鉴别诊断

（1）内眦部外睑腺炎或皮脂腺囊肿继发感染：病变部位不在泪囊部，无溢泪。

（2）急性上筛窦炎：鼻骨表面疼痛、肿胀，红肿区可蔓延至内眦部，前额部头痛、鼻塞，患者常有发热。

【治疗】

1. 治疗原则　对本病的治疗必须采取有效措施，取中西医药之长，及时控制炎症，防止并发症，待炎症稳定后考虑手术根治。

2. 全身治疗

（1）西医治疗：根据病因全身选用有效抗生素。如，头孢呋辛 2.0g，静脉滴注，每日 2 次。

（2）中医辨证论治

①风热上攻证

证候　患眼热泪频流，内眦部红肿疼痛，其下方隆起，可扪及肿核，疼痛拒按；头痛，或见恶寒发热；舌红，苔薄黄，脉浮数。

治法　疏风清热，消肿散结。

方药　驱风散热饮子加减：连翘 10g，牛蒡子 10g，羌活 10g，薄荷 6g，大黄 10g，赤芍 10g，防风 10g，当归尾 12g，甘草 5g，栀子 10g，川芎 10g。水煎，每日 1 剂，分 2 次温服。

可于方中加白芷、浙贝母、天花粉以加强消肿散结之功。

②热毒炽盛证

证候　患处红肿焮热，核硬拒按，疼痛难忍，热泪频流，甚而红肿漫及颜面胞睑；耳前或颌下有肿核及压痛，可兼头痛身热，心烦口渴，大便燥结，小便赤涩；舌质红，苔黄燥，脉洪数。

治法　清热解毒，消瘀散结。

方药　黄连解毒汤加减：黄连 10g，黄柏 10g，黄芩 10g，栀子 10g。水煎，每日 1 剂，分 2 次温服。

可于方中加金银花、蒲公英、紫花地丁以加强清热解毒之功；若大便燥结者，可加大黄以通腑泻热；患处红肿热痛甚者，加郁金、乳香、没药以助活血散瘀，消肿止痛；欲成脓而未溃者，可加皂角刺、穿山甲、白芷以促使脓成溃破。

③正虚邪留证

证候　患处微红微肿，稍有压痛，时有反复，但不溃破；或溃后漏口难敛，脓液稀少不绝；可伴畏寒肢冷，面色苍白，神疲食少；舌淡，苔薄，脉细弱。

治法　补气养血，托里排毒。

方药　托里消毒散加减：人参 10g，川芎 10g，黄芪 15g，当归 10g，白芍 10g，白芷 10g，白术 10g，金银花 15g，连翘 10g，陈皮 6g，茯苓 10g，桔梗 10g，皂角刺 10g，甘草 5g。水煎，每日 1 剂，分 2 次温服。

若红痛有肿核者，可加野菊花、蒲公英、郁金以助清热消肿，活血止痛；溃后漏口不敛已久，面色苍白者，宜加玄参、天花粉、白蔹以养阴清热，生肌排脓，亦可配服十全大补丸或人参养荣丸。

3. 局部治疗　早期可行局部热敷，滴抗生素眼药水。如炎症未能控制，脓肿形成，则应切开排脓，放置橡皮引流条，待伤口愈合，炎症完全消退后，按慢性泪囊炎处理。炎症期忌行泪道冲洗或泪道探通，以免炎症扩散。

【预防与调护】

1. 忌食辛辣炙煿等刺激性食物。

2. 本病病处危险三角区，急性发作时不可挤压患处，以免脓毒扩散。

3. 有慢性泪囊炎者，应及时彻底治疗。

4. 红肿热痛者，切勿采用泪道冲洗及泪道探通术。

第二节　泪液分泌系统疾病

一、泪腺炎

泪腺炎（dacryoadenitis）是各种原因引起的泪腺组织炎症性疾病的总称，临床上按其起病的缓急分为急性和慢性两种。

本病在中医学尚无适当名称。临床可依据全身症状及舌脉进行中医辨证治疗。

（一）急性泪腺炎

急性泪腺炎（acute dacryoadenitis）临床上较少见，一般单侧发病，主要见于儿童。多为继发感染所致。

【病因】

多为病原体感染所致，以金黄色葡萄球菌或肺炎双球菌常见。感染途径可为眼睑、结膜、眼眶或面部化脓性炎症直接扩散，远处化脓性病灶转移，或来源于全身感染。如儿童的流行性腮腺炎、麻疹、流感或成人的淋病等。

【临床表现】

1. 症状　单侧急性起病。泪腺部疼痛流泪或有脓性分泌物。

2. **体征** 眶外上方局部肿胀、触痛，上睑水肿呈"S"形弯曲变形，表面皮肤红肿。结膜充血水肿，有黏性分泌物。眼球向下、内方移位，运动受限。耳前淋巴结肿大，并可出现体温升高、头痛不适等全身表现。触诊可扪及包块，有压痛。提起上睑，可见泪腺肿大充血。

【诊断与鉴别诊断】

1. 诊断要点

（1）泪腺部疼痛流泪。

（2）眶外上方局部肿胀、触痛，上睑水肿呈"S"形弯曲变形，表面皮肤红肿。结膜充血水肿，有黏性分泌物。

（3）触诊可扪及包块，有压痛。

2. 鉴别诊断

（1）睑腺炎：发病部位主要在睑缘部。睑局部水肿、充血，有胀痛、压痛感，近睑缘部可摸到硬结。

（2）眶脓肿：多位于肌肉圆锥内，部分位于肌肉圆锥外。临床表现为发热、畏寒、周身不适。外周血检查白细胞计数增多，以中性粒细胞增加为主。眼睑充血水肿，睑裂缩小。结膜充血水肿，甚者突出睑裂之外，睑裂不能闭合，结膜干燥坏死；以及暴露性角膜炎、角膜溃疡等。严重者眼球突出，运动障碍。CT、MRI检查有助于临床诊断。

【治疗】

根据病因和症状治疗。细菌、病毒感染，应全身应用抗生素或抗病毒药物，局部热敷。脓肿形成时，应及时切开引流，睑部泪腺炎可行结膜切开，眶部泪腺化脓可通过皮肤切开排脓。

（二）慢性泪腺炎

慢性泪腺炎为病程进展缓慢的一种增殖性炎症，病变多为双侧性。可由急性泪腺炎迁延而来。

【病因】

临床上原因较多，主要有沙眼、结核、梅毒、不明原因的肉芽肿性病变，也可为急性泪腺炎的后遗症。

【临床表现】

1. **症状** 泪腺肿大，一般无疼痛，可伴有上睑下垂。

2. **体征** 在外上眶缘下可触及较硬的包块，但多无压痛，眼球可向内下偏位，向上、外看时可有复视，但眼球突出少见。慢性泪腺炎有时伴有腮腺炎症和肿胀，称为米库利兹综合征。

【诊断与鉴别诊断】

1. 诊断要点

（1）泪腺肿大，无疼痛感。

（2）外上眶缘下可触及较硬的包块，但多无压痛。眼球可向内、下偏位，向上、外看时可有复视。

2. 鉴别诊断

泪腺肿瘤：眼球向前下方移位，眼球突出，部分患者可出现疼痛，眼球上转受限，于眶内泪腺窝处可触及中等硬度肿物，CT 扫描可显示肿物。

【治疗】

针对病因或原发疾病治疗。

二、无泪症

赖利－戴综合征（家族性自主神经异常）和外胚层发育不良，引起先天性泪液缺乏。患者早期无症状，逐渐发展为角结膜瘢痕。听神经瘤或小脑、脑桥部手术损伤了泪腺神经支配后也导致泪液缺乏。泪腺的炎症和肿瘤也影响泪液分泌。

三、泪液分泌过多

原发性泪液分泌过多少见，要注意和泪道阻塞引起的溢泪相鉴别，继发性泪液分泌过多见于眼表上皮或视网膜受刺激以及精神心理反应等情况。可分为下列 4 型：周围感觉型、视网膜型、中枢（或精神）型及泪腺细胞型。

眼，尤其结膜、角膜及鼻黏膜等三叉神经末梢受到刺激后引起的反射泪分泌，属于周围感觉型，多见于角膜炎、结膜炎、虹膜睫状体炎或感冒初起时的流泪。一般泪量中等，但随刺激强度而异。

光线对视网膜的刺激所引起的反射泪分泌属于视网膜型。在人类及其前漫长的种系发展历程中，由于视网膜对光线的长期适应，此型泪量较少，且较恒定，除非强光入眼或畏光时，才有较大量泪分泌。人处在黑暗环境中或入睡以后，视网膜型泪停止分泌。

中枢神经系统病变，尤其是精神创伤引起的反射泪分泌，属于中枢（或精神）型。如哀伤时的号啕大哭，泪量特大。

另有一型泪分泌，由某种物质直接刺激反射泪腺细胞所致，如吸入乙酰甲胆碱和芥子气衍化物等，或某些内分泌疾病如甲状腺病变，反射泪腺细胞因受到直接刺激而分泌，并非通过刺激泪核的反射性分泌。对泪腺神经进行阻滞，可以减少泪液分泌。

眼表疾病（ocular surface disease，OSD）是指角膜上皮、结膜上皮及泪膜三部分的疾病。眼表是指从睑缘的唇间灰线向后，经眼睑内面至穹窿再返折回来越过眼球前方、覆盖在角膜和结膜表面的整个上皮层（图 9-1）。泪膜是指覆盖于眼前表面的一层泪液膜，泪膜从前向后依次分为三层（图 9-2），即脂质层、水液层和黏液层。广义的角度来说，眼表疾病应包括睑缘、角膜及结膜浅层疾病和可导致泪膜功能异常的疾病。而从狭义的角度来

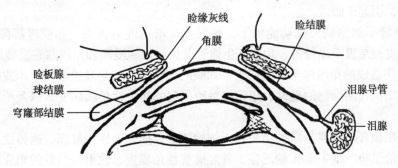

图 9-1　眼表解剖示意图

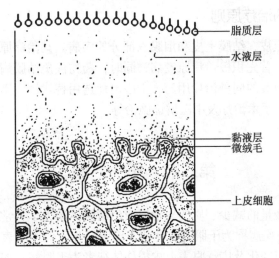

图 9-2　泪膜示意图

说，眼表疾病仅指由于泪液量、质或动力学的异常引起的泪膜不稳定和眼表面损害而导致眼不适症状的一类疾病。本章主要就狭义的眼表疾病进行讨论，主要论述"干眼"及"药物性角结膜病变"的相关内容。《审视瑶函·卷之三·白痛》对相关症状进行了描述，谓："不肿不赤，爽快不得，沙涩昏朦，名曰白涩。"中医称该类疾病为白涩症。

第一节 眼表疾病的类型和治疗原则

一、眼表疾病的病理类型

眼表的健康是通过外源性因素为眼球表面提供稳定的泪膜，以及内源性因素调控上皮干细胞，以维持正常的眼表状态。任何一种维护眼表健康的因素发生变化都将引起角膜、结膜表面和泪膜功能的失调而引起眼表疾病。临床上根据角膜、结膜上皮病变类型及印迹细胞学的方法，可将其划分为两类主要的眼表功能异常。

1. 各种病因所致的眼表功能异常，如史－约综合征、化学或热灼伤以及眼部天疱疮、多形性红斑等疾病，可导致眼表的鳞状上皮化，使角膜、结膜上皮的非角化上皮向病理性角化型化生，引起干眼。

2. 角膜缘干细胞缺失或功能低下，角膜上皮增殖能力丧失，角膜缘屏障功能下降，常以角膜上皮被结膜上皮侵占、角膜新生血管及炎性细胞浸润和角膜基底膜破坏为特征。

（1）损伤造成的角膜缘干细胞缺乏：如眼的化学烧伤、角膜缘多次手术或睫状体冷凝术、局部使用抗代谢药物的毒性、角膜接触镜引起的相关性角膜病变，以及严重的微生物感染等。

（2）基质微环境异常导致的角膜缘干细胞缺乏：如先天性无虹膜、遗传性多种内分泌缺乏相关性角膜病、维生素 A 缺乏症、神经麻痹性角膜炎、放射线所致的角膜病、边缘性角膜溃疡、慢性角膜缘炎及翼状胬肉等。

二、眼表疾病的治疗原则

眼表病包括角膜上皮、结膜上皮和泪膜三部分的疾病。其治疗原则包括对这三方面健康的有效维持和重建。首先积极治疗原发病，同时，药物性角结膜病变患者停用所有药物后，选用不含防腐剂包装的同种治疗用药，干眼治疗选用替代性人工泪液、暂时性或永久性泪小点栓塞或封闭、手术治疗及中医辨证施治等。

第二节 干 眼

任何原因导致泪液量的减少、质的异常以及泪液流体动力学异常，引起患者自觉症状和／或眼表损害的一类疾病称为干眼。有症状及泪膜变化，但无眼表上皮广泛损害者称为干眼症；有症状、泪膜变化及广泛眼表上皮损伤体征者为干眼病；如同时合并全身免疫性疾病者则为干眼综合征。

因此，干眼是指由多因素所致的一种以眼表不适症状、视觉障碍、泪膜不稳定以及有潜在眼表损害的一种常见的泪液和眼表的疾病。该病多为双眼发病，流行病学及临床检查发现，其发病率远较人们想象的要高。

本病属中医"白涩症"（《审视瑶函》）范畴，又名"干涩昏花症"（《证治准绳》）及"神水将枯症"（《审视瑶函》）、"神气枯瘁"（《目经大成》）。

【病因病理】

1. 西医病因病理　干眼多可由泪腺分泌不足或泪腺分泌功能正常，但泪液蒸发过强以及泪液动力学异常等一种或多种因素所致，归纳其病因病理主要有以下三个方面：

（1）泪液生成不足型干眼：可分为Sjögren's综合征（SS干眼）（Sjögren's syndrome Dry Eye，SSDE）和非SS干眼（Non-Sjögren's Dry Eye，NSDE），SS是一种外分泌腺自身免疫性疾病，又可再分为原发性SS（眼干、口干）和继发性SS（各种胶原病，如类风湿关节炎、红斑狼疮等）；非SS按病因可分为泪腺疾病、泪腺导管阻塞和反射性泪液缺乏3种类型。①泪腺病变：常见的有原发性泪液不足，如先天性无泪症，无或有泪腺，但缺乏分泌；而继发性泪液不足，则见于维生素A缺乏、淋巴瘤、类肉瘤病、人类免疫缺陷病毒（HIV）感染及大部泪腺切除术后；②大面积眼表损害导致泪腺导管阻塞，如沙眼、热或化学性眼烧伤、史－约综合征、瘢痕性眼类天疱疮、眼睑缺损、特应性角结膜炎、外伤等；③正常的眼表和副泪腺均有丰富的神经支配，通过完整的神经反射环路完成泪液分泌功能，该环路中任一环节异常均将导致分泌功能障碍，形成反射性泪液缺乏，其可因神经障碍，如Ⅲ脑神经病变、久戴接触镜、神经麻痹性角膜炎以及角膜屈光手术后等引起，但临床最常见的则是因长时间近距离固视、室内空调环境等因素，导致瞬目反射、泪液流和局部神经调节因子下降，提高了眼表反射的阈值，对外界的反应性降低，适应性增强，使角膜知觉减退，瞬目更加减少，从而泪膜破裂，角膜暴露，造成眼表损害，更加重了角膜知觉下降，使干眼症陷入恶性循环。

（2）蒸发过强型干眼：主要有以下3个方面：①睑板腺病变：如睑板腺阻塞、睑板腺囊肿、内睑腺炎、睑结石或全身性疾病如皮脂腺性皮炎、酒渣鼻、牛皮癣等。②瞬目异常：睑板腺分泌脂质的排出依赖眼轮匝肌在瞬目时的收缩，固视、空调环境造成的瞬目减少，使睑板腺脂质排出少，形成泪膜破裂缩短，而脂质排出少又使脂质易在睑板腺开口处凝结，造成睑板腺功能障碍，进一步加重干眼的发生。③前睑缘炎。

（3）泪液动力学异常型干眼：因球结膜松弛症、眼睑松弛或瘢痕，使泪液的动力学异常，引起泪液排出延缓，致眼表炎症或泪液敷布异常等。

2. 中医病因病机　本病多因外感疫邪停留或余邪未尽，隐伏脾肺两经，阻碍津液之敷布；或日久风沙尘埃侵袭或长期于空调房及近火烟熏等刺激，致肺卫气郁不宣，化燥伤津，目失所荣；或沉酒恣燥、肥甘厚味，致脾胃蕴结湿热，郁久伤阴；或劳瞻竭视、过虑多思、房劳太过致肝肾亏虚，精血暗耗，目失濡泽；或劳作过度，体虚气衰，气机衰惫，肝肾之阴精亏虚，不能敷布精微，充泽五脏，上荣于目而致目失濡养。

【临床表现】

1. 症状　眼干涩、异物感、烧灼感，时有眼痒、眼红，喜眨眼、畏光，视物模糊，视力波动，视疲劳，不能耐受有烟尘的环境等。Sjögren's综合征患者常伴有口干、关节痛等。

2. 体征 睑缘充血、增厚、不规整、变钝、外翻，或腺口有黄色分泌物阻塞；结膜充血、乳头增生，或结膜上皮干燥皱缩；角膜上皮角化干燥、混浊无光泽，甚则角膜溃疡，荧光素染色着色或丝状物附着；泪河线宽度 <0.3mm；泪膜破裂时间（BUT）<10 秒；泪液分泌实验（Schirmer test）低于 10mm/5min。

【实验室及其他检查】

1. 泪液渗透压测定 利用冰点 – 渗透压测量仪进行检测，是诊断干眼症较敏感的方法。一般大于 312mOms/L 可诊断为干眼症。

2. 泪液乳铁蛋白（lectoferrin，LF）含量测定 反映泪液分泌功能。干眼患者泪液乳铁蛋白值下降（<0.85mg/ml）；国外以 ≤ 0.9mg/ml 为诊断标准，并随着病程延长而持续下降。

3. 泪液羊齿状物试验（tear ferning test，TFT） 了解泪液电解质和糖蛋白含量的比例。

4. 干眼仪或泪膜干涉成像仪（tear film interferometry）检查 了解泪膜脂质层。干眼症患者，尤其是脂质层异常患者，通过光学干涉摄影，可清楚地看到分布在泪液水液层表面的脂质层的干涉图像与正常人不同。

5. 印迹细胞学检查 了解眼表上皮细胞的病理及病理生理变化，该法客观、准确、半定量、无创，且与结膜活检结果相同。

6. 泪液清除率（tear clearance rate，TCR）检查 了解泪液清除有无延迟。

7. 血清学检查 可了解自身抗体的存在。

【诊断与鉴别诊断】

1. 诊断要点 目前干眼症的诊断尚无统一标准。一般来说，诊断包括症状、体征、泪膜稳定性改变及泪液渗透压改变四个方面。在临床上综合此四个方面内容，基本可以对大多数患者作出诊断，其中症状在诊断中具有重要的价值。

2. 鉴别诊断

（1）视疲劳：症状多种多样，常见的有近距离工作不能持久，出现眼及眼眶周围疼痛、视物模糊、眼睛干涩、流泪等，严重者头痛、恶心、眩晕。它不是独立的疾病，而是由于各种原因引起的一组疲劳综合征。其发生原因也是多种多样的，常见的有：①眼本身的原因：如近视、远视、散光等屈光不正，以及调节因素、眼肌因素、结膜炎、角膜炎、所戴眼镜不合适等；②全身因素：如神经衰弱、身体过劳、癔症或更年期的妇女；③环境因素：如光照不足或过强，光源分布不均匀或闪烁不定，注视的目标过小、过细或不稳定等。但泪膜稳定性及泪液渗透压无异常，单眼或双眼患病，验光配镜常使症状减轻或消失。

（2）过敏性结膜炎：眼部痒感几乎是各种类型过敏性结膜炎的共同症状，但其他症状如眼红、流泪、灼热感、分泌物等常常容易与干眼混淆。过敏性结膜炎的临床表现为弥漫性结膜充血、水肿及乳头、滤泡增生等体征，越靠近眼角部分，情况越严重。泪膜稳定性及泪液渗透压多无异常，糖皮质激素、抗组胺药常能缓解症状。

【治疗】

1. 治疗原则 干眼症的治疗目标是尽可能重建完整的泪膜，适当治愈形成上皮，重建眼表功能，缓解症状。完成这些目标需依赖多种途径：首先要消除引起干眼的一切诱因，此为治疗的关键及最佳方法；对于不同病情干眼症患者，选择泪液补充、泪液保存、刺激分泌、抗炎等方法，或联合使用多种方法结合中医辨证论治，调整机体内环境，必要时戴硅胶眼罩、湿房镜；对重症干眼症患者，除上述治疗外，需配合手术治疗。

2. 全身治疗

（1）西药治疗：口服溴己新、盐酸毛果芸香碱或新斯的明，可以促进部分患者泪液的分泌，但疗效尚不肯定。

（2）中医辨证论治

①肺阴不足证

证候 目珠干涩不爽，磨痛，异物感，久视疲劳，时常白睛隐隐发红；舌红少津，脉细数。

治法 滋阴润肺，生津润燥。

方药 养阴清肺汤加减：生地黄 15g，麦冬 10g，白芍 10g，玄参 10g，牡丹皮 10g，薄荷 6g，南沙参 15g，肥玉竹 10g，鬼针草 15g。水煎，每日 1 剂，分 2 次温服。

黑睛生翳者，加木贼、蝉蜕、密蒙花以疏风退翳。

②气阴两虚证

证候 目珠干燥无光泽，沙涩磨痛，畏光，眼极易疲劳，视力模糊，甚至眼睑痉挛，口干少津，神疲乏力；舌淡红，苔薄，脉细。

治法 养阴益气，滋补肝肾。

方药 生脉饮合六味地黄丸加减：太子参 15g，麦冬 10g，五味子 10g，熟地黄 15g，山药 10g，山茱萸 10g，牡丹皮 10g，茯苓 12g，泽泻 10g，甘草 5g，枸杞子 15g，鬼针草 15g。水煎，每日 1 剂，分 2 次温服。

③肝经郁热证

证候 目珠干燥，灼热刺痛，口苦咽干，烦躁易怒，大便干或小便黄；舌红，苔薄黄或黄厚，脉弦滑数。

治法 清肝泻火解郁。

方药 丹栀逍遥散加减：牡丹皮 12g，山栀子 10g，炒柴胡 10g，密蒙花 10g，炒白术 10g，白芍 12g，炒当归 12g，白茯苓 10g，薄荷 6g，鬼针草 15g。水煎，每日 1 剂，分 2 次温服。

（3）针灸治疗：常用体针针刺睛明、攒竹、瞳子髎、丝竹空、太阳、四白、风池、合谷、足三里、三阴交、太溪、太冲等穴位。也可根据病情采用头针、耳针、眼针、耳穴敷贴、雷火灸等。

3. 局部治疗

（1）泪液成分的替代治疗：对于水样液缺乏性干眼症，应尽量使用不含防腐剂的人工泪液，目前人工泪液有近 50 种，从理论上说最佳的人工泪液是自身血清，但由于其制备复杂和来源受限，临床较少应用。我国常用的人工泪液有右旋糖酐羟丙甲纤维素、聚乙二醇滴眼液、羧甲基纤维素钠滴眼液、玻璃酸钠滴眼液、重组牛碱性成纤维细胞生长因子滴眼液、素高捷疗凝胶等。它们各有自己的特点，有的黏稠度高、保湿性能好，有的能促进角膜上皮修复，有的可逆转上皮细胞的鳞状化生，有的则不含保存剂等。

（2）抗炎和免疫制剂：眼表面的免疫反应和炎症是影响干眼病病情十分重要的因素，

0.1%~0.5% 的免疫抑制剂环孢霉素 A 滴眼液治疗，可抑制泪腺及副泪腺的炎症，改善泪液分泌功能，亦可治疗 Sjögren's 综合征所致的干眼症。低浓度的糖皮质激素滴眼液，对减轻症状有效，但有可能引起激素性青光眼、晶状体后囊膜下混浊及角膜上皮损害等并发症，故只能短期应用。对睑缘炎引起的蒸发过强型干眼，除局部热敷、按摩和擦洗及使用人工泪液外，应配合使用抗生素，常用的有红霉素、四环素、妥布霉素及杆菌肽等。

（3）戴硅胶眼罩、湿房镜：提供一密闭环境，减少眼表面空气流动及泪液的蒸发达到保留泪液的目的。

（4）绷带角膜接触镜（治疗性角膜接触镜、浸水软镜）：对轻症患者，尤伴有丝状角膜炎的患者可收良效，但需保持镜片湿润状态。重症患者不配戴绷带角膜接触镜，因此类患者戴镜 5~10 分钟后，镜片即干燥脱落。

（5）根据病情选择中药鬼针草等雾化、中药熏蒸等治疗方法。

4. 手术治疗　泪点缝合、电烙或激光封闭泪小点、泪小管栓塞术，以减少泪液流失；自体游离颌下腺移植再造泪腺术增加泪液分泌。

【预防与调护】

1. 经常在电脑屏幕前工作的人员，宜将屏幕放低，使眼睛朝下看，减少睑裂的暴露面积，从而使泪液蒸发减少。同时要养成经常眨眼的习惯，每分钟最好眨眼 15~20 次，利于眼表泪膜的形成。

2. 多食富含维生素 A 的食品，如胡萝卜、豆类、动物肝脏；少食辛辣煎炒及肥甘厚味之物，并戒烟慎酒。还可自行泡制枸杞子、菊花、鬼针草代茶饮用。

3. 老年人可经常轻轻按摩眼球，促进结膜杯状细胞的分泌。

【研究进展】

在干眼的治疗方面，发挥中医学的优势，运用整体观念及辨证论治，往往能取得比较好的疗效。王高等将 133 例干眼辨证分型为肺阴不足、肝肾亏虚、虚火浮越、脾虚气弱四型，分别以加减养阴清肺汤、加减六味地黄汤、加减金匮肾气丸、加减归脾汤治疗。结果：用药 1 个月后，总有效率为 93.98%；随访 4 个月后复诊示 6 例复发，原显效、有效病例均无角膜混浊、溃疡等并发症发生，总有效率为 89.15% [王高，谷安琪 . 中药治疗干眼症的临床疗效观察 . 中国中医眼科杂志，2003，13（3）：143.]。华平东等将 104 例干眼患者分为两型进行临床观察：①肺阴不足型，方用养阴清燥汤加黄精、天花粉、鬼针草；②肝肾阴虚型，方用四物五子丸加黄芪、麦门冬、鬼针草。结果：肺阴不足型 40 例，有效率 70%；肝肾亏虚型 64 例，有效率 67.19% [华平东 . 白涩症的辨证论治 . 中国中医眼科杂志，2004，14（3）：166.]。江苏省中医院发现并根据鬼针草有"引起多泪的副作用"，筛选出鬼针草、枸杞子、菊花组成润目灵，共奏清热散瘀、养阴润目之功，治疗干眼，配以针灸和中药药膜局部应用，经多中心临床验证，润目灵总有效率 71.4%；针刺治疗有效率 79.17%；润目灵与中药药膜联合应用有效率为 87.08%，表明：中医综合治疗方案具有促进泪液分泌、延长泪膜破裂时间、促进角膜病变修复的作用。并进行了动物实验，通过泪腺腺胞与肌上皮细胞发育研究认为，中药有拟胆碱能作用，针刺可提高神经反射的敏感度，均可降低角膜－泪腺反射弧阈值，促进肌上皮细胞收缩，增加泪液分泌 [李凯，王育良，黄晶晶，等 . 中药润目灵治疗水样液缺乏干眼症的临床研究 . 中国中医眼科杂志，2009，19（6）：333-335.]。董志国等总结邹菊生教授的临床经验，采用发汗解表法（以川桂枝、西河柳、浮萍、云母石、南北沙参为基础方）治疗干燥性角结膜炎 30 例，结果有效率为 76.67%［董志国，张殷建．邹菊生老师治疗干眼症经验总结．西部中医药，2011（7）：34.］。彭抿等用李传课教授的经验方滋阴明目丸（熟地黄、枸杞子、菟丝子、淮山药、茯苓、褚实子、黄精、枣皮、牡丹皮、三七、丹参等）治疗阴虚型干眼 17 例，并以润舒眼液治疗 19 例作为对照眼。结果治疗组在 Schirmer 试验、泪膜破裂时间及角膜荧光染色分析等方面均明显优于对照组［彭抿，李传课，喻干龙，等．滋阴明目丸治疗阴虚型干眼临床观察．辽宁中医杂志，2001，28（8）：478-479.］。近年来，众多专家学者运用中医药整体辨证联合西药局部治疗，两者结合取得了满意的效果。朱华英将患者随机分为治疗组 15 例和对照组 15 例，治疗组选用具有宣通玄府作用的中药汤剂（桂枝、西河柳、浮萍、南沙参、北沙参、云母石、黄精、何首乌、茯苓、葛根、升麻），同时局部滴用泪然；对照组局部滴用泪然，同时口服维生素 A。结果总有效率治疗组为 53.3%，对照组 20.2%。治疗组痊愈率明显高于对照组，两者相比具有显著性差异［朱华英．宣通玄府法治疗干眼综合征疗效观察．辽宁中医杂志，2005（12）：1280.］。

彭清华等在对密蒙花的实验研究中发现：密蒙花总黄酮对于去势所致干眼症雄兔动物模型有较好的实验疗效，能维持泪腺基础分泌量，并可显著减轻泪腺局部炎症反应以及细胞凋亡，可能与密蒙花总黄酮拟雄激素效应有关。由此彭清华等提出假说：密蒙花总黄酮对雄激素水平下降所致干眼症具有治疗作用，其作用是通过拟雄激素机制介导的。整体动物实验研究表明：①采用改进的去势方法成功建立了雄激素水平下降所致干眼症的动物模型。该方法对大鼠的损伤较小，简单，为进一步研究奠定了基础。②密蒙花总黄酮可上调雄激素水平下降所致干眼症泪腺组织中的雄激素受体表达量，产生与丙酸睾酮相同的效应，但随病程的延长其上调作用减弱，与雄激素的作用效果形成明显差异。③密蒙花总黄酮治疗雄激素水平下降所致干眼症的机制可能与其产生拟雄激素效应后，对凋亡相关基因 bcl-2 mRNA 表达的上调和 Bax mRNA 表达的下调有关。④雄激素水平下降导致去势雄鼠泪腺分泌功能损害，角膜和泪腺局部 TNF-α、IL-1β 蛋白的表达升高，且与病情活动程度密切相关。密蒙花总黄酮及雄激素不仅能减轻去势雄鼠逐渐加重的泪腺分泌功能损害，而且延缓了去势雄鼠泪腺的病理学改变。⑤密蒙花总黄酮及雄激素能够下调去势雄鼠泪腺局部 TNF-α、IL-1β 蛋白表达，并能够增加去势雄鼠泪腺局部 mRNA 的表达，致 TGF-β1 增加，这可能是其治疗干眼症的机制之一［彭清华，姚小磊，吴权龙，等．密蒙花提取物对去势雄兔干眼症的预防作用．中华眼科杂志，2008，44（11）：1011-1019.］［Xiao-lei Yao，Qing-hua Peng，Jun Peng，et al.Effects of extract of buddleja officinalis on partial inflammation of lacrimal gland in castrated rabbits with dry eye.Int J Ophthalmol，2010，3（2）：114-119.］。

干眼症的中医药疗法种类丰富，针灸、雷火灸、中药雾化、中药熏蒸、中药湿敷、中药滴眼液也多见效，是中医治疗优势病种。

第三节　药物性角结膜病变

药物性角结膜病变是指患者滴用各种抗生素、抗病毒药、修复上皮药、润滑眼部药后，临床症状却不见好转，反而加重，同时患者所表现出的眼红和眼部刺激感并不能由单纯的眼部原有疾患如炎症、过敏反应、干眼症、沙眼等常见引起外眼刺激的原因来解释，药物毒性机制可能是导致这些临床现象的根本原因。

【病因病理】

1. 西医病因病理　药物直接引起的化学反应或其分解产物或其中的防腐剂，同时部分药物引起的免疫反应和药物沉积均可引起眼表细胞结构和功能的损伤，导致或加重角结膜炎。引起药物性角结膜病变的常见药物有：

（1）抗病毒药：如碘苷、阿糖腺苷和三氟胸苷等，用药后可出现点状角膜病变、角膜上皮水肿、角膜上皮糜烂和假树枝状角膜病变，过度使用会引起持续的上皮缺损或溃疡，致使病情持续不愈或恶化。

（2）抗青光眼药物：如毛果芸香碱、噻吗洛尔等，常引起眼部刺激感，还可以引起点状角膜炎、角膜上皮糜烂，甚至假树枝状角膜病变，此外噻吗洛尔还可以导致角膜知觉减退和泪液分泌量减少；严重者引起瘢痕性类天疱疮。

（3）抗菌药物：如氨基糖苷类抗生素，此类药物中以妥布霉素最为常用且眼部刺激性最小，但应用后仍可能出现结膜充血、水肿。磺胺类易产生过敏反应，严重者可引起史-约综合征，导致眼表广泛损害、上皮角化、睑球粘连等。

（4）局麻药：多有明显的刺激性，点药时有眼部刺痛，且由于点药后感觉减退、瞬目减少，角膜上皮出现干燥的混浊斑；反复使用或滥用局麻药可产生一系列严重的角膜损伤，角膜上皮缺损多呈圆形，缺损区边缘的上皮比较隆起，基质也可出现水肿和浸润，浸润可呈环形，可因此被误诊为棘阿米巴角膜炎，严重者可出现角膜溶解。

（5）防腐剂：几乎所有的点眼剂中均含有安全浓度的防腐剂，有些药物中可能含有抗氧化剂，它们一般都有较好的耐受性，但长期频繁使用对角结膜上皮有一定的毒性，可导致结膜充血、干眼、点状角膜上皮病变、滤泡性结膜炎，有些防腐剂还可出现局部过敏反应，导致过敏性结膜炎。

2. 中医病因病机　本病多因外邪侵犯，隐伏肺经，化燥伤津，加之久病耗伤津液，正气亏虚，目失濡养所致。

【临床表现】

药物毒性反应轻者表现为结膜充血，尤以下方睑球结膜充血明显，刺激感，角膜上皮粗糙、弥漫点染，严重者可出现药物性瘢痕性类天疱疮、角膜溃疡。

1. 点状角膜病变　点状角膜病变是最常见的药物性角膜病变，根据用药的种类、时间和病变程度不一，抗菌药物、睫状肌麻痹剂、抗青光眼药物、局麻药及防腐剂均可导致角膜上皮的点状病变，一般整个角膜呈弥漫性小点状上皮病变，严重者还可导致上皮缺损者。

2. 滤泡性结膜炎　许多药物均可引起滤泡性结膜炎，其发生被认为是药物的毒性反应所致，患者不伴有眼痒、结膜嗜酸细胞增多和眼睑皮炎，故不支持过敏因素。滤泡多发生在睑结膜，且下睑较上睑更为明显，有时球结膜也可出现滤泡，提示病情更为严重，滤泡多位于角膜缘或半月皱襞。引起滤泡性结膜炎的常见药物有碘苷、阿糖腺苷和三氟胸苷、毛果芸香碱、庆大霉素及磺胺类等，临床停药后，滤泡性结膜炎可逐渐消失。

3. 假性沙眼综合征　引起滤泡性结膜炎的药物也可引起假性沙眼综合征，表现为

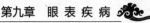

结膜瘢痕、角膜炎和角膜血管翳、泪小点甚至泪小管阻塞，但角膜缘没有沙眼特征性的Herbert 小凹。

4. 药物性瘢痕性类天疱疮　许多眼部用药引起的临床综合征类似于眼部特发性瘢痕性类天疱疮。特发性瘢痕性类天疱疮是一种自身免疫性疾病，临床表现是以慢性结膜炎、结膜缩窄、睑球粘连、倒睫、角膜病变和眼表上皮角化为特征的一系列角结膜病变，有些药物可引起与之极为相似的临床征象，常见的致病药物有碘苷、三氟胸苷、毛果芸香碱、肾上腺素和噻吗洛尔。

【诊断和鉴别诊断】

1. 诊断要点　目前药物性角结膜病变诊断无统一标准。一般来说，诊断主要根据病史、用药史、临床表现和微生物学检查，目前尚无特异性的实验室检查方法。

2. 鉴别诊断　主要与感染性角结膜病变、过敏性角结膜疾病、特发性瘢痕性类天疱疮相鉴别。

【治疗】

正确的诊断是治疗的关键，临床上由于对该病缺乏足够的认识，将已出现的药物性角结膜病变误认为是原有角结膜疾病的延续或加重，而继续用药或加用其他药物，致使临床症状进一步加重，因此对于治疗后无改善甚至加重的眼部刺激感和局部反应，要考虑药物毒性的可能，要停用该药。如确实不能停用该药时，可换用无防腐剂包装的同类药物，消除可能的防腐剂致病因素，局部停药后可应用无防腐剂的人工泪液。如角膜损害较重者，可用自家血清或小牛血清制剂治疗。

中医辨证多为正虚邪恋证。眼表疾患在中医辨证属表，药物侵犯应属风邪侵袭，用药时间较长，风邪浸淫经久，必致卫表不固，故多为正虚邪恋之证，治以扶正祛风，方用玉屏风散加减。

【预防与调护】

充分认识眼局部用药可能造成的角结膜病变对于合理用药是非常重要的。切勿随意诊断、各种药物混杂盲目使用。

【研究进展】

近年来局部滴眼液造成的眼部损伤已经引起注意，很多药物的独立小包装也说明防腐剂的副作用，很多学者对此做相关研究。此外，何梅凤等通过计算机检索和人工检索，收集近 10 年国内主要医药学术期刊上报道的关于药物对眼的不良反应病例，进行统计分析，获得报道完整的有关药源性眼病文献 69 篇，共 118 例；药源性眼病与年龄、性别无关；涉及的药物有 47 种，临床表现复杂多样，常见的有角膜炎、结膜炎、结膜充血、视网膜病变、视神经病、青光眼等。结论示药源性眼病除了和药物本身的不良反应有关，还与长期、大量用药和眼部用药操作失误有关［何梅凤，李瑜，吴伟，等 .118 例药源性眼病文献分析 . 中国医院药学杂志，2006（7）：866-867.］。车宁等经过文献检索统计分析，发现诱发药物主要包括抗感染药物、激素和抗肿瘤药，临床表现主要有青光眼、角膜炎、巩膜炎、视网膜病变等，认为应高度重视药源性眼损害［车宁，谭玲，傅得兴 . 药物性眼部损伤 156 例中文文献分析 . 药物不良反应杂志，2005（3）：178-181.］。

第十章

结　膜　病

结膜（conjunctiva）的胚胎来源发生于表面外胚层，是一层薄而半透明的黏膜组织。结膜起自睑缘，终止于角巩膜缘，覆盖于眼睑内面的结膜为睑结膜，覆盖于前部巩膜表面的结膜为球结膜，在两部分之间形成反折的结膜为穹窿部结膜。大部分结膜暴露于外界，且有适当的温度和湿度，所以结膜非常容易受到外部环境、理化因素的刺激和各种微生物的感染。此外，结膜与眼睑、角膜关系密切，病变常相互影响。所以，结膜疾病为眼科多发病、常见病。结膜疾病多种多样，以结膜炎症最为常见。此外，结膜的变性、增生、出血、肿瘤等也较为常见。

正常情况下，眼表的特异性和非特异性防御机制可以保护结膜、预防感染或使病灶局限，当由于某些因素减弱了眼表的防御机制，或外界的致病因素过强时，会引起结膜组织的炎性病变，即结膜炎（conjunctivitis）。

1. 结膜炎分类　结膜炎按病因分类可分为感染性与非感染性结膜炎。按病程分类可分为超急性、急性与慢性结膜炎。按病理形态分为肉芽肿性、瘢痕性、膜性、乳头性与滤泡性结膜炎。

2. 结膜炎病因　结膜炎的病因可分为外因、内因和邻近组织的炎症蔓延所致。常见外因为微生物感染，如细菌、病毒、衣原体等，也见于化学性、物理性损伤，如酸碱、有毒气体，以及烟尘、光、热、紫外线等。内因常见于某些全身病，如结核、梅毒、糖尿病及维生素缺乏等，均可引起结膜的炎性病变。

3. 结膜炎临床表现

（1）症状：患眼可有异物感、灼热感及痒涩。如炎症累及角膜，可伴有畏光、流泪及疼痛，严重者可有不同程度的视力下降。

（2）体征：结膜炎最基本的体征就是结膜充血与分泌物增多，此外还可伴有结膜水肿、结膜下出血、乳头增生、滤泡形成、膜或假膜形成、耳前淋巴结肿大及瘢痕形成等。某些结膜炎有很强的传染性，甚至可引起广泛流行。

1）结膜充血：结膜充血之血管起源于表面的结膜血管，呈鲜红色，越靠近穹窿部越明显；当推动结膜时，充血的血管可随之移动；将0.1%肾上腺素滴入结膜囊内时，充血消失。结膜充血与睫状充血形态不同，睫状充血的血管起源于角膜缘深层血管网，呈深红色，越靠近角膜缘越明显；充血的血管不随结膜的移动而移动；将0.1%肾上腺素滴入结膜囊时，充血不消失。当结膜充血与睫状充血同时存在时，称为混合充血。

2）分泌物：结膜炎引起的分泌物增多，因病因不同而性状各异。细菌性结膜炎的分泌物常为浆液性、黏液性或脓性；淋菌性结膜炎的特征性表现为大量的脓性分泌物；病毒性结膜炎的分泌物呈水样或浆液性；干眼病或过敏性结膜炎的分泌物常呈黏稠丝状。

3）其他体征

球结膜水肿：当球结膜充血严重时，渗出液可引起球结膜水肿，水肿严重时，球结膜甚至突出于睑裂之外。

结膜下出血：某些病毒引起的结膜炎可出现点片状的结膜下出血。

乳头增生：是结膜炎的非特异性体征，是由于结膜上皮过度增生和多形核白细胞浸润所致，表现为结膜表面出现红色凸起。较小的乳头呈天鹅绒样外观，见于沙眼；较大的乳头见于免疫性结膜炎或异物引起的刺激反应。

滤泡形成：是结膜下的腺样组织受刺激后引起的淋巴细胞增殖，是结膜上皮下淋巴细胞的局限性聚集。滤泡多呈半球形，直径 0.5~2.0mm，白色或灰色，中央无血管，小血管在其周边绕行。沙眼、某些病毒性结膜炎及某些寄生虫性结膜炎均可见到滤泡形成。

膜或假膜形成：所谓假膜是指白细胞、病原体、渗出物与脱落的结膜上皮细胞混合，共同形成假膜，覆盖在睑结膜上，假膜与结膜结合较疏松，故较易剥离。腺病毒性结膜炎、单疱病毒性结膜炎和溶血性链球菌性结膜炎均可有假膜形成。真膜与结膜紧密粘连，强行剥离易出血，见于白喉杆菌性结膜炎。

耳前淋巴结肿大：常是病毒性结膜炎的伴随体征。

瘢痕：结膜瘢痕化的早期表现为结膜穹窿部缩窄和结膜上皮下纤维化，进一步发展可形成瘢痕性睑内翻和倒睫，严重者穹窿部完全消失。多见于沙眼、眼部类天疱疮等疾病。

4. 结膜炎的实验室检查　实验室病原学检查包括结膜分泌物涂片和病原体的培养。涂片可初步查找细菌和真菌；病原体培养可区别微生物的种类，进一步的药敏试验可指导选择有效药物。实验室细胞学检查有助于结膜炎的鉴别诊断：衣原体感染时可在细胞质内见到包涵体，并见等量的中性粒细胞和淋巴细胞；病毒感染时则以淋巴细胞为主，并见单核细胞；细菌感染时则中性粒细胞增多；而大量嗜酸和嗜碱性粒细胞则见于过敏性结膜炎；嗜酸性粒细胞结节多见于春季结膜炎。

5. 结膜炎的治疗原则　首先要去除病因，以局部用药为主，必要时辅以全身治疗。局部治疗包括滴眼液、涂眼药膏和结膜囊冲洗。感染性结膜炎最合理的用药，是根据病原体培养和药敏试验结果，选择敏感抗生素或抗病毒滴眼液、眼药膏，或直接选择广谱抗生素或抗病毒滴眼液。急性期应频用滴眼液，30 分钟 1 次，睡前涂眼药膏，待病情好转，可减少滴眼次数。当分泌物较多时，可用生理盐水或 3% 硼酸溶液冲洗结膜囊，可有效清除结膜囊内分泌物。全身用药适用于淋菌性结膜炎和衣原体性结膜炎，在局部用药的基础上，全身给予抗生素。应注意的是，急性结膜炎切勿包扎患眼，因包扎会使局部温度升高，有利于致病微生物的繁殖。

中医学将结膜病归属于外障眼病范畴，其病变主要在胞睑、白睛和两眦。如沙眼、包涵体性结膜炎、结膜结石属胞睑疾病，翼状胬肉属两眦疾病，其他则属于白睛疾病。在五轮学说中，眼睑属肉轮，内应于脾和胃；球结膜属气轮，内应于肺和大肠；两眦属血轮，内应于心和小肠。若脏腑功能失调，或感受六淫之邪及疫疠之气都可引起结膜疾病，或为内外因素共同作用的结果，所谓"正气存内，邪不可干，邪之所凑，其气必虚"。结膜疾病起病急、发病快、外部症状明显，证候有虚有实。实证多用疏风散邪、清热解毒、泻肺利气、泻火通腑、除湿止痒、凉血退赤等法；虚证多用滋阴润燥、益气生津等法。眼局部可用具有清热解毒、祛风止痒的药物熏洗，或用清热解毒药物制成的滴眼液滴眼。《一草亭目科全书》说："因腠理为风邪所束，内火不得外泄，挟肝木而上奔眼窍，血随火行，故患赤眼。……外障者，风凝热积血滞也，法当除风散热……"

第一节 感染性结膜炎

感染性结膜炎包括细菌性、衣原体、病毒性结膜炎。

一、细菌性结膜炎

细菌性结膜炎是结膜炎中最多见的。细菌性结膜炎有超急性、急性和慢性之分。超急性结膜炎以潜伏期短（数小时至 3 天）、传染性极强、可严重危害视力为特点；急性或亚急性细菌性结膜炎是细菌感染引起的常见急性流行性眼病，虽然也有很强的传染性，但对视力影响不明显，且有自限性；慢性细菌性结膜炎病程长而顽固，可由急性或亚急性细菌性结膜炎迁延不愈转化为慢性炎症，或直接感染而罹患，或因某些非感染因素致病，不影响视力。

细菌性结膜炎最具代表性的临床表现就是结膜充血、脓性或黏液性分泌物。某些细菌性结膜炎具有较强的传染性。

（一）超急性结膜炎

超急性细菌结膜炎（hyperacute bacterial conjunctivitis）包括淋菌性与奈瑟脑膜炎球菌性结膜炎。其中以淋菌性结膜炎（gonococcal conjunctivitis）多见，是一种传染性极强、破坏性很大的急性化脓性结膜炎，是急性传染性眼病中较严重的一种，发病急、进展快，眼睑高度水肿，结膜有大量脓性分泌物，治疗不及时可出现角膜溃疡、穿孔等多种并发症，造成严重视力损害。偶可由奈瑟脑膜炎球菌引起，称奈瑟脑膜炎球菌性结膜炎，处理不当可引起脑膜炎。

中医眼科古典医著中无本病的相关记载，近代根据其病症特点，命名为脓漏眼。

【病因病理】

1. 西医病因病理　为淋球菌或奈瑟脑膜炎球菌感染所致。成人淋球菌直接来自性器官或通过感染的手、衣物等作为媒介间接传播到眼部，多为自身感染。新生儿感染多由患有淋球菌性阴道炎的母体产道感染，也有被污染淋球菌的纱布、棉花等感染。奈瑟脑膜炎球菌常由血源性播散感染途径感染，多见于儿童。

2. 中医病因病机　系外感风热邪毒，或眵泪相染，邪毒炽盛，热毒上攻于目。

【临床表现】

淋菌性结膜炎成人潜伏期为 10 小时至 3 天，起病急，双眼同时受累，新生儿淋菌性结膜炎一般在出生后 2~3 天发病，症状和成人相似而较重，发热明显。奈瑟脑膜炎球菌性结膜炎的潜伏期仅为数小时到 1 天，症状与成人淋菌性结膜炎相似，严重者可发展成化脓性脑膜炎，危及生命。

1. 症状 眼痛、畏光、流泪。

2. 体征 初起眼睑和结膜轻度水肿，继而症状迅速加重。眼睑高度水肿，球结膜充血水肿，可有假膜形成，分泌物最初为浆液性，很快转为黄色脓液，量多，不断从睑裂流出，故又名为"脓漏眼"。常伴耳前淋巴结肿大压痛，是引起耳前淋巴结肿大的唯一细菌性结膜炎。

3. 并发症 严重者可并发角膜溃疡和穿孔，继而发展成眼内炎，导致眼球萎缩而失明。

【辅助检查】

分泌物涂片和结膜刮片检查可见多形核白细胞和淋球菌。

【诊断要点】

1. 淋病史或接触史。

2. 眼部主要临床表现。

3. 结膜刮片或分泌物涂片见多形核白细胞和淋球菌。

【治疗】

1. 治疗原则 本病发病急，确诊即应中西医结合、内服与外用综合治疗。根据辨证给予重剂清热解毒中药，配合眼局部滴用广谱抗生素眼液频频滴眼，特别急重者，可给予抗生素静脉滴注。后期则应以明目退翳散邪为治疗原则，减少滴眼的频率。本病为急重眼病，极容易感染角膜引起穿孔，因此应积极综合治疗，防止向角膜传变。

2. 全身治疗

（1）西医治疗

①成人宜大剂量肌注青霉素钠盐 80 万 ~160 万 U，每日 3 次，连续用 5 天。

②对青霉素过敏者，可用壮观霉素（spectinomycin）肌注，每日 2g；或喹诺酮类药物口服，连续 5 天。有角膜病变者宜静脉滴注。

③补充抗衣原体感染的药物。约有 30% 的淋菌性结膜炎患者伴有衣原体感染，因此应补充对衣原体有效的抗生素，如红霉素、强力霉素、阿奇霉素等。

④新生儿可用青霉素 10 万 U/（kg·d），静脉滴注或分 4 次肌注，连用 7 天。

（2）中医辨证论治

①热毒炽盛证

证候 起病急，患眼灼热疼痛，多泪畏光，球结膜高度充血甚至水肿，分泌物多而黄稠，拭之即有，源源不断；重证者可并发角膜感染，甚至角膜穿孔；舌质红，苔黄，脉数。

治法 泻火解毒。

方药 五味消毒饮加减：金银花 15g，蒲公英 15g，紫花地丁 10g，野菊花 10g，天葵子 10g。水煎，每日 1 剂，分 2 次温服。

若合并角膜感染，加柴胡、黄芩、栀子、生地黄清肝泻火；若角膜溃疡，加白芷、夏枯草、决明子以清热退翳；大便秘结，加大黄、芒硝以泻热通腑。

②余热未尽证

证候 起病数日后，脓性分泌物减少，灼热疼痛减轻，干涩不舒，睑结膜可见滤泡，球结膜充血减轻，角膜留有云翳；舌质红，苔黄，脉细数。

治法 清热消瘀，明目退翳。

方药 石决明散加减：石决明 10g，草决明 10g，栀子 10g，荆芥 10g，青葙子 10g，木贼 10g，赤芍 10g，麦冬 10g。水煎，每日 1 剂，分 2 次温服。

常加川芎、牡丹皮以活血消瘀，加谷精草、密蒙花以明目退翳。

3. 局部治疗

（1）结膜囊冲洗：用大量生理盐水或 1/1 000 高锰酸钾或 3% 硼酸溶液冲洗结膜囊，直至分泌物消失。

（2）眼局部滴用抗生素眼液：可用 5 000~10 000U/ml 青霉素滴眼液，或用 15% 磺胺醋酰钠、0.1% 利福平、0.3% 诺氟沙星、杆菌肽眼液等频繁点眼，10 分钟 1 次。同时应用 0.5% 四环素或红霉素眼膏。

【预防与调护】

1. 宣传性病防治知识，控制性病传播。

2. 患者需隔离，医生检查患者时应戴保护眼镜，并在检查后洗手。严格消毒患者和医生用过的器具。

3. 婴儿出生后应立即常规应用抗生素滴眼液，或涂用 0.5% 四环素眼膏预防。

（二）急性或亚急性细菌性结膜炎

由细菌感染引起的急性或亚急性细菌性结膜炎（acute or subacute conjunctivitis），又称急性卡他性结膜炎（acute catarrhal conjunctivitis），俗称"红眼病"，多见于春秋季节，可散发，也可流行于家庭、幼儿园、学校、工厂等集体场所。潜伏期短，发病急，双眼同时或相隔 1~2 天发病。

本病属中医学的"暴风客热"或"风热赤眼"。暴风客热首载于《银海精微·卷之上》，《龙树菩萨眼论》称此病为"暴风"，《秘传眼科龙木论》称此病为"暴风客热外障"，而且有较为详尽的记载。

【病因病理】

1. 西医病因病理 致病菌常为肺炎双球菌、Koch-Weeks 杆菌、流感嗜血杆菌、金黄色葡萄球菌等。

2. 中医病因病机 多因风热之邪外袭，客于内热阳盛之人，风热相搏，内外相合，交攻于目而发。

【临床表现】

1. 症状 初起有干涩、异物感，继而自觉流泪、灼热、刺痛、异物感加重，由于分泌物多，常使上下睫毛粘在一起，晨起睁眼困难。视力一般不受影响，分泌物过多时，可有暂时性视物模糊和虹视。

2. 体征 眼睑肿胀，结膜充血，以穹窿部和睑结膜最为显著。结膜表面有分泌物，分泌物先为黏液性，后呈脓性。若为肺炎球菌、Koch-Weeks 杆菌引起的严重结膜病，结膜表面可覆盖一层假膜。Koch-Weeks 杆菌或肺炎双球菌性结膜炎可发生结膜下出血斑点。

3. 并发症 有时可并发卡他性边缘性角膜浸润或溃疡。婴幼儿有时可并发泡性结膜炎，一般见于葡萄球菌感染者。

【辅助检查】

发病早期和高峰期，分泌物涂片或结膜刮片检查可见中性粒细胞和细菌。细菌培养可见肺炎双球菌、Koch-Weeks 杆菌、流感嗜血杆菌和葡萄球菌等。

【诊断要点】

1. 起病急或有接触史。

2. 结膜充血，分泌物多。

3. 分泌物涂片或结膜刮片检查见中性粒细胞和细菌菌体。

【治疗】

1. 治疗原则　发病初期要内外兼治，内治以清热祛风为主，外治以清热祛风退赤的中药熏洗患眼、频滴抗生素眼液；后期辨证若余邪未清，可减少眼液滴用频率，内服以散邪扶正为原则。

2. 全身治疗

（1）西医治疗：病情急重，或伴全身症状者，可口服敏感抗生素。

（2）中医辨证论治

①风重于热证

证候　痒涩交作，灼热感、畏光，结膜充血，黏液或水样分泌物，眼睑微肿；可伴有恶风发热，头痛鼻塞；舌质红，苔薄白或微黄，脉浮数。

治法　疏风散邪，兼以清热。

方药　银翘散加减：金银花 15g，连翘 15g，淡竹叶 10g，荆芥穗 10g，牛蒡子 10g，豆豉 10g，薄荷 6g，甘草 5g。水煎，每日 1 剂，分 2 次温服。

若球结膜充血明显，酌加野菊花、紫草等以清热解毒、凉血退赤；若眼痒严重加蝉蜕、蒺藜等以祛风止痒。

②热重于风证

证候　患眼灼热疼痛较重，怕热畏光，分泌物多而黏稠，流泪，眼睑红肿，结膜充血；可兼有口渴，便秘溲赤；舌质红，苔黄，脉数。

治法　清热泻火，疏风散邪。

方药　泻肺饮加减：羌活 10g，防风 10g，荆芥 10g，白芷 10g，连翘 10g，石膏 15g，黄芩 10g，桑白皮 10g，栀子 10g，赤芍 10g，枳壳 10g，木通 6g，甘草 5g。水煎，每日 1 剂，分 2 次温服。

若球结膜充血水肿明显，可重用桑白皮，酌加桔梗、葶苈子以利水泻肺消肿，加野菊花、紫草等以清热解毒，凉血退赤；便秘者加大黄、芒硝等泻火通腑。

③风热俱盛证

证候　患眼灼热疼痛，刺痒较重，怕热畏光，球结膜红赤甚至水肿；兼见恶风发热，头痛鼻塞，口渴，便秘，溲赤；舌质红，苔黄，脉数。

治法　祛风清热，表里双解。

方药　防风通圣散加减：大黄 10g，芒硝 10g，黄芩 10g，栀子 10g，连翘 10g，石膏 10g，滑石 10g，麻黄 6g，防风 10g，薄荷 10g，桔梗 10g，当归 12g，川芎 10g，赤芍 10g，白术 10g，甘草 5g。水煎，每日 1 剂，分 2 次温服。

根据恶寒发热的轻重及便秘溲赤的程度加减化裁，若热毒较重，去麻黄、川芎辛热之品；若刺痒较重，加蝉蜕、蒺藜等祛风止痒。

（3）针灸治疗

①体针：取合谷、外关、曲池、攒竹、丝竹空、睛明、太阳、瞳子髎、风池等穴，每次选 3~4 个穴，每日刺 1 次，7 天为一个疗程。

②点刺眉弓、眉尖、耳尖、太阳放血。

③耳针：取眼、肝、目 2、肺穴每日 1 次。

3. 局部治疗

（1）滴眼液：对革兰氏阳性菌所致者，常用的滴眼液有 0.25%~0.5% 氯霉素、0.1% 利福平、10% 磺胺醋酰钠等。对革兰氏阴性菌所致者，可选用氨基糖苷类或喹诺酮类滴眼液，如 0.4% 庆大霉素、0.3% 环丙沙星等。急性发作时，眼液要频滴，每 30 分钟 1 次，待病情得到控制，可改为每日 3 次，用药 2~3 周。

（2）涂眼膏：常用的有红霉素、杆菌肽 – 多黏菌素 B 等。

（3）中药制剂或滴眼液：可用 0.2% 鱼腥草眼液，急性期频点每 30 分钟 1 次，病情控制后可改为 2 小时 1 次；或鱼腥草注射液患眼超声雾化，每日 2 次。

（4）中药外洗：可选用蒲公英、紫花地丁、野菊花、防风、黄连、黄芩等清热解毒药物熏洗患眼，每日 2~3 次。

4. 综合治疗方案　西医治疗以局部应用敏感抗生素为主，中医治疗以局部外治加内治，内治法以祛风清热散邪为本。本病具有自限性，即使不给予治疗也可在 10~14 天痊愈，但有时也能转为慢性结膜炎。用药后可在 1~3 天恢复。急性发作时可冷敷以减轻症状。可根据细菌培养和药敏试验结果选择最有效的抗生素滴眼液，睡前涂抗生素眼膏。在患眼分泌物较多时可用生理盐水冲洗结膜囊，并发角膜炎时按角膜炎治疗原则处理。

【预防与调护】

1. 严格搞好个人和集体卫生，一人一巾，流水洗脸，不直接用手揉眼。

2. 急性期患者要隔离，以免传染，防止流行。

3. 严格消毒患者用过的洗脸用具、手帕及使用过的医疗用具。

4. 医务人员在接触患者之后必须洗手消毒，以防交叉感染。

5. 在流行季节，可用菊花、夏枯草、桑叶等煎水代茶饮。

6. 注意养生，要顺四时、调情志，阴平阳秘，防止外邪侵袭。

（三）慢性结膜炎

慢性结膜炎（chronic catarrhal conjunctivitis）为各种原因引起的结膜慢性炎症。多为双眼发病，以眼干涩，轻度结膜充血和少量黏液性分泌物为特征。

《审视瑶函》记载的"赤丝虬脉""白涩证"、《证治准绳》记载的"赤丝乱脉"类似本病。

【病因病理】

1. 西医病因病理　慢性结膜炎致病因素分两类：感染性者，包括急性结膜炎未愈而转变为慢性者，也可为其他毒力不强的细菌感染而表现为慢性炎症。常见的致病菌包括葡萄球菌、卡他球菌、链球菌、变形球菌和 M 双杆菌等。可同时存在内翻倒睫、睑缘炎、慢性泪囊炎、慢性鼻炎等周围组织炎症。非感染性者可因有毒气体的刺激、风沙或粉尘的刺激、眼部长期应用刺激性药物、强光、屈光不正、烟酒过度、睡眠不足等引起。

2. 中医病因病机　本病常因风热赤眼或天行赤眼治疗不彻底，外感风热，客留肺经；或饮食不节，过食辛辣，嗜酒过度，致使脾胃蕴积湿热，上熏于目；或肺阴不足，或热病伤阴，阴虚火旺，上犯结膜。

【临床表现】

1. 症状 临床症状轻微或无明显不适。主要有自觉眼痒、异物感、眼干涩或视疲劳。

2. 体征 结膜充血，扩张的血管行径清楚。少量乳头增生和滤泡形成，以睑结膜为主。晨起内眦部有分泌物，白天眦部可见白色泡沫状分泌物。炎症持续日久者可有结膜肥厚，但无瘢痕和角膜血管翳。Morax-Axenfeld 双杆菌可引起眦部结膜炎，伴外眦角皮肤结痂、溃疡形成及睑结膜乳头和滤泡增生。

3. 并发症 金黄色葡萄球菌引起者，常伴有溃疡性睑缘炎或角膜周边点状浸润。

【辅助检查】

分泌物涂片或结膜刮片检查可见中性粒细胞和细菌。细菌培养可见葡萄球菌、卡他球菌、大肠杆菌、链球菌、变形球菌和 Morax-Axenfeld 双杆菌等。

【诊断与鉴别诊断】

1. 诊断要点

（1）自觉眼痒、异物感、眼干涩，结膜充血。

（2）分泌物涂片或结膜刮片检查见中性粒细胞和细菌。

2. 鉴别诊断

干眼：本病与干眼自觉症状类似，而干眼的症状更重，干眼的泪液分泌试验（Schirmer）、泪膜破裂时间（BUT）异常，眼表出现干燥斑。

【治疗】

1. 治疗原则 内治与外治相结合。外治尽量用无防腐剂的滴眼液，以免症状加重；内治根据辨证或散余邪，或清脾胃湿热，或滋肺阴；有屈光不正者要矫治。

2. 全身治疗

中医辨证论治

（1）肺经风热证

证候 眼内痒涩、有异物感，晨起内眦部有分泌物，白天眦部可见白色泡沫状分泌物；球结膜正常或轻度充血；舌质红，苔薄白，脉数。

治法 疏风清热。

方药 桑菊饮加减：桑叶 10g，菊花 10g，薄荷 6g，连翘 10g，桔梗 10g，杏仁 10g，芦根 10g，甘草 5g。水煎，每日 1 剂，分 2 次温服。

眼干涩较重时，加沙参、麦冬等养阴生津。

（2）肺卫湿热证

证候 眼内痒涩隐痛、有异物感，白天眦部可见白色泡沫状分泌物，较多且黏结；球结膜轻度充血，病程持久难愈；可伴有口臭或口黏，尿赤便溏或秘结不爽；舌质红，苔黄腻，脉濡数。

治法 清热利湿。

方药 三仁汤加减：杏仁 10g，滑石 10g，白蔻仁 10g，通草 10g，竹叶 10g，厚朴 10g，薏苡仁 10g，半夏 10g。水煎，每日 1 剂，分 2 次温服。

若球结膜充血显著，可酌加黄芩、桑白皮、牡丹皮以清热泻肺，凉血退赤。

（3）阴虚火旺证

证候 眼干涩不爽，不耐久视，球结膜轻度充血，病情迁延；舌红少苔，脉细数。

治法 滋阴降火。

方药 知柏地黄丸加减：知母 10g，黄柏 10g，熟地黄 10g，山茱萸 10g，泽泻 10g，山药 10g，牡丹皮 10g，茯苓 10g。水煎，每日 1 剂，分 2 次温服。

若眼痒干涩较重，酌加当归、蝉蜕、蒺藜等祛风止痒；球结膜充血者，加地骨皮、桑白皮清热退赤。

3. 局部治疗 针对不同致病原因进行治疗。

（1）细菌感染者局部使用抗生素，用药同急性细菌性（卡他性）结膜炎，用药频率可减少。

（2）如用药效果不好，可经结膜刮片做细菌培养和药敏试验，根据结果调整用药。

（3）非感染因素引起者去除病因，如矫治屈光不正、戒烟限酒、改善睡眠等。或局部用 0.25%~0.5% 硫酸锌滴眼液滴眼。

【预防与调护】

1. 去除诱因，注意眼部卫生。

2. 彻底治疗细菌和病毒性结膜炎。

3. 积极治疗倒睫、慢性泪囊炎，矫正屈光不正等。

【研究进展】

1. 基础研究 文洁等建立兔损伤金葡菌性结膜炎动物模型，并观察抗病毒口服液对家兔金葡菌性结膜炎的治疗作用。结果表明抗病毒口服液对家兔细菌性结膜炎具有明显抗炎作用，连续给药 4 天后细菌转阴率 >90%，组织病理学观察到治疗后其结膜充血及水肿症状较模型组有明显改善。认为由板蓝根、连翘、石膏等组成的中药复方制剂抗病毒口服液，对家兔金葡菌性结膜炎有良好的疗效，可作为临床治疗细菌性结膜炎的药物［文洁，俞励平，孙素兰，等.抗病毒口服液对兔眼结膜炎模型抗炎作用的研究.中成药，2006，28（8）：1161–1163.］。金银花为忍冬科植物，自古以来被认为是清热解毒的要药。近年来，有研究者采用高效液相色谱法考察金银花滴眼液治疗细菌性结膜炎的稳定性及药效性。经过药效学考察及稳定性研究发现，金银花滴眼液对金黄色葡萄球菌的最低抑菌浓度为 1/8 稀释度，对大肠杆菌最低抑菌浓度为 1/4 稀释度，药品稳定，有开发新药的价值［刘利国，茹波，段艳杰，等.金银花滴眼液的研究.辽宁中医杂志，2006，33（7）：874–875.］。黎明等对新生儿 82 例 129 只眼进行结膜囊分泌物细菌培养，探讨近年来新生儿急性细菌性结膜炎主要致病菌的特点。研究发现新生儿急性细菌性结膜炎致病菌已发生变迁，由以往的金黄色葡萄球菌、草绿色链球菌为主，转变为以淋球菌、表皮葡萄球菌和腐生葡萄球菌为主，其耐药性也发生了相应改变［黎明，林跃生，陈家祺，等.新生儿急性细菌性结膜炎病原菌及药物敏感性分析.中国斜视与小儿眼科杂志，2005，13（4）：160–164.］。

2. 临床研究

（1）细菌性结膜炎的诊断：结膜刮片和分泌物涂片以及细菌培养和药敏试验已经成为细菌性结膜炎的确诊方法。但是对于普通细菌培养阴性的慢性结膜炎患者还应做 L 型细菌检测，以期发现病原学依据，进行针对性治疗或除外感染。L 型返祖后，细菌性状会有所改变，选用药物应注意。尤其应注意作用于细胞壁的 β– 内酰胺类抗生素尽量不用或少用，即使体外实验敏感。L型细菌检出率与病程有关，病程长，检出率高［马文江，孙慧敏.慢性结膜炎L型细菌检测及药敏分析.天津医科大学学报，2005，11（2）：45-246.］。近年来聚合酶链式反应（PCR）检测法被应用于眼科疾病的诊断，具有良好的特异性。PCR检测法与涂片染色、荧光抗体染色、细菌培养法以及细胞培养等实验室检查方法相比，具有操作简便、耗时短、灵敏度高、可自动化操作且不受用药限制等优点。虽然药物能抑制细菌的繁殖或抑制病毒的复制，但并不破坏细菌或病毒的DNA，所以研究表明对已使用过抗病毒或抗细菌药物治疗的患者，PCR检测法阳性率无明显变化［张兰君，薛小平.聚合酶链反应在腺病毒角结膜炎诊断中的应用.中华检验医学杂志，2005，8（7）：748-749.］。

（2）中医及中西医结合治疗研究进展：现代药理研究表明，清热解毒药具有菌毒并治效应，有顿挫邪势、截断病情逆变的作用，能阻止内毒素吸收，促进其排泄，中和毒素，抑制毒素致炎症介质释放。板蓝根是典型的清热解毒中药，其水浸液及提取物对多种细菌具有抑制作用，如金黄色葡萄球菌、表皮葡萄球菌、枯草杆菌、八联球菌、大肠埃希菌、伤寒杆菌、甲型链球菌、肺炎链球菌、流感杆菌、脑膜炎链球菌等。戚朝秀等选取0.3%盐酸左旋氧氟沙星滴眼液作为对照组，观察板蓝根滴眼液治疗急性细菌性结膜炎的临床疗效，结果发现其临床疗效总有效率与对照组无显著差异。研究表明板蓝根滴眼液对细菌性结膜炎有确切的临床疗效，不良反应少［戚朝秀，吴笑梅，王晓黎.板蓝根滴眼液治疗急性细菌性结膜炎临床疗效研究.中药材，2007，30（1）：120-122.］。鱼腥草的抗菌活性成分癸酰乙醛即鱼腥草素，对多种革兰氏阳性和阴性细菌都具有较明显的抑菌作用，以金黄色葡萄球菌及其耐青霉素株、肺炎双球菌、甲型链球菌、流感杆菌等为敏感；对卡那球菌、伤寒杆菌次之；对大肠杆菌、铜绿假单胞菌及痢疾杆菌不甚敏感。其应用方式多样，如滴眼、结膜下注射、雾化熏蒸、静脉滴注等，用于治疗急慢性细菌性结膜炎［高健生，接传红，李洁.鱼腥草的药理及眼科临床应用.中国中医眼科杂志，2005，15（1）：53-55.］。孔玉峰的研究表明，清开灵注射液为中药复方制剂，来源于《温病条辨·上焦》安宫牛黄丸方，"目疾多火"，许多眼病皆由火热阳邪所致，而清开灵注射液具有清热泻火、解毒开窍作用。其中牛黄开窍，清热安神；水牛角、珍珠母保肾水、安心体，可增强清热解毒作用；黄芩、栀子清热泻火、凉血解毒。现代药理研究证实清开灵注射液具有抗炎、抗病毒、抑制病毒复制的作用［孔玉峰，程远.清开灵注射液在眼科疾病中的应用体会.实用中医药杂志，2003，19（2）：94.］。李巧凤等运用退红煎（大青叶30g，黄芩20g，栀子15g，加水1 000ml，煎取500ml，过滤，每次用40ml，加生理盐水20ml）超声雾化配合中药汤剂退红汤（金银花25g，板蓝根20g，黄芩12g，大黄6g，桑白皮9g，荆芥6g，牡丹皮12g，紫草12g）随症加减以清热解毒，凉血退赤，并重泻下，以通腑泻热，釜底抽薪，疏表与清里并用，宣上与导下兼顾，解毒、凉血功专力宏（李巧凤，韦红霞.以退红煎超声雾化为主治疗重症急性结膜炎86例.四川中医，2005，23（9）：94.）。中药退赤洗眼液（野菊花、秦皮、大青叶、夏枯草4种中药经多种工序加工而成，其pH值6.3~6.9，不含防腐剂）冲洗结膜囊，不仅能清洁结膜囊，冲掉分泌物，增加药物吸收，降低结膜囊内病菌的浓度，降低结膜囊的温度等，而且能直接抑制或杀灭结膜囊内的病菌，并能调节机体的抵抗力，改变局部的环境［张艳丽.中药退赤洗眼液对急性结膜炎的疗效观察.现代中西医结合杂志，2005，14（21）：2811.］。北京市眼科研究所研制的金珠滴眼液，由野菊花、金银花、密蒙花、珍珠等组成，具有祛风清热、止痒明目的功能，主要适用于慢性卡他结膜炎属于风热滞目者。药效学研究表明：金珠滴眼液具有抗炎、抑菌作用。组方中金银花清热解毒、清宣疏散；野菊花有退目赤、去瘙痒之功；密蒙花与金银花相合，辅以清肝肺、退翳、止痒涩、明眼目；薄荷性味辛凉，有疏肝滞、解郁热之功，以辅金银花疏散之功不足；珍珠清肺除翳、镇降心火、养阴明目，为眼科常用外用点眼药之一；冰片不仅为点眼之要药，还能引导他药通行目窍，协同而治目病。以上六药配伍，共具清热疏风、退赤止痒之功，对积年目赤、赤丝虬脉、白涩症等属风热客阻之证，尤为适用［康玮，吴烈，高健生.金珠滴眼液治疗慢性结膜炎的临床观察.中国中医眼科杂志，2005，15（2）：85-87.］。

（3）西医治疗研究进展：临床上一直在寻求一种比较理想的对细菌性结膜炎患者更为安全、简捷、有效的预防和治疗方法。2009年5月28日美国食品药品管理局（FDA）批准了由美国博士伦公司研发的新一代氟喹诺酮类抗生素——西贝沙星上市。该药商品名为Besivance，是一种混悬滴眼剂，用于治疗细菌性结膜炎。西贝沙星可以通过作用于革兰氏阳性和阴性细菌DNA回旋酶和拓扑异构酶Ⅳ，干扰细菌DNA合成，而达到杀菌的治疗作用［CAMBAU E，MATRAT S，PAN XS，et al.Target specificity of the new fluoroquinolone besifloxacin in Streptococcus pneumonia，Staphylococcusaureus and Escherichia coli.J Antin icrob Chemother，2009，63（3）：443-450.］。李森通过临床研究认为，0.5%碘伏冲洗结膜囊，不仅对各种细菌芽胞、病毒等具有较强的杀灭作用，且有腐蚀性小，对皮肤、黏膜无刺激，黄染较易洗去等优点，此外，起到了清洁结膜囊防止出现伪膜和治疗结膜、角膜炎症的作用［李森.0.5%碘伏在急性结膜炎治疗中的应用.锦州医学院学报，2005，26（1）：52.］。宋文鹏认为对于淋菌性结膜炎可在新生儿出生后，常规用1%硝酸银点眼1次，对产妇确诊或疑似病例应给新生儿连续滴眼1周，每日1次。有实验研究证明局部用药首选红霉素眼膏。对43例新生儿淋菌性结膜炎患者直接用头孢曲松全身治疗，眼局部涂红霉素眼膏，全部治愈，疗效显著［宋文鹏.新生儿淋菌性结膜炎43例治疗与体会.皮肤病与性病，2005，27（2）：33-34.］。

二、衣原体性结膜炎

衣原体属于立克次纲、衣原体目，体积介于细菌与病毒之间，兼有细菌和病毒的某些特征，可寄生于细菌内形成包涵体。因感染衣原体而引起的结膜炎称衣原体结膜炎（chlamydial conjunctivtis）。衣原体结膜炎包括沙眼、包涵体性结膜炎、性病淋巴肉芽肿性结膜炎等，在此仅介绍前两种。

（一）沙眼

沙眼（trachoma）是一种由沙眼衣原体引起的慢性传染性结膜角膜炎，因睑表面粗糙不平形似沙粒，故称沙眼。目前在亚非很多发展中地区，此病仍是最主要的致盲眼病。20世纪50年代我国曾广泛流行，现已基本控制，发病率大大下降，重症病例少见。本病以结膜乳头增生和滤泡形成，逐渐形成线状、网状瘢痕及角膜血管翳为特征。

本病名首见于《证治准绳·杂病·七窍门》，《目经大成》记载的"椒疮"也属于本病。中医学对该病并发症的认识先于本病，许多古典医籍都记载了沙眼的并发症，如《银海精微》《秘传眼科龙木论》等记载了"拳毛倒睫""赤膜下垂""睥肉粘轮"等沙眼的某些并发症。

【病因病理】

1. 西医病因病理 由 A、B、C 或 Ba 抗原型沙眼衣原体感染所致。1955 年我国汤飞凡、张晓楼等首次应用鸡胚卵黄囊接种法，培养分离出世界第一株沙眼衣原体，为研究、预防和治疗沙眼作出了巨大贡献。

2. 中医病因病机 多因外感风热邪毒，内有脾胃积热，内外合邪，上壅眼睑，脉络阻滞，气血失和所致。

【临床表现】

多发于儿童和少年时期，常双眼急性或亚急性发病，潜伏期为 5~14 天，平均 7 天。

1. 急性期

（1）症状：畏光、流泪、异物感、眼痛。

（2）体征：睑球结膜充血显著及脓性分泌物，睑结膜乳头增生，上下穹窿结膜布满滤泡，急性期可不留瘢痕；耳前淋巴结肿大。

2. 慢性期

（1）症状：急性期经过 1~2 个月进入慢性期。自觉症状一般轻微，常于体检时发现。少数病例有痒感、异物感、烧灼和干燥感等症状。当合并睑内翻、倒睫、角膜溃疡时，则出现明显刺激症状，同时出现视力减退。

（2）体征：结膜充血减轻，表现为弥漫性睑结膜及穹窿结膜充血，睑结膜肥厚、乳头增生，滤泡形成。滤泡大小不一，呈圆形、椭圆形或不规则隆起，可融合而成黄红或暗红色胶样颗粒，不透明。于上睑结膜和结膜上穹窿最为显著，下睑结膜则少而轻，严重者可侵及半月皱襞。经过数年至数十年，结膜的病变逐渐被结缔组织代替而形成瘢痕，初期为白色横纹，渐渐相连呈网状瘢痕，最后可发展成白色腱样。

沙眼衣原体感染的早期就有血管从角膜上方结膜侵入角膜缘内，且整齐地在同一水平上，重者如垂帘状，称为角膜血管翳。其末端常见浸润且形成溃疡。常发生于角膜上方 1/3，但可向中央瞳孔区发展，使角膜受损、混浊而影响视力。有时在角膜缘部尤其上部形成小的隆起滤泡，滤泡破溃形成浅的溃疡，当上皮修复后成小凹状，称 Herbert 小窝。

3. 并发症和后遗症

（1）睑内翻及倒睫：睑结膜逐渐因结缔组织肥厚变形，睑结膜瘢痕收缩形成睑内翻。或因睫毛根部附近瘢痕，改变睫毛方向，发生倒睫，睫毛触及眼球，摩擦角膜，使角膜浑浊．

（2）上睑下垂：沙眼衣原体感染致眼睑组织浸润、水肿、充血，使上睑重量增加，或使提上睑肌出现浸润、破坏或纤维化所致。上睑提举无力，睁眼困难，呈下垂状态。

（3）睑球粘连：结膜穹窿部因瘢痕而变浅变短，甚至完全消失，发生睑球粘连，下睑较多见。

（4）实质性结膜干燥症：结膜瘢痕使杯状细胞和副泪腺的分泌功能遭到破坏，同时泪腺排出口因瘢痕出现堵塞，使泪液减少，角结膜干燥，眼表上皮逐渐角化，角膜浑浊。

（5）慢性泪囊炎：病变累及泪道黏膜，使泪道狭窄或阻塞所致。

（6）角膜血管翳：沙眼衣原体可致上皮性角膜炎，角膜血管翳末端可发生角膜浸润，睑内翻、倒睫可擦伤角膜上皮，使角膜上皮点状浸润，甚至溃疡，影响视力。

【沙眼分期】

1. 国际上有多种分期法，常用 MacCallan 分期法，分为 4 期。

（1）Ⅰ期（浸润初期）：上睑结膜与穹窿结膜呈现充血肥厚，上方比下方明显，且发生初期滤泡与早期沙眼血管翳。

（2）Ⅱ期（活动期）：上睑结膜有明显的活动性病变，即乳头、滤泡，角膜有血管翳。

（3）Ⅲ期（瘢痕前期）：同我国Ⅱ期。

（4）Ⅳ期（瘢痕期）：同我国Ⅲ期。

2. 1979 年 11 月中华医学会眼科分会指定的分期法，分为 3 期。

（1）Ⅰ期（进行活动期）：上睑结膜乳头与滤泡并存，上穹窿结膜模糊不清，有角膜血管翳。

（2）Ⅱ期（退性期）：上睑结膜自瘢痕出现至大部分变为瘢痕，仅留少许活动性病变。

（3）Ⅲ期（完全瘢痕期）：上睑结膜活动性病变完全消失，代之以瘢痕，无传染性。

3. 世界卫生组织于 1987 年颁布了一种新的沙眼分期标准，主要根据有无滤泡性结膜炎症、弥漫性结膜炎症、睑结膜瘢痕、倒睫或睑内翻、角膜混浊等 5 个体征，来评价沙眼严重程度。

TF：上睑结膜 5 个以上滤泡。

TI：弥漫性浸润、乳头增生、血管模糊区大于 50%。

TS：典型的睑结膜瘢痕。

TT：倒睫或睑内翻。

CO：角膜浑浊。

其中要给予治疗的 TF、TI 期是活动期沙眼；作为患过沙眼依据的是 TS 期；TT 期指有致盲的可能性，需要行睑内翻矫正术。终末期沙眼为 CO 期。

【辅助检查】

1. 结膜刮片可查出沙眼包涵体。

2. 裂隙灯显微镜检查可见角膜血管翳。

3. 荧光抗体染色法或酶联免疫测定法等检测到沙眼衣原体抗体。

【诊断与鉴别诊断】

1. 诊断要点 沙眼的诊断至少需要符合下列项中的 2 项：①上穹窿部和上睑结膜乳头增生或滤泡形成；②角膜缘滤泡及后遗症；③上穹窿部和 / 或上眼睑出现典型瘢痕；④角膜缘上方血管翳。

典型的沙眼根据睑结膜的乳头、滤泡、角膜血管翳和结膜瘢痕等临床表现较易诊断。因为乳头、滤泡不是沙眼的特异性改变，其他结膜病也可出现，所以早期轻型的诊断比较困难。实验室检查有助于确立沙眼的诊断，如结膜刮片后行 Giemsa 染色或 Diff-Quik 染色常见包涵体。也可采用沙眼衣原体抗原检测法，如荧光抗体染色法或酶联免疫测定法。

当上穹窿部及毗邻结膜充血，有少量乳头或滤泡，并已排除其他结膜炎者，称为疑似沙眼。

2. 鉴别诊断

（1）结膜滤泡症（conjunctivial folliculosis）：多发生于儿童，双眼发病。无自觉症状；滤泡较小且均匀，境界清楚，半透明，多见于下睑结膜与下穹窿。特点是结膜不充血、不形成瘢痕，不发生角膜血管翳，不需治疗。

（2）滤泡性结膜炎（chronic follicular conjunctivitis）：多发生于青少年及儿童，病因不清，双眼发病。眼部不适，晨起有少量分泌物；滤泡大小均匀，排列整齐，多见于下睑结膜与下穹窿；结膜充血但不肥厚。特点是不形成瘢痕，无角膜血管翳。一般不需治疗，1~2年后可自愈，自觉症状明显时按慢性卡他性结膜炎治疗。

（3）巨乳头性结膜炎（giant papillary conjunctivitis）：结膜病变与沙眼相似，特点是有明确的角膜接触镜配戴史。

（4）春季结膜炎（vernal conjunctivitis）：睑结膜增生的乳头如铺路石样，大小不等，扁平粗大。上穹窿部无病变，也无角膜血管翳。特点是结膜刮片图片可见大量嗜酸性粒细胞。

（5）包涵体性结膜炎（inclusion conjunctivitis）：滤泡发生于下睑结膜与下穹窿部结膜，极少形成瘢痕。特点是不发生角膜血管翳。可通过针对不同衣原体抗原的单克隆抗体进行免疫荧光检测，确定其抗原血清型，并进行鉴别。

【治疗】

1. 治疗原则　本病应强调局部和全身用药相结合。给药的原则一方面要用衣原体敏感的药物，对衣原体敏感的药物有红霉素、四环素、磺胺嘧啶、利福平等；另一方面要保证用药的频率与足够的时间。沙眼眼局部用药每日应在4~6次，疗程要坚持10周以上。

2. 全身治疗

（1）西医治疗：急性期或严重的沙眼可选用全身应用抗生素治疗，3~4周为一个疗程。以下药物任选一种。

①四环素，0.5g/次，每日4次，儿童及孕妇忌用，连用3周；②强力霉素，0.1g/次，每日2次；③口服红霉素或螺旋霉素，0.5g/次，每日2次。

（2）中医辨证论治

①风热壅盛证

证候　眼微痒不适，干涩有分泌物；睑结膜轻度充血，有少量乳头，或见角膜血管翳；舌红，苔薄黄，脉浮数。

治法　疏风清热。

方药　银翘散加减：金银花15g，连翘15g，淡竹叶10g，荆芥穗10g，牛蒡子6g，豆豉10g，薄荷6g，甘草5g。水煎，每日1剂，分2次温服。

急性可加生地黄、牡丹皮、紫草、赤芍以清热、凉血、退赤；眼干涩较重加沙参、麦冬等养阴生津。

②湿热蕴结证

证候　眼灼热痒痛，沙涩不适，分泌物多而黏稠，畏光流泪；睑结膜充血明显，乳头较多，色红而坚，状若花椒，并见滤泡，角膜血管翳；舌红苔黄，脉数。

治法　清热解毒，疏风散邪。

方药　除风清脾饮加减：陈皮10g，连翘10g，防风10g，知母10g，元明粉10g，黄芩10g，玄参10g，黄连3g，荆芥穗10g，大黄10g，桔梗10g，生地黄10g。水煎，每日1剂，分2次温服。

湿盛者去玄参、知母，加苦参、地肤子、苍术，以杀虫、燥湿、止痒；若睑结膜充血较重、乳头较多，可酌加金银花、蒲公英、板蓝根、牡丹皮、赤芍等增加清热解毒、凉血退赤之功；眼痒沙涩较甚，加僵蚕、白蒺藜以疏风止痒。

③血热壅滞证

证候 眼内刺痛灼热，沙涩畏光，分泌物多，流泪；眼睑厚硬，重坠难开，睑结膜充血明显，乳头滤泡多，有白色条纹状瘢痕，角膜血管翳明显；舌质红，苔薄黄，脉数或弦。

治法 凉血散瘀，祛风清热。

方药 归芍红花散加减：当归 10g，赤芍 10g，红花 6g，栀子 10g，黄芩 10g，生地黄 10g，连翘 10g，大黄 10g，防风 10g，白芷 10g，甘草 6g。水煎，每日 1 剂，分 2 次温服。

若眼睑厚硬，睑结膜充血明显，乳头较多者，可酌加牡丹皮以助凉血散瘀退赤；若沙涩畏光，分泌物多，流泪较多者，可加金银花、蒲公英、板蓝根等增强清热解毒之功；若角膜血管翳严重或角膜浸润者，可加草决明、木贼、蝉蜕以退翳明目。

3. 局部治疗 应用衣原体敏感药物，滴眼液白天频繁滴眼，应在 4 次以上，眼膏睡前涂眼。常用药物有：① 0.1% 利福平眼液；② 0.25% 氯霉素眼液；③ 0.5% 金霉素眼膏；④喹诺酮类眼液或眼膏：诺氟沙星、氧氟沙星、左氧氟沙星；⑤ 0.1% 酞丁胺眼药水；⑥ 0.5% 红霉素眼膏；⑦ 0.5% 四环素眼膏等。

4. 手术治疗

（1）适应证：沙眼滤泡较多，相互融合者。

（2）手术方法：海螵蛸棒摩擦法、滤泡压榨术等，术后坚持用药 1 周。

5. 并发症治疗 手术矫正沙眼并发症，如睑内翻矫正术、慢性泪囊炎的泪囊鼻腔吻合术、角膜移植等。

（1）睑内翻矫正术：沙眼并发睑内翻倒睫称为瘢痕性睑内翻，若睑板变形不甚严重，可行睑板切断术；若形成严重的瘢痕性睑内翻，行睑板楔状切除术。

（2）泪囊鼻腔吻合术：沙眼引起慢性泪囊炎，经泪道冲洗、探通均无效者，应行泪囊鼻腔吻合术，详见"泪液排出系统疾病"节。

（3）角膜移植术：CO 期角膜白斑导致失明，在无急性炎症、无新鲜病灶的前提下，可行角膜移植术，以求提高视力。

【预防与调护】

1. 大力开展沙眼普查和防治工作。

2. 加强公共事业、集体生活单位的卫生管理，加强对旅馆、游泳池、理发店等服务行业的卫生管理，注意个人卫生。

3. 医护人员在接触患者之后必须洗手，以防交叉感染。

（二）包涵体性结膜炎

包涵体性结膜炎（inclusion conjunctivitis）是一种通过性接触或产道传播的急性或亚急性滤泡性结膜炎。传播途径主要是尿道和阴道的分泌物及游泳池间接接触，新生儿为产道感染。特点是下睑及下穹窿结膜有滤泡形成，几周后消退，不留瘢痕，无角膜血管翳。常双眼同时发生。

中医古籍对本病无明确记述。

【病因病理】

1. 西医病因病理 病原体为沙眼衣原体抗原型 D~k。传染途径主要是尿道、生殖道的分泌物感染，或游泳池间接感染，新生儿可通过产道感染。

2. 中医病因病机　多因脾胃湿热，复受风邪，风邪与湿热相搏，壅阻于眼睑而发。

【临床表现】

1. 新生儿包涵体性结膜炎　又称新生儿包涵体脓漏眼。潜伏期为出生后 5~12 天，急性或亚急性发病，同时累及双眼。

（1）症状：畏光，流泪。

（2）体征：眼睑轻度水肿，大量黏液脓性分泌物。睑结膜充血，浸润增厚，乳头增生，可出现假膜。由于新生儿结膜腺浅层尚未发育，故 2~3 个月内无滤泡形成，晚期可有滤泡。穹窿及球结膜水肿、充血。角膜上皮点状染色，近角膜缘处可有小的上皮下浸润，一般不发生溃疡。耳前淋巴结肿大。数周后转入慢性期，3~6 个月恢复正常。偶可同时引起新生儿其他部位的感染，如衣原体性呼吸道感染、肺炎、中耳炎等。

2. 成人包涵体性结膜炎　主要见于青年人，潜伏期为 3~4 天，双眼同时或先后发病。

（1）症状：初期同新生儿表现。

（2）体征：3~4 天症状加重，大量黏液脓性分泌物尤以早晨明显。3~4 天后结膜高度充血水肿，粗糙不平，有黏液脓性分泌物。7~10 天开始出现滤泡，以下睑及下穹窿部结膜明显。可有乳头增生，无炎性假膜形成，不发生瘢痕。2 个月后可出现角膜炎，或角膜边缘及中央浸润，一般不发展成溃疡。晚期有显著的滤泡形成，3 个月 ~1 年后自行消退，不遗留痕迹，无角膜血管翳。2~3 周后急性炎症消退而转入慢性期。转归同新生儿包涵体结膜炎。

【辅助检查】

1. 结膜刮片检查　可见中性粒细胞，上皮细胞胞质内可见包涵体。

2. 结膜涂擦取材，接种鸡胚卵黄囊或细胞培养分离衣原体；单克隆抗体试剂盒免疫荧光染色，酶联免疫吸附试验，检测血清、泪液抗体等，均可做出诊断。

【诊断要点】

1. 畏光，流泪。

2. 下睑及下穹窿结膜有滤泡形成。

3. 结膜刮片检查见中性粒细胞，上皮细胞胞质内见包涵体等可诊断。新生儿强调进行结膜刮片检查，可鉴别沙眼衣原体、淋球菌等不同病原体。

【治疗】

1. 治疗原则　成人应强调全身治疗，并对其性伴侣进行检查和治疗。新生儿在治疗眼部感染的同时，还要治疗其他器官的衣原体感染。首选磺胺类药物，成人还可以选择四环素类抗生素。中医以祛风、清热、除湿为要。

2. 全身治疗

（1）西医治疗

①磺胺类药物：磺胺甲基异噁唑（SMZ）口服，成人每次 1g，每日 2 次，首剂加倍；小儿每日 15~25mg/kg，分 2 次，首剂加倍。连用 7 天。

②四环素片：成人 0.25g/ 次，每日 4 次，持续用药 3~4 周，或口服 7~10 天为一个疗程，停药 1 周后继续用药，坚持 2~4 个疗程。

③红霉素片：每次 0.3g/ 次，每日 4 次，连用 3 周；新生儿可用琥珀乙酰红霉素，

40mg/（kg·d），分 4 次服用，连用 2 周。

④强力霉素：100mg/ 次，每日 2 次。连续用药 3 周。

（2）中医辨证论治

①湿热壅阻证

证候　畏光，流泪，异物感，分泌物多而黏稠；睑结膜充血，滤泡增生，色黄而软，大小均匀，排列整齐，球结膜充血；可伴有腹胀，纳呆，便溏；舌红，苔黄腻，脉濡数。

治法　清热利湿。

方药　甘露消毒丹加减：白蔻仁 10g，藿香 10g，菖蒲 10g，薄荷 6g，黄芩 10g，连翘 10g，射干 10g，滑石 10g，木通 6g，茵陈 10g，贝母 10g。水煎，每日 1 剂，分 2 次温服。

若睑结膜充血、碜涩疼痛、分泌物多而黏稠者，可加黄连、菊花、金银花以清热解毒；球结膜充血者，加赤芍、地骨皮、桑白皮清热退赤；若腹胀、纳呆、便溏明显，加厚朴、苍术、薏苡仁等健脾燥湿。

②湿热兼风证

证候　眼灼热磨痛，痒涩不适，分泌物多而黏稠，畏光流泪；眼睑肿胀，睑结膜及球结膜红赤，睑结膜滤泡黄白色颗粒累累；舌红，苔薄黄，脉数。

治法　祛风清热除湿。

方药　除风清脾饮加减：陈皮 10g，连翘 10g，防风 10g，知母 10g，元明粉 10g，黄芩 10g，玄参 10g，黄连 3g，荆芥穗 10g，大黄 10g，桔梗 10g，生地黄 10g。水煎，每日 1 剂，分 2 次温服。

湿热较重，去生地黄、玄参、大黄、玄明粉，酌加苦参、地肤子、木通等除湿通络；痒涩较甚者，加蝉蜕、白蒺藜等祛风燥湿止痒；球结膜充血者，加牡丹皮、赤芍、地骨皮、桑白皮以清热凉血退赤。

3. 局部治疗　局部应用衣原体敏感药物治疗。白天滴眼液频繁滴眼，晚上睡前涂眼膏，坚持用药 4 周以上。可选用 0.1% 利福平眼药水、15% 磺胺醋酰钠眼液、0.5% 红霉素或四环素眼膏、0.5% 熊胆滴眼液等。

【预防与调护】

1. 加强卫生知识，特别是性知识的宣传教育。

2. 产前检查及积极治疗孕妇的衣原体性宫颈炎等生殖道衣原体感染，是预防新生儿包涵体性结膜炎的关键。

3. 新生儿出生后应立即常规应用抗生素滴眼液，或涂 0.5% 红霉素眼膏预防。

4. 注意个人卫生，加强游泳池等公共设施的卫生管理，严禁有包涵体结膜炎者进入公共游泳池。

【研究进展】

1. 基础研究　近年来，对于中药治疗衣原体的研究也取得了进展。现代药理研究表明，大多数清热解毒中药具有抑菌作用。中药蚤休（别名重楼、七叶一枝花）功效为清热解毒，消肿止痛。王乾宇对蚤休的抗沙眼衣原体活性进行了体外实验，结果表明，蚤休水煎剂浓度 >31.3mg/ml 时，对 5 株不同患者来源的沙眼衣原体具有抑制生长的作用，而在浓度 >62.5mg/ml 时，蚤休水煎剂对 7 株不同患者来源的沙眼衣原体全部具有抑制生长的作用

［王乾宇．蚤休对沙眼衣原体临床分离株的抗菌活性研究．贵阳中医学院学报，2008，30（6）：74-75.］。刘文莉等选用蒲公英、川楝子、车前子、大黄、黄柏、鱼腥草、黄芩共7味中药，应用微量McCoy细胞培养法，检测了这7味中药体外抗沙眼衣原体的活性。7种中药有不同程度的体外抗沙眼衣原体的作用，在其有效抑菌或杀菌浓度范围内均未见明显细胞毒性作用。其中，沙眼衣原体对大黄、黄芩、蒲公英和鱼腥草具有较高的敏感性，其0.61mg/ml ≤ MIC值（最小抑菌浓度）≤ 2.26mg/ml［刘文莉，张俊会．蒲公英等7味中药体外抗沙眼衣原体活性检测．山东中医杂志，2011，30（7）：507-508.］。

2. 临床研究　中医学治疗本病以局部辨证为主，针对脾胃热盛型和血热壅滞型，依据"热者寒之"的原则，采用局麻下液态氮冷冻病灶，治疗沙眼Ⅰ期和Ⅱ期［赵宏岩，魏丽娟．冷冻治疗沙眼疗效观察．辽宁中医杂志，2005，32（8）：821.］。对于重症沙眼，采用手术、局部点眼药和中药汤剂联合治疗效果显著，中药汤剂以归芍红花散为基础方（当归尾10g，红花6g，赤芍10g，黄芩9g，大黄4.5g，白芷9g，防风9g，生地黄12g，连翘12g，菊花12g，生甘草3g）。滤泡为主者加薏苡仁15g、茯苓12g以利水渗湿；乳头肥大为主者加量至当归尾12g、红花10g、赤芍12g以活血化瘀，清热凉血；角膜血管翳增多者加木贼12g、蝉蜕10g以疏风明目退翳。每日3次，每日1剂［谢生荣．中西医结合治疗重症沙眼临床观察．福建中医学院学报，2005，15（增刊）：133.］。雷洪涛等研究认为单纯依靠西医治疗重症沙眼疗效欠佳，而采用中西医结合治疗重症沙眼合并滤泡性结膜炎效果令人满意。治疗组在对照组（局部注射及摩擦治疗及滴眼液治疗）的基础上加自拟中药方：当归12g，赤芍10g，黄芩10g，知母12g，玄参10g，大黄10g，防风12g，白芷12g，谷精草15g，桔梗12g，陈皮12g，生地黄15g，连翘10g，苦参10g，甘草9g，诸药共研细末，装入胶囊（每丸0.5g），每次3丸，每天3次，温水送服。两组均以1周为一个疗程，连续应用5个疗程。结果表明中西医结合治疗组的总有效率优于对照组，且复发率低［雷洪涛，雷洪伊，于春霞，等．中西医结合治疗重症沙眼合并滤泡性结膜炎的临床观察．中国中西医结合杂志，2001，21（11）：852-853.］。中药具有提高机体免疫功能及抑菌作用，能调节眼部免疫力。

近年来，西药治疗的主要研究集中在对阿奇霉素的治疗应用。红霉素与阿奇霉素均属大环内酯类抗生素，前者为14元环大环内酯，后者为半合成品，其结构为14元环的9α位加入1个甲基氮（N）原子，是第一个上市的含氮15元环大环内酯类抗生素。虽然红霉素治疗新生儿沙眼衣原体结膜炎有一定疗效，但由于红霉素服药时间长，服药频率高，剂量不易控制，胃肠道不良反应多而重，从而造成患儿及家长的依从性差，疗效不如阿奇霉素可靠。阿奇霉素抗菌谱比红霉素更广，除保留对革兰氏阳性菌活性外，对多种革兰氏阴性菌、厌氧菌、支原体、衣原体等有更强的抗菌活性。阿奇霉素对酸稳定，胃肠道刺激性小，口服生物利用度高、吸收完全，可迅速进入组织细胞与体液，组织浓度远高于血浆浓度，其半衰期可达48~68小时。因此，阿奇霉素可以每日给药1次。许素琼认为沙眼衣原体可以通过胎盘引起新生儿宫内感染，治疗可首选红霉素口服，剂量为2.5mg/（kg·d），给药2周可使沙眼衣原体PCR检测转阴性。对于早产儿出生后用0.5%红霉素或1%四环素眼膏可预防沙眼衣原体结膜炎［许素琼．新生儿通过胎盘感染沙眼衣原体结膜炎1例治疗体会．海峡医药，2006，18（1）：146-147.］。董泽启采用抗生素序贯治疗方法，即：第1周，应用阿奇霉素10mg/kg，每日1次，静脉滴注，连用3日，停药4日；第2周，口服阿奇霉素 10mg/kg，每日 1 次，连用 3 日，停药 4 日。治疗新生儿衣原体性结膜炎，发现具有疗程短、用药少、不良反应轻、费用低、效果好等优点［董泽启. 阿奇霉素治疗新生儿沙眼衣原体结膜炎的疗效观察. 中国抗生素杂志，2005，30（7）；428-429.］。蔡丽华等认为低温可使病变的结膜坏死脱落，同时可杀灭衣原体，采用液氮冷冻的方法治疗沙眼，疗效确切，起效快，并发症少，且简便、易行。对于沙眼患者，在海螵蛸棒摩擦法治疗的基础上，用带有液氮的棉签尖部接触病灶处，以冷冻表面，至出现红色冻斑，并有少量渗血为宜，病变严重且广泛时，可分期分段进行冷冻［蔡丽华，魏丽娟. 液氮冷冻治疗沙眼 50 例临床观察. 长春中医药大学学报，2009，25（3）：419.］。余中明等利用辅助治疗方法激光烧灼滤泡及乳头后，用 0.25% 氯霉素眼液或 10% 磺胺醋酰钠眼液滴眼，睡前用四环素眼膏点眼。激光可消除滤泡、改变乳头上皮细胞的通透性，有利于药物向深部渗透，并促进瘢痕形成［余中明，疏琳. 局部用药与激光联合治疗应用于中学生沙眼普治效果观察. 安徽预防医学杂志，2005，11（3）：161-162.］。有学者认为高覆盖率的集体阿奇霉素治疗，对活动性沙眼患者辅以四环素眼膏治疗，可中断沙眼衣原体的传播。公共卫生工作者普遍认为，在大多数沙眼高发区，单独应用抗生素不能将沙眼衣原体感染降为零。埃塞俄比亚某沙眼高发区应用大剂量抗生素后沙眼衣原体感染复发率明显下降，从而表明重复应用大剂量阿奇霉素，可起到清除眼部沙眼衣原体的作用［Solomon A. W, Holland M. J, Alexander N, et al.Mass treatment with single-dose azithromycin for trachoma.NEW ENGL. J. MED, 2004, 351（19）：1962-1971.］。

三、病毒性结膜炎

病毒性结膜炎（viral conjunctivitis）是一种常见的由病毒引起的结膜炎症，可由多种病毒引起，患者临床表现有很大不同，主要与个体免疫功能及病毒的毒力有关。临床上归纳为两组：一组主要表现为急性滤泡性病毒性结膜炎，包括流行性角结膜炎、咽结膜热、单疱病毒性结膜炎、流行性出血性结膜炎、新城鸡瘟病结膜炎；另一组表现为相对亚急性或慢性结膜炎，包括传染性软疣睑结膜炎、水痘 - 带状疱疹性睑结膜炎、麻疹性角结膜炎等，此组患者除有结膜炎表现外，还伴有眼睑、角膜及全身的临床表现。轻度的病毒性结膜炎有自限性，但典型患者有较严重的症状，甚至留有一定的后遗症。本部分仅介绍两种临床常见的病毒性结膜炎。

（一）腺病毒性结角膜炎

分为流行性结角膜炎、咽结膜热两大类型。流行性结角膜炎是一种由腺病毒引起的急性传染性眼病，可散发，也常造成流行。临床特点是急性滤泡性或假膜性结膜炎及角膜上皮细胞下浸润。咽结膜热表现为急性滤泡性结膜炎，伴有上呼吸道感染和发热，4~9 岁儿童和青少年多发，夏冬季节容易在幼儿园及学校中流行。

《古今医统大全·眼科》称本病为"天行赤眼暴翳"；《银海精微》称之为"大患后生翳"。

【病因病理】

1. 西医病因病理　流行性结角膜炎由腺病毒感染所致，主要由腺病毒 8、19、29 和 37 型（人腺病毒 D 亚组）引起，通过接触传播，常引起流行。咽结膜热由腺病毒 3、4、7 型引发。

2. 中医病因病机　多因外感疠气，内兼肺肝火旺，内外合邪，上攻于目而发病。

【临床表现】

急性发病，潜伏期 5~7 天。

1. 症状　眼部有异物感、疼痛、畏光、流泪、水样分泌物。咽结膜热前驱症状为全身乏力，体温达 38.3~40℃，流泪、眼红、咽痛。

2. 体征　眼睑水肿，球结膜水肿，睑球结膜严重充血，耳前淋巴结肿大、压痛。3 天内睑结膜和穹隆结膜有大量滤泡形成，可被水肿的结膜掩盖。

结膜炎常于 7~10 天开始消退，但约半数患者症状加重，畏光流泪加重和视物模糊，出现腺病毒性角膜炎，继而发生皮下和浅基质层点状浸润。点状损害数量多少不等，一般直径在 0.5~1.5mm，多位于角膜中央，少数侵犯角膜周边部。视力可略受影响，以后恢复正常。角膜损害可持续数月或顺年后消失。较重患者可遗留圆形薄层云翳，一般对视力影响不大。

咽结膜热表现为眼部滤泡性结膜炎，一过性浅层点状角膜炎，角膜上皮下混浊，耳前淋巴结肿大。常表现出 1~3 个主要体征，病程 10 天左右，有自限性。

【诊断要点】

1. 双眼同时或先后发病。

2. 临床表现有异物感、疼痛、畏光、流泪、水样分泌物、眼睑水肿、球结膜水肿、睑球结膜严重充血、耳前淋巴结肿大与压痛、并发浅层点状角膜炎等。

3. 分泌物涂片染色镜检见单核细胞增多；裂隙灯检查可见角膜上皮下和浅基质层点状浸润。

4. 新生儿结膜炎要进行结膜刮片检查，以鉴别衣原体、淋球菌等感染。

【治疗】

1. 治疗原则　西医以局部用药为主，没有特效药物。中医以肺肝同治、泻火退翳为主。

2. 全身治疗

（1）西医治疗：可配合全身抗病毒治疗。如口服阿昔洛韦，每次 200mg，每日 5 次，连服 1~2 周。

（2）中医辨证论治

①风热外袭证

证候　病初起，畏光流泪，涩痒刺痛，球结膜充血，分泌物清稀，眼睑轻度水肿，结膜少量点状浸润；兼见发热，耳前淋巴结肿大，头痛，鼻塞流涕；舌红，苔薄白，脉浮数。

治法　泻肺利气，兼以退翳。

方药　泻肺饮加减：羌活 10g，防风 10g，荆芥 10g，白芷 10g，连翘 10g，黄芩 10g，桑白皮 10g，栀子 10g，赤芍 10g，枳壳 10g，木通 6g，甘草 5g。水煎，每日 1 剂，分 2 次温服。

常加蝉蜕、白蒺藜以祛风退翳。

②热毒炽盛证

证候　患眼碜涩疼痛，流泪畏光，球结膜混合充血，视物不清，角膜浸润灶增加；兼见口苦，咽干，便秘，耳鸣；舌红，苔黄，脉弦数有力。

治法 清肝泻火，退翳明目。

方药 龙胆泻肝汤加减：龙胆草 12g，栀子 10g，黄芩 10g，柴胡 10g，生地黄 15g，车前子 10g，泽泻 10g，木通 6g，当归 10g，甘草 5g。水煎，每日 1 剂，分 2 次温服。

可酌加蝉蜕、密蒙花以疏风清热退翳；若大便秘结，去木通，加玄明粉、大黄以通腑泻热。

③余热未清证

证候 眼干涩，轻度畏光流泪，视物不清；球结膜充血消退，角膜点片状薄翳；舌红少津，脉细数。

治法 养阴祛邪，退翳明目。

方药 消翳汤加减：木贼 10g，密蒙花 10g，当归尾 12g，生地黄 15g，蔓荆子 10g，枳壳 10g，川芎 10g，柴胡 10g，荆芥 10g，防风 10g，甘草 5g。水煎，每日 1 剂，分 2 次温服。

角膜浸润明显者加石决明、蝉蜕、谷精草、乌贼骨以清肝明目退翳。

（3）针灸治疗：同急性细菌性（卡他性）结膜炎。

3. 局部治疗

（1）抗病毒药常用的有 4% 吗啉双胍、0.1% 疱疹净、0.1% 阿昔洛韦、更昔洛韦滴眼液，每小时滴 1 次。可与抗生素眼液交替滴眼，预防混合感染。

（2）局部冷敷和使用血管收缩剂，可缓解症状。

（3）0.2% 鱼腥草眼液频繁滴眼，急性期每小时 2 次。

（4）中药熏洗：大青叶 10g、金银花 10g、蒲公英 10g、紫花地丁 10g、菊花 10g、防风 10g，水煎，每日 2 次熏洗患眼。

【预防与调护】

1. 本病为接触传染，传染性强，易引起流行，故传染期间应注意隔离。

2. 严格消毒患者用过的洗脸用具、手帕，及使用过的医疗器具。

3. 医护人员在接触患者后必须洗手消毒，以防交叉感染。

4. 保持局部清洁。

（二）流行性出血性结膜炎

流行性出血性结膜炎（epidemic hemorrhagic conjunctivitis）是一种暴发流行的自限性急性结膜炎。特点是发病急，传染性强，刺激症状重，结膜滤泡，结膜下出血，角膜损伤及耳前淋巴结肿大。

《银海精微》称本病为“天行赤眼”，《秘传眼科龙木论》称其为“天行后赤眼外障”，《世医得效方》称之为“天行赤目”，《目经大成》称之为“天行气运”，《证治准绳》称之为“天性赤热证”。

【病因病理】

1. 西医病因病理 病原体为微小型核糖核酸（RNA）病毒中的 70 型肠道病毒，偶由柯萨奇病毒 A24 引起。也有腺病毒Ⅱ型引发本病的报导。本病传染方式为接触传染，最主要的传播途径为手 – 眼接触。

2. 中医病因病机 外感疫疠之气，或兼肺胃积热，肺金凌木，内外合邪，交攻于目而发病。

【临床表现】

潜伏期短，大部分在 24~48 小时发病，多同时侵犯双眼，也可先后发病。

1. 症状　自觉症状明显，有明显眼红、畏光、流泪、异物感、分泌物和剧烈眼痛等。

2. 体征　眼睑及结膜充血水肿，球结膜点状或片状出血，睑结膜有滤泡；耳前淋巴结肿大。角膜上皮有一过性、细小点状的上皮型角膜炎（图 17-1）。

婴幼儿一般不患此病，如果感染，症状亦很轻微。

【辅助检查】

结膜刮片镜检以单核细胞为主。

【诊断要点】

1. 有接触史。

2. 急性滤泡性结膜炎的临床表现，同时有显著的结膜下出血。

3. 耳前淋巴结肿大。

【治疗】

1. 治疗原则　西医治疗同流行性结角膜炎。中医以疏风清热，泻火解毒为主。

2. 全身治疗

（1）西医治疗：可配合全身抗病毒治疗，用药同流行性结角膜炎。

（2）中医辨证论治

①初感疠气证

证候　病初起，双眼同时或先后发病，碜涩灼痛，畏光流泪，球结膜下点片状出血，分泌物稀薄等眼部症状悉具，但不严重，全身症状多不明显。

治法　疏风清热。

方药　驱风散热饮子加减：连翘 10g，牛蒡子 10g，羌活 8g，薄荷 6g，大黄 10g，赤芍 10g，防风 10g，当归尾 12g，甘草 6g，栀子 10g，川芎 10g。水煎，每日 1 剂，分 2 次温服。

可酌加金银花、黄芩、蒲公英、板蓝根等增强清热解毒之功；若溢血严重，可加生地黄、牡丹皮、紫草以清热、凉血、退赤。

②热毒炽盛证

证候　患眼灼热疼痛，眼睑红肿，球结膜充血明显，弥漫点片状出血，流泪，耳前淋巴结肿大；兼有头痛烦躁，或便秘溲赤；苔黄，脉数。

治法　泻火解毒。

方药　普济消毒饮加减：黄连 3g，黄芩 10g，白僵蚕 10g，牛蒡子 10g，连翘 10g，陈皮 6g，板蓝根 10g，玄参 10g，柴胡 10g，桔梗 10g，生甘草 5g，马勃 10g。水煎，每日 1 剂，分 2 次温服。

若眼睑红肿，球结膜充血明显，加生石膏、知母、桑白皮清泻肺热；若球结膜出血严重，加生地黄、牡丹皮、赤芍以清热凉血；便秘可加大黄、芒硝清腑泻热。

3. 局部治疗

（1）西医局部用药同流行性结角膜炎。

（2）鱼腥草注射液或穿琥宁注射液 10ml 配等量生理盐水，眼局部超声雾化，每日 2 次。

【预防与调护】

同流行性角结膜炎。

【研究进展】

流行性角结膜炎是一种传染性强的接触性传染病，由腺病毒 8、19、29 和 37 型腺病毒（人腺病毒 D 亚组）引起。近年来，随着分子生物学技术的不断深入，聚合酶链式反应（PCR）在病毒检测中得到有效应用，大大提高了急性结膜炎临床诊疗水平。李莉等研究发现采用细胞培养分离病毒、聚合酶链式反应 - 限制性片段长度多态性分析（PCR-RFLP）法鉴定感染病毒种类，并对 PCR 阳性扩增产物进行病毒型别的分析并通过设计相应的方法，可以全面分析急性结膜炎的病原学，特别是针对柯萨奇病毒、新型肠道病毒 70 型、衣原体、单纯疱疹病毒及冠状病毒等的感染情况［李莉，宋武琦，李小光，等．病毒分离和 PCR-RFLP 法对急性结膜炎标本中腺病毒感染及其型别的分析．中国微生态学杂志，2005，17（2）：97-99.］。张兰君等通过试验研究发现，培养法是诊断腺病毒性角结膜炎感染的"黄金标准"，但耗时较长，需 2 周才能看到，影响临床诊疗时间，而且对已使用过抗病毒药物治疗的患者，培养法阳性率明显降低，PCR 法阳性率却无明显变化，这是由于抗病毒药物能够抑制病毒的复制，而不破坏病毒 DNA 所致。与 PCR 法相比，免疫荧光的阳性符合率明显低，分析可能是由于临床组织中的某些成分与抗 Adv 抗体有交叉反应，导致非特异性反应增加。实验表明病毒培养、PCR、免疫荧光 3 种方法各具有优缺点，从同时可满足敏感、快速、简便几方面的要求看，PCR 法不仅可对临床标本进行病毒学的快速诊断，而且结合限制性内切酶图谱分析可以对病毒做型别的鉴别诊断［张兰君，薛小平，朱秀萍，等．聚合酶链反应在腺病毒角结膜炎诊断中的应用．中华检验医学杂志，2005，28（7）：748-749.］。

在治疗上，目前尚无有效的广谱抗病毒眼药制剂，而品种单一的抗单纯疱疹病毒眼药对于由腺病毒引起的流行性角结膜炎无效。以往首选的治疗药物为阿昔洛韦滴眼液，更昔洛韦为新一代抗病毒药，近年来已广泛用于临床，并且已经配制成滴眼剂，在治疗眼部病毒感染性疾病中发挥重要作用。李喻通过对 120 例分别接受阿昔洛韦眼药水、干扰素配制的眼药水和阿昔洛韦眼药水、利巴韦林眼药水及微量地塞米松注射液混合制剂治疗，同时接受抗菌眼液治疗的对比研究表明，使用干扰素配制的眼药水能减少患者痛苦［李喻．流行性角结膜炎治疗的患者舒适度及病程调查．基层医学论坛，2008，12（2）：99.］。王悦等通过对 780 例病例的临床观察认为，应用干扰素治疗流行性角结膜炎，疗效确切，效果显著，总有效率高，减少了角膜病变的发生和发展，缩短了病程，减轻了患者的痛苦，有效地切断了流行性角结膜炎的流行渠道，降低了发病率［王悦，陈书玉，邢立臣．应用干扰素治疗流行性角结膜炎．眼科，2005，14（2）：102-103.］。蔡丹采用波长 632.8nm He-Ne 激光照射仪，以 30° 角，距离 5~10cm 直接照射患眼角结膜，每日 1 次，每次 10 分钟，5~10 天为一个疗程，局部联合应用抗病毒药物、抗生素、角膜营养剂及辅助激素滴眼液治疗流行性角结膜炎。研究表明 He-Ne 激光作为一种刺激源照射结膜、角膜组织后可引起一系列生物效应，如增强局部代谢，改善血液循环，增加角膜缘干细胞分化及发育成熟，促进角膜上皮愈合和上皮下浸润的吸收，加快病情转归，可作为流行性角结膜炎治疗的新手段之一［蔡丹．He-Ne 激光治疗流行性角结膜炎的疗效分析．眼科新进展，2001，21（5）：316.］。

　　鱼腥草滴眼液作为清热解毒的中药，抗病毒作用强，同时有抗菌、抗炎、提高机体免疫功能的作用。麦伟虎等通过对 29 例（50 眼）临床疗效观察结果表明，鱼腥草滴眼液对治疗流行性角结膜炎疗效确切，其有效率为 90.0%。中药熏洗在中医眼科外治法中是最常用的一种方法，熏洗剂主要由植物药制成，意在取其清扬发散之性，以达到祛风、清热、凉血、活血、解毒、退翳作用［麦伟虎，孙有祖，张曼萍，等．鱼腥草滴眼液治疗流行性角结膜炎的疗效观察．中国热带医学，2011，11（4）：496.］。刘丽娟等通过对 66 例病例的临床观察认为，常规应用抗病毒药物点眼的同时，辅助应用中药熏眼治疗流行性角结膜炎，疗效确切，效果显著，总有效率高［刘丽娟，张蕾，孙凯，等．中药熏眼辅助治疗流行性角结膜炎的临床观察．哈尔滨医科大学学报，2010，44（5）：515.］。孙爱华治疗流行性角结膜炎先用白菊花煎汤熏洗双目，然后予自拟方三花汤（白菊花、金银花、红花、荆芥穗、蝉蜕、霜桑叶、青葙子、茺蔚子、夜明砂、谷精珠、决明子、酒浸大黄、赤芍、白蒺藜）辨证加减后水煎服，每日 1 剂，结果 309 例均痊愈［孙爱华．三花汤加减治疗急性结膜角膜炎 309 例疗效分析．现代中西医结合杂志，2004，13（2）：280.］。

第二节　免疫性结膜炎

　　免疫性结膜炎（immunologic conjunctivitis）是结膜对某种致敏原的免疫反应。致敏原包括植物性、动物性、药物性、尘埃、某些化学物质及某些微生物等。速发型免疫性结膜炎是由体液免疫介导的，如枯草热结膜炎、春季结膜炎、异位性结膜炎；迟发型免疫性结膜炎是由细胞免疫介导的，如泡性结膜炎。药物导致的结膜炎有速发和迟发两种类型。

　　免疫性结膜炎主要是 IgE 介导的 I 型变态反应，此外，还有 T 淋巴细胞介导的 IV 型变态反应参与。通常在接触某种致敏原后 6~12 小时发作，48~72 小时达高峰，可持续数天。组胺在整个变态反应过程中起着非常重要的作用。

一、变应性结膜炎

（一）春季结膜炎

　　春季结膜炎（vernal conjunctivitis）又称春季卡他性结膜炎或结角膜炎（vernal keratoconjunctivitis），是一种季节性、反复发作的免疫性结膜炎。多在春夏发作，秋冬缓解。好发于儿童、少年，男性多见，常侵犯双眼，每年复发。

　　本病因其每年复发，中医称之为"时复证"。该病名首载于《证治准绳·七窍门》，《眼科菁华录》称之为"时复之病"，全国中医药行业高等教育"十五"规划教材《中医眼科学》称为"时复目痒"。

【病因病理】

　　1. 西医病因病理　病因尚未明确。一般认为是对外源性过敏原的高度过敏反应。过敏原通常是花粉及各种微生物的蛋白成分、动物皮屑、羽毛、紫外线等，目前尚未能鉴定出特异性反应原。

2. 中医病因病机　多因风邪侵袭，经络受阻；或脾胃湿热内蕴，外感风邪，风湿热相搏，上壅于目；或肝血亏虚，血虚生风。

【临床表现】

症状的出现和加重与季节有关。

1. 症状　奇痒难忍，有轻微畏光、灼热、流泪及异物感，侵犯角膜时刺激症状加重。

2. 体征与临床分型　临床按病变部位可分为三型，即睑结膜型、球结膜或角膜缘型及混合型。

（1）睑结膜型：病变位于上睑结膜，一般不侵犯穹窿结膜及下睑结膜。上睑结膜有大小不等、硬韧而扁平的淡红色粗大乳头，排列如铺路石样。表面似覆盖一层假膜，擦下时为透明絮状物。分泌物量少、色白、黏稠成丝状，内含大量嗜酸性粒细胞。愈后乳头完全消退，不遗留瘢痕。

（2）球结膜或角膜缘型：病变多发生在上方角膜缘附近，睑裂区角膜缘的球结膜呈黄褐色或污红色胶样增厚，病变可扩展波及上 1/2 周或整个角膜缘。

（3）混合型：同时兼有以上两种病变。

3. 并发症　本病临床各型偶尔都可发生角膜病变，常为弥漫性上皮型角膜炎，表现为角膜弥漫性上皮点状病变。偶见局部角膜炎，常为局限于上方和中央的椭圆形或三角形病灶，愈后遗留轻微的角膜瘢痕。部分患者在角膜缘病变区内出现小的灰白斑点，称为 Hornor-Trantas 点。

【辅助检查】

1. 结膜刮片可找到较多嗜酸性粒细胞。

2. 过敏原筛选可筛选出特定过敏原。

3. 体液免疫与细胞免疫检查可见血清和泪液中 IgG 增高。

【诊断】

1. 男性青少年好发，季节性反复发作。

2. 典型的临床表现，如奇痒、睑结膜乳头增生呈扁平的铺路石样或结膜缘部胶样结节等。

3. 结膜分泌物中较多的嗜酸性粒细胞、血清和泪液中 IgG 增高等，可予以诊断。

【治疗】

1. 治疗原则　西医治疗以对症为主。包括抗组胺药物、血管收缩剂和糖皮质激素。中医治疗以疏风、清热、养血为主。本病季节性强，一般不发生合并症，有自限性，预后较好。由于患眼奇痒难忍，治疗以减轻症状为主。避开可能的过敏原，避免阳光刺激。

2. 全身治疗

（1）西医治疗

①抗组胺药物：如马来酸氯苯那敏（扑尔敏）4mg，每日 3 次，口服。但从事驾驶、高空作业等职业者应注意其副作用，建议最好睡前使用。

②脱敏治疗：病情严重者予 10% 葡萄糖酸钙 20ml 缓慢静脉注射。

（2）中医辨证论治

①外感风热证

证候 眼部奇痒，灼热微痛，分泌物胶结如白色丝样；睑结膜遍生弥漫性滤泡，状如卵石，球结膜暗红污秽；舌红，苔薄白，脉浮数。

治法 疏风止痒。

方药 银翘散加减：金银花10g，连翘10g，荆芥10g，牛蒡子10g，薄荷6g，桔梗10g，竹叶10g，淡豆豉6g，芦根10g，甘草5g。水煎，每日1剂，分2次温服。

若球结膜充血明显，加牡丹皮、赤芍、桑白皮、郁金以清热凉血退赤；痒甚者，加桑叶、菊花、刺蒺藜以增祛风止痒之功。

②湿热熏蒸证

证候 眼部奇痒，痒涩不适，泪多畏光，分泌物胶结呈黏丝状；睑结膜弥漫性滤泡，状如卵石，球结膜污黄，或球结膜、角膜交界处呈胶样隆起；舌红，苔黄腻，脉数。

治法 清热除湿，疏风止痒。

方药 防风通圣散加减：大黄10g，芒硝10g，黄芩10g，栀子10g，连翘10g，石膏10g，滑石10g，麻黄3g，防风10g，薄荷6g，桔梗10g，当归10g，川芎10g，赤芍10g，白术10g，甘草5g。水煎，每日1剂，分2次温服。

痒甚者，加白鲜皮、地肤子、茵陈、乌梢蛇以增疏风除湿止痒之功；睑内颗粒明显及有胶样结节者，酌加郁金、川芎等消郁除滞。

③血虚生风证

证候 双眼痒痛较轻，干涩不适，时作时止；睑结膜滤泡颗粒大而扁平，球结膜稍污红；面色无华，或失眠多梦；舌淡，苔白，脉细或弦细。

治法 养血息风。

方药 四物汤加减：白芍10g，熟地黄15g，川芎10g，当归10g，防风10g。水煎，每日1剂，分2次温服。

宜加僵蚕、防风、白芷、蒺藜以祛风止痒；若失眠多梦，加夜交藤、酸枣仁、合欢花、远志等养血安神。

（3）针刺治疗：针刺取光明、承泣、外关、合谷等穴，每日1次，10天为一个疗程。

3. 局部治疗

（1）血管收缩剂：如0.1%肾上腺素溶液、复方萘甲唑啉（消疲灵）、羟甲唑啉（欧斯林）滴眼，每日3次，每次1滴。血管收缩剂滴眼能抑制肥大细胞及嗜酸性粒细胞脱颗、靶细胞释放活性物质，从而改善眼部不适，减轻结膜充血。疗程不超过7天，若长期使用易引起干眼。此外，冷敷可减轻充血。

（2）抗组胺药物：如特非那丁、0.1%依美斯汀（Emedastine）滴眼，每日3次，症状减轻后停药。

（3）细胞膜稳定剂：如2%~4%色甘酸钠（宁敏）、洛度沙胺滴眼液（阿乐迈）、吡嘧司特钾（研立双）滴眼，每日3~5次。对消除瘙痒、流泪、畏光症状有明显疗效。

以上药物联合应用，可改善症状。

（4）糖皮质激素及非甾体消炎药：在症状加重时，间歇应用非甾体消炎眼液或眼膏。但长期用药会引起激素性青光眼、白内障、眼表感染等。非甾体消炎眼液也可减轻症状，且副作用较小，如吲哚美辛滴眼液、双氯芬酸钠滴眼液等。每日2~3次，症状减轻停药，连续应用不超过7~10天。

（5）局部应用免疫抑制剂：对屡发不愈的病例，可用环孢霉素 A、FK-506 等，有较好效果。

（6）0.5% 熊胆眼液，每日 3 次滴眼。

【预防与调护】

1. 避开可能的过敏原，避免阳光刺激。

2. 条件允许时迁至空调房或寒冷地区。

3. 避免进食辛辣厚味之品。

4. 嘱患者不要揉眼，避免引起角膜上皮损害及导致肥大细胞降解而加重症状。

（二）过敏性结膜炎

过敏性结膜炎（allergic conjunctivitis）是由接触药物或其他抗原过敏而引起的结膜炎。分迟发型和速发型两种。属中医"目痒症"范畴。

【病因病理】

1. 西医病因病理

（1）速发型过敏原有花粉、角膜接触镜、清洗液等。

（2）迟发型过敏原有药物，如阿托品、新霉素、广谱抗生素、毛果芸香碱等，也有因使用化妆品、染发剂等引起迟发型结膜变态反应者。

2. 中医病因病机　多因先天禀赋不足，或后天脏腑失调，复感外邪，风热上壅于目所致。

【临床表现】

速发型发病急剧。

1. 症状　双眼极度瘙痒，并有畏光、烧灼感等刺激症状。

2. 体征　速发型眼睑皮肤红肿，并有小丘疹、渗出和睑缘炎等。睑球结膜充血，球结膜乳头增生、滤泡形成，以下睑为重，有少量浆液和黏液性分泌物。角膜炎不常见，极个别严重病例可出现角膜实质性损害及虹膜炎。

停用致敏药物后，症状和体征可自行消失，不留瘢痕，若再次用药可复发。

【辅助检查】

结膜囊分泌物涂片可见变性上皮细胞和少量多核和单核细胞。

【诊断要点】

1. 有药物或其他过敏原接触史。

2. 双眼瘙痒，畏光、烧灼感；眼睑皮肤红肿，睑球结膜充血。

3. 脱离过敏原后，炎症迅速消退。

4. 结膜囊分泌物涂片见变性上皮细胞和少量多核和单核细胞。

【治疗】

1. 治疗原则　西医治疗以去除过敏原、局部短期应用糖皮质激素为主。中医治疗以疏风、清热、止痒为主。找出及去除过敏原，立刻停用致敏药物。

2. 全身治疗

（1）西医治疗

①抗过敏药物：氯苯那敏 4mg 或苯海拉明 25mg，口服，每日 2 次。

②口服钙剂或静脉注射葡萄糖酸钙。

（2）中医辨证论治

①风热外袭证

证候　眼部奇痒难耐，灼热畏光，分泌物少，黏稠如丝，睑结膜充血、水肿，或破溃流水，球结膜充血，睑结膜可有乳头、滤泡；舌红，苔黄，脉数。

治法　清热疏风止痒。

方药　羌活胜风汤加减：羌活10g，独活10g，柴胡10g，白芷10g，防风10g，桔梗10g，前胡10g，荆芥穗10g，薄荷6g，川芎10g，黄芩10g，白术10g，枳壳10g，甘草5g。水煎，每日1剂，分2次温服。

若眼睑皮肤湿烂、痒甚者，加白鲜皮、地肤子、茵陈、乌梢蛇以增疏风除湿止痒之功；球结膜充血明显者，加桑白皮、连翘、丹皮等清热泻肺，凉血退赤。

②湿热夹风证

证候　患眼奇痒难忍，风吹日晒、揉拭眼部后加剧，泪多眵稠呈黏丝状，睑结膜遍生颗粒，状如小卵石排列，结膜污黄，角结膜交界处呈胶样结节隆起；舌质红，苔黄腻，脉数。

治法　清热除湿，祛风止痒。

方药　除湿汤加减：连翘10g，滑石10g，车前子10g，枳壳10g，黄芩10g，黄连10g，木通6g，甘草10g，陈皮10g，荆芥10g，茯苓10g，防风10g。水煎，每日1剂，分2次温服。

常于方中加白鲜皮、地肤子、茵陈以增强除湿止痒之力；睑结膜遍生状如小卵石样颗粒及有胶样结节隆起者，可加郁金、川芎以消郁滞。

③血虚生风证

证候　眼痒势轻，时作时止，球结膜稍充血；面色少华或萎黄；舌淡，脉细。

治法　养血息风。

方药　四物汤加减：当归10g，川芎10g，白芍10g，熟地黄15g，蒺藜10g，防风10g，白术10g，茯苓10g。水煎，每日1剂，分2次温服。

3. 局部治疗

（1）短期局部应用糖皮质激素滴眼液，如0.5%可的松眼液滴眼，每日2~3次。

（2）抗组胺药物，如2%色甘酸钠滴眼液等，每日2~3次。

（3）抗生素滴眼液点眼，每日2次，预防并发感染。

（4）眼睑皮肤红肿、渗液严重，可用3%硼酸溶液湿敷，每日1~2次。

（5）抗生素与激素混合眼液滴眼。

（6）局部中药洗眼或湿敷。可用艾叶、苦参、蛇床子、地肤子各15g，煎水，过滤澄清，做湿冷敷或加冷开水至1 000ml洗眼。

【预防与调护】

避免接触过敏原，立刻停用致敏药物。

二、泡性结角膜炎

泡性结角膜炎（phlyctenular kerato-conjunctivitis）是一种由微生物蛋白质引起的迟发型免疫性结膜炎。病变以结角膜泡性结节形成为特点。好发于春秋季，多见于营养不良、体质虚弱的儿童和青少年，女性多于男性。

病变局限于结膜者，《证治准绳·七窍门》称之为"金疳"，《目经大成》称之为"金疡""金疡玉粒"。病变在角膜缘有新生血管束状伸入、发展成束状角膜炎者，《证治准绳·七窍门》称为"风轮赤豆"。

【病因病理】

1. 西医病因病理　本病确切病因尚不清楚，一般认为是结膜、角膜上皮组织局部对微生物蛋白质发生的迟发型过敏反应。相关微生物有结核杆菌、金黄色葡萄球菌及真菌、衣原体、寄生虫等。

2. 中医病因病机　多因肺经燥热，宣发失职，致气血郁滞而成；或肺阴不足，虚火上炎，白睛血络瘀滞不行所致；或脾胃虚弱，土不生金，肺脾失调而成；或肺火太盛，金乘肝木所致。

【临床表现】

1. 症状　初发有轻微畏光、灼热、流泪及异物感等刺激症状，侵犯角膜时刺激症状加重，可有严重的畏光、流泪及眼睑痉挛。

2. 体征　球结膜出现局限性隆起的疱疹结节，呈灰红色，周围局限性充血，直径为1~4mm。中央溃烂坏死形成溃疡，溃疡破溃后10~12天愈合，不留瘢痕。位于角膜缘的疱疹常较小，呈灰白色，周围局限性充血，愈合后角膜部分留有瘢痕，使角膜缘呈虫蚀状。若在角膜上皮形成浸润或溃疡，向角膜中央发展，形成一带状混浊，中央有新生血管延伸，称束状角膜炎。

【诊断要点】

1. 球结膜局限性充血。

2. 球结膜或角膜缘圆形结节样小泡。

【治疗】

1. 治疗原则　西医治疗以局部糖皮质激素点眼为主。但应做X线胸片等检查，以排除是否患有结核等疾病，特别是儿童患者。中医治疗以肺为本，初起宜泻肺利气散结；反复发作，则以润肺益气为主。

2. 全身治疗

（1）西医治疗：治疗诱发本病的急性睑缘炎、细菌性结膜炎、结核病等疾病，补充维生素，加强营养，增强体质。

（2）中医辨证论治

①肺燥郁热证

证候　双目涩痛，泪热畏光，分泌物少而黏结，球结膜浅层有小泡样颗粒隆起，周围局限性充血，或见小泡生于角膜边缘；可兼有口渴鼻干，便秘溲赤；舌红少津，苔薄黄，脉数。

治法　泻肺散结。

方药　泻肺汤加减：桑白皮15g，地骨皮10g，知母10g，黄芩10g，麦冬10g，桔梗10g。水煎，每日1剂，分2次温服。

可加牡丹皮、赤芍、郁金等以清热活血，凉血退赤；大便秘结者，可加大黄以泻大肠之积热；如小泡生于角膜边缘，可加白蒺藜、草决明、木贼、夏枯草等清肝泻火退翳。

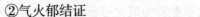

②气火郁结证

证候　患眼涩痛难开，畏光流泪，颗粒小泡侵及角膜，并有新生血管伸入；口苦咽干，烦躁不宁；舌红，苔黄，脉弦数。

治法　清热，散结，利气。

方药　龙胆泻肝汤加减：龙胆草 10g，黄芩 10g，栀子 10g，柴胡 10g，木通 6g，车前子 10g，泽泻 10g，当归 12g，生地黄 15g，甘草 5g。水煎，每日 1 剂，分 2 次温服。

常加浙贝母、连翘清热散结，牛蒡子、桑叶清肺火；若球结膜充血明显，加桑白皮、牡丹皮、赤芍以清热退赤。

③肺阴不足证

证候　眼部干涩不适，分泌物干结，球结膜生小泡，颗粒不甚高隆，周围充血，病久难愈，反复发作；可有干咳，五心烦热等；舌红，少苔，脉细数。

治法　滋阴润肺，兼以散结。

方药　养阴清肺汤加减：生地黄 15g，麦冬 10g，生甘草 6g，玄参 10g，贝母 10g，牡丹皮 10g，薄荷 6g，炒白芍 10g。水煎，每日 1 剂，分 2 次温服。

可酌加黄芩、连翘、夏枯草等清热解毒散结。

3. 局部治疗

（1）局部应用糖皮质激素点眼，如 0.5% 可的松滴眼液；可同时用 0.1% 利福平眼液滴眼。

（2）熏洗疗法：可用红花 9g、丝瓜络 9g、忍冬藤 18g，水煎熏洗患眼。

【预防与调护】

1. 补充维生素，增加营养，加强锻炼，增强体质。

2. 少食辛辣厚味之品，以免助热伤阴。

三、自身免疫性结膜炎

主要有结膜类天疱疮、史－约综合征、Sjögren 综合征等。这类疾病发生眼表上皮损害、泪膜稳定性下降，严重影响视力。

（一）结膜类天疱疮

是一种慢性非特异性结膜炎。临床表现为结膜病变形成瘢痕、造成睑球粘连，以下睑为主，形成睑内翻、倒睫等，泪膜受损，进而角膜受损，视力严重受损。伴有口腔、鼻腔、瓣膜和皮肤的病灶。女性结膜类天疱疮，其病情程度重于男性。部分病例有自行减轻的趋势。根据临床表现，结膜活检有嗜酸性粒细胞，基底膜有免疫荧光阳性物质（IgG、IgM、IgA）可作出诊断。本病治疗效果不佳。为减轻组织受损程度，应在瘢痕形成前开始治疗。免疫抑制剂及氨苯砜有一定效果，氨苯砜主要用于治疗麻风，也用于治疗类天疱疮性疾病。口服，成人起始每日 50mg，如症状未完全控制，每日剂量可增加至 300mg，成人最高剂量每日 500mg，待病情控制后减至最低有效维持量。小儿开始用量 2mg/（kg·d）。该病长期不愈者，多因角膜干燥、完全性睑球粘连等严重并发症而失明，必要时可行眼表重建术。

（二）史－约综合征

多发于 35 岁以内的年轻人。黏膜和皮肤发生多形性红斑是该病的特征，双眼结膜受累,症状有刺激性眼痛、畏光,伴有分泌物。继发角膜血管瘢痕化可影响视力。实验室检查:结膜刮片见大量多核白细胞。治疗:人工泪液滴眼可减轻不适症状;全身使用糖皮质激素可延缓病情进展;出现倒睫、睑内翻时需手术矫正。

(三) Sjögren 综合征

该病的特征是:干眼症、口干、结缔组织损害(关节炎),其中有两项症状存在即可诊断。该综合征可累及全身多系统,多发于绝经期妇女。眼部症状表现为:结膜充血以睑裂区为主,刺激感,有轻度结膜炎症,结膜囊内有黏丝状分泌物;角膜上皮点状剥脱,以下方角膜多见,或见丝状角膜炎,疼痛朝轻暮重;泪膜消失,泪液分泌试验异常,结膜和角膜丽丝胺绿及虎红染色阳性;口腔黏膜组织活检有淋巴细胞及浆细胞浸润。眼部治疗:人工泪液滴眼、封闭泪点、戴湿房镜等对症治疗以缓解症状。

【研究进展】

在治疗免疫性疾病方面,中医药因可减少西药的用药量,减少毒副作用,缩短疗程显示了它的优越性。钟良玉等通过临床研究认为热毒清眼药水雾化治疗变态反应性结膜炎的疗效总体优于地塞米松加庆大霉素雾化对照组,两组相比有显著性差异。热毒清眼药水以黄连、龙胆草为主组成,黄连是清热燥湿、泻火明目之要药,黄连所含小檗碱可抑制血清溶血素的产生和组织的迟发型超敏反应,黄连素可作用于炎性细胞和炎性介质,增强非特异性免疫功能。龙胆草味辛、苦,性凉,归心、肝经,泻火清湿热。研究表明龙胆草所含龙胆碱抗炎作用很强,能明显促进炎性细胞吞噬功能、巨噬细胞吞噬功能和淋巴细胞转化。谷精草祛风止痒明目,诸药合用增强散火郁、通热壅作用。从西医学角度,本品可能通过抑制抗原–抗体反应,起到皮质激素样抗过敏、免疫调节作用[钟良玉,柳雅琴,王晓萌.热毒清眼药水治疗变态反应性结膜炎52例临床观察.中国中医药科技,2004,11(2):115-116.]。李静娥将双黄连粉针0.6g,用生理盐水稀释成4ml,取1ml,并加入珍珠明目液,每2小时滴眼1次,每次1~2滴。在治疗期间,口服维生素B_2、维生素C,停用激素类药物等。通过研究表明,用激素类眼药治疗该病,当时病情虽然有所好转,但复发快,副作用大,用双黄连滴眼疗效显著,副作用小,且复发率低[李静娥.双黄连混合液治疗春季卡他性角结膜炎54例疗效观察.遵义医学院学报,2005,28(3):285-286.]。在辨证论治方面,王慎娥等自拟五草五花汤(夏枯草、木贼草、谷精草、菊花、密蒙花、双花、叶黄花各15g,龙胆草、山茶花、甘草各10g),水煎服,每日1剂。配合0.5%可的松眼药水及0.1%肾上腺素眼药水点眼,既能通过西药迅速控制局部症状以治其标,又能运用中药针对病机,整体辨证治疗以治其本,二者各取所长,相互补充,充分发挥中西医结合的优势[王慎娥,刘书珍.五草五花汤治疗春季卡他性结膜炎50例.陕西中医,2004,25(8):735.]。马芬俞以自拟消风止痒汤(荆芥、防风、地肤子、羌活、蝉蜕、白僵蚕、当归、川芎、生地黄、赤芍、苦参、甘草)为主加减治疗,以祛风清热、利湿止痒。前两煎混合后每次口服并嘱患者先熏后洗患眼,热度以舒适为度[马芬俞.中药治疗春季卡他性结膜炎临床疗效观察.山西中医学院学报,2005,6(2):29-30.]。谢律等以中药除风清脾饮(陈皮、连翘、知母、荆芥、制大黄、桔梗各6g,防风、炒黄芩、玄参各8g,黄连3g,生地黄10g)为主加减治疗,每日1剂,早晚两次煎汤温服,药渣加开水闷5分钟后熏洗双眼,4周为一个疗程。在应用中药内服的同时,局部用药渣熏洗,可加速眼部血液循环,增强药物的渗透力,使血脉畅通,风邪外散,加强药物的散风止痒作用［谢律，程雪梅.除风清脾饮加减治疗春季卡他性结膜炎.山西中医，2005，21（2）：30.］。

第三节 其他常见结膜病

一、翼状胬肉

翼状胬肉（pterygium）是睑裂部肥厚的结膜及结膜下的纤维血管组织，呈三角形向角膜表面攀爬的慢性进行性眼病，状似昆虫的翅膀而得名。中老年人多发，尤其是长期从事户外工作者多发。单眼或双眼发病。分为静止期和进行期。

中医称此病为"胬肉攀睛"，该病名首载于《银海精微·卷之上》。《秘传眼科龙木论》称之为"胬肉侵睛外障"，《原机启微》称之为"攀睛"，《卫生宝鉴》称之为"瘀肉攀睛"，《证治准绳》记载此病为"肺瘀证"，《一草亭目科全书》称之为"胬肉扳睛"，《医宗金鉴·外科心法要诀》称之为"目中胬肉"，《证治准绳·七窍门》称之为"蚂蟥积证"。若本病处于静止期，胬肉薄而泛白，不易发展者，在《中国医学大辞典》中载为"内泛"。

【病因病理】

1. 西医病因病理 病因不清，越靠近赤道地区，此病的发病率越高，而且长期户外工作的人群发病率也偏高。故可能与紫外线照射、风沙烟尘刺激有关，还可能与营养缺乏、眼干燥、过敏等因素有关。

2. 中医病因病机 本病是内外因共同作用的结果。外因为长期风沙阳光刺激，或风热外袭。内因有虚有实：饮食不节，恣嗜肥甘厚腻、五辛酒浆，脾胃湿热蕴积，壅滞目眦，或情志过急，气郁化火，上犯于目；或劳欲过度，真阴暗耗，水不制火，虚火上炎。以上各种因素皆可导致脉络瘀滞，胬肉攀睛。《银海精微·卷之上·胬肉攀睛》："此症者，脾胃热毒，脾受肝邪，多是七情郁结之人；或夜思寻，家筵无歇；或饮酒乐欲，致使三焦壅热；或肥壮之人，血滞于大眦。胬肉发端之时多痒，因乎摩擦，胬肉渐渐生侵黑睛。"

【临床表现】

按病变进展情况分为进行期和静止期。可单眼或双眼同时发病。可见于鼻侧或颞侧，或双侧同时发病，但以鼻侧多见。初起多无明显自觉症状，内眦部结膜充血，有胬肉自眦部向角膜生长，角膜缘发生灰白色混浊，结膜形成充血肥厚的三角形组织，尖端向角膜攀爬。胬肉分头、颈、体部，尖端为头部，球结膜宽大部分为体部，二者之间为颈部。

1. 静止期 无明显自觉症状。检查可见胬肉头部扁平，境界清晰，体部不充血或轻度充血，表面光滑呈薄膜状。

2. 进行期 眼痒涩有异物感。检查可见胬肉头部稍隆起，侵犯角膜前弹力层及基质浅层，体部肥厚，表面不平，胬肉组织高度充血。

若胬肉已爬至瞳孔缘，可引起视力下降。或发生逆规性散光。严重者或术后复发病例，可有不同程度的眼球运动受限。

【诊断与鉴别诊断】

1. 诊断要点 睑裂部有呈翼状的三角形纤维血管膜向角膜攀爬，根据此明显体征即可诊断。

2. 鉴别诊断

（1）假性翼状胬肉：有角膜溃疡、化学性烧伤病史或其他外伤史，与附近结膜组织粘连，可发生于眼球表面的任何部位。

（2）睑裂斑：通常呈黄色，不充血，基底朝向角膜缘，无向角膜攀爬趋势。

【治疗】

1. 治疗原则　若胬肉较小，以局部用药和全身用药为主；若胬肉发展较快，有影响视力的趋势时，宜手术治疗。

2. 全身治疗

（1）中医辨证论治

①心肺风热证

证候　沙涩感、异物感明显，畏光流泪，胬肉向角膜攀爬，体部肥厚，充血明显；舌红，苔黄，脉数。

治法　祛风清热，退翳明目。

方药　栀子胜奇散加减：白蒺藜10g，蝉蜕10g，谷精草10g，甘草6g，木贼10g，黄芩10g，决明子10g，菊花10g，栀子10g，川芎10g，羌活10g，荆芥穗10g，密蒙花10g，防风10g，蔓荆子10g。水煎，每日1剂，分2次温服。

充血明显者，加赤芍、牡丹皮、郁金以退赤散瘀；便秘者，去羌活、荆芥，酌加大黄以通腑泻热。

②脾胃实热证

证候　患眼痒涩不舒，分泌物多而黏结，胬肉头尖高起，体厚而大，赤瘀如肉，生长迅速；口渴喜饮，便秘溲赤；舌红，苔黄，脉洪数。

治法　泻热通腑。

方药　泻脾除热饮加减：黄芪10g，防风10g，芫蔚子10g，桔梗10g，大黄10g，黄芩10g，黄连3g，车前子10g，芒硝10g。水煎，每日1剂，分2次温服。

体不虚者，去黄芪，加夏枯草、连翘以加强泻火散结之作用；无便秘者，去大黄、芒硝；充血重者，酌加紫草、生地黄、赤芍、牡丹皮等以清热凉血退赤。

③心火上炎证

证候　患眼痒涩刺痛，胬肉肥厚，结膜局限性充血，眦头尤甚；口舌生疮，心烦多梦，小便短赤；舌尖红，脉数。

治法　清心泻火。

方药　导赤散合泻心汤加减：生地黄15g，木通6g，生甘草6g，竹叶10g，黄连3g，黄芩10g，大黄10g，连翘10g，荆芥10g，赤芍10g，车前子10g，菊花10g，薄荷10g。水煎，每日1剂，分2次温服。

小便短赤甚者，酌加泽泻以清热导赤；目眦疼痛，胬肉色暗红者，酌加赤芍、川芎、元胡以凉血通络止痛。

④阴虚火旺证

证候　患眼痒涩间作，胬肉淡红，时轻时重；五心烦热，口渴不欲饮；舌红少苔，脉细数。

治法 滋阴降火。

方药 知柏地黄汤加减：知母 10g，黄柏 10g，生地黄 10g，山茱萸 10g，山药 10g，茯苓 10g，泽泻 10g，牡丹皮 10g。水煎，每日 1 剂，分 2 次温服。

失眠心烦重者，酌加五味子、麦冬、酸枣仁、栀子、夜交藤等以滋阴安神除烦。

（2）针灸治疗：胬肉有发展趋势者，选用太阳、睛明、丝空竹、四白，配合风池、足三里、少商等穴针刺，每日 1 次，7 日为一个疗程。

3. 局部治疗

（1）胬肉小但处于进行期时，用糖皮质激素类或非甾体消炎眼液，如 0.5% 醋酸可的松眼液或 0.025% 地塞米松眼液，或吲哚美辛滴眼液，或双氯芬酸钠滴眼液，每日 2~3 次滴眼；同时给予抗生素类眼液滴眼，以预防继发感染。

（2）拨云锭眼药，每日 3 次点眼。

4. 手术治疗

（1）适应证：胬肉已爬过角膜缘 2~3mm，且发展较快。

（2）手术方法：手术应在显微镜下进行，现在常用术式有：胬肉切除术、胬肉切除联合游离结膜瓣移植术、胬肉切除联合结膜瓣转位术、胬肉切除联合羊膜移植术、胬肉切除联合角膜缘干细胞移植术等。

胬肉切除术、胬肉切除联合游离结膜瓣移植术、胬肉切除联合结膜瓣转位术适应证：翼状胬肉达瞳孔或遮盖瞳孔，影响视力；或翼状胬肉反复充血，进行性加重；或翼状胬肉影响美观，患者要求手术。

胬肉切除联合羊膜移植术、胬肉切除联合角膜缘干细胞移植术适应证：复发性翼状胬肉。

（3）注意事项：胬肉术后较易复发，术中、术后抗增生药物的应用可减少复发。术中用蘸有 0.2mg/ml 的丝裂霉素 C 液的棉片放在结膜瓣下 2 分钟，然后用 20ml 生理盐水冲洗；术后可用糖皮质激素和抗生素混合眼液点眼，如复方硫酸新霉素滴眼液、妥布霉素地塞米松滴眼液等，每日 3 次滴眼；或用吲哚美辛滴眼液、双氯芬酸钠滴眼液，配合抗生素眼液，每日 3 次滴眼；术后 5~7 天可用 0.2mg/ml 的丝裂霉素 C 眼液，每日 2 次滴眼，可连续 2 周；或用 0.05% 噻替哌眼液，每日 4 次滴眼，可连续 4~6 周。

【预防与调护】

1. 避免紫外线与强光刺激，戒烟限酒，避免过食刺激性食物。

2. 对胬肉术后复发的患者，不宜立即进行手术，应在病情稳定 6 个月以后再考虑手术。

【研究进展】

1. 手术方法的研究 目前翼状胬肉的主要治疗方法是手术治疗。包括：单纯性翼状胬肉切除术、翼状胬肉切除暴露巩膜法、翼状胬肉切除加口腔黏膜移植法、翼状胬肉头部转位法、角膜缘干细胞移植、翼状胬肉切除加以保存羊膜为载体体外培养的人胚胎角膜干细胞移植术等。在临床实践中，发现翼状胬肉转位法术后结膜病变组织仍会存在，影响外观；翼状胬肉切除加羊膜移植法，手术时羊膜准备较麻烦；角膜缘干细胞移植法对术者的手术技巧有着较高的要求。基于以上各手术方法出现的弊端，一些新的手术方法在临床实践研究当中不断发展。范军华等通过对 81 例（101 眼）行角膜缘干细胞滑行移植法切除，与 86 例（106 眼）行传统翼状胬肉逆向切除术相比较，认为角膜缘干细胞滑行移植法具有简便快捷，创伤小，修复快，术后患者自觉症状轻，复发率低等优点［范军华，李学喜，潘栋平 . 角膜缘干细胞滑行移植法切除翼状胬肉 . 国际眼科杂志，2008，8（1）：177-179.］。夏朝霞等研究表明，逆行镊撕法联合 MMC 及羊膜移植术疗效确切，并发症少，复发率低［夏朝霞，蓝育青，王梅，等 . 逆行镊撕法联合 3 种手术方式预防翼状胬肉复发的疗效分析 . 国际眼科杂志，2008，8（8）：1623-1625.］。李明桂运用头部撕除法联合羊膜移植术，将角膜创面损伤降到最低［李明桂 . 头部撕除法联合羊膜移植治疗翼状胬肉疗效观察 . 国际眼科杂志，2010，10（3）：564-565.］。

2. 药物治疗翼状胬肉 除了以往的丝裂霉素、曲尼司特外，一些新的药物也正在实验研究中。蒋丽等的研究显示，NF-κB 抑制剂吡咯烷二硫氨基甲酸对体外培养的翼状胬肉成纤维细胞有抑制作用［蒋丽，张明昌 . NF-κB 抑制剂吡咯烷二硫氨基甲酸对人翼状胬肉成纤维细胞增殖的影响 . 国际眼科杂志，2007，7（1）：86-88.］。温臣婷等在实验研究中发现，紫杉醇可显著抑制翼状胬肉成纤维细胞（HPF）的增殖。紫杉醇（一种抗肿瘤和细胞增殖及免疫调节制剂）导致细胞周期阻断，抑制 HPF 快速分裂和生长，进而死亡［温臣婷，张明昌 . 紫杉醇对体外人翼状胬肉成纤维细胞的抑制作用 . 国际眼科杂志，2006，6（6）：1312-1314.］。高媛等实验发现，在我国传统中药丹参的脂溶性活性成分——丹参酮Ⅱ对体外培养的翼状胬肉成纤维细胞也具有抑制作用［高媛，程旭康，陈丹 . 丹参酮ⅡA对抑制翼状胬肉成纤维细胞增殖的研究 . 国际眼科杂志，2011，11（6）：981-982.］。

3. 激光治疗 532nm 激光是一种波长为 532nm 的 Nd：YAG 激光，将其用于治疗翼状胬肉的原理，是通过激光的热效应，击射、中断翼状胬肉的供养血管，利用其烧灼效应封闭胬肉组织内的血管，使翼状胬肉处于"贫血"状态，生长缓慢或停止生长、萎缩变小［孙景莹，戎君，梁俊芳 . 532 激光治疗早期翼状胬肉的临床观察 . 中国实用眼科杂志，2005，23（2）：179-181.］。病理研究显示：翼状胬肉主要表现为纤维组织和新生血管，而氩离子激光治疗翼状胬肉的原理是利用激光的热效应，击射、中断翼状胬肉的供养血管，使翼状胬肉生长缓慢或停止生长。通过氩激光对新生血管的闭锁作用可以有效防止翼状胬肉术后复发［杨捷，赵昕，李敏，等 . 氩离子激光光凝预防翼状胬肉术后复发 . 中国激光医学杂志，2009，18（1）：52-53；王坚平，郑文，张子武 . 氩激光治疗翼状胬肉术后新生血管 . 中国实用眼科杂志，1998，（3）：186-187.］。

二、变性性结膜病

（一）睑裂斑

睑裂斑（pinguecula）是由于结膜长期暴露在紫外线、烟尘、风尘等环境中而引起的球结膜变性斑。一般无明显自觉症状。在睑裂部角膜缘外侧，出现三角形黄白色略隆起的斑块。通常先发生在鼻侧，然后才在颞侧出现。开始时为灰色，逐渐变成黄白色，三角形斑块基底朝向角膜缘，宽度为 2~3mm。又称睑裂黄斑。多见于成年人及长期户外劳动者。一般不需治疗。斑体较大、影响美观者，可考虑手术切除。

（二）结膜结石

结膜结石（conjunctival concretion）是指在睑结膜表面出现的黄白色凝集物。常见于老年人、沙眼或慢性结膜炎患者。组织病理检查显示结膜结石为上皮细胞堆积和变性白细

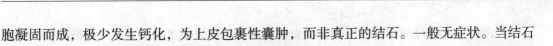

胞凝固而成，极少发生钙化，为上皮包裹性囊肿，而非真正的结石。一般无症状。当结石突出于结膜表面，可有异物感，甚至引起角膜损伤而出现刺激症状。检查可见睑结膜表面黄白色凝结物，严重者可多达几十个，或包含于结膜内，或突出于结膜表面。

《龙书菩萨眼论》所载的"栗子疾"，《目科捷径》所载的"目中结骨"类似本病。《中医眼科学》将此病命名为"睑内结石"。中医学认为是因风邪客于脾经，上壅眼睑，郁久化热，津液受灼，瘀阻睑内所致。

中医多辨为脾经风热证，治疗以清热散结为主，用内疏黄连汤加减。局部一般不需治疗。当结石高出结膜有异物感时，可在表面麻醉下用尖刀或注射针头剔除，术后用抗生素滴眼液滴眼。本病多在沙眼、慢性结膜炎的基础上发生，故需及时治疗原发病。

三、球结膜下出血

球结膜下出血（subconjunctival hemorrhage）常由球结膜下血管破裂，血管壁渗透性增加所引起。一般单眼发病，可发生于任何年龄。

《证治准绳·七窍门》称此病为"色似胭脂症"，《审视瑶函·卷三·色似胭脂症》对此病有症状及方药的论述，《中医眼科学》将此病命名为"白睛溢血"。

【病因病理】

1. 西医病因病理　常无明确病因，为自发性出血。与出血有关的原因常有：外伤、腹内压升高（如剧烈咳嗽）、高血压、结膜炎症、动脉硬化、出血性疾病等。

2. 中医病因病机　多因热客肺经，肺气不降，迫血妄行；或年老精亏，或素体阴虚，虚火上炎，灼伤络脉，血溢络外；或剧烈咳嗽、呕吐导致气逆上冲；或酗酒过度而湿热上熏，以及妇女逆经、眼外伤等，均可导致血不循经、目络破损而血溢络外。

【临床表现】

结膜下出血，自觉症状常不明显。由于球结膜下组织疏松，出血常常积聚成片状，局部或弥漫整个睑裂部。出血初期呈鲜红色，以后逐渐变成棕黄色。出血一般在7~12天内自行吸收。

【治疗】

1. 治疗原则　西医治疗主要治疗原发病；中医以清肺散血、滋阴降火为原则。

2. 全身治疗

（1）西医治疗：主要针对病因治疗，由外伤引起的，如有结膜撕裂，需缝合；如为病毒感染结膜所引起，给予抗病毒治疗，用阿昔洛韦口服或静脉给药；高血压、动脉硬化引起结膜下出血，给予降血压、抗动脉硬化治疗；若为凝血功能障碍，如血液病等引起结膜下出血，给予止血剂加支持疗法。

（2）中医辨证论治

①热客肺经证

证候　球结膜下出血，血色鲜红；可兼咳嗽气逆，咳痰色黄而稠，咽干口渴等；舌红，苔黄少津，脉数。

治法　清肺散血。

方药　退赤散加减：桑白皮10g，黄芩10g，当归尾12g，赤芍10g，牡丹皮10g，天花粉10g，瓜蒌仁10g，桔梗10g，甘草5g。水煎，每日1剂，分2次温服。

若出血量多，可加赤芍以助凉血活血散瘀之功；若失眠多梦明显，可加酸枣仁、五味子以养心安神。

②阴虚火旺证

证候 白睛溢血，血色鲜红，反复发作；或见头晕耳鸣，颧红口干，心烦少寐；舌红，少苔，脉细数。

治法 滋阴降火。

方药 知柏地黄丸加减：知母 10g，黄柏 10g，熟地黄 10g，山茱萸 10g，山药 10g，茯苓 10g，泽泻 10g，牡丹皮 10g，蒲黄 10g，三七粉 3g。水煎，每日 1 剂，分 2 次温服。

若夜梦多者，加酸枣仁、五味子以养心安神；若出血量多者，加丹参、赤芍以养血活血化瘀。

（3）中成药治疗：新鲜出血，量较大时，给予云南白药 1g，每日 3 次口服；无新鲜出血者，给予三七粉 1g，每日 3 次口服。

3. 局部治疗 早期出血可局部冷敷以止血，48 小时后改为热敷促进瘀血吸收。

【预防与调护】

少食辛辣肥甘食物；劳逸结合，以达阴平阳秘、气血调和；避免眼外伤，避免用力过猛。

第十一章

角 膜 病

角膜（cornea）位于眼球前部，和巩膜一起构成眼球最外层的纤维膜，是眼球重要的屈光间质之一。组织学上角膜从前到后可分为上皮层、前弹力层、基质层、后弹力层和内皮层五层结构。上皮层表面覆盖有一层稀薄的泪膜，泪膜在光学上具有重要的意义，它能消除上皮前表面微小的不规则，有利于形成良好的视力。角膜是无血管的组织，组成简单但排列却非常规则，从而保证其良好的透光性和屈光性。

上皮层分为细胞层和基底膜，上皮层损伤后可以再生，不留瘢痕，损伤修复的机制为位于角膜上皮基底层角膜缘干细胞扩增移行所致。角膜前弹力层位于基质层的前面，其主要作用是作为上皮细胞基底膜附着的基础，由于其胶原纤维来自于胚胎时期的角膜上皮，因此损伤后不能再生。前弹力层对机械性损伤的抵抗力较强，而对化学性损害的抵抗力则弱。角膜基质层是人体组织中结构最规整、最透明的一种组织，约占全角膜厚度的 9/10，角膜基质中的胶原纤维主要包括 I 型胶原，也有Ⅲ、V 型胶原。它们有规律地与角膜表面平行排列，胶原纤维的有序排列是角膜透明的基础。基质层损伤后由瘢痕组织修复填补，使角膜失去透明性。角膜后弹力层位于基质层后面，由角膜内皮细胞分离而来，损伤后可以再生。内皮层为单层内皮细胞。一般认为，人类角膜内皮细胞出生后不能再生，内皮细胞受损后留下的位置，由邻近内皮细胞的扩展及移行来填补。如各种原因所致的内皮细胞损伤超过一定限度，使邻近内皮细胞不能填补缺损区，不能形成一层完整的单层细胞层，可使水分子渗透入基质层而出现角膜水肿，视力减退甚至失明。

角膜没有血管，免疫学上处于相对的"赦免状态"，因此，角膜移植是器官移植中成功率最高的一种，角膜移植是重要的治疗及复明手段，但在某些抗原刺激下，特别是当角膜出现新生血管时，角膜移植后易发生免疫排斥反应。由于角膜周边部和角膜中央部在免疫学上的显著差异，使得一些感染性角膜病容易发生于角膜中央区，而角膜周边部或者是角膜缘易发生免疫性角膜病。

角膜是机体神经末梢分布密度最高的器官之一，因此角膜的炎症大多伴有畏光、流泪、眼睑痉挛等症状。但单疱病毒性角膜炎除外，因为该病使角膜知觉减退。

中医学认为角膜又名黑睛、黑眼、黑仁、黑珠、乌睛、乌珠、青睛、神珠。黑睛疾病的特点，一是发病机会多，二是恢复慢，三是自觉症状剧烈。黑睛疾病的致病因素，以外感六淫为多见，六淫之中，以风热为多。黑睛疾病的局部表现主要是翳障。黑睛疾病的发展演变，一般说来，病情初起，黑睛出现星点翳障，病位表浅，若能及时治疗，多可痊愈，不留瘢痕翳障。若治不及时，或正虚邪盛，则病情继续发展，翳障扩大再生，即便愈后也遗留较厚的瘢痕翳障。黑睛在五轮中属风轮，内应于肝，肝胆相表里，故黑睛疾病与肝胆功能失常关系密切，辨证也常从肝胆病机着手。黑睛疾病的治疗，必须辨证求因，针对病因治疗。

角膜疾病主要有炎症、外伤、先天性异常、变性和营养不良、肿瘤等。其中感染性角膜炎症占有重要地位。角膜病是中国主要致盲眼病之一，全面加强角膜病的防治研究是防盲工作的重点。中西医结合在角膜病防治方面有独到之处，积极采用中西医结合方法开展角膜病的防治，对防盲治盲工作有重要意义。

第一节 角膜炎症

角膜炎（keratitis）为各种致病因素所导致的角膜组织的炎症病变的总称，在角膜病中占有重要的地位。

角膜炎的病因主要有以下三类：

1. 感染性 感染性角膜炎在中国仍然是常见的致盲眼病，该病不但发病率高，致盲率高，严重者还可导致角膜穿孔眼球萎缩。感染性角膜炎的病原体包括细菌、真菌、病毒、衣原体、棘阿米巴以及结核分枝杆菌和梅毒螺旋体等。细菌性角膜炎的主要致病菌以表皮葡萄球菌为首位，真菌性角膜感染在中国有逐年上升的趋势，目前真菌性角膜感染以镰刀菌居多，其次为曲霉菌。单疱病毒性角膜炎是最主要、最常见的病毒性角膜炎，其发病率高、复发率高，反复发作后可致盲。

2. 内源性 一些全身性疾病可波及角膜，如维生素 A 缺乏引起角膜软化或者干燥；一些自身免疫性疾病也可导致角膜炎症改变，如类风湿关节炎等。

3. 局部蔓延 角膜可被邻近组织的炎症所波及，如结膜炎、巩膜炎、虹膜睫状体炎等。

角膜炎的病理：角膜炎的病因虽然不同，但其病理通常具有共性。一般分为浸润期、溃疡形成期、溃疡消退期和愈合期四个阶段。第一阶段为浸润期。致病因子侵入角膜后，首先引起角膜缘血管网充血，炎性渗出物及炎症细胞随即进入角膜病变区，产生的酶和毒素扩散，形成局限性灰白色混浊，称角膜浸润（corneal infiltration）。患眼有明显的刺激症状，治疗后角膜浸润可以吸收，角膜可恢复透明。第二阶段为溃疡形成期，坏死的角膜上皮和组织脱落形成角膜溃疡（corneal ulcer）。病灶区角膜水肿，溃疡进一步向深层侵袭，致使角膜基质进行性溶解变薄，暴露有一定韧性的后弹力层，在眼内压作用下，后弹力层向前膨出呈透明水珠状。继续发展则发生角膜穿孔，如破口位于角膜中央，可形成角膜瘘（corneal fistula），偏中央可产生虹膜嵌顿。角膜穿孔后极易发生眼内感染，可致全眼球萎缩而失明。第三阶段为溃疡消退期。经有效药物治疗，以及患者自身免疫力，角膜炎症得到控制，溃疡部位逐渐被瘢痕组织或新生血管所充填。第四阶段为愈合期。角膜炎症得到控制，浸润逐渐吸收，溃疡部位由瘢痕组织修复，溃疡区上皮再生。溃疡面愈合后，根据溃疡深浅程度的不同，而遗留厚薄不等的瘢痕。若浅层瘢痕性混浊薄如云雾，通过混浊部分仍能看清虹膜纹理者称角膜云翳（corneal nebula）。混浊较厚略呈白色，但仍可窥见虹膜者称角膜斑翳

（corneal）。角膜混浊如白瓷，不能透见虹膜者称角膜白斑（corneal leucoma）。如果角膜瘢痕组织中有虹膜组织嵌顿，便形成粘连性角膜白斑（adherent leucoma），如粘连虹膜广泛，房水流出受阻，则可引起继发性青光眼。在高眼压作用下，混杂在角膜瘢痕组织中的虹膜一同膨出形成黑色隆起，成为角膜葡萄肿（corneal staphyloma）。

角膜炎最常见的症状为眼痛、畏光、流泪、眼睑痉挛和视物模糊，典型体征为睫状充血、角膜浸润和角膜溃疡，最基本和最常用的检查为裂隙灯联合荧光素染色。一般而言，角膜局限性的脓肿性病灶多提示革兰氏阳性菌感染；角膜炎进展迅速，角膜基质液化性溶解坏死多提示革兰氏阴性菌感染。真菌性角膜炎通常是羽毛状或牙膏状角膜浸润，伴有卫星病灶或伪足。

角膜炎的治疗原则为：去除病因，积极控制感染，减轻炎症反应，促进溃疡愈合，减少瘢痕形成。治疗时应针对不同病原体选用相应抗感染药物，细菌性角膜炎应选用敏感的抗生素治疗，选用抗生素的原则，其一根据疾病临床表现及医师临床经验，其二最好根据实验室检查结果明确病原菌，选用敏感抗生素治疗。真菌性角膜炎局部使用抗真菌药物，病情严重者配合全身用药，但目前缺乏高效、低毒、广谱抗真菌药物。单疱病毒性角膜炎可使用高选择性抗疱疹病毒药物治疗，联合应用干扰素可提高疗效，目前防止复发是本病治疗的重点。

糖皮质激素的应用应严格掌握适应证，细菌性角膜炎急性期一般不宜使用糖皮质激素，慢性期病灶愈合后可酌情使用。真菌性角膜炎禁用糖皮质激素。对单疱病毒性角膜炎，原则上只能是非溃疡型的角膜基质炎才能使用。

角膜溃疡正确使用局部烧灼，有利于去除病灶。

中医将本病归属于"聚星障""凝脂翳""湿翳"等范畴，治疗上早期多以祛风清热为主，中期常用清肝泻火、通腑泻热、清热利湿为法，后期常用退翳明目之法。

角膜炎是中国主要致盲眼病之一，中西医结合在角膜炎防治方面积累了丰富经验，对防盲治盲工作有重要意义。

一、细菌性角膜炎

细菌性角膜炎（bacterial keratitis）是由细菌感染引起的化脓性角膜炎症，又称为细菌性角膜溃疡（bacterial corneal ulcer）。本病起病急，变化多，病情多较危重，如果得不到有效的治疗，可发生角膜溃疡穿孔、虹膜嵌顿、眼内炎、眼球萎缩等。即使病情控制良好，也可残留轻重不等、范围不一的角膜瘢痕、角膜新生血管、角膜葡萄肿等后遗症，严重影响视力，甚至可致失明。

本病与中医学"凝脂翳"相似。该病名首见于《证治准绳·杂病·七窍门》，而《审视瑶函·凝脂翳症》对其症状特点和预后均有较详细的描述，并提出以清肝泻火的四顺清凉饮子作为治疗凝脂翳的主方，后世医家应用至今。《目经大成》指出本病后弹力层突出，极易破孔这一临床特征。

【病因病理】

1. 西医病因病理 细菌性角膜炎的致病菌很多，最主要的有四类：细球菌科（葡萄球菌、细球菌等）、链球菌属、假单胞菌属、肠道细菌科。大部分细菌性角膜炎由这四类细菌引起，多为角膜外伤后感染或角膜异物伤后感染所致。某些局部、全身因素及用药史常常成为细菌性角膜炎的发病诱因，如泪囊炎、干眼、接触镜、全身长期使用免疫抑制剂等。目前随着抗生素及激素的滥用，一些条件致病菌引起的感染也日渐增多，如草绿色链球菌、类白喉杆菌、沙雷氏菌、克雷伯菌等。细菌进入眼部后，所产生的黏附因子和宿主细胞表面的糖类、蛋白质结合，扰乱白细胞的移动，激活纤维蛋白溶酶，诱导细胞因子的产生，引起毒素和酶的扩散，破坏角膜完整性，形成溃疡。在人体的自然免疫和特异性免疫联合抗生素等药物作用下，阻止细菌的繁殖和基质胶原的破坏，溃疡区逐渐由瘢痕组织充填。

2. 中医病因病机　黑睛外伤，风热邪毒乘隙入目，素有漏睛者，更易发病；风热外邪入里化热，或素有肝胆火炽，上炎于目，灼伤黑睛；久病耗气伤阴，正虚邪留，黑睛溃陷，久不愈合。

【临床表现】

1. 症状　一般起病急骤，症状明显。常有角膜外伤史。新生儿淋球菌感染多有经产道分娩史。自觉眼痛、畏光、流泪、视物模糊、眼睑痉挛等，伴较多脓性分泌物。

2. 体征　眼睑、球结膜水肿，睫状充血或混合充血，病变早期角膜上出现边界清楚的上皮溃疡，溃疡下出现边界模糊、致密的浸润灶，周围组织水肿；浸润灶迅速扩大，形成溃疡，多伴脓性分泌物。

（1）革兰氏阳性球菌角膜感染：常表现为圆形或椭圆形局灶性脓肿病灶，伴有边界清楚的灰白色基质浸润和病灶周围上皮水肿。葡萄球菌引起者可导致严重的基质脓肿和角膜穿孔。肺炎球菌引起者病灶表现为椭圆形、带匐行性边缘的中央基质溃疡，后弹力层有放射性皱褶，常伴前房积脓。

（2）革兰氏阴性菌角膜感染：典型的表现为快速发展的角膜液化性坏死，如铜绿假单胞菌所致的角膜溃疡，伤后数小时或1~2天内发病，且发展迅速，患者有剧烈眼痛，畏光流泪，睑红肿，球结膜混合充血水肿。由于铜绿假单胞菌产生蛋白分解酶，使角膜呈现迅速发展的浸润及黏液性坏死，溃疡浸润灶及分泌物略带黄绿色，前房积脓严重，如感染控制不良，数天内可导致全角膜坏死穿孔，眼球内容物脱出、眼球萎缩或发生全眼球炎。

3. 并发症和后遗症　可发生虹膜睫状体炎、前房积脓、虹膜嵌顿、角膜白斑、角膜葡萄肿、粘连性角膜白斑、眼内炎、眼球萎缩等。

【辅助检查】

1. 组织涂片　从浸润灶刮取坏死组织，涂片染色找细菌，结合临床特征大体能作出初步诊断。

2. 细菌培养加药敏试验　能确定病原菌及敏感药物。

3. 组织活检　用2mm显微环钻，采集活动性溃疡边缘，标本分别送微生物和病理检查。能提高诊断阳性率。

4. 角膜共焦显微镜　为一种无创性检查方法，适用于早期病因诊断，并可在病程的不同阶段多次使用，作为衡量治疗是否有效的一个指标。

【诊断要点】

1. 角膜外伤或角膜异物剔除史，发病急，症状明显，自觉眼痛、畏光、流泪、视物模糊、眼睑痉挛等。

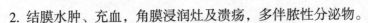

2. 结膜水肿、充血，角膜浸润灶及溃疡，多伴脓性分泌物。

3. 实验室检查有助于明确病原菌及敏感药物。

【治疗】

1. 治疗原则　细菌性角膜炎对眼组织危害大，早期有效治疗至关重要。初诊的细菌性角膜炎应根据临床表现、溃疡形态给予广谱抗生素治疗，然后再根据细菌培养和药敏试验等实验室检查结果，及时调整使用敏感抗生素。值得注意的是，临床实践中发现一些药敏试验敏感的抗生素实际治疗效果并不理想，而一些相对不敏感的抗生素治疗效果却更为满意。这是因为抗生素的药效除了与对细菌的敏感性有关以外，使用剂型、浓度、组织穿透性、患者使用依从性也是重要的影响因素。病情控制后，局部维持用药一段时间，防止复发，特别是铜绿假单胞菌性角膜溃疡。中药的作用在于祛风清热、解毒退翳，调整全身功能状态。中西医结合治疗，可积极控制感染，促进溃疡愈合，减少瘢痕形成。

2. 全身治疗

（1）西医治疗：抗生素全身治疗用药途径主要为静脉滴注或肌内注射。适应证：可能眼内或全身播散的严重角膜炎，角巩膜穿通伤病史或穿孔的角膜炎，毒力极强的细菌感染导致的角膜炎如淋球菌、铜绿假单胞菌等，炎症波及角膜缘或巩膜。临床选药原则：病原体未明的革兰氏阳性菌感染首选头孢菌素；革兰氏阴性菌角膜炎首选氨基糖苷类；氟喹诺酮类对革兰氏阴性菌和许多革兰氏阳性菌都有抗菌作用，尤其对耐药葡萄球菌也有作用；链球菌属、淋球菌属引起的角膜炎首选青霉素 G，对于耐药的淋球菌感染可使用头孢三嗪（菌必治 Ceftriaxone）；万古霉素对革兰氏阳性球菌有良好的杀灭作用，尤其对耐药的表皮葡萄球菌和金黄色葡萄球菌（如耐甲氧西林的菌株）有较高的敏感性。如角膜溃疡有穿孔趋势，应降低眼内压，配合乙酰唑胺 0.25g，口服，每日 3 次。

（2）中医辨证论治

①风热壅盛证

证候　病变早期，羞明流泪，视物模糊不清，角膜生翳，如覆薄脂，边缘不清；头目疼痛；舌质红，苔薄黄，脉浮数。

治法　祛风清热。

方药　新制柴连汤加减：柴胡 10g，黄连 3g，黄芩 10g，赤芍 10g，山栀子 10g，龙胆草 10g，木通 6g，荆芥 10g，防风 10g，甘草 5g。水煎，每日 1 剂，分 2 次温服。

若见混合充血，加金银花、蒲公英增强清热解毒之功。

②肝胆火炽证

证候　病变中期，羞明流泪明显，热泪如汤，视物模糊，角膜生翳如凝脂，边缘不清，结膜混合充血，虹膜肿胀，可伴前房积脓；头目疼痛，口苦咽干，小便黄赤；舌质红，苔黄，脉弦数。

治法　清肝泻火。

方药　龙胆泻肝汤加减：龙胆草 10g，黄芩 10g，栀子 10g，柴胡 10g，木通 6g，车前子 12g，泽泻 10g，当归 10g，生地黄 150g，甘草 5g。水煎，每日 1 剂，分 2 次温服。

若见前房积脓、大便干结者，加生石膏、知母、大黄以泻火通腑。

③热盛腑实证

证候 病变中期，角膜翳脂深大，边缘不清，色带黄绿，前房积脓量多，眼睑红肿，结膜混合充血，虹膜肿胀；头目剧痛，羞明流泪明显，口苦咽干，便秘溲赤；舌质红，苔黄，脉数有力。

治法 清热解毒，泻火通腑。

方药 四顺清凉饮子加减：龙胆草10g，桑白皮10g，熟大黄10g，黄芩10g，黄连3g，枳壳10g，车前子10g，生地黄15g，赤芍10g，当归10g，川芎10g，羌活10g，防风10g，柴胡10g，木贼10g，甘草5g。水煎，每日1剂，分2次温服。

若见前房积脓、遮满瞳孔、口干便燥者，加天花粉、生石膏、芒硝以增清热生津、泻火通腑之功。

④气阴两虚证

证候 病变后期，角膜翳陷久未愈合，轻微睫状充血，眼内干涩；体倦便溏，或口燥咽干；舌淡红，脉细。

治法 偏阴虚者，滋阴退翳；偏气虚者，益气退翳。

方药 偏阴虚者用滋阴退翳汤加减：玄参10g，知母10g，生地黄15g，麦冬15g，蒺藜10g，木贼10g，菊花10g，青葙子10g，蝉蜕6g，菟丝子10g，甘草5g；偏于气虚者用托里消毒散加减：人参10g，川芎10g，黄芪10g，当归10g，白芍10g，白芷10g，白术10g，连翘10g，茯苓10g，桔梗10g，皂角刺10g，甘草5g。水煎，每日1剂，分2次温服。宜加木贼、蝉蜕以祛风退翳。

（3）常用中成药：①鱼腥草注射液：适用于风热壅盛证、肝胆火炽证、热盛腑实证。用法：鱼腥草注射液20~100ml，加入5%~10%葡萄糖注射液100ml，静脉滴注，每日1次。②清开灵注射液：适用于肝胆火炽证、热盛腑实证。用法：清开灵注射液20~40ml，加入0.9%氯化钠注射液100ml，静脉滴注，每日1次。

（4）中药熏洗：用金银花15g、野菊花15g、板蓝根20g、千里光15g、蔓荆子10g、防风10g等清热解毒祛风之品水煎，过滤，先熏后洗患眼，每日1~2次。

3. 局部治疗

（1）抗生素类药物（表11-1）：局部使用抗生素是治疗细菌性角膜炎最有效的途径，使用剂型包括滴眼液、眼膏、凝胶剂和缓释剂。急性期用高浓度抗生素滴眼液频繁滴眼，每15~30分钟滴眼1次，滴眼液是治疗细菌性角膜炎最常用及最有效方法；眼膏和凝胶剂可增加药物在眼表停留的时间，特别适合夜晚及儿童使用。

（2）球结膜下注射：可提高角膜和前房的药物浓度，适用于病情严重或不适合滴眼的患者使用，每日或隔日1次。

（3）散瞳：复方托品酰胺滴眼液，每日3次。并发虹膜睫状体炎者应给予1%硫酸阿托品滴眼液或眼膏散瞳，每日3次，睡前涂眼膏，可以减轻疼痛、缓解睫状肌痉挛和防止虹膜后粘连。

（4）胶原酶抑制剂：5%依地酸钠、乙酰半胱氨酸滴眼液，每日3~6次。可阻止角膜组织破坏，抑制溃疡发展。

（5）非甾体消炎药：0.1%双氯芬酸钠滴眼液、普拉洛芬滴眼液。可镇痛及抑制虹膜炎症。

（6）降低眼内压：碳酸酐酶抑制剂如布林佐胺滴眼液，β受体阻滞剂如0.5%噻吗洛尔滴眼液可减少房水生成，降低眼内压。

（7）亲水性软性接触镜：可帮助上皮愈合，延长药物在眼表的停留时间，防止和治疗小的角膜穿孔。

（8）局部清创：角膜溃疡明显者，应用20%硫酸锌或5%碘酊烧灼溃疡面，但应注意烧灼深度和范围，防止造成进一步损伤。

表11-1 治疗细菌性角膜溃疡抗生素一览表

病原菌	抗生素	滴眼液浓度	结膜下注射剂量	静脉滴注剂量
革兰氏阳性球菌	头孢唑啉	50mg/ml	100mg/0.5ml	1g/6h
	克林霉素		40mg/0.5ml	3g/d
	万古霉素	50mg/ml	25mg/0.5ml	
	青霉素	100 000U/ml	500 000U/0.5ml	200~600万U/4h
革兰氏阴性球菌	头孢曲松	50mg/ml	100mg/0.5ml	1~2g/d
	头孢他啶	50mg/ml	100mg/0.5ml	1g/8h
革兰氏阴性杆菌	妥布霉素	9~14mg/ml	20mg/ml	
	喹诺酮类	3mg/ml		
	头孢他啶	50mg/ml	100mg/0.5ml	1g/8h
	庆大霉素	14mg/ml	20mg/ml	3~7mg/（kg·d）
	氯霉素	5mg/ml	1100mg/0.5ml	1g/6h
	多黏菌素B	1~2mg/ml		
多种微生物	头孢唑啉+喹诺酮类	同上	同上	
	头孢唑啉+妥布霉素	同上	同上	
分枝杆菌	丁胺卡那霉素	20mg/ml	20mg/0.5ml	5mg/（kg·d）

4. 手术治疗

（1）结膜瓣遮盖术：适用于濒于穿孔的溃疡，特别是穿孔靠近周边部者，以及各种原因不能进行角膜移植手术的患者。

（2）羊膜移植术：适用于久治不愈的角膜溃疡濒于穿孔者，可采用一层或多层羊膜移植。需要注意的是，羊膜只是一层组织膜，没有抗菌活性，移植必须要在感染完全控制的条件下方能进行。

（3）治疗性角膜移植：适用于药物治疗无效，病情急剧发展，可能或已经溃疡穿孔，虹膜嵌顿者。

【预防与调护】

1. 预防和治疗角膜外伤，注意劳动保护。处理角膜异物时，注意无菌操作，防止角膜感染。

2. 慢性泪囊炎患者应彻底治疗。

3. 住院患者特别是铜绿假单胞菌感染者，应采取隔离措施，预防院内交叉感染。

二、真菌性角膜炎

真菌性角膜炎（fungal keratitis）是一种由致病真菌引起的感染性角膜病变，致盲率极高。由于糖皮质激素、抗生素的广泛使用，真菌性角膜炎的发病率有增高的趋势。发病前多有植物性外伤及角膜溃疡久治不愈史。一旦患病，则病程较长，若治疗不当，可因真菌性眼内炎而失明。

本病与中医学"湿翳"相似。湿翳的病名首见于《一草亭目科全书》。古代文献对本病描述不多，现代中医眼科名家李传课《角膜炎证治经验》一书对本病有较详细的描述，可供参考。

【病因病理】

1. 西医病因病理 本病由真菌感染所致，受地理因素影响，以热带、亚热带地区发病率高，100 余种真菌可引起眼部感染，感染眼部的真菌主要分三大类：①透明丝状真菌，包括镰刀菌、曲霉菌、青霉属、支顶孢属和放射菌属；②弯孢属，主要为月状弯孢霉菌；③念珠菌属，主要为白念珠菌。前两类引起的角膜感染多见于农民和户外工作者，工作环境闷热潮湿，主要的发病诱因为外伤或长期使用激素、抗生素，导致眼表免疫改变或菌群失调。第三类感染多继发于病毒性角膜炎、暴露性角膜炎、干眼等患者，亦可见于患糖尿病或其他免疫性疾病导致全身免疫力低下者。中国首位致病真菌为镰孢菌属，其原因是化肥和农药的广泛使用，导致土壤中对镰孢菌属起拮抗作用的假单胞菌属减少，从而镰刀菌大量滋生所致。真菌进入角膜后大量繁殖，引起组织坏死和炎症反应，进一步侵蚀周围组织，导致炎症向深层及周边发展。真菌可以穿过后弹力层进入前房和眼后段，引起真菌性眼内炎。

2. 中医病因病机 多因植物性眼外伤或滥用激素、抗生素，特别是夏秋季节，气候炎热潮湿，湿热毒邪乘伤侵入黑睛，或久病湿邪内蕴化热，熏灼黑睛所致。本病一般邪恋难去，故病情缠绵，病程长。

【临床表现】

1. 病史 多有植物性眼外伤史，如树枝、稻草刺伤等；或有长期使用激素和抗生素史。

2. 症状 起病缓慢，刺激症状较轻，异物感、视物模糊。

3. 体征 混合充血。角膜浸润灶呈白色或乳白色，致密，表面欠光泽呈牙膏样或苔垢样外观，溃疡周围因胶原溶解而出现浅沟或因真菌抗原－抗体反应而形成免疫环，有时在角膜感染灶旁可见伪足或卫星样浸润灶，角膜后可有斑块状脓样沉着物。前房积脓呈灰白色较黏稠。部分真菌感染不同菌属有一定特征性：弯孢属感染病变多局限于浅基质层，呈乳毛状浸润，进展较慢，角膜穿孔等并发症发生率低，对那他霉素敏感；茄病镰刀菌感染病程进展较快，易引起角膜穿孔；曲霉菌属感染进展速度较茄病镰刀菌慢，药物疗效较好；丝状真菌穿透性强，可进入前房侵犯虹膜和眼内组织，形成顽固的真菌性虹膜炎、眼内炎、并发性白内障、继发性青光眼等。

【辅助检查】

1. 角膜刮片 革兰氏染色和 Giemsa 染色是早期诊断真菌感染最常用、最快速的方法，其他染色法还有 10%~20% 氢氧化钾湿片法、乌洛托品银染色、PAS 染色等。

2. 真菌培养　30~37℃培养3~4天即可见真菌生长，培养时间为4~6周，阳性者取材镜检及联合药敏试验。

3. 角膜组织活检　适用于角膜刮片和培养均为阴性，而临床又高度怀疑者。亦可采用硝酸纤维膜盖在角膜溃疡表面，取材送检。

4. 角膜共焦显微镜　为一种无创性检查，可发现病灶内真菌病原体。

5. PCR技术　可缩短检测等待时间，对样品中真菌DNA进行扩增，筛选阳性结果，其敏感性高于真菌培养，但特异性低。

6. 其他　还有免疫荧光染色、电子显微镜检查等。

【诊断与鉴别诊断】

1. 诊断要点

（1）常有植物性等角膜外伤病史或角膜手术病史或长期大量使用广谱抗生素、糖皮质激素及免疫抑制剂史。

（2）起病相对缓慢，病程长，刺激症状常较轻，抗细菌治疗无效。

（3）角膜病灶呈灰白色，微隆起，外观干燥且粗糙似牙膏状，表面坏死组织易刮除，周围可见伪足或卫星灶，角膜后可见斑块状沉着物，伴有黏稠的前房积脓。

（4）刮片或活检可检测到菌丝，培养可能有真菌生长，或其他辅助检查有助于诊断。

2. 鉴别诊断

细菌性角膜炎：发病前多有角膜外伤史及慢性泪囊炎病史，起病急，发展快，变症多，易于发生前房积脓和溃疡穿孔，无反复发作，细菌培养阳性等。

【治疗】

1. 治疗原则　真菌性角膜炎临床治疗较棘手，一方面有时诊断比较困难，另一方面即使诊断明确，用药及时，但仍有部分患者病情不能控制，这可能和致病真菌侵袭力强、毒性、耐药性以及患者伴发的炎症反应强烈有关。真菌性角膜炎一旦确诊应采取中西医结合的方法积极治疗，局部或全身使用抗真菌药物，中医治疗主要从湿热论治，清热利湿为治疗本病的主要方法，根据湿热的偏重而调整治法。在中西药物治疗的同时，应该根据病情的不同特点采取不同的手术治疗，包括清创术、结膜瓣遮盖术和角膜移植术。本病在病变局限时已得到控制者，可以获得较好的预后；若出现真菌侵入眼内导致真菌性角膜炎者，则预后非常差，甚至导致眼球摘除。

2. 全身治疗

（1）西医治疗：咪康唑静脉滴注，10~30mg/（kg·d），分3次给药，每次用量不超过600mg，每次滴注时间0.5~1小时；或0.2%氟康唑100mg，静脉滴注，每日2次；或伊曲康唑100~200mg口服，每日1次。

（2）中医辨证论治

①湿重于热证

证候　患眼畏光流泪，疼痛较轻，混合充血或睫状充血，角膜表面稍隆起，形圆而色白，表面如豆腐渣样；多伴不思饮食，口淡无味；舌苔厚腻而白，脉缓。

治法　祛湿清热。

方药　三仁汤加减：杏仁10g，滑石10g，白蔻仁10g，通草10g，竹叶10g，厚朴10g，薏苡仁10g，半夏10g。水煎，每日1剂，分2次温服。

若泪液黏稠者，加黄芩、茵陈以清热利湿；口淡纳差者，可加茯苓、苍术以健脾燥湿。

②热重于湿证

证候 患眼碜涩疼痛，畏光不适，流泪黏稠，混合充血，角膜混浊，表面粗糙不平，状如豆腐渣，多伴前房积脓；常伴小便黄，大便秘结；舌红，苔黄腻，脉濡数。

治法 清热化湿。

方药 甘露消毒丹加减：白蔻仁 10g，藿香 10g，菖蒲 10g，薄荷 6g，黄芩 10g，连翘 10g，射干 10g，滑石 10g，木通 6g，茵陈 10g，贝母 10g。水煎，每日 1 剂，分 2 次温服。

前房积脓较甚者，加薏苡仁、桔梗、玄参以清热解毒排脓；大便秘结者，加大黄泡服。

（3）中药熏眼：用苦参 15g、白鲜皮 20g、车前草 12g、金银花 15g、龙胆草 20g、秦皮 10g 煎水，用药气熏眼，以增强清热祛湿之功。

3. 局部治疗

（1）抗真菌药物：如 0.25% 两性霉素 B 滴眼液、5% 那他霉素滴眼液、2% 酮康唑滴眼液、0.2% 氟康唑滴眼液、0.5% 咪康唑滴眼液、1% 氟胞嘧啶滴眼液、1% 咪康唑眼膏等。目前 0.25% 两性霉素 B、5% 那他霉素滴眼液为抗真菌性角膜炎的一线药物。如病原菌是丝状菌属，则首选 5% 那他霉素滴眼液；如病原菌是酵母菌属，则可选用以上各类滴眼液。抗真菌药物联合使用可增强协同作用，降低毒副作用，减少药物用量，目前较为肯定的联用方案有氟胞嘧啶 + 两性霉素 B 或氟康唑，利福平 + 两性霉素 B 等。滴眼液 0.5~1 小时滴眼 1 次，增加病灶区药物浓度，晚上涂抗真菌眼膏。感染明显控制后逐渐减少使用次数。或者球结膜下注射咪康唑 5~10mg 或两性霉素 B 0.1mg，隔日 1 次。

（2）免疫抑制剂：环孢霉素 A（CsA）和 FK506 滴眼液，实验证实二者可明显抑制茄病镰刀菌、尖胞镰刀菌及烟曲霉菌的生长，对白念珠菌则无效，但和氟康唑联用时可增强抗念珠菌效果。

（3）0.02% 聚六亚甲基双胍（PHMB）可显著抑制镰刀菌的生长。

（4）1% 碘胺嘧啶银眼膏对曲霉菌和镰孢菌有良好的治疗作用。

（5）1% 氯己定洗眼也有一定抗真菌作用。

（6）局部睫状肌麻痹剂如 2% 后马托品、1% 硫酸阿托品滴眼液或眼膏，每日 3 次，睡前涂眼膏。

4. 手术治疗 手术治疗的目的是控制炎症和维持眼球的完整性。手术后，眼表面和全身应用抗真菌药物要持续一段时间，术后局部糖皮质激素应用仍有争议，可以局部应用 FK506 和环孢霉素，可抑制真菌生长和免疫抑制减轻炎症反应。目前手术治疗有以下几种：

（1）清创术：早期病变局限，可刮除病变组织，清除病原体，促进药物渗透和吸收。

（2）结膜瓣遮盖术：清除角膜真菌，增强局部血供，提高药物的渗透性和局部药物浓度，达到杀灭真菌以及促进伤口愈合的目的，缺点是遗留角膜瘢痕。

（3）羊膜移植术：必须在感染已完全控制后方能使用。

（4）板层角膜移植：适用于病灶可以板层切除的病例。

（5）治疗性角膜移植：适用于角膜溃疡接近或已经穿孔者，可采用穿透性角膜移植术，切除病灶的范围最少应包括病灶周围 0.5mm 的透明角膜。

【预防与调护】

1. 预防和避免角膜外伤，特别是植物性外伤。

2. 眼部疾病特别是角膜病患者禁止滥用激素及抗生素，以防止真菌的继发感染。

3. 本病忌用糖皮质激素。

4. 溃疡近穿孔或已穿孔者，禁止施压眼部。

三、单纯疱疹病毒性角膜炎

单纯疱疹病毒性角膜炎（herpes simplex keratitis，HSK）是由单纯疱疹病毒（herpes simplex virus，HSV）引起的角膜感染，简称单疱角膜炎。是一种严重的世界性致盲性眼病，其发病率和致盲率均占角膜病首位。是临床上的常见病，常为单眼发病，少数患者可有双眼先后或同时发病，无性别差异，可发生于任何年龄。因目前尚无控制复发的特效药物，常因反复发作，角膜混浊逐渐加重而终至失明。

本病属于中医学"聚星障"范畴。其病名首见于《证治准绳·七窍门》，之后的《审视瑶函》《目经大成》《张氏医通》等均沿用此病名。《原机启微》中"风热不制之病"和"七情五贼劳役饥饱之病"所论述的病因病机、临床特征、治疗方药等，对本病的证治有重要指导意义。《银海指南》所记载的黑睛生翳的医案，其方药对本病久治不愈者的治疗，有参考价值。

【病因病理】

1. 西医病因病理　HSV 是一种常感染人类的 DNA 病毒，分为两个血清型（HSV- Ⅰ和 HSV- Ⅱ）。大多数眼部感染由 HSV- Ⅰ引起，HSV- Ⅱ偶尔引起眼部感染。HSV 引起感染分为原发和复发两种类型。原发性的 HSV- Ⅰ感染常发生在 6 个月至 5 岁的小儿，绝大部分无临床症状。HSV 在进入末梢神经后，沿轴突到达神经元胞体，并进入颈上神经节和三叉神经节内的神经元胞核内，在神经节内病毒呈潜伏状态。当机体抵抗力下降、全身或局部使用糖皮质激素及免疫抑制剂时，潜伏的病毒活化，并沿着神经轴突逆行至感觉神经末梢，引起 HSV 复发性、溶细胞性感染。免疫因素尤其是细胞免疫在疾病发生发展过程中起重要作用。

2. 中医病因病机　本病多因外感风热，上犯黑睛，致生星翳；肝经伏火，复受风邪，内外合邪，交攻于目；或因饮食不节，内伤脾胃，酿成脾胃湿热，土反侮木，熏蒸黑睛；或因素体阴虚，热病伤阴，阴津亏乏，兼夹风邪所致。

【临床表现】

1. 症状　本病可有发热、疲劳、外伤、精神压力、月经、免疫缺陷病、全身或局部使用糖皮质激素及免疫抑制剂、既往单疱角膜炎等病史。轻者没有症状或眼内轻度异物感、畏光、流泪、视物模糊；重者眼痛、灼热、眼睑痉挛、视力明显下降。

2. 体征　结膜充血；角膜混浊、浸润、水肿，依不同的病变致角膜有多种表现形态，如树枝状、地图状、盘状等。

3. 并发症　可并发角膜新生血管、虹膜睫状体炎、角膜基质瘢痕、穿孔以及继发细菌感染等。

4. 临床分型　本病分为原发感染和复发感染两种类型。

（1）原发感染：HSK 原发感染常见于幼儿，有全身发热和耳前淋巴结肿大，唇部或皮肤单疱感染，但有自限性。眼部受累表现为急性滤泡性结膜炎、假膜性结膜炎、眼睑皮肤疱疹，部分患儿出现点状或树枝状角膜炎，不到 10% 的患者发生角膜基质炎和葡萄膜炎。

（2）复发感染：有多种表现形式，常见的类型有如下几种。

①上皮性角膜炎（epithelial keratitis）：最早表现为角膜疱疹（corneal vesicles），一般数小时后疱疹扩大融合，中央上皮脱落，形成典型的树枝状溃疡（dendritic ulcer），溃疡边缘的上皮内存在着活化的病毒，树枝状溃疡进一步扩大，可形成地图状角膜溃疡（geographic nlcer）。此外上皮性角膜炎还可表现为边缘性角膜溃疡（marginal ulcer），典型的临床表现为溃疡下方的浅基质层浸润及附近的角膜缘充血，溃疡可为树枝状。

②神经营养性角膜病变（neurotrophic keratopathy）：病变既不是免疫性的，也非感染因素，而是角膜神经损伤、泪液减少所致；长期的局部用药，尤其是抗病毒药物，可加重角膜病变。本病早期角膜表面粗糙、失去正常的光泽，随后可发生点状上皮糜烂，进一步可发展为持续性上皮缺损及基质溃疡，称神经营养性溃疡。

③基质性角膜炎（stromal keratitis）：表现为两种形式：坏死性基质性角膜炎和免疫性基质性角膜炎。坏死性基质性角膜炎（necrotizing stromal keratitis）临床较少见，表现为角膜溃疡、坏死、致密的基质层浸润，严重者可发生角膜变薄甚至穿孔。免疫性基质性角膜炎（immune stromal keratitis）多有上皮性角膜炎病史，临床表现为基质浸润、盘状水肿，常伴有前房的炎症反应，还可出现免疫环和基质新生血管。

④角膜内皮炎（endotheliitis）：本病特点为基质水肿及相应角膜后沉着物（KP），而非水肿区的角膜后则没有 KP，伴有虹膜炎；基质水肿可表现为盘状、弥漫性、扇形或半圆形（角膜后 KP 呈线样分布）。临床上分为三种类型：盘状角膜内皮炎（disciform endotheliitis）、弥漫性角膜内皮炎（diffuse endotheliitis）和线状角膜内皮炎（linear endotheliitis）。

【辅助检查】

1. 组织培养　不但可以分离出病毒，还可以鉴定出病毒类型，有利于确诊。

2. 免疫学方法　可以检测出病毒抗原的存在，以协助诊断。使用抗病毒药物后，病毒培养结果可为阴性，此时病毒抗原阳性的结果就可确诊。

3. 分子生物学技术　聚合酶链式反应（polymerase chain reaction，PCR）可以扩增和确定角膜、房水、玻璃体及泪液中病毒的 DNA，是印证临床诊断的一项快速和敏感的检测方法，近年发展的原位 PCR 技术的敏感性和特异性更高。

【诊断与鉴别诊断】

1. 诊断要点　目前临床上 HSK 的诊断主要是根据病史、角膜病变的形态及可靠的实验室检查。

（1）有反复发作的病史和复发的诱因，如发热、疲劳，抗生素治疗无效。

（2）具有典型的形态学特征，如树枝状、地图装、圆盘状等，病变区角膜知觉减退。

（3）实验室病毒分离等检查有助于诊断。

2. 鉴别诊断

（1）细菌性角膜炎：发病前多有角膜外伤史及慢性泪囊炎史，起病急，发展快，变症多，易于发生前房积脓和溃疡穿孔，无反复发作，细菌培养阳性等。

（2）棘阿米巴角膜炎：发病前多有角膜外伤史，或戴角膜接触镜史、游泳史等。早期角膜炎的症状与体征不符，疼痛较重，早期的浸润沿角膜神经分布，呈指向角膜中央的放射状浸润，可出现化脓性角膜溃疡，甚至穿孔，不易发生新生血管等，尤其是实验室检查有利鉴别。

【治疗】

1. 治疗原则　对本病的治疗必须采取有效措施，取中西医药之长，及时控制炎症，抑制病毒在角膜内的复制，防止并发症，减少瘢痕形成。中医药在治疗单纯疱疹病毒性角膜炎方面有肯定疗效，能抗病毒，减轻症状，一定程度防止复发，减轻角膜瘢痕，提高视功能。西医治疗本病在于合理选择抗病毒药及糖皮质激素，适时采用手术治疗，有利于缩短病程，防止并发症。

2. 全身治疗

（1）西医治疗：严重病例给予阿昔洛韦 200mg 口服，每日 4 次；或阿昔洛韦 400mg 口服，每日 2 次，持续 1 年，可减少 HSK 复发率。

（2）中医辨证论治

①外感风热证

证候　角膜浅层骤生细小星翳，或散或聚，混合充血，羞明流泪，沙涩不适；伴恶风发热，头痛鼻塞，口干咽痛；苔薄黄，脉浮数。

治法　疏风清热。

方药　银翘散加减：金银花 15g，连翘 10g，荆芥 10g，牛蒡子 10g，薄荷 6g，桔梗 10g，竹叶 10g，淡豆豉 10g，芦根 10g，甘草 5g。水煎，每日 1 剂，分 2 次温服。

若睫状充血明显者，可加大青叶、板蓝根、紫草以增加清热解毒之功；多泪羞明，眼痛头痛，眼睑难睁者，加羌活、防风以疏风祛邪，或改用羌活胜风汤。

②肝胆火炽证

证候　角膜星翳联缀溃陷，扩大加深，呈树枝状或地图状，色白或微黄，混合充血；热泪频流，羞明难睁，眼痛沙涩；溲赤胁痛，口苦咽干；舌红，苔黄，脉弦数。

治法　清肝泻火。

方药　龙胆泻肝汤加减：龙胆草 10g，黄芩 10g，栀子 10g，柴胡 10g，木通 6g，车前子 10g，泽泻 10g，当归 10g，生地黄 15g，甘草 5g。水煎，每日 1 剂，分 2 次温服。

大便秘结者加大黄、生石膏以泻火通便；服药后胃中不适加茯苓、枳壳以护胃气。

③湿热蕴蒸证

证候　角膜生翳溃腐，状如地图，或角膜肿胀增厚，混浊不清，形如圆盘，睫状充血，热泪胶黏，反复发作，病情缠绵；头重胸闷，纳少便溏；舌红，苔黄腻，脉濡数。

治法　化湿清热。

方药　三仁汤加减：杏仁 10g，滑石 10g，白蔻仁 10g，通草 10g，竹叶 10g，厚朴 10g，薏苡仁 10g，半夏 10g。水煎，每日 1 剂，分 2 次温服。

角膜腐溃，肿胀红赤显著者，可选加茵陈、栀子、黄芩、黄连以清湿热；若舌苔白滑者，加苍术、陈皮、藿香以增燥湿之力。

④阴虚夹风证

证候　角膜生翳，迁延不愈，或时愈时发，轻度睫状充血，眼内干涩，口干咽燥；舌红少津，脉细或细数。

治法 滋阴祛风。

方药 加减地黄丸加减：熟地黄 15g，生地黄 15g，川牛膝 10g，当归 12g，枳壳 10g，杏仁 10g，羌活 10g，防风 10g。水煎，每日 1 剂，分 2 次温服。

睫状充血明显者，加知母、黄柏以降虚火，或用养阴清肺汤；红赤不显者，加赤芍、丹参、木贼、蝉蜕以活血退翳；高热病后，兼见气短乏力者，加党参、麦冬、五味子以益气生津。

（3）常用中成药：主要用于外感风热及肝胆火炽证。鱼腥草注射液 20~100ml，加入 5%~10% 葡萄糖注射液 100ml，静脉滴注，每日 1 次；清开灵注射液 20~40ml，加入 0.9% 氯化钠注射液 100ml，静脉滴注，每日 1 次；抗病毒冲剂，开水冲服，每包 12g，每次 1~2 包，每日 3 次。

（4）针刺治疗：可选用睛明、四白、丝竹空、攒竹、合谷、足三里、光明、肝俞等穴针刺，每次局部取 2 穴，远端取 2 穴，交替使用，根据病情虚实，酌情使用补泻手法。

（5）中药熏洗：用金银花 15g、连翘 10g、蒲公英 30g、大青叶 15g、薄荷 5g、紫草 6g、黄芩 10g 水煎，先熏后洗，每日 1~2 次，每次 20 分钟，使用时应注意药物过滤。亦可煎水做湿热敷。

3. 局部治疗

（1）抗病毒药物：常用药物有：阿昔洛韦，是目前最有效的抗单纯疱疹病毒药，滴眼液为 0.1%，眼膏为 3%；其他常用药物有三氟胸腺嘧啶核苷、环胞苷，滴眼液为 0.05%，眼膏为 0.1%；碘苷，又名疱疹净，滴眼液为 0.1%，眼膏为 0.5%；三氮唑核苷，滴眼液为 0.1% 及 0.5%，眼膏为 0.5%；中药鱼腥草滴眼药液等。急性期每 1~2 小时滴眼 1 次，睡前涂眼膏。

（2）糖皮质激素：有利于抗炎和免疫抑制，减轻基质坏死、瘢痕形成和血管化，主要用于基质和内皮性角膜炎，以能控制炎症的最低浓度和最少用药次数为原则，而且必须配合抗病毒药物，一旦炎症控制应逐渐减量至停药。

（3）干扰素：有非特异性的广谱抗病毒活性，联合应用抗病毒药物可显著缩短疗程，目前有重组干扰素滴眼液（滴宁），每日 4~6 次。

（4）环孢霉素 A：0.5%~2% 滴眼液，每日 3~4 次。

（5）硫酸阿托品眼药水或眼膏：在并发虹膜睫状体炎时使用，白天滴眼药水，每日 3 次；睡前涂眼膏。

（6）球结膜下注射：0.2% 阿糖胞苷或鱼腥草注射液，每次 0.5ml，隔日 1 次。

（7）局部清创：角膜溃疡明显者，应用 20% 硫酸锌或 5% 碘酊烧灼溃疡面，但应注意烧灼深度和范围，防止因烧灼造成进一步损伤。

4. 手术治疗

（1）结膜瓣遮盖术：适用于濒于穿孔的溃疡以及各种原因不能进行角膜移植手术的患者。

（2）板层角膜移植术：主要适用于角膜有小穿孔的患者。

（3）穿透性角膜移植术：适用于已穿孔或严重角膜瘢痕影响视力者。

（4）羊膜移植术：适用于久治不愈的持续性上皮缺损或神经营养性上皮病变。

【预防与调护】

1. 锻炼身体，增强体质，避免过度疲劳等，是预防本病的重要措施之一。

2. 感冒发烧时如有眼部不适，及时到医院就诊。

3. 注意糖皮质激素的合理及正确使用。

4. 饮食宜清淡而富有营养，忌食辛辣等刺激性食品。

四、棘阿米巴角膜炎

棘阿米巴角膜炎（acanthamoeba keratitis）是由棘阿米巴原虫感染所致的一种慢性、进行性角膜溃疡。1974 年在世界上首次报道，近年该病发病率有逐年增多的趋势，临床表现复杂，诊断和治疗比较困难，病程长。

本病中医古籍无相应描述。近代中医眼科专家著述亦较少涉及。

【病因病理】

1. 西医病因病理　棘阿米巴在自然界中普遍存在，目前已经从土壤、水、谷物、家畜、灰尘和角膜接触镜清洗液中分离出这种微生物。棘阿米巴的存在形式有两种：滋养体（trophozoite）和包囊（cyst），滋养体是棘阿米巴的活动期，当环境不适合滋养体存在时，滋养体形成包囊，处于静止状态，对干燥、高温和化学物质包括抗生素具有很强的耐受性。目前已知棘阿米巴属有近 20 种，其中可引起角膜感染的有 5 种，以卡氏棘阿米巴最为常见。目前确定有 13 种基因型棘阿米巴，多数棘阿米巴角膜炎与 T4 型有关，T3、T6、T11 在个别患者中致病。

大多数患者发病前有诱因，与外伤及配戴角膜接触镜有关，机体免疫功能降低为发病基础，目前主要感染原因为配戴角膜接触镜。

2. 中医病因病机　本病早期乃风热外袭，风轮受损；中晚期多由湿热交蒸，阴津受损，侵袭黑睛所致。

【临床表现】

1. 病史　常有角膜接触被棘阿米巴污染的水源，特别是配戴角膜接触镜史。

2. 症状　患眼有异物感、畏光、流泪，伴视力减退，眼痛剧烈。多数病程达数月之久。

3. 体征　角膜浸润先表现为上皮水疱、混浊，缺损上皮病灶融合呈假树枝状或地图状，继而发展为盘状角膜炎或基质内脓肿。角膜病灶早期表现为酷似病毒性角膜炎上皮型的病灶，或者出现单个或多个点状、星状乃至斑状灰白色上皮下浸润灶，或沿神经纤维浸润，表现为浸润从角膜旁中央基质沿角膜神经分布区向角膜缘放射，而相应区域上皮保持完整，角膜感觉明显减退，但临床仅有 2.0%~6.6% 发生率，一般认为放射状角膜神经炎是棘阿米巴角膜炎的特征。本病典型病灶为角膜中央或旁中央的环形浸润混浊，环的中央部分比较透明，环与周围透明角膜的界限比较清楚，外观酷似病毒性角膜炎的实质型，病情继续发展，环形病灶变成白色圆盘状病灶，圆盘的直径约 4~6mm，盘距角膜缘各方的距离大致相等，盘与其周围角膜的境界比较清楚，病灶区上皮粗糙，实质层水肿增厚，甚至形成脓肿、角膜溃疡、溶解，但很少形成坏死性溃疡穿孔。可有后弹力层皱褶、角膜后沉着物及前房积脓；可发生上皮反复剥脱。

4. 并发症　较少病例发生棘阿米巴性角巩膜炎，临床表现为弥漫性前巩膜炎，个别有后巩膜炎、神经炎，症状重，治疗棘手，发生机制尚不清。

【辅助检查】

1. 组织涂片　常用的染色方法有 Giemsa 染色、PAS 染色、革兰氏染色和钙荧光白染色（荧光显微镜检查），可见棘阿米巴。

2. 组织活检　用环钻钻取角膜做组织活检，三重染色，可见棘阿米巴。

3. 组织培养　用铺上大肠杆菌的无营养琼脂，可使标本棘阿米巴生长。

4. 角膜共焦显微镜　有助于棘阿米巴角膜炎的活体诊断。

【诊断与鉴别诊断】

1. 诊断要点

（1）常有角膜接触被棘阿米巴污染物体史，有时病因不清。患眼有异物感、畏光、流泪，伴视力减退，剧烈眼痛。常为单眼发病，多数病程长。

（2）初期表现为上皮混浊，呈假树枝状或局部点状浸润，逐渐扩展成基质浸润及沿角膜神经分布的放射状浸润，角膜中央或旁中央的环形浸润混浊，环的中央部分比较透明，环与周围透明角膜的界限比较清楚；病情继续发展，环形病灶变成白色圆盘状病灶，圆盘的直径约 4~6mm，盘距角膜缘各方的距离大致相等，盘与其周围角膜的境界比较清楚，病灶区上皮粗糙，实质层水肿增厚。可有后弹力层皱褶、角膜后沉着物，常有前房积脓。

（3）从角膜病灶中取材涂片染色、活体共焦显微镜检查找到棘阿米巴原虫；或从角膜刮片培养出棘阿米巴。

2. 鉴别诊断　见表 11-2。

表 11-2　棘阿米巴角膜炎与单纯疱疹病毒性角膜炎、真菌性角膜炎鉴别表

病名	棘阿米巴角膜炎	单纯疱疹病毒性角膜炎	真菌性角膜炎
病原菌	棘阿米巴原虫	单纯疱疹病毒	真菌
诱因	配戴角膜接触镜、角膜外伤、接触污物	感冒、发热、劳累	植物性角膜外伤、滥用抗生素和激素
病程	迁延难愈	长，易复发	起病缓，发展慢
自觉症状	严重神经痛	疼痛、畏光、流泪	轻
病变形态	假树枝状、局部点状、放射状浸润，角膜环形浸润	星状、树枝状、地图状、盘状混浊	如腐渣，表面干燥、粗糙，易刮下
治疗反应	药物治疗反应不明显	抗病毒有效	抗真菌有效

【治疗】

1. 治疗原则　棘阿米巴包囊对各种治疗药物的抵抗力都很强，因此棘阿米巴角膜炎治疗较为棘手。

2. 全身治疗

（1）西医治疗

①口服咪唑类抗真菌药物：酮康唑 200mg，口服，每日 2 次。在治疗中起辅助作用，需联合用药。

②抗厌氧菌药物：甲硝唑 0.4mg，口服，每日 3 次。

③镇痛剂：非甾体消炎药如吲哚美辛（消炎痛）25mg，口服，每日 3 次；或吲哚美辛栓 100mg，纳肛，每日 1 次。

（2）中医辨证论治

①风热外袭证

证候 角膜浅层水疱，细小星翳或如树枝，抱轮红赤；羞明流泪，沙涩不适；舌尖红，苔薄黄，脉浮数。

治法 疏风清热。

方药 银翘散加减：金银花 15g，连翘 10g，荆芥 10g，牛蒡子 10g，薄荷 6g，桔梗 10g，竹叶 10g，淡豆豉 10g，芦根 10g，甘草 5g。水煎，每日 1 剂，分 2 次温服。

如角膜水肿，流泪重，苔白润，脉滑数，加羌活、苍术、滑石以增强祛湿之功。

②湿热挟风证

证候 常单眼发病，眼痛难睁，角膜生翳，中央溃陷，四周高起，久溃难敛，睫状充血或混合充血；羞明流泪，沙涩不适；舌质红，苔黄腻，脉濡数。

治法 清热利湿，杀虫解毒。

方药 甘露饮加减：熟地黄 10g，生地黄 10g，麦冬 10g，天冬 10g，石斛 10g，枳壳 10g，黄芩 10g，茵陈 10g，泽泻 10g，枇杷叶 10g，甘草 5g。水煎，每日 1 剂，分 2 次温服。

眼痛流泪者，加荆芥、防风祛风散邪；前房积脓者，加知母、生石膏以清胃泻火；大便秘结者，加大黄、玄明粉以通腑泻热。

（3）中药熏洗：荆芥 15g、金银花 15g、黄芩 15g、苍术 15g、千里光 20g、木贼 15g，煎水，澄清过滤，清洗患眼，或煎水做湿热敷。

3. 局部治疗 需要 2~3 种生物杀灭剂联合应用，治疗时间长，并逐渐减量，疗程 4 个月以上。糖皮质激素的应用有加重病情的危险，一般不主张使用。

（1）0.02% 氯己定（洗必泰）：每隔 30 分钟日夜滴眼，持续 2~3 天，然后每小时 1 次，待症状明显改善后逐渐减少为每日 4~6 次。

（2）二脒或联脒类药：0.15% 羟乙磺酸双溴丙脒或 0.1% 羟乙磺酸丙氧苯脒滴眼液滴眼。

（3）咪唑类：1% 咪康唑或酮康唑滴眼液滴眼。

（4）抗生素类：1% 新霉素、1% 多黏菌素 B、1% 杆菌肽滴眼液滴眼。

（5）局部清创：适用于疾病早期，可试行病灶区角膜上皮刮除。

（6）洗眼：可采用 0.02%~0.1% 氯己定（洗必泰）、0.5%~2.5% 聚维酮碘，50ml 洗眼，每日 2 次。

4. 手术治疗 目前国内缺乏有效的抗棘阿米巴药，手术治疗仍不失为一种主要的治疗方法，在药物治疗无效、角膜炎症进行性加重的情况下，应及时手术，切除病灶，控制炎症，挽救视力和眼球。如炎症尚未累及全层角膜，可行板层角膜移植术；若炎症累及全层角膜，应行穿透性角膜移植术。

【预防与调护】

1. 避免接触被棘阿米巴污染的水源。

2. 避免接触被棘阿米巴污染的角膜接触镜及清洗镜片的药液。

3. 预防眼外伤。

4. 临床角膜炎常规治疗效果欠佳时，应考虑棘阿米巴感染的可能。

五、角膜基质炎

角膜基质炎（interstitial keratitis）是角膜基质非化脓性炎症，特点为角膜基质细胞浸润和血管化，通常不累及角膜上皮和内皮。多属于抗原－抗体反应。发病年龄一般在5~20岁之间，初期为单眼发病，数周或数月后常累及双眼，病程长。女性发病多于男性。由于角膜基质瘢痕形成，不同程度影响视力，甚至失明。

本病属中医学"混睛障"范畴，病名见于《审视瑶函》。又名"混障证"（《证治准绳》）、"混睛外障"（《秘传眼科龙木论》）、"混睛"（《世医得效方》）。历代医家论述颇多，其中《秘传眼科龙木论》指出本病病因"是毒风在肝脏，"治疗上主张"服凉肝散，点七宝膏，服退翳丸，"对后世医家颇有启发。《审视瑶函》点服药物与《证治准绳》相同，治疗上主张宜服地黄散，外点七宝膏。《医宗金鉴》所述病因与《秘传眼科龙木论》相似，认为系肝脏毒风所致。

【病因病理】

1. 西医病因病理　先天性梅毒为最常见的病因，其他病原体如单纯疱疹、结核、带状疱疹、麻风亦可引起本病。血液循环抗体与抗原在角膜基质内发生的剧烈免疫反应，导致本病的发生与发展。

2. 中医病因病机　本病系肝经风热，上扰于目，侵袭黑睛；或肝胆热毒，循经上攻，气血瘀滞；湿热内蕴，熏蒸于目，上损黑睛；或阴津耗损，虚火上炎，发为本病。

【临床表现】

1. 症状　早期即可有眼痛、畏光、流泪等刺激症状，视物模糊。

2. 体征　早期在角膜实质层可见典型的扇形角膜炎症浸润，角膜后KP，角膜基质深层新生血管如红色毛刷状；随着炎症进展，病变扩展至角膜中央，角膜混浊水肿，炎症消退后，部分患者遗留厚薄不同的瘢痕，萎缩的血管在基质层内表现为灰白色纤细丝状物，称为幻影血管。先天性梅毒者常合并哈钦森牙、马鞍鼻、口角皲裂、马刀胫骨等先天梅毒体征；后天性梅毒所致者临床少见，多单眼受累，常侵犯角膜某一象限，症状较轻，伴前葡萄膜炎。结核所致者多单眼发病，基质层出现灰黄色斑块状或结节状浸润灶，新生血管多有分支，晚期角膜遗留较厚瘢痕。

3. 并发症　易伴发前葡萄膜炎。

【辅助检查】

1. 梅毒血清学检查　梅毒血清学检查对于诊断Ⅱ期、Ⅲ期梅毒，以及判定梅毒的发展和痊愈、判断药物的疗效都有十分重要的意义。梅毒血清学检查包括非梅毒螺旋体血清学试验和梅毒螺旋体血清学试验。前者常用于临床筛选及判定治疗的效果；后者主要用于判定试验，但是它不能判定治疗效果，一旦患有梅毒，这一试验将终身阳性。

2. 特异性密螺旋体抗体实验　密螺旋体抗体血凝试验为梅毒的特异性确诊试验。该试验检测的是患者血清中的梅毒螺旋体特异性抗体，如出现阳性反应，结合临床可确诊梅毒。由于本试验检测的是血清中的抗体，而抗体一旦产生可持续数年甚至终生，故该试验不宜用于治疗效果的监测。

3. 结核菌素试验　此项检查是应用结核菌素进行皮肤试验，来检测受试者是否被结

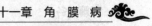

核杆菌感染及对结核杆菌有无细胞免疫功能的一种方法。常规试验为取结核菌素（OT）5U 注射于前臂皮内，48~72 小时观察结果。无反应为阴性；如局部出现红肿硬结 >5mm 者为阳性反应。具体标准：5~10mm 为阳性（+），11~20mm 为阳性（++），>20mm 为阳性（+++），水疱或溃烂为（++++）或强阳性。

OT 试验阳性反应表明受试者曾感染过结核杆菌，但不一定患有结核病。正常人反应一般为（+）~（++），中国城市成年人结核杆菌感染率为 80%，故本试验在成年人中意义不大，但可作为婴幼儿结核病诊断的参考。强阳性者可能患有活动性结核，应进一步检查。阴性说明未感染过结核杆菌或感染初期、细胞免疫功能低下的老年人或肿瘤患者。

以上检查有助于病因学的确定及治疗效果的观察。

【诊断与鉴别诊断】

1. 诊断要点

（1）先天性梅毒性角膜基质炎多发生于 5~20 岁青少年，双眼受累，合并牙齿及小腿胫骨等先天性梅毒改变；后天性少见，单眼发病。结核所致者单眼多见。

（2）眼痛、畏光、流泪明显。

（3）多从角膜周边基质开始发生浸润，渐向中央扩展，伴新生血管。

（4）辅助检查有助于病因学的确定。

2. 鉴别诊断

单疱病毒性角膜基质炎：为单疱病毒感染，同时或以前患过角膜上皮炎，反复发作。分两种类型：非坏死性角膜基质炎可见角膜基质中央水肿，不伴炎症细胞浸润和新生血管，后弹力层可有皱褶；坏死性角膜基质炎表现为角膜基质内单个或多个黄白色坏死浸润灶，可伴一条或多条新生血管，但非毛刷状。

【治疗】

1. 治疗原则　本病病程长，病因治疗至关重要，合理使用激素可减轻角膜基质和虹膜的炎症；联合中药辨证论治，有利于减轻症状，缩短病程，防止并发症。

2. 全身治疗

（1）西医治疗

①梅毒所致者遵照全身驱梅治疗原则，梅毒一经确诊即应进行驱梅治疗。治疗梅毒首选药物为苄星青霉素，本品供肌内注射用，成人 60 万 ~120 万 U/ 次；儿童 30 万 ~60 万 U/ 次，每 2 周或 1 个月注射 1 次。临用前加注射用水适量，制成混悬液，宜用粗针头做深部肌内注射。使用苄星青霉素前应询问患者有无青霉素过敏史，对青霉素过敏及皮试阳性者禁用苄星青霉素，可改用大环内酯类抗生素治疗，如罗红霉素口服，成人 150mg/ 次，每日 2 次，儿童每次 2.5~5mg/kg，每日 2 次，饭前服用。

②结核所致者全身抗结核治疗。结核病的治疗方案通常分两个阶段：强化治疗阶段和巩固治疗阶段。其标准疗法为：开始 3 个月为强化治疗阶段，链霉素 0.5g，肌内注射，每日 1 次；异烟肼，每次 0.1g，每日 3 次，饭后服；对氨基水杨酸口服，每日 8~12g，分 3~4 次饭后服。以上三药联合使用。以后为巩固治疗阶段，可停用链霉素，而持续用两种口服药，直到疗程结束。一般对痰菌阴性的轻症病例，总疗程为 12 个月；对痰菌阳性的重症病例则须 18 个月。

（2）中医辨证论治

①肝经风热证

证候　角膜深层混浊，睫状充血，眼痛，羞明流泪；鼻塞流涕；舌质红，苔薄黄，脉浮数。

治法　疏风清热。

方药　羌活胜风汤加减：羌活10g，独活10g，柴胡10g，白芷10g，防风10g，桔梗10g，前胡10g，荆芥穗10g，薄荷6g，川芎10g，黄芩10g，白术10g，枳壳10g，甘草5g。水煎，每日1剂，分2次温服。

若为梅毒引起者，加土茯苓重剂以解毒驱梅；结膜充血明显者，加金银花、连翘、蒲公英以清热解毒。

②肝胆热毒证

证候　角膜深层肿胀混浊，混合充血，患眼刺痛流泪；口苦咽干，便秘溲黄；舌质红，苔黄，脉弦数。

治法　清肝解毒，凉血化瘀。

方药　银花解毒汤加减：金银花15g，蒲公英10g，桑白皮10g，天花粉10g，龙胆草10g，黄连3g，黄芩10g，大黄10g，枳壳10g，蔓荆子10g，甘草5g。水煎，每日1剂，分2次温服。

若为梅毒引起者，加土茯苓重剂以解毒驱梅；角膜肿胀者，加车前子、茺蔚子以利水消肿；角膜新生血管多者，加当归尾、桃仁、红花以活血化瘀；口渴欲饮者，加生石膏、知母以清热。

③湿热内蕴证

证候　角膜深层混浊，肿胀增厚，睫状充血或混合充血，患眼胀痛，流泪羞明；头重胸闷，纳少便溏；舌质红，舌苔黄腻，脉濡数。

治法　清热化湿。

方药　甘露消毒丹加减：白蔻仁10g，藿香10g，菖蒲10g，薄荷6g，黄芩10g，连翘10g，射干10g，滑石10g，木通6g，茵陈10g，浙贝母10g。水煎，每日1剂，分2次温服。

角膜肿胀明显者，加车前子、泽泻以利水渗湿；食少纳呆者，加陈皮、茯苓以行气化湿；若湿热日久，阴津渐耗，原方去木通、滑石，加麦冬、石斛、生地黄以养阴生津。

④阴虚火旺证

证候　日久不愈，病情迁延，或反复发作，角膜肿胀不显，深层混浊轻重不一，患眼干涩隐痛，轻度睫状充血；口燥咽干；舌红少津，脉细数。

治法　滋阴降火。

方药　滋阴降火汤加减：知母10g，黄柏10g，熟地黄15g，生地黄15g，当归10g，白芍10g，川芎10g，黄芩10g，麦冬10g，柴胡10g，甘草5g。水煎，每日1剂，分2次温服。

四肢乏力，脾虚气弱，加党参、茯苓、山药健脾益气；腰膝酸软者，加菟丝子、枸杞子滋补肝肾；病至后期，酌加蝉蜕、木贼等退翳之品。

3. 局部治疗

（1）糖皮质激素：如0.1%地塞米松、1%强的松龙滴眼液等，每日4~6次。

（2）散瞳剂：复方托品酰胺滴眼液，每日 3 次。合并葡萄膜炎者应用 1% 硫酸阿托品滴眼液或眼膏，白天点滴眼液 3 次，睡前涂眼膏。

（3）中药滴眼液：鱼腥草滴眼液滴眼，每日 4~6 次。

（4）球结膜下注射：曲安奈德 0.3~0.5ml 靠近上方角膜缘球结膜下注射，每 2 周 1 次。

4. 手术治疗　角膜移植：适用于角膜瘢痕形成造成视力严重障碍者。

【预防与调护】

1. 积极预防与治疗梅毒、结核等原发病。

2. 本病病程长，应坚持治疗，定期随诊。

3. 饮食宜清淡，忌辛辣刺激之品。

4. 患者畏光强烈，可戴深色眼镜减少光线刺激。

六、神经麻痹性角膜炎

神经麻痹性角膜炎（neuroparalytic keratitis）为三叉神经损伤，导致角膜的敏感性下降及营养障碍，角膜上皮干燥及易受机械性损伤所致的一类角膜炎。属非感染性角膜炎。

中医对本病暂无相关论述。

【病因病理】

本病由三叉神经损伤所致，引起三叉神经损伤的原因有：外伤、手术、炎症或肿瘤。三叉神经损伤后，受三叉神经支配的角膜失去知觉及反射性瞬目的防御作用被破坏，而致上皮容易损伤；另外，由于三叉神经可能有调节角膜营养代谢的作用，三叉神经的损伤，一定程度引起角膜的营养障碍，故极易继发感染。尚有遗传性因素可以导致本病，包括遗传性感觉神经缺失和家族性自主神经异常。

【临床表现】

1. 症状　三叉神经遭受外伤、手术、炎症或肿瘤等破坏，导致角膜失去知觉及出现反射性瞬目功能。角膜敏感性下降，角膜知觉减退，主观症状轻微。

2. 体征　角膜干燥，病变多位于中央或旁中央下方的角膜，角膜上皮点状糜烂，逐渐融合成大片上皮缺损灶。

3. 并发症　暴露性角膜病变渐严重，或有角膜溃疡伴前房积脓。

遗传性感觉神经缺失者，由于有髓鞘神经纤维的减少，角膜上皮缺损范围大，持续时间长。家族性自主神经异常的患者，眼部表现为角膜知觉减退及哭泣时无泪，角膜病变可表现为点状甚至化脓性角膜溃疡。全身症状尚可见情绪不稳定、高血压、多汗、皮肤色斑、反复呼吸道感染及痛觉不敏感等。

【辅助检查】

前房积脓者应排除继发细菌或真菌感染，做相应的微生物培养及药敏试验。

【诊断要点】

1. 有三叉神经受损（炎症、外伤、肿瘤压迫、手术损伤等）病史。

2. 角膜知觉缺失，瞬目反射减弱。

3. 早期角膜上皮点状荧光素着色，进而大片脱落，继发感染可造成化脓性角膜溃疡。

4. 体征严重，症状相对较轻。

【治疗】

1. 治疗原则 保护和维持角膜的湿润及眼表的稳定。积极治疗导致三叉神经损害的原发疾病。

2. 局部治疗

（1）不含防腐剂的人工泪液、眼膏：如玻璃酸钠滴眼液，每日 4~6 次。睡前涂维生素A 棕榈酸酯眼用凝胶等。

（2）抗生素滴眼液、眼膏：适用于角膜上皮缺损者，目的为预防感染。白天滴眼液，每日 3~6 次；睡前涂眼膏。

（3）配戴软性角膜接触镜。

（4）角膜上皮缺损早期可行患眼包扎。

（5）神经生长因子如 bFGF、EGF 等滴眼。

（6）肉毒毒素 A 行提上睑肌注射，造成暂时性上睑下垂。方法：在上睑内外眦部的眼轮匝肌内，各注射肉毒毒素 A 0.1ml（2.5~5U）。

（7）如病情已演变成化脓性角膜溃疡，则按角膜溃疡原则处理。

3. 手术治疗

（1）药物治疗无效可行睑缘缝合术，减少泪液蒸发，防止眼表干燥以保护角膜。

（2）羊膜遮盖术：适用于久治不愈的角膜上皮缺损。

（3）板层角膜移植术：适用于溃疡较深可能穿孔者。

【预防与调护】

1. 加强保护，防止头面部外伤。

2. 积极治疗炎症、肿瘤可能引起三叉神经功能障碍者。

七、暴露性角膜炎

暴露性角膜炎（exposure keratitis）是角膜失去眼睑保护而暴露在空气中，导致角膜干燥、上皮脱落，继发感染所致的角膜炎症。

中医无相应论述，可参照角膜炎有关章节。

【病因病理】

引起角膜暴露的常见原因有：眼睑缺损，甲状腺相关性眼病或眼眶肿瘤引起眼球突出，眼睑外翻，手术源性上睑滞留或闭合不全，面神经麻痹，深昏迷或深麻醉不能自主眨眼等。导致角膜上皮干燥、粗糙，上皮脱落，继发感染而致本病。

【临床表现】

1. 病史 有角膜暴露的原发病。

2. 症状 畏光，流泪，视物模糊。

3. 体征 病变多位于下 1/3 角膜。检查见暴露部位的角膜、结膜干燥、粗糙，失去光泽，结膜充血、肥厚，角膜上皮点状逐渐成片状缺损，伴新生血管形成；可继发细菌或真菌感染，表现为相应角膜溃疡症状和体征。

【辅助检查】

继发细菌或真菌感染，可做相应的微生物培养及药敏试验。

【诊断与鉴别诊断】

1. 诊断要点

（1）导致角膜暴露的原发病。

（2）下 1/3 角膜及周围结膜干燥、少光泽，伴角膜新生血管形成。

2. 鉴别诊断

神经麻痹性角膜炎：有三叉神经受累病史，角膜知觉消失，体征严重但症状相对较轻。

【治疗】

1. 去除暴露因素，保护和维持角膜的湿润及泪膜的稳定。

2. 根据角膜暴露的原因做眼睑缺损修补术、眼睑植皮术等；如因上睑下垂手术所致，应立即手术处理恢复闭睑功能。

3. 滴人工泪液，睡前涂眼膏保护。

4. 配戴软性角膜接触镜。

5. 若角膜溃疡形成，则按角膜溃疡原则处理。

八、蚕蚀性角膜溃疡

蚕蚀性角膜溃疡（mooren's ulcer）是一种慢性、进行性、边缘性、疼痛性角膜溃疡，是一种治疗比较棘手的眼病。主要见于年轻或老年患者，多单眼发病，大约 25% 患者可双眼先后发病。通常有剧烈眼痛、畏光、流泪等症状。本病以周边角膜灰白色浸润起病，然后发生角膜上皮脱落和基质溶解，逐渐向中央发展直至整个角膜，最终形成广泛性角膜瘢痕，严重影响视力。

本病与中医学"花翳白陷"相似。花翳白陷的病名首见于《秘传眼科龙木论》，但在此以前的古代医籍如《太平圣惠方》《圣济总录》中已有花翳的形状及病机的描述，后世多源于此。由于本病外显症状比较明显，故古代医家论述颇多，《秘传眼科龙木论》《银海精微》《证治准绳》《审视瑶函》《目经大成》对花翳白陷的发生发展、局部特征、治疗方法做了较为详细的描述，对本病的证治有重要参考意义。

【病因病理】

1. 西医病因病理　目前本病确切病因不清，可能的因素包括外伤、手术或感染（如寄生虫感染、梅毒、结核、带状疱疹、丙型肝炎等），改变了正常角膜的抗原，导致补体活化，中性粒细胞浸润和释放胶原酶等免疫反应，角膜坏死释放出更多的抗原，这一恶性循环继续进行，直至角膜基质破坏。研究发现，患者的结膜含有大量的浆细胞、淋巴细胞和组织细胞浸润，邻近角膜溃疡灶的结膜有胶原溶解酶产生，患者血清中显示角膜、结膜上皮抗体，而且血清的免疫复合物水平比正常人群高。近年的研究表明，病变的角膜基质出现 12KD 的异常可溶性蛋白，以及 IL-4 和 IFN-r 的表达，以上提示该病可能是体液免疫为主、细胞免疫为辅的自身免疫性疾病。

2. 中医病因病机　多因风热毒邪侵袭于目，肺肝素有积热，金盛克木，黑睛溃陷；或脏腑积热，蓄于肺肝，循经上袭，风轮、气轮受损；或素体阳虚，或过用寒凉损伤阳气，肝经受损，黑睛溃陷，气血瘀滞。

【临床表现】

1. 症状　剧烈眼痛，畏光流泪，视力下降。

2. 体征 病变初期，周边部角膜浅基质层浸润，几周内浸润区角膜上皮缺损，溃疡形成，缺损区与周边角膜之间无透明角膜间隔，先向四周扩展，而后向角膜中央蔓延，溃疡向深层发展，可引起角膜穿孔；如继发感染，则穿孔的可能性更大。浸润缘呈潜掘状，在溃疡进行的同时，先前的基质溃疡面形成浓密的纤维血管膜。

单眼患病者常见于老年人，男女比例相似，病程进展缓慢；双眼发病者，进展迅速，常伴有寄生虫血症，治疗效果差。

【辅助检查】

1. 裂隙灯检查 排除细菌性周边部角膜溃疡。

2. 血沉、类风湿因子、补体结合试验、抗中性粒细胞胞浆抗体、结核抗体、荧光螺旋抗体吸收试验等，以排除其他疾病。

【诊断与鉴别诊断】

1. 诊断要点

（1）多发生于中年或老年，单眼或两眼先后发病。

（2）起病前可无明显诱因，病程长，刺激症状严重，疼痛剧烈，夜间更甚。

（3）早期仅在角膜缘出现灰色斑点浸润；然后逐渐扩展发生溃疡，溃疡特点为由角膜缘向两侧及中央发展，形似蚕食桑叶状，进行性边缘呈穿凿状，病变一边发展一边修复，并有大量新生血管，严重者可发生穿孔。

（4）排除引起周边部角膜溃疡的胶原血管性疾病，如类风湿关节炎、Wegener 肉芽肿等。

2. 鉴别诊断

（1）Terrien's 周边角膜变性：是一种周边角膜变薄疾患，通常位于上方周边角膜，双眼发病，一般无眼痛和炎症。角膜上皮完整，变薄区缓慢向中央角膜进展，但往往遗留中央岛状角膜，进行缘非穿凿状，常伴有角膜新生血管。

（2）感染性角膜溃疡：多有外伤史，起病急，发展快，溃疡呈脓性，刮片或培养可找到病原菌。

（3）胶原血管性疾病引起的周边性角膜溃疡：本病常以局部的结膜炎或巩膜外层炎起病，继而出现角膜浸润，常有眼痛，角膜上皮脱落，角膜基质溶解和溃疡，由周边向中央发展。合并周边性角膜溃疡的胶原血管性疾病包括：类风湿关节炎、Wegener 肉芽肿、结节性多动脉炎、复发性多软骨炎、系统性红斑狼疮等。

【治疗】

1. 治疗原则 本病缺乏特效治疗，治疗较棘手。中西医结合，局部、全身及手术综合疗法，有一定疗效。

2. 全身治疗

（1）西医治疗

①糖皮质激素：每日口服泼尼松 60~100mg，共 5~7 天，如果溃疡开始愈合，糖皮质激素应逐渐减量，每周减 10mg 直至停药。

②免疫抑制剂：环磷酰胺 2mg/（kg·d），每日 2 次，调整药物剂量以控制炎症，同时维持白细胞数 3.5×10^9/L 以上，连用 4~6 周。其他尚可用甲氨蝶呤、环孢霉素等。

③维生素：维生素 A，成人为每日 1 000~25 000U，分 3 次服用，连服数周及数月；

维生素 B₂，每次 10mg，口服，每日 3 次；维生素 C，每次 0.2g，口服，每日 3 次。

（2）中医辨证论治

①肺肝风热证

证候 角膜边缘骤生翳障，逐渐溃陷扩大，睫状充血或混合充血；畏光流泪，碜涩疼痛；舌红，苔薄黄，脉浮数。

治法 疏风清热。

方药 加味修肝散加减：羌活 10g，麻黄 3g，荆芥 10g，薄荷 6g，防风 10g，栀子 10g，黄芩 10g，连翘 10g，大黄 10g，菊花 10g，木贼 10g，蒺藜 10g，当归 10g，川芎 10g，赤芍 10g，桑螵蛸 10g，甘草 5g。水煎，每日 1 剂，分 2 次温服。

结膜充血明显、肺火偏甚者，加桑白皮、重用黄芩以清肺热；角膜溃陷渐大者，加龙胆草以清肝火。

②热炽腑实证

证候 角膜生翳溃陷，从四周蔓生，善变速长，遮掩瞳孔，混合充血，视物模糊，碜涩畏光，热泪频流，头目疼痛；多伴发热口渴，溲黄便结；舌红，苔黄，脉数有力。

治法 通腑泻热。

方药 泻肝汤加减：栀子 10g，黄芩 10g，龙胆草 10g，大黄（酒炒）10g，柴胡 10g，前胡 10g，荆芥 10g，防风 10g，当归 10g，青皮 10g，木贼 10g，蒺藜 10g，石决明 10g。水煎，每日 1 剂，分 2 次温服。

混合充血严重，角膜溃陷迅速者，可加桑白皮、夏枯草泻肺清肝。

③阳虚寒凝证

证候 角膜生翳溃陷，状如蚕蚀，病久迁延，结膜充血；视物模糊，头眼疼痛；全身兼见四肢不温；舌淡无苔和白滑苔，脉沉细。

治法 温经通络。

方药 当归四逆汤加减：当归 12g，桂枝 10g，赤芍 10g，细辛 3g，炙甘草 10g，通草 10g，大枣 5 枚。水煎，每日 1 剂，分 2 次温服。

伴气血瘀滞者，加红花、苏木活血通脉；角膜混浊翳障者，加木贼、蝉蜕、谷精草以退翳消障。

（3）中药熏洗：金银花 20g、蒲公英 25g、防风 15g、黄连 10g、当归尾 12g，煎水过滤洗眼，或湿热敷。

3. 局部治疗

（1）糖皮质激素：1% 醋酸泼尼松龙滴眼液，每小时 1 次。

（2）胶原酶抑制剂：2% 乙酰半胱氨酸滴眼液，每日 4~6 次。

（3）免疫抑制剂：1%~2% 环孢霉素油制剂或 FK506 滴眼液，每日 3~4 次。

（4）抗生素：白天滴眼，睡前涂眼膏，预防细菌感染，主张睡前涂四环素眼膏对抗胶原酶的活性。

（5）散瞳药：复方托品酰胺滴眼液，每日 3 次，以活动瞳孔。

（6）清热解毒类中药：鱼腥草、千里光、黄芩苷滴眼液，每日 4~6 次。

4. 手术治疗

（1）角结膜切除术：结膜切除范围包括溃疡两侧各超过 2 个钟点位，向后暴露 3~4mm

巩膜，联合病变角巩膜浅层刮除。适用于轻型患者。

（2）新鲜羊膜移植：角膜病灶清创，病灶相邻球结膜做 4~6mm 切除，然后用羊膜覆盖角结膜创面并缝合。适用于周边部、小范围、浅病灶。

（3）板层角膜移植：适用于溃疡深达 1/2 角膜，范围较大者，可采用新月型、指环型或全板层，局部球结膜切除可联合羊膜移植。

（4）全层角膜移植：适用于角膜已穿破者。

（5）角膜移植者，移植片均应带有正常角膜缘（含干细胞）组织。手术后继用 1%~2% 环孢霉素油制剂或 FK506 滴眼液预防复发。

【预防与调护】

1. 本病病程长，应坚持治疗，直至角膜愈合。

2. 注意眼压及角膜变薄情况，防止角膜穿孔。

3. 忌食辛辣刺激之品，以防助火。

九、浅层点状角膜炎

浅层点状角膜炎（superficial punctate keratitis，SPK）及 Tyhgeson 浅层点状角膜炎是常见的眼表疾病。多双眼发病，任何年龄、任何性别、任何季节均可发生。一般病程较长，部分可反复发作达数年之久。结膜反应轻微或不受累，症状自发性缓解或加剧。为角膜的活动性炎症，但不诱发角膜新生血管。

本病与中医学"白涩症"相似。病名首见于《审视瑶函·白痛》，书中谓："不肿不赤，爽快不得，沙涩昏朦，名曰白涩。"而《证治准绳·杂病·七窍门》在"白眼痛"中对白涩症已有描述，但未以白涩症单独列出。

【病因病理】

1. 西医病因病理　浅层点状角膜炎及 Tyhgeson 浅层点状角膜炎目前病因不明，后者可能与病毒感染有关。病变局限于上皮层，SPK 的发生与感染无关。Tyhgeson 浅层点状角膜炎结膜刮片显示有非典型的上皮细胞，胞浆中有空泡，偶有中性粒细胞、单核细胞、变性的上皮细胞和黏液。另外 HLA-DW3 和 HLA-DR3 抗原与 Tyhgeson 浅层点状角膜炎有关。

2. 中医病因病机　本病病位在黑睛，位于浅表，易受风热邪毒侵袭，以致黑睛表层生翳。黑睛属肝，肝肾同源，白睛红赤不显，病程长，故发病与肝肾精血不足有关。阴虚之体，易感风邪，着于风轮，形成本病，阴虚夹风为常见的发病原因。

【临床表现】

1. 症状　部分患者有异物感、畏光、流泪，视力轻度下降。

2. 体征　SPK 角膜上皮散在分布圆形或椭圆形、细小的结节状或灰色点状混浊，中央隆起，突出于上皮表面，荧光素染色阳性，病变位于角膜中央部或视轴区，附近角膜上皮表现为树枝状或放射状外观，有自愈倾向但可反复发作，病变缓解期，角膜上皮完全修复或遗留轻微的瘢痕。Tyhgeson 浅层点状角膜炎，角膜混浊点呈圆形或椭圆形，直径 0.1~0.5mm，轻度隆起，极少或无荧光素染色，病情时轻时重，新旧病灶交替出现，病变缓解期不留瘢痕。

3. 无结膜充血或少数病例轻度充血。

【辅助检查】

裂隙灯显微镜下行荧光素染色有助诊断。

【诊断与鉴别诊断】

1. 诊断要点

（1）患眼可有异物感、畏光、流泪，视力轻度下降。

（2）病灶位于角膜上皮层和前弹力层，或实质浅层，呈细点状或灰白色斑点状，轻度隆起，部分斑点荧光素染色阳性，病变主要集中在瞳孔区。

2. 鉴别诊断　本病应与腺病毒性角结膜炎（或流行性角结膜炎）鉴别：本病无结膜炎症状，无耳前淋巴结肿大或眼睑肿胀，角膜病灶呈细点状或灰白色斑点状；而腺病毒性角结膜炎表现为上皮下较大的浸润病灶。

【治疗】

1. 治疗原则　本病以局部治疗为主，糖皮质激素有较好的效果，但应采用低浓度、短疗程，注意可能发生的并发症。角膜上皮刮除术对本病疗效不肯定。抗微生物或抗病毒药不宜使用，部分药物可引起角膜上皮剥脱，甚至如疱疹净（idoxuridine，IDU）尚可产生上皮下瘢痕。中医认为本病症状轻微，病程长，多属于正虚邪袭的虚中夹实证，阴虚为本，挟风为标，治疗当扶正祛邪为主。

2. 全身治疗

（1）西医治疗：维生素 A，成人为每日 1 000~25 000U，分 3 次服用；维生素 B_2，每次 10mg，口服，每日 3 次；维生素 C，每次 0.2g，口服，每日 3 次。

（2）中医辨证论治

①风热外袭证

证候　病变初起，角膜表层星点翳障，荧光素着色，结膜轻度充血；眼内干涩灼热，怕光流泪；舌质红，苔薄黄，脉浮数。

治法　疏风清热。

方药　桑白皮汤加减：桑白皮 10g，黄芩 10g，麦冬 10g，地骨皮 10g，桔梗 10g，玄参 10g，甘草 10g，泽泻 10g，旋覆花 10g，菊花 10g，茯苓 10g。水煎，每日 1 剂，分 2 次温服。

若流泪畏光较重，可加金银花、大青叶、荆芥增强清热祛风之效。

②肝肾阴虚证

证候　角膜生翳，久不愈合，或新旧病灶交替出现，结膜充血不显；患眼干涩羞明，频频眨目；或伴腰膝酸软，头晕耳鸣；舌红，苔薄，脉细。

治法　滋补肝肾。

方药　杞菊地黄丸加减：枸杞子 10g，菊花 10g，熟地黄 15g，山茱萸 10g，泽泻 10g，山药 10g，牡丹皮 10g，茯苓 10g。水煎，每日 1 剂，分 2 次温服。

沙涩羞明显著者，加防风、薄荷以祛风邪；若兼干咳少痰等肺阴虚表现者，加沙参、麦冬以滋肺阴。

③阴虚夹风证

证候　角膜表层细小星点，时轻时重，反复不愈，眼内干涩不爽，羞明流泪；舌红少苔，脉细。

治法　滋阴祛风。

方药 加减地黄汤加减：熟地黄 10g，生地黄 10g，川牛膝 10g，当归 10g，枳壳 10g，杏仁 10g，羌活 10g，防风 10g。水煎，每日 1 剂，分 2 次温服。

若口咽干燥明显者，加麦冬、倍生地黄以养阴；轻度睫状充血者，加金银花、栀子以清热；充血消退后，养阴以治本。

（3）常用中成药：杞菊地黄丸，口服，每次 9g，每日 2 次；或明目地黄丸，口服，每次 6g，每日 2 次。

（4）针刺治疗：针刺睛明、太阳、攒竹、承泣、肝俞、肾俞、足三里等穴，每次取 3~4 穴，每日 1 次，采用平补平泻手法。

（5）中药熏洗：鱼腥草 25g、金银花 20g、防风 15g、藿香 8g，水煎，先熏后洗患眼，每日 2 次。

3. 局部治疗

（1）糖皮质激素：如 0.1% 倍他米松或 0.5% 泼尼松龙滴眼液，每日 4~5 次，起效后逐渐减量至停药。

（2）保护和促进角膜上皮修复：生长因子如 bFGF、EGF 等，自家血清、纤维连接蛋白（FN）、透明质酸钠滴眼液，选 1~2 种滴眼，每日 3~5 次。

（3）人工泪液滴眼液：如含有硫酸软骨素、透明质酸钠、甲基纤维素等的滴眼液，可有效缓解症状。

（4）配戴治疗性软性角膜接触镜。

【预防与调护】

1. 少食辛辣及油煎炸之品，以防化热伤阴。

2. 畏光明显时，可配戴有色眼镜，以减少光线刺激。

3. 避免熬夜及用眼过度，上网时间不可太长。

4. 注意眼部卫生，防风沙烟尘刺激。

十、丝状角膜炎

丝状角膜炎（filamentary keratitis）是指角膜表面产生丝状物，丝状物由变性的上皮、黏液和胶质纤维组成。特点为丝状物一端附着在角膜表面，另一端游离。临床症状较严重，易复发，为一种慢性反复性角膜病变。

中医学古籍无相应描述。

【病因病理】

1. 西医病因病理 本病常见的发病原因有：持续闭睑，眼部纱布绷带包扎时间过长，上方角膜缘角结膜炎，干眼，药物毒性角膜炎，神经营养性角膜炎，干燥性角膜炎，某些病毒感染，角膜接触镜，白内障、角膜移植及 PRK 术后等。

其发病与以下因素有关：①角膜上皮异常增殖或变性；②角膜局部基质层胶原组织变性；③基底膜与前弹力层结合异常；④泪膜异常。

2. 中医病因病机 多因风热外袭，肺卫不固，黑睛受损，发为本病；或肺阴不足，金不生水，肺肾两虚，目失所养，兼夹风邪。

【临床表现】

1. 症状 异物感，畏光流泪。闭眼时症状减轻，瞬目时症状加重。

2. 体征　角膜上可见色泽较灰卷曲的丝状物，一端附着于角膜上皮层，另一端游离，可被推动。细丝长短不一，数量不一，发病部位不定。丝状物及其根部附着处可被荧光素染色，丝状物脱落后根部染色更加明显。

【辅助检查】
裂隙灯显微镜联合荧光素或孟加拉红染色有助诊断。

【诊断与鉴别诊断】

1. 诊断要点
（1）可能存在干眼、病毒性结膜炎、外伤及手术等原因。
（2）患眼有异物感，畏光流泪。
（3）局部检查可见丝状物，一端附着于角膜上皮层，另一端游离，荧光素染色阳性。

2. 鉴别诊断
细菌性角膜溃疡：患者亦有眼痛、畏光及流泪，角膜表面坏死物黏附，但坏死物不会出现一端附着于角膜上皮层、另一端游离的典型丝状物表现。

【治疗】

1. 全身治疗
（1）西医治疗：适当口服维生素类药。
（2）中医辨证论治
①风热外袭证
证候　角膜表面附着灰白色丝状物，睫状充血，眼异物感，伴畏光流泪；舌质红，苔薄黄，脉浮数。
治法　祛风清热。
方药　桑菊饮加减：桑叶 10g，菊花 10g，薄荷 6g，连翘 10g，桔梗 10g，杏仁 10g，芦根 10g，甘草 5g。水煎，每日 1 剂，分 2 次温服。
伴头痛者，加羌活、白芷以祛风止痛；结膜充血明显者，加金银花、大青叶以清热解毒；便秘尿黄者，加大黄、车前子通腑利尿。
②肺肾两虚证
证候　角膜表面附着灰白色丝状物，时发时缓，结膜轻度充血，眼干涩，视物模糊；可伴干咳少痰，腰膝酸软；舌红少苔，脉细。
治法　滋养肺肾，兼祛风邪。
方药　十珍汤加减：生地黄 15g，天冬 10g，麦冬 10g，白芍 10g，当归 10g，人参 10g，知母 10g，地骨皮 10g，牡丹皮 10g，甘草 5g。水煎，每日 1 剂，分 2 次温服。
若沙涩羞明显著者，加薄荷、防风以祛风邪。
（3）中药熏洗：金银花 15g、蒲公英 20g、薄荷 8g、紫草 15g、防风 10g，水煎，先熏后洗，每日 2 次，使用前注意将药物过滤，防药渣伤眼。

2. 局部治疗
（1）病因治疗：应查找病因，并针对病因治疗，如戴接触镜时间过长、局部及全身用药不当、包眼时间过长等应及时矫正。
（2）拭除丝状物：表面麻醉下用湿润棉签或显微镊拭去角膜丝状物，然后结膜囊涂抗生素眼膏，包眼 12~24 小时。

（3）黏液溶解剂：10% 乙酰半胱氨酸滴眼液可减低丝状物黏性，每日滴眼 4 次。

（4）营养角膜上皮的药物：bFGF 等。

（5）高渗剂：5% 氯化钠滴眼液、眼膏，白天滴眼液 3~4 次，睡前涂眼膏。

（6）人工泪液：含透明质酸钠的滴眼液，每日 4 次。

（7）软性角膜接触镜：适用于角膜上皮剥脱者，可减轻症状。

（8）抗生素滴眼液、眼膏：目的为预防感染。

3. 手术治疗　反复发作的患者可采用准分子激光治疗性角膜切削术（PTK）、前基质层角膜穿刺术（ASP）。

【预防与调护】

1. 积极治疗眼部疾病，如干眼、角结膜炎等。

2. 因其他眼病需包眼者，包扎时间应适当。

3. 饮食宜清淡，多吃蔬菜和水果。

4. 忌食辛辣刺激之品。

第二节　角膜变性与角膜营养不良

一、角膜老年环

角膜老年环（cornea arcus senilis）是角膜周边部基质内的类脂质沉着。是一种年龄相关有遗传倾向的退行性变化，年龄越大患病率越高，超过 80 岁的老人几乎 100% 有老年环。

【病因】

其发病与脂代谢紊乱，特别是低密度脂蛋白异常有关。

【临床表现】

双眼发病，病变先出现在角膜上下方，然后才连接成环状，约 1mm 宽，呈灰白色，与角膜缘之间有一狭窄透明带相隔。偶尔见于青壮年，特称"青年环"，但病变仅局限于角膜缘的一部分，一般属于先天异常。

【治疗】

本病无需治疗。

二、带状角膜病变

带状角膜病变（band-shaped keratopathy）是一种主要累及前弹力层的表浅角膜钙化变性，多继发于各种眼部或全身系统性疾病。

【病因】

本病常见原因为：①慢性炎症性眼部疾病，如葡萄膜炎、角膜炎等；②维生素 D 中毒，结节病、甲状旁腺功能亢进；③长期使用含汞滴眼液；④眼内长期硅油存留；⑤遗传性疾病，如遗传性原发性带状角膜变性；⑥慢性肾衰竭所致的高钙血症。

【临床表现】

1. 症状 可有异物感、畏光、流泪、视物模糊。

2. 体征 早期在睑裂部角膜缘前弹力层出现细点状灰白色钙质沉着，病变外侧与角膜缘之间有一透明区，内侧呈火焰状逐渐向中央角膜发展，两端融合成一个完整的带状混浊，由于钙盐沉着逐渐变成白色斑片状。

【治疗】

1. 积极治疗原发病。

2. 早期病例局部使用依地酸二钠（EDTA）滴眼液，每日4~6次，目的在于通过螯合作用去除钙质。

3. 角膜混浊严重者，滴表面麻醉剂后刮去角膜上皮，用浸有2.5%依地酸二钠的棉片浸洗角膜，局部包扎至角膜上皮愈合。

4. 配戴含依地酸二钠的接触镜或胶原帽。

5. 角膜中央区混浊严重者可行板层角膜移植术，或准分子激光治疗性角膜切削术。

三、边缘性角膜变性

边缘性角膜变性（marginal degeneration）又称Terrien边缘变性（Terrien marginal degeneration，TMD），是一种少见的角膜变性，以双侧周边部角膜扩张膨隆、基质变薄、穿孔、虹膜脱出、新生血管生长和脂质沉着为特征，往往眼球严重受损。表现为慢性及双侧性，但双眼可先后发病，进展缓慢，病程长。男女发病比为3:1，发病年龄10~70岁，约70%在40岁之前发病。

【病因病理】

边缘性角膜变性发病原因至今不明确，可能与以下因素有关：

1. 免疫性疾病 TMD好发于角膜边缘，角膜缘是免疫反应活跃的部位，TMD的发生与风湿性疾病有关。

2. 炎症性疾病 部分患者伴有刺激症状，病理切片可发现炎性细胞。

3. 泪液异常 部分患者泪液中溶酶体高于正常。

4. 其他 角膜缘营养障碍、变性等。

TMD早期角膜变薄区前弹力层和基质裂解为原纤维，角膜基质胶原纤维被吞噬破坏，基质内可见变形的角膜细胞、空泡样细胞、纤维细胞、多形核细胞、巨噬细胞、浆细胞、淋巴细胞等，但角膜内皮形态及数量正常。

【临床表现】

1. 症状 视力慢性进行性下降，不规则散光且无法矫正，一般无明显疼痛及畏光。

2. 体征 单眼或双眼对称性角膜边缘部变薄膨隆，鼻上象限多见，若干年后形成全周边缘性角膜变薄扩张，伴浅层新生血管，最薄区仅残留上皮和后弹力层，易穿孔。

【诊断与鉴别诊断】

1. 诊断要点 视力慢性进行性下降，角膜边缘部变薄膨隆。

2. 鉴别诊断 本病需与蚕蚀性角膜溃疡相鉴别：后者病程长，疼痛剧烈，溃疡特点为由角膜缘向两侧及中央发展，形似蚕食桑叶形状，进行缘边缘如穿凿状，病变边发展边修复。

【治疗】

目前比较公认的治疗方法是角膜移植术和表面角膜镜片术。

1. 角膜移植术 目的为重建角膜的正常厚度和曲率，减少散光，修补穿孔。本病应争取在角膜穿孔前行新月型或指环状板层角膜移植术，如穿孔范围较大且伴眼内容物脱出者，则需行部分穿透性角膜移植术。

2. 表面角膜镜片术 目的为增加病变区角膜厚度，防止角膜组织膨隆，但远期疗效尚有待观察。

四、大泡性角膜病变

大泡性角膜病变（bullous keratopathy）是由于各种原因导致角膜内皮细胞失代偿，引起角膜基质和上皮下持续性水肿及形成泡状隆起的状态。实际上大泡性角膜病变不是原发性的角膜上皮病变，而是角膜内皮细胞失代偿所继发的上皮病变。

古代中医眼科对本病无记载。

【病因病理】

1. 西医病因病理 引起本病的常见原因有：①眼前段手术尤其是白内障摘除，术中机械损伤，人工晶状体植入，白内障术后玻璃体接触角膜；②绝对期青光眼，角膜内皮炎，单疱病毒或带状疱疹病毒感染，角膜移植术后内皮排斥反应，前房内硅油损伤内皮，激光引起的角膜内皮损伤，角膜内皮营养不良等。足够数量的正常内皮细胞是保障内皮细胞功能的重要物质基础，当以上原因导致内皮细胞损害，降至其生理量限值以下时，内皮失去液体屏障和主动液泵功能，而引起不同程度水肿，导致本病。全身情况差，特别是合并糖尿病等患者更易发生。

2. 中医病因病机 多因肝胆湿热，上熏黑睛；或肝阴血不足，目失濡养，酿成本病。

【临床表现】

1. 病史 有各种导致内皮损伤的原因，特别是有内眼手术史。

2. 症状 视力下降，晨起明显，午后稍轻；疼痛，羞明，流泪，难以睁眼，特别是角膜上皮水疱破裂时最为明显。

3. 体征 角膜基质增厚水肿，上皮弥漫性水肿，表面粗糙，有大小不等之水疱；角膜后层皱褶混浊，模糊不清。

【辅助检查】

裂隙灯显微镜下病变明显。

【治疗】

1. 全身治疗

中医辨证论治

①肝胆湿热证

证候 角膜水肿，表面水疱较多，睫状充血，眼疼痛甚伴畏光流泪；便秘尿赤；舌质红，苔黄腻，脉滑数。

治法 清肝利胆化湿。

方药 龙胆泻肝汤加减：龙胆草15g，黄芩10g，栀子10g，柴胡10g，木通6g，车前子15g，泽泻10g，当归12g，生地黄15g，甘草5g。水煎，每日1剂，分2次温服。

伴头痛者，加羌活、白芷以祛风止痛；结膜充血明显者，加金银花、大青叶以清热解毒；便秘者，加大黄以泻腑通便。

②肝血亏虚证

证候　角膜水肿如雾状，表面水疱一个或多个，轻度睫状充血，眼干涩疼痛，畏光流泪；面色少华；舌质淡，脉细。

治法　补血养肝。

方药　明目地黄丸加减：生地黄 10g，熟地黄 10g，山茱萸 10g，山药 10g，牡丹皮 10g，五味子 10g，当归 10g，泽泻 10g，茯神 10g，柴胡 10g。水煎，每日 1 剂，分 2 次温服。

舌质偏红者，加玄参滋阴凉血；水疱多者，加车前草以利水；角膜混浊明显者，加蝉蜕、木贼明目退翳。

2. 局部治疗

（1）高渗剂：50% 高渗葡萄糖、90% 甘油或 5%~8% 氯化钠配成滴眼液，每日 6 次，睡前涂 5% 氯化钠眼膏，有利于减轻角膜水肿。

（2）角膜上皮及角膜内皮营养剂：重组牛碱性成纤维细胞生长因子滴眼液（贝复舒），每日 4~6 次。

（3）抗生素滴眼液：角膜上皮缺损时预防感染。

（4）非甾体消炎药：0.1% 双氯芬酸钠滴眼液滴眼，每日 3 次。

（5）对白内障术后手术损伤所产生的大泡性角膜病变，早期大剂量激素局部及全身使用效果好。

（6）角膜接触镜：使用高含水性轻薄角膜接触镜，可吸收角膜水分，减少水疱，防止眼睑与水疱摩擦所导致的水疱破裂。

3. 手术治疗

（1）角膜层间烧灼术：目的在于角膜层间形成一薄层的纤维结缔组织，阻挡水分向前渗漏。

（2）角膜层间晶状体囊膜植入术：形成层间屏障，阻挡水分向前渗漏。

（3）穿透性角膜移植术：是目前治疗该病的有效方法，能切除病变组织，代之以正常的内皮细胞。

（4）深板层角膜内皮移植术：是治疗该病的有效方法，有利于恢复内皮功能。

五、角膜营养不良

角膜营养不良（corneal dystrophy）是一类与遗传有关的双眼性、原发性角膜病变，具有特征性的病理组织改变。一般发病双眼对称，多侵犯角膜中央，表现为家族遗传性，起病多在 20 岁以前。病变缓慢发展，起初只侵犯角膜一层，晚期可累及多层。除非继发感染，一般无明显炎症现象及新生血管。

目前临床上多采用解剖部位分类法，将本病分为角膜前部、实质层及后部角膜营养不良三类，每一类又有多个病种，本部分各举一种常见的典型病种介绍如下。

（一）上皮基底膜营养不良（epithelial basement membrane dystrophy）

本病又称地图样－点状－指纹状营养不良（map-dot-finger print dystrophy），是最常见的前部角膜营养不良。

【病因病理】

本病可能为常染色体显性遗传，组织病理学检查可见基底膜增厚，并向上生长，基底膜下微小囊肿形成。

【临床表现】

双眼对称性发病，成年女性多见。

1. 症状　视力下降，异物感，畏光，流泪，常反复发作。

2. 体征　角膜中央上皮层及基底膜内可见灰白色点状、斑状、地图样、指纹状混浊，上皮反复性剥脱。

【治疗】

1. 早期一般无需特殊治疗。

2. 轻症　可用：①高渗剂：5% 氯化钠滴眼液和眼膏，白天滴眼液，每日 4~5 次，睡前涂眼膏；②人工泪液滴眼，每日 3 次。

3. 软性角膜接触镜　适用于上皮剥脱者。

4. 上皮刮除术　表面麻醉下行上皮刮除，涂抗生素眼膏后绷带包扎。

5. 准分子激光治疗性角膜切削术（PTK）　去除糜烂角膜上皮。

6. 板层角膜移植　适用于严重病例。

（二）颗粒状角膜营养不良（granular dystrophy）

属角膜基质层营养不良的常见类型，10~20 岁发病，早期症状不明显，双眼对称性发展，青春期后才表现典型。

【病因病理】

本病属常染色体显性遗传，外显率高，为 5q31 染色体位点上的角膜上皮基因发生改变所致，国内有连续数代遗传的家系报道。病理组织学检查角膜颗粒为玻璃样物质，但颗粒物的确切性质和来源仍然不清，可能是细胞膜蛋白或磷脂异常合成或代谢的产物。

【临床表现】

1. 10~20 岁发病，双眼对称性发展，青春期后明显。

2. 症状　早期无症状，随病情发展视物模糊；角膜上皮糜烂时可出现眼红与羞明。

3. 体征　角膜中央前弹力层下出现灰白色点状、圆形或不规则团块，形态各异，逐步向角膜实质深层发展，病灶之间角膜完全正常透明。

【辅助检查】

取标本行组织病理检查有特征性改变。

【治疗】

1. 早期无需治疗。

2. 角膜营养剂　适用于角膜上皮出现糜烂时。

3. 抗生素　可睡前涂抗生素眼膏预防继发感染。

4. 角膜移植术　适用于视力下降明显影响工作与生活时，但术后可复发。

（三）Fuch 角膜内皮营养不良（Fuch's endothelial dystrophy）

本病是以角膜内皮的进行性损害，最后发展为角膜内皮失代偿为特征的营养不良性疾病。

【病因病理】

可能为常染色体显性遗传。病理组织学检查显示角膜后弹力层散在灶样病灶,形成角膜小滴,凸向前房,其尖端内皮细胞变薄,内皮细胞总数减少。

【临床表现】

双眼患病,病程发展缓慢。

1. 症状 早期无自觉症状;基质和上皮水肿时,出现视力下降、虹视和雾视;发展为大泡性角膜病变时,出现疼痛、畏光及流泪。

2. 体征 角膜后弹力层出现滴状赘疣,推压角膜突出于前房;后弹力层广泛增厚;有时内皮面有色素沉着。

【辅助检查】

裂隙灯显微镜检查病变更清晰。

【治疗】

1. 早期病例无症状,可不治疗。

2. 角膜水肿病例,可用高渗脱水治疗,用5%氯化钠或蜂蜜滴眼液,每日3次。

3. 发生大泡性角膜病变者,可配戴治疗性角膜接触镜,局部滴高渗剂、抗生素滴眼液防继发感染。

4. 视力严重受损的中晚期病例,可行穿透性角膜移植。

第三节 角膜软化症

角膜软化症(keratomalacia)是由于维生素A严重缺乏,造成以角膜干燥混浊、软化坏死为主要特征的眼病,是全身营养不良的局部表现,多见于小儿,双眼同时受累。若能早期治疗,预后良好;若延误治疗,则发生角膜溶解、坏死、穿孔,极易形成粘连性角膜白斑或角膜葡萄肿,严重影响视力。

本病属中医学"疳积上目"(《中医眼科学》1964年版)范畴。历代中医眼科病名较多,如《秘传眼科龙木论》称"小儿疳眼外障",《银海精微》称"小儿疳伤"等,均有对本病症状及治疗等的论述。

【病因病理】

1. 西医病因 本病主要是缺乏维生素A导致。①摄入不足:不合理喂养,婴幼儿挑食。②合成利用下降:如急慢性腹泻、肝脏疾患等。③消耗及排出过多:患麻疹、肺炎、中毒性消化不良等迁延性或消耗性疾病,同时未合理补充维生素A。

2. 中医病因病机 多因小儿脏腑娇嫩,脾常不足,脾气亏虚,精微失运,肝血不足,目失濡养而致本病。

【临床表现】

1. 症状 多发生于婴幼儿,双眼发病,有导致维生素A缺乏的病因及全身营养不良的体征。早期发生夜盲,暗适应功能下降;患眼有睑痉挛、结膜充血、畏光等症状。

2. 体征 泪液明显减少,结膜无光泽,睑裂部球结膜内外侧可见基底朝向角膜缘的三角形泡沫状上皮角化斑,称比奥斑。角膜知觉减退或消失,角膜上皮干燥、混浊,继之发生溶解、坏死、穿孔，虹膜脱出，形成粘连性角膜白斑、角膜葡萄肿，严重者眼球萎缩。

3. 并发症　继发感染，可发生角膜溃疡，且常发生前房积脓。

世界卫生组织将眼表改变分为三个阶段：①结膜干燥，无或有比奥斑；②角膜干燥，点状上皮脱失，角膜干燥斑；③角膜溃疡，伴有不同程度角膜软化。

【治疗】

1. 治疗原则　本病治疗原则是纠正全身营养失衡，补充维生素 A，防止严重并发症。病因治疗是关键，应请儿科或内科会诊，加强原发病的治疗。眼局部治疗的关键是促进角膜上皮的修复，防止角膜穿孔。

2. 全身治疗

（1）西医治疗：补充大量维生素 A，每日肌内注射 2.5 万 ~5 万 U，连续治疗 7~10 天；口服复合维生素 B，每次 1 片，每日 3 次。

（2）中医辨证论治

①肝血亏虚证

证候　角膜少光泽，夜盲，眼内干涩，眨目频频；舌质淡红，苔薄白，脉细。

治法　滋补肝血。

方药　猪肝散加减：猪肝 15g，蛤粉 10g，夜明砂 15g，谷精草 15g。水煎，每日 1 剂，分 2 次温服。

若食欲不振，加鸡内金 6g、苍术 3g 以健脾化湿；脐周疼痛，加使君子 3~6g 以杀虫消积。

②脾气不足证

证候　角膜雾状混浊，结膜干燥少光泽，夜盲，眼内干涩；纳呆厌食，大便溏；舌淡苔薄，脉弱。

治法　补脾益气。

方药　参苓白术散加减：人参 10g，茯苓 10g，白术 10g，山药 10g，扁豆 10g，莲子肉 10g，薏苡仁 10g，砂仁 6g，陈皮 6g，桔梗 10g，甘草 5g。水煎，每日 1 剂，分 2 次温服。

煎水煮猪肝 200g 食之。脘腹胀满，加厚朴 3g 以理气健脾；四肢不温，完谷不化，加熟附片 3g 以温阳健脾；若兼烦躁不宁，舌红者，乃脾虚肝旺，宜健脾清肝，方用肥儿丸加减。

3. 局部治疗

（1）鱼肝油滴剂：滴眼，每日 6 次。

（2）抗生素滴眼液及眼膏：白天滴眼液，每日 3~5 次，睡前涂眼膏，以预防感染。

注意勿加压眼球，以免角膜穿破，必要时用眼拉钩拉开眼睑后再滴眼。

第四节　角膜新生血管

正常角膜无血管，如毛细血管进入透明角膜 1~2mm 以上即为病态，称角膜新生血管。

新生血管可呈网状、束状、放射状，自角膜缘向角膜中央生长，或沿瘢痕延伸。可不同程度影响视力，同时也是同种异体角膜移植术后发生排斥反应的重要因素。角膜新生血管由浅入深均可发生，分为上皮表面、上皮下、基质浅层和深层，前二者血管来源于表层角膜周围血管网，后二者分别来自于深层角膜周围血管网和虹膜大动脉环或虹膜的放射状血管。

【病因病理】

引起角膜新生血管的原因很多，主要的原因有：

1. 感染　包括细菌、病毒、衣原体及其他病原微生物。

2. 角膜外伤　包括机械性损伤、热灼伤、酸碱化学伤、手术后缝线刺激。

3. 变态反应性角膜病　如变态反应性角膜炎。

4. 自身免疫性角膜病　如蚕蚀性角膜溃疡等。

5. 角膜占位性病变　各种肿瘤可伴发新生血管。

6. 其他　包括角膜接触镜、严重干眼、长期高眼压，以及某些全身疾病如糖尿病、尿毒症等。

现代观点认为，角膜血管的生成和抑制存在一种内在调节的复杂而精细的平衡，病理状态下，血管形成刺激因子显著上调，促进新生血管形成，恢复期血管形成刺激因子的水平下调。新生血管的形成机制目前有很多学说，如缺氧、白细胞介导、细胞因子平衡失调、角膜水肿破坏机械屏障等，而产生一系列的反应，导致新生血管形成。

【临床表现】

1. 正常角膜无血管区出现了异常血管。

2. 裂隙灯下可见角膜表面、上皮下、基质内新生血管形成，表现为网状、束状、放射状、膜状。基质浅层的新生血管走行弯曲，深层新生血管呈毛刷状直行。如密集大量的血管长入角膜，伴角膜上皮组织隆起则形成胶样粉红色外观。

【治疗】

1. 治疗原则　中医眼科积累了数千年治疗角膜血管翳的方法，但其确切疗效尚需进一步研究，包括局部治疗与全身治疗。局部滴眼液或眼膏，应深入剂型改革，稳定质量，减少刺激，发掘疗效好、刺激少、化学性质稳定的外用制剂，是今后治疗角膜新生血管较有前途的方法。

2. 全身治疗

（1）西医治疗：去除诱发角膜新生血管的原因是治疗的根本，如积极治疗角膜炎症，控制感染，防止化学性眼外伤或热灼伤。

（2）中医辨证论治

①肺肝风热，血热壅滞证

证候　新生血管自上而下或从四周向角膜中央生长，沙涩痒痛，视物模糊，流泪羞明；舌质红，苔黄，脉数。

治法　疏风清热，凉血化瘀。

方药　归芍红花散加减：当归10g，赤芍10g，红花6g，栀子10g，黄芩10g，生地黄10g，连翘10g，大黄10g，防风10g，白芷10g，甘草5g。水煎，每日1剂，分2次温服。

若新生血管粗大、结膜充血明显，加龙胆草以清肝热；角膜混浊，视物模糊，加蝉蜕、密蒙花以退赤退翳。

②心肝积热，热瘀互结证

证候　角膜血翳满布，结膜充血呈紫红色，畏光羞明，眼珠刺痛；口苦咽干；舌红，苔黄，脉数。

治法　清心泻肝，凉血化瘀。

方药　破血红花散加减：当归尾12g，赤芍10g，红花6g，苏木10g，川芎10g，枳壳10g，黄芪10g，黄连3g，栀子10g，大黄10g，连翘10g，升麻3g，苏叶6g，白芷10g，薄荷6g。水煎，每日1剂，分2次温服。

若心中烦热，小便短赤，加生地黄、竹叶以泻心火；眼珠疼痛，加夏枯草以平肝清热。

3. 局部治疗

（1）激素类滴眼液：如0.1%氟米龙、1%甲基强的松龙点眼，每日3次，可一定程度减轻角膜新生血管的形成和发展。

（2）外点犀黄散或涩化丹，每日3~4次，以磨障退翳。

（3）氩激光：直接光凝新生血管。

（4）光动力学疗法（PDT）：将光敏剂静脉注入组织血液循环或局部用于眼表面，经激光束激活后，选择性阻断新生血管。

但以上两种激光治疗方法有可能引起角膜变薄、虹膜损伤等并发症。

4. 手术治疗　包括角膜缘干细胞移植、羊膜移植重建眼表面等。

第五节　角膜瘢痕

角膜瘢痕是指角膜因炎症、外伤、手术等愈后遗留厚薄不等的不透明体，为角膜病愈合后的表现，前弹力层和基质层病愈后由成纤维细胞产生的瘢痕组织修复所致。角膜瘢痕因厚薄、部位的不同而对视力产生不同程度的影响，严重者可致失明。另外角膜愈合后所形成的瘢痕，抗张力不如正常角膜，一旦受到挫伤，容易从瘢痕处裂开。因瘢痕厚薄及是否嵌顿组织的不同常分为：角膜云翳（corneal nebula）、角膜斑翳（corneal macula）、角膜白斑（corneal leucoma）、粘连性角膜白斑（adherent leucoma）。

中医眼科将角膜混浊称为"翳"，而瘢痕性混浊称为"宿翳"。依翳的厚薄形态的不同，有不同的命名。角膜薄翳称为冰瑕翳，角膜斑翳谓之云翳，角膜白斑称为厚翳，粘连性角膜白斑称为斑脂翳。《证治准绳·杂病·七窍门》认为宿翳"若滑涩沉深及患久者，虽极治亦难尽去。"说明翳宜及早医治，否则翳障老定，成年痼疾很难医治。

【病因病理】

1. 西医病因病理　因炎症、外伤、手术等损伤角膜前弹力层和基质层，愈合过程中成纤维细胞增生，伤口由纤维结缔组织所填充，形成厚薄、大小不同的瘢痕。

2. 中医病因病机　本病的形成是在黑睛损伤的恢复期，正气已虚，邪气未尽，血热瘀滞所致。邪热伤阴，阴虚邪恋，黑睛混浊；久病伤气，气虚邪留，而致本病。

【临床表现】

1. 视力无影响或视物模糊　因角膜瘢痕厚薄、部位的不同而对视力产生不同程度的影响，如位于周边部的角膜云翳，视力可完全正常，而位于视轴部的角膜白斑可致失明。

2. 结膜无充血。

3. 角膜云翳　角膜浅层灰白色云雾状混浊，通过混浊部分能看清虹膜纹理。

4. 角膜斑翳　混浊较厚略呈白色，但仍可透见虹膜。

5. 角膜白斑　混浊很厚呈瓷白色，不能透见虹膜。

6. 粘连性角膜白斑　角膜瘢痕组织中有虹膜嵌顿。

【治疗】

1. 治疗原则　本病治疗的关键是早期对角膜创伤进行积极有效的治疗，合理应用生长因子，减少瘢痕的形成。中医中药治疗的重点是位于视轴部冰瑕翳及云翳影响视力者，内服中药配合局部退翳中药点眼，可一定程度减轻宿翳。临床根据不同疾病的特点，积极治疗原发病。

2. 中医辨证论治

宿翳障证

证候　角膜新翳已退，宿翳形成，翳面光滑，边缘清楚，眼无红痛。

治法　退翳明目。

方药　拨云退翳丸加减：楮实子 10g，薄荷 6g，川芎 10g，黄连 3g，菊花 10g，蝉蜕 6g，瓜蒌根 10g，蔓荆子 10g，密蒙花 10g，蛇蜕 6g，荆芥穗 10g，香白芷 10g，木贼 10g，防风 10g，甘草 5g。水煎，每日 1 剂，分 2 次温服。

方中可加苏木、红花以活血退翳。

3. 局部治疗　外用消朦眼膏、八宝眼膏涂眼，每晚睡前 1 次。

4. 手术治疗

（1）板层角膜移植术：适用于后弹力层以前部分的角膜混浊。

（2）穿透性角膜移植：适用于角膜白斑特别是中央部白斑者。

（3）准分子激光治疗性角膜切削术（PTK）：适用于角膜中央前弹力层和浅基质层瘢痕，角膜表面不平整、上皮基底膜异常等。

第十二章

巩 膜 病

巩膜（sclera）为眼球壁的最外层，大部分由胶原纤维和弹力纤维致密交织组成。巩膜的外层通过精细的板层结构与球筋膜组织相连，其内层通过脉络膜周围间隙与葡萄膜组织相接触；前部与角膜缘相连，后部与视神经周围组织相连。

由于巩膜不与外界直接接触，神经和血管均少，故较少患病。而巩膜组织一旦损伤，其修复能力较差。当巩膜损伤的程度较为严重时，病变形成的瘢痕组织难以承受正常眼压的张力，可致病变部位的巩膜膨出或巩膜葡萄肿。巩膜疾病以炎症为主，变性性疾病次之。引起巩膜炎的原因较多且不易确定，内、外源感染均可引起，但更常见的是全身结缔组织疾病在眼部的表现或病因不明。巩膜炎的主要自觉症状是疼痛、畏光、流泪；其临床特点为病程长、反复发作，对药物治疗的反应差；其病理改变主要为胶原纤维的坏死变性、慢性炎症细胞浸润，呈现为肉芽肿性增生反应，形成炎性结节或弥漫性肿胀区。巩膜炎症性病变常可累及其邻近组织，如巩膜表层炎症常可蔓延至球结膜下组织；巩膜的深层炎症常可影响葡萄膜；前部巩膜的炎症既可蔓延至角膜形成硬化性角膜炎，又可沿着前睫状血管向内扩散引起前葡萄膜炎。

巩膜属中医白睛的里层，故巩膜疾病归属于中医眼科的白睛疾病范畴。因白睛在五轮学说中属气轮，在脏属肺，故其发病多责之于肺和大肠，治疗上首当理肺，复其治节，如为外感六淫，宜疏解外邪，大肠阳明热结者则泻热通腑散结。然而，白睛是机体的一部分，其发病不仅与肺和大肠关系密切，而且还与其他脏腑有密切的关系，这一点在巩膜疾病尤为突出。因此，临床上在对巩膜疾病进行辨证论治时，必须有整体观念，综合局部和全身情况，审证求因。

第一节　巩膜外层炎

巩膜外层炎（episcleritis）是指巩膜表层组织的非特异性炎症，以复发性、暂时性、自限性的无明显刺激症状的眼红为主要临床特征，常发生于睑裂暴露区角膜缘至直肌附着线间的区域内。好发于20~50岁，40岁年龄段为发病高峰，男女之比约为1∶3，多数患者为单眼发病，约1/3的患者双眼同时或先后发病。临床根据其局部表现可分为单纯性巩膜外层炎和结节性巩膜外层炎两种类型。

本病相似于中医学之"火疳"。火疳之名首见于《证治准绳·杂病·七窍门》，该书所论述的病因病机、临床表现及鉴别诊断对本病的临床证治有重要的指导意义。《审视瑶函·卷之四·目疣》在其基础上，对本病的治疗、预后等进行了补充。《目经大成·卷之二上·五色疡》称本病为火疡。

【病因病理】

1. 西医病因病理　目前本病的病因尚未完全阐明，可能与免疫反应有关。大约1/3的患者可伴有红斑、痤疮、痛风、感染或胶原血管病等。

2. 中医病因病机　多因肺经郁火或热毒蕴结白睛，滞结为疳；或心肺热毒内蕴，火郁不得宣泄，上逼白睛所致；素患痹证，风湿久郁经络，循经上犯于目；肺阴不足，或久病伤阴，虚火上炎均可发为本病。

【临床表现】

巩膜外层炎在临床上分为结节性巩膜外层炎与单纯性巩膜外层炎，两者的症状体征有所不同。

1. 结节性巩膜外层炎（nodular episcleritis）

（1）症状：疼痛、轻度刺激症状，一般不影响视力。

（2）体征：以局限性充血性结节样隆起为主要特征。结节呈暗红色，圆形或椭圆形，直径2~3mm；结节多为单个，也可有数个；结节及周围结膜充血和水肿，有压痛。由于结节位于表层巩膜组织，与深部巩膜无关，故可被推动。常合并轻度虹膜炎。每次发病大约持续2周，约2/3的患者常多次复发。

2. 单纯性巩膜外层炎（simple episcleritis）

（1）症状：眼部轻微疼痛和灼热感，一般视力不受影响。偶可出现瞳孔缩小和暂时性近视。

（2）体征：以周期性复发，发作突然，时间短暂，数天即愈为主要特点。表现为病变部位巩膜表层和相应球结膜突然呈扇形、局限性或弥漫性充血水肿，色暗红。表层巩膜的浅表血管充血呈放射状，可同时出现一定程度的球结膜血管和表层巩膜的深部血管充血。多数患者病变局限于某一象限，范围广泛者少见。有时可出现眼睑神经血管性水肿，严重者可伴有周期性偏头痛，偶见虹膜炎。每次发病持续1天至数天。可多次复发，妇女多在月经期发作，但复发的部位常不固定。

【辅助检查】

1. 超声生物显微镜（UBM）　巩膜外层炎的UBM影像特征是低回声，即显示单纯表层巩膜增厚或局限性增厚，而巩膜本身没有改变，即UBM影像表现为均匀的高回声，与表层巩膜低回声界限清晰可辨。

2. 可做一些全身检查及实验室检查以帮助寻找病因。详见深层巩膜炎。

【诊断与鉴别诊断】

1. 诊断要点

（1）巩膜表层局限性暗红色结节或局限性扇形充血水肿，压痛。

（2）患眼疼痛，可伴畏光、流泪。

（3）有周期性发作而愈后不留痕迹的特点。

（4）多发于成年女性，以单眼为多。

2. 鉴别诊断

（1）结节性巩膜外层炎与泡性结膜炎鉴别：两者均有结节样隆起，但泡性结膜炎之结节病变部位在结膜，为灰黄色或白色小泡样隆起，周围充血，色鲜红，推之随球结膜移动，按之不痛。

（2）单纯性巩膜外层炎与结膜炎鉴别：两者均可出现眼表充血，但结膜炎的充血为弥漫性，且多伴有分泌物；单纯性巩膜外层炎的充血多局限在角膜缘至直肌附着点的区域内，不累及睑结膜，充血的血管呈放射状垂直走行，从角膜缘向后延伸。

（3）单纯性巩膜外层炎与结节性巩膜外层炎的鉴别：见表 12-1。

表 12-1　单纯性巩膜外层炎与结节性巩膜外层炎的鉴别

	单纯性巩膜外层炎	结节性巩膜外层炎
局部改变	表层巩膜浅层组织充血、水肿非常明显，病变多局限于某一象限	表层巩膜浅层组织充血水肿、周围局限性结节
血管改变	表层巩膜血管迂曲扩张呈放射状	巩膜血管丛在结节深部
充血	由淡红到鲜红色	呈紫红色
结节	无结节	结节单发、表面球结膜可移动

【治疗】

1. 治疗原则　由于本病多呈自限性，一般可在 1~2 周自愈，几乎不产生永久性眼球损害，故通常无须特别处理。对于症状较明显或发作频繁者，则应采取有效的治疗措施，取中西医之长，及时抑制炎症，减少复发。中医药在治疗巩膜外层炎方面有较好疗效，能减少复发、减轻症状。西医治疗本病在于对病情严重者局部或全身使用糖皮质激素，有利于控制炎症、缩短病程。

2. 全身治疗

（1）西医治疗：若症状较明显或发作频繁者，可口服非甾体消炎药；积极寻找病因，针对原发病治疗，以防止复发。

（2）中医辨证论治

①肺经郁火证

证候　巩膜局限性充血性结节样隆起，色暗红，压痛，眼痛；咽干鼻燥；舌红，苔薄黄，脉数。

治法　清肺泻火，活血散结。

方药　泻白散加减：桑白皮 15g，地骨皮 15g，黄芩 10g，连翘 15g，浙贝母 10g，夏枯草 10g，郁金 10g，赤芍 15g，甘草 3g。水煎，每日 1 剂，分 2 次温服。

巩膜结节红赤明显，选加红花、牡丹皮以增强活血化瘀、散结消滞之力。

②火毒蕴结证

证候　巩膜局限性充血性结节样隆起较大，或连缀成环，红赤压痛，患眼灼痛；口苦，溲黄；舌红，苔黄，脉数。

治法　泻火解毒，凉血散结。

方药　还阴救苦汤加减：柴胡 10g，防风 10g，羌活 10g，黄连 6g，黄柏 10g，黄芩 10g，生地黄 15g，知母 10g，连翘 15g，红花 6g，当归尾 12g。水煎，每日 1 剂，分 2 次温服。

巩膜红赤疼痛明显，选加生石膏、桑白皮、赤芍以增强清热泻火之功。

③风湿凌目证

证候　局限性充血性结节样隆起反复发作；常伴关节痛，肢节肿胀；舌红，苔黄腻，脉滑数。

治法　祛风除湿，活血散结。

方药　散风除湿活血汤加减：羌活 10g，防风 10g，当归 10g，赤芍 15g，鸡血藤 20g，苍术 10g，忍冬藤 25g，红花 6g，枳壳 10g，甘草 3g。水煎，每日 1 剂，分 2 次温服。

结节样隆起处充血明显，选加牡丹皮、紫草、桑白皮、地骨皮以增凉血消瘀、清热泻肺之力。

④肺阴不足证

证候　局限性充血性结节样隆起时隐时现，反复发作，或病变局部巩膜变薄呈暗紫色或磁白色，炎症侵犯角膜，形成浸润灶；眼干涩，形体消瘦，盗汗低热；舌红少苔，脉细数。

治法　养阴清肺，兼以散结。

方药　养阴清肺汤加减：赤芍 15g，生地黄 10g，薄荷 10g，玄参 15g，麦冬 10g，贝母 6g，丹皮 15g，甘草 5g，知母 15g，地骨皮 15g。水煎，每日 1 剂，分 2 次温服。

白睛结节日久，难以消退，选加丹参、郁金、瓦楞子、浙贝母以清热消瘀散结。

⑤经期血热证

证候　局限性充血性结节样隆起常于行经之际呈周期性复发，每发部位不一，多见于中年妇女；眼涩疼痛，畏光流泪，眼睑浮肿；全身可无兼见症状；舌红，苔薄黄，脉数。

治法　清肝泻热。

方药　洗肝散加减：当归尾 12g，生地黄 15g，赤芍 15g，菊花 10g，木贼 10g，甘草 5g，防风 10g，薄荷 10g，川芎 6g，红花 6g，白蒺藜 15g。水煎，每日 1 剂，分 2 次温服。

结膜水肿明显，选加益母草、郁金以活血利水。

（3）针灸治疗

①针刺：取迎香、列缺、尺泽、合谷、太渊、上星、四白、承泣、曲池、攒竹、丝竹空、太阳等穴，强刺激手法，不留针，每次取 4~5 个穴位，每日 1 次，10 次为一个疗程。

②穴位刺血：取穴：太阳、上星、四白、承泣、合谷、睛明，每次取穴位两个，轮流针刺使之出血。适用于火毒蕴结、肺经郁热及妇女血热证。

3. 局部治疗

（1）糖皮质激素：若症状较明显或发作频繁，可局部应用糖皮质激素眼液，特别是对单纯性巩膜外层炎的患者有明显的疗效。必要时也可结膜下注射糖皮质激素。

（2）非甾体消炎药：局部滴用非甾体消炎眼液，如普拉洛芬滴眼液等。

（3）血管收缩剂：可局部滴用血管收缩剂以减轻眼红症状。

（4）散瞳剂：当并发虹膜睫状体炎时，应滴用散瞳剂散瞳。

（5）湿热敷：局部湿热敷。

【预防与调护】

1. 锻炼身体，增强体质，避免过劳是预防本病复发的重要措施之一。

2. 注意糖皮质激素的合理、正确使用。

3. 宜少食辛辣炙煿之品，以免助化火，伤阴耗液，不利康复。

4. 注意寒暖适中，避免潮湿。

第二节 巩 膜 炎

巩膜炎（scleritis）是巩膜深层组织的一种严重的炎性病变，又称深层巩膜炎、巩膜实质炎、巩膜深层炎。本病较巩膜外层炎少见，但其病情和预后比巩膜外层炎严重，不仅对眼球的结构和功能有潜在的破坏性，而且可能产生心血管系统的潜在损伤或成为已经控制的相关全身性疾病发作的诱因。巩膜炎好发于血管穿过巩膜的前部巩膜，而位于赤道部后面的巩膜炎，由于不易观察且血管少，发病亦少见，故容易被漏诊或误诊。巩膜炎根据病变部位可分为前巩膜炎和后巩膜炎；前巩膜炎又可分为结节性、弥漫性和坏死性。巩膜炎可发于任何年龄，好发于40~60岁，50岁左右最常见，女性明显多于男性，约1/2以上的患者双眼先后发病，大部分患者合并全身免疫性疾病。

一、前巩膜炎

前巩膜炎（anterior scleritis）的病变位于赤道前部，是最常见的一种巩膜炎，多见于青年人或成年人，女性多于男性，双眼可先后或同时发病。本病可归属于中医"火疳"范畴。

【病因病理】

1. 西医病因病理 原因尚未完全阐明。本病常伴有全身胶原性、肉芽肿性或代谢性疾病，少数患者可由微生物直接感染所致。伴有全身性疾病的巩膜炎多与自身免疫有关。免疫反应的类型多为迟发型或免疫复合物型超敏反应。也有不少患者不能查到明确病因。

2. 中医病因病机 参见巩膜外层炎，但其最主要的病机为风湿热毒之邪壅滞所致。

【临床表现】

1. 症状 活动性巩膜炎的症状之一是疼痛。患眼疼痛、压痛明显，有刺激症状，有时也出现同侧头痛。部分患者剧烈疼痛，并且以夜间更明显，常伴有恐惧感等。若病变位于直肌附着处，则眼球运动可使疼痛加剧。视力可不同程度下降。弥漫性前巩膜炎发生视力下降的原因是继发性角膜炎、葡萄膜炎、青光眼、白内障、黄斑水肿，但比坏死性前巩膜炎要轻得多。

2. 体征与临床分型 本病可分为结节性前巩膜炎、弥漫性前巩膜炎和坏死性巩膜炎三种，其体征有所不同。

（1）结节性前巩膜炎（nodular anterior scleritis）：该种类型约占巩膜炎的44%。巩膜呈弥漫性或局限的紫蓝色充血、隆起，有压痛，结节不能推动。严重病例可有数个结节，在角膜缘全周呈堤状隆起，形成环状巩膜炎。大约 40% 的病例可有数个结节，并可伴有巩膜外层炎。若合并结缔组织病，病情恶化出现血管炎性改变，则可能发展成为坏死性前巩膜炎。

（2）弥漫性前巩膜炎（diffuse anterior scleritis）：该种类型约占巩膜炎的 40%，相对良性。眼部检查可见比结节性前巩膜炎更弥漫的深、浅层充血；严重者球结膜高度水肿，无法看到巩膜情况。此时可滴 0.1% 肾上腺素于结膜囊，以便确认有无深层充血及结节形成。大约 60% 的患者炎症累及部分巩膜，40% 的患者炎症累及整个前巩膜。近 30% 的患者可有潜在的结缔组织疾病。若伴发结缔组织病，病情恶化出现血管炎性改变，本病则可能发展成为坏死性前巩膜炎。

（3）坏死性巩膜炎（necrotising scleritis）：该种类型约占巩膜炎的 14%，是最具破坏性的一种巩膜炎。常为双眼发病。眼痛明显而敏感，与巩膜炎症征象不成比例是本病的一大特点，有时轻触头皮也会引发剧烈的疼痛，疼痛夜间加重，因精神紧张，患者常不能入睡。本病的另一特点是病情发展迅速，约 60% 的患者可发生眼部和全身并发症，40% 的患者视力丧失，部分患者在发病 5 年后死亡。最常见的表现是早期巩膜上出现一局限的炎性斑块，病灶边缘炎症比中央明显；另一种表现为巩膜和其上的表层巩膜组织无血管性肿胀。若未及时治疗，巩膜病变可迅速向周围和向后蔓延扩展。此后巩膜软化、坏死、葡萄肿形成，露出其下的葡萄膜。在炎症消退后，巩膜将呈灰蓝色外观，并且有粗大的吻合血管围绕病变受累区。

3. 并发症　可并发葡萄膜炎、角膜炎、白内障、继发性青光眼、巩膜葡萄肿等。

【辅助检查】

1. 超声生物显微镜（UBM）　结节性前巩膜炎的 UBM 影像表现为在结节部位的巩膜水肿增厚，呈较弱回声，边界清晰。弥漫性前巩膜炎的 UBM 影像显示弥漫性巩膜增厚，呈略低回声。坏死性巩膜炎的早期 UBM 影像显示弥漫的低回声区、呈斑点状，巩膜明显增厚；病情加重时，UBM 可显示巩膜小洞，或在巩膜组织中形成更弥漫的低回声改变；在恢复期 UBM 常可显示典型的巩膜变薄。

2. 胸部、脊柱、骶髂关节 X 线检查　一般骨质无异常，类风湿关节炎者可发现有关节腔狭小和骨侵袭。

3. 实验室检查

（1）血常规：部分患者白细胞 $<4 \times 10^9/L$，淋巴细胞绝对计数降低，或有血小板减少。

（2）血沉：常增快，男性 >15mm/h，女性 >20mm/h。

（3）血清尿酸测定：部分患者血清尿酸可能升高。

（4）结核菌素皮内试验：部分患者试验结果为阳性。

（5）免疫指标：如循环免疫复合物、血清自身抗体（如抗核抗体、类风湿因子、抗DNA 抗体等）、梅毒血清学测定等，部分患者的检查结果为阳性。

【诊断与鉴别诊断】

1. 诊断依据　主要根据三种不同类型巩膜炎的各自临床表现特点和相关病史诊断。

2. 鉴别诊断　本病应与巩膜外层炎相鉴别（表 12-2）。

表 12-2 巩膜外层炎与前巩膜炎鉴别表

	巩膜外层炎	前巩膜炎
病因	多见于外源性抗原－抗体所致的过敏性反应	主要由内源性抗原－抗体复合物所引起
病位	巩膜表层组织，极少侵犯巩膜本身	巩膜深层组织，直接侵犯巩膜本身
发病	较急	急
病程	短，几天或 2 周	长，数周或数月、数年
并发症	常无	常有（角膜炎、葡萄膜炎、青光眼等）
眼别	常单眼发病	可双眼先后或同时发病
后遗症	一般不留痕迹	巩膜变薄、巩膜葡萄肿、角膜硬化
全身疾病	与内分泌失调及代谢性疾病（痛风）有一定关系	多伴有全身胶原病

【治疗】

1. 治疗原则　由于巩膜炎常是全身胶原性疾病的眼部表现，坏死性巩膜炎的患者因全身同时发生的病变而危及生命，故尽早诊断和及时采取有效的治疗措施、取中西医之长非常重要。中医药在治疗前巩膜炎方面有较好疗效，能减轻症状、减少复发、减轻糖皮质激素和免疫抑制剂的副作用。西医治疗本病在于对病情严重者局部或全身使用糖皮质激素和免疫抑制剂，有利于尽早控制炎症、减轻组织损害。临床实践表明，采用中西医结合方法治疗本病的效果要优于单纯采取西医或中医方法，可提高疗效、缩短病程，促进痊愈。

2. 全身治疗

（1）西医治疗

①病因治疗：针对病因进行治疗。

②非甾体消炎药：口服非甾体消炎药，如吲哚美辛 25~50mg，每日 2~3 次。

③糖皮质激素：对严重的弥漫性或结节性前巩膜炎者，可大剂量静脉滴注糖皮质激素；对坏死性前巩膜炎应尽早给予大剂量的糖皮质激素。

④免疫抑制剂：若患者有巩膜穿孔的危险，或全身使用糖皮质激素无效时，可考虑采用免疫抑制剂，如环磷酰胺、甲氨蝶呤、环孢霉素 A。

（2）中医辨证论治：参见巩膜外层炎。但是，本病发于白睛深层，其病机的关键为风湿热毒之邪壅滞白睛，且邪热多累及血分，故对本病的治疗应注意在辨证论治的基础上加用凉血活血散结之品。

（3）专病专方：雷公藤多苷片，口服，每次 20mg，每日 3 次，20 天为一个疗程；龙胆泻肝口服液，口服，每次 10ml，每日 3 次，适用于湿热内壅者；清开灵口服液，口服，每次 10~20ml，每日 2~3 次，适用于实热蕴结者；双黄连口服液，口服，每次 10~20ml，每日 2~3 次，适用于实热蕴结者。

3. 局部治疗

（1）糖皮质激素的使用：局部滴用糖皮质激素眼液，如 0.1% 地塞米松眼药水；或球后注射糖皮质激素。禁用结膜下注射糖皮质激素，以免造成巩膜穿孔。

（2）非甾体消炎药的使用：局部滴用非甾体消炎眼液，如普拉洛芬滴眼液等。

（3）散瞳剂的使用：当并发虹膜睫状体炎时，应滴用散瞳剂散瞳。

4. 手术治疗　对坏死性巩膜炎发生巩膜穿孔的病例可考虑做异体巩膜移植术联合眼球筋膜瓣覆盖加固。

5. 若波及眼内及眼眶者，则按相应病症处理。

【预防与调护】

同"巩膜外层炎"。

二、后巩膜炎

后巩膜炎（posterior scleritis）指发生于赤道后部及视神经周围巩膜的一种炎症。其严重程度足以导致眼球后部组织的破坏，使视功能严重损害。本病仅占巩膜炎的 2%~3%，一般眼前部无明显改变，诊断较困难，因此极易漏诊、误诊。常见于中年人，女性多于男性，多为单眼发病，双眼患病率为 10%~33%，尤其在伴有类风湿关节炎或血管疾病中双眼患病率较高。

本病中医无类似病名及描述，但可归属"火疳"范畴。若外眼无改变，以视力或视觉改变为主，则亦可归属"内障"范畴。

【病因病理】

参见前巩膜炎。

【临床表现】

1. 症状　主要表现为不同程度的眼痛和压痛，也可出现头痛，病变早期视力受损之前，持续性眼痛是一个有诊断价值的症状，疼痛可波及眉弓部、颞部或颧骨部。视力不同程度减退，轻度视力下降可以是由于后巩膜弥漫性变厚使眼轴变短所致暂时性远视，严重视力下降的主要原因是后巩膜炎引起的黄斑囊样水肿、视神经炎等。当炎症累及眼外肌时可造成眼外肌炎，导致眼球运动受限、复视。

2. 体征　合并前巩膜炎时，可出现球结膜及巩膜充血水肿等前巩膜炎体征；眼球轻度突出，甚至眼球突出严重以致眼球运动受限。后巩膜炎最常见的眼底改变是视盘水肿、黄斑水肿、渗出性视网膜脱离、视网膜条纹、局限性脉络膜隆起、脉络膜皱褶、环状脉络膜脱离等。大多数后巩膜炎患者既往可有前巩膜炎病史，也可伴发前巩膜炎。

3. 并发症　可并发葡萄膜炎、视网膜炎、继发性青光眼、白内障、巩膜葡萄肿等。

【辅助检查】

1. B 型超声扫描　是诊断本病最有价值的检查方法。检查显示后部巩膜增厚；若球后水肿围绕视神经，则可见典型的"T"形征，表示沿巩膜扩展的水肿与视神经阴影成直角，这种表现在本病的检查中很有意义。

2. CT 或 MRI 检查　显示后部巩膜增厚，有助于诊断。

【诊断与鉴别诊断】

1. 诊断要点

（1）不同程度的持续性眼痛、压痛；视力不同程度的减退，或复视。

（2）眼睑及球结膜水肿；眼球轻度突出甚至眼球运动受限；眼后部可出现视盘水肿、黄斑水肿、渗出性视网膜脱离、脉络膜皱褶。

（3）B 超、CT 或 MRI 显示后部巩膜增厚，有助于诊断。

2. 鉴别诊断

（1）本病与眶蜂窝织炎鉴别：二者均能引起单侧或双侧眼球突出，眼球表面充血、眼球运动受限、脉络膜皱褶和视盘水肿等表现，但眶蜂窝织炎的眼球突出更明显，并常伴有发热、血象异常等全身中毒症状；而后巩膜炎的球结膜水肿较眶蜂窝织炎明显，眼球突出不如眶蜂窝织炎明显。

（2）本病与 Graves 眼病鉴别：二者都能引起单侧或双侧眼球突出，眼球表面充血、眼球运动受限、脉络膜皱褶和视盘水肿等表现，Graves 眼病的眼外肌肥大这一体征也可见于严重的巩膜炎或巩膜球筋膜炎。然而，Graves 眼病引起的疼痛比巩膜炎轻得多，且超声波扫描无巩膜增厚；Graves 眼病还尚有上睑退缩，向下注视时上睑不能随着下垂，常有甲状腺病史或体征及 Werner 试验阳性。

（3）本病与脉络膜黑色素瘤鉴别：二者都可仅表现为视网膜下肿块而无浆液性视网膜脱离。本病的视网膜下肿块局限于巩膜肿胀区，边界清楚，肿块的颜色与相邻的正常视网膜色素上皮一样呈橘红色，脉络膜血管正常，并且肿块常被同心脉络膜皱褶或视网膜条纹包绕。而脉络膜黑色素瘤无论有无色素，其肿块表面多为棕褐色，与相邻的正常视网膜色素上皮的颜色形成很大的差别，其周围少见脉络膜皱褶或视网膜条纹。

【治疗】

同"前巩膜炎"。

对后巩膜炎在全身应用糖皮质激素的同时，可联合球后和球周注射糖皮质激素。

【预防与调护】

同"巩膜外层炎"。

第三节 巩膜葡萄肿

巩膜葡萄肿（scleral staphyloma）是指在眼内压的作用下，变薄的巩膜以及深层的葡萄膜向外扩张膨出，并显露出葡萄膜颜色即呈蓝黑色的一种体征。临床常见的有：①前巩膜葡萄肿：膨出位于睫状体区，多见于炎症、外伤合并继发性青光眼；②赤道部巩膜葡萄肿：膨出位于赤道部，多为巩膜炎或绝对期青光眼的并发症；③后葡萄肿：膨出位于眼底后极部及视盘周围，多见于高度近视，常伴有后部脉络膜萎缩。

【治疗】

前巩膜葡萄肿早期可试行减压手术，以减缓葡萄肿的发展。若患者已无光感又疼痛时，可以考虑眼球摘除术。

第十三章
晶 状 体 病

晶状体是一种无血管且与周围组织无直接联系的透明组织，其营养主要来自房水，虽具有复杂的代谢过程，但其病理变化较单纯。晶状体疾病主要有两类：一类是晶状体失去透明性而产生混浊，即白内障（cataract）；另一类是晶状体离开正常位置，即晶状体异位和脱位。以上两类晶状体疾病，均可引起严重的视力障碍，特别是白内障，不仅是临床常见病，更是致盲的主要原因。因此，本章重点讨论白内障。

中医学将晶状体称为晶珠，古称黄精或睛珠。根据晶珠混浊的程度、颜色、形态、位置深浅等不同，而有不同的命名。但大体说来，一般将后天性白内障称为圆翳内障、如银内障、滑翳内障、涩翳内障、浮翳内障、白翳黄心内障、黑水凝翳内障、冰翳内障、水晶翳内障、偃月翳内障、仰月翳内障、沉翳内障、散翳内障、横翳内障、丝风翳内障、枣花翳内障、瞳人淡白内障等；将并发性白内障称为如金内障、银风内障、金花内障、青盲翳等；将外伤性白内障称为惊振内障；将先天性白内障称为胎患内障。

晶珠混浊属内障眼病的范畴，归属于五轮学说中的水轮疾病。本病除与肾和膀胱有关外，与五脏六腑，特别是肝、脾二脏均有密切的关系。其成因比较复杂，除主要由七情内伤、先天不足、老年体虚等导致脏腑功能失调、气血失和而引起外，亦可由外伤等直接引起。临床上除检查发现各种形态和程度的晶状体混浊外，患者唯一的自觉症状是视物模糊。因此，临床辨证时应结合患者的全身情况及舌脉详细审查，以定脏腑气血虚实而后论治。如属肝肾两亏者，宜滋补肝肾；脾虚气弱者宜补脾益气；肝热上扰者应清热平肝；阴虚挟湿热者应滋阴清热，宽中利湿；外伤血瘀者则以活血化瘀为主等。本病发展缓慢，病程冗长，中药内治宜于早期，可望减轻、终止，或延缓晶状体混浊的发展。若晶状体混浊严重，已明显影响视力，药物难以奏效，宜待翳定障老后给予手术治疗。

第一节 白 内 障

白内障的成因，尤其是年龄相关性白内障的发病机理，除某些糖尿病性白内障外，多数还不十分清楚。一般认为白内障是综合因素所致，与老化、遗传、免疫、辐射、过度调节、全身及局部代谢紊乱等因素有关。

白内障有多种分类方法：

1. 根据病因，分为外伤性、并发性、代谢性、药物及中毒性、发育性、后发性白内障。

2. 根据发生年龄，分为先天性、婴儿性、青年性、成年性、老年性白内障。

3. 根据混浊部位，分为皮质性、核性、囊下性、囊性白内障。

4. 根据混浊程度，分为未熟期、肿胀期、成熟期、过熟期白内障。

5. 根据混浊的形态，分为点状、冠状、板层状、其他形态白内障。

6. 根据是否进展，分为静止性、进行性白内障。

在裂隙灯显微镜检查下，大多数成年人的正常晶状体均有不同程度的轻微混浊；老年人晶状体核硬化，光学密度增高，皮质纤维有淡的放射状纹理，这些均为生理性改变而不属于白内障。

晶状体轻度混浊不影响视力者，没有临床意义，当混浊使视力下降者，才认为是临床意义的白内障。在流行病学调查中，将晶状体混浊并使视力下降到 0.7 或以下者作为诊断指标。白内障的治疗，目前尚无特效方法。对于能够明确病因者，针对病因治疗；不能明确病因者，局部滴用改善晶状体新陈代谢及加强混浊吸收的药物。白内障成熟时，中西医均采用手术治疗。

一、年龄相关性白内障

年龄相关性白内障（age-related cataract）又称老年性白内障，是指在中老年开始发生晶状体混浊，又无糖尿病、外伤、其他眼病、皮肤病、内分泌障碍、中毒等原因可稽的后天性白内障，是白内障中最多见的一种，年龄越大发病率越高，其致盲率居老年眼病之首。常为双眼发病，但两眼的发病时间及进展程度常不相等。随着年龄的增长，晶状体混浊程度逐渐加重，视力呈进行性减退，晶状体完全混浊，视力仅存光感。根据本病的临床表现，与中医学"圆翳内障""黄心内障"等相似。

【病因病理】

1. 西医病因病理　病因仍未完全明了。一般认为本病是在全身老化、晶状体代谢功能减退的基础上，加上多种因素的作用形成。近年的研究表明，白内障的形成与氧化损伤有关。年龄、职业、性别、紫外线辐射以及糖尿病、高血压、阳性家族史和营养状况等均是本病的危险因素。目前对紫外线辐射的研究较多。在我国，西藏地区的发病率最高。

2. 中医病因病机　多因年老体衰，肝肾两亏，精血不足，目失濡养；或饮食失节，脾胃虚弱，运化失常，清气不利，精微不能上承于目；或肝郁气滞，郁久化热，郁热之邪循经上扰目窍，蒸灼晶珠所致。

【临床表现】

1. 症状　常双眼患病，但发病有先后，严重程度也不一致。主要症状为眼前阴影和渐进性、无痛性视力减退。晶状体吸收水分后体积增加，屈光力增强。由于晶状体纤维肿胀和断裂，晶状体内屈光度发生不一致的改变，会出现单眼复视或多视。随着病情的发展，晶状体混浊程度增加，视力障碍逐渐加重，最后可降至眼前手动或仅存光感。

2. 体征　根据晶状体混浊部位的不同，老年性白内障可以分为皮质性、核性和后囊膜下三类。

（1）皮质性白内障（cortical cataract）：最为常见，按其发展过程分为 4 期：

①初发期（incipient stage）：晶状体皮质内出现空泡、水裂和板层分离等晶状体吸水后的水化现象。逐渐发展为楔形混浊，位于前后皮质，尖端向着晶状体中心，基底位于赤道部，这些混浊在赤道部汇合，形成轮辐状，或在某一象限融合成片状混浊。散瞳后，应用检眼镜彻照法或裂隙灯下检查，可在眼底红光反射中看到轮辐状混浊的阴影。此时瞳孔区的晶状体未累及，一般不影响视力。

②膨胀期（intumescent stage）或未成熟期（immature stage）：晶状体混浊加重，皮质吸水肿胀，晶状体体积增大，前房变浅，有闭角型青光眼体质的患者此时可诱发青光眼急性发作。以斜照法检查时，投照侧虹膜在深层混浊皮质上形成新月形阴影，称为虹膜投影，为此期的特点。患眼视力明显下降，眼底难以看清。

③成熟期（mature stage）：膨胀期之后，晶状体内水分和分解产物经囊膜逸出，晶状体又恢复到原来体积，前房深度恢复正常。晶状体混浊逐渐加重，直至全部混浊，虹膜投影消失。患者视力降至眼前手动或光感。眼底不能窥入。从初发期到成熟期可经 10 余月至数十年不等。

④过熟期（hypermature stage）：如果成熟期持续时间过长，经数年后晶状体水分继续丢失，体积缩小，囊膜皱缩，出现不规则的白色斑点及胆固醇结晶，前房加深，虹膜震颤。晶状体纤维分解液化，呈乳白色，棕黄色的晶状体核沉于囊袋下方，可随体位变化而移动，上方前房进一步加深，称为 Morgagnian 白内障。当晶状体核下沉后，视力可突然提高。

（2）核性白内障（nuclear cataract）：较皮质性白内障少见，发病年龄较早，进展缓慢。混浊开始于胎儿核或成人核，前者较多见，逐渐发展到成人核完全混浊。初起时核呈黄色混浊，随着病程进展逐渐加深而成为黄褐色、棕色、棕黑色，甚至黑色。由于核密度增加致屈光指数增强而产生核性近视，远视力下降缓慢，后期因为晶状体核的严重混浊，眼底无法看清，视力极度减退。

（3）后囊膜下白内障（subcapsular cataract）：晶状体后囊膜下浅层皮质出现棕黄色混浊，为许多致密小点组成，其中有小空泡和结晶样颗粒，外观似锅巴状。由于混浊位于视轴，所以早期出现明显视力障碍。后囊膜下白内障进展缓慢，后期合并晶状体皮质和核混浊，最后发展为成熟期白内障。

3. 并发症 皮质性白内障过熟期囊膜变性，通透性增加或出现细小的破裂。当液化的皮质漏到晶状体囊膜外时，可发生晶状体诱导的葡萄膜炎。长期存在于房水中的晶状体皮质可沉积于前房角，也可被巨噬细胞吞噬、堵塞前房角引起继发性青光眼，称为晶状体溶解性青光眼。当患眼受到剧烈震动后可使晶状体囊膜破裂，晶状体核脱入前房或玻璃体内可引起继发性青光眼。过熟期白内障的晶状体悬韧带发生退行性改变，容易引起晶状体脱位。

【辅助检查】

对于需手术治疗的患者，术前需进行以下辅助检查。

1. 视功能检查 检查患者的远近裸眼视力和矫正视力、光感及光定位、红绿色觉。

2. 测量眼压 了解是否合并青光眼。

3. 检查眼前段 应用裂隙灯活体显微镜检查角膜和虹膜。应用角膜曲率计检查角膜曲率。必要时（如曾做内眼手术者、角膜变性者和年龄大的患者）应当检查角膜内皮细胞数。

4. 检查晶状体混浊情况 散大瞳孔后应用裂隙灯显微镜检查晶状体混浊情况，特别注意晶状体核的颜色。

5. 了解眼后段的情况 尽可能地了解眼后段的情况，以便判断术后恢复情况。

6. 应用眼科 A 型超声扫描仪测量眼轴长度；应用 B 型超声扫描仪了解眼内情况。

7. 测算拟植入的人工晶状体屈光度。

8. 冲洗双眼泪道，检查是否通畅，有无黏液脓性分泌物溢出。

9. 全身辅助检查 血压检查；感染性疾病筛查（包括乙肝、丙肝、艾滋病、梅毒）；心电图；血常规、尿常规、凝血功能、血生化（包括肝肾功能、血糖）；胸透或胸部 X 线片。

【诊断及鉴别诊断】

1. 诊断要点

（1）多于 45 岁以后发病，常为双侧性，但两眼的发病时间及进展速度可不相等。

（2）慢性进行性视力障碍，终至不辨人物，仅存光感。无眼红、眼痛、流泪等症。

（3）裂隙灯检查见晶状体混浊，皮质性白内障分为四期：

①初发期：皮质中出现水隙、空泡和板层分离，周边部皮质首先可见楔状混浊，逐渐向中央进展。

②膨胀期：晶状体混浊加重，饱满，前房变浅。

③成熟期：晶状体全部混浊，虹膜投影阴性，前房恢复正常。

④过熟期：晶状体皮质混浊呈液化状乳白色，核下沉，前房加深。

核性白内障的晶状体混浊，从核开始，呈棕色，向周围发展，影响视力。

后囊膜下白内障为晶状体后囊膜下盘状混浊，可逐渐发展为皮质性混浊，影响视力。

（4）晶状体混浊不是由糖尿病、外伤、其他眼病、皮肤病、内分泌障碍及中毒等明确的原因引起。

2. 鉴别诊断

核硬化：需与核性白内障初期鉴别。核硬化是生理现象，是由于晶状体终身生长，晶状体核密度逐渐增加，颜色变深，透明度降低所造成的，但对视力无明显影响。散瞳后用彻照法检查，在周边部环状红色反光中，中央有一盘状暗影。

【治疗】

1. 治疗原则 对于本病的早中期，宜用药物治疗，以缓解晶状体混浊的发展，若因白内障的影响，视力低于 0.1 者，宜行手术治疗。若设备良好，医生有把握提高视力者，视力低于 0.4 时也可以考虑手术。

2. 全身治疗

（1）西医治疗：主要是口服维生素类药物，大多数资料表明，长期服用多种维生素具有延缓白内障发展的作用。如口服维生素 C，每次 100mg，每天 3 次；维生素 B$_2$，每次 10mg，每天 3 次；维生素 E，每次 5~10mg，每天 2~3 次。

（2）中医辨证论治

①肝肾阴虚证

证候 白内障初发期，晶状体混浊，视物昏蒙，眼内干涩；头晕耳鸣，腰膝酸软；舌红，苔薄，脉细。

治法 滋补肝肾。

方药 杞菊地黄丸加减：枸杞子10g，菊花10g，熟地黄10g，山茱萸10g，泽泻10g，山药10g，牡丹皮10g，茯苓10g。水煎，每日1剂，分2次温服。

若精血亏甚，可加菟丝子、楮实子、当归、白芍补益精血；头昏眼胀，加石决明、磁石平肝潜阳；潮热盗汗者，加知母、黄柏以降虚火。

②脾胃气虚证

证候 白内障早期，视物模糊，面色无华；精神不振，饮食乏味；舌淡边有齿印，脉缓弱。

治法 补益脾胃。

方药 补中益气汤加减：黄芪15g，炙甘草10g，人参10g，当归10g，陈皮10g，升麻6g，柴胡10g，白术10g。水煎，每日1剂，分2次温服。

若大便溏泄，加干姜、砂仁、六曲温中除湿，消食健脾；兼口渴者，加麦冬、玄参滋阴生津。

③气血两虚证

证候 晶珠混浊，视物昏花，不耐久视；眉棱骨酸痛，面色萎黄，神疲懒言，肢软乏力；舌淡，苔薄，脉细弱。

治法 补益气血。

方药 八珍汤加减：人参10g，白术10g，茯苓10g，炙甘草10g，熟地黄15g，白芍10g，当归10g，川芎10g。水煎，每日1剂，分2次温服。

若心虚惊悸，头晕少寐，加远志、五味子养心安神；腰痛者，加枸杞子、桑椹以补肾。

④肝热上扰证

证候 老年性白内障早期，晶珠混浊，视物模糊；伴头痛，口苦，咽干，大便干结；舌红，苔薄黄，脉弦数。

治法 清热平肝。

方药 石决明散加减：石决明10g，草决明10g，羌活10g，栀子10g，大黄10g，荆芥10g，青葙子10g，木贼10g，赤芍10g，麦冬10g。水煎，每日1剂，分2次温服。

若大便不结，可去大黄；若心烦有眵，加黄连清心降火。

（3）专病专方

①石斛夜光丸：适用于肝肾两亏、虚火上炎所致的年龄相关性白内障的早、中期。每次6g，每日2次。

②障眼明片：适用于初、中期年龄相关性白内障兼有视疲劳、精神困倦、头晕眼花、腰酸健忘等症者。每次4片，每日3次，3~6个月为一个疗程。

③杞菊地黄丸：适用于初、中期年龄相关性白内障证属肝肾阴虚者。每次6g，每日2次。

（4）针灸治疗

①针刺治疗：常取睛明、攒竹、球后、瞳子髎、风池、太阳、翳明、肝俞、合谷、足三里、三阴交。每次局部、远端各选1~2穴，每日1次，10次为一个疗程。或取耳穴肝、

脾、肾、眼、肾上腺、内分泌等针刺，每日 1 次，10 次为一个疗程。

②穴位注射：取合谷、曲池、养老、肝俞、肾俞、三阴交、足三里、翳明，每次 2~3 穴，每穴注射维生素 C 0.5ml，每日或隔日 1 次，交替轮取，10 次为一个疗程。

3. 局部治疗

（1）局部滴用谷胱甘肽、吡诺克辛、法可林、牛磺酸、巯基丙酰甘氨酸、半胱氨酸等眼药水。

（2）可用八宝散，点内眦角或下睑缘内，每日点 3 次；或用珍珠明目液点眼，每日 3~4 次。

4. 手术治疗　白内障影响工作和生活时，以手术治疗为主。手术方式有白内障囊外摘除术、白内障囊内摘除术、白内障囊外摘除及后房型人工晶状体植入术、超声乳化白内障吸出术、白内障针拨术等。要注意选择手术时机和做好术前检查。

【预防与调护】

1. 老年性白内障未成熟时，在用药物治疗的同时，除应经常观察视力变化外，要特别注意眼压的变化，因为肿胀的晶状体可导致青光眼发作。

2. 随着晶状体混浊度的改变，眼的屈光和视力也会发生相应的变化，所以对患者配戴的眼镜应及时调整度数。

3. 读书写字时应尽量避免直射的强光，否则会增加炫光使患者感到不适。外出或室内有强光时，可适当选用有色眼镜。

【研究进展】

喻京生等在观察滋阴明目丸治疗老年性白内障的临床疗效时，将治疗组用滋阴明目丸治疗，对照组用杞菊地黄丸治疗。治疗组总有效率 86.8%，对照组总有效率 66.2%。两组有效率及治疗后肝肾不足症状积分比较，差异均具有统计学意义。表明滋阴明目丸治疗老年性白内障具有较好的临床疗效［喻京生，李传课，彭清华，等. 滋阴明目丸治疗老年性白内障的临床观察. 河北中医，2007，29（4）：339-340.］。李志英等自拟补益肝肾明目饮治疗早期年龄相关性白内障，治疗后总有效率达 72.00%，补益肝肾明目饮对改善早期年龄相关性白内障患者肝肾亏虚症状及视功能损害具有较好作用［李志英，詹敏，王舜杏，等. 补益肝肾明目饮治疗早期年龄相关性白内障临床疗效观察. 光明中医，2008，23（3）：256-257.］。于丽等自拟育阴还睛丸治疗年龄相关性白内障，并与复明片进行随机对照观察。两组治疗后肝肾两亏症状积分比较差异有统计学意义。育阴还睛丸治疗年龄相关性白内障具有很好的临床疗效［于丽，宋修江，张强，等. 育阴还睛丸治疗年龄相关性白内障临床观察. 环球中医药，2009，2（6）：431-434.］。

二、先天性白内障

先天性白内障（congenital cataract）是一种在胎儿发育过程中，晶状体发育障碍的疾病。一般在出生前后即已存在，少数于出生后才逐渐形成。表现为双眼对称性晶状体混浊，其混浊的形态和部位各种各样，但都比较局限，一般不再发展，常伴有眼部和全身先天畸形。本病多不影响视力，少数晶状体混浊较重者可阻碍视觉发育，日久则发展为弱视。

本病的临床表现，与中医学"胎患内障"相似。

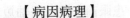

【病因病理】

1. 西医病因病理　各种影响胎儿晶状体发育的因素都可引起本病。

（1）遗传因素：约 1/3 患者与遗传有关。常见为常染色体显性遗传。如伴有眼部其他先天异常，则常由主要异常的遗传方式所决定，通常是隐性遗传或伴性遗传。

（2）病毒感染：母亲怀孕头 3 个月宫内病毒感染，如风疹、单纯疱疹病毒感染，腮腺炎、麻疹、水痘等，可引起胎儿的晶状体混浊。这是由于此时晶状体囊膜尚未发育完全，不能抵御病毒侵犯，而且晶状体蛋白合成活跃，对病毒感染敏感。

（3）药物和放射线：母亲怀孕期，特别怀孕头 3 个月内应用一些药物，如全身应用糖皮质激素、某些抗生素，特别是磺胺类药物或暴露于 X 线中。

（4）全身疾病：母亲怀孕期患有代谢性疾病，如糖尿病、甲状腺功能减退，或营养和维生素极度缺乏等。

2. 中医病因病机　多因先天禀赋不足；或母亲怀孕期间，将息失度，感受风寒，以及服用某些药物等，影响胎儿发育，致患者脾肾两虚，晶珠失养而混浊。

【临床表现】

1. 症状　本病一般很少影响视力，而全白内障、膜性白内障者视力明显障碍，后极性白内障、核性白内障等对视力有一定影响。

2. 体征　可单眼或双眼发病。多数为静止性，少数出生后继续发展，也有直至儿童期才影响视力者。一般根据晶状体混浊部位、形态和程度进行分类。常见的有膜性、核性、绕核性、前极、后极、粉尘状、点状、盘状（Coppock 白内障）、缝状、珊瑚状、花冠状、硬核液化以及全白内障等。

3. 并发症　许多先天性白内障患者常合并其他眼病或异常，如斜视、眼球震颤、先天性小眼球、视网膜和脉络膜病变、瞳孔扩大肌发育不良，以及晶状体脱位或缺损、先天性无虹膜、先天性虹膜缺损、先天性脉络膜缺损、永存瞳孔膜、大角膜、圆锥角膜、永存玻璃体动脉等。

【辅助检查】

可针对不同情况选择实验室检查，如先天性白内障合并其他系统畸形时，可完成染色体核型分析和分带检查；糖尿病、新生儿低血糖症时应进行血糖、尿糖和酮体检查；合并肾病，可检查尿常规和尿氨基酸。怀疑合并代谢病时，进行血氨基酸水平测定。此外，还可选做尿苯丙酮酸测定、同型胱氨酸尿的定性检查、半乳糖尿的筛选等。

【诊断与鉴别诊断】

1. 诊断要点

（1）患儿出生后即存在不同程度的晶状体混浊。可与其他先天性眼病或全身先天畸形同时存在。

（2）双眼患病，多数静止不变。

（3）排除继发性和外伤性晶状体混浊。

2. 鉴别诊断

（1）视网膜母细胞瘤：先天性白内障与视网膜母细胞瘤均有视力减退病史，均为儿童时期发病。视网膜母细胞瘤瞳孔呈黄白色反光，肿瘤表现有血管；眶 X 线平片可见钙斑；B 超可见强回声占位性病变，可有钙斑声影。

（2）永存原始玻璃体增生症：见于足月顺产婴儿，单眼发病。患眼前房浅，眼轴短，晶状体后灰白色纤维膜，可伴永存玻璃体动脉。

（3）外层渗出性视网膜病变：多为单眼患病，男性多见。视网膜有白黄色病变，表面有微血管瘤，毛细血管扩张，严重者因视网膜广泛脱离而在瞳孔区出现黄白色反光，B超检查时可以鉴别。

（4）早产儿视网膜病变综合征：低体重早产儿，有高浓度氧气吸入史。双眼发病。眼底检查：视网膜血管扩张、视网膜有新生血管和水肿、视网膜脱离等。

【治疗】

1. 治疗原则　对于本病的治疗目标是恢复视力，减少弱视和盲目的发生。对视力影响不大者，一般不需治疗。若明显影响视力者，可选择手术治疗。若白内障发展、术后皮质残留、术后有弱视者，可用中医辨证治疗。

2. 全身治疗

（1）西医治疗：目前没有对本病有效的全身应用的西药。

（2）中医辨证论治

①脾虚气弱证

证候　晶状体混浊，视物模糊，或晶状体手术后已有弱视，或视久眼睑喜垂闭；饮食不振，四肢乏力；舌质淡，苔薄白，脉缓弱。

治法　健脾益气。

方药　参苓白术散加减：人参10g，茯苓10g，白术10g，山药10g，扁豆10g，莲子肉10g，薏苡仁10g，砂仁6g，陈皮10g，桔梗10g，甘草5g。水煎，每日1剂，分2次温服。

若目中干涩不适，加石斛、玉竹、枸杞子养阴增液；若兼血虚，合四物汤补血。

②肝肾亏虚证

证候　先天性白内障日益加重，视力明显障碍，眼有干涩感；头晕耳鸣；舌淡，苔薄白，脉弱。

治法　补益肝肾。

方药　杞菊地黄丸加减：枸杞子10g，菊花10g，熟地黄15g，山茱萸10g，泽泻10g，山药10g，牡丹皮10g，茯苓10g。水煎，每日1剂，分2次温服。

可选加益智仁、女贞子、桑椹、菟丝子等以补肾填精明目。

（3）针灸治疗：同年龄相关性白内障。

3. 手术治疗　明显影响视力的全白内障、绕核性白内障，可选择晶状体切除术（lensectomy）或晶状体吸出术。一般认为宜尽早手术，手术越早，获得良好视力的机会越大。但对因风疹病毒引起者不宜过早手术，这是因为在感染后早期，风疹病毒在晶状体内还存在，手术可使晶状体内潜伏的病毒释放而引起虹膜睫状体炎，有可能因炎症而引起眼球萎缩。

4. 屈光矫正和视力训练　用于无晶状体眼，以防治弱视，促进融合功能的发育。常用的矫正方法有：①眼镜矫正：简单易行，容易调整更换。适用于双眼患者。②角膜接触镜：适用于大多数单眼的无晶状体患儿，但经常取戴比较麻烦，容易发生角膜上皮损伤和感染。③人工晶状体植入：由于显微手术技术的发展和人工晶状体质量的提高，儿童施行

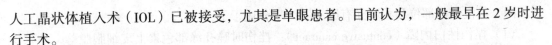

人工晶状体植入术（IOL）已被接受，尤其是单眼患者。目前认为，一般最早在 2 岁时进行手术。

【预防与调护】

对于先天性白内障的预防，主要是针对引起本病的原因进行预防。有白内障家族史者，要在婚前行染色体检查。另外，要注意孕妇的营养，特别要注意补钙和补充维生素 A 等。在怀孕早期应避免感染某些病毒，特别是风疹、麻疹、水痘及腮腺炎等，以减少本病发生。

【研究进展】

李波等在 30 例共 55 只眼儿童期先天性白内障中，行白内障抽吸联合人工晶状体植入术，术后配合针刺、耳穴治疗及益气活血方内服，方药组成：党参 8g，黄芪 10g，白术 8g，当归 8g，川芎 8g，丹参 6g，枸杞子 15g，熟地黄 8g，炙远志 8g。结果：术后 1 个月远视力 >0.5 者 1 只眼（1.8l%），0.4~0.5 者 3 只眼（5.45%），0.1~0.3 者 28 只眼（50.92%），≤ 0.1 者 23 只眼（41.82%）。术后 7 个月远视力 >0.5 者 4 只眼（7.27%），0.4~0.5 者 9 只眼（16.36%），0.1~0.3 者 31 只眼（56.36%），≤ 0.1 者 11 只眼（20.0%）。术后 13 个月远视力 >0.5 者 5 只眼（9.09%），0.4~0.5 者 14 只眼（25.45%），0.1~0.3 者 27 只眼（49.10%），≤ 0.1 者 9 只眼（16.36%）。术后 25 个月远视力 >0.5 者 9 只眼（9.09%），0.4~0.5 者 20 只眼（36.36%），0.1~0.3 者 19 只眼（34.54%），≤ 0.1 者 7 只眼（12.72%）。研究表明中西医结合治疗儿童期先天性白内障有较好疗效［李波，康瑛，喻京生．中西医结合治疗儿童期先天性白内障 30 例临床观察．中医药导报，2009，15（2）：50–51.］。

三、外伤性白内障

外伤性白内障（traumatic cataract）是指眼部受到钝挫伤、穿通伤、辐射性损伤及电击伤等引起的晶状体混浊。多见于儿童或年轻人，常单眼发生。临床上除表现为不同程度的晶状体混浊外，常伴有眼部或其他组织器官的损伤。其预后的好坏与损伤的程度有关。

根据本病的临床表现，与中医学"惊振内障"相似。

【病因病理】

1. 西医病因病理　西医学认为多因眼部钝挫伤、穿通伤致晶状体囊膜破裂，房水进入晶状体内，造成晶状体纤维混浊、肿胀；或由于机械性外力损伤晶状体和脉络膜，使晶状体代谢障碍而发生混浊。另外，辐射线和电击等物理性因素，可对晶状体及其他眼内组织产生热、电离、电解等作用，而使晶状体混浊。

2. 中医病因病机　本病多因钝器击伤眼部，气血失和，脉络郁遏，目中清纯之气失运，晶珠失养，致气滞膏凝，渐成内障；或因锐器刺伤，晶珠破裂，膏脂外溢，迅速凝结而成内障。此外，也可由放射线、电击等引起。

【临床表现】

1. 症状　主要表现为视物模糊，视力障碍与伤害程度有关。如果瞳孔区晶状体受伤，视力很快减退。当晶状体囊膜广泛受伤时，除视力障碍外，还伴有眼前段炎症或继发性青光眼的症状，如眼部疼痛、畏光、流泪等。

2. 体征　可见眼睑瘀肿，眼前部充血，在球结膜、巩膜或角膜上可发现穿通伤口。虹膜受损，瞳孔变形，丁道氏征阳性，甚至前房积血等。至于晶状体混浊，则由于外伤性质不同，其混浊的部位和程度亦有所不同。现分述于下：

（1）挫伤性白内障（contusive cataract）：挫伤时瞳孔缘部色素上皮细胞脱落，晶状体前囊出现环形混浊，称为 Vossius 环状混浊，其下可有浅层皮质混浊。挫伤严重时晶状体囊膜破裂，房水进入晶状体而形成白内障。

（2）穿通伤性白内障（penetrating cataract）：眼球穿通伤的同时可使晶状体囊破裂，房水进入晶状体囊内，造成局限性或完全性混浊。若较多的晶状体皮质溢出至前房，从而阻塞前房角时，可以导致继发性青光眼。

（3）辐射性白内障（radiating cataract）：多由于工业或医疗防护措施不当，致长期接触射线或一次大剂量接触射线引起，包括红外线、微波、中子辐射、γ 线和 X 线照射等。晶状体混浊常开始于后囊或后上皮质，多缓慢发展成全白内障。

（4）电击性白内障（electric cataract）：触电或雷电均可引起晶状体局限性或完全性混浊。

【辅助检查】

需手术的患者可参照年龄相关性白内障术前辅助检查，必要时进行眼部 CT、MRI 扫描，以了解外伤严重程度。

【诊断要点】

1. 有眼部钝挫伤、穿通伤、辐射伤、电击伤等外伤史。

2. 有不同程度的晶状体混浊。

3. 有不同程度的视力障碍。

4. 可伴有眼部或其他组织器官的损伤。

【治疗】

1. 治疗原则　对本病的治疗，在早期积极的药物治疗是必要的。用西药以预防感染、继发性葡萄膜炎、继发性青光眼；中医一般以祛风清热、活血化瘀治疗为主。若晶状体混浊明显影响视力时，应手术治疗。

2. 全身治疗

（1）西医治疗：如为眼球穿通伤所致的外伤性白内障，不论有否感染，都必须及时使用广谱抗生素，若晶状体破裂，皮质进入前房时，可用糖皮质激素和降眼压药物。此外，破伤风抗毒素的使用也不可忽略。

（2）中医辨证论治

①气滞血瘀证

证候　眼球胀痛，头痛，视力下降；眼睑瘀血肿胀，结膜下出血，前房积血，瞳孔不圆或偏斜，晶状体混浊；全身可无兼症；舌暗红，脉涩。

治法　行气活血，祛风止痛。

方药　除风益损汤加减：生地黄 10g，当归 10g，川芎 10g，赤芍 10g，前胡 10g，防风 10g，藁本 10g。水煎，每日 1 剂，分 2 次温服。

若眼睑、结膜瘀血肿胀较甚，加桃仁、红花、田三七活血祛瘀；前房积血，去川芎，加白茅根、侧柏叶、炒蒲黄凉血止血，待血止成瘀后改用坠血明目饮加减；出现睫状充血，加草决明、蔓荆子、夏枯草、柴胡祛风清热。

②风毒夹瘀证

证候　眼球疼痛难忍，羞明流泪，视力骤降；眼睑红肿，混合充血，前房积脓，晶状

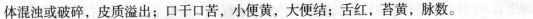

体混浊或破碎，皮质溢出；口干口苦，小便黄，大便结；舌红，苔黄，脉数。

治法 祛风泻热，活血解毒。

方药 分珠散加减：槐花 10g，赤芍 10g，当归尾 12g，生地黄 15g，白芷 10g，荆芥 10g，炒栀子 10g，甘草 5g，炒黄芩 10g，龙胆草 10g。水煎，每日 1 剂，分 2 次温服。

若热毒清除，病势减轻，可改用除风益损汤或坠血明目饮加减。

③肝肾阴虚证

证候 辐射及电击伤后晶状体混浊，程度较轻，视物模糊，眼内干涩；舌质红，少苔，脉细或数。

治法 滋阴平肝，活血退翳。

方药 滋阴退翳汤加减：玄参 15g，知母 10g，生地黄 15g，麦冬 10g，蒺藜 10g，木贼 10g，菊花 10g，青葙子 10g，蝉蜕 6g，菟丝子 10g，甘草 5g。水煎，每日 1 剂，分 2 次温服。

若大便干结，加草决明、麻子仁润肠通便；眼前有点状黑影，加枸杞子、桑椹滋补肾阴。

（3）针灸治疗

①针刺治疗：同年龄相关性白内障。

②穴位注射：同年龄相关性白内障。

3. 局部治疗

（1）局部用抗生素眼药水及眼膏。

（2）糖皮质激素滴眼液滴眼。

（3）若有虹膜炎症者，宜用散瞳剂。

（4）局部中药治疗：穿通性外伤性白内障的早期，可用 50% 鱼腥草眼药水及千里光、黄芩苷等中药制剂滴眼，每日 4~5 次；炎症消退后可用八宝眼药粉点眼，每日 2~3 次，或用珍珠明目液滴眼，每日 3~4 次。

4. 手术治疗 当晶状体混浊明显影响视力时，应行白内障摘除术。晶状体破裂、皮质进入前房时，可用糖皮质激素和降眼压药，待病情控制后，手术摘除白内障。如经治疗，炎症反应不减轻或眼压升高不能控制，或晶状体皮质与角膜内皮层接触时，应尽早手术。外伤性白内障多为单眼，白内障摘除术后应尽量植入人工晶状体。

【预防与调护】

本病预防的关键是防止眼外伤。要加强安全教育，注重劳动保护，健全规章制度，遵守操作规程。

【研究进展】

喻京生等在 52 例外伤性白内障眼中，行超声乳化吸出联合人工晶状体植入术，术后配合中药治疗。术后 1 周视力低于 0.1 者 2 眼（3.84%），0.1~0.4 者 12 眼（23.08%），≥ 0.5 者 38 眼（73.08%）。表明对外伤性白内障患者采用超声乳化、连续环形撕囊，对玻璃体脱出者进行回压玻璃体，酌情行前段玻璃体切割或剪除，人工晶状体植入囊袋内或睫状沟，并配合中药治疗，疗效满意［喻京生，彭清华，李波，等. 中西医结合治疗外伤性白内障 52 例临床观察. 湖南中医药导报，2004，10（6）：44-45.］。洪剑威将外伤性白内障患者 60 例（71 眼）患者作为观察对象，分为观察组（35 例 41 眼）和对照组（25 例 30 眼）。41 眼行外伤性白内障摘除，30 眼行外伤性白内障摘除联合 I 期人工晶状体植入。术后口服抗生素 7~10 天，眼部内点用抗生素和激素类滴眼液。观察组患者在上述手术操作的基础上，自拟中药方剂：生地黄 15g，白芍 12g，当归 10g，防风 10g，丹参 15g，前胡 10g，菊花 10g，甘草 6g。观察组术后视力恢复情况明显优于对照组，并发症发生率少于对照组。表明手术联合中药治疗外伤性白内障临床疗效明显，术后并发症较少［洪剑威．外伤性白内障临床疗效分析．中国医药指南，2010，8（13）：54.］。

四、代谢性白内障

代谢性白内障（metabolic cataract）是指因代谢障碍引起的晶状体混浊。常见的有糖尿病性白内障、半乳糖性白内障、手足搐搦性白内障等。本部分重点介绍糖尿病性白内障。

糖尿病性白内障（diabetic cataract）是并发于糖尿病患者的晶状体混浊，是糖尿病的并发症之一，占糖尿病患者的 60%~65%。临床上可分为两类：一类发生于年龄较大的糖尿病患者，称为成年性糖尿病性白内障，其症状、体征与一般年龄相关性白内障相似；另一类发生于青少年糖尿病患者，称为真性糖尿病性白内障，发病率为 10% 左右，其特点是发病迅速，发展快，晶状体可在数日至数月内完全混浊。根据本病的临床表现，与中医学"由消渴变为雀目或内障"相似。

【病因病理】

1. 西医病因病理　目前本病病因较为明确，发生机制尚无最后定论，晶状体内糖代谢紊乱是其重要的病理基础。糖尿病时血糖升高，晶状体内葡萄糖增多，己糖激酶作用饱和，醛糖还原酶的作用活化，葡萄糖转化为山梨醇。山梨醇不能透过晶状体囊膜，在晶状体内大量积聚，使晶状体内渗透压增加，吸收水分，纤维肿胀变性，导致混浊。

2. 中医病因病机　本病多因饮食不节，情志失调，或素体阴虚，以致燥热偏胜，阴精亏耗，肾阴不足，肝失涵养，肝肾精血不能上承于目，晶珠失养而混浊。

【临床表现】

1. 成年性糖尿病性白内障的症状和体征与一般年龄相关性白内障相似，只是糖尿病患者白内障的发病率较高，发病年龄较早，进展较快，容易成熟。临床上此型多见。

2. 真性糖尿病性白内障多见于青少年 1 型糖尿病患者。多为双眼发病，发展迅速，可于短时间内发展为完全性白内障。常伴屈光改变：当血糖升高时，血液中无机盐含量减少，房水渗入晶状体内，使之更加变凸而成为近视；当血糖降低时，晶状体内水分渗出，晶状体变为扁平而形成远视。

【辅助检查】

需手术的患者可参照年龄相关性白内障术前辅助检查。

【诊断与鉴别诊断】

1. 诊断要点

（1）有糖尿病史。

（2）晶状体混浊发生较早，有些发展较快，视力减退。

（3）部分患者随着血糖的升降，其屈光状态可发生相应的改变。

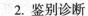

2. 鉴别诊断

年龄相关性白内障：可无糖尿病史，发病较晚，多在 45 岁以后发病，发展缓慢。晶状体混浊多开始于皮质深层，特别在赤道部皮质发生点片状混浊，逐渐发展成放射状混浊。

【治疗】

1. 治疗原则　对本病的治疗首先要积极治疗糖尿病，并用中西药物控制白内障。当白内障明显影响视力时，可考虑手术摘除。

2. 全身治疗

（1）西医治疗：积极治疗糖尿病，控制血糖。

（2）中医辨证论治

阴虚火炎证

证候　晶状体混浊早期，视力减退；形体消瘦，尿频量多，口干欲饮；舌燥，舌红少津，脉细数。

治法　滋阴降火。

方药　知柏地黄汤加减：知母 10g，黄柏 10g，熟地黄 15g，山萸萸 10g，泽泻 10g，山药 10g，牡丹皮 10g，茯苓 10g。水煎，每日 1 剂，分 2 次温服。

若口渴多饮，加石斛、天花粉养阴生津，加芦根清热；心烦易躁，加麦冬、玄参养心滋阴，加栀子清热除烦；眼底出血，加生地黄、赤芍、白茅根、田三七凉血止血；晶状体混浊发展较快者，加石决明、磁石、珍珠母平肝明目。

（3）专病专方：知柏地黄丸，适用于糖尿病性白内障，证属阴虚火炎者。每次 9g，每日 2 次。

（4）针灸治疗：同年龄相关性白内障。

3. 局部治疗　同年龄相关性白内障

4. 手术治疗　当白内障明显影响视力，妨碍工作和生活时，可在血糖得到较好控制下进行白内障摘除术和人工晶状体植入术（IOL）。如有糖尿病视网膜病变，宜在白内障手术前做视网膜激光光凝。手术后应继续治疗眼底病变。

【预防与调护】

1. 注意生活调摄对于本病具有十分重要的意义，尤其是节制饮食，具有基础治疗的重要作用。在保证机体营养需要的情况下，应限制淀粉和油脂的摄入，忌食糖类，饮食宜以适量米、麦、杂食，配以蔬菜、豆类、瘦肉、鸡蛋等，定时定量进餐等。

2. 戒烟酒、浓茶和咖啡等。

3. 保持情志平和，制定并实施有规律的生活起居制度。

4. 若行手术治疗，术前必须控制血糖并尽量祛除周身感染病灶。术后应积极预防感染与出血。

附：

1. 半乳糖性白内障（galactose cataract）　多见于儿童，由于与半乳糖代谢有关的酶缺陷所致，为常染色体隐性遗传病。患儿因半乳糖激酶、半乳糖 –1– 磷酸尿苷转移酶等缺乏，半乳糖在体内积聚，经房水渗入晶状体，使晶状体纤维水肿、肿胀而变混浊。

2. 手足搐搦性白内障（hypocalcemia cataract） 亦称低钙性白内障。因血清钙过低引起的白内障，多由于在甲状腺切除时误切了甲状旁腺，或先天性甲状旁腺功能不足，或营养障碍致血钙过低所致。因低血钙患者常有手足搐搦而得名。

五、并发性白内障

并发性白内障（complicated cataract）是由于眼部的炎症或退行性病变，影响晶状体的营养和代谢而引起的晶状体混浊。其中以慢性葡萄膜炎并发者较为多见。临床表现在原发眼病的基础上，晶状体逐渐混浊。多为单眼，亦可为双眼发病。根据本病临床表现的不同，与中医学"金花内障""如金内障""银风内障"等相似。

【病因病理】

1. 西医病因病理 由于眼部炎症或退行性病变，引起眼内环境的改变，使晶状体营养或代谢发生障碍，导致混浊。常见于角膜溃疡、葡萄膜炎、青光眼、视网膜色素变性、视网膜脱离、眼内肿瘤、高度近视及低眼压等。

2. 中医病因病机 本病多因肝经风热或头风痰火上攻于目；或因肾精亏虚，水不涵木，晶珠失养而成。

【临床表现】

1. 症状 患者自觉视物模糊，视力的好坏依原发病的轻重及晶状体混浊的程度而定。并有原发眼病的表现。

2. 体征 晶状体混浊的发展变化很大程度上取决于眼部病变的进展过程。眼前节疾病所致的白内障多由前囊膜或前皮质开始，眼后节疾病则相反。由青光眼引起者多由前皮质及核开始，高度近视引起者多为核性混浊。

【辅助检查】

可参照年龄相关性白内障术前辅助检查。必要时选择适当的辅助检查如眼部超声、CT、MRI 等确定原发病。

【诊断要点】

1. 有慢性葡萄膜炎、青光眼、高度近视等原发眼病史。

2. 晶状体混浊出现于原发眼病之后，且混浊的程度与原发眼病的轻重呈正比关系。

3. 有不同程度的视力下降。

【治疗】

1. 治疗原则 对于本病的治疗首先要积极治疗原发病，若晶状体混浊明显，已影响工作和生活，又适于手术者，则应行白内障手术。

2. 全身治疗

（1）西医治疗：积极治疗原发病，针对导致白内障的不同原发病采取相应的治疗措施。

（2）中医辨证论治

①肝经风热证

证候 晶状体混浊，眼痛目赤，或有畏光流泪；舌质红，苔黄，脉数。常见于虹膜睫状体炎、化脓性角膜炎引起的并发性白内障。

治法 祛风清热。

方药 新制柴连汤加减：柴胡 10g，黄连 3g，黄芩 10g，赤芍 10g，栀子 10g，龙胆草 10g，木通 6g，荆芥 10g，防风 10g，甘草 5g。水煎，每日 1 剂，分 2 次温服。

若晶状体前囊附有虹膜色素者，加赤芍、牡丹皮、丹参凉血活血化瘀。

②头风痰火证

证候 晶状体混浊，眼胀头痛，视物模糊；舌质红，苔白滑，脉弦。常见于青光眼引起的并发性白内障。

治法 清热祛痰，和胃降逆。

方药 黄连温胆汤加减：黄连 3g，法半夏 10g，陈皮 10g，茯苓 10g，甘草 5g，枳壳 10g，竹茹 10g。水煎，每日 1 剂，分 2 次温服。

若头痛目赤，加磁石、石决明、天麻以平肝息风。

③肾阴亏虚证

证候 晶状体混浊，视物昏花，眼内干涩；头昏耳鸣；舌质红，少苔，脉细。见于各种慢性眼病后期并发白内障。

治法 滋阴明目。

方药 杞菊地黄丸加减：枸杞子 10g，菊花 10g，熟地黄 10g，山茱萸 10g，泽泻 10g，山药 10g，牡丹皮 10g，茯苓 10g。水煎，每日 1 剂，分 2 次温服。

若兼瘀者，加丹参、牛膝以活血化瘀；若阴虚火旺者，加知母、黄柏以滋阴降火。

（3）专病专方：同年龄相关性白内障。

（4）针灸治疗：同年龄相关性白内障。

3. 局部治疗 同年龄相关性白内障。

4. 手术治疗 对晶状体明显混浊、已影响工作和生活者，如患眼光定位准确，红绿色觉正常，可进行手术摘除白内障。不同类型葡萄膜炎引起的白内障，对手术反应不同，应根据原发病的类型，在眼部炎症控制后，才可行白内障手术，是否植入人工晶状体应慎重考虑。手术前后，局部或全身应用糖皮质激素的剂量要加大，时间要延长。

六、药物及中毒性白内障

长期应用或接触一些对晶状体有毒性作用的药物或化学物质引起的晶状体混浊，称为药物及中毒性白内障。

【病因病理】

常见的药物有糖皮质激素、氯丙嗪、抗肿瘤药物、缩瞳剂等，化学药品有三硝基甲苯、二硝基酚、萘和汞等。其致病机理因致病原因不同而异，有些尚不十分清楚。

【临床表现】

1. 病史 患者有药物或化学物质接触史。

2. 症状 自觉眼前有阴影，视力不同程度减退。

3. 体征 可见不同形态及不同程度的晶状体混浊。

（1）糖皮质激素所致的白内障：长期口服或滴用糖皮质激素所致。晶状体后囊膜下出现小点状混浊、空泡和结晶等，停药后混浊可逐渐消退。若长期应用可发展成为完全性白内障。

（2）缩瞳剂所致的白内障：某些缩瞳剂如毛果芸香碱等长期应用可引起晶状体前囊下

混浊，停药后混浊不易消失，但可停止进展。

（3）氯丙嗪所致的白内障：为抗精神病药，长期大量服用后可引起角膜和晶状体毒性。如果累计用药总量超过 2 500g，95% 以上的患者将出现白内障。

（4）三硝基甲苯所致的白内障：三硝基甲苯是制造黄色炸药的主要原料。长期接触的工人，晶状体周边部出现密集的小点混浊，逐渐进展为楔形并相互连接构成花瓣状或盘状混浊。

【辅助检查】

可参照年龄相关性白内障术前辅助检查。

【诊断要点】

根据接触药物和化学药品史，以及晶状体混浊的形态、位置等，可以做出诊断。

【治疗】

1. 如发现患有药物及中毒性白内障，应停用药物，脱离与化学物质的接触。

2. 可参照年龄相关性白内障治疗。

【预防与调护】

应注意合理用药，避免接触有毒物质。如果长期应用或接触可能导致白内障的药物或化学物质时，应定期检查晶状体情况。

七、放射性白内障

放射性白内障（radiation cataract）是指因放射线所致的晶状体混浊。

【病因病理】

电磁波中从 γ 射线到质子、中子、电子、微波辐射等都可导致白内障。其中 γ 射线、X 射线、中子、质子和电子会引起靶组织的离子化，损伤细胞 DNA，引起蛋白转录和合成障碍，主要影响晶状体赤道部分裂较旺盛的上皮细胞，以及赤道部晶状体纤维，导致晶状体后囊膜下皮质混浊。红外线辐射是通过引起晶状体局部温度升高，使晶状体蛋白变性凝固产生混浊。微波性白内障主要是微波对生物体的热效应以及非热效应引起。

【临床表现】

1. 电离辐射所致白内障（ionizing radiation cataract）：晶状体对电离辐射异常敏感，一次 X 射线辐射强度在 20 拉德以上即可产生白内障，表现为后囊斑点状混浊或前囊下朝向赤道部的羽毛状混浊。

2. 红外线所致白内障（infra-red cataract）：多发生于玻璃厂和炼钢厂的工人中。主要因为晶状体和色素虹膜大量吸收热量而引起。强烈的热辐射可导致晶状体前囊剥脱，混浊从前极部或后极部皮质外层开始，呈金黄色结晶样光泽，逐渐向皮质伸展或发展为板层混浊。

3. 微波所致白内障（microwave cataract）：微波来源于太阳射线、宇宙射线和电视、雷达、微波炉等。大剂量的微波可产生类似于红外线的热作用。晶状体对微波敏感。因微波的剂量不同可产生晶状体不同程度的损害，类似于红外线所致的白内障。晶状体出现皮质点状混浊，后囊膜下混浊和前皮质羽状混浊。

【辅助检查】

可参照年龄相关性白内障术前辅助检查。

【诊断要点】

根据长期接触放射线的病史，以及晶状体混浊形态、位置等，可做出诊断。

【治疗】

1. 当放射性白内障明显影响患者工作和生活时，可手术摘除并植入人工晶状体。

2. 可参照年龄相关性白内障治疗。

【预防与调护】

接触放射线时应配戴防护眼镜。

八、后发性白内障

后发性白内障（after-cataract）是指白内障囊外摘除术后，或外伤性白内障部分皮质吸收后所形成的晶状体后囊膜混浊（posterior capsular opacities，PCO）。囊外白内障摘除术后持续存在的囊膜下晶状体上皮细胞可增生，形成 Elschnig 珠样小体。这些上皮细胞可发生肌成纤维细胞样分化及收缩，使晶状体后囊膜产生皱褶。残留的部分皮质可加重混浊，导致视物变形和视力下降。它是白内障囊外摘除术后最常见的并发症，在成人，术后发生率为 30%~50%，在儿童则几乎为 100%。

【病因病理】

1. 西医病因病理 由于白内障手术或晶状体外伤后，皮质吸收不全，以致残留皮质吸水而肿胀；或囊膜上皮细胞增生变性，再加上炎症反应、出血、胆固醇及钙盐沉积等因素，在瞳孔区形成膜组织。

2. 中医病因病机 多因行白内障手术或眼珠受伤，损伤目中脉络，气血凝滞，目失濡润，残存的晶珠组织失养而变混浊；或白内障手术时因摘除不干净，残存的晶珠组织再生，形成后发内障。

【临床表现】

1. 症状 患者自觉视力减退。

2. 体征 晶状体后囊膜出现厚薄不均的机化组织或 Elschnig 珠样小体。常伴有虹膜后粘连。

【辅助检查】

可参照年龄相关性白内障术前辅助检查。

【诊断要点】

1. 有白内障囊外摘除或抽吸术或晶状体外伤史。

2. 晶状体后囊混浊，并有厚薄不等的白色机化膜状组织。

3. 常伴有虹膜后粘连。

4. 视力障碍，其障碍程度取决于机化物的厚度及有无并发症。

【治疗】

1. 治疗原则 对后发性白内障的治疗通常因人而异，较轻者可予适当药物治疗，明显影响视力者行后囊膜切开。

2. 全身治疗

（1）西医治疗：可酌情全身应用糖皮质激素等以防治术后炎症反应。

（2）中医辨证论治

①气滞血瘀证

证候 白内障术后或晶状体外伤后，瞳孔区有白色机化膜，视力下降，虹膜粘连；舌质暗，苔薄白，脉缓或弦。

治法 行气活血，退翳明目。

方药 桃红四物汤加味：当归10g，川芎10g，生地黄10g，赤芍10g，红花10g，桃仁10g，防风10g，昆布10g。水煎，每日1剂，分2次温服。

若机化膜日久，加海藻软坚散结。

②血瘀夹风证

证候 白内障术后或晶状体外伤后早期，瞳孔区出现机化物，结膜充血，虹膜部分粘连，视力下降；舌质红，苔薄，脉浮或缓。

治法 除风益损，清热散瘀。

方药 除风益损汤加味：熟地黄10g，当归10g，川芎10g，白芍10g，前胡10g，防风10g，藁本10g，荆芥10g。水煎，每日1剂，分2次温服。

可选加木贼、蝉衣、密蒙花、连翘等以祛风清热，退翳明目。

3. 局部治疗 同年龄相关性白内障。

4. 手术治疗 当后发性白内障明显影响视力时，可用Nd：YAG激光将瞳孔区的晶状体后囊膜切开。如无条件施行激光治疗，或囊膜过厚时，可做手术将瞳孔区的晶状体后囊膜刺开或剪开。术后滴用糖皮质激素，预防炎症反应，并观察眼压的变化。

【预防与调护】

为了预防后发性白内障的发生，做白内障囊外摘除、抽吸术等手术时应在手术显微镜下进行，并尽量吸尽皮质，手术操作要轻巧，减少术后炎症反应。

【研究进展】

黄秀榕等用增殖细胞核抗原（PCNA）蛋白表达法研究莪术和三氧化二砷对晶状体上皮细胞增殖的抑制作用。研究表明莪术和三氧化二砷能有效地抑制晶状体上皮细胞增殖，且抑制增殖的作用在本研究的浓度范围内随莪术和三氧化二砷浓度增加更加显著，为临床防治白内障手术后残留的晶状体上皮细胞增殖提供了科学的实验依据，对开发防治后发性白内障的有效药物具有广阔的应用前景［黄秀榕，祁明信，吴正正，等．增殖细胞核抗原法研究莪术和三氧化二砷对晶状体上皮细胞增殖的抑制作用．中华中医药学刊，2007，25（2）：201-203.］。

第二节 晶状体异位和脱位

正常情况下，晶状体由晶状体悬韧带悬挂于睫状体上，位于瞳孔区正后方，其前后轴与视轴几乎一致。如果晶状体悬韧带部分或全部断裂或缺损，可使悬挂力减弱或不对称，导致晶状体的位置异常。若出生时晶状体就不在正常位置，称为晶状体异位。若出生后因先天因素、外伤或一些疾病使晶状体位置改变，称为晶状体脱位。

【病因病理】

先天性悬韧带发育不良或松弛无力；外伤引起悬韧带断裂；以及眼内一些病变，如葡萄肿、牛眼或眼球扩张使悬韧带机械性伸长，眼内炎症，如睫状体炎使悬韧带变性，均能导致晶状体脱位或半脱位。

【临床表现】

外伤性晶状体脱位者，有眼部挫伤史及眼外其他损伤体征。先天性晶状体脱位多为遗传病，如见于马方综合征和同型胱氨酸尿症。

1. 晶状体半脱位　瞳孔区可见部分晶状体，散瞳后可见部分晶状体赤道部，该区悬韧带断裂，可伴局部前房加深、虹膜震颤和玻璃体疝。检眼镜下可见双影，系部分光线通过晶状体、部分未通过晶状体所致。患者可出现高度近视和单眼复视，也可继发青光眼。

2. 晶状体全脱位　晶状体悬韧带全部断裂，晶状体可脱位至：

（1）前房内：晶状体多沉于前房下方，呈油滴状。

（2）玻璃体腔内：早期可在下方玻璃体腔见到可活动的透明晶状体，后期晶状体变混浊，并与视网膜粘连固定。

（3）晶状体嵌于瞳孔区：晶状体一部分突出于前房内。

（4）晶状体脱位至球结膜下：严重外伤时，晶状体可脱位至球结膜下，甚至眼外。

【辅助检查】

可参照年龄相关性白内障术前辅助检查。眼部超声检查可以了解晶状体脱位的程度、位置。

【诊断要点】

根据病史、症状和裂隙灯下检查结果，可以做出较明确的诊断。

【治疗】

根据晶状体脱位程度进行治疗：

1. 晶状体半脱位　对晶状体尚透明、未引起严重并发症的晶状体半脱位者，可密切随访。部分患者用凸透镜或角膜接触镜矫正可以获得部分有用视力。

2. 晶状体全脱位　脱入前房内和嵌于瞳孔区的晶状体应立即手术摘除。脱入玻璃体腔者，如无症状可以随诊观察。如果发生并发症，如晶状体过敏性葡萄膜炎、继发性青光眼或视网膜脱离时需将晶状体取出。如脱位于结膜下时，应手术取出晶状体并缝合角巩膜伤口。当伤口接近或超过角膜缘后 6mm 时，应在其周围冷凝，以防止发生视网膜脱离。

第十四章
玻璃体病

玻璃体为透明胶体，位于视网膜之前，是眼的重要屈光间质，具有三大物理特性，即黏弹性、渗透性和透明性。因有一定的黏弹性才有减震和保持晶状体及视网膜稳定的能力；借一定的渗透性使眼球保持必要的眼内液及营养物质；而透明才能将外界物体清晰地聚焦到视网膜上。玻璃体丰富的水分，对保持这三种特性起着重要作用。

玻璃体本身无血管和神经组织，仅皮质部分有活动细胞，所以其正常代谢活动低下，且不能再生，在很大程度上依赖于周围组织的正常生理功能，因此原发病变相对较少，继发性病变占了大多数。玻璃体无原发炎症，但却是一个良好的培养基，若细菌侵入，则可大量繁殖，形成脓肿。继发性病变大多是在近邻组织病变的影响下被动地发生和发展的，如玻璃体积血、玻璃体炎症、玻璃体内肿瘤等。其他尚有增生性玻璃体视网膜病变、玻璃体寄生虫病、家族性渗出性玻璃体视网膜病变等。由于玻璃体与视网膜的关系密切，玻璃体也绝不是完全被动地受周围病变的波及，它反过来也会再作用于原发病变，而使原发病变加重，形成恶性循环。

中医医籍称玻璃体为神膏，《目经大成》将其形态描述为："风轮下一圈收放者为金井，井内黑水曰神膏，有如卵白涂以墨汁。"神膏与血津液以及所化生之水有密切联系，《审视瑶函》说："夫血化为真水，在脏腑而为津液，升于目而为膏汁，得之则真水足而光明。"并明确指出："血养水，水养膏，膏护瞳神。"若气血津液运化失常，则可损及神膏，而危害视功能。本病病因复杂，诊查时应借助裂隙灯显微镜、三面接触镜、检眼镜以及眼部超声波等以了解局部病理改变，由此采用全身与局部、辨病与辨证的中西医结合治疗方法才是最佳选择。

中医学对玻璃体病的命名主要根据自觉症状和视力损伤的程度，分属于"云雾移睛""暴盲"等范畴。其治疗主要是审因论治，炎症性病变多以清热利湿为主；出血性病变多以活血利水为主；退行性病变多以补益为主。近年开展的玻璃体显微手术，为玻璃体病的治疗开辟了新的途径。

第一节　玻璃体液化、后脱离与变性

玻璃体液化、后脱离、变性等，是玻璃体的性质与形态发生改变，这几种病变常同时

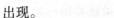

出现。

一、玻璃体液化

玻璃体液化（synchysis）是玻璃体由凝胶变为溶胶的胶体化学改变，玻璃体出现含水的腔隙，多见于老年人和高度近视患者，尤其是有高度近视的老年人。

本病与中医学的"蝇翅黑花"（《银海经微》）相似。《圣济总录》对本病的病因及临床表现描述说："肾水既虚，肝无以滋养，故见于目者，始则不能瞩远，久则昏暗，时见黑花飞蝇。"《东医宝鉴》称之为"眼见黑花飞蝇"，并对其病因病机进行了论述。

【病因病理】

1. 西医病因病理　本病由多种因素导致玻璃体透明质酸解聚，由凝胶状态变为溶胶状态，是玻璃体新陈代谢障碍而引起的胶体平衡破坏所致。液化一般从玻璃体中央开始，出现一液化腔，以后逐渐扩大，亦可从多个较小的液化腔融合成一个较大的液化腔。本病最常见于高度近视的老年人的退行改变，此外眼外伤、葡萄膜炎、眼内出血、金属异物以及眼受超声、放射、热灼等损伤亦可引起，但均比较少见。

2. 中医病因病机　本病多因肝肾亏损，精血亏虚；或脾胃虚弱，气血不足，神膏失养而致玻璃体混浊。

【临床表现】

1. 症状　患眼前有黑点或丝絮状飘浮物，在明亮处或白色背景下更为明显；若飘浮物停留在视线中央，可影响视力。

2. 体征　裂隙灯显微镜下见液化区呈黑色空间，其间充填透明的液体，失去了正常玻璃体所具有的光学结构，可见细长而屈曲的膜样纤维光带随眼球运动而飘动，在其上有时还可见到许多细小的白色颗粒；未液化区可发生收缩或移位，重叠而成小片状或膜状混浊物，薄而松弛如绸带；同时还可见到玻璃体前界膜模糊或消失。检眼镜下可见点状、丝状或絮状物飘浮。

3. 并发症　玻璃体液化不断进行，由于玻璃体底部粘连紧密，所以玻璃体内液体不易向前发展而在后部积聚，致玻璃体后界膜与视网膜之间出现脱离。

【诊断要点】

1. 眼前有黑点或丝絮状飘浮物。

2. 有典型的玻璃体液化腔。

【治疗】

1. 目前西医尚无有效疗法。

2. 中医辨证论治

（1）肝肾亏损证

证候　眼前有黑点或丝絮状飘浮物，玻璃体有液化腔及混浊物飘动；可伴有头晕耳鸣，腰膝酸软；舌淡少苔，脉细。

治法　补益肝肾。

方药　加减驻景丸加减：熟地黄12g，枸杞子15g，当归10g，菟丝子12g，楮实子12g，五味子6g，车前子10g，茺蔚子10g，牛膝12g，沙苑蒺藜12g。水煎，每日1剂，分2次温服。

若目涩咽干者，加女贞子、麦冬滋阴润燥；眩晕明显者加菟丝子、桑椹养精补血。

（2）心脾两虚证

证候 眼前有黑点或丝絮状飘浮物，玻璃体有液化腔及混浊物飘动；可伴有心悸健忘，头晕目眩，寐差多梦；舌淡，脉细。

治法 补益心脾。

方药 天王补心丹加减：党参12g，丹参12g，茯苓15g，五味子6g，远志10g，当归10g，麦冬15g，柏子仁12g，酸枣仁10g，生地黄10g。水煎，每日1剂，分2次温服。

若气短乏力者，加山药、黄精健脾益气；心烦失眠者，加百合、合欢皮养血安神。

二、玻璃体后脱离

玻璃体后脱离（posterior vitreous detachment，PVD）指玻璃体皮质与视网膜的分离，可分完全和不全两种。多因玻璃体液化或玻璃体机化物引起玻璃体收缩等因素所致。常见于高度近视或年老体弱玻璃体液化者。

本病与中医学的"云雾移睛"及"神光自现"（《证治准绳》）相似。该书记载：云雾移睛"谓人自见目外有如蝇蛇、旗斿、蛱蝶、绦环等状之物，色或青黑、粉白微黄者。"又谓：神光自现，"此症谓目外自见神光出现，每如电闪掣，甚则如火焰霞明，盖时发时止。"描述了玻璃体后脱离的主要临床症状。

【病因病理】

1. 西医病因病理 尚未液化的胶样玻璃体较水样液稍重，当液腔移至后部视网膜时，胶样的玻璃体下沉并前移，引起玻璃体后皮质与视网膜分开，形成玻璃体脱离。不全脱离为玻璃体后界面与视网膜内面之间存在不同程度的病理性粘连，且常有玻璃体后皮质增厚；完全脱离为玻璃体广泛液化，严重者可见玻璃体塌陷。此外，还有一种特殊形态的玻璃体后脱离，是玻璃体后界面与视网膜存在范围广泛的病理性粘连，玻璃体脱离后，增厚的后皮质外层仍附着于视网膜上，实际上是玻璃体的层间分离。

2. 中医病因病机 本病常因脏腑功能失调，多见于肝肾亏损，精不上承，或心脾两虚，气血不足，神膏失养引起；亦可因眼部其他疾病或撞击伤目所致。

【临床表现】

1. 症状 患眼前有云雾暗影或环形暗影飘动，眼球转动时尤为明显；常伴有闪光感，头部剧烈运动时加重。

2. 体征 裂隙灯显微镜下见有一"空虚"的光学空间，并见游离状混浊物，混浊物中可见一半透明的类似环形物，称为Weiss环；或在视盘边缘前下方有不规则的团块弧形混浊，眼球转动时混浊物摆动幅度增大。随着病情发展，后部可见淡灰色后界膜，其后方为光学空间。检眼镜下见玻璃体内有浮动的混浊物，后极部呈一环形混浊，环内有类似门上钥匙的小孔，或其他不规则形态，后界层混浊后面可有一些球状改变。

3. 并发症

（1）视网膜裂孔与脱离：发生玻璃体后脱离时，部分病例可能产生视网膜裂孔，此外，它又是引起玻璃体出血的重要原因。原有视网膜变性及视网膜、玻璃体与脉络膜间的组织渗透功能失调，则容易发生粘连牵引，产生视网膜裂孔，甚至视网膜脱离。

（2）玻璃体积血：玻璃体脱离引起视网膜脱离，若病变区有血管破裂，则可导致玻璃体积血。

（3）玻璃体劈裂：玻璃体后界面与视网膜存在广泛的病理性粘连，玻璃体脱离后，增厚的后皮质外层仍附着于视网膜上，称为玻璃体劈裂。

【辅助检查】

若眼底始终无法看到时，应该做 B 超检查并定期随访，不仅能显示玻璃体后脱离与视网膜脱离，以及玻璃体与视网膜之间的粘连，还能显示玻璃体混浊与积血，作为手术前的重要参考。

【诊断要点】

1. 眼前出现不同形状的飘浮物，随眼球转动而改变位置，常伴有闪光感。

2. 玻璃体可发现游离状混浊物，且有光学空间和后界膜出现。可有典型的环状混浊，环内有如同门上钥匙的小孔洞。

【治疗】

1. 目前尚无有效疗法，可予滋补肝肾、补益心脾、活血化瘀的中药控制病情发展。

2. 玻璃体后脱离应该重点考虑其并发症的治疗，散瞳后使用三面镜或检眼镜详细检查眼底，若无法看清，则考虑使用 B 超检查，一旦发现有视网膜脱离，即应该考虑玻璃体切割术；若只是合并视网膜裂孔，可考虑施行激光治疗封闭裂孔。

三、飞蚊症

飞蚊症（muscae volitantes）是由于玻璃体内飘浮的混浊物，在光线照射下投射到视网膜上形成的阴影。在明亮的背景下，眼前可出现飞蚊样飘动现象而得名，又称玻璃体浮影（vitreous floaters）。可隐匿发病或突然出现，发生于单眼或双眼。飞蚊症有生理性与病理性者，本部分主要讨论病理性者。

本病与中医学"蝇影飞越"（《一草亭目科全书》）相类似。

【病因病理】

1. 西医病因病理　常见于老年、高度近视玻璃体变性，或炎症、出血、外伤、异物等因素影响下，玻璃体内透明质酸解聚而液化，同时组成玻璃体支架网的胶原细纤维发生变性，浓缩聚集而形成点状、线状、网状等各种形态的飘浮物。玻璃体内的飘浮物还可能是红细胞、白细胞、色素颗粒、肿瘤细胞、特异碎屑、寄生虫等。

2. 中医病因病机　本病多因精神紧张，思虑过度，劳伤心脾，暗耗阴血；或肝肾亏损，精血不足，神膏失养所致。

【临床表现】

1. 症状　眼前有蚊蝇样飘浮物。

2. 体征　检眼镜下可见玻璃体内有点状、线状等飘浮物，随眼球转动而飘浮。

【诊断与鉴别诊断】

1 诊断要点

（1）自觉眼前有蚊蝇样飘浮物。

（2）玻璃体有点状、线状飘浮物。

2. 鉴别诊断

（1）玻璃体液化：玻璃体有液化腔，液化腔内除澄清的液体外，尚有半透明的白色丝束样或絮状飘浮物晃动。

（2）玻璃体后脱离：玻璃体后界面呈破碎飘浮的云絮状，与视网膜内面间有充满液化玻璃体的腔隙，并在多数情况下能发现 Weiss 环。

【治疗】

1. 查明病因，进行针对性治疗。

2. 中医辨证论治

（1）心脾两虚证

证候　眼前有蚊蝇样黑影飘动，劳累后或失眠后明显，眼底正常；头昏心烦，多梦易醒，神疲乏力；舌淡红，苔薄白，脉缓。

治法　健脾养心。

方药　归脾汤加减：黄芪 12g，党参 12g，白术 10g，茯苓 15g，当归 10g，木香 6g，远志 10g，酸枣仁 10g，龙眼肉 12g，丹参 12g，炙甘草 6g。水煎，每日 1 剂，分 2 次温服。

若烦躁失眠者，加柏子仁、合欢皮养心安神；精神焦虑者，加柴胡、白芍疏肝解郁。

（2）肝肾亏损

证候　年老体弱，蚊蝇样黑影在眼前飘现；头晕耳鸣，腰膝酸软；舌质偏红，脉细。

治法　补益肝肾。

方药　四物五子丸加减：熟地黄 12g，当归 10g，白芍 12g，枸杞子 15g，菟丝子 12g，覆盆子 12g，车前子 10g，五味子 6g，芜蔚子 10g，女贞子 10g。水煎，每日 1 剂，分 2 次温服。

若眩晕明显者，加枸杞子、桑椹养精补血；失眠多梦者，加合欢皮、夜交藤交通心肾以安神。

四、玻璃体变性

玻璃体变性（vitreous degeneration）主要表现为玻璃体凝胶主体发生改变。常发生在老年人、高度近视、玻璃体出血、眼外伤、玻璃体炎症、玻璃体内药物治疗，以及视网膜激光、电凝、冷凝后。实际上玻璃体凝缩、液化亦属变性范畴，本部分主要讨论几种特殊的玻璃体变性。

（一）星状玻璃体变性

星状玻璃体变性（asteroid hyalosis）又称雪状或白色闪辉症、类星体玻璃体炎、玻璃体星状小体等。多见于 60 岁以上的老年人，但发病年龄远远早于就诊年龄。男性多于女性，多为单眼发病，双眼少见。

本病与中医学的"云雾移睛"（《证治准绳》）相似。

【病因病理】

1. 西医病因病理　原因未明。玻璃体中有大量白色球形或碟形闪光小体，可能是玻璃体纤维变性所致。病理标本在电镜下扫描观察，这些小体表面由胶原纤维包绕，还附有许多卫星状小颗粒。这些小体的化学成分主要为含钙的脂肪酸盐。

2. 中医病因病机　本病多因年老体弱，肝肾亏损，精血不能上荣于目，神膏失养所致。

【临床表现】

1. 症状　多无自觉症状，或眼前有暗影飘动。

2. 体征　裂隙灯显微镜下，光束中可见白色闪亮的球形或碟形体，称之为星状小体。数量少则十几个，多则难以计数，散布于整个或部分玻璃体腔内。当眼球转动时，可见微微飘动，静止时恢复至原来位置而不下沉。

【诊断要点】

1. 多无自觉症状，或眼前有暗影飘动。

2. 裂隙灯显微镜光束中可见白色闪亮的球形或碟形体。

【治疗】

目前尚无有效疗法，可予补益肝肾、养精明目的中药，方选四物五子汤加减以保护视功能。

（二）闪辉样玻璃体变性

闪辉样玻璃体变性（synchysis scintillans）又称胆固醇结晶沉着症，常有糖尿病、血管粥样硬化、眼底出血性疾病和眼外伤等病史，多双眼发病。

本病与中医学的"蝇翅黑花"（《银海精微》）相似。

【病因病理】

1. 西医病因病理　确切病因不明，可由于玻璃体出血吸收不彻底，导致胆固醇结晶沉着，或眼内血管硬化，引起玻璃体营养障碍；或玻璃体液化，或陈旧性葡萄膜炎等使玻璃体 pH 值改变，致正常酸碱平衡与矿物质新陈代谢失调，胆固醇结晶积聚于玻璃体。结晶主要是胆固醇，亦可为磷酸盐、碳酸钙、酪氨酸等。

2. 中医病因病机　本病多因脾失健运，聚湿生痰，痰浊上泛，积聚于神膏；或肝郁气滞，血行不畅，或外伤目络，血溢脉外，凝积于神膏。

【临床表现】

1. 症状　多无自觉症状，或眼前有蚊蝇样黑影飘动。

2. 体征　检眼镜下见液化的玻璃体内有大量扁平多角形的结晶小体，呈金黄色或银白色。当眼球转动时，迅速飘浮摆动，飘浮幅度较大，眼球静止时又沉向下方，多位于前部玻璃体中。

【诊断要点】

1. 眼前或有蚊蝇样黑影飘动。

2. 检眼镜下见液化的玻璃体内有大量扁平多角形的结晶小体，呈金黄色或银白色。当眼球转动时，迅速飘浮摆动。

【治疗】

目前尚无有效疗法，可予健脾燥湿化痰、疏肝解郁理气、活血化瘀通络的中药，以控制病情的发展。

第二节　玻璃体积血

玻璃体积血（vitreous hemorrhage）是指由眼内组织病变或眼外伤引起视网膜或葡萄膜血管破裂，血液流入和积聚在玻璃体腔内，导致视功能障碍的常见疾病。

本病与中医学的"云雾移睛""暴盲""血灌瞳神"（《证治准绳》）、"血溢神膏"

相似。《审视瑶函》描述了"云雾移睛"症状，谓："云雾移睛……自视目外，有物舒张，或如蝇蚊飞舞，或如旗旆飘扬，有如粉蝶，有带青黄。"指出了本病因积血量的多少及位置的差异而症状有所不同。《张氏医通》记载了"血灌瞳神"的主要病因及预后。

【病因病理】

1. 西医病因病理 玻璃体本身无血管，玻璃体积血是因为各种原因造成其周边组织的血管破裂，血液进入并积聚其体腔所致。常见的有视网膜血管性疾病，如视网膜静脉阻塞、视网膜静脉周围炎、糖尿病视网膜病变等；或眼外伤、眼部手术以及视网膜裂孔、年龄相关性黄斑变性、眼内肿瘤、玻璃体后脱离；还见于系统性血管和血液病、蛛网膜下腔或硬脑膜下腔出血等。出血可进入玻璃体凝胶的间隙中，而当玻璃体为一完整凝胶时，来自视网膜血管的出血常被局限于玻璃体与视网膜之间的间隙中，称为视网膜前出血。玻璃体积血长期不吸收会导致玻璃体变性及增生性病变。

2. 中医病因病机 本病多因情志内伤，肝郁气滞，血行不畅，脉络瘀阻，久则脉络破损出血；或肝肾阴亏，虚火内生，上炎于目，血不循经而外溢；或脾虚气弱，血失统摄，血溢脉外；或撞击伤目，或手术创伤，目络受损出血。此类血液进入神膏而引起本病。

【临床表现】

1. 症状 主要为视力障碍。一般少量出血仅有眼前蚊蝇或云雾暗影飘荡；出血量较多则有红视症或眼前黑影遮挡；大量出血则突感眼前一片漆黑，仅见手动或光感。

2. 体征 少量出血者，玻璃体呈弥漫性或尘埃状混浊；出血较多者，玻璃体有片状、块状或絮状混浊；大量积血时，检眼镜下仅见红光反射或无红光反射，裂隙灯显微镜下可见深部积血表面有无数散在或凝集的红细胞或碎片。有时出血流入玻璃体液化腔里或脱离的玻璃体下腔内，常可形成有水平面半圆形的出血斑。玻璃体积血在正常玻璃体中多局限不动。若原有或出血后引起玻璃体溶解，出血块可随眼球转动而移动，然后下沉。血块经溶血后逐渐消失，但血红蛋白或红细胞破坏产物则呈弥漫黄褐色颗粒浮散在玻璃体甚至房水中。

3. 并发症 玻璃体积血经久不吸收，特别是接近视盘者常常引起增生性视网膜病变；积血遮盖黄斑部，严重影响中心视力，其纤维组织收缩可牵引视网膜造成黄斑异位甚至视网膜脱离。

【辅助检查】

眼部 B 型超声波检查可见玻璃体有均匀点状回声或斑块状回声；陈旧性积血者回声不均匀。

【诊断与鉴别诊断】

1. 诊断要点

（1）眼前有暗影遮挡，视力不同程度下降。

（2）玻璃体有特殊的出血性混浊。

（3）常有导致玻璃体积血的原发病表现。

2. 鉴别诊断

（1）玻璃体变性：玻璃体可见点状、丝状、网状及块状混浊，但无血性物，视力亦无显著变化。

（2）玻璃体炎症：玻璃体可见尘状、白点状、灰白云块状炎性混浊，并有眼前节、后节炎性反应。

【治疗】

1. 治疗原则　遵循"急则治其标"的原则，以止血为先；出血稳定后，以消散积血为主。同时，应积极寻找病因，及时治疗原发病。

2. 全身治疗

（1）西医治疗：目前认为尚无一种药物确认有肯定疗效。对于大多数病例，玻璃体积血的自行吸收时间需要 4~6 个月，虽然视网膜前出血可在数天至数周之内弥散，因此，在开始治疗之前，一般认为应该观察 3~4 个月，在此期间，主要应以治疗原发病为主，如原发病为高血压或者糖尿病，则应该以降血压和降糖治疗为主。除此以外，可以考虑以下药物。

①止血剂：肾上腺色腙，每次 10mg，肌内注射，每日 2~3 次；或血凝酶，每次1 000U，肌内注射，每日 1 次；或氨甲苯酸注射液，每次 500mg，静脉滴注，每日 1~2 次。

②促吸收药：可用透明质酸酶 1 500U 加普罗碘铵 400mg，肌内注射，每日 1 次或隔日 1 次。

③促纤溶药：尿激酶，每次 5 000~10 000U 静脉滴注，每日 1 次；或蝮蛇抗栓酶，每次每公斤体重 0.005~0.012U，静脉缓慢滴注，治疗过程需定期检查凝血酶原时间。此种药物应慎用，其可能引起眼底进一步出血。

（2）中医辨证论治

①气滞血瘀证

证候　眼前黑影遮挡，视力下降，玻璃体有积血；可伴情志不舒，胸闷胁胀，烦躁易怒；舌暗红，苔薄，脉弦或涩。

治法　行气活血。

方药　血腑逐瘀汤加减：当归 12g，生地黄 10g，赤芍 10g，川芎 10g，桃仁 10g，红花 10g，牛膝 10g，枳壳 6g，柴胡 6g，甘草 6g。水煎，每日 1 剂，分 2 次温服。

若有头痛眩晕，去柴胡、当归，加钩藤、石决明；血瘀化热者，加牡丹皮、栀子以清散瘀热。

②虚火上炎证

证候　眼前黑影飘荡，视力下降，玻璃体有积血；可伴口干咽燥，虚烦不眠，手足心热；舌红少苔，脉细数。

治法　滋阴降火。

方药　知柏地黄丸加减：知母 10g，黄柏 10g，熟地黄 10g，山萸肉 10g，山药 12g，茯苓 15g，牡丹皮 10g，泽泻 10g，麦冬 10g，草决明 10g。水煎，每日 1 剂，分 2 次温服。

有新鲜出血，可加女贞子、旱莲草以滋阴凉血止血；寐差多梦者加合欢皮、炒酸枣仁安神定志。

③脾不统血证

证候　眼前有蚊蝇飞舞或黑影遮挡，视力下降，玻璃体有积血；可伴神疲乏力，纳差便溏；舌淡，苔薄，脉细弱。

治法 健脾摄血。

方药 归脾汤加减：黄芪 12g，太子参 15g，茯苓 10g，当归 10g，白术 10g，龙眼肉 12g，葛根 10g，莲子 10g，薏苡仁 12g，白茅根 15g，炙甘草 6g。水煎，每日 1 剂，分 2 次温服。

若头晕心悸者，加黄精、鸡血藤以益气养血；积血较久者，加地龙、茺蔚子以行血消瘀。

（3）专病专方

①复方丹参滴丸，每次 10 粒，每日 3 次，适用于气滞血瘀证。

②血栓通注射液，每次 800mg 静脉滴注，每日 1 次，适用于气滞血瘀证。

③黄芪注射液，每次 20ml 静脉滴注，每日 1 次，适用于气虚血瘀证。

3. 局部治疗

（1）眼部电控药物离子导入：可选用丹参液、川芎嗪液、普罗碘铵液、碘化钾液等导入，每日 1 次，10 次为一个疗程。

（2）球后注射：每次用透明质酸酶 1 500U 加普罗碘铵 200mg，或尿激酶 5 000U，每日 1 次，10 次为一个疗程。

4. 手术治疗 玻璃体积血经药物积极治疗 3 个月以上，大量玻璃体积血仍不能吸收，特别是有玻璃体视网膜粘连、黄斑视网膜前膜形成或牵拉性视网膜脱离时，应及早行玻璃体切割术；眼球穿通伤引起的严重玻璃体积血，应在 2 周左右手术，不宜过早或过迟；糖尿病视网膜病变造成的玻璃体积血，在血糖控制良好的情况下，若药物治疗无效，可考虑手术治疗，如切除病变玻璃体及新生血管，同时术中辅以视网膜激光光凝。

【预防与调护】

1. 出血早期宜卧床休息，必要时包扎双眼。

2. 饮食应清淡，并保持大便通畅。

【研究进展】

玻璃体积血中医病因复杂，因瞳神属肾，若肾阴虚，虚火上炎，灼伤脉络，血溢脉外，注入神膏而致本病。肝肾同源，若肝气郁结，气滞血瘀，脉络阻滞，血运不畅，破脉而出，溢于神膏；或肝郁日久化热，或外邪入里化热，迫血妄行，血溢神膏；或肾水不足，水不涵木，肝阳上亢，血不循经，破脉而溢于神膏；或外伤后损伤脉络，血从破脉而出，溢于神膏等均可导致本病的发生。有学者认为本病以热入营血，迫血妄行者居多，病理特点主要是水血互结，治疗当水血同治［陈兹满，邱波，李振萍.读《温病条辨·治血论》谈眼玻璃体积血的治疗.新中医，2005，37（8）：85.］。彭清华提出，本病属中医瘀血范畴，因离经之血即为瘀，此病为瘀血蓄于神膏，血不利则为水，终致瘀血蓄积，水血互结，治当活血利水［彭清华.辨证治疗玻璃体积血 33 例.辽宁中医杂志，1990，（10）：18-20.］。但活血不可太过，以免脉络破裂引起反复出血，既有凉血止血又有活血化瘀"双向"功效的药物是最安全有效的［王浩.朱宁云治疗糖尿病视网膜病变玻璃体积血经验.辽宁中医药大学学报，2007，11（9）：6.］。临床治疗中，在活血祛瘀的基础上，加用利水渗湿、散结明目之品疗效明显［孙榕.玻璃体积血的中医研究及治疗概况.辽宁中医药大学学报，2008，5（10）：5-8.］。

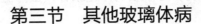

第三节　其他玻璃体病

一、玻璃体炎症

玻璃体炎症（inflammation in vitreous）可分为感染性炎症和非感染性炎症。临床上以感染性炎症较为多见，感染性玻璃体炎属眼科急症，若失治会对眼球造成较大伤害而损及视力。

本病与中医学的"云雾移睛"（《证治准绳》）相似。早在《诸病源候论》中就有本病主症"视见蚩蝇黄黑"的描述，其病因为"风痰劳热"。《张氏医通》还提出本病"其原皆属胆肾，黑者胆肾自病。……或白或黄者，因痰火伤肺脾清纯之气也。"

【病因病理】

1. 西医病因病理　感染性炎症其外源性感染者，多发于眼外伤、内眼手术和角巩膜穿孔后，病原体由外界直接进入玻璃体内而发病，致病菌以葡萄球菌多见，其次为链球菌，亦可见部分革兰氏阴性菌，还可见真菌；内源性感染者多由体内病原菌经血液循环转移到眼内所致。非感染性炎症多因葡萄膜炎引起。

2. 中医病因病机　本病多因肝胆郁热，化火上炎；或湿热熏蒸，或痰湿内蕴，浊气上犯，目中清纯之气受扰所致。

【临床表现】

1. 症状　眼前云雾样黑影飘浮，视力有不同程度的下降；或伴有眼痛。

2. 体征　玻璃体呈尘埃状、白点状、丝絮状、灰白色云团状混浊；细菌性眼内炎常伴有角结膜水肿、睫状充血、前房渗出或积脓、眼底红光反射消失；葡萄膜炎引发者常伴有角膜后灰白色沉着物、前房内有浮游体、瞳孔后粘连、视网膜水肿和渗出。

【辅助检查】

1. 房水和玻璃体涂片细菌学检查及细菌培养可找到致病菌。

2. 眼球 B 超可见玻璃体密度增加。

【诊断与鉴别诊断】

1. 诊断要点

（1）眼前黑影随眼球转动而呈无规律运动。

（2）玻璃体有尘埃状、白点状、丝絮状、灰白色云团状混浊的典型体征。

（3）B 超对玻璃体混浊严重者有重要诊断价值。

（4）实验室检查是诊断感染性玻璃体炎症的重要依据。

2. 鉴别诊断

（1）玻璃体变性：玻璃体常呈网状、丝状及条块状混浊，多见于老年人和高度近视者，眼前节正常，无眼红与眼痛症状。

（2）玻璃体积血：玻璃体可见新鲜积血或棕黄色混浊，视力减退不一，无眼前节炎症反应。患者常有糖尿病、高血压、视网膜动脉硬化及眼外伤病史。

【治疗】

1. 治疗原则　非感染性玻璃体炎治疗参考后葡萄膜炎的治疗，本部分主要讨论感染性玻璃体炎的治疗。感染性玻璃体炎为眼科急重症，应尽早明确诊断及确定病原，选择有效抗生素，并辨证使用中药；对于玻璃体化脓者，在药物治疗的同时，可行玻璃体切割术。

2. 全身治疗

（1）西医治疗

①抗生素：常用两种或两种以上抗生素，如万古霉素、头孢菌素联合静脉滴注，疗程为1周或更长。

②抗真菌药：真菌感染严重者，可口服氟康唑或静脉给予两性霉素B；念珠菌感染者，可选用敏感的氟胞嘧啶，口服吸收后可达到较高的血药浓度和组织浓度。

（2）中医辨证论治

①肝胆火炽证

证候　玻璃体混浊，睫状充血，前房可有浮游体或积脓；眼痛，眼前黑影飘动，视力下降；可伴有烦躁易怒，口苦咽干，溺短便结；舌红，苔黄，脉弦数。

治法　清肝泻胆。

方药　龙胆泻肝汤加减：龙胆草10g，柴胡10g，生地黄10g，栀子10g，泽泻10g，车前子12g，当归10g，夏枯草10g，通草6g，淡竹叶6g。水煎，每日1剂，分2次温服。

若睫状充血明显者，加牡丹皮、赤芍、紫草凉血退赤；大便秘结者，加大黄、芒硝泻热通便，引热下行。

②湿热蕴结证

证候　玻璃体混浊，角结膜水肿，房水不清；眼前云雾浮动，视力下降；可伴有头痛身重，胸闷纳呆，心烦口苦；舌红，苔黄腻，脉濡数。

治法　清热利湿。

方药　猪苓散加减：猪苓10g，车前子12g，通草6g，栀子10g，萹蓄10g，滑石20g，泽泻10g，谷精草10g，密蒙花10g，淡竹叶6g。水煎，每日1剂，分2次温服。

若角结膜水肿显著者，加桑皮、泽兰以宣肺利湿；便溏者，加薏苡仁、厚朴以健脾利湿。

（3）专病专方：静脉滴注清开灵注射液，每日20~40ml；口服牛黄千金散，每次0.6~0.9mg，每日2~3次。

3. 局部治疗

（1）滴眼液：主要对眼前段炎症有效，常用两种或两种以上广谱抗生素滴眼液，如庆大霉素、万古霉素或头孢类抗生素联合使用，2~3小时滴眼1次。

（2）结膜下注射：房水可达到有效浓度，常用庆大霉素2万U，头孢唑啉100mg或万古霉素25mg做结膜下注射，每日1次。

（3）玻璃体注射：对于细菌性玻璃体炎症，常采用此种给药方式，注射药物可选择妥布霉素＋头孢唑啉＋地塞米松，或庆大霉素＋万古霉素＋地塞米松，或阿米卡星＋克林霉素＋地塞米松。

4. 手术治疗　对病程迁延，久不吸收，且较浓厚者，可采用玻璃体切割术，常配合玻璃体注射。

【预防与调护】

1. 避免眼外伤，内眼手术要严格执行无菌操作。

2. 发病后应注意休息，饮食宜清淡，保持大便通畅。

二、增生性玻璃体视网膜病变

增生性玻璃体视网膜病变（proliferative vitreoretinopathy，PVR）是指在孔源性视网膜脱离或其复位术后，或眼球穿通伤后，由于玻璃体内及视网膜表面的细胞膜增生和收缩，造成牵拉性视网膜脱离的病变。

中医古典医籍中无本病的专门记载，但根据其发病阶段及初发症状不同，多将其归属于"暴盲""云雾移睛"或"视瞻昏渺"范畴，属于"外不见证，从内而蔽"的内障眼病。有些患者主诉的"闪光感"则与"神光自现"（《审视瑶函》）、"电光夜照"（《目经大成》）相似。

【病因病理】

1. 西医病因病理　在视网膜及其周围组织损伤如裂孔、外伤等情况下，血－视网膜屏障被破坏，血源性细胞因子和活性物质进入眼内后，视网膜色素细胞、神经胶质细胞及成纤维细胞等在内外源性因子作用下移行、增生，并向成纤维细胞样细胞形态转变，同时合成和分泌胶原，形成有收缩能力的细胞性膜，膜的收缩导致视网膜固定皱褶和牵引性视网膜脱离，视网膜色素细胞是增生性玻璃体视网膜病变形成中的最重要细胞成分。此病常见于视网膜复位术中冷凝或电凝过强、巨大视网膜裂孔、多发性视网膜裂孔、长期孔源性视网膜脱离、多次眼内手术、眼外伤及眼内炎症等。

2. 中医病因病机　本病多因视衣脱离术后或真睛破损脉络受损，气血津液运行失常，津液集聚为痰，血行郁滞为瘀，痰瘀互结于视衣前或神膏内所致。

【临床表现】

1. 症状　有不同程度的视力下降，视物变形，或视野缺损。

2. 体征

（1）1983 年分类法：按病变的不同程度，国际视网膜学会在 1983 年将 PVR 分为 A、B、C1~C3、D1~D3 四级。这种分类方法简单明确，因此现在临床上仍然应用非常广泛。

A 级：玻璃体仅见色素颗粒样混浊。

B 级：视网膜表面皱褶形成，裂孔边缘翻卷，血管迂曲抬高。

C 级：脱离的视网膜出现全层皱褶，活动度降低。若仅累及一个象限为 C1 级；累及 2 个象限为 C2 级；累及 3 个象限为 C3 级。

D 级：全视网膜呈全层固定皱褶，发生漏斗状视网膜脱离。若可见后极部 35 度视网膜，视网膜呈宽漏斗状脱离为 D1 级；可见视盘，视网膜呈窄漏斗状脱离为 D2 级；看不见视盘，视网膜呈闭合漏斗状脱离为 D2 级。

（2）1991 年分类法：由于玻璃体切割术的广泛应用，许多医生发现前部 PVR 形成是一个突出问题。1983 年的分类法仅仅强调了后部 PVR 的作用，没有描述前部以及赤道部，因此需要一种结合前部 PVR 并能够鉴别不同类型的 PVR 分类法。1991 年发表了一种"更新的"分类法。

此种分类法包括前后 PVR 的详细描述，并分为 5 型，对 PVR 的程度有更准确的确定，不是分为 4 个象限，而是 12 个钟点。与 1983 年分类法相比较，A 级与 B 级是一样的，C、D 级合并为 C 级，C 级再分为 CP（后部）和 CA（前部），原有 D 级不再采用（表 14-1）。

表 14-1　1991 年更新的 PVR 分类法

分级与分类	临床表现	
A 级	玻璃体雾样混浊，色素团块，下方视网膜表面色素聚集	
B 级	视网膜表层皱纹，视网膜僵硬，血管扭曲，裂孔卷边或边缘不规则，玻璃体活动度降低	
C 级	弥漫或环形视网膜全层皱襞，视网膜下条索	
位置	PVR 收缩被分为	
CA	前部收缩	
CP	后部收缩	
CA1~12	1~12 个钟点的前部收缩	
CP1~12	1~12 个钟点的后部收缩	
类型	PVR 收缩范围被分为 5 型及其表示法	
1 型	局部收缩	×
2 型	弥漫性收缩	× × ×
3 型	视网膜下增生	——
4 型	环形收缩	× × × ×
5 型	由收缩引起的前移	↑ ↑ × × × ×

【辅助检查】

眼部 B 型超声波检查显示玻璃体内有不规则点状、斑块状或条状回声，并可见视网膜脱离征。

【诊断与鉴别诊断】

1. 诊断要点

（1）有孔源性视网膜脱离、视网膜多次手术、玻璃体积血、眼外伤等病史。

（2）玻璃体及视网膜出现增生性改变。

2. 鉴别诊断

（1）炎性玻璃体混浊：常由葡萄膜炎、眼内炎及穿通伤后的感染引起；玻璃体有白色点状、线状或絮状混浊。

（2）牵拉性视网膜脱离：由视网膜前及玻璃体增生膜牵拉视网膜使之脱离，脱离的视网膜无固定皱褶，玻璃体亦少见色素颗粒样混浊。

【治疗】

1. 治疗原则　本病以手术治疗为主，术前术后可用中药及糖皮质激素和抗代谢药等辅助治疗。

2. 全身治疗

（1）西医治疗

①糖皮质激素：口服或静脉滴注，以控制手术的炎症反应。

②抗代谢药：如柔红霉素、视黄酸等，以防止术后视网膜表面细胞的再次增生。

（2）中医辨证论治：可用于手术前后，以活血化瘀、软坚散结为治法，方选桃红四物汤合涤痰汤加减，以减轻手术反应，减少并发症。

3. 手术治疗

（1）对 A 级、B 级、C1 级及 C2 级病例，可选用巩膜外加压术、环扎、放液、巩膜外冷凝术等。

（2）对 C3 级及 D 级病例，可施行玻璃体内手术，如剥膜、增生条索剪切，以及电凝、光凝、充填等，必要时对阻止复位的视网膜进行切除。

三、玻璃体寄生虫病

玻璃体寄生虫病（parasitic infestation）是指寄生虫通过不同的途径进入玻璃体引起的病变，玻璃体寄生虫病主要为玻璃体囊虫病，多见猪囊尾蚴病。

【病因病理】

玻璃体囊虫病多为有钩绦虫（猪绦虫），偶见无钩绦虫（牛绦虫）的虫卵被人误食胃中，经胃液将卵膜溶化后，囊尾蚴游离出来经胃黏膜至血液，再经脉络膜穿过视网膜而进入玻璃体，亦可经视网膜中央动脉分支到视网膜或玻璃体中而发病。

【临床表现】

1. 症状　视力下降，主要取决于囊尾蚴所在部位；视野中出现黑影晃动或局部缺损。

2. 体征　囊虫在玻璃体中可呈游离状态，检眼镜下可见其附在视网膜内面呈灰白色或发绿、发蓝的圆形半透明泡，囊壁白色发光呈珠贝色光泽，囊泡中央呈灰白或黄白色，即为头部，近边缘处有环形虹光反射。此外常可见囊虫蠕动变形，尤其当以检眼镜强光照射时，其头部伸出如象鼻状，仔细观察可见出口部吸盘中的腭片。

3. 并发症　可伴有葡萄膜炎、玻璃体混浊及视网膜脱离。

【辅助检查】

血清酶联免疫吸附试验（ELISA）绦虫抗体检查呈阳性。

【诊断要点】

根据不同程度的视力减退，玻璃体可见半透明圆形囊尾蚴、在强光照射下可见囊尾蚴头部移动等临床体征即可诊断。

【治疗】

1. 全身西医治疗　可服用驱囊虫药物。

2. 手术治疗　早期可采用空针吸取；若虫体周围有机化，可用镊子和小钩等夹出；若手术困难可局部光凝或电解；若伴有玻璃体混浊，可行玻璃体切割术。

四、家族性渗出性玻璃体视网膜病变

家族性渗出性玻璃体视网膜病变（familial exudative vitreoretinopathy）为双侧且缓慢进展的玻璃体异常。

【病因病理】

1. 西医病因病理　本病类似于早产儿视网膜病变综合征，但没有早产及出生后吸氧

史，为常染色体显性遗传。

2. 中医病因病机　多因先天禀赋不足或后天失养，致神膏及视衣异常。

【临床表现】

1. 症状　可有眼前黑影、视力下降。

2. 体征　根据病变程度可分为三期：第一期为玻璃体后脱离并有雪花状混浊；第二期为玻璃体增厚，周边视网膜有新生血管和纤维膜形成；第三期为视网膜内或视网膜下渗出，玻璃体纤维化，最终由于纤维血管增生，发生牵拉性或合并孔源性视网膜脱离。

3. 并发症　可合并白内障、新生血管性青光眼及玻璃体出血。

【辅助检查】

荧光素眼底血管造影：显示视网膜血管分支密集，周边视网膜毛细血管无灌注区，血管与赤道部附近呈扇形中止，末端吻合，有异常血管渗漏。

【诊断与鉴别诊断】

1. 诊断要点

（1）眼前黑影、视力下降。

（2）早期有玻璃体病变，病情发展同时出现视网膜病变。

（3）荧光素眼底血管造影可为本病提供重要依据。

2. 鉴别诊断

（1）早产儿视网膜病变综合征：有玻璃体及视网膜的病变，但有早产、低体重、吸氧史，无家族史。

（2）Coats 病：本病无玻璃体病变，无广泛的玻璃体视网膜粘连，且渗出也不限于周边眼底。

【治疗】

1. 中医辨证治疗　手术前后可用滋补肝肾、益气养阴的中药辅助治疗。

2. 手术治疗　有新生血管增生者，应对新生血管及无血管区进行激光光凝或冷凝；有黄斑异位、视网膜条纹、囊样视网膜水肿、黄斑视网膜前膜形成及视网膜脱离者，可行玻璃体切割和巩膜扣带术。

第十五章

青 光 眼

青光眼（glaucoma）是以特征性视神经萎缩和视野缺损为主要特征的一组疾病，是临床上的常见病和主要致盲眼病。据统计，中国人群中青光眼的发病率为0.21%~1.64%，40岁以上的发病率约为2.5%。随着中国人口平均寿命的延长，其致盲人数在全体盲人中所占比例逐年增高（现居致盲眼病的第2位或第3位）。本病有一定的遗传倾向，在患者的直系亲属中，10%~15%的个体可能发生青光眼。因而加强对青光眼的早期诊断、早期治疗显得更有意义。

眼压是眼球内容物作用于眼球内壁的压力。中国正常人眼压是10~21mmHg（1mmHg=0.133kPa）。从统计学的观点来分析，有4.55%的正常人眼压超过21mmHg（平均值±2个标准差），0.27%的正常人眼压超过24mmHg（平均值±3个标准差）而没有青光眼状态。也就是说，这些人的眼压虽然超过一般正常人的上限，但并未引起视神经的损害。因此不能简单地机械地把眼压>21mmHg认为是病理值，而应该将眼压分为正常、可疑病理及病理三个范围。认清正常眼压及病理性眼压的界限，对青光眼的诊疗有一定意义。当24小时眼压差超过8mmHg，高压超过21mmHg或两眼眼压差大于5mmHg时，应视为异常，临床上需要进一步检查。

生理性眼压的稳定性，主要有赖于房水生成量与排出量的动态平衡，它是维持角膜透明度、含水量和屈折率的必要条件。房水自睫状突生成后，经后房越过瞳孔到达前房，然后经前房角的小梁网进入Schlemm管，再通过巩膜内的集合管至睫状前静脉。眼压高低主要取决于房水循环中的三个因素：睫状突生成房水的速率、房水通过小梁网流出的阻力和上巩膜静脉压。如果房水生成量不变，则房水循环途径中任何一环发生阻碍，房水不能顺利流通，眼压即可升高，这就是青光眼的基本病理生理过程。而治疗青光眼也是着眼于采用各种方法，使房水生成和排出恢复平衡，以达到降低眼压，保存视功能的目的。

高眼压是青光眼损害的重要因素，但不是唯一的因素。临床应注意：一些人眼压虽已超过统计学的正常上限，但经长期观察并不出现视神经和视野的损害，称为高眼压症（ocular hypertension）；而有些人的眼压虽在正常范围，却发生了典型的青光眼视神经萎缩和视野缺损，称为正常眼压性青光眼（normal tension glaucoma，NTG）。这说明高眼压并非都是青光眼，而正常眼压也不能排除青光眼。临床上还有部分患者在眼压得以控制后，视神经萎缩和视野缺损仍在进行性发展，提示除了眼压之外，青光眼的发病还有其他因素参与。

如何早期发现青光眼，尤其是原发性开角型青光眼的早期诊断显得尤为重要。目前多依赖于眼底视盘及视网膜神经纤维检查、静态视野检查及电生理检查。在原发性闭角型青光眼的早期阶段，其眼压、视盘和视野检查可以是正常的，这是由于闭角型青光眼具有眼球解剖上浅前房及窄房角等特点所决定的，因此，早期发现必须注意进行前房深度及前房角镜检查。

青光眼视神经损害的机制，目前主要有机械学说和缺血学说两种。机械学说认为是视神经纤维直接受压，轴浆流中断所致；缺血学说认为视神经供血不足，对眼压耐受性降低所致。目前一般认为，青光眼的视神经损害很可能是上述两者的联合作用。除眼压升高外，糖尿病、心脑血管疾病、血液流变学异常等，也会引起视神经供血不足，都可能是青光眼的危险因素。因此，对青光眼的治疗，除了要降低眼压，还要改善视神经的血液供应，进行视神经保护性治疗。

青光眼治疗的目的是降低眼压和保护视功能。其治疗的方法主要有药物、激光、手术治疗等。一般先用药物治疗降低眼压，若用药后眼压不降，且视功能仍在下降，则当选择手术治疗。但闭角型青光眼一经确诊，就须手术治疗。在视神经保护性治疗方面，采用益气养阴、活血通络等中药及针刺治疗等可取得一定疗效，且中医药具有一定的优势。

临床上根据房角形态是开角或闭角、病理机制明确或不明确，以及发病年龄三个主要因素，一般将青光眼分为原发性、继发性和先天性三大类。

（1）原发性青光眼：包括闭角型青光眼（又分急性闭角型青光眼、慢性闭角型青光眼）、开角型青光眼。

（2）继发性青光眼。

（3）先天性青光眼：包括婴幼儿型青光眼、青少年型青光眼、先天性青光眼伴有其他先天异常。

中医学对青光眼的认识早在隋唐时期的眼科文献中就有记载，《诸病源候论·目青盲有翳候》说："白黑二睛，无有损伤，瞳子分明，但不见物，名为青盲。更加以风热乘之，气不外泄，蕴积于睛间，而生翳似蝇翅者，覆瞳子上，故为青盲翳也。"青盲翳相当于开角型青光眼和闭角型青光眼的慢性期。《外台秘要》说："若有人苦患眼渐膜膜，状与前青盲相似，而眼中一无所有，此名黑盲。……如瞳子大者，名曰乌风；如瞳子翳绿色者，名曰绿翳青盲。"以后根据青光眼的证候类型、临床特征、预后转归等，称为青风、绿风、黄风、乌风、黑风内障。如《太平圣惠方》中已有青风内障、绿风内障、乌风内障、黑风内障之分。近代中国中医、中西医结合眼科工作者，遵循中医学基本理论，运用现代科学技术和方法，对青光眼进行了多方面的临床观察与实验研究，积累了一些经验，并取得了一定的进展。

第一节 原发性青光眼

原发性青光眼（primary glaucoma）指发病机制尚未充分明了的一类青光眼，是主要的青光眼类型。原发性青光眼一般系双侧性，但二眼的发病可有先后，严重程度也常不相同。根据眼压升高时前房角的状态是开放还是关闭，又分为开角型青光眼（open angle glaucoma，OAG）和闭角型青光眼（angle-closure glaucoma，ACG）。目前中国以 ACG 居多，而欧美则以 OAG 多见。

一、原发性闭角型青光眼

原发性闭角型青光眼（primary angle closure glaucoma，PACG）是一种由于周边虹膜堵塞小梁网，或与小梁网产生永久性粘连，房水外流受阻而引起的以眼压升高、视功能损害为主要表现的严重眼病，是原发性青光眼中较常见的一种类型，患眼具有房角狭窄、周边虹膜容易与小梁网接触的解剖特征。临床上根据眼压升高的急与缓，有急性与慢性闭角型青光眼之分。闭角型青光眼的发病有地域、种族、性别、年龄上的差异：主要分布在亚洲地区，尤其是在中国；黄种人最多见，黑人次之，白人最少。急性闭角型青光眼多见于 40 岁以上中老年人，50~70 岁者最多，30 岁以下很少发病；女性更常见，男女之比约为 1：3，双眼先后或同时发病，阅读、疲劳、情绪激动、暗室停留时间过长、局部或全身应用抗胆碱药物，均可使瞳孔散大，周边虹膜松弛而诱发本病。而慢性闭角型青光眼男性较多见，发病年龄较急性闭角型青光眼者为早。本病如能及早预防和治疗，可控制病情发展或保持一定视力；若误治或失治，则易导致失明。目前中国闭角型青光眼的患病率为 1.79%，40 岁以上人群为 2.5%，与开角型青光眼的比例约为 3：1。

根据本病的临床表现，与中医学"绿风内障"（《太平圣惠方》）相似。

【病因病理】

1. 西医病因病理　闭角型青光眼的病因尚未完全阐明。其局部解剖结构变异主要有眼轴较短，角膜较小，前房浅，房角狭窄，且晶状体较厚、位置相对靠前，使瞳孔缘与晶状体前表面接触紧密，房水越过瞳孔时阻力增加。随着年龄的增长，由于晶状体厚度增加，与虹膜更加贴近，以致房水经过晶状体与虹膜之间的空隙时阻力增加，形成生理性瞳孔阻滞，导致后房压力比前房高，当瞳孔中等度散大时，则周边虹膜更加前移，在房角入口处与小梁面相贴，房角关闭，以致房水排出受阻，引起眼压急剧升高，这是急性 ACG 最常见的局部解剖因素。本病与神经体液调节失常，导致葡萄膜充血，虹膜前移，堵塞房角，也有密切关系。其诱发因素主要是情绪激动、悲哀哭泣、精神创伤、过度劳累、气候突变、暴饮暴食、药物散瞳等，长期暗室工作也可诱发本病。

慢性 ACG 眼球的解剖变异程度较急性 ACG 者为轻，瞳孔阻滞现象也不如急性 ACG 明显。其眼压升高，也是由于周边虹膜与小梁网发生粘连，使小梁功能受损所致。但其房角粘连是由点到面逐步发展，小梁网损害为渐进性，眼压水平也随着房角粘连范围的缓慢扩展而逐步上升。

2. 中医病因病机　本病的病因与发病多因七情内伤，情志不舒，郁久化火，火动风生，肝胆风火上扰；或肝气乘脾，聚湿生痰，痰郁化热生风，肝风痰火上扰清窍；或肝气郁结，气机阻滞，疏泄失权，气火上逆；或劳神过度，嗜欲太过，阴精内损，肝肾阴虚，阴不制阳，风阳上扰；或脾胃虚寒，浊气不化，饮邪上犯；或肝肾阴虚，水不制火，虚火上炎等，导致气血失和，眼孔不通，目中玄府闭塞，气滞血瘀，神水瘀滞，酿生本病。

【临床表现】

本病有急性、慢性之分，其临床表现分述如下：

1. 急性闭角型青光眼　急性闭角型青光眼有几个不同的临床阶段（分期），不同的病期各有其特点。

（1）临床前期：当一眼已确诊为急性闭角型青光眼，另一眼具有局部解剖结构变异，即使没有任何症状，也可诊断为临床前期；或双眼在急性发作前，没有任何自觉症状，但具有前房浅、虹膜膨隆、房角狭窄等局部表现，又有家族史，暗室试验阳性（眼压明显升高），但未发作，也可诊断为临床前期。

（2）前驱期（先兆期）：自觉症状和他觉症状均较轻微，表现为一过性或反复多次的小发作，如一过性虹视、雾视、眼胀，或伴同侧鼻根部酸胀、额部疼痛。这些症状经休息后可以自行缓解或消失。若即刻检查可发现眼压升高，常在 40 mmHg 以上，眼局部轻度充血或不充血，角膜轻度雾状混浊，前房浅，瞳孔稍扩大，对光反射迟钝等。

（3）急性发作期：表现为起病急骤，症状显著。自觉患眼剧烈胀痛，甚至眼胀欲脱，伴同侧头痛，虹视，畏光、流泪，视力急剧下降，严重者仅留眼前指数或光感，可伴有恶心、呕吐等全身症状。检查可见眼睑水肿，混合充血，角膜上皮水肿呈雾状或毛玻璃状，角膜后色素沉着，前房极浅，周边前房几乎完全消失，瞳孔呈中度散大，常呈竖椭圆形及淡绿色，光反射消失。眼压明显升高，一般在 50mmHg 以上，个别严重病例可高出本人舒张压。发作时由于角膜水肿，眼底多看不清。高眼压缓解后，症状减轻或消失，视力好转，但常留下角膜后色素沉着、虹膜扇形萎缩、房角广泛性后粘连、瞳孔无法恢复正常形态和大小等眼前节组织损伤改变。由于高眼压，可引起瞳孔区晶状体前囊下呈多数性、卵圆形或点片状灰白色混浊，称为青光眼斑。临床上凡出现上述改变，说明曾有过急性闭角型青光眼的大发作。

（4）间歇期：小发作后自行缓解，小梁网尚未受到严重损害者，称为间歇期。其诊断的主要依据为：有明确的小发作史；房角是开放或为大部分开放；不用药或单用少量缩瞳药即能使眼压稳定在正常水平。急性大发作经积极治疗后，症状和体征消失，视力部分或完全恢复，也可进入间歇期，但随时有急性发作的可能。

（5）慢性期：急性大发作或反复小发作后，病情呈慢性进展，视力下降，视野改变，房角广泛粘连，小梁网功能大部分遭受破坏，眼压中度升高，眼底视盘呈病理性凹陷及萎缩，并出现相应视野缺损。

（6）绝对期：持续性高眼压，使视神经遭受严重损害，视力全部丧失，有时可出现眼部剧烈疼痛。

2. 慢性闭角型青光眼　慢性闭角型青光眼在发作时眼前部没有充血，自觉症状也不明显，如果不检查房角易被误诊为开角型青光眼。

本病发作时常有虹视，其他自觉症状如头痛、眼胀、视物模糊等，都比较轻微，眼压中度升高，多在 40mmHg 左右，发作时房角大部或全部关闭，经过充分休息和睡眠后，房角可再开放，眼压下降，症状消失。以后病情发展，反复发作，房角发生粘连，随之眼压持续升高，房水流畅系数下降。晚期则出现视神经萎缩，视野缺损。如治疗不当，最后完全失明。

【辅助检查】

1. 激光扫描偏振仪（scanning laser polarimetry, SLP）即神经纤维分析仪（nerve fiber analyzer, NFA）检查　高眼压者的延迟值比正常人低，其特点是下方延迟比上方明显。且 SLP 延迟值的改变与视野损害程度相一致，但比视野要敏感。

2. 超声生物显微镜（ultrasound biomicroscope，UBM）检查　可计算房角开放的程度，并了解眼局部组织结构的变异。

【诊断与鉴别诊断】

1. 诊断要点

（1）急性闭角型青光眼急性发作期

①视力急剧下降。

②眼压突然升高。

③角膜水肿，瞳孔呈竖椭圆形散大且带绿色外观。

④眼前部混合充血。

⑤前房极浅，前房角闭塞。

⑥伴有剧烈的眼胀痛、同侧头痛、恶心、呕吐等。

（2）慢性闭角型青光眼：症状不明显时，要观察高眼压和正常眼压下的前房角状态。当眼压升高时房角变窄，甚至小梁完全不能看见，而眼压下降至正常范围时，房角变宽一些，且眼前部不充血，视野缺损，眼底有青光眼改变，便可诊断本病。

①周边前房浅，中央前房深度略浅或接近正常，虹膜膨隆现象不明显。

②房角中等狭窄，有不同程度的虹膜周边前粘连。

③眼压中度升高，常在 40mmHg 左右。

④眼底有典型的青光眼性视盘凹陷。

⑤伴有不同程度的青光眼性视野缺损。

2. 鉴别诊断　急性闭角型青光眼应与急性虹膜睫状体炎和急性结膜炎相鉴别，列表如下（表 15-1）。

表 15-1　急性闭角型青光眼、急性虹膜睫状体炎和急性结膜炎鉴别表

	急性闭角型青光眼	急性虹膜睫状体炎	急性结膜炎
眼痛	剧烈胀痛难忍	眼痛可忍，夜间甚	无
恶心呕吐	可有	无	无
视力	剧降	明显下降	正常
分泌物	无	无	黏液脓性
虹视	有	无	无（如有，冲洗后即无）
充血	混合充血	睫状充血或混合充血	结膜充血
角膜	水肿呈雾状混浊、色素性 KP	透明，角膜后有沉着物	透明
前房	浅	正常	正常
房水	闪辉	混浊	正常
瞳孔	散大	缩小	正常
眼压	明显升高	正常、低或轻度升高	正常

另外，本病如合并恶心、呕吐、腹泻等胃肠道症状时，应注意眼部检查，与急性胃肠炎进行鉴别。

【治疗】

1. 治疗原则　闭角型青光眼一经确诊就必须手术治疗，但术前必须使用药物将眼压降至正常范围。急性闭角型青光眼由于容易致盲，还必须进行紧急救治。术前中医辨证论治，可减轻患者的自觉症状，改善局部体征；术后使用祛风活血中药，可减少术后反应，并提高患者的视功能。

急性闭角型青光眼的处理程序是：先用高渗剂、缩瞳剂、β肾上腺素能受体阻滞剂及碳酸酐酶抑制剂等迅速降低眼压，使已闭塞的房角开放；待眼压下降后及时选择适当手术防止再发。

2. 全身治疗

（1）西医治疗

①碳酸酐酶抑制剂：能抑制房水分泌，常用乙酰唑胺口服。一般首次药量为250mg，以后每次125mg，降压作用可保持6小时左右。或选用醋甲唑胺口服，每次25mg，每日1~2次。同时服氯化钾或氨苯蝶啶，以减少其排钾的副作用。对磺胺类过敏及肾功能与肾上腺皮质功能严重减退者禁用。

②高渗剂：本类药能提高血浆渗透压，吸取眼内水分，使眼压迅速下降，但作用时间短，一般仅用在术前降压。常用的有甘露醇等，如20%甘露醇5~10mg/kg，快速静滴，每日1次；50%甘油盐水1~2ml/kg，术前顿服。

（2）中医辨证论治

①肝郁化火证

证候　头目胀痛，视物昏蒙，虹视，角膜雾状混浊，瞳孔散大，眼压增高；情志不舒，胸闷嗳气，食少纳呆，呕吐泛恶，口苦；舌红，苔黄，脉弦数。

治法　清热疏肝，降逆和胃。

方药　丹栀逍遥散加减：柴胡10g，当归10g，白芍10g，茯苓10g，白术10g，甘草5g，薄荷6g，牡丹皮10g，栀子10g，生姜6g。水煎，每日1剂，分2次温服。

若肝郁化火而生风者，可去薄荷、生姜，加羚羊角、钩藤、夏枯草等以平肝息风。

②风火攻目证

证候　眼胀欲脱，头痛剧烈，视力锐减，角膜水肿，瞳孔散大色呈淡绿，眼压显著增高，混合充血；烦躁口干；舌红，苔薄黄，脉弦数。

治法　清热泻火，凉肝息风。

方药　绿风羚羊饮加减：羚羊角10g，大黄10g，黄芩10g，知母10g，玄参10g，桔梗10g，车前子10g，防风10g，细辛3g，茯苓10g。水煎，每日1剂，分2次温服。

若混合充血明显，加赤芍、牛膝凉血散瘀；若恶心呕吐，加竹茹、法夏和胃降逆；大便秘结，加芒硝泻腑通便；溲赤短少，加猪苓、木通清利小便；口苦胁痛，加龙胆草、栀子清泻肝胆；若热极生风，阴血已伤，用羚羊钩藤汤（《通俗伤寒论》）凉肝息风。

③痰火上壅证

证候　眼症同上；伴有面赤身热，动辄头晕，恶心呕吐，胸闷不爽，溲赤便秘；舌红，苔黄腻，脉弦滑数。

治法　降火逐痰，平肝息风。

方药　将军定痛丸加减：大黄15g，黄芩10g，僵蚕10g，天麻10g，半夏10g，陈皮

10g，桔梗 10g，白芷 10g，薄荷 6g，车前子 15g。水煎，每日 1 剂，分 2 次温服。

④饮邪上犯证

证候 头痛眼胀，痛牵巅顶，眼压增高，视物昏蒙，瞳孔散大；干呕吐涎沫，食少神疲，四肢不温；舌淡，苔白，脉沉弦。

治法 温肝暖胃，降逆止痛。

方药 吴茱萸汤加减：姜半夏 10g，吴茱萸 10g，川芎 10g，炙甘草 10g，人参 10g，茯苓 10g，白芷 10g，陈皮 6g，生姜 5g。水煎，每日 1 剂，分 2 次温服。

⑤阴虚阳亢证

证候 眼胀头痛，视物模糊，虹视，眼压中度升高，瞳孔散大，时愈时发；腰膝酸软，面红咽干，眩晕耳鸣；舌红少苔，脉弦细。

治法 滋阴养血，平肝息风。

方药 阿胶鸡子黄汤加减：阿胶 10g，鸡子黄 10g，生地黄 15g，白芍 10g，牡蛎 10g，石决明 10g，钩藤 10g，络石藤 10g，茯神 10g，炙甘草 10g。水煎，每日 1 剂，分 2 次温服。

若见五心烦热，加知母、黄柏以降虚火，或改用知柏地黄汤滋阴降火。

（3）常用中成药

①羚羊角胶囊：每次 4 粒，每日 2 次，口服。适用于各型青光眼。

②绿风安胶囊：每次 4 粒，每日 2 次，口服。适用于各型青光眼。

③将军定痛丸：每次 6g，每日 2 次，口服。适用于阴虚阳亢证者。

④复明片：每次 5 片，每日 3 次，口服。滋补肝肾，养阴生津，清肝明目。适用于慢性期患者。

⑤杞菊地黄丸或石斛夜光丸：每次 6~9g，每日 3 次，口服。适用于慢性期患者。

⑥逍遥丸：每次 6~9g，每日 3 次，口服。适用于慢性期肝郁气滞者。

⑦复方归苓片：每次 4 片，每日 2 次，口服。适用于各型青光眼。

（4）针灸治疗

①体针：常选用太冲、行间、内关、足三里、合谷、曲池、风池、承泣、睛明、攒竹、翳明、球后等穴，每次局部取 2 穴，远端取 2 穴，交替使用。每日 1 次，10 次为一个疗程，强刺激。

②耳针：可取耳尖、目 1、目 2、眼降压点、肝阳 1、肝阳 2、内分泌等。

3. 局部治疗

（1）缩瞳剂：1%~2% 毛果芸香碱滴眼液，急性大发作时，每 3~5 分钟滴眼 1 次，共 3 次，然后每 30 分钟滴眼 1 次，共 4 次，以后改为 1 小时滴眼 1 次，待眼压降低、瞳孔缩小，改为每日滴 4 次。

（2）β 肾上腺素能受体阻滞剂：常用 0.25%~0.5% 噻吗洛尔滴眼液滴眼，每日 1~2 次；或用 0.25%~0.5% 盐酸倍他洛尔滴眼，每日 1~2 次。

4. 手术治疗 临床前期适宜做 Nd:YAG 激光虹膜切开术或做虹膜周边切除术。间歇期一般认为房角粘连小于 1/3 周者，可做虹膜周边切除术；大于 1/2 周者则需做眼外引流术。急性发作期经药物治疗，眼压基本控制，充血明显消退，前房反应消失后，若停药 48 小时眼压不回升，房角功能性小梁 1/2 以上开放，眼压描记之 C 值在 0.19 以上者，可施行虹膜周边切除术；对于眼压不能控制到正常范围，房角已发生广泛前粘连者，应考虑施行小梁切除术或其他滤过性手术。慢性闭角型青光眼在房角出现周边虹膜前粘连及小梁受损害之前，一般采用虹膜周边切除术，以防止病情进一步恶化；对于晚期病例，房角大部分闭塞，一般应做小梁切除术等滤过性手术。

【预防与调护】

闭角型青光眼是常见的不可逆性致盲眼病，必须贯彻预防为主的方针，宣传有关青光眼的知识，争取做到早期诊断、早期治疗。对已确诊的闭角型青光眼患者，应积极治疗，定期检查眼压和视野。由于急躁恼怒、抑郁悲伤、过度兴奋与劳累紧张均可使本病发作，因此，有易患青光眼体质者，必须保持心情开朗，避免情绪过度激动。平时要摄生有当，起居有常，饮食有节，劳逸得当。室内光线要充足，不宜做暗室工作，不看或少看电视。老年人要慎用或不用散瞳剂。由于本病发病属双侧性，其发作可有先有后，如一眼已确诊，另眼虽未发作，亦须密切予以观察，定期检查，或考虑采取必要的预防性措施，如做预防性虹膜切除。对疑似病例，应追踪观察，必要时做激发试验，以明确诊断，及早治疗。

【研究进展】

近年来，闭角型青光眼的基础和临床研究方面均取得了一些进展。在基础研究方面，通过对正常及闭角型青光眼的前房深度测定及眼活体结构超声测定的比较研究，结果表明，闭角型青光眼患者具有晶状体较厚、相对位置较前、眼球轴长较短、前房浅及角膜直径较小等特点，这些特点是发生闭角型青光眼的基本因素，加上神经血管系统及环境因素的影响，即可诱发闭角型青光眼。对人巩膜筛板结构与青光眼视神经损害关系的研究证实，高眼压的确可以使筛板的某些筛孔及某一局部的神经纤维先期受累，为青光眼视神经损害的机械学说提供了依据。实验研究表明，高眼压可阻断兔眼视神经的逆向轴浆运输，并对猫眼视神经、筛板结构及视网膜多种酶产生影响，高眼压消除后，酶的活性可能有所恢复［王宁利，欧阳洁，周文炳，等.中国人闭角型青光眼房角关闭机制的研究.中华眼科杂志，2000，28（1）：28.］。通过对原发性闭角型青光眼患者和正常人眼局部和全身系列指标的对比检测，发现闭角型青光眼患者的眼压、房水中白蛋白和总蛋白均升高，房水流畅系数（C值）显著降低；血浆心钠素、内皮素 -1、全血黏度、血浆黏度、红细胞电泳时间、红细胞压积、红细胞聚集指数、血栓素 B_2、$\beta-$ 血栓球蛋白、vWF 和 T/K 比值均升高，6-keto-PGF$_{1\alpha}$ 降低；眼血管（OA 和 CRA）血流参数中 PSV、EDV 和 AV 下降，PI 和 RI 升高。以上结果提示闭角型青光眼的病理改变为"血瘀水停"，而闭角型青光眼患者 A 型行为居多及心理负担较重的人格心理特征是其"血瘀水停"改变的病理基础［彭清华，朱文锋，罗萍.原发性闭角型青光眼血瘀水停病理的研究.湖南中医药导报，2000，（9）：21-24.］。

在临床研究方面，青光眼的药物治疗除了传统而有效的毛果芸香碱及碳酸酐酶抑制剂外，已有适用于不同病情的多种抗青光眼新药，如 β 受体阻滞剂噻吗洛尔、美托洛尔、可乐定及地匹福林等。手术治疗方法除传统的滤过手术如小梁切除术、小梁切开术外，激光手术亦在医疗单位广泛应用，如虹膜打孔、小梁成形、睫状体光凝、睫状体冷冻、巩膜激光打孔等方法。为提高滤过性手术的成功率，防止滤过性瘢痕化，局部应用丝裂霉素 C、5- 氟尿嘧啶、组织纤维酶原激活剂及高三尖杉酯碱等，以抑制成纤维细胞的增殖［张士

元 . 新中国眼科 50 年 . 中华眼科杂志，1999，35（5）：325.］。

中医药在治疗闭角型青光眼方面，亦取得了一定的成绩。常采用辨证分型治疗、专方专药治疗、针刺治疗等。辨证分型以肝经实热、肝气郁结、肝阳上亢、肝经虚寒、肝肾阴虚等多见，分别采用龙胆泻肝汤、柴胡疏肝散、羚羊菊花饮、加味吴茱萸汤、滋水补肝饮等治疗。彭清华曾从肝论治原发性青光眼 57 例 86 只眼，总有效率为 90.70%［彭清华 . 从肝论治原发性青光眼 57 例临床总结 . 江苏中医，1990，11（10）：6-8.］。专方专药治疗有绿风安、回光汤、青光安颗粒剂等。彭清华等曾用青光安颗粒剂治疗抗青光眼手术后患者 51 例 78 只眼，与对照组相比，发现该药能提高抗青光眼术后患者的视力，扩大其视野，并能维持其术后正常眼压。且青光安颗粒剂治疗后患者的内皮素 –1、血液流变学、血小板活化与血管内皮细胞检查指标得以明显改善。经远期疗效观察，患者视力、视野、眼压的疗效稳定，三者与对照组相比，均有非常显著性差异（$P<0.01$）［彭清华，罗萍，李传课，等 . 青光安颗粒剂对抗青光眼术后患者作用的临床研究 . 中国中医眼科杂志，1997，7（3）：151-154.］。针刺治疗有电针睛明穴对家兔眼压的调节作用、针刺行间穴治疗原发性青光眼等，发现针刺疗法对降低眼压有一定效果［庄卫 . 电针睛明穴对家兔眼压的影响 . 中国中医眼科杂志，1996，6（1）：7-9.］。

二、原发性开角型青光眼

原发性开角型青光眼（primary open angle glaucoma，POAG）是一种由眼压升高而致视神经损害、视野缺损，最后导致失明的眼病，其主要特点是眼压虽然升高，而房角宽而开放，即房水外流受阻于小梁网 –Schlemm 管系统。本病病情进展相当缓慢，且无明显的自觉症状，故不易早期发现，部分患者直到视野损害明显时才就诊。多见于 20~60 岁，男性略多于女性，多为双眼发病。

根据本病的临床表现，与中医学的"青风内障"（《太平圣惠方》）相似。

【病因病理】

1. 西医病因病理　本病病因尚不完全明了，可能与遗传等有关。其房水排出障碍已由房水动力学研究所证实，但阻滞房水流出的确切部位还不够清楚。目前一般认为房水外流受阻于小梁网 –Schlemm 管系统。组织学检查提示小梁网胶原纤维和弹性纤维变性，小梁内皮细胞脱落或增生，小梁条索增厚，网眼变窄或闭塞，Schlemm 管内壁下的近小管结缔组织内有高电子密度斑块物质沉着，Schlemm 管壁内皮细胞的空泡减少等。

2. 中医病因病机　多因情志抑郁，忧忿悖怒，肝气郁结，郁而化火，上扰清窍；或素有头风痰火，又因情志不舒，肝郁化火，痰火相搏，升扰于目；或劳瞻竭视，真阴暗耗，肝肾阴亏，阴不潜阳，肝阳上亢等，以致气血不和，脉络不利，玄府闭塞，神水瘀积，酿生本病。

【临床表现】

1. 症状　本病一般为双眼发病，但可有先后轻重之分。发病较为隐蔽，进展相当缓慢。除少数人由于过度疲劳或失眠后眼压升高出现眼胀、头痛、视物模糊或虹视外，多数人早期自觉症状不明显或无自觉症状。但随着病情进展，眼胀、头痛等自觉症状可以加重。晚期可见视野缩小、视力减退或失明。

2. 体征　检查可见双眼眼压、视盘、视野改变及瞳孔对光反射的不对称性。

（1）眼压：早期表现为眼压的不稳定性，有时眼压可在正常范围，一天之内仅有数小时眼压升高，测量 24 小时眼压曲线可发现眼压高峰和较大的波动值（眼压差 ≥ 8mmHg），有助于本病的诊断。眼压的总体水平多较正常值偏高，随着病情发展，眼压逐渐明显增高。

（2）眼前节：眼前节多无明显异常。检查前房可见其深浅正常或较深，虹膜平坦，房角开放。在双眼视神经损害程度不一致时，可发现相对性传入性瞳孔障碍（Mavcas Gann 征）。

（3）眼底：主要为视盘的改变，表现为：视盘凹陷进行性扩大加深，垂直径杯 / 盘（C/D）值增大，常 >0.6；或两眼杯盘比不对称，杯盘比之差值 >0.2；视盘上或盘周浅表裂片状出血；视网膜神经纤维层缺损；病至晚期，视盘边缘呈穿凿状，盘沿几乎消失，视盘血管偏向鼻侧，呈屈膝状爬出，视盘颜色苍白（图 15-1）。有的病例在视盘上还可见视网膜中央动脉搏动。

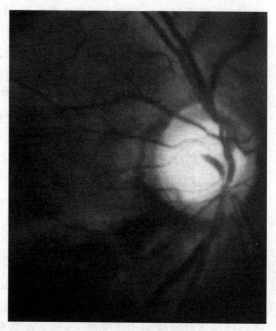

图 15-1　青光眼视盘凹陷

（4）视野：视野缺损是诊断青光眼和评估病情的重要指标。早期视野缺损主要有孤立的旁中心暗点、弓形暗点、与生理盲点相连的鼻侧阶梯。旁中心暗点多见于 5°~25° 范围内，生理盲点的上、下方。在进展期可出现弓形暗点、环状暗点、鼻侧视野缺损和向心性视野收缩。发展到晚期形成中心管状视野或仅存颞侧视岛。

由于部分晚期、甚至仅存管状视野的青光眼患者的中心视力仍可保留在 1.0 左右，因而以往认为青光眼对中心视力的影响不大。但近年研究发现，除视野改变外，青光眼对黄斑功能也有损害，表现为获得性色觉障碍、视觉对比敏感度下降，以及图形 ERG、VEP 的异常等。但这些指标异常的特异性不如视野变化的强。

【辅助检查】

1. 色觉检查　可有色觉障碍。青光眼患者的蓝 - 黄色觉比红 - 绿色觉易受侵犯且更严重。

2. 对比敏感度检查　青光眼患者的空间对比敏感度下降；时间对比敏感度检查时可见在青光眼的旁中心视野有弥漫性闪烁敏感度下降。

3. 眼电生理检查　图形 ERG 振幅下降，图形 VEP 峰潜时延迟等。

4. 视盘立体照像或计算机辅助的眼底视盘影像分析，如偏振光或激光共焦扫描等定量分析，可判断视盘细微的形态结构变化，有助于本病的诊断。

HRT- Ⅱ 或Ⅲ检查是视盘的定量测量，主要是利用共焦激光（670nm 的二极管激光）的原理进行测量，具有高清晰度、高重复性和三维定量的特点。能在视野出现缺损之前发现视神经的异常，能比视野计更灵敏地捕捉到视神经的变化。HRT 异常的判断指标，主要有视盘参数（盘沿面积、盘沿容积、视盘形态、轮廓高度变化、平均视网膜神经纤维层厚度等）、回归分析、多元判别分析等。开角型青光眼患者的杯盘面积比明显增加，盘沿面积、盘沿容积、平均视网膜神经纤维层厚度和视网膜神经纤维层横断面积等明显减少，视杯形态测量值明显变大

5. 裂隙灯加接触镜、无赤光眼底检查、眼底照像、激光偏振扫描测量法（scanning laser polarimetry，SLP）或光学相干断层成像（optical coherence tomography，OCT）等检查，可发现青光眼视网膜神经纤维层的萎缩和缺损改变，且其改变早于视盘和视野的损害，是青光眼眼底结构改变的最早表现之一。

【诊断与鉴别诊断】

1. 诊断要点　本病多无自觉症状，在早期极易漏诊。很大程度上是依据健康体检来发现。其主要诊断指标为眼压升高、视盘损害和视野缺损。此三项指标中，只要其中两项为阳性，房角检查为开角，诊断即可成立。

（1）眼压升高（Goldmann 眼压计）≥ 24mmHg，或 24 小时眼压波动幅度差 >8mmHg。

（2）典型的视野缺损，有可重复性旁中心暗点和鼻侧阶梯。

（3）视盘损害，C/D>0.6，或双眼 C/D 差值 >0.2。

（4）房角检查为宽角，永久开放，不随眼压高低变化。

（5）对比敏感度下降、获得性色觉异常等。

2. 鉴别诊断　开角型青光眼应注意与慢性闭角型青光眼相鉴别。

慢性闭角型青光眼因自觉症状不明显，易被漏诊或误诊为开角型青光眼。但闭角型青光眼常有典型的小发作史，视盘凹陷常较开角型青光眼浅，其房角常为窄角并有粘连；而开角型青光眼常无自觉症状，视盘凹陷较闭角型深，其房角绝大多数为宽角。最主要的鉴别方法是在高眼压情况下检查房角，如房角开放则为开角型青光眼。

【治疗】

1. 治疗原则　本病若通过药物能使眼压控制在安全水平，视野和视盘损害不继续加重者，可不行手术治疗；若药物治疗无效或无法耐受长期用药者，需激光或手术治疗。中医辨证论治和专方专药，可保护视功能和缓解患者的临床症状。

2. 全身治疗

（1）西医治疗

①碳酸酐酶抑制剂：如口服乙酰唑胺，每次 125~250mg，每日 1~3 次。该药属于磺胺类药物，过敏者禁用，长期服用有四肢末端麻木感、胃肠道刺激症状、尿液混浊等不良反应，临床常同时给予碳酸氢钠 500mg，每日 2 次，以减少不良反应。

②高渗剂：常用 50% 甘油 2~3ml/kg 口服，或用 20% 甘露醇 1~2g/kg 快速静脉滴注。

（2）中医辨证论治

①气郁化火证

证候　常在情绪波动后出现头目胀痛，或有虹视，眼压升高；情志不舒，胸胁满闷，食少神疲，心烦口苦；舌红，苔黄，脉弦细数。

治法　疏肝清热。

方药　丹栀逍遥散加减：柴胡 10g，当归 10g，白芍 10g，茯苓 10g，白术 10g，甘草 5g，薄荷 6g，牡丹皮 10g，栀子 10g，生姜 6g。水煎，每日 1 剂，分 2 次温服。

若因肝郁而阴血亏虚较甚者，加熟地黄、女贞子、桑椹滋阴养血；若肝郁化火生风，去薄荷、生姜，加夏枯草、菊花、钩藤、羚羊角等以增清热平肝息风之力。

②痰火升扰证

证候 头眩目痛，眼压偏高；心烦而悸，食少痰多，胸闷恶心，口苦；舌红，苔黄而腻，脉弦滑或滑数。

治法 清热祛痰，和胃降逆。

方药 黄连温胆汤加减：黄连 5g，法半夏 10g，陈皮 10g，茯苓 10g，甘草 5g，枳壳 10g，竹茹 10g。水煎，每日 1 剂，分 2 次温服。

③阴虚阳亢证

证候 劳倦后眼症加重，头痛目胀，眼压偏高，瞳孔略有散大，视物昏蒙；心烦面红；舌红少苔，脉弦细。

治法 滋阴潜阳。

方药 平肝熄风汤加减：石决明 10g，龙骨 10g，牡蛎 10g，磁石 10g，白芍 10g，代赭石 10g，夏枯草 10g，车前子 10g，泽泻 10g，五味子 10g，灯心草 10g，川牛膝 10g。水煎，每日 1 剂，分 2 次温服。

若心烦失眠，加酸枣仁、茯神养心安神；阴虚风动而头眩者，可改用阿胶鸡子黄汤滋阴养血、柔肝息风。

④肝肾两亏证

证候 病久瞳孔渐散，中心视力日减，视野明显缩窄，眼球胀硬，头晕耳鸣，失眠健忘，腰膝酸软，舌红少苔或无苔，脉沉细数；或面白肢冷，精神倦怠，夜间多尿，舌淡苔白，脉沉细。

治法 补益肝肾。

方药 偏阴虚者，用杞菊地黄丸加减：枸杞子 10g，菊花 10g，熟地黄 10g，山茱萸 10g，泽泻 10g，山药 10g，牡丹皮 10g，茯苓 10g；偏阳虚者，用金匮肾气丸加减：干地黄 10g，附子 10g，肉桂 10g，山药 10g，山茱萸 10g，泽泻 10g，牡丹皮 10g，茯苓 10g。水煎，每日 1 剂，分 2 次温服。若嫌力薄，可加菟丝子、五味子等补肝肾明目；若兼气血不足，可酌加黄芪、党参、当归、川芎、白芍等补益气血。

（3）常用中成药

①益脉康片：每次 2 片，每日 3 次，口服。活血化瘀。适用于经药物或手术治疗后眼压已控制的青光眼视野缺损者，并可用于治疗青光眼性视神经病变，有助于扩大或保持视野。

②复明片：每次 5 片，每日 3 次，口服。滋补肝肾，养阴生津，清肝明目。适用于早、中期肝肾阴虚者。

③杞菊地黄丸：每次 6~9g，每日 3 次，口服。适用于肝肾阴虚者。

④石斛夜光丸：每次 6~9g，每日 3 次，口服。适用于肝肾不足者。

（4）针灸治疗：常选用攒竹、睛明、承泣、球后、太阳、风池、合谷、内关、三阴交、阳陵泉等，每次选局部穴 2 个，远道穴 3 个，交替使用，10 次为一个疗程，强刺激。或针刺耳穴目 1、目 2、眼降压点、肝阳 1、肝阳 2 等。

3. 局部治疗 本病若局部滴用 1~2 种药物即可使眼压控制在安全水平，视野和眼底改变不再进展，患者能配合治疗并定期复查，则可先试用药物治疗。药物使用以浓度最低、次数最少、效果最好为原则。先从低浓度开始，若眼压不能控制者改用高浓度；若仍不能控制者，改用其他降眼压药或联合用药，保持眼压在正常范围。局部常用的药物有：

（1）β肾上腺素能受体阻滞剂：常用 0.25%~0.5% 噻吗洛尔滴眼液，每日 2 次，或用 0.25%~0.5% 盐酸倍他洛尔（贝特舒）、0.3% 美替洛尔（倍他舒）、0.5% 左旋布洛诺尔（贝他根）滴眼液，每日 1~2 次。前者给予药物前需了解患者是否有哮喘，需测量患者心率，如心率慢或房室传导阻滞达一度以上者，均不能使用β受体阻滞剂。

（2）前列腺素制剂：如 0.004% 曲伏前列素（苏为坦）或 0.005% 拉坦前列素滴眼液（适利达），每日 1 次；或 0.12% 乌诺前列酮异丙酯滴眼液（瑞灵），或 0.03% 贝美前列胺，每日 2 次滴眼，以通过增加葡萄膜巩膜旁道房水引流来降低眼压。

（3）肾上腺素能受体激动剂：目前常用 0.2% 溴莫尼定滴眼液，每日 2~3 次，对严重高血压、冠心病患者不宜使用。

（4）碳酸酐酶抑制剂：如用 2% 杜塞酰胺或 1% 布林佐胺滴眼，每日 3 次。

（5）缩瞳剂：如用 1%~2% 毛果芸香碱滴眼，每日 3~4 次。

4. 手术治疗

（1）激光手术治疗：如药物治疗不理想，可试用选择性激光小梁成形术。

（2）滤过性手术：是通过手术切口造成的滤过通道，使房水流出眼外，进入结膜下，从而降低眼压的一种手术。以往仅用于没有条件进行药物治疗，或药物治疗无效或无法耐受长期用药者。近来有人主张一旦诊断明确，且已有明显视盘、视野改变时，滤过性手术可作为首选的治疗手段，并认为比长期药物治疗失败后再做手术的效果更好。目前小梁切除术是最常用的术式，也可选用非穿透性小梁手术等。

【预防与调护】

1. 本病病因比较复杂，目前尚难以从根本上防止发病，关键在于早期发现和早期治疗，力求减低对视功能的损害，避免致盲的严重后果。首先要开展对本病有关知识的宣传，在 30 岁以上成年人中进行普查，以发现早期病例。其次，有以下可疑本病的患者，应及时到医院就诊，做进一步检查：①主诉有一过性虹视、雾视现象，并伴有头痛，但不能用其他原因解释者；②不能解释的视疲劳，不明原因的视力下降，特别是戴镜或频换眼镜仍感不适者；③家族中有本病患者，而本人兼有不明原因的视力下降或其他可疑症状者；④一眼已患本病者的"健眼"，视盘或视野有可疑变化者；⑤24 小时内眼压波动幅度大于 8mmHg 或眼压高于 24mmHg 者。

2. 本病患者要保持心情舒畅，避免情绪波动，生活有规律，少用目力，不要暴饮暴食，戒除烟酒；要注意保持大便通畅，使内火有下导之机；饮食宜清淡，少食辛热炙煿，避免酿成脾胃湿热。近年来，有学者发现颈椎病对眼压有影响，对颈椎小关节错位者要及时检查复位，排除对眼压影响的因素。

【研究进展】

在开角型青光眼的发病机理方面，我国一些单位通过开展对正常人及本病患者血液流变学的研究，发现本病患者的红细胞变形能力明显比正常人差，血小板黏附率比正常人要高，血浆黏度随视功能损害加重而呈增高趋势。全血表现为黏度、黏弹性和迟滞环面积、触变性、红细胞聚集性等血液黏滞性指标均不同程度地较正常人增高。原发性开角型青光眼与高黏滞血症有关，为青光眼的防治和开展青光眼血液流变学疗法提供了新的理论依据［刘杏，周文炳，叶天才，等.原发性开角型青光眼眼底荧光血管造影与血液粘度及其它因素的关系.中华眼科杂志，1997；28（1）：28.］。也有一些医学院校对本病进行了小梁网组织化学及超微结构的研究，结果证实本病患者小梁网组织中酸性黏多糖（主要为透明质酸）的量较同龄正常人多，小梁板层透明样变，基板层增厚，长间隙纤维增多，Ⅰ型斑状物明显增多，Schlemm管腔变窄，管内壁内皮细胞胞浆空泡减少，小梁网内皮细胞密度减低，细胞器减少，这些改变可能与原发性开角型青光眼房水排出障碍有关。

关于开角型青光眼的治疗，在中医药方面取得了一些进展。有研究发现，葛根素能有效改善慢性高眼压兔眼筛板区的微循环状况，促进轴浆传输阻滞的恢复［徐新荣，蔡丰英.葛根素对慢性高眼压兔眼视神经轴浆流影响的实验研究.中国中医眼科杂志，1997，7（1）：3.］。康汝秀等治疗本病33例，采取1%葛根素滴眼，每日2次，3日后测24小时眼压，结果用药后眼压最低值及平均值均比用药前下降，经统计学处理有显著意义［康汝秀，张普云，王荣.葛根素治疗慢性单纯性青光眼33例临床观察.中国中医眼科杂志，1992，2（2）：77.］。贺义恒等用青光眼四号方（茯苓、猪苓、泽泻、桂枝、羌活、防风、车前子等）治疗本病42例77只眼，观察其降眼压作用，结果服药3小时眼压开始下降，5小时降至最低水平，降眼压持续8小时以上［贺义恒，唐由之，高健生.青光眼四号对原发性开角型青光眼降眼压的临床研究.中国中医眼科杂志，1994，4（1）：15-17.］。彭清华等用活血利水法（地龙、红花、赤芍、茯苓、益母草、车前子）治疗本病31例62只眼，结果中药组对视野改善优于噻吗洛尔眼液对照组，经统计学处理有显著性意义［彭清华，曾自明，李伟力.活血利水治疗慢性单纯性青光眼31例.辽宁中医杂志，1995，22（4）：167-168.］。黄庆山等用益气活血法治疗40例50只眼，并与噻吗洛尔眼液治疗的35例做对照，结果治疗组在眼压、C值、视野、杯盘比、血气分析、血液流变学指标与治疗前比较均有非常显著性差异，表明益气活血法治疗慢性单纯性青光眼对降低眼压和恢复视功能有良好作用［黄庆山，朱应文，马绪风，等.益气活血法治疗慢性单纯性青光眼临床研究.中国中医眼科杂志，1994，4（2）：78-79.］。

三、特殊类型青光眼

这类青光眼有其独特之处，与前述的闭角型和开角型青光眼不同，但又多属于原发性青光眼范畴。

（一）高褶虹膜性青光眼

高褶虹膜（plateau iris）结构是指虹膜根部前插在睫状体上，虹膜周边部成角状高褶向前再转向瞳孔区的解剖结构，其特征是形成的房角窄、浅，虹膜平坦，但中央前房并不浅。较少见，女性患者较多，常有闭角型青光眼家族史，多发于30~50岁，较瞳孔阻滞性闭角型青光眼年轻。其房角可自发关闭，或瞳孔扩大后关闭，尤其是在周边虹膜切除术后瞳孔扩大仍会发生房角关闭，有时呈急性闭角型青光眼样发作，说明相对瞳孔阻滞因素在发病（房角关闭）机制中所起的作用远较在虹膜膨隆型的浅前房闭角型青光眼中的要小。依据虹膜褶的高度可分完全性和不完全性两种。完全性即虹膜褶较高，多为急性表现；不完全性因虹膜褶较低，多为慢性过程。

【病因病理】

由于高褶虹膜的特殊解剖结构，容易引起房角关闭，影响房水流出通道，使房水流出受阻，眼压升高，发生青光眼。

【临床表现】

1. 症状 眼球胀痛，视力下降。

2. 体征 高褶虹膜，眼压升高，房角关闭。

【辅助检查】

1. 房角检查在暗光下呈关闭状，亮光下呈开放状。

2. UBM 检查有助诊断。可见前房中央深度正常，而虹膜周边部向前隆起，房角因此狭窄。

【治疗】

高褶虹膜性青光眼的治疗需用缩瞳剂，也可施行激光周边虹膜成形术来拉平高褶虹膜加宽房角。如果已发生粘连，房角功能破坏，则只能施行滤过性手术治疗。

（二）正常眼压性青光眼

正常眼压性青光眼（normal tension glaucoma，NTG）具有与开角型青光眼类似的视盘凹陷扩大和视野缺损，但缺乏眼压升高的证据，一般认为与高眼压性开角型青光眼是同一类原发性青光眼的不同表现型，曾称低压性青光眼，但眼压实际上是在统计学正常值范围内，所以称正常眼压性青光眼。国外报道约占开角型青光眼的 20%~50%，尤以日本、韩国最多，40~60 岁年龄组较多，女性明显多于男性。

正常眼压性青光眼一般进展较慢，影响其预后的因素有：在正常范围内相对较高的眼压，较深的局部性视杯切迹，视盘出血，全身低血压和血循环不足、血液流变学异常等。

【病因病理】

高眼压是导致青光眼性视神经损害的重要危险因素，而在 NTG 患者中，其眼压在正常范围内，因此人们对青光眼性视神经损害机制提出了质疑，许多学者认为至少有两种导致视神经损害的机制存在。NTG 的发病机制尚不清楚，目前仍然存在血管因素、机械因素和自身免疫因素三种学说。

1. 血管因素学说 该学说认为由于血压、眼压、血管阻力及血管自身调节机制以及血液黏度或凝固性的异常等因素的影响而导致视盘血管的血流减少。

2. 机械学说 该学说认为由于眼球正常或存在某些解剖方面异常，眼球不能耐受正常的眼压而导致视神经的损害。

3. 自身免疫缺陷学说 该学说认为由于自身免疫调节功能的紊乱，致使患者本身视网膜及神经纤维中的某些成分改变并表现自身抗原性，引发自身免疫反应，导致视神经及视网膜的损害。

总之，以上三种学说中的一种不能完全解释 NTG 的发病机理，国外有人认为是血管因素、局部解剖因素及眼压等共同起作用，可能与眼的结构特别是视盘的组织结构差异，导致其对缺血和眼压异常敏感有关。

【临床表现】

1. 症状 主诉为视力减退和视野缺损，早期往往由于无症状和中心视力尚好而延误。

2. **体征** 主要是眼底视盘的改变。与高眼压性青光眼比较，正常眼压性青光眼的杯凹较浅，颞侧和颞下象限的盘沿更窄，视盘周围的晕轮（halos）和萎缩征较多，视盘出血发生率较高。视盘杯凹与视野损害不成比例，即同样的视野缺损，正常眼压性青光眼的C/D 比值较高眼压性青光眼的 C/D 比值要大。视野损害的特征是：视野缺损以靠近固视点的几率较大，上半缺损较多，局限性缺损较多，且损害较深，边界较陡。虽然这类青光眼的眼压在正常范围内，但存在日夜波动，平均眼压偏于正常范围的高限一侧（19~20mmHg），说明这类青光眼的视神经损害阈值降低，不能承受相对"正常"的眼压。一般认为与视神经和视网膜神经节细胞缺血损伤有关。其易患危险因素有：近视，血压异常（低血压或高血压），血流动力学危象（如失血、休克），血液流变学改变（如高血黏度等），全身心血管疾病，尤其是周围血管痉挛（如雷诺病、偏头痛）等。

【诊断与鉴别诊断】

1. **诊断要点** 目前正常眼压性青光眼的诊断参照伴有高眼压的原发性开角型青光眼（high pressure-primary open-angle glaucoma，HPG），其主要指标包括：青光眼性眼底和视野损害，自然状态下眼压峰值不超过 21mmHg，房角开放，排除其他可能导致视神经损害的有关病变以及中央角膜厚度对眼压测量值的影响。

（1）眼压：最高值不超过 21mmHg，对于正常眼压性青光眼，眼压已经失去定性的价值，测量的目的在于与 HPG 进行鉴别。

（2）眼底和视野改变：由于眼压已经失去定性的意义，因此视野和眼底改变就显得格外重要，需要注意的是视盘损害与视野状态之间不像 HPG 那样密切，所以，当眼底改变或视野改变只有一条时，似乎确诊尚不充分，需要二者相互印证，由此也增加了确诊的难度。

（3）房角：处于开放状态，但应该注意正常眼压性青光眼的房角常为解剖上狭窄但功能上开放的状态。

2. **鉴别诊断** 需与下列情况鉴别：①具有较大昼夜眼压波动的高眼压性开角型青光眼，可进行 24 小时眼压，尤其是夜间眼压的监测。②已经缓解的高眼压性青光眼遗留有扩大的视盘杯凹和视野损害。③非青光眼性视神经病变，如各类视神经萎缩、缺血性视神经病变等。

【治疗】

主要是降低眼压和改善循环，保护视神经。通常认为以降低原先眼压水平的 1/3 为好，药物宜选择不影响血管收缩的降眼压药如碳酸酐酶抑制剂、前列腺素类衍生物和有扩张血管作用的降眼压药。一般来说，药物难以控制眼压或病情仍在进展，才考虑手术治疗。可采用较薄（约 1/4~1/3 厚）巩膜瓣的小梁切除术或非穿透小梁手术来获得较低的眼压。目前重视改善眼局部血供治疗，常选用钙离子通道阻滞剂和 5- 羟色胺拮抗剂等，有利于增进视网膜视神经的血液循环，同时应用视神经保护剂如抗自由基药物和阻断谷氨酸神经毒性药物，是较为理想的治疗。目前这方面的特效药物尚待临床评价。

（三）色素性青光眼

是一种以色素颗粒沉积于房角为特征的青光眼。有色素播散综合征（pigment dispersion syndrome）与色素性青光眼（pigmentary glaucoma）之分。色素播散综合征是中部及周边部虹膜后凹，与晶状体悬韧带接触、摩擦，导致色素释放。色素性青光眼的小梁

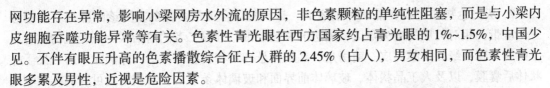

网功能存在异常，影响小梁网房水外流的原因，非色素颗粒的单纯性阻塞，而是与小梁内皮细胞吞噬功能异常等有关。色素性青光眼在西方国家约占青光眼的 1%~1.5%，中国少见。不伴有眼压升高的色素播散综合征占人群的 2.45%（白人），男女相同，而色素性青光眼多累及男性，近视是危险因素。

【病因病理】

色素性青光眼的确切发病机理尚不清楚。已有研究表明，色素播散综合征和色素性青光眼的虹膜色素播散与虹膜向后弯曲增大、虹膜止端在睫状体上的位置较正常人明显靠后、逆向性瞳孔阻滞、虹膜血管低灌流等有关。房水流出通道的形态测量表明，色素性青光眼房水流出受阻与房水流出管道和盲管表面积减少有关。小梁网的小梁细胞密度减少和坏死与小梁细胞大量吞噬和消化色素有关。

【临床表现】

裂隙灯下可见到 Kukenberg 梭，呈垂直向，位于角膜后中央区中下部的角膜内皮上梭形色素沉着，下端稍宽。虹膜的前表面也可有色素沉着，多在轮沟内。周边虹膜透光缺损呈整个环状的散在分布。整个前房角，尤其是后 3/4 的小梁网有明显的深棕色、黑色色素沉着，小梁网色素沉着的程度通常为 3~4 级。色素播散过程有活动期和静止期。如果眼压 <21mmHg，称色素播散综合征；如眼压 >21mmHg，则称色素性青光眼。色素播散综合征中约 1/3 发生青光眼。

因其特征性表现，临床易于做出诊断，用 UBM 可提供纵切面观察周边虹膜后凹的形态及其与晶状体悬韧带的关系，有助诊断。需要与其他小梁网色素异常病理状况相鉴别。

【治疗】

对色素性青光眼的治疗有：①药物治疗：降低眼压选用 β 受体阻滞剂，碳酸酐酶抑制剂等缩瞳剂作用尚待研究观察。②激光治疗：小梁成形术针对升高的眼压治疗。周边虹膜成形术同时做周边虹膜切开术可以解除瞳孔反象阻滞。③手术治疗：周边虹膜切除术，术后见到虹膜变得平坦，其效果需长期随访验证。滤过性手术适用于已有明显视神经或视功能损害的患眼。

（四）剥脱性青光眼

剥脱性青光眼（exfoliative glaucoma），又名剥脱综合征（exfoliation syndrome），为一类常伴发青光眼的系统性、特发性疾病。在剥脱性青光眼（exofoliation glaucoma）患眼内见到灰色斑片样物质，曾有老年性剥脱（senile exfoliation）和青光眼囊片（glaucoma capsulare）、假性剥脱（pseudoexfoliation）等名称。剥脱综合征可见于世界各地区，以北欧最多，50 岁以上患者多见，无明显遗传性，与白内障正相关。剥脱综合征男女比为 1:3，但男性患者发生青光眼者约比女性多一倍。欧洲地区多累及双眼，美洲地区多累及单眼。

【病因病理】

发生机制目前尚未明了，普遍认为是一种以细胞表面相关物质的过多产生或异常破损为特征的细胞外间质疾病。剥脱性青光眼的典型表现为开角型青光眼，系剥脱物质和色素颗粒共同阻塞小梁网，以及小梁网内皮细胞功能异常所致。25% 的病例可呈急性眼压升高，部分病例可伴发闭角型青光眼。

【临床表现】

1. 眼压升高，房角大多开放，部分病例可伴发房角关闭。

2. 灰白色物质沉积在晶状体前表面，是剥脱综合征最多见的重要诊断体征。典型分三个区带：相对匀质的中央盘区；周边的颗粒层带；分隔二者的清洁区。该剥脱物质可见于虹膜、瞳孔缘、角膜内皮、前房角、晶状体悬韧带和睫状体，白内障摘除术后可见于晶状体后囊膜，以及人工晶状体、玻璃体前界面和玻璃体条索上。对侧眼也可有同样的剥脱物质存在。此外剥脱物质也存在于眼球外的局部组织，以及眶外组织器官中，主要局限在结缔组织或筋膜部分。晶状体表面的剥脱物质也引起虹膜色素上皮的破损和色素颗粒的释放。

【诊断与鉴别诊断】

1. 诊断要点

（1）眼压升高，房角大多开放，部分病例可伴发房角关闭。

（2）在晶状体前表面有灰白色物质沉积。

2. 鉴别诊断 需与色素播散综合征和囊膜剥离疾病（capsular delamination，也称真性剥脱）相鉴别，后者见于高温作业者，伴白内障但少有青光眼，系热源性白内障形成的卷起透明膜。另外虹膜睫状体炎或铜异物等引起的毒性剥脱，外伤所致的损伤性剥脱，根据有关病史和体征，不难鉴别。

【治疗】

剥脱性青光眼平均眼压较高，视功能损害进展较快，对药物治疗的反应也差。药物治疗降眼压可选用 β 受体阻滞剂、碳酸酐酶抑制剂等，缩瞳剂能减少瞳孔运动，减少剥脱物质和色素播散，又可改善房水引流，但易于形成后粘连，有的病例应用后出现病情加重。激光小梁成形术用于开角型青光眼，周边虹膜切开术用于瞳孔阻滞的解除，如上述治疗无效，则只能施行小梁切除手术治疗。

第二节 高 眼 压 症

眼压高于统计学的正常上限，但未检测出视盘和视野的损害，房角开放，临床上称为高眼压症或可疑青光眼。据统计，在 40 岁以上的人群中，约有 7% 眼压超过 21mmHg。大多数高眼压症经长期随访观察，并不出现视盘和视野的损害，其中仅有大约 10% 的个体可能发展为青光眼。

【病因病理】

1. 西医病因病理 高眼压症的确切病因目前尚不清楚。部分学者认为高眼压症代表了正常人群中眼压水平分布曲线的高限，其高眼压并不是病理状态，因为大部分的高眼压症患者经过多年追踪观察，仍然未发现有视盘和视野损害的发生。但也有学者认为高眼压症可能是尚未引起视盘和视野损害的早期原发性开角型青光眼，因为高眼压症中原发性开角型青光眼的发病率高于正常人群，认为将此病命名为高眼压症并不合适，而应归类于可疑青光眼或尚未发生损害的原发性开角型青光眼。

2. 中医病因病机 本病多因七情所伤，肝气郁结，郁而化火，上扰清窍；或劳瞻竭视，真阴暗耗，肝肾阴亏，阴不潜阳，肝阳上亢等，以致气血不和，脉络不利，玄府闭塞，神水瘀积，酿生本病。

【临床表现】

1. 症状 本病自觉症状多不明显，或在情绪波动后或劳倦后出现眼球轻度胀痛，或伴有头部不适。

2. 体征 主要为眼压升高，超过 21mmHg。

【诊断要点】

1. 眼压升高，超过 21mmHg。

2. 无其他青光眼的阳性体征。

值得注意的是，高眼压症的诊断仅依靠单一眼压指标，因此在测眼压时应充分注意测量误差。眼压测量值受多种因素的影响，其主要误差因素之一是中央角膜厚度（central corneal thickness，CCT）。由于正常人 CCT 的变异较大，而且 CCT 与压平眼压测量值高度相关，CCT 越厚，测得的眼压值就越高，因此，一些 CCT 较厚的正常人易被误诊为高眼压症。所以，临床上有必要根据个体 CCT 对眼压测量值进行校正，以获得较为真实的眼压值。

【治疗】

1. 治疗原则 对高眼压症是否进行治疗，目前意见尚不一致。一般认为，不提倡对所有高眼压者一概进行治疗，对轻度的高眼压症如眼压 <30mmHg，不伴有可造成视野损害的危险因素，倾向于定期随访观察而暂不做治疗；对有如眼压 >30mmHg、阳性青光眼家族史、高度近视、视盘大凹陷、对侧眼为原发性开角型青光眼、患有糖尿病、心脑血管疾病、高黏血症等危险因素者，倾向于采用保护性的降眼压治疗。

随访观察是必不可少的措施，时间往往是判别高眼压症与青光眼的最后试金石。随访的时间虽然没有统一的标准，但眼压水平是大多数医生首要关心的问题。一般认为，当眼压在 21~24mmHg，每 6 个月随访 1 次；如果伴有危险因素，则每 4 个月随访 1 次；当眼压在 25~30mmHg，每 4 个月随访 1 次，如果伴有危险因素，则考虑加用适当药物；当眼压在 30mmHg 以上，则应用药物治疗，然后每 4 个月随访 1 次。

2. 全身治疗

（1）西医治疗

①口服碳酸酐酶抑制剂：如乙酰唑胺，每次 0.125g，每日 2 次；或每次 0.062 5g，每日 3 次。或用 2% 杜塞酰胺滴眼。

②使用高渗剂：如用 50% 甘油，2~3ml/kg 口服等。

（2）中医辨证论治

①气郁化火证

证候 常在情绪波动后出现头目胀痛，眼压升高，情志不舒，胸胁满闷，食少神疲，心烦口苦；舌红苔黄，脉弦细数。

治法 疏肝清热。

方药 丹栀逍遥散加减：柴胡 10g，当归 10g，白芍 10g，茯苓 10g，白术 10g，甘草 5g，薄荷 6g，牡丹皮 10g，栀子 10g，生姜 6g。水煎，每日 1 剂，分 2 次温服。

若因肝郁而阴血亏虚较甚者，加熟地黄、女贞子、桑椹滋阴养血；若肝郁化火生风，去薄荷、生姜，加夏枯草、菊花、钩藤、羚羊角等以增清热平肝息风之力。

②阴虚阳亢证

证候 劳倦后眼症加重，头痛目胀，眼压偏高，视物昏蒙，心烦面红；舌红少苔，脉弦细。

治法 滋阴潜阳。

方药 平肝熄风汤加减：石决明 10g，龙骨 10g，牡蛎 10g，磁石 10g，白芍 10g，代赭石 10g，夏枯草 10g，车前子 10g，泽泻 10g，五味子 10g，灯心草 10g，川牛膝 10g。水煎，每日 1 剂，分 2 次温服。

若心烦失眠，加酸枣仁、茯神养心安神；口苦者，加夏枯草清肝泻火；阴虚风动而头眩者，可改用阿胶鸡子黄汤滋阴养血、柔肝息风。

3. 局部治疗 局部滴用 β 肾上腺素能受体阻滞剂，如用 0.25%~0.5% 噻吗洛尔滴眼液，每日 2 次，或用 0.25%~0.5% 盐酸倍他洛尔滴眼液，每日 1~2 次。但前者对有心脏传导阻滞、窦房结病变、支气管哮喘者忌用。

第三节 继发性青光眼

继发性青光眼（secondary glaucoma）是由于某些眼部或全身疾病，干扰或破坏了正常的房水循环，使房水出路受阻而引起眼压升高的一组青光眼。其病因比较明确。继发性青光眼多单眼患病，一般无家族性。根据其在高眼压状态下房角是开放还是关闭，也可分为开角型和闭角型两大类。常见的继发性青光眼有睫状环阻滞性青光眼（ciliary-block glaucoma）、新生血管性青光眼（neovascular glaucoma）、青光眼睫状体炎综合征（glaucomatocyclitic crises）、糖皮质激素性青光眼（corticosteroid-induced glaucoma）、虹膜角膜内皮综合征（iridocorneal endothelial syndrome，ICE）、晶状体性青光眼、虹膜睫状体炎引起的继发性青光眼、眼钝挫伤引起的继发性青光眼、视网膜玻璃体手术后继发性青光眼等。由于继发性青光眼除了眼压升高这一危害因素外，还有较为严重的原发病存在，且后者常已使眼组织遭受破坏，因此，本病在诊断和治疗上比原发性青光眼更为复杂，预后较差。

一、睫状环阻滞性青光眼

睫状环阻滞性青光眼（ciliary-block glaucoma）又称恶性青光眼（malignant glaucoma）或房水引流错向性青光眼（aqueous misdirection glaucoma），是一组多因素的难治性青光眼，因为闭角型青光眼术后眼压不但未下降反而升高，病情更加严重。由于睫状环小而晶状体过大，睫状环与晶状体之间间隙狭窄，房水流通受阻引起。多为继发性，呈闭角型。多见于眼前段手术，特别是抗青光眼滤过性手术之后，亦可由长期使用缩瞳剂而引发。除眼压升高外，前房极度变浅或消失，缩瞳无效、散瞳缓解是其特征。本病为双眼发病，男女均可发生，但以女性居多。如治疗不当，常可导致失明。根据本病的临床表现，与中医学"绿风内障"（《太平圣惠方》）相似。

【病因病理】

1. 西医病因病理 本病主要是局部解剖因素的异常，如眼球小、角膜小、睫状环小、短眼轴及晶状体过大。因睫状环与晶状体之间的间隙变窄，在抗青光眼手术、外伤、葡萄膜炎或点缩瞳剂等诱发因素下，导致睫状体水肿或睫状肌收缩，致使睫状体与晶状体或玻璃体相贴，发生睫状环阻滞，后房的房水不能进入前房而向后逆流并积聚在玻璃体内，又将晶状体和虹膜向前推挤，使前房变浅，房角闭塞，眼压升高。

2. 中医病因病机　素有头风痰火，又因七情内伤，肝之阴阳失调，肝阳亢盛，阳亢动风，风阳上扰清窍；或已患绿风内障，复因手术创伤，脉络受损，组织肿胀，气血瘀滞，眼孔不通，玄府闭塞，神水瘀积而成本病。

【临床表现】

1. 症状　本病常有诱发因素，最常见的是抗闭角型青光眼术后数小时、数日或数月，或长期点用缩瞳剂后。发作时与急性闭角型青光眼发作期相同，即眼球胀痛并头痛，视力下降，严重者恶心呕吐。

2. 体征　眼压升高，眼前部混合充血，角膜雾浊水肿，前房中部及周边普遍极浅，甚至虹膜与角膜紧紧相贴，用裂隙灯检查通过虹膜缺损区可见睫状突与晶状体赤道部相连，玻璃体腔内可有房水透明区。

如有下列情况者，要警惕本病的发生。如闭角型青光眼，眼压难以控制，术前眼压较高；角膜横径 <10.5mm；虹膜明显膨隆，前房极浅；眼轴较短；一眼已发生，另眼必须高度警惕。

【诊断与鉴别诊断】

1. 诊断要点

（1）本病常发生于小眼球、小角膜、短眼轴、前房浅、睫状环小、晶状体过大的患者。

（2）常发生于抗青光眼术后或长期使用缩瞳剂之后。

（3）眼压持续升高。

（4）前房极浅或消失，虹膜与角膜相贴。

（5）点缩瞳剂及一般抗青光眼手术无效。

2. 鉴别诊断

（1）本病应与急性闭角型青光眼相鉴别。急性闭角型青光眼多发生于老年女性，前房周边部变浅而轴部一般仅中度变浅，双眼前房深度基本相同，应用缩瞳剂可使眼压下降。睫状环阻滞性青光眼可发生于任何年龄，前房轴部及周边部普遍变浅，另一眼前房可以正常，用缩瞳剂治疗无效，甚至恶化，而使用睫状肌麻痹剂散瞳可使眼压下降。

（2）需要与类似病理状况鉴别的主要有：①瞳孔阻滞性青光眼，可以通过周边虹膜切除（开）术后前房加深来加以区别。②脉络膜上腔出血，可发生在手术中或手术后数天内，如量多可造成浅前房和高眼压，B超检查可明确。③脉络膜脱离，一般为伴有低眼压的浅前房，易于识别，但如果恢复较慢，时间较长，眼外引流的滤过泡消失，瘢痕化后眼压可升高，应注意分析辨别。

【治疗】

1. 治疗原则　睫状环阻滞性青光眼一旦确诊，应立即采取积极措施，如睫状肌麻痹剂散瞳、降眼压、抗炎、激光光凝、手术治疗等，以恢复前房，降低眼压。中医药治疗有助于降低眼压和改善局部症状。

2. 全身治疗

（1）西医治疗

①全身应用降眼压药物，如 50% 甘油盐水口服，或 20% 甘露醇快速静滴、醋氮酰胺口服等，使玻璃体脱水浓缩，降低眼压。

②全身应用使用糖皮质激素抗炎治疗，以减少组织水肿和炎症反应，促进睫状环阻滞的解除。

（2）中医辨证论治

风火上扰证

证候　青光眼术后或滴缩瞳剂后，骤然发病，头目疼痛加剧，眼胀欲脱，头痛如劈，恶心呕吐，混合充血，角膜雾状混浊，前房极浅，眼珠胀硬，眼压增高，持续不降；口苦口干，便秘尿赤；舌红苔黄，脉弦数。

治法　清肝息风，活血利水。

方药　绿风羚羊饮加减：羚羊角 10g，大黄 10g，黄芩 10g，知母 10g，玄参 10g，桔梗 10g，车前子 15g，防风 10g，细辛 3g，茯苓 10g。水煎，每日 1 剂，分 2 次温服。

大便干结者，加大黄清热通便；恶心呕吐，加法夏、代赭石和胃降逆；若体质肥胖并常有头晕，为有痰湿，合温胆汤清热祛痰。服药后症状减轻，应以调理肝之阴阳为主。

3. 局部治疗

（1）睫状肌麻痹散瞳剂：常选用 1%~4% 硫酸阿托品滴眼液和 5%~10% 去氧肾上腺素滴眼剂，每日 4~5 次，夜间加用硫酸阿托品眼膏，以松弛睫状肌，加强晶状体悬韧带的张力，使晶状体后移。也可局部使用糖皮质激素抗炎治疗，以减少组织水肿和炎症反应，促进睫状环阻滞的解除。

（2）激光治疗：常选用氩激光，可直视或经房角镜做睫状突的激光光凝，使其皱缩而解除阻滞。也可用 Nd：YAG 激光做玻璃体前界膜的切开治疗，使玻璃体内积液向前引流。

4. 手术治疗　如药物治疗无效，则需手术治疗。可行抽吸玻璃体积液术（从睫状体平部做一巩膜切口，用 18 号针头插入玻璃体腔，抽出积液 1~1.5ml，使前房加深，术后再滴睫状肌麻痹剂），并重建前房；必要时做晶状体及前段玻璃体切割术，这是根治的方法。

【预防与调护】

对具有小眼球、小角膜、短眼轴、前房浅、房角窄、用药物不能控制眼压的闭角型青光眼，或另一眼曾发生过睫状环阻滞性青光眼的患者，应提高警惕，不要轻易施行降眼压手术。对急性闭角型青光眼，手术前应尽量用药物降低眼压，手术中勿使房水流出过猛，术后应滴睫状肌麻痹剂散瞳，直至前房恢复为止。本病若误滴缩瞳剂会加重病情，与一般青光眼局部用药相反，需特别注意。

二、新生血管性青光眼

新生血管性青光眼（neovascular glaucoma）是一组以虹膜和房角新生血管为特征的难治性青光眼，指虹膜和小梁表面有新生的纤维血管膜，使虹膜与小梁和房角后壁粘连，以致眼压升高的严重眼病。由于虹膜上的新生血管形成血管丛，致使虹膜组织模糊不清，色呈暗红，为虹膜红变，故又称红变性青光眼（rubeotic glaucoma）。因新生血管极易破裂，以致反复发生前房出血，故又名出血性青光眼（hemorrhagic glaucoma）。本病病情顽固，预后不良，常导致失明。根据本病的临床表现，与中医学乌风内障（《太平圣惠方》）相似。

缺血型视网膜中央静脉阻塞中有 18%~60% 发生新生血管性青光眼，多在静脉阻塞后 2~3 个月时发现，80% 的病例在 6 个月内发生。增生性糖尿病视网膜病变中约 22% 发生新生血管性青光眼，成人双眼新生血管性青光眼或虹膜新生血管化几乎均为糖尿病视网膜病变所致。白内障手术、玻璃体视网膜手术后更易发生新生血管性青光眼。其他较多见的伴发新生血管性青光眼的眼部疾病有：视网膜中央动脉阻塞，眼内肿瘤如恶性黑色素瘤和视网膜母细胞瘤，视网膜脱离手术后，慢性葡萄膜炎，早产儿视网膜病变综合征，颈动脉阻塞等。

【病因病理】

1. 西医病因病理 本病可能是继发于视网膜中央静脉阻塞、糖尿病视网膜病变、视网膜静脉周围炎等血液循环障碍的疾病，致广泛性眼后节和局限性眼前节缺血、缺氧，产生一种血管形成因子，导致虹膜新生血管形成，发展至小梁网，被纤维血管膜阻碍房水循环所致。但其确切病因尚不清楚。

2. 中医病因病机 多因肝火上炎，肝风上扰，风火攻目，蒸灼目络；或风痰上壅，阻闭目络；或气滞血瘀，脉络瘀阻，玄府闭塞，神水瘀积，发为本病。

【临床表现】

1. 病史 本病常先有视网膜中央静脉阻塞、视网膜中央动脉阻塞、糖尿病视网膜病变、视网膜静脉周围炎等眼病。

2. 症状 早期自觉症状较轻，随着病情发展，表现为眼球剧烈疼痛，畏光，视力急降，常为数指~手动。

3. 体征 早期眼压正常，仅见瞳孔缘虹膜周围有细小新生血管，并向虹膜根部进展，继之虹膜新生血管融合，色暗红，房角与小梁均有新生血管。患者眼压升高（常在 60mmHg 以上），中到重度睫状充血，角膜水肿，瞳孔散大，瞳孔领色素上皮层外翻；若脆弱的新生血管破裂，则发生前房出血，甚至出血流入玻璃体内；如能查见眼底，则可见下述眼底病变，如视网膜不同程度出血，或新生血管形成，或呈增殖性视网膜病变；视盘一般变化不大，但也可有新生血管膜形成。房角检查见小梁新生血管膜形成，虹膜周边前粘连，甚至房角完全闭塞。

【诊断与鉴别诊断】

1. 诊断要点

（1）眼内常有引起视网膜缺血缺氧的疾病，如视网膜中央静脉阻塞、糖尿病视网膜病变、视网膜中央动脉阻塞等。

（2）虹膜表面有新生血管（虹膜红变）。

（3）房角周边粘连，前房角小梁网上可见新生血管和纤维膜。

（4）眼压升高，常在 60mmHg 以上，瞳孔散大，中到重度睫状充血。

（5）有头目剧烈疼痛等青光眼症状。

2. 鉴别诊断

（1）与外伤出血引起的青光眼鉴别：外伤造成前房或玻璃体积血，出血量多，房角小梁间隙被血液残渣、溶解的红细胞及变性细胞所阻塞，引起眼压增高。

（2）与原发性青光眼鉴别：原发性开角型青光眼容易发生视网膜中央静脉阻塞，因为高眼压使中央静脉在筛板区受压而出现血流障碍，易促使血栓形成。青光眼与视网膜中央静脉阻塞的因果关系容易混淆。

新生血管性青光眼与以上疾病区别的关键在于仔细检查虹膜及房角，具有虹膜新生血管及房角粘连者方可诊断为新生血管性青光眼。不能把有视网膜中央静脉阻塞又有高眼压者一概诊为新生血管性青光眼而遗漏原发性开角型青光眼。

【治疗】

1. 治疗原则　对于虹膜新生血管，可采用全视网膜激光光凝术或全视网膜冷凝术，以预防青光眼的发生。当发生新生血管性青光眼时，加用降眼压药物治疗，手术需行滤过性手术加抗代谢药物，或人工引流装置植入手术，但预后极差，术中易出血，滤过道瘢痕化。对于眼压不能控制且已无有用视力的终末期或绝对期新生血管性青光眼，减缓眼痛等症状为主要治疗目的。

2. 全身治疗

（1）西医治疗：为了降低眼压，可口服醋氮酰胺以减少房水生成，亦可口服甘油、异山梨醇及静脉滴注高渗剂等。

（2）中医辨证论治

①风火攻目证

证候　眼胀欲脱，头痛如劈，眼压增高，眼球胀硬，睫状充血，角膜雾浊，瞳孔中等散大，或虹膜红变；舌红苔黄，脉弦。

治法　清肝熄火，活血清热。

方药　羚羊角饮子加减：羚羊角 10g，防风 10g，知母 10g，茯苓 15g，玄参 10g，桔梗 10g，细辛 3g，黄芩 10g，车前子 15g。水煎，每日 1 剂，分 2 次温服。

大便干结者，加大黄清热通便；恶心呕吐者，加法半夏和胃止呕。

②风痰上扰证

证候　头目抽痛，眼压增高，眼胀明显，虹膜红变，瞳孔散大，胸闷不适；舌苔白滑而腻，脉滑或濡。

治法　祛风除痰。

方药　白附子散加减：荆芥 10g，白菊花 10g，防风 10g，木贼 10g，白附子 10g，甘草 5g，苍术 10g，羌活 10g，蒺藜 10g。水煎，每日 1 剂，分 2 次温服。

若头晕眼胀，加僵蚕、羚羊角、石决明平肝息风；若前房出血，舌质紫黯，加牡丹皮、三七祛瘀止血。

③气滞血瘀证

证候　眼底出血，久不吸收，静脉怒张迂曲，时断时续，动脉狭细；眼胀头痛，眼压增高，虹膜红变；舌紫黯，脉弦数。

治法　活血化瘀，利水平肝。

方药　血府逐瘀汤加减：当归 10g，川芎 10g，生地黄 10g，赤芍 10g，红花 6g，桃仁 10g，桔梗 10g，牛膝 10g，枳壳 10g，甘草 5g，柴胡 10g。水煎，每日 1 剂，分 2 次温服。

可加泽兰、车前子利水明目，石决明平肝潜阳，三七粉活血止血。前房有新鲜出血者，去桃仁、红花、川芎，加大黄、黄芩、白茅根、大蓟、小蓟等凉血止血。

3. 局部治疗　局部滴用散瞳剂、0.5% 噻吗洛尔滴眼液及激素类眼液。

4. 手术治疗　药物治疗无效者，可行手术治疗，如滤过性手术加抗代谢药物，或人工引流装置植入手术。视功能已丧失者，可采用睫状体破坏性手术如睫状体冷凝、热凝、光凝等，部分患者眼压可以得到控制。对不能或不愿接受上述手术者，可行球后酒精注射解痛，最终可行眼球摘除术。

【预防与调护】

视网膜静脉阻塞、糖尿病视网膜病变患者，当发现视网膜有缺血现象时，应考虑做全视网膜光凝术，以预防虹膜红变。当虹膜已出现新生血管时，亦可应用全视网膜激光凝固术，来防止本病的发生。另外，采用中医药辨证治疗视网膜中央静脉阻塞，以防止继发性青光眼，也是一个有效途径。由于本病疼痛难忍，治疗困难，医护人员要多安慰患者，病者亦要积极配合治疗。

三、青光眼睫状体炎综合征

青光眼睫状体炎综合征即青光眼睫状体炎危象（glaucomatocyclitic crises），又称 Posner-Schlossmann 综合征，是前部葡萄膜炎伴青光眼的一种特殊形式，以既有明显眼压升高，又同时伴有角膜后沉着物的睫状体炎为特征，为常见的继发性开角型青光眼。多发生于 20~50 岁的青壮年，女性多于男性。以单眼发病居多，偶可双眼发病，起病甚急，常反复发作。如不伴有原发性青光眼，则预后良好。

【病因病理】

1. 西医病因病理　本病病因及发病机制尚不明确。近年来发现，发作期内房水中前列腺素，尤其是前列腺素 E 的浓度较高，间歇期时又恢复正常水平，认为是前列腺素介导的炎症反应。同时，本病与劳累，尤其是脑力疲劳和精神紧张也有关。

2. 中医病因病机　本病的发生与机体气血津液的运行输布失常有关。由于肝的疏泄功能关系着整个人体气机的通畅，脾的运化对水湿津液的代谢至关重要。若七情所伤，肝失疏泄，气机郁滞，气血失调，气滞血瘀，神水瘀积；或肝木犯脾，脾失健运，津液停聚，化为痰湿，上犯目窍，玄府不通，神水滞留而成本病。

【临床表现】

1. 症状　本病多骤然起病，单眼发生，轻度头痛，眼胀不适，视物模糊，虹视。

2. 体征　眼压中等度升高，通常为 40~60mmHg，前房不浅，瞳孔轻度散大或散大不明显，对光反射好；又有睫状体炎的表现，如睫状充血，角膜后壁有灰白色、大小不一数目不多的沉着物（KP），房水丁道氏征阳性。但患者房角开放，无粘连，从不发生瞳孔后粘连，也无瞳孔缩小。

本病反复发作，炎症发作和眼压升高可持续数小时至数周，多在 1~2 周内能自行缓解，缓解后眼压、房水流畅系数、视野、激发试验等均属正常。

【诊断要点】

1. 自觉症状轻，视物模糊，眼胀不适，无头目剧痛。

2. 眼压中度升高，前房不浅，房角开放，眼压升高与自觉症状不成比例。

3. 角膜后壁有数量不多、大小不等的灰白色沉着物，大的如油脂状。

4. 虽反复发作，但不发生瞳孔后粘连。

【治疗】

1. 治疗原则　本病是一种自限性疾病，局部使用糖皮质激素虽有利于控制炎症，但又可升高眼压，应尽量缩短使用时间。高眼压时可用降眼压药物治疗，如发生视功能损害，可施行眼外引流手术治疗。中医药治疗有利于控制炎症、降低眼压和改善眼部症状。

2. 全身治疗

（1）西药治疗：口服吲哚美辛（消炎痛），每次 25~50mg，每日 3 次；或氟芬那酸每次 200~400mg，每日 3 次。如表现为原发性开角型青光眼，则按该病处理。

（2）中医辨证论治

①肝郁气滞证

证候　眼胀不适，视物模糊，虹视，眼压偏高；情志不舒，胸胁胀满，烦躁易怒，妇女月经不调，行经则发，经后缓解，口苦咽干；舌质红，苔薄黄，脉弦。

治法　疏肝理气，活血利水。

方药　丹栀逍遥散加减：柴胡 10g，当归 10g，白芍 10g，茯苓 10g，白术 10g，甘草 5g，薄荷 6g，牡丹皮 10g，栀子 10g，生姜 6g。水煎，每日 1 剂，分 2 次温服。

若眼胀明显，加香附、川芎疏肝行气；眼压较高，舌质紫黯，加泽泻、丹参利水活血。

②痰湿上泛证

证候　目胀头重，视物不清，角膜后灰白色羊脂状沉着物（KP），间有虹视，眼压偏高；胸闷纳少；舌红，苔白腻，脉弦滑。

治法　祛痰化湿，利水明目。

方药　温胆汤加减：法半夏 10g，陈皮 10g，茯苓 10g，枳实 10g，竹茹 10g，生姜 6g，甘草 6g。水煎，每日 1 剂，分 2 次温服。

若舌苔黄腻，加黄连清热除湿；角膜后羊脂状沉着物迟迟不退者，加党参、薏苡仁、肉豆蔻健脾化湿；月经不调者，合四物汤；脾虚者，合四君子汤。

（3）常用中成药：知柏地黄丸：每次 10g，每日 3 次。适用于青光眼睫状体炎综合征间歇期治疗，如能坚持服药，可阻止其反复发作。

3. 局部治疗

（1）局部应滴用睫状肌麻痹剂散瞳，以预防或拉开虹膜后粘连，同时可增加葡萄膜 - 巩膜外引流，促使血 - 房水屏障稳定，有助于降眼压，还可以缓解患者疼痛不适。

（2）在发作期，局部滴用 0.5% 可的松或 0.1%（浓度）地塞米松滴眼液。眼压偏高时，滴用 0.25%~0.5% 噻吗洛尔滴眼液。

4. 手术治疗　高眼压时如发生视功能损害，可施行眼外引流手术治疗。

【预防与调护】

本病患者应少用眼，勿过劳，饮食宜清淡，少食辛辣肥甘厚味，以免化火生痰。本病与一般青光眼不同，不宜滴缩瞳剂。

四、糖皮质激素性青光眼

糖皮质激素性青光眼（glucocorficoid-induced glaucoma）是糖皮质激素诱导的一种开

角型青光眼，通常与眼局部表面滴用糖皮质激素制剂有关，也可见于全身应用糖皮质激素者，近年来有逐步增多的趋势。依据糖皮质激素的来源分为内源性和外源性两类。常见的是医源性用药治疗，其途径有眼局部表面给药，眼周组织内给药（球后、球旁、结膜下注射）和全身性应用（口服、肌内注射、吸入、静脉滴注及皮肤用药），其中以眼表给药最多。糖皮质激素诱致的高眼压反应有易感人群：原发性开角型青光眼及其一级亲属，高度近视，糖尿病，结缔组织病尤其是类风湿关节炎等较普通人易感。病理生理学研究表明，糖皮质激素诱致的眼压升高是小梁细胞功能和细胞外基质改变，房水外流通道阻力增加之故。

【临床表现】

临床表现出眼压升高可发生在开始治疗后数天至数年内，除个别患者有类似急性青光眼的症状外，大部分病例的眼压是逐步上升的。临床征象在婴幼儿像先天性青光眼表现，年纪较大的儿童像青少年型青光眼，成人像原发性开角型青光眼。其发生时间及程度与所用药物的剂量、用法、给药途径、用药时间长短，以及药物导致眼压升高的潜在可能性等相关，也与个体反应、存在的其他眼病和全身性疾病有关。多数易感者常在表面滴用糖皮质激素后 2~6 周内表现出眼压升高。

糖皮质激素诱致的潜在升眼压效应最常见的是倍他米松、地塞米松和泼尼松龙，较少有眼压升高危险性的是氟甲松龙（fluorometholone）和甲羟孕酮（medrysone）。临床上这种青光眼多见于春季卡他性结膜炎和近视手术（RK、PRK、LASIK）后的糖皮质激素治疗。

【诊断要点】

1. 较长期使用糖皮质激素药物的病史。

2. 没有其他继发性青光眼的证据。

3. 存在糖皮质激素性青光眼的高危因素。

4. 停用后，眼压可能逐步下降。但有时难以与原发性开角型青光眼鉴别。

【治疗】

对于这类青光眼，以预防为主。尽量少用糖皮质激素，如必须使用则选用低浓度和较少可能升高眼压的糖皮质激素，并加强随访，告知患者可能的并发症。已发生的糖皮质激素性青光眼，首先停用糖皮质激素，多数病例眼压会逐步下降，如小梁功能正常，则可完全恢复。如果小梁功能部分损害，则需加用降眼压药治疗，一些患者在足够长的药物治疗过程中可逐步恢复（修复）小梁的房水引流功能。如果降眼压药物也难以控制高眼压，尤其是伴有严重视功能损害时，以及原发疾病不能停用糖皮质激素药物治疗时，则施行眼外引流术治疗。

五、葡萄膜炎引起的青光眼

葡萄膜炎可导致严重的急、慢性青光眼，开角型或闭角型，眼压升高可继发于活动性炎症、炎症后遗症，或过量的糖皮质激素治疗。慢性葡萄膜炎发生青光眼的几率要比急性葡萄膜炎（<3 个月病程）至少高出 1 倍以上。

【病因病理】

急、慢性葡萄膜炎产生继发性青光眼的病理机制有多种，导致开角型青光眼的病理状况有炎性细胞、纤维素、血清蛋白及受损的组织细胞碎片等阻塞小梁网，炎性介质和毒性物质对小梁细胞损害导致功能失调，房水外流障碍。继发闭角型青光眼的病理状况可以是非瞳孔阻滞性的周边虹膜前粘连，也可以是瞳孔阻滞性的瞳孔后粘连（瞳孔闭锁或瞳孔膜闭），阻断前后房的房水交通，并引起虹膜膨隆，加重或促使周边虹膜前粘连。

【临床表现】

急性虹膜睫状体炎伴发青光眼时，前房的炎性渗出物多较浓厚，原有的急性炎症表现往往将继发性青光眼的症状和体征掩盖起来或混杂在一起，易被忽略。如果角膜上皮出现水肿现象，应该做眼压测量。慢性或陈旧性虹膜睫状体炎所引起的继发性青光眼，如有完全的瞳孔后粘连和虹膜膨隆现象，多不难识别，但如不伴虹膜膨隆体征，应做细致的前房角检查，多可见到广泛的周边虹膜前粘连。

【治疗】

对急性虹膜睫状体炎合并高眼压时，以控制急性炎症为主，充分散瞳和足量的糖皮质激素（局部和全身）应用是关键性措施，配合降眼压药治疗，多能较快控制高眼压状况。慢性虹膜睫状体炎尤其需要系统的抗炎治疗，同时注意随访。慢性虹膜睫状体炎合并青光眼时，多需手术治疗。大多需施行眼外引流手术加用适量的抗代谢药，手术前后应给予适量的糖皮质激素治疗，以防手术干扰引起虹膜炎症的活动。

六、眼钝挫伤引起的青光眼

眼球钝挫伤伴发的继发性青光眼可在损伤后立即发生，也可迟至数月、数年才出现，眼压的升高可以是暂时性的，也可是持续性的，可轻度升高，也可显著升高，依据钝挫伤的程度和引起眼压升高的原因而不同。常见有以下几种情况：

（一）眼内出血

钝挫伤伴发的眼内出血引起眼压升高的原因主要有：

1. 前房积血伴发的眼压升高　多为暂时性的，与积血量的多少有关。引起眼压升高的直接原因最常见的是红细胞等血液成分机械性阻塞小梁网。大量出血者血凝块可引起瞳孔阻滞，造成眼压升高。其处理主要是通过限制活动以减少再出血，药物治疗促进积血吸收以及降眼压治疗。一般都能较快控制眼压，前房积血也完全吸收。如外伤后眼压很高（常因多种原因导致眼压升高），伴全前房积血，可行前房穿刺放血冲洗。如果眼压仍不能被控制，则应施行滤过性手术。

2. 血影细胞性青光眼　眼内出血后红细胞变性，形成影细胞（ghost cells），不能通过小梁网，阻碍了房水外流，引起眼压升高。血影细胞性青光眼的临床特征是：多见于玻璃体积血后约2周，变性的红细胞通过破损的玻璃体前界面进入前房，前房内有许多小的土黄色的血影细胞在慢慢地循环，后期可沉积形成前房积脓，房角开放。多数血影细胞性青光眼通过前房冲洗手术解除，如存在玻璃体积血，则需行玻璃体切割术。

3. 溶血性青光眼（hemolytic glaucoma）　为大量眼内出血后数天至数周内发生的一种开角型青光眼，系含血红蛋白的巨噬细胞、红细胞碎片阻塞小梁网，小梁细胞因吞噬过多的血细胞后发生暂时功能障碍，造成房水引流受阻。临床特征是前房内红棕色的血细胞。房角检查见红棕色色素，房水细胞学检查有含棕色色素的巨噬细胞。这种继发的高眼压多为自限性，主要用药物控制眼压和伴发的炎症，待小梁细胞功能恢复后可逐渐清除这些阻塞物，使青光眼缓解。对于顽固性病例，需手术前房冲洗以及滤过性手术降眼压。

4. 血黄素性青光眼（hemosiderotic glaucoma） 少见，发生在长期眼内出血的患眼，系血红蛋白从变性的红细胞内释放，小梁细胞吞噬该血红蛋白，血红蛋白中的铁离子释出，过多的铁离子可造成小梁组织的铁锈症，使小梁组织变性，失去房水引流作用。一旦发生这种青光眼，小梁网的功能已失代偿，需行滤过性手术治疗。一般也可见到其他眼部组织存在的程度不同的铁锈症。

（二）房角后退

钝挫伤房角后退所致的眼压升高，伤后早期发生的原因是小梁组织水肿、炎症介质释放和组织细胞碎片阻塞等，主要用糖皮质激素治疗。伤后晚期数年到十数年发生的为一慢性眼压升高过程，认为是小梁组织损伤后瘢痕修复阻碍了房水外流。多见于房角后退范围>180°的患眼，房角镜可查见程度不同、宽窄不一的房角后退体征。通常房角后退性青光眼（angle-recession glaucoma）较难用药物控制，选择滤过性手术治疗，常需加用抗代谢药。

（三）其他原因

钝挫性眼外伤也可造成晶状体和玻璃体解剖位置异常，或葡萄膜炎症等引起继发性青光眼。

钝挫伤所伴发的青光眼往往是多种因素共同作用所致，应注意分析观察，抓住主要的病因，治疗时有所侧重，但又要全面。

第四节　先天性青光眼

先天性青光眼（congenital glaucoma）是一类在胎儿发育过程中，前房角组织发育异常，小梁网 Schlemm 管系统不能发挥有效的房水引流功能而使眼压升高的眼病。一般分为婴幼儿型青光眼（infantile glaucoma）和青少年型青光眼（juvenile glaucoma）。部分患者有家族遗传史，多为双眼发病，男女之比大约为 2:1。

【病因病理】

1. 西医病因病理　本病病因尚未充分阐明。以往认为小梁网上有一层无渗透性的膜覆盖，但缺乏组织学证明。在病理组织学上，发现虹膜根部的附着点前移，有时可见到过多的虹膜突覆盖在小梁表面，葡萄膜小梁网致密而缺乏通透性等，都提示房角结构发育不完全，与胚胎后期分化不完全的房角形态相似。晚期病例还可见到 Schlemm 管闭塞，这可能是长期眼压升高的结果而不是发病的原因。

2. 中医病因病机　多由于先天禀赋不足，眼部发育异常，肝肾阴虚，肝阳上亢，或肾虚不能化气行水，眼孔不通，神水瘀积所致。

【临床表现】

若为婴幼儿，90% 在 1 岁时即出现症状，早期多有畏光流泪、眼睑痉挛。角膜及眼珠不断增大，角膜横径超过 12mm，因上皮水肿，角膜外观呈毛玻璃样混浊，有时可见到后弹力层膜破裂及条状基质混浊。瞳孔散大，眼压升高，房角异常及青光眼性视盘凹陷。这些都是先天性青光眼的主要特征。

若为青少年型，一般在 6 岁以后、30 岁以前发病，其表现与原发性开角型青光眼基本一致，症状隐匿，病久可有视盘凹陷萎缩及视野缺损。

【诊断要点】

1. 婴幼儿角膜、眼球较同年龄者增大，有水眼之称。

2. 畏光流泪，眼睑痉挛。

3. 眼压增高，角膜混浊，前房角发育异常，视盘凹陷萎缩及视野缺损。

【治疗】

1. 治疗原则　先天性青光眼原则上一旦诊断应尽早手术治疗。抗青光眼药物在儿童的全身不良反应严重，耐受性差，仅用作短期的过渡治疗，或用于不能手术的儿童。药物治疗的原则是选择低浓度和全身影响小的制剂。

2. 全身治疗

（1）西药治疗：口服乙酰唑胺，按 5~10mg/kg 体重，每日 3~4 次。

（2）中医辨证论治

①阴虚阳亢证

证候　角膜及眼球增大，眼目胀痛；羞明流泪，烦躁面红；舌红少苔，脉弦细。

治法　滋阴潜阳。

方药　阿胶鸡子黄汤加减：阿胶 10g，鸡子黄 10g，生地黄 10g，白芍 10g，牡蛎 10g，石决明 10g，钩藤 10g，络石藤 10g，茯神 10g，炙甘草 10g。水煎，每日 1 剂，分 2 次温服。

可加羚羊角粉清肝息风，车前子利水明目。

②肝肾虚弱证

证候　患儿双眼角膜及眼球胀大，目昏少神，瞳孔稍大，眼底视盘凹陷扩大加深；腰腿酸软；舌淡红，脉沉细。

治法　补益肝肾。

方药　补肾丸加减：磁石 10g，肉苁蓉 10g，五味子 10g，熟地黄 10g，枸杞子 10g，菟丝子 10g，楮实子 10g，覆盆子 10g，车前子 10g，石斛 10g，沉香 3g，知母 10g。水煎，每日 1 剂，分 2 次温服。

3. 局部治疗　如用 0.25% 噻吗洛尔滴眼液、0.25% 倍他洛尔滴眼液、1% 毛果芸香碱滴眼液等滴眼，每日 2 次。

4. 手术治疗　手术是治疗本病的主要措施。对 3 岁以下患儿，约 80% 的病例可望通过房角切开术或小梁切开术控制眼压。3 岁以上及所有伴角膜混浊影响视力的病例则以选用小梁切除术为妥。眼压控制后，还需矫正常常合并存在的近视性屈光不正，以防弱视形成。从手术效果来看，首次手术成功率较高，房角切开术或小梁切开术可多次进行，如失败则选用小梁切除术。

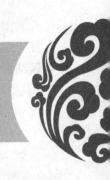

第十六章
葡萄膜病

葡萄膜自前向后分为虹膜（iris）、睫状体（ciliary body）和脉络膜（choroid）。前面有瞳孔（pupil），后面为视神经（optic nerve）穿过。葡萄膜含有许多色素，故又称色素膜；又因富有血管，又称血管膜。

葡萄膜炎是眼科常见疾病之一，且严重者易致盲。其发病原因复杂，可以是单独发生在眼部的炎症，也可以是全身疾病的眼部表现。一旦患病，容易反复发作，病程冗长，出现多种并发症，严重影响视力，约 4%~10% 的眼盲是由葡萄膜炎所致的。

由于葡萄膜炎发病原因较多，因此其分类方法尚不统一，临床上较为常见的分类法是按病变部位分为前葡萄膜炎（虹膜睫状体炎）、后葡萄膜炎（脉络膜炎）、中间葡萄膜炎（周边部葡萄膜炎）、全葡萄膜炎。大多数病因不明，多认为是一种自身免疫性疾病。因葡萄膜血管丰富，是眼部免疫性疾病容易发生的部位，故本病与免疫有着密切的关系。一些特殊病原体的感染引发的自身免疫性疾病也可引起葡萄膜炎，如结核性葡萄膜炎、梅毒性葡萄膜炎、麻风性葡萄膜炎。若因某些眼内肿瘤或全身肿瘤并发的葡萄膜炎则称为肿瘤性葡萄膜炎。

另外，按照病程分类，尚可以分为急性葡萄膜炎、亚急性葡萄膜炎、慢性葡萄膜炎。按照渗出物性质分类，尚可以分为化脓性葡萄膜炎、渗出性葡萄膜炎，其中渗出性葡萄膜炎又可分为浆液性葡萄膜炎和纤维性葡萄膜炎（filainous uveitis）。按照病理改变分类，尚可以分为肉芽肿性葡萄膜炎（以增殖性病变为主，有结节形成）及非肉芽肿性葡萄膜炎（non-granulomatous uveitis）。

葡萄膜炎由于发病部位不同，临床表现不一，在中医古籍中，《秘传眼科龙木论》最早记载该病称为"瞳神干缺"，明代王肯堂《证治准绳·七窍门》则有瞳神紧小之论述。两者皆为黄仁病变，且可互相转化。发生于虹膜睫状体之炎症，表现为瞳孔缩小或因粘连引起瞳孔不规则变化，属于中医"瞳神紧小"或"瞳神干缺"范畴；而发生于后葡萄膜之炎症，表现为视力下降，则归属于"视瞻昏渺"范畴；若炎症累及玻璃体混浊，则归属于"云雾移睛"范畴。其病因十分复杂，外感六淫、内伤七情、外伤与饮食劳倦等均可引起。

葡萄膜炎的治疗，仍是一棘手的问题。目前多采用中西医结合、局部与全身用药结合的方法进行治疗，中西医结合治疗的目的是提高临床疗效，减轻糖皮质激素副作用，目前已取得一定成绩。

本章主要介绍急性前葡萄膜炎、中间葡萄膜炎、后葡萄膜炎以及 Vogt- 小柳原田综合征、Behcet 病、急性视网膜坏死综合征、交感性眼炎等疾病的发病机理、临床表现和中西医结合治疗。

第一节 葡萄膜炎

一、前葡萄膜炎

前葡萄膜炎（anterior uveitis）是指发生于虹膜睫状体的急性炎症，又称虹膜睫状体炎（acute iridocyclitis），可因外伤、内眼手术后或邻近组织如角膜、巩膜炎症累及所致，也可因全身性疾病如风湿、结核、糖尿病等引起，一部分患者则与病毒感染有关。临床特点是起病急，眼部刺激征明显，视力下降。

根据本病临床特征，可归属于中医眼科"瞳神紧小"范畴。《张氏医通》谓："瞳神渐渐细如簪脚，或如芥子，又有神水外围，相类虫蚀，渐觉臊羞涩，视尚有光。"与本病症状类同。

【病因病理】

1. 西医病因病理　西医学认为，本病病因复杂，包括内因、外因及继发原因，除外伤、手术、感染等因素外，大多属内源性，病史中或见有某些全身相关性疾病，如风湿性疾病、溃疡性结肠炎、结节病、结核、尿道炎等。其发病机制主要是一种自身免疫反应，研究表明，HLA–B27 在急性虹膜睫状体炎中的出现率可高达 60%（一般人群中通常不超过 6%）。

2. 中医病因病机　多因外感风热或肝郁化火，致肝胆热盛，火邪上攻目窍，黄仁受灼；或外感风湿郁久化热，或素体阳盛，内蕴热邪，复感风湿，风湿与热搏结于内，上犯目窍；或劳伤肝肾或久病伤阴，虚火上炎，灼伤黄仁。

【临床表现】

1. 症状　起病较急，常有眼痛伴怕光流泪等刺激征，疼痛常放射到眉弓和颊部；视力下降，视力降低程度可随炎症轻重而变化。

2. 体征

（1）充血：炎症较轻者为睫状充血，严重者则表现为混合充血。

（2）房水混浊：由于睫状体及虹膜炎症导致血管扩张及渗透性增加，房水中有大量炎症细胞和纤维素渗出，使房水变混浊，其混浊的程度代表炎症反应的程度。如果在裂隙灯显微镜检查发现房水呈闪辉现象，称为丁道氏（Tyndall）征，一般记录为 +~+++。由于房水中的大量白细胞可下沉在角膜内皮层，形成角膜后沉着物，称为 KP（Keratic precipitate）。如为灰白色点状或尘状 KP 则见于急性炎症期；大的灰白色羊脂状 KP 则是慢性炎症的特点；而色素性 KP 则多见于炎症陈旧病变。若炎症严重，大量的白细胞和纤维素渗出则形成前房积脓，中医称为"黄液上冲"。若以纤维素渗出为主，则可在瞳孔形成膜状物，造成瞳孔膜闭。

（3）虹膜改变：由于虹膜炎症、充血和水肿，造成虹膜纹理水肿，其色泽也变得晦暗；在房角，渗出物可将虹膜与角膜粘着，称虹膜周边前粘连（peripheral anterior synechia of the iris）或虹膜根部于房角处粘连（goniosynechia）。虹膜炎时可出现虹膜结节。结节位于瞳孔缘色素上皮表面半透明者称 Koeppe 结节，位于虹膜表面卷缩轮附近者称为 Busacca 结节。晚期虹膜炎发生萎缩，形成表面机化膜。

（4）瞳孔改变：在急性炎症期，由于虹膜睫状体炎症造成瞳孔括约肌受刺激，导致瞳孔缩小，严重的虹膜后粘连可形成瞳孔闭锁，若经散瞳后出现部分后粘连，则可形成瞳孔不规则形或类似梅花状，即中医的"瞳神干缺"。

3. 并发症

（1）并发性白内障：反复发作的虹膜睫状体炎，使晶状体的正常生理代谢发生障碍，出现晶状体混浊，引起并发性白内障，严重者则视力明显下降。

（2）继发性青光眼：由于虹膜后粘连导致瞳孔闭锁，使前后房之房水流出通路受阻，房水不能进入前房通过前房角排出，致使眼压升高，形成严重的继发性青光眼。如果瞳孔区纤维素性渗出膜形成，造成瞳孔膜闭，也可引起继发性青光眼。

（3）眼球萎缩：由于睫状体炎误治或失治，长期拖延或反复发作，最后会造成组织破坏，睫状体分泌房水的功能消失，使眼压降低，眼球变软、缩小，终致眼球萎缩，视力丧失。

【辅助检查】

1. 血常规检查　在急性葡萄膜炎患者中，若由细菌感染引起者，白细胞总数增多，且见多核白细胞增多；若由病毒感染引起者，可见淋巴细胞增多。

2. 血沉检查　大多数急性葡萄膜炎或慢性复发性葡萄膜炎患者可出现血沉加快，说明可能存在全身性疾病，如结核、结缔组织病、自身免疫性疾病。

3. 免疫学检查

（1）抗链球菌溶血素 O 测定：这是一种证明有溶血性链球菌感染的免疫学检查，尤其是在风湿性关节炎所引起的葡萄膜炎患者，阳性率高达 90%。

（2）类风湿因子：与类风湿关节炎有关的葡萄膜炎患者，其血清内可测得类风湿因子，即自身 γ- 球蛋白的抗体。

（3）EB 病毒抗体：由于感染 EB 病毒所致葡萄膜炎的患者，EB 病毒抗体阳性。

（4）免疫球蛋白：某些葡萄膜炎患者体液免疫功能异常，表现为某种免疫球蛋白的含量升高或降低。在急性期，葡萄膜炎患者 IgA、IgG、IgM 升高；在慢性期，葡萄膜炎患者 IgA、IgG、IgM 含量则往往降低。

（5）T 淋巴细胞亚群：T 淋巴细胞计数明显下降。

4. X 线检查

（1）胸透或胸片：对有全身性疾病的葡萄膜炎患者，如肺结核、类肉瘤病、组织胞浆体病及病毒性感染，X 线检查可发现其病变。

（2）四肢及骶骨关节照片：类风湿关节炎患者可见骨关节变形，类肉瘤病患者可见指（趾）骨出现囊样空腔。

（3）副鼻窦及牙齿照片：由副鼻窦炎症或龋齿引起葡萄膜炎者，通过 X 线照片可提供诊断。

5. 其他检查

（1）活组织检查：类肉瘤病患者，可行淋巴结活组织检查以明确诊断，表现为非干酪坏死性肉芽肿；交感性眼炎患者，病理组织检查见弥漫性肉芽肿。

（2）荧光素眼底血管造影：绝大多数后部葡萄膜炎患者荧光素眼底血管造影可出现异常改变，如视网膜血管壁荧光渗漏、视盘强荧光或荧光渗漏。在急性前葡萄膜炎患者 FFA 检查中约有 60%~80% 可出现视盘强荧光。

（3）超声波检查：对伴有脉络膜视网膜脱离或眼底看不见而有高眼压且原因不明的葡萄膜炎患者，应考虑行 A 型超声波和 B 型超声波检查，以排除眼内肿瘤。

【诊断与鉴别诊断】

1. 诊断要点

（1）发病急，眼痛，畏光，流泪，眼睑痉挛及视力下降。

（2）显著睫状充血或混合充血。

（3）房水混浊，角膜后壁沉着物（KP）。

（4）虹膜肿胀，纹理不清，瞳孔缩小或呈瞳孔粘连。

（5）实验室检查可见血沉加快及免疫球蛋白降低或 T 淋巴细胞亚群异常。

2. 鉴别诊断

（1）急性结膜炎：以结膜充血为主要特征，眼部分泌物多，视力正常或少数患者累及角膜时可出现视力轻度下降。

（2）急性闭角型青光眼：以眼痛、头痛、视力下降，眼部充血，瞳孔散大，眼压升高为特征，严重者恶心、呕吐、头痛如劈。

【治疗】

1. 治疗原则　目前对本病的治疗主要是使用糖皮质激素以尽快控制炎症，根据病情轻重，可选择局部或全身应用。在激素治疗的基础上，结合使用中药清热解毒注射剂及中医辨证论治。对本病的辨证论治，中医学认为其病变部位在黄仁，在脏属肝，其病因病机为外感风湿热邪，里热内蕴而导致邪毒郁结于眼部。因此，其治疗的根本在于清热解毒，调和气血。

2. 全身治疗　前葡萄膜炎轻症者可仅给予局部治疗，重症者则要采用全身用药，主要应用糖皮质激素控制炎症，配合使用中药调理全身状况。

（1）西医治疗

①糖皮质激素：对于炎症较重的患者，可全身使用地塞米松 10mg 加入 5% 葡萄糖注射液 250ml 中静脉滴注，每日 1 次；或口服强的松 30~40mg，每日 1 次顿服，待病情控制后递减用量至维持量。

②非甾体消炎药：本病发作时疼痛明显，非甾体消炎药对于本病有抗炎镇痛的效果，可使用阿司匹林、吲哚美辛配合糖皮质激素使用。

（2）中医辨证论治

①肝经风热证

证候　起病急，眼痛，视力下降，畏光流泪，睫状充血，瞳孔缩小，角膜后壁有灰白色点状沉着物，房水混浊，虹膜充血肿胀，纹理不清；可兼有头痛，发热；口干舌红，舌苔薄白或薄黄，脉浮数。

治法　祛风清热，调理气血。

方药　新制柴连汤加减：柴胡 10g，黄连 3g，黄芩 10g，赤芍 10g，栀子 10g，龙胆草

10g，木通 6g，荆芥 10g，防风 10g，甘草 5g。水煎，每日 1 剂，分 2 次温服。

可酌加青葙子、草决明以清肝明目。

②肝胆湿热证

证候　起病急，病情严重，视力剧降，眼痛拒按明显，畏光流泪，睫状充血明显或混合充血，瞳孔缩小，房水混浊甚则前房积脓或前房积血，玻璃体混浊，严重者可累及后部葡萄膜而出现视网膜水肿；全身症见口干苦，溺赤便结；舌质红，苔黄厚腻，脉滑数。

治法　清泻肝胆，活血凉血。

方药　龙胆泻肝汤加减：龙胆草 10g，黄芩 10g，栀子 10g，柴胡 10g，木通 6g，车前子 15g，泽泻 10g，当归 10g，生地黄 15g，甘草 5g。水煎，每日 1 剂，分 2 次温服。

若眼痛充血明显甚或前房积血者，加牡丹皮、赤芍、侧柏叶、田七以凉血止血活血；若口渴便秘，前房积脓，可加生石膏、大黄以清阳明经之火。

③风湿夹热证

证候　发病呈急性或亚急性，视力下降，睫状充血暗红持久不退，或炎症反复发作，房水混浊，瞳孔缩小；全身骨节酸楚，或小便短涩灼痛；舌苔黄腻，脉滑数。

治法　祛风除湿清热。

方药　抑阳酒连散加减：知母 10g，黄柏 10g，寒水石 10g，黄连 3g，黄芩 10g，栀子 10g，羌活 10g，独活 10g，防风 10g，白芷 10g，蔓荆子 10g，前胡 10g，防己 10g，生地黄 10g，甘草 5g。水煎，每日 1 剂，分 2 次温服。

④阴虚火旺

证候　多见于慢性期，眼睛干涩不舒，视力障碍严重，眼痛时轻时重，反复发作，瞳孔因后粘连成不规则形状；全身兼见头晕失眠，五心烦热，口燥咽干；舌红少苔，脉细数。

治法　滋阴降火。

方药　知柏地黄汤加减：知母 10g，黄柏 10g，熟地黄 15g，山茱萸 10g，泽泻 10g，山药 10g，牡丹皮 10g，茯苓 10g。水煎，每日 1 剂，分 2 次温服。

若眼底出血者，去熟地黄，加用墨旱莲、三七粉止血化瘀；失眠多梦加夜交藤、酸枣仁养心安神。

（3）常用中成药：清开灵注射液 40~60ml 加入 5% 葡萄糖注射液 250ml 静脉滴注，每日 1 次；或双黄连粉 3~4g 加入 5% 葡萄糖注射液 250ml 静脉滴注，每日 1 次。

3. 局部治疗　急性虹膜睫状体炎的早期治疗主要有两点，其一是充分散大瞳孔，其二是消炎。

（1）散瞳：这是外治的重要措施，散瞳的作用有：①防止发生虹膜后粘连，减少发生瞳孔闭锁或继发性青光眼；②缓解睫状肌痉挛以减轻疼痛。可用 1%~2% 硫酸阿托品滴眼液点眼或 1% 硫酸阿托品眼膏涂眼，必要时可用散瞳合剂（1% 硫酸阿托品、4% 丁卡因和 0.1% 肾上腺素等量混合液 0.1~0.3ml 做球结膜下注射）。

（2）消炎：应用糖皮质激素滴眼液点眼，可用 0.5% 醋酸可的松滴眼液或 0.1% 复方硫酸新霉素滴眼液滴眼，也可用强的松龙或地塞米松做结膜下注射，加强局部用药，效果更为明显。

4. 手术治疗

（1）继发青光眼，若经药物治疗未能控制眼压者，则应考虑行抗青光眼手术。

（2）并发白内障，对于因白内障严重影响视力者，可在炎症完全静止状态下施行白内障摘除术。

【预防与调护】

1. 重视体育锻炼，增强体质，避免过度疲劳，防止感冒。

2. 眼部有不适感或眼痛时应及时到医院眼科就诊。

3. 注意合理和正确使用糖皮质激素及糖皮质激素滴眼液。

4. 注意清淡饮食，忌食辛辣刺激性食物。

二、中间葡萄膜炎

中间葡萄膜炎（intermediate uveitis）又称周边色素膜炎或睫状体平坦部炎，是指累及睫状体平坦部、周边部视网膜和玻璃体基底部的炎症。以往所称的"睫状体平坦部炎""后部睫状体炎""玻璃体炎""基底部脉络膜视网膜炎""周边渗出性视网膜炎"和"周边葡萄膜炎"等，现统一使用"中间葡萄膜炎"这一名称。中间葡萄膜炎多见于30岁以下的年轻人，常累及双眼，可同时或先后发病。多属肉芽肿性炎症，特点是眼底周边部有胶样渗出物，进程缓慢，容易引起机化性改变。病因不明，由于其炎症部位隐蔽，发病隐匿，常被忽视。其发病率较高，中国达11%。

【病因病理】

1. 西医病因病理 病因尚不清楚，目前存在下列几种学说：感染、过敏、自身免疫和血管学说，可能与许多疾病有关。

2. 中医病因病机 素有肝胆湿热内蕴，上蒸于目窍，气血不和，经脉不畅；或素体阴虚，虚火上炎，或邪毒久伏伤阴，阴虚火旺，灼伤络脉，发为本病。

【临床表现】

1. 症状 患者双眼发病，起病缓慢，早期表现为眼前黑影，视疲劳，眼球酸胀。

2. 体征 眼前节无异常或炎症较轻，前房闪光弱阳性，眼底周边视网膜血管炎、血管旁白鞘或血管闭塞成白线，病情严重时可出现黄斑水肿。眼底渗出增多可在眼底下方形成雪堤样改变（snowbank）是本病的特征性改变；或在玻璃体内形成白色或淡黄色絮状雪团，为玻璃体雪球状混浊。

3. 并发症

（1）黄斑囊样水肿（cystoid macular edema）：是较常见的并发症，可造成视力下降。青少年出现不明原因的黄斑囊样水肿者，应详细检查视网膜及玻璃体周边部以明确诊断。

（2）并发性白内障（complicated cataract）：炎性物质造成房水成分改变，影响晶状体代谢，造成晶状体混浊，尤其以晶状体后囊膜下混浊为多见。

（3）视网膜新生血管（retinalneovascularization）：可出现在视网膜后极部、周边部或视盘周围。

（4）视网膜脱离（detachmeng of retina）：可发生于单眼或双眼，多由于渗出、玻璃体牵引和视网膜破裂造成。

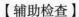

【辅助检查】

荧光素眼底血管造影：可发现眼底毛细血管通透性增加，或黄斑区囊样水肿。

【诊断与鉴别诊断】

1. 诊断要点

（1）双眼发病，起病缓慢，早期表现为眼前黑影，视疲劳。

（2）前房闪光弱阳性，眼底周边视网膜血管炎、血管周围炎，血管旁白鞘或血管闭塞成白线，病情严重时可出现黄斑水肿。

（3）眼底渗出增多时，可在眼底下方形成雪堤样改变。

2. 鉴别诊断

（1）玻璃体液化：高度近视患者多数可出现玻璃体液化，老年人容易出现玻璃体退行性改变，而本病则以中年人为多见。

（2）视网膜血管炎：多见于青年人，视力突然下降伴有视网膜血管充盈怒张、出血，荧光素眼底血管造影发现血管壁荧光渗漏，属视网膜静脉周围炎，而中间葡萄膜炎则主要表现在周边部的视网膜血管病变。

【治疗】

1. 治疗原则 由于本病病因不明，目前尚无特殊治疗，往往只能使炎症缓解或静止，同时针对其并发症给予治疗。

2. 全身治疗

（1）西医治疗

①炎症较重或迁延不愈者，可口服糖皮质激素 20~30mg，早上顿服 1 次。

②病情严重且不能使用激素者，可使用免疫抑制剂治疗。常用环磷酰胺每日 2~3mg/kg，分 2 次口服；或苯丁酸氮芥每日 0.1~0.2mg/kg 等。

③使用血管扩张药改善毛细血管的循环。

（2）中医辨证论治

①肝胆湿热证

证候 视物模糊，眼前黑影飘动，玻璃体混浊，眼底周边部可见较多炎性渗出物；口苦，小便黄；舌质红，苔黄厚腻，脉弦数。

治法 清泻肝胆。

方药 龙胆泻肝汤加减：龙胆草 15g，黄芩 10g，栀子 10g，柴胡 10g，木通 6g，车前子 15g，泽泻 10g，当归 10g，生地黄 15g，甘草 5g。水煎，每日 1 剂，分 2 次温服。

玻璃体混浊严重者可加法夏、浙贝、竹茹以化痰散结。

②阴虚火旺证

证候 病情迁延日久，反复发作；面红耳赤，咽干，五心烦热；舌红少苔，脉细数。

治法 滋阴降火。

方药 滋阴降火汤加减：知母 10g，黄柏 10g，熟地黄 15g，生地黄 15g，当归 10g，白芍 10g，川芎 10g，黄芩 10g，麦冬 10g，柴胡 10g，甘草 5g。水煎，每日 1 剂，分 2 次温服。

若玻璃体出现机化膜者可加昆布、海藻、牡蛎以软坚散结。

3. 局部治疗

（1）球结膜下注射地塞米松 2.5mg（5mg/ml），或甲基泼尼松龙 20mg（40mg/ml），3 周

1 次或每周 1 次。

（2）激光治疗：对有新生血管形成的患者采用激光治疗可消除新生血管。

【预防与调护】

参照本章前葡萄膜炎。

三、后葡萄膜炎

后葡萄膜炎（posterior uveitis）主要指发生于脉络膜、视网膜或视网膜血管的炎症。由于脉络膜与视网膜相紧贴，一旦脉络膜发生炎症时，视网膜则可继发受累，造成不同程度的视力障碍。由于炎症渗出物可进入玻璃体，造成玻璃体混浊而出现眼前黑影飘动，因而中医学将其归属于"云雾移睛"范畴。

【病因病理】

1. 西医病因病理　病因复杂，可分为感染性和非感染性两大类。

（1）感染性：可明确病因，如结核、梅毒、肺炎双球菌、疱疹病毒、巨细胞病毒、EB 病毒、钩端螺旋体、组织胞浆菌等感染。

（2）非感染性：常不能明确病因，多为免疫反应性，如交感性眼炎、Vogt- 小柳原田综合征（VKH）、白塞综合征、结节病、急性后极部多发性鳞状色素上皮病变、匍行性脉络膜病变等。

2. 中医病因病机　多因湿热郁蒸或痰湿内蕴，浊气上泛；或肝气郁结，郁久化热；或肝肾亏损，精血不足，目窍失养等所致。

【临床表现】

1. 症状　由于炎症早期病灶损害视网膜的视细胞，可出现眼前有闪光感，视力下降程度则与病变部位及病变程度不同而表现各异，如波及黄斑部，则中心视力大受影响。炎症细胞渗出进入玻璃体，则出现眼前黑影飘动。

2. 体征　用检眼镜或三面镜检查，常可发现玻璃体呈尘状或絮状混浊。急性期眼底呈散在或弥漫性边界不清的黄白色渗出灶，病灶位于视网膜血管之下，严重者可见病灶有出血。病变发展至晚期则出现细小色素颗粒和色素脱落现象，使整个眼底呈弥漫性色素分布不匀或脱色素现象，如为散在性病灶则出现边界清楚的白色脉络膜萎缩斑，并有色素沉着。

【辅助检查】

荧光素眼底血管造影可明确诊断，在炎症急性期，病灶区可出现色素上皮损害之强荧光区或荧光渗漏，在晚期则主要表现为色素沉着导致的荧光遮蔽区。

【诊断与鉴别诊断】

1. 诊断要点

（1）飞蚊症和 / 或视力下降，单眼或双眼患病。

（2）玻璃体混浊。

（3）眼底可见灰白色病灶，晚期则色素增多。

2. 鉴别诊断

（1）中心性浆液性脉络膜视网膜病变：中心性浆液性脉络膜视网膜病变是由于视网膜色素上皮屏障功能受损和脉络膜毛细血管通透性增加所致，好发于青壮年，其发病机理尚不十分清楚。患眼视物模糊，并有视物变小、变形，视力下降一般较轻，黄斑区水肿环，视网膜下可见黄白色渗出物，有自限倾向但易复发。

（2）急性视网膜坏死综合征：急性视网膜坏死综合征主要特征是急性葡萄膜炎伴有视网膜血管炎，由此而发生视网膜坏死、脱离、视功能严重受损。

（3）孔源性视网膜脱离：视网膜神经上皮层与色素上皮层分离，并有裂孔形成，称孔源性视网膜脱离。患眼有闪光感或眼前黑影飘动，视力下降，眼底检查可见视网膜隆起，视网膜裂孔。

【治疗】

1. 全身治疗

（1）西医治疗：炎症期病灶以渗出为主者可用强的松 40mg，每日 1 次，早上顿服，以控制炎症；炎症后期辅以肌苷、维生素治疗，或应用血管扩张药如地巴唑 20mg，每日 3 次。

（2）中医辨证论治

①湿热蕴蒸证

证候　视物昏蒙，眼前黑影飘动，检查眼底见玻璃体呈尘状或小点状混浊，检眼镜或三面镜下可见视网膜下渗出灶；全身症见头重胸闷，心烦口苦；舌红苔黄，脉濡数。

治法　清热利湿。

方药　三仁汤加减：杏仁 10g，滑石 10g，白蔻仁 10g，通草 10g，竹叶 10g，厚朴 10g，薏苡仁 10g，半夏 10g。水煎，每日 1 剂，分 2 次温服。

湿热偏重者可加黄芩、黄柏以增强清热利湿作用；口干口苦，舌苔厚腻者，可用龙胆泻肝汤。

②肝经郁热证

证候　视力下降，眼底周边部可见渗出病灶，色素分布不匀，玻璃体混浊；全身症见烦躁，口干苦，便秘，溺赤；舌暗红，苔黄，脉弦数。

治法　清热疏肝。

方药　丹栀逍遥散加减：柴胡 10g，当归 10g，白芍 10g，茯苓 10g，白术 10g，甘草 5g，薄荷 6g，牡丹皮 10g，栀子 10g，生姜 6g。水煎，每日 1 剂，分 2 次温服。

玻璃体混浊者加法夏、浙贝化痰；眼底渗出者加芫蔚子、茜根以活血化瘀；出血者加田七、墨旱莲止血。

③肝肾亏损证

证候　视力下降，眼前黑花飞舞；眼底检查见玻璃体混浊，眼底脉络膜出现色素病灶，脉络膜萎缩，甚则视盘颜色淡白；全身症见头晕，耳鸣，腰膝酸软，口燥咽干；舌淡，脉细无力。

治法　补益肝肾。

方药　明目地黄丸加减：生地黄 15g，熟地黄 15g，山茱萸 10g，山药 10g，牡丹皮 10g，五味子 10g，当归 10g，泽泻 10g，茯神 10g，柴胡 10g。水煎，每日 1 剂，分 2 次温服。

玻璃体混浊较重者加怀牛膝、丹参以祛瘀生新；脉络膜萎缩者加蕤仁肉以养肝肾明目。

2. 局部治疗

（1）局部使用糖皮质激素：轻者可用 0.5% 醋酸可的松眼药水点眼，较重者则可用地塞米松 2.5mg 做球结膜下注射或 5mg 做球周注射，以期控制炎症，隔日 1 次；或强的松龙悬混液 0.5ml 做球结膜下注射，每周 1 次。

（2）局部离子导入：用丹参注射液或血栓通注射液做眼部离子导入，每日 1 次，10 次为一个疗程，可用 2~3 个疗程。

【预防与调护】

参照本章前葡萄膜炎。

四、全葡萄膜炎

全葡萄膜炎（generalized uveitis, or panuveitis）是指累及整个葡萄膜的炎症，常伴有视网膜玻璃体的炎症，如果全葡萄膜炎是由于感染引起，则称为眼内炎（endophthalmitis），常见的全葡萄膜炎主要有 Vogt- 小柳原田综合征、Behcet 病等，这些将在第二节中阐述。

第二节　几种特殊类型的葡萄膜炎

一、交感性眼炎

一眼眼球穿通伤（包括内眼手术）后呈现慢性或亚急性葡萄膜炎的过程，健眼出现葡萄膜炎者，称为交感性眼炎（sympachetic ophthalmia）。受伤眼称为诱发眼或刺激眼（exciting eye），另一眼称为交感眼（sympathizing eye）。本病被认为是穿通性外伤眼或眼内手术眼，在经过一段时间的肉芽肿性（非化脓性）全葡萄膜炎后，另一眼也发生同样性质的全葡萄膜炎。不同研究者认为从眼部受伤或手术到健眼出现炎症的时间从 2 周到 2 年不等，但大多数在 2 个月以内发病。本病在病因、发病机理、患病率、临床表现、潜伏期等诸多方面说法多、争议大、无定论。

【病因病理】

1. 西医病因病理　病因不明，可能为对葡萄膜色素细胞内的某种成分过敏的炎症反应。绝大多数在 2 周到 1 年之内发病，3~12 周为最危险阶段。主要有三种学说，即自身免疫学说、病毒感染学说、病毒 – 自身免疫学说。其病理组织检查可见肉芽肿性葡萄膜炎特征。

2. 中医病因病机　多因眼部外伤，毒邪乘虚而入，风热侵目，致肝胆热盛；或热毒炽盛，热盛入营所致。也可因素体阴虚，年老、久病体衰，肝肾阴亏，或素体阳虚，眼部复受外伤所致；或眼部外伤后长期服用激素，脾肾亏虚，病情迁延不愈。

【临床表现】

1. 症状　发生于眼球穿通伤或内眼手术后对侧眼红痛伴视力下降。

2. 体征　诱发眼刺激症状，角膜后 KP，虹膜纹理不清，瞳孔缘 Koeppe 结节；眼底可见视盘充血，后极部视网膜水肿。交感眼开始自觉症状轻微，进一步发展可见眼部充血，睫状体压痛，房水闪光，视盘充血水肿，视网膜水肿、渗出，后期可导致眼球萎缩。

【辅助检查】

荧光素眼底血管造影：早期可见散在荧光渗漏点，迅速扩大增强，融合成大片强荧光；有视网膜脱离者，整个脱离区呈强荧光；炎症消退后，可见色素上皮损害呈斑驳状透见荧光及色素堆积处的荧光遮蔽。

【诊断与鉴别诊断】

1. 诊断要点

（1）眼球穿通伤或内眼手术史。

（2）健眼发生葡萄膜炎。

2. 鉴别诊断

（1）晶状体过敏性葡萄膜炎（phako-anaphylactic uveitis）：部分病例可引起另眼葡萄膜炎，易与本病混淆。患者双眼白内障。

（2）Vogt-小柳原田综合征（Vogt-Koyanagi-haladas syndrome）：与交感性眼炎相似，但无眼球穿通伤史。

【治疗】

1. 治疗原则　眼球穿通伤后应积极治疗，促使伤口早日愈合，防止健眼发病。外伤眼视力恢复无望者应早期摘除眼球，可以预防交感性眼炎的发生。如已发生交感性眼炎，外伤眼如已失明也应当摘除眼球；但尚有一定视力者，不应摘除眼球而应积极治疗。

一旦确诊为本病，应立即给予大量的糖皮质激素治疗，早期病例应联合使用抗生素。

2. 全身治疗

（1）西医治疗：由于该病危害双眼，预防的关键在于受伤眼的正确处理，对外伤眼一定要做妥善处理。早期大量使用糖皮质激素，有助于防止交感性眼炎的发生。如果受伤眼损害严重，视力恢复无望，则应及早摘除眼球。交感性眼炎一经确诊，立即按葡萄膜炎处理。

（2）中医辨证论治

①肝胆热盛证

证候　眼红眼痛，畏光流泪，头痛，视力下降；前葡萄膜炎或后葡萄膜炎明显，混合充血；口苦，小便黄；舌红苔黄，脉数或弦数。

治法　清泻肝胆。

方药　还阴救苦汤加减：防风10g，羌活10g，细辛3g，藁本10g，升麻6g，柴胡10g，桔梗10g，当归尾12g，川芎10g，生地黄15g，红花6g，连翘10g，黄连3g，黄芩10g，黄柏10g，知母10g，龙胆草10g，苍术10g，甘草5g。水煎，每日1剂，分2次温服。

若炎症严重，充血明显，加赤芍、牡丹皮以凉血散瘀；若小便黄赤，加木通、车前子以利尿清热。

②热盛入营证

证候　眼痛剧烈，视物模糊；检查见睫状充血，角膜后沉着物，房水混浊，虹膜纹理消失，视盘水肿；舌红，苔少，脉数。

治法　清热解毒，凉血消滞。

方药　清营汤加减：犀角（今以水牛角30g代替），生地黄12g，黄连6g，金银花12g，连翘12g，玄参12g，丹皮12g，竹叶心9g。水煎，每日1剂，分2次温服。

大便秘结者，加大黄、芒硝以泻腑通便；热毒炽盛者，加紫花地丁、蒲公英、野菊花、紫背天葵以清热解毒；热盛津伤者，加天花粉、麦冬以清热生津。

③肾阴不足证

证候　本病后期，视物模糊；检查见睫状充血，角膜后沉着物，虹膜纹理消失，视盘水肿不明显；伴头昏，腰酸耳鸣；舌红少苔，脉细。

治法　滋肾养阴。

方药　左归丸加减：熟地黄 15g，山药 10g，枸杞 10g，鹿角胶 10g，菟丝子 10g，龟板胶 10g，川牛膝 10g，山茱萸 6g。水煎，每日 1 剂，分 2 次温服。

肺肾阴虚者，加沙参、天冬、麦冬、杜仲养阴液；病久者，加丹参、赤芍活血化瘀。

④脾肾亏虚证

证候　本病病程已久，缠绵不愈，或反复发作；眼部红赤疼痛不甚，眼前黑影飘动，检查见虹膜后粘连，玻璃体混浊，视网膜陈旧性渗出；伴面色无华，倦怠懒言，腰膝酸软；舌淡，脉细弱。

治法　健脾温肾。

方药　右归丸加减：熟地黄 15g，山药 10g，枸杞 10g，鹿角胶 10g，菟丝子 10g，杜仲 10g，山茱萸 6g，当归 10g，肉桂 3g，制附子 6g。水煎，每日 1 剂，分 2 次温服。

肾虚明显者，加黄精、淫羊藿、制首乌以补肾明目；病久加丹参、三七粉以活血明目。

【预防与调护】

1. 宣传保护眼睛的常识，做好儿童眼睛保护。

2. 一旦发生眼外伤时应及时到医院就诊，尽快治疗。

3. 要高度重视交感性眼炎的发生与治疗。

二、急性视网膜坏死综合征

急性视网膜坏死综合征（acute retinal necrosis syndrome，ARN）的主要特征是急性葡萄膜炎伴有视网膜血管炎，由此而发生视网膜坏死、脱离，视功能严重受损或失明。临床较少见，任何年龄均可发病，本病治疗难度较大，预后多数不良。

【病因病理】

1. 西医病因病理　本病由于疱疹病毒（主要为水痘 – 带状疱疹病毒和单疱病毒）感染后继发免疫复合物性病变（弥漫性肉芽肿性葡萄膜炎），引起视网膜血管炎，导致视网膜坏死、脱离。

2. 中医病因病机　本病乃阳气内盛，外感风热邪毒，内外合邪，邪毒炽盛，气血两燔，壅滞于目；或病久热灼伤阴，阴虚阳亢，阴液亏损，目失濡养。

【临床表现】

1. 症状　眼红、眼痛或眶周痛，早期出现视力模糊，眼前黑影。

2. 体征

（1）眼前段病变：ARN 最原始的受累部位在中周部视网膜，眼前段只是继发受累，故炎症反应一般为轻度或中度，可见轻度睫状充血，尘状或羊脂状 KP，轻度至中度房水闪辉以及前房炎症细胞，这种炎症与前葡萄膜炎不同，通常会引起眼压升高，因此，对于发病早期即有眼压升高者应考虑到此病的可能。

（2）眼后段病变：眼后段改变主要是以视网膜坏死病灶、视网膜动脉炎为主的视网膜血管炎和玻璃体炎症反应。视网膜坏死病灶最早出现在中周部视网膜，呈斑块状"拇指印"或大片状黄白色坏死病灶，坏死病灶显得致密、增厚，并从中周部向后极部视网膜推进。后期发生视网膜萎缩并有椒盐样色素沉着。

（3）全身改变：患者一般没有全身改变，部分患者在眼部病变之前可有眼部带状疱疹、单纯疱疹病毒感染性皮肤溃疡、水痘、病毒性脑炎等，也可出现低热、头痛、颈项强直等。

3. 并发症　ARN 最常见的并发症是视网膜脱离，发生率可高达 75%，多发生于疾病发生后 1 个月，可为孔源性或牵拉性视网膜脱离。

4. 临床分期

（1）急性期：发病急骤，突然眼痛，视力锐降，睫状充血，前房大量渗出，羊脂状 KP，玻璃体严重混浊，视网膜水肿。

（2）缓解期：病变经过 20 天左右，临床表现减轻，但玻璃体仍然明显混浊，眼底病变仍然缓慢发展。

（3）后期：病变经过 2~3 个月后，视网膜菲薄坏死，发生脱离，并发多发性视网膜裂孔，最后导致眼球萎缩。

【诊断与鉴别诊断】

1. 诊断要点

（1）有病毒感染史。

（2）发病急骤，眼痛突然，视力进行性下降。

（3）睫状充血，前房混浊，角膜后 KP，玻璃体高度混浊，视网膜动脉炎，视网膜水肿，以及视网膜脱离。

2. 鉴别诊断

（1）中间葡萄膜炎：指累及睫状体平坦部、周边部视网膜和玻璃体基底部的炎症。该病较常见，多发生于年轻人，20~40 岁左右的青壮年为多，双眼发病，特点是眼底周边部有胶样渗出物，进展缓慢，容易引起机化性改变。

（2）孔源性视网膜脱离：视网膜神经上皮层与色素上皮层分离，并有裂孔形成，称孔源性视网膜脱离。患眼有闪光感或眼前黑影飘动，视力下降，眼底检查可见视网膜隆起，视网膜裂孔。视网膜脱离的形态因脱离的时间长短、裂孔大小而不同。

【治疗】

1. 全身治疗

（1）西医治疗

①抗病毒治疗：无环鸟苷（阿昔洛韦 Acyclovir）对单纯疱疹病毒、带状疱疹病毒均有抑制作用，其机制主要是干扰病毒单核苷酸聚合，从而抑制病毒 DNA 合成。一般用量每次 15mg/kg，连用 10 天 ~3 周；泛昔洛韦（Famciclovir）可抑制单纯疱疹病毒和水痘 – 带状疱疹病毒，每次 500mg 口服，每日 3 次，连用 2 周。

②糖皮质激素治疗：糖皮质激素可抑制病毒所引起的免疫应答，减轻视网膜炎症和坏死的进展，必须在使用抗病毒药物的基础上使用糖皮质激素，泼尼松 1~1.2mg/（kg·d），

使用 1 周后逐渐减量。

（2）中医辨证论治

①邪毒炽盛证

证候 目赤肿痛，视力急降，畏光流泪，房水混浊，角膜后 KP，视网膜视神经水肿；面赤唇红，心烦口渴；舌尖红，苔黄，脉数。

治法 清热解毒。

方药 普济消毒饮加减：黄连 3g，黄芩 10g，白僵蚕 10g，牛蒡子 10g，连翘 10g，陈皮 10g，板蓝根 10g，玄参 10g，柴胡 10g，桔梗 10g，生甘草 6g，马勃 10g，升麻 6g。水煎，每日 1 剂，分 2 次温服。

大便干结，加大黄、芒硝通腑泻热；视网膜出血，加牡丹皮、赤芍清热凉血。

②热灼伤阴证

证候 病至后期，眼睛干涩，视物昏蒙，眼底视网膜萎缩；舌质红，无苔，脉细数。

治法 养阴清热生津。

方药 知柏地黄汤加减：知母 10g，黄柏 10g，熟地黄 15g，山茱萸 10g，泽泻 10g，山药 10g，牡丹皮 10g，茯苓 10g。水煎，每日 1 剂，分 2 次温服。

2. 局部治疗

（1）激光治疗：可用于预防视网膜脱离，但应注意在治疗前给予有效的抗病毒药物治疗。

（2）玻璃体切割术：对于发生视网膜脱离的患者，玻璃体切割术联合眼内注气、硅油填充、巩膜环扎术等使视网膜复位。

【预防与调护】

参照本章前葡萄膜炎。

三、Vogt- 小柳原田综合征

1906 年 Vogt 和 1941 年小柳（Koyanagi）先后报告一种伴有白发、脱发、皮肤白斑和听力障碍的双眼慢性葡萄膜炎，1926 年原田（Harada）报告一种伴有视网膜脱离的双眼渗出性葡萄膜炎，发病前有脑膜刺激征，根据临床的不断观察，发现二者是一种疾病不同时期的表现，故又称 Vogt-Koyanagi-Harada（VKH）综合征，是一种累及全身多系统、多器官，如眼、耳、皮肤和中枢神经的临床综合征，主要表现为双眼弥漫性渗出性葡萄膜炎，同时伴有头痛、耳鸣、重听、颈强直及白发、疏发、白癜风等。脑脊液中淋巴细胞增多。由于病变程度、损害的主要部位和症状出现的早晚不同，有的表现为以虹膜睫状体炎为主（Vogt- 小柳综合征），有的则表现为以双眼弥漫性渗出性脉络膜炎为主（原田综合征）。本病好发于青壮年，黄种人多见，发病率与性别无关。

根据其临床表现及特点，本病属中医眼科"瞳神干缺""瞳神紧小""云雾移睛"范畴。

【病因病理】

1. 西医病因病理 本病病因不明，过去认为可能是病毒感染，由于在有色人种多见此病，故推测它是对葡萄膜的一种免疫反应；也有人认为与某些 HLA 抗原阳性有关。一般认为病毒感染可能性大，也有认为是一种自身免疫性疾病。

2. 中医病因病机　本病因外感风热毒邪，侵犯肌肤，入里化热，上犯头目，致头痛目赤，热邪灼伤黄仁；或素体阳气偏盛，脾胃积热，或肝胆火盛，热毒上攻，黄仁受灼；或肝肾阴精亏损，虚火上炎目窍所致。

【临床表现】

1. 症状　初起时以视力障碍为主要表现，双眼同时发病，全身症状在早期可有发热、头痛。

2. 体征　眼部症状发生后继而出现皮肤和毛发的改变，可见皮肤白斑，毛发脱落、变白，眉毛和睫毛变白，耳鸣耳聋。VKH综合征以急性发作开始，而病程又迁延反复，分2个临床类型，即以渗出性虹膜睫状体炎为主的Vogt-小柳型（VK型）和以渗出性脉络膜炎为主的原田型（H型）。两者在眼病之前，均可出现发热、头痛、头晕、恶心、呕吐、项强、Kernig征阳性、脑脊液压力增高等症状和体征；脑脊液检查往往能见到淋巴细胞及蛋白含量增高；脑电图检查也有病理性改变。这些情况，H型比VK型常见和严重。

（1）VK型：初起时以视力障碍为主要表现，双眼同时发病，伴有渗出性虹膜睫状体炎，炎症发展迅速，伴有渗出物遮盖瞳孔区，易造成虹膜后粘连，形成瞳孔闭锁，或因渗出膜形成瞳孔膜闭，视力剧降。炎症可累及脉络膜，发生视网膜水肿。由于虹膜后粘连、瞳孔闭锁、膜闭等继发青光眼，炎症反复发作造成并发性白内障，其则眼球萎缩。

（2）H型：初起时头痛、发热，甚则寒战高热，恶心呕吐，严重视力下降，视网膜后极部扁平脱离，视盘充血，水肿，甚则出血，玻璃体混浊。虹膜睫状体炎症较轻，可见房水闪光阳性，角膜后壁KP，随着病程发展，炎症消退，视网膜水肿消失，渗出物被吸收，视网膜脱离渐趋平复，晚期则出现"晚霞状"眼底，严重病例可出现脉络膜、视网膜和视神经萎缩。

【辅助检查】

荧光素眼底血管造影：后葡萄膜炎患者表现为广泛色素上皮损害强荧光，后极部多湖状荧光积存。

【诊断与鉴别诊断】

1. 诊断要点

（1）双眼同时或先后发病。

（2）睫状充血或混合充血。

（3）房水混浊，角膜后壁沉着物。

（4）虹膜肿胀，发生后粘连。

（5）视盘充血水肿，视网膜水肿。

（6）全身有发热，头痛，皮肤白斑，脱发，睫毛、眉毛、头发变白。

2. 鉴别诊断

（1）Behcet病：其病变特征为渗出性虹膜睫状体炎，口腔黏膜溃疡及外阴溃疡。近年来认为是一种自身免疫性疾病，主要表现为血管炎症，好发于寒冷地区的青壮年，男女均可患病。

（2）急性视网膜坏死：主要特征是急性葡萄膜炎伴有视网膜血管炎，由此而发生视网膜坏死、脱离，视功能严重受损或失明。临床较少见，任何年龄均可发病。

（3）急性视神经炎：主要表现为视盘充血水肿，甚则出血，视力急剧下降，严重者可累及视网膜，表现为视神经视网膜炎，荧光素眼底血管造影可资鉴别。

【治疗】

1. 全身治疗

（1）西医治疗：糖皮质激素是治疗该病的最常用的药物之一。常用泼尼松 40~60mg 口服，每日早上顿服；或地塞米松 10~15mg，静脉滴注，早期足量给药，缓慢减量。激素维持时间长，一般为不少于 3~6 个月，用药期间注意补钾。

（2）中医辨证论治

①肝经风热证

证候　前葡萄膜炎症状急性发作，睫状充血，瞳孔缩小，房水混浊，眼痛，怕光流泪；伴有头痛、发热、颈硬；舌尖边红，苔薄黄，脉浮数。

治法　疏风清热，兼以活血祛瘀。

方药　新制柴连汤加减：柴胡 10g，黄连 3g，黄芩 10g，赤芍 10g，栀子 10g，龙胆草 10g，木通 6g，荆芥 10g，防风 10g，甘草 5g。水煎，每日 1 剂，分 2 次温服。

睫状充血明显者，可酌加生地黄、牡丹皮、茺蔚子以活血凉血；头痛者，加白芷、藁本以祛风止痛。

②热毒炽盛证

证候　全葡萄膜炎症明显，眼痛，视力下降严重，瞳孔缩小，混合充血，房水混浊，眼底出血，视盘充血、水肿，视网膜扁平脱离；全身头痛，发热，口渴，大便干结，小便短赤；舌红绛，苔黄干，脉洪数或弦数。

治法　清热解毒，凉血活血。

方药　黄连解毒汤合清营汤：黄连 5g，黄柏 10g，黄芩 10g，栀子 10g，水牛角 10g，生地黄 10g，玄参 10g，竹叶心 10g，麦冬 10g，丹参 10g，金银花 15g，连翘 10g。水煎，每日 1 剂，分 2 次温服。

便秘者，加大黄、芒硝以泻下。

③脾胃湿热证

证候　后部葡萄膜炎症为主，眼部充血较轻，视力下降明显，无明显头痛，眼痛，眼底见视盘水肿，视网膜渗出物多，后极部视网膜呈扁平脱离；全身症状见头重，胸闷，体倦，口淡；舌苔厚腻，脉濡数。

治法　清热化湿，利气消肿。

方药　三仁汤加减：杏仁 10g，滑石 10g，白蔻仁 10g，通草 10g，竹叶 10g，厚朴 10g，薏苡仁 10g，半夏 10g。水煎，每日 1 剂，分 2 次温服。

热重者加黄连、黄柏以清热解毒；瘀血者加茺蔚子、丹参活血祛瘀；头痛者加白芷、白蒺藜、藁本以祛风止痛。

④阴虚火旺证

证候　眼部症状呈慢性变化，VK 型炎症反复发作，瞳孔后粘连，眼底陈旧性渗出物，或呈晚霞状眼底；全身症状见头晕，失眠、五心烦热，口燥咽干，脱发，白发白斑；舌红少苔，脉细数。

治法　滋阴降火明目。

方药　知柏地黄丸加减：知母 10g，黄柏 10g，熟地黄 10g，山茱萸 10g，泽泻 10g，

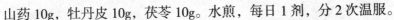

山药 10g，牡丹皮 10g，茯苓 10g。水煎，每日 1 剂，分 2 次温服。

有视神经萎缩者，加首乌、黄精、桑椹以养血；眼底有机化膜者，加三棱、莪术、丹参以破瘀散结；玻璃体混浊者，加法夏、茺蔚子、昆布、海藻化痰散结；气虚者，加太子参、北黄芪以补气。

（3）常用中成药：清开灵注射液 40~60ml 加入 5% 葡萄糖注射液 250ml，静脉滴注，每日 1 次；或双黄连粉针 3~4g 加入 5% 葡萄糖注射液 250ml，静脉滴注，每日 1 次。

2. 局部治疗

（1）散瞳：急性炎症或严重前葡萄膜炎可用 1%~2% 硫酸阿托品滴眼液或眼膏及时点眼以解除睫状肌痉挛，减轻疼痛，减少渗出物，防止虹膜后粘连。若瞳孔散大困难者，可用散瞳合剂 0.1~0.3ml 注射于球结膜下。

（2）局部使用糖皮质激素：参阅前葡萄膜炎的一般治疗。

（3）离子导入：玻璃体混浊者可应用普罗碘铵进行眼部离子导入，每日 1 次，10 次为一个疗程，治疗 2~3 个疗程。

（4）继发性青光眼的处理：由于虹膜后粘连引起的继发性青光眼，应根据眼压增高情况进行治疗。轻度增高者，可局部点 0.5% 噻吗洛尔滴眼液，每日 1~2 次；眼压升高超过 30mmHg 者，应给予醋唑磺胺 0.125~0.25g 口服，每日 2~3 次，同时服用小苏打 0.5g。

【预防与调护】

参照本章前葡萄膜炎。

四、白塞综合征

白塞综合征首次由土耳其 Behcet 于 1937 年作报道，故称 Behcet 病。又称眼－口腔－生殖器黏膜综合征，其病变特征为渗出性虹膜睫状体炎，口腔黏膜溃疡及外阴溃疡。以往认为与病毒感染有关，近年来认为是一种自身免疫性疾病，病变表现为血管炎症。本病好发于日本、东地中海等地的青壮年，男女均可患病，男性多于女性，复发率高，有时伴有骨关节及神经系统损伤。

本病属中医"狐惑"范畴，《金匮要略》首载"狐惑"，指出："狐惑之为病，状如伤寒，默默欲眠，目不得闭，卧起不安。蚀于喉为惑，蚀于阴为狐，不欲饮食，恶闻食臭，其面目乍赤、乍黑、乍白，蚀于上部则声喝，甘草泻心汤主之；蚀于下部则咽干，苦参汤洗之；蚀于肛者，雄黄熏之"。又曰："初得之三四日，目赤如鸠眼"。《金匮要略论注》则认为："狐惑，大抵皆湿热毒所为之病。"

【病因病理】

1. 西医病因病理　本病病因不明，一般认为与遗传、病毒感染和自身免疫等因素相关，多认为是一种自身免疫性疾病。可因免疫复合物引起血管炎症而出现多系统、多器官的损害，闭塞性小动脉炎和小静脉炎是本病的基本病理改变，全身性血管炎是各种不同表现的共有特性。

2. 中医病因病机　本病早期多由湿热毒邪致病，日久兼阴虚火旺，湿热毒邪上攻口眼咽喉，下注二阴，致局部蚀烂而成溃。如肝经湿热熏蒸，上犯目窍，热邪灼伤黄仁，脉络瘀阻；或肝胆火盛，热毒上攻目窍；或阴虚火旺，虚火上炎目窍。

【临床表现】

1. 症状 发热,疲乏烦躁,失眠,恶心厌食,神情恍惚,双眼畏光流泪。

2. 体征

（1）口腔黏膜：黏膜溃疡,舌、齿龈、咽喉等处发生溃疡,反复发作。

（2）眼部：双眼反复性急性渗出性虹膜睫状体炎,角膜后壁有较多细小的沉着物（KP）,常发生前房积脓,广泛虹膜后粘连,反复出现玻璃体混浊,眼底弥漫性水肿、混浊及视网膜血管炎,常发生视网膜血管闭塞,引起视网膜出血、渗出和视网膜血管梗阻形成灰白色斑。

（3）外阴：阴囊、阴茎龟头、肛周或女子阴唇等处发生溃疡。

（4）皮肤：红斑样皮疹,毛囊炎样皮疹,结节性静脉炎,划痕时呈刺激性亢进。

3. 并发症

（1）并发性白内障：反复发作的虹膜睫状体炎,使晶状体的正常生理代谢发生障碍,出现晶状体混浊,引起并发性白内障,严重者则视力明显下降。

（2）继发性青光眼：由于虹膜后粘连导致瞳孔闭锁,使前后房之房水流出通路受阻,房水不能进入前房通过前房角排出,致使眼压升高,形成严重的继发性青光眼。如果瞳孔区纤维素性渗出膜形成,造成瞳孔膜闭,也可引起继发性青光眼。

（3）视网膜脱离：可发生于单眼或双眼,多由于渗出、玻璃体牵引和视网膜破裂造成。

【诊断与鉴别诊断】

1. 诊断要点

（1）反复性双眼前房积脓性葡萄膜炎。

（2）反复性口腔、阴部溃疡。

（3）皮肤结节性红斑,毛囊炎,针刺反应阳性。

（4）伴有关节炎、血管炎、神经系统疾病。

疾病过程中四种主要临床表现都出现者称为完全型,不完全型是指疾病过程中有三种主要临床表现或一种临床表现和典型眼部表现如前房积脓或视网膜血管炎。

2. 鉴别诊断

（1）复发性口疮：多发生于青壮年,口腔黏膜发生溃疡,圆形或椭圆形,周围有红晕,溃疡表面覆盖黄色伪膜,有烧灼性疼痛、唾液增加等。病程有自限性,一般 7~10 天可自愈。

（2）类风湿关节炎：60% Behcet 病患者表现有游走性关节炎,但不引起关节变形,而类风湿关节炎可引起关节变形。

【治疗】

1. 全身治疗

（1）西医治疗：本病与机体免疫功能失调有关,是一种自身免疫性疾病,早期可选用免疫抑制剂治疗。

①环磷酰胺：为氮芥的衍生物,能较强地抑制抗体的产生,一般可用 2~3mg/（kg·d）。

②胸腺嘧啶氮芥：由胸腺嘧啶和氮芥联合组成,常用剂量为每日 1~2mg,口服或静脉

注射。

③苯丁酸氮芥：作用与环磷酰胺相似，常用剂量 0.1~0.3mg/（kg·d）。

④秋水仙碱：虽不是免疫抑制剂，但具有抑制多核白细胞的作用，每日口服 2 次，每次 0.5mg，炎症好转后减为每日 0.5mg。

（2）中医辨证论治

①肝经湿热证

证候　眼痛，视力下降，双眼反复前房积脓性葡萄膜炎，睫状充血或混合充血；口腔黏膜溃疡，阴部溃疡；口干口苦，小便短赤；舌红，苔黄腻，脉弦滑。

治法　清热利湿解毒。

方药　龙胆泻肝汤加减：龙胆草 10g，黄芩 10g，栀子 10g，柴胡 10g，木通 6g，车前子 15g，泽泻 10g，当归 10g，生地黄 15g，甘草 5g。水煎，每日 1 剂，分 2 次温服。

常加土茯苓以解毒、苦参以燥湿。

②热毒壅盛证

证候　眼部红痛，视力急降，前房积脓；眼底视网膜水肿，视盘充血水肿，甚则出血；全身症见口干苦，口渴引饮，大便秘结；舌红，苔黄厚，脉弦数。

治法　清热解毒，活血凉血。

方药　黄连解毒汤合生四物汤：黄连 3g，黄芩 10g，知母 10g，黄柏 10g，栀子 10g，赤芍 10g，生地黄 10g，川芎 10g，当归身 10g。水煎，每日 1 剂，分 2 次温服。

常加墨旱莲、三七凉血止血。

③阴虚火旺证

证候　眼症反复发作，炎症较轻，虹膜后粘连，房水轻度混浊；全身症见心烦，失眠盗汗，便干，口干；舌质红，无津，少苔。

治法　养阴清热。

方药　知柏地黄汤加减：知母 10g，黄柏 10g，熟地黄 15g，山茱萸 10g，泽泻 10g，山药 10g，牡丹皮 10g，茯苓 10g。水煎，每日 1 剂，分 2 次温服。

眼底出血者加墨旱莲、白茅根、仙鹤草以凉血止血；玻璃体混浊者加昆布、海藻、浙贝以化痰散结；眼底增殖条索者加三棱、莪术以破瘀散结。

（3）常用中成药：清开灵注射液 40~60ml 加入 5% 葡萄糖注射液 250ml 静脉滴注，每日 1 次；或双黄连粉针 3~4g 加入 5% 葡萄糖注射液 250ml 静脉滴注，每日 1 次。

2. 局部治疗

（1）按一般前葡萄膜炎治疗，注意散瞳。

（2）糖皮质激素：前眼部炎症予局部点眼或结膜下注射，后眼部炎症者可做球周注射。

（3）对有口腔溃疡者可用喉风散、西瓜霜或珍珠末、云南白药等吹喷溃疡面，对有外阴溃疡者可用苦参汤外洗二阴。

（4）局部离子导入：本疗法重点在于增加眼部药物浓度，并渗入眼内，可根据病情选用糖皮质激素、普罗碘铵或酶制剂。

【预防与调护】

由于 Behcet 病是一种自身免疫性疾病，因此必须注意抗原－抗体反应对身体的影响，重视体能锻炼以提高抗病能力，重视饮食调理，以减少诱发因素。

五、化脓性眼内炎

玻璃体无血管组织且富含水分和蛋白质，致病微生物一旦侵入，容易引起炎症及脓疡，称为化脓性眼内炎，临床最常见的是由于细菌或真菌通过外伤后、血液循环等途径感染的化脓性眼内炎，本病病情凶险，发展迅速，对眼组织及视功能的破坏巨大。若医治不及时，炎症进一步扩散，可能危及巩膜、眼外筋膜，造成全眼球炎，本病是眼科急诊救治的常见病种之一。

本病在眼科古籍中没有完全对应的病名，其初期主要症状类似于《目经大成》所述"黄液上冲"、《世医得效方》所述"黄膜上冲"、《银海指南》所述"内推云"；病情发展可出现类似于《世医得效方》所述"突起睛高"、《秘传眼科龙木论》所述"突起睛高外障"、《沈氏尊生书》所述"睛高突"及"睛胀"的症状；若病情危重而治疗延误，脓液向外排出，可出现《证治准绳·七窍门》所述"青黄牒出"、《张氏医通·七窍门》所述"青黄凸出"的症状。

【病因病理】

1. 西医病因病理

（1）致病菌：化脓性眼内炎的致病菌主要为细菌和真菌，以细菌更常见。以往眼内炎以毒力较强的致病菌如金黄色葡萄球菌、溶血性链球菌和铜绿假单胞菌多见。由于抗生素、激素和免疫抑制剂的广泛应用及实验室检查技术的提高，眼内炎致病菌的种类变得繁多，常见致病菌也有了变化，一些条件致病菌如表皮葡萄球菌、白色葡萄球菌、蜡样芽孢杆菌等占显著地位，真菌感染也日益增多。

（2）感染途径

①外源性眼内炎：有外伤或眼内手术史，病原体主要来自眼睑和结膜囊，以革兰氏阳性球菌为主，农业性外伤要主要考虑真菌感染可能。

②内源性眼内炎：有体表或体内如皮肤、大脑、心内膜、消化道、尿道、肺部等处的感染性病灶。通过血液循环到达眼内，常见致病菌为链球菌、流感嗜酸杆菌、脑膜炎奈瑟菌等。大手术后、糖尿病患者、长期应用激素和抗生素患者要警惕真菌感染。

2. 中医病因病机　眼球被物所伤，风热毒邪乘隙而入，上壅头目，眼络瘀阻，气血凝滞，壅遏成脓；或化脓性骨髓炎、肺炎、产褥热、脓疱疮、蜂窝织炎患者，血中不洁，毒邪内蕴，脓毒相袭，上犯头目，化热燔灼，壅遏成脓。

本病凶险，不论缘于毒邪外袭，还是毒邪壅滞，毒邪过盛或邪盛正虚，以致化热燔灼，目络阻隔，壅遏成脓，是其基本病机。

【临床表现】

1. 症状　典型症状有显著的表现，例如眼红肿、疼痛、畏光流泪、视力急剧减退。除此以外，应注意本病有潜伏期，潜伏期的长短因致病菌的毒力、被感染者反应性及防治程度的差异而不同，一般为3天左右。表皮葡萄球菌、白色葡萄球菌及真菌的潜伏期可达数周，而毒力强的金黄色葡萄球菌、溶血性链球菌和铜绿假单胞菌的潜伏期可短至数小时。

2. 体征

（1）眼睑和结膜红肿，晶状体可有混浊甚至出现基质脓疡或皮质溶解，房水混浊或有积脓，虹膜肿胀纹理不清，瞳孔缩小或伴渗出膜，玻璃体灰白色颗粒或碎片状混浊甚至形成脓疡，瞳孔区黄白色或灰白色反光取代正常的眼底反光，眼底模糊不清。

（2）眼球穿孔者，可发现角巩膜伤口有脓性分泌物或坏死组织。

（3）白内障术后者，可发现角巩膜隧道切口或缝线部位有脓性分泌物、晶状体囊袋内有脓性分泌物聚集。

（4）青光眼术后者发生眼内炎多为迟发型，因滤过泡太薄或有瘘管形成继发感染所致，有时还可以见到脓性混浊物由滤过口向前房弥散。

（5）内源性病因发病者早期应注意检查眼底，可出现视网膜水肿、血管扩张出血、孤立或融合的灰白色或黄白色病灶，常伴以全身的菌血或毒血症状，并可能找到原发感染病灶以及相关症状。

3. 并发症　本病可严重损害全眼球组织，导致角巩膜溃烂穿孔、晶状体混浊溶解、玻璃体混浊机化、牵拉性视网膜脱离、视神经萎缩等，最后发生眼球萎缩。部分病例炎症可向眼球表面的筋膜，甚至向眶内组织蔓延，导致眼眶蜂窝织炎，若炎症侵入颅内，则可以引起危及生命的海绵窦血栓形成及化脓性脑膜炎。

【辅助检查】

1. 超声波检查　超声波检查能了解玻璃体混浊的程度和部位、有无视网膜脱离及有无眼球壁或球后脓肿，在眼内炎的诊断和治疗中具有重要作用。整个病程中动态的超声检查，可掌握病情的进展，有助于疗效和预后。

2. 菌种鉴定和药敏试验　常用方法是涂片和培养，标本采自角巩膜伤口或滤过泡表面的分泌物，以及房水、玻璃体、取出的眼内异物等。其中以玻璃体的标本阳性率最高，尤其是经过离心后的玻璃体液。每个标本应该同时检测细菌和真菌两方面，标本在采集和检查全过程中应该避免污染，否则可出现假阳性或假阴性结果。

【诊断要点】

1. 临床诊断　典型的临床表现容易诊断，对非典型的病例，可参考以下情况：

（1）眼球穿通伤或内眼手术后，出现眼痛、视力下降、前房有渗出、房水和玻璃体混浊且有较多细小的灰白色颗粒悬浮，应考虑眼内炎。

（2）有发热史的单眼或双眼红痛、视力减退、眼底渗出病灶、玻璃体混浊，应考虑内源性眼内炎的可能。

（3）大手术后、免疫力低下或长期应用激素和抗生素者，如出现发展迅速的葡萄膜炎，应高度怀疑眼内炎。

2. 病原诊断

（1）初步判断：根据症状及病史可以做初步判断。

起病急，症状重者往往以革兰氏阳性、阴性球菌为主，也可能为蜡样芽孢杆菌。

农业环境外伤、沾有植物碎屑或泥尘的眼内炎，主要考虑真菌感染可能，也可能为蜡样芽孢杆菌。

长期应用激素和抗生素或免疫抑制剂者，多为真菌感染。

（2）根据实验室检查：菌种鉴定和药敏试验是诊断眼内炎的最重要依据，细菌培养阳性者应该进一步进行菌种鉴定和药敏试验，据此选用抗生素。涂片法的优点是快速判断细菌或真菌，培养法需要耗时 3~7 天，优点是能够确定菌种，并能筛选药物。

【治疗】

1. 治疗原则 本病为眼科疑难重症，危害视力严重，应该尽快治疗，除了初期外伤处理之外，还应尽快取出眼内容物进行细菌培养，选用敏感的抗生素用足疗程，并且密切观察，必要时行玻璃体切割术治疗。中医药治疗可以作为良好的辅助治疗，除可以泻火解毒、消脓散滞之外，由于本病对于视功能影响较大，中医药对于视功能的挽救还有一定疗效。

2. 全身治疗

（1）西医治疗：主要是选用有效抗生素。初次治疗时，可根据上述病原诊断的初步判断进行给药，一般选用对革兰氏阳性球菌较敏感的广谱抗生素，如洁霉素、头孢菌素、万古霉素等，若怀疑真菌感染，则可以选用两性霉素 B 或者大蒜素，当病原菌明确后，再根据药敏试验进行给药。

由于血－眼屏障的存在，许多药物不能进入眼内，虽然炎症可能破坏血－眼屏障，但是进入玻璃体腔的药物也达不到有效浓度，因此，全身使用抗生素主要用于防止炎症向外扩散。另外，全身用药治疗内源性眼内炎和控制全身感染有重要意义。

（2）中医辨证论治

①风热毒盛证

证候 眼痛沉重，牵及头面、颈部，畏光流泪，视力下降；眼睑红肿，结膜混合充血、水肿，角膜混浊如雾状，前房积脓，色泽淡黄，可随头部活动而移动，或见少量脓液沉积在前房下方，玻璃体混浊；面赤身热，口渴引饮，小便黄，便秘；舌质红，苔黄，脉数。

治法 清热祛风，解毒散邪。

方药 泻脑汤加减：防风 10g，木通 6g，车前子 15g，茺蔚子 10g，茯苓 10g，熟大黄 10g，玄参 10g，元明粉 10g，桔梗 10g，黄芩 10g。水煎，每日 1 剂，分 2 次温服。

若便秘较重，加大黄、枳实泻热通便；若眼内出血，加泽兰、红花、益母草活血利水。

②毒邪蕴郁证

证候 眼痛剧烈，头痛如刺，热泪如汤，视力下降，甚至失明；眼睑暗红，肿胀明显，结膜混合充血、水肿，角膜混浊如雾状，前房积脓甚多，球内灌脓，眼球突出，转动不灵，甚至固定难动；口渴身热，烦躁不安，甚至恶心呕吐，小便短赤，便秘；舌质红，苔黄，脉数。

治法 泻火解毒，消脓散滞。

方药 清营汤合五味消毒饮加减：水牛角 10g，生地黄 10g，玄参 10g，竹叶心 10g，麦冬 10g，丹参 10g，黄连 3g，金银花 15g，连翘 10g，紫花地丁 10g，野菊花 10g，蒲公英 10g，天葵子 10g。水煎，每日 1 剂，分 2 次温服。

若眼内出血，加泽兰、红花、益母草活血利水；脓液较多者，加泽泻、瓜蒌仁、茯苓利湿。

3. 局部治疗

（1）球结膜下或球旁注射抗生素：绝大部分抗生素难以进入玻璃体腔，且维持时间短，即使注入较大剂量，也仅仅在前房达到有效浓度，因此，主要用于眼前段的治疗。

（2）滴抗生素眼药：因维持时间短，需要反复给药，难以进入玻璃体腔，目前主要用于眼前段感染的治疗。

（3）玻璃体腔内注射抗生素：将有效剂量抗生素直接注入玻璃体腔内，被认为是目前治疗眼内炎最常用及有效的给药方式。

（4）局部应用散瞳剂：1%硫酸阿托品，放松睫状肌，防止虹膜粘连。

4. 手术治疗

（1）玻璃体腔穿刺注药术：目前对许多抗生素在眼内的治疗浓度及其对眼组织的毒副作用进行大量研究，已确定了能安全注入玻璃体腔的抗生素不少于30种，但常用的仅是少数几种，每次玻璃体腔内注药剂量（配制成0.2ml溶液）如下：

抗细菌：庆大霉素200μg；万古霉素1mg；克林霉素450μg；头孢他啶2.5mg；丁胺卡那400μg；妥布霉素0.5~1mg。

抗真菌：两性霉素B 5~10μg；氟康唑100~150μg。

激素：地塞米松350~400μg。

注意事项：①刺入眼内时，针头应朝向中心，针头要固定，避免移动而损害晶状体或视网膜；②注入眼内的药物及剂量要严格控制，以免造成眼内组织的严重损害，如需要两种药物，最好分开注入；③抽出玻璃体如不顺畅，可能是因为针头被脓液或纤维物堵塞，不能强行抽吸，更忌针头在玻璃体腔内搅动，可改用大针头抽吸，但注药时仍用细针头；④玻璃体切割术后注药剂量应该酌减，这是因为玻璃体切除后，注入的药物很快弥散至视网膜表面，可能对视网膜有毒性，玻璃体腔灌注的药物浓度可参考以下浓度：庆大霉素：8μg/ml；万古霉素30μg/ml；妥布霉素10μg/ml；丁胺卡那10μg/ml；头孢他啶40μg/ml；克林霉素9μg/ml；地塞米松60μg/ml。

（2）玻璃体切割术：严重的细菌感染可严重损害眼组织，即使注入的抗生素能有效地抑制和杀灭病菌，但炎症仍将继续，因此对严重眼内炎进行玻璃体切割术的同时，应配合抗生素治疗，有助于恢复玻璃体透明性，降低发生增生性玻璃体视网膜病变，继而引起继发性视网膜脱离的风险。

玻璃体切割术联合局部应用抗生素是治疗感染性眼内炎的较好方法，但由于手术需要具备一定的设备，而且可能发生严重并发症，因此应慎重，以下情况可供参考：①眼内炎诊断明确，尤其是真菌感染；②疑似眼内炎积极治疗3天，临床症状尤其是玻璃体混浊无改善甚至加重者；③视力≤手动；④合并眼内异物。

【预防与调护】

1. 穿孔性眼内炎的预防　妥善缝合伤口，尽早取出异物并进行细菌培养，全身使用抗生素3日以上。

2. 手术后眼内炎的预防

①术前：有眼表感染者，待眼表感染控制、细菌培养阴性之后再做眼内手术。术前滴抗生素眼药水3日以上，剪睫毛、泪道冲洗。

②术中：用塑料消毒毛巾将眼睑及睫毛区完全包裹，不与手术野接触，器械严格消毒，术中避免污染。

③术后：手术结束时，球旁或结膜下注射广谱抗生素。术后要严密观察是否有眼痛、发热、白细胞升高及葡萄膜炎症状。

第十七章
视 网 膜 病

视网膜来自胚胎的视杯，是由大脑向外伸延的视觉神经末梢组织，视杯外层形成视网膜的色素上皮层（REP），内层发育成由神经元、神经胶质和血管系统组成的视网膜感觉层或神经上皮层。视网膜结构复杂而精细，具有感受和传导光刺激的功能，是视功能形成的基础，其组织结构及代谢特点在视网膜病的发病上具有重要意义。

视网膜病属中医眼科之内障眼病，历代中医多将其归入"瞳神疾病"范畴。五轮学说中瞳神为水轮，传统上认为内应于肾与膀胱，实则瞳神疾病涉及脏腑经络颇多，其证有虚证、实证、虚实夹杂证。虚证多因脏腑内损，气血不足，真元耗伤，精气不能上荣于目；实证多由气火上逆，痰湿内聚、气滞血瘀致目窍不利；虚实夹杂证则由久病致瘀，久病致虚，全身或外障眼病传变等导致。因此，视网膜病的证治，不可拘泥于瞳神属肾，内障多虚之说，需局部体征与整体辨证结合，辨病与辨证相结合，中医与西医结合，以提高视网膜病的诊治水平。

第一节 视网膜血管病

一、视网膜动脉阻塞

视网膜动脉阻塞（retinal artery occlusion，RAO）是一种严重的急性视网膜缺血性病变。视网膜中央动脉是视网膜内层营养的唯一来源，属于终末动脉，分支间无吻合，一旦发生阻塞，引起视网膜急性缺血，使视功能急剧减退。由于视网膜神经纤维层对缺氧极为敏感，只要缺血超过2小时即发生不可逆性损伤，故本病是导致目盲的急症之一。视网膜动脉阻塞可分为视网膜中央动脉阻塞（central retinal arteral occlusion，CRAO）、分支动脉阻塞（branch retinal arteral occlusion，BRAO）、视网膜睫状动脉阻塞（retinal ciliary artery），其中以CRAO对视功能的损害最为严重，故本节以CRAO为重点进行讨论。视网膜中央动脉阻塞于1859年由Von Graefe首先从一位心内膜炎患者描述本病，认为系由血液中的栓子阻塞造成，曾称为视网膜中央动脉栓塞，但临床及病理检查证明，真正的栓塞较少见，约75%的病例可能由于血栓形成所致，因此现在通称为视网膜中央动脉阻塞。本病发病率约为1/10 000~1/5 000，多见于老年人，常为单眼发病。发病率男性比女性高，男女之比约为 2：1。

本病发病急骤，临床上其特征有三：视力突然下降或丧失；后极部视网膜呈乳白色混浊；黄斑部有樱桃红点。本病与中医学的"络阻暴盲"相似，有关记载首见于《证治准绳·杂病·七窍门》该书对本病的病因病机及主要症状已有记述，但未能与其他类型的"暴盲"加以区别。古代医籍及历版《中医眼科学》教材均将本病归入"暴盲"一证叙述，《中医诊断与鉴别诊断学》及全国中医药行业高等教育"十五"规划教材《中医眼科学》将本病列入"络阻暴盲"中。与之类似的病名尚有"落气眼"。对本病特点记载较为准确的当推《抄本眼科》。书中说"不害疾，忽然眼目黑暗，不能视见，白日如夜。"在病因病机上，《证治准绳》已有记述。

【病因病理】

1. 西医病因病理 视网膜动脉阻塞多见于患有心血管疾病的老年人，主要的致病因素有血管硬化、高血压等，偶见于年轻患者。各类栓子栓塞如动脉粥样硬化斑脱落，血小板纤维蛋白栓子、脂肪栓子等；动脉硬化或炎症、痉挛等可使血管内皮受损，血管内壁粗糙狭窄，易于形成血栓阻塞；近年广泛开展的多种眼科手术，手术中对血管的直接损伤或刺激的应激反应。上述原因引起视网膜中央动脉阻塞，导致中央动脉供血区域的视网膜急性缺血、缺氧、坏死、变性，引起视功能的不可逆损害。

2. 中医病因病机 多因忿怒暴悖，气机逆乱，气血上壅，血络瘀阻，窍道不利；偏食肥甘燥腻或恣酒嗜辣，痰热内生，血脉闭塞；或年老阴亏，肝肾不足，肝阳上亢，气血并逆，瘀滞脉络；或心气亏虚，血动乏力，血行滞缓，脉道瘀塞所致。

【临床表现】

1. 症状 部分患者发病前可有一时性视物模糊、头痛头晕等。突然视力急剧下降，甚至失明。如为分支动脉阻塞，则产生与该分支相应的急性视野缺损。

2. 体征 患眼瞳孔中等散大，直接对光反射迟钝或消失，间接对光反射存在，眼底典型表现为：视盘颜色变淡，边界模糊；视网膜动脉显著变细，甚则呈线状；静脉亦变细，血柱呈节段状或念珠状；视网膜后极部灰白色混浊水肿，黄斑区呈圆形或椭圆形鲜红色，称"樱桃红斑"；如有视网膜睫状动脉存在，则其供血区域呈红色舌状。分支动脉阻塞时，则病变局限于该分支动脉营养区域，偶可见阻塞部位血管内有白色栓子。睫状动脉阻塞单独发生者少见，后极部相应区域呈舌形视网膜水肿。

3. 并发症 视神经萎缩，CRVO 多在发病 2~3 周后；新生血管性青光眼，甚为少见。

【辅助检查】

1. 荧光素眼底血管造影 在病变发生时很少及时进行造影检查，多在发病后数小时、数日甚至数周后才进行此项检查，因此检查结果差异较大，其常见的变化有以下几种：①中央动脉主干无灌注；②动脉及静脉充盈迟缓，视网膜循环时间延长；③动脉小分支无灌注；④检眼镜下所见的血流"中断"部位，仍有荧光素通过；⑤毛细血管无灌注区；⑥部分血管壁见荧光素着染；⑦毛细血管扩张和侧支循环形成。晚期患者可能见不到阻塞的荧光征象。（图 17-1）

2. 视野检查 视网膜中央动脉阻塞者视野缩窄或呈管状视野，或颞侧仅留一小片岛状视野；动脉分支阻塞者在阻塞动脉支所支配的视网膜相应的视野有相对性或绝对性暗点，常呈象限性缺损或弓形暗点。

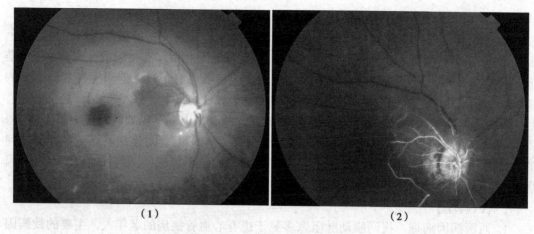

图 17-1 视网膜中央动脉阻塞

（1）眼底照相；（2）荧光素眼底血管造影

3. 视网膜电图检查　视网膜电图（ERG）检查的特点是 b 波降低，这与组织病理学改变中的视网膜内层破坏相符合，除 b 波降低外，a 波也降低，说明视网膜外层也有损害。

【诊断与鉴别诊断】

1. 诊断要点

（1）多见于中老年人，视力突然下降或丧失。

（2）视网膜中央动脉阻塞时，视网膜后极部广泛灰白色水肿混浊，黄斑部呈樱桃红点。

（3）荧光素眼底血管造影显示臂 - 视网膜循环时间或静脉充盈时间延长。

2. 鉴别诊断

（1）眼动脉阻塞：眼动脉阻塞的发病率比视网膜动脉阻塞更低，但对视功能的损害更严重，视力常降至无光感。据报道，40% 的患者眼底无樱桃红点。荧光素眼底血管造影显示视网膜和脉络膜血管充盈缺损，深层视网膜色素上皮水平有染色。病变晚期视盘色苍白，后极部尤其是黄斑部有明显色素紊乱。

（2）前段缺血性视神经病变：缺血性视盘病变视力可正常或不同程度的降低，但不如视网膜动脉阻塞者严重；眼底视盘水肿、色淡、边界模糊，可有小片状出血，视网膜无细胞性水肿，黄斑部无"樱桃红点"。视野改变为水平半盲、象限盲或垂直盲，常与生理盲点相连；而视网膜动脉阻塞则视网膜灰白水肿较重；荧光素眼底血管造影缺血性视神经病变表现为视盘荧光充盈不均匀，而视网膜动脉阻塞表现为臂 - 视网膜循环时间或静脉充盈延长，动脉变细和 / 或灌注不足。

【治疗】

1. 治疗原则　病情危急，必须中西医结合，尽早、尽快进行有效的抢救，以挽救视力。抢救以通为要，兼顾脏腑之虚实，辅以益气、行气。

2. 全身治疗

（1）西医治疗

①亚硝酸异戊酯 0.2ml 吸入，每隔 1~2 小时再吸 1 次，连用 2~3 次。舌下含化亚硝酸

甘油酯片，每次 0.3~0.6mg，每日 2~3 次。

②球后注射妥拉唑林 12.5mg 或硫酸阿托品 1mg。

③发病数小时内就诊者，可行前房穿刺术，迅速降低眼压，将栓子冲向远端血管，亦可间歇性按摩眼球，以降低眼压。

④吸氧治疗：吸入 95% 氧及 5% 二氧化碳混合气体，每小时 10~15 分钟。白天可每小时吸 1 次，晚上每 4 小时吸 1 次。

（2）中医辨证论治

①气血瘀阻证

证候 外眼端好，骤然盲无所见，眼底表现同眼部检查；兼情志抑郁，胸胁胀满，头痛眼胀，或病发于暴怒之后；舌有瘀点，脉弦或涩。

治法 行气活血，通窍明目。

方药 通窍活血汤加减：赤芍 10g，川芎 10g，桃仁 10g，红花 10g，老葱 10g，红枣 5 枚，黄酒 10ml，麝香 0.3g，路路通 30g，石菖蒲 15g。水煎，每日 1 剂，分 2 次温服。

可在上方基础上酌加全虫、地龙等通络之品。失眠者，加夜交藤、酸枣仁以宁神；胸胁胀满甚者，加郁金、青皮以行气解郁；视网膜水肿甚者，加琥珀末、泽兰、益母草之类活血化瘀、利水消肿；头昏痛则加天麻、川牛膝以平肝引血下行。

②痰热上壅证

证候 眼部症状及检查同前，视力骤降；形体多较胖，头眩而重，胸闷烦躁，食少恶心，口苦痰稠；舌苔黄腻，脉弦滑。

治法 涤痰通络，活血开窍。

方药 涤痰汤加减：法半夏 10g，胆南星 10g，橘红 10g，枳实 10g，茯苓 15g，党参 15g，石菖蒲 15g，竹茹 10g，甘草 6g。水煎，每日 1 剂，分 2 次温服。

可在上方基础上酌加僵蚕、地龙、川芎、牛膝、麝香以增强涤痰通络开窍之力；若热邪较甚，则去党参，酌加黄连、黄芩以清热涤痰。

③肝阳上亢证

证候 眼部症状及眼底检查同前，目干涩；头痛眼胀或眩晕时作，急躁易怒，面赤烘热，口苦咽干；舌淡红，脉弦细或数。

治法 滋阴潜阳，活血通络。

方药 镇肝熄风汤加减：怀牛膝 15g，白芍 15g，生龙骨 30g，生牡蛎 30g，生龟板 30g，玄参 15g，天冬 10g，生赭石 30g，生麦芽 15g，川楝子 10g，绵茵陈 15g，甘草 6g。水煎，每日 1 剂，分 2 次温服。

可于方中加石菖蒲、丹参、丝瓜络、地龙、川芎以通络活血；心悸健忘，失眠多梦加夜交藤、珍珠母以镇静安神；五心烦热者，加知母、黄柏、地骨皮以降虚火；视网膜水肿混浊明显者，加车前子、益母草、泽兰、郁金以活血利水。

④气虚血瘀证

证候 发病日久，视物昏蒙，眼底见视盘色淡白，动脉细而色淡红或呈白色线条状，视网膜水肿；或伴短气乏力，面色萎黄，倦怠懒言；舌质淡有瘀斑，脉涩或结代。

治法 补气养血，化瘀通络。

方药 补阳还五汤加减：黄芪 30g，党参 30g，五爪龙 30g，当归 10g，赤芍 15g，川芎 10g，桃仁 10g，红花 10g，地龙 10g。水煎，每日 1 剂，分 2 次温服。

心慌心悸，失眠多梦者，加酸枣仁、夜交藤、柏子仁以养心宁神；视衣色淡者，酌加枸杞子、楮实子、菟丝子、女贞子等益肾明目；伴情志抑郁者，加柴胡、白芍、青皮、郁金以疏肝解郁。

（3）常用中成药

①复方丹参滴丸，用于各型络阻暴盲，舌下含服，每次 10 粒，每日 3~4 次。

②川芎嗪注射液，用于各型络阻暴盲，每次 80mg，加入 0.9% 氯化钠注射液 250ml 中静脉滴注，每日 1 次，14 天为一个疗程。

③醒脑静注射液，适用于气血瘀阻证，每次 20ml，加入 0.9% 氯化钠注射液 250ml 中，静脉滴注，每日 1 次，14 天为一个疗程。

（4）针灸治疗：可选睛明、球后、承泣、瞳子髎、合谷、攒竹、太阳、风池、内关、太冲、命门、肾俞、肝俞等穴，每次选 2~4 穴，每次 1 次，强刺激，10 天为一个疗程。可用 2~3 个疗程。

【预防与调护】

1. 平素应保持心情愉快，避免恼怒、紧张及烦躁暴怒，有高血压等心血管疾病者应及时治疗。

2. 饮食宜清淡，忌肥甘油腻之品及烟酒刺激之物。

3. 如一旦发现视力骤降时，应及时去医院诊治，以免延误病情。

【研究进展】

近年有研究者对 42 例不同时期视网膜中央动脉阻塞患者应用不同剂量的尿激酶静脉滴注，均每日 1 次，用药 5 天。结果发病时间小于 6 小时者视力改善 26 例，改善率为 70.3%，大于 6 小时者视力改善 2 例，改善率为 40.0%，总改善率为 66.7%，有 4 例视力完全恢复。认为尿激酶治疗不同时期视网膜中央动脉阻塞有一定临床疗效［姚桂娟 . 尿激酶治疗不同时期视网膜中央动脉阻塞疗效观察 . 中国中医眼科杂志，2011，21（4）：247-248.］。吴航等通过对视网膜中央动脉阻塞患者行选择性眼动脉溶栓治疗，观察治疗前后眼底彩照、荧光素眼底血管造影及黄斑 OCT 改变，了解溶栓前后视网膜组织形态学改变。结果患眼溶栓前及溶栓后 48 小时，OCT 显示黄斑明显增厚，黄斑中心凹平均厚度分别为（265.00±105.93）μm 及（269.00±99.104）μm，与对侧健眼的（161.00±18.06）μm 相比，差异有显著统计学意义。治疗后 1 个月黄斑变薄，黄斑中心凹平均厚度为（139.00±34.11）μm，与治疗前、治疗后 48 小时及对侧健眼比较差异有统计学意义。眼底彩照显示，溶栓前视网膜中央动脉明显变细，后极部视网膜灰白色水肿，黄斑樱桃红；溶栓后 48 小时视网膜中央动脉血流恢复，视网膜水肿仍同前；溶栓后 1 个月，视网膜水肿逐渐减轻，但视盘及视网膜神经纤维层出现不同程度萎缩。荧光素眼底血管造影示溶栓前臂 - 视网膜动脉显影时间及视网膜动 - 静脉显影时间明显延长，分别为（30.65±7.11）s 及（39.82±7.06）s；溶栓后 48 小时则显著缩短，分别为（14.58±2.79）s 及（22.76±4.84）s，溶栓前后差异均有显著统计学意义，认为选择性介入溶栓治疗视网膜中央动脉阻塞，可及时有效恢复视网膜血供，缩短臂 - 视网膜及视网膜动 - 静脉充盈时间，但即使迅速恢复了视网膜中央动脉血供，仍可出现视网膜神经组织不同程度的组织形态学损害［吴航，刘大川，吉训明，等 . 视网膜中央动脉阻塞介入溶栓治疗前后视网膜组织形态学改变 . 眼科新进展，2011，

31（5）：441-444.］。梁雄辉采用中西医结合的方法进行综合治疗。结果治疗后视力情况相对于治疗前有显著提高，视网膜中央黄斑区及周边视野的光敏感度也明显好于治疗前。认为传统西医治疗的方法对于急性视网膜中央动脉阻塞是快速有效、简便易行的急救方法，能够快速改善急性症状，但是，视网膜中央动脉阻塞一般是由于动脉痉挛，动脉血管栓塞和／或动脉血栓形成而造成的，如果不能尽快去除病因，对于后期的治疗就很难提高疗效。发现中药能有效行气活血、解郁通络，改善微循环供血，增加局部组织氧供，传统西医治疗加上使用有效的中药，对急性视网膜中央动脉阻塞之临床抢救及后期恢复具有积极的作用［梁雄辉.中西医结合法治疗急性视网膜中央动脉阻塞.中医中药，2011，18（18）：135-136.］。王红伟采用 Seldinger 技术对 12 例患者经超选择性眼动脉插管，用尿激酶 20万 ~50 万 U 直接灌注溶栓治疗，术后联合扩血管药及溶栓药物继续治疗。结果与治疗前相比，11 例患者视力有不同程度的提高，1 例患者视力没有变化，所有患者在治疗过程中均未出现任何并发症。认为介入溶栓联合药物治疗视网膜中央动脉阻塞可使大部分患者视力有不同程度的提高，是一种安全、有效、可靠的治疗方法［王红伟.超选择性动脉内溶栓联合药物治疗视网膜中央动脉阻塞临床观察.当代医学，2010，16（31）：69-70.］。

二、视网膜静脉阻塞

视网膜静脉阻塞（retinal vein occlusion，RVO）是指视网膜中央静脉或分支静脉内的急性血流梗阻，是临床最常见的视网膜血管性疾患之一。老年患者较多，近年年轻人亦常见，多为单眼，男性稍多于女性。

本病以"暴盲"载于《证治准绳·杂病·七窍门》。历版《中医眼科学》教材将本病归入"暴盲"中。全国中医药行业高等教育"十五"规划教材《中医眼科学》则将本病列入"络损暴盲"中，"十二五"规划教材称其为"络瘀暴盲"。

【病因病理】

1. 西医病因病理　视网膜静脉阻塞的原因有血管外的压迫、静脉血流的淤滞及静脉血管内壁的损害，致视网膜中央静脉的主干或分支发生栓塞，引起视网膜静脉血液回流障碍或中断。血管外的压迫多由于视神经内或视网膜动静脉交叉处的视网膜中央动脉或分支小动脉硬化，压迫其邻近的静脉所致，常见于高血压及动脉硬化等；静脉血流的淤滞见于视网膜动脉灌注压不足或眼压增高及血液黏度增高，常发生于颈动脉供血不足、糖尿病等；血管内壁的损害常由于视网膜血管炎所致，常见于糖尿病者。上述因素可互相影响。

2. 中医病因病机　多因劳倦竭视，阴血暗耗，心血不足，无以化气，致脾气虚弱，血失统摄，血溢脉外；或肝肾阴亏，水不涵木，肝阳上亢，气血上逆，血不循经而外溢；或情志内伤，肝气郁结，肝失调达，气机失调，气滞血瘀，郁久化火，迫血妄行；或过食肥甘厚味，痰湿内生，痰凝气滞，血脉瘀阻，或血行不畅，瘀滞脉内，久瘀伤络而出血。

【临床表现】

本病主要临床表现是视力下降和眼内出血，症状与病种、病程及部位有关。

1. 症状　视力突然减退，或有眼前黑影飘动，严重者可骤降至眼前手动。

2. 体征　视网膜静脉阻塞属缺血型者，可见视网膜静脉粗大迂曲，部分隐没于出血及水肿之中，视网膜呈火焰状出血及水肿，重者可见视盘充血、水肿，视网膜出血量多且浓密，稍久则视网膜有黄白色硬性渗出或棉絮状白斑，或黄斑水肿，视网膜动脉可有硬化征象；另一部分病例在病变未累及黄斑时自觉症状不明显，眼底仅见沿血管分布的散在性出血、静脉扩张，为非缺血型。本病眼底出血量多进入玻璃体者，眼底无法窥清。病变晚期阻塞血管呈白线状，但荧光素眼底血管造影仍存在血流。缺血型视网膜静脉阻塞可出现视盘和／或视网膜新生血管而导致反复出血，形成玻璃体混浊、机化，最终形成牵拉性视网膜脱离，少数出现虹膜新生血管，继发新生血管性青光眼。非缺血型则后期仅遗留病变区血管平行白鞘或管状白鞘，视网膜面少许色素紊乱。

3. 并发症　可并发黄斑囊样水肿、玻璃体积血、新生血管性青光眼、牵拉性视网膜脱离等。

【辅助检查】

1. 荧光素眼底血管造影　因阻塞部位（总干、半侧、分支）、程度（完全、不完全）及病程早晚而有所不同，早期可见视网膜静脉荧光素回流缓慢、充盈时间延长，出血区遮蔽荧光，阻塞区毛细血管扩张或有微血管瘤；造影后期可见毛细血管的荧光素渗漏，静脉管壁着染；或可见毛细血管无灌注区、黄斑区水肿、新生血管的荧光表现（图17-2）。

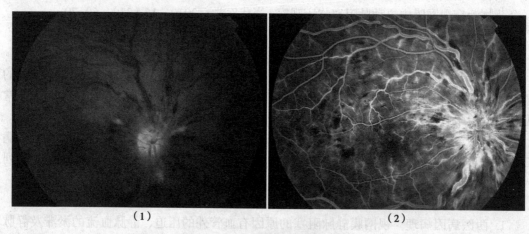

（1）　　　　　　　　　　　　　　　　　　　（2）

图 17-2　视网膜中央静脉阻塞

（1）眼底照相；（2）荧光素眼底血管造影

2. 视野　中央视野可因黄斑及其附近损害（水肿、出血）有中心或傍中心暗点；周边视野有与阻塞区相应的不规则向心性缩小，亦可无明显影响。

【诊断与鉴别诊断】

1. 诊断要点

（1）中老年发病者常有高血压等病史，单眼突然视力障碍或眼前黑影飘动。

（2）视网膜静脉扩张迂曲，腊肠状。

（3）视网膜上沿视网膜血管的浅层出血为火焰状、斑点状，视网膜水肿、渗出及棉絮状白斑，如出血量多进入玻璃体，则无法看清眼底。

（4）荧光素眼底血管造影对诊断及分型有重要参考价值。

2. 鉴别诊断

（1）视网膜静脉周围炎（Eales病）：多为年轻患者，其出血及血管伴白鞘或血管白线化多位于周边部，在患眼玻璃体混浊不能看清眼底时，应检查另眼周边部视网膜，可有血管炎症或出血表现。

（2）糖尿病视网膜病变：糖尿病是视网膜静脉阻塞的常见诱发因素，两者应予鉴别。糖尿病视网膜病变有明确糖尿病病史，以双眼发病，视网膜深层出血点、微血管瘤、视网膜新生血管形成为特征。

【治疗】

1. 治疗原则　本病属非缺血型者以中医治疗为主，缺血型者以中西医结合治疗为主。中医学认为本病的病机关键是血瘀，且与气滞、气虚、痰饮、水湿等相关，故以活血祛瘀为主要治法，结合全身证候，辅以理气解郁、平肝潜阳、祛痰利湿、滋阴降火等，以促进视网膜出血的吸收和视网膜水肿的消退，防止并发症的发生发展。在对症治疗的同时应积极寻找病因，治疗原发病。

2. 全身治疗

（1）西医治疗

①积极治疗原发病，如心脑血管疾患、高血压、糖尿病等。如有血管炎症，可结合糖皮质激素或（及）抗生素治疗，特别是青壮年患者。

②可用尿激酶等纤溶剂，适用于血黏度增高的患者。使用前应检查纤维蛋白及凝血酶原时间，低于正常值者不宜用。常用尿激酶1万~2万U，加入低分子右旋糖酐或生理盐水250ml中，静脉滴注，每日1次，10次为一个疗程。有出血倾向者慎用。

③抗血小板聚集药：常用者如阿司匹林肠溶片，每次100mg，每日3次，饭前口服；双嘧达莫，每次25~50mg，每日3次，口服。

（2）中医辨证论治

①气滞血瘀证

证候　眼外观端好，视力骤降，眼底见视网膜静脉迂曲扩张，视网膜火焰状出血、水肿，或周边部视网膜静脉旁有白鞘随行，局灶性出血；眼胀头痛，胸胁胀痛；或情志抑郁，食少嗳气；或忿怒暴悖，烦躁失眠；或乳房胀痛，月经不调；舌质红有瘀斑，苔薄白，脉弦或涩等。

治法　理气解郁，化瘀止血。

方药　血府逐瘀汤加减：桃仁10g，红花10g，当归10g，川芎10g，生地黄15g，赤芍10g，牛膝10g，桔梗10g，柴胡10g，枳壳10g，甘草6g。水煎，每日1剂，分2次温服。

出血初期，舌质红脉数者，加荆芥炭、白茅根、大蓟、小蓟、槐花以凉血止血；眼底出血较多，血色紫黯者，加生蒲黄、茜草、三七以化瘀止血；视盘充血水肿，视网膜水肿明显者，为血不利化为水，加泽兰、益母草、车前子以活血利水；失眠多梦者，加珍珠母、夜交藤以镇静安神。

②阴虚阳亢证

证候　眼症同前；兼见头晕耳鸣，面热潮红，头重脚轻，失眠多梦，烦躁易怒，腰膝酸软；舌质红，苔少，脉弦细。

治法　滋阴潜阳。

方药　天麻钩藤饮加减：天麻10g，钩藤15g，石决明30g，山栀子10g，黄芩10g，川牛膝10g，杜仲10g，桑寄生15g，益母草10g，夜交藤15g，茯苓10g。水煎，每日1剂，分 2 次温服。

潮热口干明显者，加生地黄、麦冬、知母、黄柏等以滋阴降火；头重脚轻，腰膝疲软者，加龟板、首乌、白芍等以滋阴潜阳；纳食不佳者，加神曲、陈皮等以理气醒脾。

③痰瘀互结证

证候 眼症同前；形体肥胖，兼见头重眩晕，胸闷脘胀；或病程较长，眼底水肿渗出明显，或有黄斑囊样水肿；舌苔腻或舌有瘀点，脉弦或滑。

治法 清热除痰，化瘀通络。

方药 桃红四物汤合温胆汤加减：桃仁 10g，红花 10g，当归 10g，川芎 10g，生地黄 15g，赤芍 10g，陈皮 6g，法夏 10g，竹茹 10g，枳实 10g，茯苓 15g，甘草 6g。水煎，每日 1 剂，分 2 次温服。

眼底水肿，渗出明显者加车前子、益母草、泽兰以利水化瘀消肿。

④心脾两虚证

证候 病程较久，视网膜静脉反复出血，其色较淡；常伴有面色萎黄或㿠白，心悸健忘，肢体倦怠，少气懒言，月经量少或淋漓不断，纳差便溏；舌质淡胖，脉弱。

治法 养心健脾，益气摄血。

方药 归脾汤加减：白术 10g，茯苓 15g，黄芪 15g，龙眼肉 10g，酸枣仁 10g，人参 10g，木香 10g，远志 10g，当归 10g，大枣 5 枚，甘草 6g。水煎，每日 1 剂，分 2 次温服。

纳差腹胀者，去大枣、龙眼肉，加神曲、陈皮、砂仁以理气和中；视网膜出血色较淡者可加阿胶以补血止血。

（3）常用中成药

①云南白药：用于本病早期，每次 0.25g，每日 3~4 次。

②复方丹参滴丸：适于血瘀证，每次 10 粒，每日 3 次，口服。

③静脉滴注：可用川芎嗪注射液，适于各型，每次 80mg，加入 0.9% 氯化钠注射液 250ml，静脉滴注，每日 1 次，14 次为一个疗程，可连用 3 个疗程。亦可选用丹参注射液，适于各型，每次 20ml，加入 0.9% 氯化钠注射液 250ml，静脉滴注，每日 1 次，14 次为一个疗程，可连用 3 个疗程。

（4）针灸治疗：选取球后、睛明、承泣、太阳、曲池、太冲等穴，每次取 2~3 穴，针刺用平补平泻法。

3. 局部治疗

（1）眼部直流电药物离子导入：选用丹参或川芎嗪注射液，每次 15 分钟，14 次为一个疗程。可连续进行 2 个疗程。

（2）视网膜激光光凝术：视网膜激光光凝可减轻视网膜水肿，促进出血吸收，预防新生血管的发生，病程的不同阶段有不同的治疗目的和方法，应根据荧光素眼底血管造影结果而选择。

4. 手术治疗 根据病情选择动静脉外膜切开术、放射状视神经切开术和玻璃体切割术等方式。

【预防与调护】

1. 在出血发作期应适当休息，有新鲜玻璃体积血者，应半坐卧位，使积血下沉。

2. 饮食宜清淡而富有营养，少食辛辣煎炸之物及肥甘厚味，并戒烟慎酒。

3. 本病有可能反复出血，应坚持长期治疗和观察，当病情反复时，勿急躁、悲观、忌愤怒，心情宜舒畅，积极配合治疗。

【研究进展】

于彬科等将视网膜中央静脉阻塞伴黄斑水肿患者随机分为观察组（30 例 30 只眼）和对照组（30 例 32 只眼），对照组采用 532nm 激光黄斑区格栅样光凝术，观察组同时予口服中药治疗，通过视力及黄斑区光学相干断层成像（OCT）结果观察疗效。观察组总有效率 86.7%，对照组总有效率 56.2%（P<0.05），观察组视力改善、黄斑区水肿的吸收情况均好于对照组（P<0.05）。认为对视网膜中央静脉阻塞黄斑水肿用黄斑区格栅样光凝术加中药治疗的效果好于单纯激光光凝治疗［于彬科，段灵霞，王金平，等 .532 激光联合中药治疗视网膜中央静脉阻塞后黄斑水肿的疗效观察 . 中国中医眼科杂志，2011，21（5）：295-296.］。王丽丽等经纳入标准筛选后荧光素眼底血管造影（FFA）确诊 CRVO 引起黄斑水肿 32 例 32 眼，随机分为 A 和 B 两组，A 组予玻璃体腔注射贝伐珠单抗（IVB）+ 格栅样光凝，B 组予格栅样光凝。比较两组治疗后 4、12、24 周最佳矫正视力、黄斑中心视网膜厚度（CMT）值、眼压，以及有无并发症发生情况。结果：A 组疗效明显，视力提高快，视网膜厚度降低明显，在治疗后 4、12、24 周观测黄斑区视网膜厚度分别为（351.81±57.68）μm、（320.44±58.94）μm、（296.50±52.15）μm，视力及黄斑区厚度均与治疗前有显著性差异（P<0.05）。B 组视力略有改善，但与治疗前无显著性差异。视网膜厚度降低，在治疗后 4、12、24 周观测黄斑区视网膜厚度分别为（526.56±88.92）μm、（441.06±94.06）μm、（374.31±106.07）μm。两组眼内压在治疗前后均无显著性差异。A 组应用激光的能量及点数均少于 B 组，减少治疗次数。认为采用联合治疗方法能有效减轻黄斑水肿，提高视力，疗效持久［王丽丽，李立婕，郑波，等 .Becacizumab CRVO 联合格栅样光凝治疗 CRVO 黄斑水肿的临床观察 . 国际眼科杂志，2011，11（10）：1769-1771.］。顾建军等对 30 例非缺血型视网膜静脉阻塞患者给予止血祛瘀明目片及复合维生素、能量制剂治疗。随访 3 个月，观察视力及眼底出血水肿变化情况。结果患者视力提高显效占43.3%，好转占 50.0%，无效占 6.7%。认为非缺血型视网膜静脉阻塞患者给予止血祛瘀明目片治疗，出血吸收好，能改善视功能［顾建军，吴楚忠 . 止血祛瘀明目片治疗非缺血型视网膜静脉阻塞的临床观察 . 当代医学，2011，17（22）：149.］。苏宗平采用激光治疗视网膜中央静脉阻塞患者 42 例 42 眼，依据荧光素眼底血管造影结果，采取不同的光凝方法进行治疗，并探讨其效果。结果 42 眼中 5 眼视力提高 2 行以上，28 眼视力无明显变化，9 眼视力下降 2 行以上；荧光素眼底血管造影显示视网膜静脉迂曲扩张，视网膜出血、水肿、渗出消退，治疗有效 37 眼（88%）。结论：激光对视网膜中央静脉阻塞治疗有效，是控制病情发展的重要手段［苏宗平 . 激光治疗视网膜中央静脉阻塞 42 例 . 国际眼科杂志，2011，11（8）：1422-1423.］。

三、视网膜血管炎

视网膜血管炎（retinal periphlebitis）又称 Eales 病、视网膜静脉周围炎、青年性复发性视网膜玻璃体出血，是非特异性的视网膜血管周围浸润、血管壁增厚形成白鞘的疾病。以视网膜周边部小血管闭塞，血管旁有白鞘伴行，反复发生视网膜出血和视网膜新生血管形成为临床特征。发病率约为眼底病患者的 2%，多见于 20~35 岁男性，90% 以上患者双眼发病，但双眼发病时间和病变的严重程度不一。常因并发视网膜脱离而失明。

本病在中医文献中无对应的病名，"暴盲""云雾移睛""视瞻昏渺""目衄"等可出现与本病相类似的证候。《临床必读》《中医诊断与鉴别诊断学》及全国中医药行业高等教育"十五"规划教材《中医眼科学》将本病列入"络损暴盲"范畴。

【病因病理】

1. 西医病因病理 病因尚未明确，可能与结核杆菌感染、寄生虫毒素、中耳炎及鼻窦炎等眼部邻近组织、全身炎症性病灶，以及糖尿病、内分泌障碍等因素有关。多认为是一种过敏反应性疾病，或属于视网膜静脉血管壁的隐匿性炎症。

2. 中医病因病机 本病多与情志、饮食及脏腑功能失调相关。如七情内伤，肝气郁结，郁久化火，火性上炎，上扰目窍，灼伤血络，致血不循经，溢于目内；或嗜食辛辣炙煿，胃火内蕴，蒸灼目中脉络，迫血妄行，溢于目内；或脾虚气弱，脾不摄血，血不循经，溢于络外；或久病伤阴，肾阴亏虚，水不涵木，虚火内生，上扰肝窍，灼伤血络，血溢络外所致。

【临床表现】

1. 症状 中心视力明显下降，眼前可有黑影或红色影飘动。

2. 体征 视网膜周边部小静脉扩张、迂曲，血管旁有白鞘伴行及白色渗出物；部分血管闭塞如白线，其附近视网膜有数量不等、形状不一的出血灶及渗出斑。部分患者因眼底大量出血并进入玻璃体而无法看见眼底。反复出血者，可有视网膜新生血管形成，视网膜结缔组织增生，产生增生性玻璃体视网膜病变，严重者并发牵引性视网膜脱离。

3. 并发症 可并发增生性玻璃体视网膜病变、视网膜脱离、并发性白内障和新生血管性青光眼等。

【辅助检查】

1. 荧光素眼底血管造影 病变区域静脉管壁荧光素渗漏和组织着染，毛细血管扩张和微血管瘤形成；部分患者见毛细血管无灌注区或视网膜新生血管形成（图17-3）。

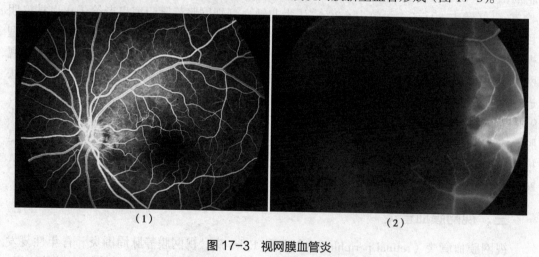

（1）　　　　　　　　　　　　　　　（2）

图 17-3 视网膜血管炎

（1）荧光素眼底血管造影；（2）伴眼底出血大面积遮蔽荧光

2. 眼部超声检查 部分患者呈现玻璃体积血、增生性玻璃体视网膜病变的典型回声波。

3. 结核菌素试验　部分患者呈阳性。

4. 梅毒确证试验　部分患者呈阳性。

【诊断与鉴别诊断】

1. 诊断要点

（1）病史与症状：早期病变尚未累及后极部时可无症状，或可出现眼前暗影遮挡，严重者视力可突然下降。

（2）体征：早期视网膜周边部小静脉扩张、迂曲，管径不规则，可扭曲呈螺旋状，部分静脉旁有白色鞘膜伴随，附近视网膜水肿，可见出血灶和灰白色渗出。随着病情发展，病变可侵犯各个象限视网膜周边部的小静脉，或侵犯较大的静脉。后期见机化纤维条索形成，严重者可牵拉视网膜形成裂孔或视网膜脱离。

（3）荧光素眼底血管造影显示病变区域血管充盈异常，毛细血管无灌注，荧光遮蔽等。

2. 鉴别诊断

（1）视网膜中央静脉阻塞：常见于中老年人，多单眼发病，病变部位多位于后极部，以视网膜中央静脉扩张、迂曲、沿视网膜静脉分布区域出现火焰状出血灶为主要临床特征。而视网膜血管炎多见于青年人，常双眼发病，反复发作，病变部位多位于视网膜周边部。

（2）糖尿病视网膜病变：有糖尿病病史。病变部位可位于后极部、赤道部和周边部，早期以视网膜微血管瘤、渗出、点片状出血为主，随病情发展可出现广泛的毛细血管闭塞区，黄斑囊样水肿，视网膜新生血管及增生性视网膜病变。

（3）树枝状视网膜血管炎：多见于 10 岁以下儿童，常双眼突然发病，视网膜血管呈白鞘化，多伴有葡萄膜炎的表现。

【治疗】

1. 治疗原则　本病以中医治疗为主，根据不同阶段、不同证候，选用不同治法。出血其间，宜止血为先，注意止血而不留瘀；继以疏肝解郁、滋阴降火、清胃泻火、健脾益气等治法，活血祛瘀贯穿治疗全过程，以促进视网膜及玻璃体出血的吸收、改善视功能和减少复发。可配合激光治疗封闭病变血管，防治新生血管形成。治疗过程应注意寻找病因，针对病治因疗。

2. 全身治疗

（1）西医治疗

①病因治疗：抗结核治疗及去除耳、口腔、鼻部等眼部邻近组织的感染性疾病。

②糖皮质激素治疗：早期应用可控制或减轻血管炎症反应。

（2）中医辨证论治

①肝郁血瘀证

证候　视网膜静脉扩张、迂曲，或玻璃体多量积血；伴头痛眼胀，眩晕耳鸣，烦躁易怒，胸胁胀痛，口苦咽干；舌质红，舌苔黄，脉弦数。

治法　疏肝解郁，活血祛瘀。

方药　血府逐瘀汤加减：桃仁 10g，红花 10g，当归 10g，川芎 10g，生地黄 15g，赤芍 10g，牛膝 15g，桔梗 10g，柴胡 10g，枳壳 10g，泽兰 10g，甘草 6g。水煎，每日 1 剂，分 2 次温服。

若肝火炽盛，加龙胆草、泽泻，以泻肝火；瘀血日久未消，加郁金、玄参、枳壳、鸡内金等以行气活血。

②胃火炽盛证

证候 视物昏蒙或眼前黑影，或视白如赤，眼内出血量多，颜色鲜红；可伴齿衄口臭，口渴喜饮，嘈杂易饥，大便秘结；舌质红，舌苔黄厚，脉数。

治法 清胃泻火，活血祛瘀。

方药 玉女煎合泻心汤加减：石膏 30g，知母 10g，生地黄 15g，玄参 15g，麦冬 10g，菊花 10g，黄连 10g，黄芩 10g，大黄 10g，赤芍 10g，车前子 10g。水煎，每日 1 剂，分 2 次温服。

口干舌燥者，加沙参、玉竹、百合以养阴润燥；心烦失眠者，选加远志、夜交藤、黄柏、栀子等以清热除烦。

③肝肾阴虚证

证候 视网膜反复出血，或有新生血管；素体阴虚，五心烦热，颧红唇赤，虚烦梦遗，口干咽燥；舌质红少苔，脉细数。

治法 滋阴降火，活血祛瘀。

方药 知柏地黄丸加减：知母 10g，黄柏 10g，熟地黄 15g，山药 15g，茯苓 15g，泽泻 10g，牡丹皮 10g，山茱萸 15g。水煎，每日 1 剂，分 2 次温服。

可于方中选加生蒲黄、墨旱莲、石决明、龟板等以增滋阴降火，活血祛瘀。

④脾虚气弱证

证候 视网膜反复出血，出血斑颜色淡；伴有面色萎黄，心悸健忘，肢体倦怠，少气懒言，月经量少或淋漓不断，纳差便溏；舌质淡胖，有齿印，苔薄白，脉细或细弱。

治法 健脾益气，摄血祛瘀。

方药 归脾汤加减：白术 10g，茯苓 15g，黄芪 15g，龙眼肉 10g，酸枣仁 10g，人参 10g，木香 10g，远志 10g，当归 10g，生蒲黄 10g，炙甘草 6g。水煎，每日 1 剂，分 2 次温服。

出血已止者，选加生地黄、泽兰、三七、丹参等以增活血祛瘀之效。

(3) 常用中成药：川芎嗪注射液，每次 80mg，或香丹注射液，每次 20ml，加入 0.9%氯化钠注射液 250ml，静脉滴注，每日 1 次，用于兼血瘀者；黄芪注射液，每次 20ml，加入 0.9% 氯化钠注射液 250ml，静脉滴注，每日 1 次，用于兼气虚者。

(4) 针灸治疗：可用太冲、风池、阳白、丝竹空、攒竹、合谷、肾俞、肝俞等穴，每次选取 2 穴，交替使用，根据证候虚实，用平补或平泻法。

3. 局部治疗

(1) 眼部直流电药物离子导入：导入药物选用川芎嗪、丹参、红花、普罗碘铵等，每次 15 分钟，14 次为一个疗程。

(2) 视网膜激光光凝：适用于有视网膜毛细血管无灌注区，微血管瘤或新生血管形成者。根据病情决定光凝治疗的范围及次数。

4. 手术治疗 玻璃体出血 3 个月未吸收，或并发增生性玻璃体视网膜病变者，可行玻璃体手术。如并发视网膜脱离者，应联合视网膜复位手术。

【预防与调护】

1. 出血期间，宜卧床休息，避免加重病情。

2. 避免过度疲劳，节制房事，是预防本病复发的重要措施。

3. 饮食宜清淡而富有营养，忌食辛辣等刺激性食品。

4. 保持心情舒畅，避免急躁和悲观情绪，以免情志郁结，因郁化火，加重病情。

【研究进展】

李淑琳等将 42 例（47 眼）视网膜静脉周围炎患者随机分为治疗组 22 例（24 眼）和对照组 20 例（23 眼），治疗组按中医辨证分型服用中药和静脉滴注地塞米松及眶周注射复方樟柳碱治疗，对照组给予止血剂及激素治疗。结果治疗组总有效率为 95.45%，疗程平均 3 周，对照组总有效率为 60.0%，疗程平均 6 周，两组比较 $P<0.05$。治疗组疗效明显优于对照组。认为采用中西医结合的方法治疗视网膜静脉周围炎，见效快且效果明显优于单纯西药治疗［李淑琳，姜春晓. 中西医结合治疗视网膜静脉周围炎疗效观察. 辽宁中医杂志，2010，37（2）：307-309.］。金庆新等对经 FFA 检查确诊为 Eales 病的患者 46 例 82 眼，按眼底病变区域行激光光凝术，每周 1 次，分次光凝。3 个月后 FFA 复查，按眼底病变好转与否决定是否补充激光光凝，以后定期行 FFA 检查。追踪观察激光治疗前、后视力变化及眼底变化，评价治疗效果。随访时间 16~48 个月（平均 24±3.2 个月）。结果非增殖性视网膜病变组 70 眼中视力提高 30 眼，稳定 37 眼，减退 3 眼，视力保持稳定或提高者共 67 眼。增殖性视网膜病变组 12 眼中视力提高 4 眼，稳定 5 眼，减退 3 眼，视力保持稳定或提高者共 9 眼。两组 82 眼中共有 92.68% 的患者视力保持稳定或提高。认为视网膜激光光凝术是治疗 Eales 病的有效方法，早期治疗效果更好。FFA 检查对 Eales 病的诊断、鉴别诊断、视网膜激光光凝术的早期治疗及疗效观察能提供重要的指导依据。定期随访尤其重要［金庆新，王雁，王春梅，等. Eales 病的激光治疗疗效观察. 中国临床研究，2011，24（10）：919-920.］。刘杰等对 36 例 46 眼视网膜静脉周围炎采用玻璃体切割术中应用眼内激光光凝并进行随访。结果：1 次手术成功 40 眼，4 眼经 2 次手术成功，失败 2 眼。认为玻璃体切割联合眼内激光治疗视网膜静脉周围炎疗效确切可靠［刘杰，鞠家君，赵艳霞. 玻璃体切割联合眼内激光治疗视网膜静脉周围炎. 航空航天医药，2010，21（6）：904-905.］。

四、Coats 病

Coats 病又称视网膜毛细血管扩张症（retinal telangiectasis），或称外层渗出性视网膜病变，是以视网膜出现大量黄白色渗出和血管异常为临床特征的眼底疾病。好发于少年男性，多为单眼发病。病程缓慢，呈进行发展。

本病在中医文献中尚无直接对应的病名记载。中医学"视瞻昏渺""云雾移睛""视惑"等病症过程或可出现与本病相类似的症状。

【病因病理】

1. 西医病因病理　病因尚未明确。有学者认为与炎症等有关，但绝大多数患者找不到感染源。多数研究者认为儿童和青少年 Coats 病多是先天性小血管异常所致，荧光素眼底血管造影和病理组织学检查都可发现血管的改变。主要的病理改变是视网膜血管扩张、血管壁增厚、玻璃样变。血管周围有慢性炎症细胞浸润，血管变窄甚至闭塞，血管内皮细胞失去屏障功能而发生渗漏。部分病例表现为新生血管形成，视网膜水肿、蛋白渗出液和出血位于视网膜外层，引起部分或全部视网膜脱离而丧失视力。晚期视网膜渗出被结缔组织代替，视网膜色素上皮增生、变性和脱离。最后视网膜血管硬化，视网膜完全被增殖纤维和胶质组织代替。

2. 中医病因病机 多因先天禀赋不足，精血无以上承，目失所养；或肾精亏乏，水不济火，心火上扰，灼伤络脉；或饮食不节，脏腑精气不能上荣于目；或脾失健运，水湿内停，日久蕴积成痰，痰瘀互结，脉络受阻等，导致目内渗出、出血及络脉异常。

【临床表现】

1. 症状 早期病变未累及黄斑部而不影响视力，后渐现视物模糊，眼前可有黑影飘动。

2. 体征 眼底检查见视网膜多量形态各异黄白色渗出物，以颞侧多见；渗出灶附近常有点状发亮的胆固醇结晶，以及点状、片状出血灶；病变区血管迂曲扩张或呈梭状或囊状或球状；部分病例伴有新生血管或血管异常吻合。

3. 并发症 可并发视网膜脱离、增生性玻璃体视网膜病变、虹膜睫状体炎、并发性白内障和继发性青光眼等。

【辅助检查】

1. 荧光素眼底血管造影 病变区域视网膜大片毛细血管扩张，小动脉和小静脉扩张迂曲，微动脉瘤形成。小静脉闭塞，出现毛细血管无灌注区，动静脉异常吻合，出血处荧光遮蔽，部分患者出现视网膜新生血管及黄斑囊样水肿。

2. 眼部超声检查 表现为多量点状回声。

【诊断与鉴别诊断】

1. 诊断要点

（1）患者多为青少年男性，视力下降。

（2）视网膜大片黄白色渗出，病变区域视网膜血管扩张、迂曲。

（3）荧光素眼底血管造影可见病变区域特征性视网膜大片毛细血管扩张等。

2. 鉴别诊断

（1）视网膜母细胞瘤：常见于儿童，90% 为 3 岁内发病。视网膜出现圆形或椭圆形黄白色肿块，边缘不清，其表面出血，血管扩张，或伴浆液性脱离；可有玻璃体混浊、假性前房积脓、角膜水肿，角膜后沉着物，虹膜表面灰白色结节，严重者出现眼球表面肿块，眼球突出，淋巴结或其他转移灶。眼部超声检查可见高强度肿瘤回声。

（2）家族性渗出性玻璃体视网膜病变：常染色体显性遗传性眼病。多双眼发病，以颞侧视网膜无血管化为特征，表现为周边部纤维血管增生和牵拉性视网膜脱离。

（3）早产儿视网膜病变综合征：为早产儿，孕期多在 34 周以下，出生后有吸氧史。视网膜缺氧，后极部血管扩张、扭曲，新生血管形成锯齿缘后带状内嵴及增殖性视网膜脱离，后期视网膜脱离呈漏斗状。眼部超声检查表现为双侧性视网膜脱离回声。

（4）急性视网膜坏死：主要表现为视网膜呈缺血性坏死，视网膜血管阻塞呈白线状，多伴有视网膜裂孔。

【治疗】

1. 治疗原则 早期可行激光光凝和冷凝治疗；中医辨证治疗可稳定部分患者的视力。

2. 全身治疗

（1）西医治疗：糖皮质激素治疗疗效不确切，早期应用可促进视网膜水肿和渗出的吸收，但不能控制病情进展。

（2）中医辨证论治

①脾虚气弱证

证候　视网膜血管扩张迂曲，或有渗出、出血灶；伴神疲乏力，胃纳欠佳；舌质淡，舌苔白，脉无力。

治法　健脾益气，活血祛瘀。

方药　益气聪明汤加减：黄芪10g，黄柏10g，甘草6g，人参10g，升麻10g，葛根15g，白芍10g，蔓荆子10g。水煎，每日1剂，分2次温服。

渗出明显者，加琥珀、瓜蒌仁、桔梗、海螵蛸等以化痰散结；瘀血多者，选加赤芍、丹参、三七等以活血祛瘀。

②痰瘀滞结证

证候　病程较长或反复出现视网膜黄白色渗出物、出血，视网膜血管扩张迂曲，或有新生血管形成；伴眼胀不舒；舌有瘀点或瘀斑，脉滑或涩。

治法　化痰散结，活血祛瘀。

方药　温胆汤合桃红四物汤加减：陈皮6g，法夏10g，竹茹10g，枳实10g，桃仁10g，红花6g，当归10g，川芎10g，生地黄15g，赤芍10g，甘草6g。水煎，每日1剂，分2次温服。

胃纳差者，去生地黄，加白术、苍术、鸡内金健脾醒胃；新鲜出血者，去桃仁、红花，选加生蒲黄、仙鹤草、茜草、栀子炭等以凉血止血；渗出多者，加鸡内金、苍术、厚朴以燥湿散结；有机化物形成者，选加昆布、海藻、五味子、桔梗、瓜蒌仁、海螵蛸、龙骨、牡蛎等软坚化痰散结。

③肾精亏虚证

证候　视物昏蒙，眼内干涩，视网膜反复渗出、出血；兼见头晕耳鸣，腰膝酸软，夜卧多梦；舌红苔少，脉沉细。

治法　滋补肝肾，益精明目。

方药　驻景丸加减：菟丝子15g，枸杞子10g，金樱子10g，楮实子10g，茺蔚子10g，五味子10g，河车粉10g，生三七粉3g，木瓜10g，寒水石10g。水煎，每日1剂，分2次温服。

出血、渗出物日久不消者，选加黄芪、五爪龙、泽兰、丹参等以益气祛瘀。

（3）常用中成药

①川芎嗪注射液，每次80mg，或香丹注射液，每次20ml，加入0.9%氯化钠注射液250ml，静脉滴注，每日1次，适用于兼血瘀者。

②黄芪注射液，每次20ml，加入0.9%氯化钠注射液250ml，静脉滴注，每日1次，用于兼气虚者。

③温胆丸，每次6g，每日3次，温开水送服，适用于痰瘀滞结证。

④杞菊地黄丸，每次6g，每日3次，温开水送服，适用于肝肾亏虚证。

3. 局部治疗

（1）眼部直流电药物离子导入：导入药物可选用川芎嗪注射液、丹参注射液、红花注射液等，每次 15 分钟，14 次为一个疗程，适用于兼血瘀者。

（2）视网膜激光光凝治疗：适用于早期视网膜出现毛细血管扩张者。目的是封闭视网膜血管病变区域使异常血管闭塞，减少视网膜的渗出，促使视网膜瘢痕形成，阻止病变的发展。

（3）冷凝治疗：对视网膜血管异常部分冷凝治疗，可单独使用或与激光光凝并用。

（4）透热凝固术：用巩膜表面透热凝固术热凝病变区。

4. 手术治疗　若继发白内障或青光眼者，按相应疾病进行治疗。

【预防与调护】

忌食辛辣炙煿，以及菠萝、荔枝、咖啡等易化火生痰之食品。

【研究进展】

王振等对 3 期 Coats 病患者 10 例 11 眼行冷冻治疗，观察其视力、视网膜异常血管破坏、视网膜复位情况。结果 FFA 显示全部病例的病变血管均遭破坏，视网膜脱离复位，视力明显提高。认为视网膜冷冻疗法对于 3 期 Coats 病有较好的治疗效果［王振，胡明，粟映梅，等．冷冻治疗 Coats 病 10 例．山东大学耳鼻喉眼科学报，2007，21（6）：560-561.］。丁莉娟等对 FFA 确诊为 Coats 病的患者共 7 例（7 只眼），平均年龄 17.2 岁，7 只眼均有不同范围的渗出性视网膜脱离，均予全身和局部激素、活血化瘀药物治疗，治疗后视网膜脱离范围减小，再行激光治疗。结果药物治疗后，在疗程第 10~16 周，视网膜下积液逐渐吸收，2 只眼视网膜基本平复，平均随访 10.3 个月，所有患者视力明显改善。认为 Coats 病应早期诊断、早期治疗，对于未形成增生性视网膜病变、视网膜脱离局限的患者行药物治疗联合激光治疗可以控制病情进展，保留有用视力［丁莉娟，王香，李援东．Coats 病临床治疗探讨．临床眼科杂志，2007，15（5）：438.］。刘淑伟等对 12 例（12 只眼）经眼底检查、荧光素眼底血管造影（FFA）和 B 超确定的 Coats 病引起的视网膜脱离接受玻璃体内注射 40mg/1ml 曲安奈德 0.1ml 治疗的患者进行随访观察，平均随访 10.2 个月，对比观察治疗前后患眼视力、眼压、视网膜复位情况。结果 12 只眼中 10 只眼视网膜复位，占 83.3%，随访 3 个月 2 只眼因视网膜未完全复位，再次行玻璃体内注射曲安奈德；术后视力均有不同程度提高；2 只眼眼压升高发生于用药后 1 周 ~2 个月，经局部用 β 受体阻滞剂眼压控制正常；1 只眼白内障发展。认为玻璃体内注射曲安奈德是治疗 Coats 病引起的渗出性视网膜脱离的有效手段［刘淑伟，李玉淘．玻璃体内注射曲安奈德治疗 Coats 病渗出性视网膜脱离．临床眼科杂志，2008，16（4）：308-309.］。

五、糖尿病视网膜病变

糖尿病视网膜病变（diabetic retinopathy，DRP）是由糖尿病（diabetes mellitus，DM）引起的严重并发症，是以视网膜血管闭塞性循环障碍为主要病理改变特征的致盲眼病。在长期高血糖影响下可发生一系列生理生化及组织病理损害，病程及血糖控制程度是本病发生、发展的重要因素。

DRP 是 50 岁以上人群的重要致盲眼病之一，在西方国家是致盲主要原因。随着中国人民生活水平的提高及生活习惯、饮食结构的改变，中国的糖尿病患病率在过去的十年中明显提高，其并发症 DRP 也日益增多，据统计，国内 DM 患者中 DRP 的患病率约在 44%~51.3%，与病程、血糖控制程度、高血压、肾功能损害等全身因素相关。

DRP 因其病情及临床表现不同，故中医对应病名各异。病变初期可无眼部症状，当眼底发生出血、水肿或黄斑部受影响时，可出现视力下降、眼前黑影、飞蚊症及视物变形等"视瞻昏渺"症状；如出血进入玻璃体，则可出现"云雾移睛"或"暴盲"的症状。因此，DRP 属中医眼科"暴盲""云雾移睛"或"视瞻昏渺"范畴。全国中医药行业高等教育"十二五"规划教材《中医眼科学》称"消渴内障"，对应于 DRP 进行辨证论治。

【病因病理】

1. 西医病因病理　DRP 的发病机理十分复杂，许多方面仍未完全清楚。糖尿病病理改变是引起视网膜病变的主要因素，糖尿病视网膜病变为视网膜微循环对新陈代谢、内分泌、血液学损害的反应，表现为微循环结构及功能紊乱，即毛细血管内周细胞消失、毛细血管前动 – 静脉短路、内皮细胞增生、基底膜增厚、毛细血管床缺血、新生血管形成，在此基础上出现视网膜各种病理改变。

2. 中医病因病机　多因素体阴亏或病久伤阴，虚火内生，火性上炎，灼伤目中血络，血溢目内；或气血亏虚，气无所化，气阴两虚，目失所养，或因虚致瘀，血络不畅而成；或饮食不节，过食肥甘厚腻致脾胃损伤，或情志伤肝，肝郁犯脾，致脾虚失运，痰湿内生上蒙清窍，或脾不统血而血溢目内；或禀赋不足，脏腑柔弱，或劳伤过度、伤耗肾精、脾肾两虚，目失濡养。

【临床表现】

1. 症状　早期眼部常无自觉症状，常见的主诉为闪光感、飞蚊症及视力减退，但均非特异性。严重的玻璃体出血可致视力突然丧失。

2. 体征　因疾病不同时期而所见有异，具体见表 17-1。单纯期可见微动脉瘤、斑点状出血、硬性渗出、棉絮斑、毛细血管闭锁及视网膜血管病变、黄斑水肿；增殖期还可见玻璃体混浊、视网膜新生血管及纤维组织增殖，视网膜出血量多可引起玻璃体积血、增殖及牵引性视网膜脱离。

3. 并发症

（1）玻璃体积血：视网膜新生血管出血进入玻璃体，使眼底难于看清。

（2）新生血管性青光眼：在广泛视网膜毛细血管闭塞基础上，虹膜房角等处产生新生血管，发生"虹膜红变"及新生血管性青光眼。

表 17-1　第三届全国眼科学术会议、2002 年悉尼国际眼科学术
会议所制定的关于糖尿病视网膜病变的分期标准

第三届全国眼科学术会议制定的糖尿病视网膜病变临床分期

类型	分期	视网膜病变
单纯型	I	有微动脉瘤或合并小出血点：（+）较少，易数；（++）较多，不易数
	II	有黄白色"硬性渗出"或合并出血斑：（+）较少，易数；（++）较多，不易数
	III	有白色"软性渗出"或合并出血斑：（+）较少，易数；（++）较多，不易数
增殖型	IV	眼底有新生血管或合并玻璃体出血
	V	眼底有新生血管和纤维增殖
	VI	眼底有新生血管和纤维增殖，并发生视网膜脱离

注："较少，易数"和"较多，不易数"均包括出血斑点。

2002 年悉尼国际眼科学术会议糖尿病视网膜病变分期标准及黄斑水肿分级

疾病严重程度	散瞳眼底检查所见
无明显视网膜病变	无异常
轻度 NPDR	仅有微动脉瘤
中度 NPDR	微动脉瘤，轻于重度 NPDR 表现
重度 NPDR	无 PDR 表现，出现下列任一表现
	1. 任一象限有多于 20 处视网膜内出血
	2. >2 个象限静脉串珠样改变
	3. >1 个象限显著的视网膜微血管异常
增生性糖尿病视网膜病变	出现以下任一改变：新生血管形成、玻璃体出血或视网膜出血
黄斑水肿的临床分级	
轻度糖尿病性黄斑水肿	远离黄斑中心的后极部分视网膜增厚和硬性渗出
中度糖尿病性黄斑水肿	视网膜增厚和硬性渗出接近黄斑但未涉及黄斑中心
重度糖尿病性黄斑水肿	视网膜增厚和硬性渗出累及黄斑中心

【辅助检查】

1. 荧光素眼底血管造影　在 FFA 下可出现多种异常荧光状态，如微动脉瘤样高荧光，黄斑拱环扩大，毛细血管扩张、渗漏，窗样缺损与色素上皮功能失代偿等。FFA 对毛细血管闭塞即无灌注区的范围、大小可做出定量估计；对黄斑病变（水肿、囊样变性、缺血等）的性质、范围、程度可做出诊断；对新生血管的部位、活动程度进行估计。所有这些都对本病的诊断治疗、疗效评估提供了依据（图 17-4）。

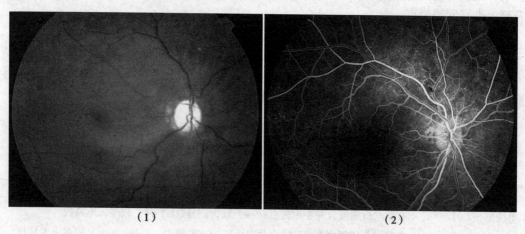

（1）　　　　　　　　　　　　　　　　　（2）

图 17-4　糖尿病视网膜病变

（1）眼底照相；（2）荧光素眼底血管造影

2. 视网膜电图振荡电位　视网膜电图振荡电位（oscillatory potentials，OPs）为视网膜电图的亚成分，OPs 能客观而敏锐地反映视网膜内层血液循环状态，特别是糖尿病视网膜病变的早期，在检眼镜未能发现视网膜病变时，OPs 就能出现有意义的改变。

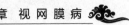

3. B型超声波检查　对有严重玻璃体出血无法观察眼底的病变眼，B超检查有助于了解视网膜玻璃体增殖程度及有无牵引性视网膜脱离。

【诊断与鉴别诊断】

1. 诊断要点

（1）确诊为糖尿病患者。

（2）眼底检查见视网膜微动脉瘤、出血、渗出、水肿、新生血管形成，或发生增殖性视网膜病变。

（3）荧光素眼底血管造影及视觉电生理检查可协助诊断。

2. 鉴别诊断　本病需与RVO进行鉴别（表17-2）。

表 17-2　DRP 与 RVO 鉴别表

病名	DRP	RVO
病因	糖尿病	血管硬化、高血压、结核等
眼别	双眼	多为单眼
视力	多缓慢下降、部分突然下降	多突然下降
视盘	多正常	可充血、水肿
视网膜	微动脉瘤、斑点状出血、水肿、渗出、增殖膜	火焰状出血、渗出，偶见微动脉瘤
视网膜血管	静脉扩张、毛细血管闭塞，后期新生血管	静脉扩张迂曲明显，亦可出现新生血管

【治疗】

1. 治疗原则　由于本病的西医学病理机制复杂，目前仍未完全清楚，治疗上以控制血糖为基础，兼顾全身的微血管并发症治疗。中医学认为糖尿病视网膜病变辨证为气阴两虚、肝肾阴虚、脉络瘀阻、阴阳两虚，本虚标实为其基本病机，早期治法以益气养阴、滋补肝肾润燥为主，后期出现脉络瘀阻和阴阳两虚的证候则以阴阳双补和通络明目为主。

2. 全身治疗

（1）西医治疗：在内科协作下进行药物治疗和饮食控制，使血糖能稳定在正常范围以内，HbA1c控制在10%以下，是延缓DR发生、发展最重要的方法，目前临床使用的防治DR的药物有：①阿司匹林肠溶片：能控制前列腺素合成酶和环氧化酶，防止异常血小板聚集及血栓形成，每次100mg，饭前服，每晚1次；②羟苯磺酸钙：防止毛细血管基底膜增厚，降低血小板聚集力及血黏度，每次500mg，每日3次，3个月为一个疗程。

（2）中医辨证论治

①气阴两虚证

证候　视力下降或眼前黑影飘动，眼底见视网膜水肿，渗出、出血；面色少华，神疲乏力，少气懒言，咽干、自汗，五心烦热；舌淡，脉虚无力。

治法　益气养阴，活血利水。

方药　六味地黄丸合生脉散加减：熟地黄15g，山药15g，茯苓15g，泽泻15g，牡丹皮10g，山茱萸15g，党参15g，麦冬15g，五味子10g。水煎，每日1剂，分2次温服。

自汗、盗汗加黄芪、生地黄、牡蛎、浮小麦以益气固表；视网膜水肿、渗出明显加猪苓、车前子、益母草以利水渗湿；视网膜出血者酌加三七、墨旱莲以养血化瘀。

②阴阳两虚证

证候 视力下降，眼前黑影飘动，眼底视网膜水肿、棉絮状白斑，出血；形体消瘦或虚胖，头晕耳鸣，形寒肢冷，面色苍白或浮肿，阳痿，夜尿频，量多清长或浑如脂膏，严重者尿少而面色㿠白或苍白暗晦；舌淡胖，脉沉弱。

治法 温阳益气，利水消肿。

方药 加减驻景丸或肾气丸加减：楮实子10g，菟丝子15g，枸杞子10g，车前子10g，五味子10g，山茱萸10g，熟地黄15g，川椒6g，制附子10g，肉桂10g。水煎，每日1剂，分2次温服。

夜尿频，量多清长者酌加巴戟天、淫羊藿、肉苁蓉等以补肾阳，气虚者宜加黄芪、白术以益气健脾；水肿明显者加猪苓、泽泻、陈葫芦以利水渗湿；棉絮状白斑增多加法夏、浙贝、苍术以化痰散结。

③瘀血内阻证

证候 视力下降，眼前黑影飘动，眼底脉络充盈而粗细不均，或见视网膜新生血管，出血反复发生；兼见胸闷头晕目眩，肢体麻木；舌质暗有瘀斑，脉弦或细涩。

治法 化瘀通络。

方药 血府逐瘀汤加减：桃仁10g，红花10g，当归10g，川芎10g，生地黄15g，赤芍10g，牛膝10g，柴胡10g，桔梗10g，枳壳10g，甘草6g。水煎，每日1剂，分2次温服。

视网膜新鲜出血者可加大蓟、蒲黄、田七粉以止血通络；陈旧出血加牛膝、葛根、鸡血藤以活血通络；有纤维增殖者则加生牡蛎、僵蚕、浙贝、昆布以除痰软坚散结。

④痰瘀阻滞证

证候 视力下降，眼底以视网膜水肿、渗出为主；或见视网膜新生血管、出血、增殖膜；形盛体胖，头身沉重，身体某部位固定刺痛，口唇或肢端紫黯；舌紫有瘀斑，苔厚腻，脉弦滑。

治法 健脾燥湿，化痰祛瘀。

方药 温胆汤加减：陈皮6g，法夏10g，竹茹10g，枳实10g，茯苓15g，甘草6g。水煎，每日1剂，分2次温服。

常加丹参、郁金、山楂、僵蚕以祛痰解郁，活血化瘀；玻璃体内或视网膜面有增殖膜者，酌加浙贝、昆布、海藻、莪术、蛴螬以活血软坚散结。

（3）常用中成药：复方血栓通胶囊，适于气阴两虚兼血瘀证，口服，每次2粒，每日3次。

（4）针灸治疗：针刺治疗DR有一定疗效，其机制可能为针刺调节胰岛分泌或中枢神经系统功能，对眼部毛细血管循环障碍有改善作用，即使血流加快，增加视网膜组织的氧灌输量。

①选取脾俞、睛明、膈俞、足三里、球后等穴为主，兼辨证按经取穴，如多饮取肺俞、意舍；多食易饥加胃俞、丰隆等穴位。针刺得气后留针15分钟。

②取睛明、球后、四白、攒竹、丝竹空、风池、合谷、内关、足三里、三阴交、光明等穴，分两组轮流使用，每次取眼区穴1~2个，远端穴1~2个，中等刺激，留针30分钟，

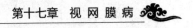

每日 1 次，10 次为一个疗程。

③耳针：取眼、目 1、目 2、肝、胆、脾、肾、心、脑干、皮质下等穴，针刺或压丸，针刺每日 1 次，压丸每周 2 次。

3. 局部治疗　激光光凝术：光凝的原理是破坏缺氧的视网膜，使其耗氧量减少，避免产生新生血管，并使其消退，同时封闭渗漏的病变血管及微血管瘤以减轻视网膜水肿。应根据眼底病变分期而应用局部光凝、全视网膜光凝等方法。①非增殖期：主要用于治疗黄斑水肿和环形渗出病灶，可采用局部或格栅样光凝；②增殖前期及增殖期：视网膜已有广泛毛细血管无灌注区及大范围水肿增厚或视网膜已出现新生血管，必须进行大范围视网膜光凝。

激光光凝的选择，术前、术后的注意事项及具体操作，请参看有关著作。

4. 手术治疗　玻璃体切割术：主要用于玻璃体积血长时间不吸收、增殖性玻璃体视网膜病变，以及牵拉性视网膜脱离。采用玻璃体切割术结合眼内光凝，对部分增殖改变明显、出血久不吸收的患眼可取得较好的效果。

【预防与调护】

1. 严格而合理控制血糖、血压、血脂是防治糖尿病视网膜病变发生发展的基础。

2. 定期做眼科检查是预防糖尿病视网膜病变造成失明的重要措施；早期采取针对性治疗是保护糖尿病视网膜病变患者视功能的必要手段。

3. 在日常生活中要慎起居、调情志，戒烟限酒，合理饮食，适当运动，应避免重体力劳动及较剧烈的体育运动，视功能严重障碍者不宜单独运动，注意安全。

【研究进展】

熊静等观察益气养阴活血利水法治疗气阴两虚、血络瘀阻证单纯性糖尿病视网膜病变的临床疗效，将合格受试对象 40 例按就诊先后随机分成益气养阴活血利水中药治疗组和羟苯磺酸钙组（各 20 例，分别观察 32 只和 34 只患眼），分别予以中药汤剂和羟苯磺酸钙口服，30 天为一个疗程，连续用 3 个疗程，观察治疗前后各组相关体征及中医证候的改善情况，并评价临床疗效。结果：治疗前后相比，中药治疗和羟苯磺酸钙治疗均能显著改善患者视力，有统计学意义；在视力、眼底、荧光素眼底血管造影及综合疗效方面，两组总有效率均在 80% 以上，两组组间相比有显著性差异（$P<0.05$）；两组中医证候疗效相比有显著性差异（$P<0.05$），中药能明显改善中医证候［熊静，彭清华，吴权龙，等. 益气养阴活血利水法治疗单纯性糖尿病视网膜病变的临床研究. 中国中医眼科杂志，2009，19（6）：311-315.］。罗丹观察滋阴明目汤治疗单纯型糖尿病视网膜病变的临床疗效。将 64 例患者随机分为 2 组，治疗组 32 例 50 眼，对照组 32 例 49 眼。2 组均根据病情给予控制血糖的药物，对照组加服羟苯磺酸钙胶囊，治疗组加服滋阴明目汤。2 组均以 12 周为一个疗程，1 个疗程后观察 2 组患者视力、血糖变化及眼底血管情况。结果：总有效率治疗组为 75.0%，对照组为 56.3%，两组比较，差异有统计学意义；两组间比较，治疗组视力恢复明显，治疗后微血管瘤、出血点、硬性渗出与对照组比较，差异有统计学意义。两组治疗后血糖较治疗前降低，差异有统计学意义。认为滋阴明目汤可以明显提高单纯型糖尿病视网膜病变治疗的有效率，减轻眼底病变，提高视力［罗丹. 滋阴明目汤治疗单纯型糖尿病视网膜病变 32 例临床观察. 中医药导报，2011，17（10）：41-43.］。王治安临床选取 60 例患者，按随机数字表法平均分为对照组和治疗组，对照组采用格列苯脲、阿司匹林治

疗，治疗组在西药治疗的基础上予滋阴清热中药汤剂治疗。结果：有效率对照组66.8%，治疗组95.8%，疗效差异有统计学意义，治疗组优于对照组。认为滋阴清热中药汤剂结合西药治疗非增殖期糖尿病视网膜病变临床疗效良好［王治安．滋阴清热法治疗非增殖期糖尿病视网膜病变临床疗效观察．中医学报，2011，11（26）：1370-1371.］。戴维智等在2007年6月—2010年6月收治58例（67只眼）糖尿病视网膜病变性眼底出血患者，随机分成两组，分别给予治疗：Ⅰ组为和血明目片（33例，37只眼）；Ⅱ组为三七血伤宁胶囊（25例，30只眼）。结果：随访6个月后，所有67只眼中，62只眼最佳矫正视力有不同程度提高，总有效率92.54%，显效率46.27%，治愈率13.43%。Ⅰ组与Ⅱ组有效率差异无统计学意义（P=0.196>0.05），显效率差异有统计学意义。认为和血明目片治疗糖尿病视网膜病变性眼底出血性临床有效，能明显消除积血，控制并发症，改善患者视力［戴维智，郝晓琳，刘烨，等．和血明目片治疗糖尿病视网膜病变性眼底出血的临床研究．湖南中医药大学学报，2011，31（2）：20-22.］。曾伟清收治了84例确诊为糖尿病性黄斑水肿患者，随机分为治疗组和对照组各42例。治疗组采用光凝结合中药联合治疗黄斑水肿，对照组单纯采用光凝治疗。治疗结束后，统计两组患者的治疗总有效率、水肿消退时间和视力变化情况，并进行统计学分析。结果：治疗组患者视力改善明显优于对照组，水肿消退的时间比对照组短，消退速度快，差异有统计学意义；治疗组治疗总有效率为92.86%，高于对照组的78.58%，差异有统计学意义。认为光凝结合中药联合治疗糖尿病性黄斑水肿的效果明显优于单纯使用光凝的疗效［曾伟清．光凝结合中药治疗糖尿病性黄斑水肿的临床分析．中国医药科学，2011，1（20）：89-90.］。

六、高血压性视网膜病变

高血压性视网膜病变（hypertensive retinopathy）是指高血压引起的视网膜病变。有高血压病史，双眼发病。眼底改变与年龄、病程长短有关。年龄越大，病程越长，眼底改变的发生率越高。

本病在中医文献中尚无相关直接的病名记载。临床根据患者不同症状和视功能改变，病变的不同阶段，或可出现与中医学的"视瞻昏渺""云雾移睛""视惑"等病症相类似的证候。

【病因病理】

1. 西医病因病理 因血压缓慢升高且持续时间长，使视网膜逐渐呈增生性硬化和玻璃样变性，血－视网膜屏障受到破坏而出现视网膜血管改变及视网膜水肿、渗出和出血，进一步引起视神经病变。

2. 中医病因病机 多因情志郁结，肝失条达，气滞血瘀，血溢络外，蒙蔽神光；或年老体弱，阴气渐衰，劳视竭思，房劳过度，暗耗精血，阴虚阳亢，气血逆乱，血不循经，溢于目内；或因嗜食烟酒、辛辣厚味，痰热内生，上扰目窍而成。其主要病机是脉络瘀阻，血溢脉外而遮蔽神光。

【临床表现】

1. 症状 可有头痛眩晕，视物模糊，或闪光幻觉、黑影飘动、复视。

2. 体征 视网膜动脉普遍缩窄、管径粗细不匀，或有血管迂曲，特别是黄斑区小血管呈螺旋状迂曲。由于血管壁中层玻璃样变，管壁增厚，管腔变窄，血管反光带加宽变暗，失去透明性，动脉呈铜丝状反光，称为"铜丝状动脉"。若病变进一步发展，血管壁继续增厚，血管呈白色闪亮的银丝样反光，称为"银丝状动脉"。在动静脉交叉处可见压迫现象，硬化的动脉在静脉上面，静脉两端被压呈梭形或被压静脉远端扩张呈瘤状（以上称为 Gam 征）。

急进型患者，视网膜水肿，以视盘附近明显。变细的动脉和迂曲的静脉起伏于水肿的视网膜之中，可有大小不等呈火焰状的出血斑；后极部沿四支主干血管分布区域，有位于神经纤维层，数量不等、大小不一，呈放射状排列的灰白色棉絮状斑；晚期可出现细小白色或淡黄色小点的硬性渗出，若位于视盘颞侧则呈放射状排列，若位于黄斑则呈扇形或星状排列。

高血压性视网膜病变的分级：

Ⅰ级：视网膜小动脉轻度普遍变窄，但管径均匀。小分支动脉反光带增宽，静脉隐匿。

Ⅱ级：动脉硬化，弥漫性狭窄，反光增强，呈铜丝状或银丝状，动静脉交叉处静脉偏移，远端膨胀或被压呈梭形，或呈直角偏离。

Ⅲ级：小动脉弥漫性狭窄及管径不规则，合并视网膜出血、硬性渗出、棉絮状斑和视网膜水肿。

Ⅳ级：在Ⅲ级基础上出现视盘水肿。

3. 并发症　视网膜中央或分支动脉或静脉阻塞、视网膜血管瘤、黄斑囊样水肿、黄斑视网膜前膜等。

【诊断与鉴别诊断】

1. 诊断要点

（1）有高血压病史。可有头痛眩晕，视物模糊。

（2）双眼眼底出现视网膜动脉血管狭窄，动静脉交叉处有压迹，或不同程度的动脉硬化，或伴有视网膜出血、棉絮状渗出，严重者出现视盘水肿。

2. 鉴别诊断

（1）视盘水肿：恶性高血压所致视盘水肿应与颅内压增高所致的视盘水肿鉴别。颅内压增高所致的视盘水肿，常见为颅内肿瘤、炎症或水肿等颅内占位性病变引起，视盘隆起多超过 +3D，严重者隆起达 +10D，视盘呈一团绒毛状外观，甚至呈蘑菇形，边缘模糊，盘周围点状或火焰状出血，视网膜静脉怒张、迂曲，以及灰白水肿条纹。CT 或 MRI 扫描见颅脑异常，视野检查生理盲点扩大。

（2）糖尿病视网膜病变：糖尿病视网膜病变有明确糖尿病病史，除视网膜黄白色渗出外，荧光素眼底血管造影显示微血管瘤，毛细血管无灌注，视网膜血管渗漏，严重者有视网膜新生血管形成，视网膜血管异常吻合，增生性玻璃体视网膜病变等。

（3）临床还应与肾性或妊娠所引起的高血压性视网膜病变鉴别。注意是否存在肾病或妊娠其他特征。

【治疗】

1. 治疗原则　本病以治疗原发病为主，对症治疗眼局部病变。

2. 全身治疗

（1）西医治疗

①病因治疗：明确高血压原因，属原发性或继发性，继发性者多为肾性或内分泌性，

针对病因治疗，血压下降后症状可缓解。

②对症治疗：有视网膜出血者可注射普罗碘铵以促进渗液和出血吸收。还可口服维生素 C、维生素 E、芦丁等以软化血管。

（2）中医辨证论治

①肝阳上亢证

证候　眼底出现视网膜动脉血管狭窄，动静脉交叉处有压迹，或不同程度的动脉硬化；兼有头痛头胀，眩晕，烦躁易怒，口苦咽干；舌红，苔薄黄，脉弦数。

治法　平肝潜阳。

方药　天麻钩藤饮加减：天麻 10g，钩藤 15g，石决明 30g，山栀子 10g，黄芩 10g，杜仲 10g，川牛膝 10g，桑寄生 15g，益母草 15g，夜交藤 15g。水煎，每日 1 剂，分 2 次温服。

若伴有视网膜出血、棉絮状渗出，加瓜蒌仁、桔梗、泽兰、茺蔚子等以化痰散瘀；若视盘水肿，加琥珀、车前子等以利水消肿。

②阴虚火旺证

证候　眼底表现同前；兼见头晕耳鸣，腰酸腿软，五心烦热；舌质红，苔薄或少苔，脉弦细数。

治法　滋阴降火。

方药　知柏地黄丸加减：知母 10g，黄柏 10g，熟地黄 15g，山茱萸 15g，山药 15g，茯苓 15g，泽泻 10g，牡丹皮 10g。水煎，每日 1 剂，分 2 次温服。

若伴有视网膜出血、棉絮状渗出者，加瓜蒌仁、桔梗、泽兰、茺蔚子等以化痰散瘀；若出现视盘水肿，加琥珀、车前子等以利水消肿。

③痰浊阻络证

证候　眼底表现同前；兼见眩晕，头痛眼胀，胸闷呕恶，纳少口苦；舌红，苔黄腻，脉弦滑。

治法　祛痰化浊。

方药　半夏白术天麻汤加减：法半夏 10g，白术 10g，天麻 10g，陈皮 6g，竹茹 10g，瓜蒌仁 10g，桔梗 10g，枳实 10g，甘草 6g，苍术 10g。水煎，每日 1 剂，分 2 次温服。

兼有血瘀者，加丹参、三七、泽兰等以化痰散瘀；若出现视盘水肿，加琥珀、车前子等以利水消肿。

④肝肾亏虚证

证候　眼底表现同前；兼见腰膝酸软，阳痿遗精，失眠多梦；舌淡少苔或无苔，脉弦细或沉细。

治法　滋补肝肾。

方药　左归饮加减：熟地黄 15g，山茱萸 15g，山药 15g，枸杞子 15g，杜仲 10g，肉桂 10g，制附子 10g，炙甘草 6g。水煎，每日 1 剂，分 2 次温服。

偏阴虚者，加女贞子、墨旱莲以滋阴；偏阳虚者加仙茅、仙灵脾以补阳。出血多者，选加茜草、仙鹤草、三七、生蒲黄等以凉血止血。

（3）针灸治疗

①体针：取睛明、球后、丝竹空、四白、光明、风池、合谷、太冲等穴，分为两组，

交替使用，一般得气出针，不留针，每日1次，10次为一个疗程。

②耳针：取眼、目1、目2、肝、胆、肾、膀胱、心、小肠、脑干、神门等穴，多用泻法，留针阵动，30分钟后出针。或取上述耳穴压丸，每周2次，每日用手按压丸处3~6次。

【预防与调护】

1. 注意劳逸结合，保持乐观愉快的情绪，避免过度劳累和情绪激动。

2. 血压长期处于高水平的患者，不能将血压降得太低，以防引起脑、心、肾供血不足而致脑血管意外、冠状动脉血栓形成和肾功能不全。

3. 服用降压药后，患者从坐位和卧位起立时动作应缓慢，特别是夜间起床时更应注意，防止突然昏厥而发生意外。

4. 宜低盐、低胆固醇、低动物脂肪饮食；多食水果、蔬菜及豆类食物，食用豆油、菜籽油等植物油。

5. 禁烟慎酒，切忌暴饮暴食，保持大便通畅。

【研究进展】

孙睦等根据文献将84例高血压性视网膜病变患者进行中医辨证分型，对年龄、性别、病程、体重指数、血脂、动态血压参数、眼底病变分级与中医辨证分型的相关性进行分析，并与高血压未合并视网膜病变的20例患者做对照。结果：高血压性视网膜病变以气滞血瘀证所占比例最高，早期表现为痰湿壅盛及肝火亢盛，病程延长则表现为气滞血瘀及肝肾阴虚；痰湿壅盛证及气滞血瘀证的体重指数明显增高；随眼底病变分级的上升，痰湿壅盛、肝火亢盛证发生率呈下降趋势，而气滞血瘀、肝肾阴虚证呈上升趋势；肝火亢盛证24小时平均收缩压、舒张压及夜间血压下降率均最高；痰湿壅盛证的血脂异常最明显。认为高血压性视网膜病变中医证型分布以气滞血瘀为多见，病程、眼底病变分级、体重指数、血压及血脂变化与中医不同证型间有一定的相关性［孙睦，刘志敏.高血压性视网膜病变中医证型的客观化研究.北京中医药，2011，28（10）：768-770.］。高歆歆将136例高血压性视网膜病变的患者（共256只眼，视网膜上有片状出血）随机分为治疗组68例、对照组68例，在原用降压药不变的基础上，治疗组应用和血明目片治疗，对照组服用维生素C、芦丁治疗，4周为一个疗程。认为治疗组视网膜出血吸收明显，有效率较对照组高，差异有统计学意义（P<0.01）。认为和血明目片治疗高血压性视网膜出血疗效显著［高歆歆.和血明目片治疗高血压视网膜病变所致眼底出血136例临床观察.临床医药实践，2009，18（9）：703-704.］。谭秀霞将87例中老年患者随机分为治疗组和对照组，治疗组口服卡托普利片及松龄血脉康胶囊，对照组口服卡托普利片及阿司匹林肠溶片，停用其他相关治疗，治疗期间定时测量血压、血液流变学指标，观察眼底变化。结果：用药8周后患者血压均有下降；在血液流变学指标改善方面及视网膜病变缓解程度方面，松龄血脉康胶囊具有更佳的疗效。认为松龄血脉康胶囊对中老年高血压具有降压及稳压的作用，对中老年高血压性视网膜病变有较好的防治作用［谭秀霞.松龄血脉康胶囊治疗高血压性视网膜病变疗效观察.中西医结合心脑血管杂志，2008，6（1）：21-22.］。汤晓东将64例中老年高血压性视网膜病变患者随机分为治疗组和对照组，两组均给予西医常规治疗，治疗组加用通脉明目方，对照组加服阿司匹林肠溶片，治疗期间停用其他相关治疗，定时观察眼底变化，并测量血压、血液流变学指标。结果：用药8周后，治疗组患者在血液流变

学指标改善及视网膜病变缓解方面，疗效优于对照组。认为通脉明目方对中老年高血压性视网膜病变有较好的防治作用［汤晓东.通脉明目方治疗高血压性视网膜病变32例疗效观察.北京中医药大学学报，2008（6）：15–17.］。

第二节　黄斑部疾病

一、中心性浆液性脉络膜视网膜病变

中心性浆液性脉络膜视网膜病变（central serous chorioretinopathy，CSC），临床习惯简称为"中浆"，是指黄斑部视网膜色素上皮泵功能障碍和屏障功能异常，导致神经上皮或色素上皮浆液性脱离的病变，临床以眼前中心暗影遮挡、视物变形，视力下降，黄斑部水肿、渗出等症状为特征。好发于25~50岁的青壮年，男女比例约为8∶1.9，单眼发病，无眼别差异。本病有自限性。预后好，但1/3~1/2的患者有复发倾向。若多次反复发作，可造成一定程度的永久性视觉异常或视力损害。

中医学"目妄见""视瞻昏渺""视瞻有色""视直如曲""视正反斜""视惑"等病证或可出现与本病类似的证候。

【病因病理】

1. 西医病因病理　本病的发病与年龄、性别、血型、气候、全身情况、妊娠、精神紧张、情绪异常、过敏、感冒、过度疲劳和烟酒刺激等有关。常见的诱因有睡眠不足、紧张、劳累和情绪波动等。发病机制尚不清楚，有缺血、感染、炎症、免疫反应及代谢障碍等学说。但都缺乏有力的证据。本病的病变部位在视网膜色素上皮，是由于视网膜色素上皮细胞之间的封闭小带受到损害，脉络膜与视网膜之间的屏障功能受到破坏，脉络膜毛细血管漏出的血浆经过此损害区进入视网膜神经上皮下积存，引起神经上皮脱离。但是，导致视网膜色素上皮封闭小带损害的原因还不明确。

2. 中医病因病机　多因肝郁脾虚，脾失健运，清阳不升，浊阴不降，痰湿阻络，血流不畅而发病；或感受湿热之邪，湿热内蕴，熏蒸清窍；或痰湿化热，上泛于目；或肝肾不足，精血亏损，精不上承，目失濡养。故本病的发生与肝、肾、脾的功能失调有关，痰湿、气郁、精亏是其主要病因。

【临床表现】

1. 症状　视物模糊，眼前有灰黄色暗影遮挡，视物变形，视大如小，视直为曲或视正反斜等。

2. 体征　视力障碍程度不一，部分患者可出现暂时性远视，用凸透镜片可矫正视力。眼底检查黄斑区呈局限性暗红色隆起，周围绕以一环形反光圈，反光圈内视网膜失去光泽，中心凹光反射弥散或消失。可见一个或数个黄灰白色的圆形或椭圆形浆液性视网膜色素上皮脱离斑，若用裂隙灯显微镜加前置镜或接触镜以窄光带观察后极部，显示神经上皮层与色素上皮层分离，两层之间因浆液性积蓄呈现一个光学空间。在神经上皮层后面还可见多量的黄白色小点状沉着物附着。病变后期，视网膜下可见黄白色小点或玻璃膜疣样改变。若为反复发作，隐匿进行、恢复期的患者，多表现为黄斑区色素紊乱。

3. 并发症 可发生黄斑囊样水肿。

【辅助检查】

1. 荧光素眼底血管造影 早期在黄斑区或附近有一个或数个细小的荧光渗漏点，随造影时间延长，渗漏荧光呈冒烟状或墨渍样扩大，或范围无明显变化；后期脉络膜背景荧光减弱后，仍保持高荧光，部分病例还可清晰地分辨出神经上皮脱离的范围。可为本病的激光光凝渗漏点提供准确依据。若病变迁延或复发者，多表现为色素上皮脱失或色素上皮代偿失调的荧光形态；若属陈旧性病变，多显示色素上皮脱失的荧光形态（图17-5）。

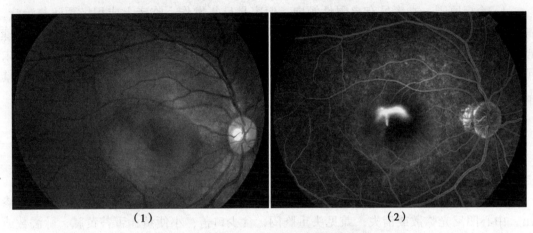

（1）　　　　　　　　　　　　（2）

图17-5　中心性浆液性脉络膜视网膜病变

（1）眼底照相；（2）荧光素眼底血管造影

2. 光学相干断层成像 黄斑部视网膜神经上皮脱离表现为神经上皮隆起，其下为液体积聚的无反射暗区，底部为高反射带，为视网膜色素上皮层。如伴有色素上皮脱离，则表现为与神经上皮相连的高反射色素上皮光带向上隆起，与眼球轮廓间有液性无反射暗区。

3. Amsler表检查 中心注视区方格变形，或线条粗细不均匀，或有纱幕样暗影遮挡。

4. 吲哚菁绿脉络膜血管造影 主要表现为脉络膜血管低灌注、脉络膜血管高渗透、神经上皮脱离，以及色素上皮脱离或脱失等典型荧光形态。

5. 多焦视网膜电图 主要表现为1~3环处的 N_1 波和 P_1 波平均反应密度明显降低，以及1~3环的 N_1 波和1~4环的 P_1 波潜伏期延长。

【诊断与鉴别诊断】

1. 诊断要点

（1）视物模糊不清，眼前有暗影遮挡，视物变形。

（2）黄斑区内局限盘状浆液性脱离。

（3）荧光素眼底血管造影黄斑区及附近可见神经上皮脱离，或色素上皮脱离，或色素上皮脱失等典型的荧光形态。

2. 鉴别诊断

（1）中心性渗出性脉络膜视网膜病变：参阅本节"中心性渗出性脉络膜视网膜病变"内容。

（2）年龄相关性黄斑变性：参阅本节"年龄相关性黄斑变性"内容。

（3）卵黄状黄斑营养不良：多为双侧性，色黄，黄斑部无视网膜脱离，EOG异常，ERG正常。

（4）视盘小凹：部分视盘小凹因小凹边缘的玻璃体牵引而致黄斑部浆液性脱离，形状如中心性浆液性脉络膜视网膜病变，但范围更大，呈梨形，尖端连至小凹，无荧光渗漏，预后较差。

【治疗】

1. 治疗原则 本病虽有自限性倾向，但容易反复发作。临床上应积极预防与治疗，减少复发。本病以中医治疗为主。古代医家多从肝肾亏虚论治，现代中医结合本病的病理改变，早期多从湿、痰、郁和瘀等论治，后期多从虚论治。西医认为本病的确切病因未明，目前尚缺乏针对性的有效药物治疗，有明显活动性渗漏者可配合视网膜激光光凝。禁忌使用糖皮质激素。

2. 全身治疗

（1）西医治疗：可试用地巴唑片，每次10mg，每日3次。

（2）中医辨证论治

①湿热内困证

证候 自觉视物昏蒙，或视瞻有色，视大为小，视直为曲，眼底可见黄斑部水肿、渗出，中心凹反光弥散或消失；兼见头重胸闷，食少口苦，小便黄；舌苔黄腻，脉濡数或滑数。

治法 利湿清热，祛痰化浊。

方药 三仁汤合温胆汤加减：杏仁10g，白蔻仁10g，薏苡仁30g，滑石15g，厚朴10g，半夏10g，竹叶10g，白通草10g，枳实10g，甘草6g。水煎，每日1剂，分2次温服。

热盛者，加黄芩、栀子以增清热之效；黄斑部水肿明显者，加胆南星、琥珀、猪苓等以利水消肿；渗出多者，选加瓜蒌仁、桔梗、昆布、海藻、海螵蛸等化痰散结。

②脾虚湿泛证

证候 视物模糊，眼前暗影，视物变形；兼见胸闷纳呆，食少便溏；舌质淡，苔薄白，脉细弱或濡。

治法 健脾渗湿，益气明目。

方药 五苓散合六君子汤加减：桂枝10g，茯苓15g，白术10g，猪苓10g，泽泻10g，党参10g，陈皮6g，法半夏10g，炙甘草10g。水煎，每日1剂，分2次温服。

气虚甚者，加黄芪、五指毛桃以增益气明目之效；脘闷便溏者，加厚朴、木香等以行气。

③肝气郁结证

证候 视力下降，眼前暗影，视物变形，视瞻有色；兼见胸闷不舒，胁肋胀痛；舌苔薄白，脉涩。

治法 疏肝解郁。

方药 柴胡疏肝散加减：柴胡10g，枳壳10g，白芍10g，陈皮6g，香附10g，川芎10g，炙甘草6g。水煎，每日1剂，分2次温服。

黄斑部渗出严重者，加厚朴、莱菔子、海螵蛸、郁金等以化痰散结；脾虚者，加茯苓、白术、山药等益气健脾；若情志急躁，口苦咽干，胸胁胀痛，脉弦数者，加郁金、牡丹皮、栀子等以疏肝清热。

④肝肾阴虚证

证候 视物模糊，眼前暗影，视物变形、变色；伴有头晕耳鸣，腰膝酸软，多梦，或久病不愈，或屡次复发；舌质红，苔少，脉细数。

治法 滋养肝肾。

方药 杞菊地黄丸加减：枸杞子10g，菊花10g，熟地黄15g，山茱萸15g，山药15g，茯苓15g，泽泻10g，牡丹皮10g。水煎，每日1剂，分2次温服。

阴虚甚者，加女贞子、墨旱莲、麦冬等养阴增液。

⑤痰瘀郁滞证

证候 视物模糊，眼前暗影，视物变色、变形；病久不愈，眼底黄斑部水肿，渗出物融合难消，色素紊乱；兼见口腻胶黏，食欲不振，或形体肥胖，时有痰涎；舌有瘀点或瘀斑，苔黄厚，脉滑或涩。

治法 活血祛瘀，化痰散结。

方药 桃红四物汤合温胆汤加减：陈皮6g，法夏10g，竹茹10g，枳实10g，桃仁10g，红花10g，当归10g，川芎10g，生地黄15g，赤芍10g，甘草6g。水煎，每日1剂，分2次温服。

渗出多者，加昆布、海藻、山楂等软坚散结；失眠多梦者，加石菖蒲、远志、夜交藤等以宁心安神。

（3）常用中成药

①复方丹参滴丸，每次10粒，每日3次，温开水送服。适用于兼血瘀证。

②补中益气丸，每次6g，每日2次。适用于脾气虚弱证。

③六味地黄丸，每次6g，每日2次。适用于肝肾亏损证。

④陈夏六君子丸，每次6g，每日2次。适用于痰湿郁结证。

⑤川芎嗪注射液，每次80mg，或复方丹参注射液，每次20ml，加入0.9%氯化钠注射液250ml，静脉滴注，每日1次，14日为一个疗程。适用于兼血瘀证。

⑥茵栀黄注射液，每次20ml，加入0.9%氯化钠注射液250ml，静脉滴注，每日1次，14日为一个疗程。适用于兼湿热证。

（4）针灸治疗

①体针：睛明、承泣、太阳、瞳子髎、丝竹空、翳明、风池、合谷、养老、光明、肾俞、肝俞、足三里等穴。每次眼部取穴2个，远端取穴2个，每日1次，10日为一个疗程。

②耳针：选用目1、目2、脾、肝等耳穴，每日按压2~3次。有促进黄斑部渗出物吸收的作用。

（5）其他疗法

①眼部直流电中药离子导入：选用川芎嗪、丹参、三七注射液，每次15分钟，每日1次，14日为一个疗程，间隔2~5日可进行第二疗程。适用于兼血瘀证，或黄斑部水肿、渗出显著者。

②穴位注射：用丹参注射液，于双侧足三里穴注射，每侧1ml，每周2次。有促进黄

斑部渗出物吸收的作用。

3. 局部治疗

（1）氨碘酞滴眼液滴眼，每日 6 次。

（2）激光光凝治疗：目的是促进视网膜下积液尽快吸收，但不能防止复发。适应证：①有明显荧光渗漏，渗漏点位于视盘黄斑束以外，离中心凹 250μm 以上；②神经上皮或色素上皮脱离范围 >1PD；③病程 >3 个月。

【预防与调护】

1. 养成良好的生活习惯，起居有时。保证充足睡眠，节制房事。

2. 饮食宜清淡，忌肥腻厚味、辛辣刺激，忌煎炸炙煿及生冷之品。

3. 合理安排工作，减轻工作压力，避免过用目力，消除不良情绪刺激，保持心情舒畅。

4. 户外活动宜戴有色眼镜，避免紫外线对黄斑部的损害。

【研究进展】

彭清华等对 108 例 129 只眼中心性浆液性脉络膜视网膜病变患者采用在中医辨证论治基础上加活血利水法治疗，肾虚证者采用补益肝肾、活血利水法，用杞菊地黄汤加减；脾虚湿泛证者采用健脾活血利水（湿）法，用参苓白术散加减；肝经郁热证者采用疏肝清热、活血利水法，用丹栀逍遥散加减；并与采用常规中医辨证论治 105 例 124 只眼进行对照。结果：经过 1 个疗程的治疗，治疗组临床治愈 39 只眼，显效 47 只眼，好转 40 只眼，无效 3 只眼，有效率 97.67%；对照组临床治愈 28 只眼，显效 39 只眼，好转 50 只眼，无效 7 只眼，有效率 94.35%。两组相比，差异有非常显著性意义（$P<0.01$）。两组患者经治疗后视力均明显提高，每组治疗前后比较，差异有非常显著性意义（$P<0.01$）；经治疗后，治疗组和对照组相比较，差异亦有显著性意义（$P<0.05$）。说明在中医辨证论治基础上加活血利水法治疗，能提高中心性浆液性脉络膜视网膜病变的临床疗效、恢复患者有用视力［彭清华，彭俊，吴权龙，等．活血利水法治疗中心性浆液性脉络膜视网膜病变的临床研究．国际眼科杂志，2010，10（7）：1284-1286.］。冯彩霞观察自拟复明汤治疗中心性浆液性脉络膜视网膜病变的疗效，共收集中心性浆液性脉络膜视网膜病变患者 84 例（84 只眼），随机分为治疗组（42 例 42 只眼），对照组（42 例 42 只眼），治疗组予口服自拟复明汤（黄芪、川芎、茯苓、车前子、白术、茺蔚子、桔梗、陈皮、琥珀粉、甘草），对照组予常规西药治疗。结果：治疗 3 个月时，治疗组总有效率 92.86%，治愈病例疗程平均为 74.5 天；对照组总有效率 64.29%，治愈病例疗程平均为 82.8 天。治疗 6 个月时，治疗组总有效率 95.24%，治愈病例疗程平均为 92.4 天；对照组总有效率 80.95%，治愈病例疗程平均为 155.2 天。两组疗效比较，差异有统计学意义。认为自拟复明汤对治疗中心性浆液性脉络膜视网膜病变有较好疗效，且能缩短病程，减轻患者痛苦［冯彩霞．复明汤治疗中心性浆液性脉络膜视网膜病变 42 例疗效观察．中国中医眼科杂志，2011，21（5）：292-293.］。黎容等回顾性分析 2007—2010 年采用激光光凝治疗中心性浆液性脉络膜视网膜病变患者 137 例临床资料，比较患者治疗前后视力和眼底改善情况和并发症情况。结果：137 例（146 眼）经治疗后，痊愈 103 例（110 眼），好转 33 例（35 眼），无效 1 例（1 眼），总有效率 99.3%；患者治疗后视力情况和 FFA 结果较治疗前明显改善；随访 1~3 个月，无并发症发生。认为 532nm 激光光凝治疗中心性浆液性脉络膜视网膜病变能促进患者视力

恢复，缩短病程、安全性好［黎容，黎作为，冯小志，等.激光治疗中心性浆液性脉络膜视网膜病变 137 例疗效观察.中国社区医师，2011，13（24）：163–164.］。高自清等评价了"格栅状"光凝治疗"无渗漏"型中心性浆液性脉络膜视网膜病变的疗效。对 56 例（56 眼）经 FFA 和 OCT 诊断为"无渗漏"型中心性浆液性脉络膜视网膜病变的患者随机分为激光治疗组（32 眼）和对照组（24 眼），激光治疗组行围绕黄斑区的"格栅状"光凝，光斑强度为 I 级激光斑；对照组仅观察，不进行任何治疗。于 1 个月后复查视力及 OCT。结果：激光治疗组 32 眼经治疗后有 30 眼视力明显提高，31 眼 OCT 提示黄斑水肿减轻或消失，治疗前后差异有统计学意义；观察组仅 4 眼视力提高，22 眼黄斑水肿无明显改善，观察前后差异无统计学意义。认为"格栅状"光凝治疗"无渗漏"型中心性浆液性脉络膜视网膜病变具有良好的效果，可以明显减轻黄斑区水肿，提高视力，且治疗方法简便、安全［高自清，岳晓丽，李娟，等."格栅状"光凝治疗"无渗漏"型中浆的疗效观察.中华全科医学，2011，9（10）：134–136.］。

二、中心性渗出性脉络膜视网膜病变

中心性渗出性脉络膜视网膜病变（central exudative chorioretinitis，CEC），临床习惯简称为"中渗"，是发生于黄斑部孤立的渗出性脉络膜视网膜病变，伴有视网膜下新生血管。又称为青壮年出血性黄斑病变或特发性局限性视网膜下新生血管。以视力显著减退、眼前暗影遮挡、视物变形，黄斑部有黄白色渗出病灶及伴有出血为主要临床特征。多见于青壮年，单眼发病居多，少数可双眼发病，无明显性别差异。病程较长，常呈间歇性发作，可持续一二年甚至更长时间。若病变位于黄斑部中央，由于瘢痕形成而导致视力永久性损害。

本病中医文献无直接对应的病名，中医学"暴盲""视瞻昏渺""视直如曲""视惑"等病证或可出现与本病类似的证候。

【病因病理】

1. 西医病因病理　病因尚不十分明确。可能与原虫、真菌、结核、梅毒及病毒等因素有关。病理上可能属于局限性肉芽肿性脉络膜炎，由于肉芽肿性炎症损伤 Bruch 膜，从而引起脉络膜新生血管经 Bruch 膜进入视网膜下，由于新生血管的渗漏、出血、机化，最后形成瘢痕，使中心视力发生永久性损害。

2. 中医病因病机　多与湿浊痰瘀，肝肾亏虚，火热动血等相关。劳伤肝肾，精血亏虚，目失濡养，神光乏源；或情志抑郁、愤怒、悲泣，气机不畅，气滞日久，血脉瘀阻，玄府闭塞，气血津液失其常道，溢于络外；或肝肾阴虚，水不涵木，虚火内生，上炎目窍，灼津伤络，迫其营血津液妄行；或饮食不节，恣食辛辣炙煿，嗜烟好酒，湿热内蕴，熏蒸目窍，气血津液失常，肝郁气滞或痰湿久蕴，神光无以发越。

【临床表现】

1. 症状　视物模糊，或视力突然下降；眼前有暗影遮挡，视物变形，视大如小，视直如曲或视正反斜等。

2. 体征　视力下降，黄斑部病变中心为灰白色深层浸润性病灶，略呈圆形，边缘欠清晰，轻度隆起，大小约 1/4~1PD，病灶边缘有点状、片状、新月形或环状出血灶，围绕着灰白色浸润损害。部分伴有视网膜盘状浅脱离。病程持久，常持续一两年甚至更长时间，最后进入结瘢阶段。

3. 并发症 可引起新生血管性青光眼。

【辅助检查】

1. 荧光素眼底血管造影 活动期：在相当眼底灰白色浸润灶处，可见视网膜神经上皮层下有树枝状、花边状、绒球状、轮辐状或不规则状新生血管灶，病灶周围出血性荧光遮蔽。恢复期：动脉期出现与灰白色病灶及其周围色素一致的强荧光灶，渗漏荧光逐渐增强，范围扩大。瘢痕期：动脉期出现与瘢痕病灶一致的荧光斑，随造影时间延长荧光增强，但渗漏范围无扩大，其周围为色素性荧光遮蔽（图 17-6）。

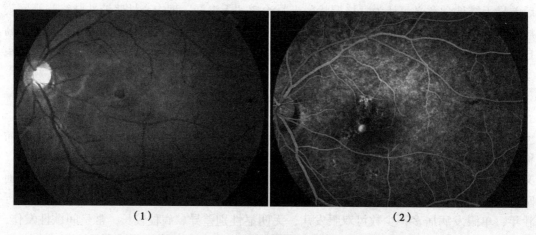

（1） （2）

图 17-6 中心性渗出性脉络膜视网膜病变

（1）眼底照相；（2）荧光素眼底血管造影

2. 吲哚菁绿脉络膜血管造影 可准确发现 CNV 的血管形态。病灶早期出现弱荧光区，脉络膜新生血管多位于弱荧光区内，晚期在其边缘有一环状弱荧光。部分病例早期显示病灶周围及后极部眼底伴有局限性脉络膜血管扩张，或伴有神经上皮脱离。

3. 光学相干断层成像 可确定脉络膜新生血管团块的形态、大小及位置，多从视网膜色素上皮层向上突出，位于视网膜神经上皮下间隙，呈强或中等强度反射；或伴有浆液性神经上皮脱离、出血性色素上皮脱离及不同程度的视网膜水肿和增厚。

【诊断与鉴别诊断】

1. 诊断要点

（1）视力急剧下降，眼前有中心性暗影及视物变形。

（2）黄斑区或附近呈圆形稍隆起的黄色或灰白色渗出性灶，病灶边缘出现半月形或环形等形态不一的出血灶，黄斑部及附近视网膜水肿，中心凹光反射消失。

（3）荧光素眼底血管造影见与眼底灰白色病灶相应处出现脉络膜新生血管及荧光渗漏。

2. 鉴别诊断

（1）中心性浆液性脉络膜视网膜病变：多见于男性，视力一般较好，眼底无出血，荧光素眼底血管造影有色素上皮受损而致的荧光渗漏，但一般无视网膜下新生血管；中心性渗出性脉络膜视网膜病变男女无差异，视力减退明显，眼底有出血，荧光素眼底血管造影可见视网膜下新生血管。

（2）年龄相关性黄斑变性：多见于 50 岁以上的中老年人，双眼先后或同时发病，黄斑病灶大于 1PD，常在 2~3PD 以上。患者自觉中心视力下降。临床分为干性和湿性。干性者黄斑部及附近视网膜色素紊乱，或金箔样改变，伴有边界模糊、大小不一的黄白色玻璃膜疣。晚期患者后极部视网膜可见地图状萎缩区。荧光素眼底血管造影早期显示因色素上皮脱失所致的透见荧光，或荧光素着色。OCT 表现为上下血管弓内视网膜神经上皮层变薄，各层光反射强度可增强或减弱，视网膜色素上皮/脉络膜毛细血管层出现与眼底相中玻璃膜疣相应的半弧形隆起。湿性者黄斑部及附近见黄白色软性渗出、水肿和出血灶，晚期患者则出现机化、瘢痕等改变。荧光素眼底血管造影显示病灶内有形态不一的视网膜下新生血管及荧光素渗漏，出血者可见荧光遮蔽。OCT 根据渗出、出血和瘢痕的不同病理改变而有相应表现，可有助于诊断。

（3）高度近视性视网膜病变：有高度近视病史，眼底视盘增大、斜入，视网膜呈豹纹状，有漆裂样纹，部分患者出现新生血管及黄斑区出血，但出血灶伴少有黄白色渗出。

【治疗】

1. 治疗原则　本病以中医辨证治疗为主，局部与全身辨证相结合，分别采用滋阴降火、通络散结、清肝解郁、健脾渗湿等方法进行治疗，配合凉血散瘀、软坚化痰之品以助眼底渗出、出血的消散和吸收。西医主要是针对病因治疗，可配合激光光凝，或黄斑区光动力疗法治疗。

2. 全身治疗

（1）西医治疗

①病因治疗：疑有结核者，可予抗结核药物进行试验性治疗，连续治疗 3 周，如病灶缩小，视力好转，则可继续抗结核治疗。可选择使用：异烟肼片，每日 0.3g，晨起顿服，持续半年以上；或链霉素，每日 0.75g，总量为 90g；或乙胺丁醇片，每次 250mg，每日 3 次，口服；或利福平胶囊，每次 150mg，每日 3 次，口服。

②其他辅助治疗：可选择使用高渗制剂、血管扩张药、维生素类及非甾体消炎药进行治疗。

（2）中医辨证论治

①肝郁气滞证

证候　平素情志不舒，视力突然下降，眼前中心暗影遮挡，视物变形；黄斑部有典型的灰白色渗出，周围有鲜红色出血灶；兼见头目胀痛，或心烦易怒，失眠多梦，口苦咽干，胁肋胀痛，纳呆便溏，倦怠乏力；舌质暗红，苔薄黄，脉弦数。

治法　疏肝解郁，行气活血。

方药　血府逐瘀汤加减：桃仁 10g，红花 6g，当归 12g，川芎 10g，生地黄 15g，赤芍 10g，牛膝 10g，柴胡 10g，桔梗 10g，枳壳 10g，甘草 6g。水煎，每日 1 剂，分 2 次温服。

若渗出水肿严重，加车前子、薏苡仁、泽泻等以利水消肿；如瘀血日久不消，可加五味子、鳖甲、三棱、莪术等以破血散瘀。

②虚火上炎证

证候　视力下降，视物变形；黄斑部出现黄色或灰黄色圆形渗出及视网膜水肿，边缘有出血灶；兼见头晕面赤，口干咽燥，五心烦热，夜寐不安；舌红少津，脉细数。

治法 滋阴降火，化瘀散结。

方药 知柏地黄丸加减：知母 10g，黄柏 10g，熟地黄 15g，山茱萸 15g，山药 15g，茯苓 15g，泽泻 10g，牡丹皮 10g。水煎，每日 1 剂，分 2 次温服。

有新鲜出血者，加仙鹤草、阿胶、紫珠草、白及等止血为先；若热象明显，加墨旱莲、女贞子、栀子等以增滋阴降火之效；渗出、出血日久未消退，加海螵蛸、莪术、三棱、海藻、昆布等以破瘀散结。

③痰瘀上壅证

证候 视物模糊，眼前暗影，视物变色、变形；病久不愈，黄斑部水肿，黄白色渗出物融合难消；兼见头重胸闷，痰稠口黏，食欲不振，或形体肥胖，时有痰涎；舌有瘀点或瘀斑，苔黄厚，脉滑或涩。

治法 活血祛瘀，化痰散结。

方药 温胆汤加减：陈皮 6g，法夏 10g，竹茹 10g，枳实 10g，茯苓 15g，甘草 6g。水煎，每日 1 剂，分 2 次温服。

可加桃仁、红花、泽兰、琥珀、茺蔚子等以活血祛瘀；头重及黄斑部水肿、渗出明显者，加赤小豆、薏苡仁、浙贝母、大豆黄卷等化痰散结；胸胁闷满，恶心者，加莱菔子、厚朴、大腹皮、藿香、草豆蔻等行气宽中。

④脾虚气弱证

证候 病至后期，视力未恢复，眼内干涩，不久耐视，视物变形变色；黄斑部瘢痕形成；伴倦怠懒言，面色少华，纳呆便溏；舌质淡，苔薄白，脉细弱。

治法 健脾益气，活血明目。

方药 归脾汤加减：白术 10g，茯苓 15g，黄芪 15g，龙眼肉 10g，酸枣仁 10g，人参 10g，木香 10g，远志 10g，当归 10g，生蒲黄 10g，炙甘草 6g。水煎，每日 1 剂，分 2 次温服。

失眠者，加浮小麦、大枣、夜交藤、柏子仁等以宁心安神；若出血、渗出日久难消者，选加桂枝、炮姜、川椒等以温经通络。

（3）常用中成药

①三七片，口服，每次 2g，每日 3 次，温开水送服。适用于兼血瘀证。

②陈夏六君子丸，口服，每次 6g，每日 2 次，温开水送服。适用于痰湿郁结证。

③川芎嗪注射液，每次 80mg，加入 0.9% 氯化钠注射液 250ml，静脉滴注，每日 1 次，14 日为一个疗程。适用于兼血瘀证。

④黄芪注射液，每次 20ml，加入 0.9% 氯化钠注射液 250ml，静脉滴注，每日 1 次，14 日为一个疗程。适用于兼气虚证。

⑤茵栀黄注射液，每次 20ml，加入 0.9% 氯化钠注射液 250ml，静脉滴注，每日 1 次，14 日为一个疗程。适用于兼湿热证。

（4）针灸治疗

①体针：用翳明、攒竹、瞳子髎、太冲、风池、阳白、丝竹空、合谷、肾俞、肝俞等穴，每次选取 2 穴，交替使用，根据病证虚实，用平补法或平泻法。

②耳针：选用目 1、目 2、脾、肝等耳穴，每日按压 2~3 次。有促进黄斑部渗出物吸收的作用。

（5）其他疗法

眼部直流电中药离子导入：导入药物可选用川芎嗪注射液、红花注射液、普罗碘铵注射液等，每次15分钟，每日1次，14日为一个疗程。适用于兼血瘀证。

3. 局部治疗

（1）球后注射：地塞米松注射液，每次2.5mg，球后注射，隔日1次。连续3~5次。

（2）激光光凝治疗：脉络膜新生血管离中心凹250μm以上者可用激光光凝，以封闭视网膜下的新生血管，阻止病情继续发展。

（3）光动力疗法：用于封闭脉络膜新生血管。

【预防与调护】

1. 养成良好的生活习惯，避免过用目力。

2. 饮食宜清淡，注意营养均衡，禁烟慎酒，忌辛辣炙煿之品。

3. 适当参加文娱体育活动，保持乐观情绪。切忌郁闷忧思，或忿怒暴悖，以免加重病情。

4. 本病病程长，宜坚持系统、规范治疗。

【研究进展】

李学晶等观察凉血化瘀中药治疗中心性渗出性脉络膜视网膜病变（CEC）患者脉络膜新生血管（CNV）的疗效。其分析25例患者25只眼临床确诊为CEC并接受凉血化瘀中药治疗连续观察1年的患者的临床资料。就诊时，最佳矫正视力（BCVA）为3.0~5.0（对数视力表）。FFA检查显示典型性CNV 17例，部分典型性CNV 6例，隐匿性CNV 1例，1例瘢痕形成。OCT检查显示Ⅰ型CNV 4例，混合型CNV 14例，Ⅱ型CNV 6例，瘢痕化1例。分析比较治疗前后的BCVA、眼底、CNV渗漏变化。结果：随诊结束时，视力提高≥2行的明显改善者11只眼，占44%；视力波动在1行以内的稳定者12只眼，占48%；视力下降≥2行者2只眼，占8%。FFA结合OCT显示CNV全闭塞者18只眼，占72%；CNV部分闭塞者4只眼，占16%；CNV小部分闭塞者1只眼，占4%；CNV进展2只眼，占8%。认为对于大部分CEC患者凉血化瘀中药治疗有效［李学晶，唐由之.凉血化瘀中药治疗中心性渗出性脉络膜视网膜病变疗效观察.中国中医眼科杂志，2009，19（1）：21-23.］。费凤荣观察七叶皂苷钠联合银杏达莫治疗中心渗出性脉络膜视网膜炎的疗效。将82例中心渗出性脉络膜视网膜炎患者，随机分为两组，对照组41例，采用银杏达莫治疗，治疗组41例，在对照组治疗基础上加用七叶皂苷钠，对其疗效进行对比分析。结果：治疗组总有效率（92.68%）明显高于对照组（78.05%），且差异有统计学意义，基本无不良反应。认为七叶皂苷钠联合银杏达莫治疗中心渗出性脉络膜视网膜炎能显著提高疗效［费凤荣.七叶皂苷钠联合银杏达莫治疗中心渗出性脉络膜视网膜炎临床观察.中国现代药物应用，2010，4（23）：162-163.］。董照阳等观察光动力疗法PDT联合健脾化浊方治疗中心性渗出性脉络膜视网膜病变（CEC）的临床疗效。其中治疗组21例（21只眼），对照组25例（25只眼），以最佳矫正视力、FFA和OCT检查结果为观察指标，评价健脾化浊方治疗PDT后对患者病情转归的影响。结果：临床治疗1个月和3个月后，两组最佳矫正视力对比，差异没有统计学意义；治疗1个月和3个月后OCT显示，治疗组的黄斑区视网膜厚度和脉络膜新生血管复合体的厚度均小于对照组，差异具有统计学意义；两组治疗3个月后FFA显示，治疗组的荧光渗漏消失情况明显优于对照组。认为PDT联合健脾化浊方能有效促进中心性渗出性脉络膜视网膜病变患者视网膜水肿的吸收、减轻渗出，较长时间中药干预后，有利于维持 PDT 作用的稳定性 [董照阳，魏伟，赵孝贵，等.中西医结合治疗中心性渗出性脉络膜视网膜病变 46 例临床研究.江苏中医药，2010，42（11）：26-27.]。高烨等对临床诊断为中心性渗出性脉络膜视网膜炎者 15 例 15 眼进行常规 FFA 检查。结果：3 眼中心性渗出性脉络膜视网膜炎于动脉前期或早期在相当于眼底灰白浸润灶部位出现不同形态的新生血管荧光轮廓，且与视网膜血管无联系，并迅速发生渗漏扩大。2 眼中心性渗出性脉络膜视网膜炎在动脉期出现与病灶一致的荧光灶，随时间荧光增强但不扩大。后期有所减弱，夹有荧光遮蔽，病灶外周轮状透见荧光。认为 FFA 检查可提高中心性渗出性脉络膜视网膜炎的诊断率，尤其病变不典型者 [高烨，徐学东，屠颖.中心性渗出性脉络膜视网膜炎 15 例荧光血管造影观察.南通大学学报，2008，28（6）：247-248.]。

三、年龄相关性黄斑变性

年龄相关性黄斑变性（age-related macular degeneration，AMD）亦称老年性黄斑变性（senile macular degeneration）或衰老性黄斑变性（aging macular degeneration），大多始发于 50 岁上下，双眼先后或同时发病，多呈进行性视力损害。国内多位学者在不同地区调查，中国 AMD 发病率为 2.9%~12.9%，除年龄外，与种族、家族史有一定关系。随着中国人口日趋老龄化，本病患者有增多趋势，已成为眼科防盲的重点研究方向之一。根据患者的临床表现和眼底病变的病理形态，可分为两种主要类型，即干性（dry type）[或非渗出型（nonexudative macular degeneration），或萎缩型]、湿性（wet type）[或渗出型（exudative macular degeneration）]。后者约为前者的 1/15~1/10，两型在病变表现、进展、预后和治疗方面均不同。

本病干性型与中医学的"视瞻昏渺"相似。湿性型出血时类似于中医学的"暴盲"，其不同病程阶段出现的视物变形、眼前固定黑影等症状，与中医学"视正为斜""视曲如直""视瞻有色"等证候相类似。

【病因病理】

1. 西医病因病理 确切的病因尚不清楚，可能与遗传因素、慢性光损害、环境因素、营养代谢障碍（dystrophy）、中毒、自由基损伤、炎症免疫学说、心血管及呼吸系统等全身疾病有关，视网膜黄斑部特殊的组织结构及生理功能，如对脉络膜毛细血管供血的高度依赖，感光细胞特别是锥细胞密集，代谢旺盛需氧量高等，对病变易发生于黄斑区亦可能有关。多种因素综合作用造成视网膜色素上皮、感光细胞层和脉络膜间正常生理功能障碍。如随着年龄增长，RPE-Bruch 膜 – 脉络膜毛细血管复合体发生不同程度的变性、增生、萎缩等改变，视网膜与脉络膜间营养物及代谢产物的通透能力、处理能力障碍，视网膜色素细胞内物质累积、胞外基质异常聚集，Bruch 膜结构改变及表面嗜伊红物聚积形成玻璃膜疣（drusen），这一系列综合作用导致黄斑变性，脉络膜毛细血管萎缩性表现者为干性；脉络膜毛细血管层通过 Bruch 膜裂隙进入 RPE 下，形成新生血管膜者为湿性。

2. 中医病因病机 多因脾气虚弱，或饮食不节，脾失健运，不能运化水湿，聚湿生痰，浊气上泛，痰湿郁阻眼底脉络，或年老脾气虚弱、气虚血瘀致视物昏蒙；或年老肝肾亏虚、精血不足、目失濡养或水不涵木，阴虚化火，灼伤眼底脉络，以致神光暗淡；或劳思竭视、心血暗耗或情志不舒，肝气郁结，气滞血瘀，脉络瘀滞或素体气血不足，气不摄血，血溢络外，积聚成瘀，郁阻眼底脉络以致目昏不明。

【临床表现】

1. 症状　初起视物昏蒙，如有轻纱薄雾遮挡。随着病情发展，视物模糊逐渐加重，眼前出现固定暗影，视物变形。或可一眼视力骤降，眼前暗影遮挡，甚至仅辨明暗。

2. 体征　眼外观无异常，视力下降，不能矫正。根据眼底表现主要分为干性和湿性两种。

①干性（或称萎缩型、非新生血管型）：早期以视网膜色素上皮退变为主，可见黄斑区色素紊乱，呈现色素脱失的浅色斑点和色素沉着小点，如椒盐状，中心凹反光消失，后极部视网膜有散在边界不很清晰的玻璃膜疣；后期视网膜色素上皮及其脉络膜毛细血管萎缩而表现为后极部视网膜色素紊乱，或地图状色素上皮萎缩区。

②湿性（或称渗出型、新生血管型）：初期见后极部视网膜大量黄白色大小不等的软性玻璃膜疣，并互相融合，微微隆起，其周围有暗红色光晕（色素上皮浅脱离），在后极部有时能看到呈污秽灰白色稍隆起的视网膜下新生血管。如新生血管破裂出血，则其周围可见深层或浅层出血，部分病例则引起色素上皮下的出血性脱离，出血进入神经上皮下时呈暗红色，时间较久则中央机化呈黄色，病灶范围小者约一个视盘直径，大者可达整个后极部，甚至超出后极部范围。出血多者可有视网膜前出血，甚至进入玻璃体内，形成玻璃体积血。病变后期渗出和出血吸收，眼底后极部呈现一片黄白色瘢痕，瘢痕中散在不规则的色素团块。

3. 并发症　渗出型AMD脉络膜新生血管出血量多时可突破内界膜进入玻璃体，形成玻璃体积血。

【辅助检查】

1. 荧光素眼底血管造影检查　干性者早期可见后极部视网膜玻璃膜疣状透见荧光或呈地图状透见荧光；后期脉络膜毛细血管萎缩、闭塞而呈低荧光区，其中有残余的粗大脉络膜血管。湿性者于动脉期可见来自脉络膜的视网膜下新生血管呈花瓣状、辐射状或绒球状形态，后期呈现一片荧光素渗漏，出血区呈现遮蔽荧光。病变晚期黄斑区常为机化瘢痕，浅色的瘢痕可呈现假荧光，色素增殖及出血区荧光遮蔽，瘢痕边缘或瘢痕间有新生血管样强荧光（图17-7）。

2. 吲哚菁绿脉络膜血管造影检查　可显示荧光素眼底血管造影发现不了的脉络膜新生血管，从而能扩大适用激光光凝术的脉络膜新生血管范围及提高激光光凝的成功率。

3. 中心视野检查　与病灶相应处能检出中心或旁中心比较性暗点，Amsler方格表检查阳性。

【诊断与鉴别诊断】

1. 诊断要点（表17-3）

（1）年龄50岁以上，视物昏蒙，视物变形，甚至一眼视力骤降，眼前出现固定暗影。

（2）眼底检查可见干性或湿性老年性黄斑变性的眼底表现。

（3）荧光素眼底血管造影或吲哚菁绿脉络膜血管造影检查显示相应形态。

2. 鉴别诊断

（1）脉络膜黑色素瘤：黄斑区深层多量的出血性隆起需与后极部的脉络膜黑色素瘤鉴别，荧光素眼底血管造影、吲哚菁绿脉络膜血管造影及眼部超声波检查有助于鉴别诊断。

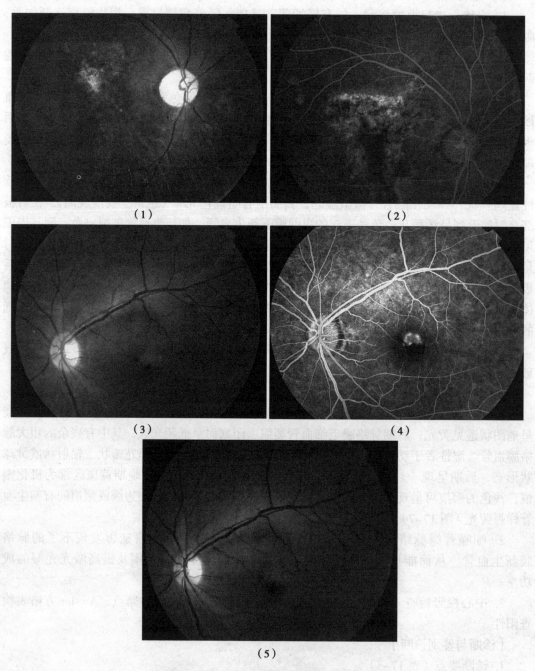

（1）

（2）

（3）

（4）

（5）

图17-7 年龄相关性黄斑变性

（1）干性 AMD 眼底照相；（2）干性 AMD 荧光素眼底血管造影；（3）湿性 AMD 眼底照相；（4）湿性 AMD 荧光素眼底血管造影；（5）湿性 AMD 无赤光下眼底照相

表 17-3 AMD 临床诊断标准

	干性（萎缩型）	湿性（渗出型）
年龄	多为 50 岁以上	多为 50 岁以上
眼别	双眼发生	双眼先后发生
视力	下降缓慢	下降较急
眼底表现	早期：黄斑区色素脱失 中心光反射不清或消失 多为散在玻璃膜疣	早期：黄斑区色素脱失 中心光反射不清或消失 玻璃膜疣常有融合
	晚期：病变加重，可有金箔样外观，地图样色素上皮萎缩，囊样变性或板层裂孔	中期：黄斑区出现浆液性或出血性盘状脱离，重者视网膜下血肿，视网膜内出血，玻璃体出血 晚期：瘢痕形成
荧光素眼底血管造影	黄斑区有透见荧光或弱荧光，无荧光渗漏	黄斑区有脉络膜新生血管，荧光素渗漏，出血病例有遮蔽荧光

注：①有早期眼底改变但视力正常，为可疑患者，应定期观察；
②注意病史，排除其他黄斑病变；
③视力下降者应排除屈光不正和屈光间质浑浊。

（2）中心性渗出性脉络膜视网膜病变：发病年龄多为中青年，另眼无玻璃膜疣，而 AMD 多为 50 岁以上发病，另眼多有玻璃膜疣或 AMD 病变，全身病因学检查亦可提供参考。

【治疗】

1. 治疗原则　西医学认为干性无治疗意义；湿性则可根据 FFA 及 ICG 的结果选择激光光凝、光动力疗法（PDT）、经瞳孔湿热疗法（TTT）、抗血管内皮生长因子制剂（Anti-VEGF）等。中医学认为本病肾精亏衰，脾虚不运，脉络瘀滞为主要病机，可针对病程不同阶段进行辨证论治。根据病程的不同阶段采用中西医结合治疗可获较好的疗效。

2. 全身治疗

（1）西医治疗

①支持疗法：适用于干性者，补充微量元素及维生素，保护视细胞。可服用葡萄糖酸锌，每次 50mg，每日 2 次；维生素 C，每次 100mg，每日 3 次；维生素 E，每次 100mg，每日 3 次。

②抗血管内皮生长因子（Anti-VEGF）制剂：适用于湿性，目前用于临床的有哌加他尼钠、雷珠单抗，其具体方法可参考有关文献。

（2）中医辨证论治

①痰湿郁结证

证候　眼外观端好，但视物昏蒙或视物变形；眼底黄斑部色素紊乱如椒盐状，后极部视网膜有多个大小不一、边界不清的玻璃膜疣，中心凹反光不清或消失；伴有胸膈胀满，眩晕心悸，肢体乏力；舌苔白腻或黄腻，脉沉滑或弦滑。

治法　燥湿化痰，软坚散结。

方药　二陈汤加减：陈皮 6g，法半夏 10g，桔梗 12g，竹茹 10g，苍术 10g，枳实 10g。水煎，每日 1 剂，分 2 次温服。

可加浙贝母、生牡蛎以软坚散结；若面色无华，气短乏力可加党参、砂仁、白术以健脾益气消痰；舌质暗红，有瘀斑选加川芎、赤芍、丹参、茺蔚子等活血化瘀。

②瘀血阻络证

证候　视力下降，视物变形；眼底见黄斑区大片暗红色出血，并有渗出和水肿；可伴头痛失眠、烦闷；舌质暗红有瘀斑，苔薄，脉沉涩或弦涩。

治法　活血化瘀，行气消滞。

方药　桃红四物汤或血府逐瘀汤加减：桃仁 10g，红花 10g，当归 10g，川芎 10g，生地黄 15g，赤芍 10g，牛膝 10g，柴胡 10g，桔梗 10g，枳壳 10g，甘草 6g。水煎，每日 1 剂，分 2 次温服。

可加党参、黄芪、郁金以助益气活血；出血久不吸收可加鸡内金、山楂以化瘀散结；渗出明显加浙贝、夏枯草等化痰散结消滞。

③肝肾阴虚证

证候　视物模糊，视物变形，眼前有黑影遮挡，甚至视力骤降，视物不见；眼底可见黄斑部出血，呈片状或圆点状，或视网膜前大量出血，甚至进入玻璃体；常伴有心烦失眠，手足心热，面赤颧红；舌红少苔，脉细数或弦数。

治法　滋养肝肾，凉血止血。

方药　杞菊地黄丸加减：枸杞子 10g，菊花 10g，熟地黄 15g，山药 15g，茯苓 15g，泽泻 10g，牡丹皮 10g，山茱萸 15g。水煎，每日 1 剂，分 2 次温服。

虚火甚则以知柏地黄汤加减。可酌加生蒲黄、墨旱莲、女贞子以滋阴降火、凉血止血；出血多者加生三七粉、藕节、白及、丹参、赤芍以止血化瘀。

④气血亏虚证

证候　视力多明显下降，眼底表现同上；伴头晕耳鸣，神疲乏力，食少纳差；舌淡苔白或舌红少苔，脉沉细无力。

治法　益气补血，软坚散结。

方药　人参养荣汤加减：白芍 10g，当归 10g，陈皮 6g，黄芪 10g，肉桂心 10g，人参 10g，白术 10g，炙甘草 6g，熟地黄 15g，五味子 10g，茯苓 10g，远志 10g，大枣 5 枚，生姜 3 片。水煎，每日 1 剂，分 2 次温服。

头晕耳鸣，加川牛膝、山茱萸、沙苑子、黄精滋肾益精气；形寒肢冷、夜尿清长，酌加淫羊藿、肉桂、鹿角胶（烊服）温阳益肾；黄斑区瘢痕形成，加浙贝母、玄参、鸡内金以软坚散结。

（3）常用中成药

①知柏地黄丸：适用于肝肾阴虚证，口服，每次 8g，每日 2 次。

②生脉饮：用于气血亏虚证，口服，每次 10ml，每日 2~3 次。

③血府逐瘀口服液：用于瘀血阻络证，口服，每次 10ml，每日 2~3 次。

④杞菊地黄丸：适用于肝肾亏虚证，口服，每次 8g，每日 2 次。

（4）针灸治疗：常用睛明、承泣、球后、瞳子髎、丝竹空、攒竹、四白、阳白、翳明、风池、百会、合谷、肝腧、肾腧、脾腧、足三里、足光明、三阴交等穴。

针灸取穴按辨证论治原则，针对主症配穴，一般每次取眼周穴位 1~2 个，肢体穴位 1~2 个，分组交替运用，每日或隔日针 1 次，10 次为一个疗程。

3. 局部治疗

（1）滴眼液滴眼：可选用七叶洋地黄双苷滴眼液滴眼，每次 1 滴，每日 3 次。

（2）激光治疗：①适用于本病湿性早期，对软性玻璃膜疣行微脉冲激光治疗，可促进其吸收；视网膜下新生血管膜位于黄斑中心凹 250μm 以外者，可封闭新生血管膜，以免病变不断发展、扩大。②光动力疗法或经瞳孔温热疗法适用于封闭黄斑脉络膜新生血管膜的治疗。

4. 手术治疗

（1）玻璃体积血的手术治疗：采用玻璃体切割术清除玻璃体积血。

（2）视网膜下出血及新生血管膜的手术治疗：去除视网膜下出血、脉络膜新生血管及纤维瘢痕组织。

（3）视网膜移植手术：目前主要研究的是对黄斑视网膜下的新生血管膜瘢痕及视网膜色素上皮组织切除后，做自体或异体视网膜色素上皮细胞移植、感光细胞移植，但术后的视功能及排异反应问题仍未完全解决。

【预防与调护】

1. 饮食合理，戒烟限酒。

2. 太阳辐射、可见光均可致黄斑损伤，日光下应戴遮阳帽，雪地、水面应戴滤光镜以保护眼睛免受光的损害。

3. 对一眼已患年龄相关性黄斑变性的患者，应严格监测其健眼，一旦发现病变，应予以治疗。

【研究进展】

庄曾渊回顾统计了 80 例年龄相关性黄斑变性患者，其中以虚为主，或虚中夹实，或阴虚生热，或血瘀痰阻，虚为其本，实为其标。故认为年龄相关性黄斑变性的病机特点是本虚标实。在病程中邪正消长，病机转变，证型也发生演变［张红，庄曾渊.庄曾渊分期辨证治疗老年性黄斑变性经验.中国中医眼科杂志，2011，21（2）：104-105.］。魏伟等将 61 例 AMD 患者随机分为治疗组 31 例（35 只患眼）和对照组 30 例（32 只患眼），治疗组用自拟健脾化浊方治疗，对照组采用空白对照。总结分析治疗组治疗前和治疗 1 个月后、3 个月后的临床资料，并与对照组做比较。结果：治疗组治疗后视力优于对照组，治疗 3 个月后组间差异有统计学意义；黄斑区视网膜厚度值、脉络膜新生血管（CNV）复合体厚度值及 CNV 渗漏消失情况的比较，治疗组亦均优于对照组，治疗 3 个月后组间差异有统计学意义。认为健脾化浊方在较长时间使用后对湿性 AMD 患者的视力有改善作用，可有效促进视网膜水肿的吸收、减少渗出，对脉络膜新生血管有一定程度的抑制作用［魏伟，范海霞."健脾化浊方"治疗湿性老年黄斑变性的临床研究.江苏中医药，2011，43（10）：26-27.］。高峰等将门诊确诊 AMD 肝肾亏虚证患者 64 例作为观察组，年龄、性别与之匹配的 129 例无 AMD 及眼底疾病者作为对照组。采集外周血，提取 DNA，PCR 扩增后测序，检测 CFH Y402H 与 CFB R32Q 单核苷酸多态性，检测血沉（ESR）、C 反应蛋白（CRP）。结果：观察组 CFH Y402H 基因突变人数明显多于对照组。两组等位基因 C 的频率分别为：观察组 23.44%，对照组 12.02%，观察组明显高于对照组，危险度：OR=2.241，

95%CI：1.287~6.092。两组病例 CFB R32Q 基因突变人数没有显著性差异。两组等位基因 A 的频率分别为：观察组 3.91%，对照组 5.04%，差异无统计学意义，危险度：OR=0.766，95%CI：0.267~2.199。观察组 ESR 检测结果阳性人数为 13（20.31%），对照组阳性人数为 9（6.98%），两组阳性率比较差异有统计学意义。观察组 CRP 检测结果阳性人数为 8（12.50%），对照组阳性人数为 6（4.65%），两组阳性率比较差异有统计学意义。认为 AMD 肝肾亏虚证与 CFH Y402H 基因变异有关，CFH Y402H 基因多态性有可能作为 AMD 肝肾亏虚证客观辨证指标；炎症机制可能是 AMD 肝肾亏虚证的病机之一［高峰，姚静，仲路，等．年龄相关性黄斑变性肝肾亏虚证与 CFH Y402H、CFB R32Q 基因多态性的相关性研究．江苏中医药，2011，43（11）：24-25.］。陈梅等观察发现，蜣螂提取物可以抑制实验性 CNV 中 VEGF、bFGF 和 Ang1 的阳性表达，提高 PEDF 的阳性表达，从而可以抑制实验性 CNV 的形成［陈梅，邱晓星，彭清华，等．蜣螂提取物对兔脉络膜新生血管 VEGF 和 bFGF 表达的影响．国际眼科杂志 2008；8（12）：2443-2448.］。

四、黄斑水肿

黄斑水肿（macular edema）是指各种原因导致黄斑部视网膜内层液体积聚的结果，但它不是一种独立的眼病，是视网膜静脉阻塞、糖尿病视网膜病变、葡萄膜炎、眼外伤等多种疾病病变过程中的并发症。

中医学"视瞻昏渺""视瞻有色""视直如曲""视正反斜""视惑"等病变过程或可出现与本病相类似的证候。

【病因病理】

1. 西医病因病理　任何眼部疾病破坏了血－视网膜屏障的完整性就可能出现黄斑囊样水肿。常见的原因有视网膜静脉阻塞、糖尿病视网膜病变、白内障摘除术、抗青光眼滤过性手术后等。

本病的发病机制尚不十分明确，可能涉及多种因素。主要有代谢异常、缺血、流体静压作用、机械力、炎症反应和毒性反应等。如病变侵犯黄斑部毛细血管，或各种原因使玻璃体对视网膜有牵引，累及毛细血管，视网膜毛细血管内皮细胞的紧密结构受到破坏，血管内的液体和大分子物质向外渗漏，液体积聚在视网膜外丛状层的细胞外间隙，形成视网膜水肿。由于黄斑部外丛状层的 Henle 纤维呈放射状排列，因此，积聚在此处的液体形成特征性的多囊形态。黄斑部中央区的细胞外间隙受液体积聚而扩张，因中央区的间隙较大，形成的囊腔也较大，周围则是较小的囊腔所围绕。

2. 中医病因病机　多因感受湿热之邪，湿热内蕴，熏蒸清窍；或痰湿化热，上泛于目，致黄斑部水肿；肝郁脾虚，脾失健运，清阳不升，浊阴不降，痰湿阻滞目络；或饮食不节，内伤于脾，脾失健运，湿浊痰饮内聚，上泛清窍；或肝肾不足，精血亏损，无以上承，目失濡养；或脾肾阳虚，运化失职，浊邪不降，上泛清窍，留滞黄斑而致。

【临床表现】

1. 症状　视力模糊，视物变形，视大如小，或视直为曲等。

2. 体征　视力下降程度不一，黄斑部视网膜因水肿而增厚，呈昏蒙状，有时隐约见囊样间隙。中心凹光反射消失。

3. 并发症　黄斑板层裂孔、黄斑视网膜前膜、持久水肿造成视力下降、黄斑部色素上皮萎缩或退化、视网膜外层萎缩。

【辅助检查】

1. 光学相干断层成像　可清晰显示黄斑部视网膜神经上皮层的囊样间隙，感光视网膜内有多量圆形透光区。同时也能够精确地测量视网膜厚度。

2. 荧光素眼底血管造影　对诊断有决定性价值。可见渗漏的荧光蓄积在中心凹周围，较轻者呈弥漫性，严重者呈花瓣状或蜂窝状（图 17-8）。

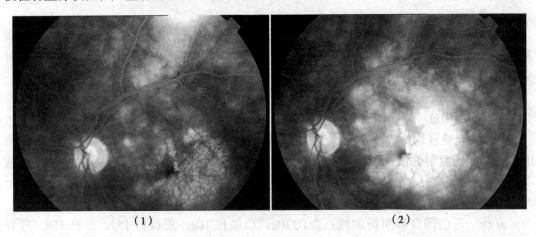

（1）　　　　　　　　　　　　　　（2）

图 17-8　黄斑囊样水肿

（1）（2）荧光素眼底血管造影后期均可见黄斑区弥漫性荧光聚集

3. Amsler 表检查　方格变形，或线条变形。

4. 玻璃体荧光光度测定法　检测玻璃体内荧光素的浓度及分布，间接评估血-视网膜屏障的完整性。适用于对疾病发展和治疗效果的动态观察和随访。

5. 视网膜厚度分析　通过视网膜厚度分析仪检查，可清晰显示其截面图，评估整个后极部视网膜增厚的情况，并可鉴别囊样改变、视网膜裂孔及膜增殖等视网膜病变。

此外，可通过静脉注射辣根过氧化酶、镧胶、羟基荧光素、异硫氰酸荧光素等小分子荧光素，观察小分子的渗漏情况，以评估血-视网膜屏障的完整性及其受损程度。

【诊断与鉴别诊断】

1. 诊断要点

（1）视力下降。

（2）黄斑区水肿。

（3）有光学相干断层成像、荧光素眼底血管造影的典型表现。

2. 鉴别诊断

（1）中心性渗出性脉络膜视网膜病变：眼底检查：病变中心呈圆形、稍隆起的灰白色浸润性病灶，边缘模糊，大小约 1/4~1/2PD，周围可见弧形或环状出血灶，荧光素眼底血管造影见病灶内有形态不一的视网膜下新生血管及其荧光渗漏，出血性荧光遮蔽灶。

（2）年龄相关性黄斑变性：干性：黄斑部及附近视网膜色素紊乱，或金箔样改变，伴有黄白色的点状玻璃膜疣，荧光素眼底血管造影显示黄斑部出现色素上皮脱失所致的窗样缺损荧光形态，或显示色素上皮脱离荧光形态。湿性：黄斑部及附近见黄白色软性渗出、水肿和出血灶，荧光素眼底血管造影显示病灶内有形态不一的视网膜下新生血管及其荧光渗漏，出血者见荧光遮蔽灶。

【治疗】

1. 治疗原则　本病以中医辨证治疗为主。古代医家多从肝肾亏虚论治，现代根据眼底病理改变，早期多从湿、痰、郁和瘀等论治，后期多从虚论治。西医可配合激光光凝治疗。

2. 全身治疗

（1）西医治疗：积极治疗原发疾病。若属眼内炎症引起的应给予抗炎药物，如葡萄膜炎、血管炎，可给予糖皮质激素、抗生素治疗。对一些非特异性、非炎症性黄斑囊样水肿可试用β受体阻断剂、乙酰唑胺治疗。

（2）中医辨证论治

①湿热内困证

证候　自觉视物昏蒙，或视瞻有色，视大为小，视直为曲，眼底可见黄斑部水肿、渗出，中心凹光反射弥散；兼见头重胸闷，食少口苦，小便黄小；舌苔黄腻，脉濡数，或滑数。

治法　利湿清热，祛痰化浊。

方药　三仁汤合温胆汤加减：杏仁 10g，白蔻仁 10g，薏苡仁 15g，滑石 15g，厚朴 10g，半夏 10g，竹叶 10g，白通草 10g，枳实 10g，甘草 5g。水煎，每日 1 剂，分 2 次温服。

热盛者，加黄芩、栀子以增清热之效；黄斑部水肿、渗出明显者，加胆南星、琥珀等以化痰散浊。

②脾虚湿泛证

证候　视物模糊，眼前暗影，视物变形，黄斑部水肿；兼见胸闷纳呆，食少便溏；舌质淡，舌苔薄白，脉细弱或濡。

治法　健脾渗湿，益气明目。

方药　五苓散合六君子汤加减：桂枝 10g，茯苓 15g，白术 10g，猪苓 10g，泽泻 10g，党参 10g，陈皮 6g，法半夏 10g，炙甘草 10g。水煎，每日 1 剂，分 2 次温服。

气虚甚者，加黄芪、五指毛桃以益气升阳；脘闷便溏者，加大腹皮、厚朴、木香等以理气宽中。

③肝肾阴虚证

证候　视物模糊，眼前暗影，视物变色、变形；伴有头晕耳鸣，腰膝酸软，多梦，或久病不愈，或屡次复发；舌质红，舌苔少，脉细数。

治法　滋养肝肾。

方药　杞菊地黄丸加减：枸杞子 10g，菊花 10g，熟地黄 15g，山药 15g，茯苓 15g，泽泻 10g，牡丹皮 10g，山茱萸 15g。水煎，每日 1 剂，分 2 次温服。

阴虚甚者，加女贞子、麦冬等以增滋阴之效。

④脾肾阳虚证

证候　视力下降，眼前暗影，视物变形，视瞻有色；兼见面色㿠白，神疲乏力，畏寒肢冷，面浮肢肿，尿频或小便不利，阳痿不举；舌质淡胖，苔白，脉沉细。

治法　温补脾阳，利水化浊。

方药 肾气丸加减：附子 10g，桂枝 10g，干地黄 15g，山药 15g，茯苓 15g，泽泻 10g，牡丹皮 10g，山茱萸 15g。水煎，每日 1 剂，分 2 次温服。

病至后期，加黄芪、五指毛桃、党参、升麻等以益气升阳。

⑤痰瘀郁滞证

证候 视物模糊，眼前暗影，视物变色、变形；病久不愈，眼底黄斑部水肿，渗出物融合难消，色素紊乱；兼见口腻胶黏，食欲不振，或形体肥胖，时有痰涎；舌有瘀点或瘀斑，苔黄厚，脉滑或涩。

治法 活血祛瘀，化痰散结。

方药 桃红四物汤合温胆汤加减：陈皮 6g，法夏 10g，竹茹 10g，枳实 10g，桃仁 10g，红花 10g，当归 10g，川芎 10g，生地黄 15g，赤芍 10g，甘草 6g。水煎，每日 1 剂，分 2 次温服。

渗出多者，加昆布、海藻、山楂等以软坚散结；失眠多梦者，加石菖蒲、远志、夜交藤等以宁心安神。

（3）常用中成药

①川芎嗪片，每次 50~100mg，每日 3 次，温开水送服。适用于兼血瘀证。

②补中益气丸，每次 6g，每日 2 次，温开水送服。适用于脾气虚弱证。

③六味地黄丸，每次 6g，每日 2 次，温开水送服。适用于肝肾亏损证。

④陈夏六君子丸，每次 6g，每日 2 次，温开水送服。适用于痰湿郁结证。

⑤复方丹参注射液，每次 20ml，加入 0.9% 氯化钠注射液 250ml，静脉滴注，每日 1 次，14 天为一个疗程。适用于兼血瘀证。

⑥茵栀黄注射液，每次 20ml，加入 0.9% 氯化钠注射液 250ml，静脉滴注，每日 1 次，14 天为一个疗程。适用于兼湿热证。

⑦黄芪注射液，每次 20ml，加入 0.9% 氯化钠注射液 250ml，静脉滴注，每日 1 次，14 天为一个疗程。适用于兼气虚证。

（4）针灸治疗

①体针：常用穴：球后、翳明、光明、睛明、风池、肾俞、肝俞、足三里等，每次局部取 2 穴，远端取 2 穴，每日 1 次，10 天为一个疗程。

②耳针：选用目 1、目 2、脾、肝等耳穴，每日按压 2~3 次。有促进黄斑部渗出物吸收的作用。

（5）其他疗法

①眼部直流电中药离子导入：选用川芎嗪、红花、丹参、三七注射液作电离子导入，每次 15 分钟，每日 1 次，10 天为一个疗程，间隔 2~5 天再进行第二疗程。适用于兼血瘀证。

②穴位注射：用丹参注射液，于双侧足三里穴注射，每侧 1ml，每周 2 次。可促进黄斑部水肿。

3. 局部治疗

（1）激光光凝治疗：适用于黄斑部毛细血管渗漏，且病程超过 3 个月以上，视力和病变仍未好转者。可用氪黄激光做黄斑部格栅样光凝。

（2）曲安奈德玻璃体腔内注射。

【预防与调护】

1. 养成良好的生活习惯，起居有时，节制房事，避免过用目力及过度疲劳。

2. 饮食宜清淡，多吃新鲜水果、蔬菜，忌肥甘厚味、辛辣刺激、煎炸炙煿及生冷之品。

3. 保持情志舒畅，减少工作压力，消除紧张、烦躁、沮丧、激动等不良情绪的影响，以免病情加重或反复。

4. 积极、规范治疗原发病。

【研究进展】

于彬科等将视网膜分支静脉阻塞后黄斑区水肿 60 例患者随机分为中药组（30 例，30眼）和对照组（30 例，32 眼），分别采用 532nm 激光黄斑区格栅样光凝术加中药和单纯激光光凝进行治疗，并从视力及光学相干断层成像（OCT）检查黄斑区水肿消退的情况。结果：中药组的视力改善情况、眼底黄斑区水肿的吸收情况均优于对照组（$P<0.05$）。认为黄斑区格栅样光凝术加中药治疗视网膜分支静脉阻塞黄斑水肿疗效优于单纯激光光凝术［于彬科，段灵霞，王金平，等 .532nm 激光联合中药治疗视网膜分支静脉阻塞后黄斑区水肿疗效观察 .山西中医学院学报，2011，12（4）：23-25.］。路露等回顾性分析接受 577nm多点扫描距阵激光黄斑区格栅样光凝联合全视网膜光凝治疗的 DME 患者 26 例（32 只眼）。光凝分 3~4 次完成，随访 3 个月。治疗前及治疗后 1 周、1 个月、3 个月均进行最佳矫正视力（BCVA）、OCT 检查。光凝前及光凝后 3 个月行 FFA 检查。对比分析治疗前后患者BCVA 和黄斑中心视网膜厚度（CMT）的变化。结果：26 例（32 只眼）光凝术前与光凝术后 3 个月 BCVA 比较，差异有统计学意义。患者光凝术前 1 周、术后 1 周、术后 1 个月、术后 3 个月的 CMT 差异具有统计学意义。认为 577nm 多点扫描距阵激光可以有效地减轻 DME，治疗操作简单，对控制和延缓患者病情发展、稳定患者视力有重要意义［路露，徐延山 .577nm 多点扫描距阵激光治疗糖尿病性黄斑水肿的疗效观察 .天津医科大学学报，2011，17（3）：416-419.］。李敏超等采用前瞻性、随机对照临床试验，将行白内障超声乳化联合人工晶状体植入术且无视网膜病变的糖尿病患者随机分成两组，A 组（n=104）术前 1 天和术后 4 周使用 10g/L 双氯芬酸钠滴眼液 4 次 / 日，联合术后 4 周使用妥布霉素地塞米松滴眼液 4 次 / 日；B 组（n=113）术后 4 周只使用妥布霉素地塞米松滴眼液 4 次 /日。观察最佳矫正视力、黄斑水肿的发病率和黄斑中央区视网膜厚度。结果：临床检查发现，A 组黄斑水肿 4 眼（3.8%），B 组黄斑水肿 10 眼（8.8%）。光学断层扫描检查发现，A组 6 眼（5.8%）发生黄斑水肿，B 组 12 眼（10.6%）发生黄斑水肿。A 组的黄斑中央区厚度小于 B 组（$P<0.01$）。认为对于需要行白内障手术的糖尿病患者，术前和术后使用双氯芬酸钠滴眼液，并联合术后使用妥布霉素地塞米松滴眼液，与术后单独使用妥布霉素地塞米松滴眼液相比，前者可以明显降低黄斑水肿的发病率［李敏超，杨晓然，刘斐，等 .非甾体类消炎药预防糖尿病患者白内障术后黄斑水肿 .国际眼科杂志，2011，11（9）：1614-1616.］。杨平等于眼底黄斑部光学相干断层成像（OCT）图像提出了分割黄斑水肿的方法。根据 Chan-Vese 模型，采用了一种改进的水平集算法，直接定义整数值的符号函数、曲线的外扩和内缩。通过内外轮廓线上点的相互转化，实现了快速分割和曲线平滑。用该方法对眼底黄斑水肿 45 张断层图像进行了分割，提取了黄斑水肿区域轮廓，取得了良好的分割效果，并估算了眼底黄斑水肿的体积，为临床诊断和治疗提供了定量分析的工具

［杨平，彭清，刘维平，等 . 一种眼底黄斑水肿 OCT 图像分割方法 . 生物医学工程学杂志，2011，28（5）：1001-1006. ］。

五、黄斑裂孔

黄斑裂孔（macular hole）又名黄斑裂洞。5%~10% 发生于眼外伤，眼内炎症，眼内手术，高度近视，视网膜脱离；80% 以上为特发性，特发性黄斑裂孔多发生在 50~80 岁，女性多见，男女比例为 1∶3。有 5%~10% 的病例双眼发病。

本病中医文献尚无直接对应的病名，临床根据患者视功能损害的程度和病变的不同阶段，与中医学"视惑""视瞻昏渺""视直为曲""暴盲"等病证相似。

【病因病理】

1. 西医病因病理　主要是由于外伤、高度近视等原因导致黄斑部正前方玻璃体皮质的局部皱缩，造成对视网膜表面的切线性收缩。早期裂孔因视锥细胞内高密度叶黄素容易被透见，故病灶呈黄色。随着浆液性脱离的面积扩大，视锥细胞离心性退缩，叶黄素随之退向边缘而使病灶呈黄色环。特发性黄斑裂孔形成可能是玻璃体前后和切线方向牵拉的作用，或内界膜的作用，或眼内压的作用等所致。

2. 中医病因病机　多因劳瞻竭视，精血暗耗，肝肾两虚，目失所养；或脾胃虚弱，运化失司，固摄无权；或头眼部创伤，黄斑受损所致。

【临床表现】

1. 症状　视物模糊，眼前有中心暗点，或伴有视物变形。

2. 体征　视力下降。黄斑部中央出现 1/4~1/2PD 大小的暗红色孔，边缘清晰，孔底可有黄色颗粒。

3. 并发症　视网膜脱离。

4. 临床分型　特发性黄斑裂孔分为 4 期（Gass 分期法）。

Ⅰ期：中心凹脱离，呈黄色点状，或有小的黄色环。

Ⅱ期：中心凹或其旁边小圆形或新月形全层裂孔，一般裂孔 <0.4mm。

Ⅲ期：中心凹圆形裂孔，边缘常积聚视网膜下液体，裂孔 >0.4mm，玻璃体后皮质仍与黄斑粘连。

Ⅳ期：裂孔较Ⅲ期大，玻璃体后皮质完全脱离，裂孔中央视网膜色素上皮水平常有黄色小点。

【辅助检查】

1. 光学相干断层成像　Ⅰ期显示小凹失去原有的凹陷而变平坦，中心凹有囊样间隙，玻璃体纤维斜向插入中心凹。Ⅱ期可见烧瓶状视网膜全层缺失；裂孔上口处尚可看到视网膜瓣。玻璃体后表面插入中心凹或中心凹旁区域，说明有玻璃体黄斑牵引。Ⅲ期切面显示烧瓶状视网膜全层缺失。Ⅳ期切面显示烧瓶状视网膜全层缺失，玻璃体后表面与视网膜彻底分开。

2. 荧光素眼底血管造影　Ⅰ期正常或中央呈强荧光，但无荧光渗漏；Ⅱ期裂孔为局限性强荧光；Ⅲ期裂孔早期呈强荧光。

3. Amsler 表检查　方格变形或中心暗点。

4. 多焦视网膜电图　中心凹 P_1 波反应密度明显降低或平坦，同时伴有黄斑部的 P_1 波反应密度降低。

【诊断与鉴别诊断】

1. 诊断要点

（1）病史与症状：可有外伤、高度近视等病史。中心视力下降，视物变形。

（2）体征：黄斑部中央见边缘清晰的暗红色裂孔。

（3）光学相干断层成像、荧光素眼底血管造影检查有典型显示。

2. 鉴别诊断

（1）黄斑假裂孔：稍厚的黄斑视网膜前膜，在中央空隙处可以透见其下的视网膜及脉络膜，致孔隙处呈红色，形成假裂孔。其视力比真裂孔好，Watzke 征阴性，无灰色环或黄色沉着物，无洞盖。荧光素眼底血管造影呈现淡淡的强荧光。

（2）玻璃膜疣及色素上皮脱失与 I 期裂孔的鉴别：可通过 OCT 或荧光素眼底血管造影，结合是否有白内障术史、近期观看日蚀病史，多能予以区别。

（3）中心性浆液性脉络膜视网膜病变：多见于中青年男性，视力一般较好，眼底无出血，荧光素眼底血管造影有色素上皮脱离或神经上皮脱离所致的荧光形态。

【治疗】

本病的治疗应根据病因或视网膜脱离的可能性，考虑是否手术治疗。I 黄斑裂孔不需要处理，1/2 病例可自行消失。高度近视所致黄斑裂孔，常并发视网膜脱离，可予原发性视网膜脱离手术治疗，或联合玻璃体手术治疗。II 期、III 期和 IV 期特发性裂孔，可予玻璃体手术治疗。

【预防与调护】

1. 高度近视患者宜避免剧烈运动。

2. 注意生产安全，严格遵守操作规程，避免眼外伤。

【研究进展】

田超伟等对经选择的 31 例有玻璃体支撑的、单纯黄斑裂孔引发的视网膜脱离患者行玻璃体内注气术治疗。术中角膜缘穿刺放出少量房水，颞上或鼻上睫状体扁平部进针，注入长效气体 C3F8 约 0.6~0.8ml，指测眼压稳定，光感明确。术后严格保持俯卧位。结果：手术后随访 6 个月至 1 年（平均 7.3 个月），经一次单纯注气后视网膜复位率为 71.0%（22/31 只眼）。再次手术后最终视网膜复位率为 96.8%（30/31 只眼）。认为单纯玻璃体内注气（C3F8）术对于部分有玻璃体眼黄斑裂孔性视网膜脱离患者具有一定疗效，该术式操作简单，病例选择得当，可以取得一定的治疗效果［田超伟，王雨生，李夏，等.玻璃体内注气（C3F8）术治疗有玻璃体眼黄斑裂孔性视网膜脱离的临床观察.临床眼科杂志，2011，19（1）：40–42.］。周丹等将北京同仁医院 24 例（24 眼）屈光度超过 – 6D 黄斑裂孔视网膜脱离患者随机分为单纯 C3F8 注气组（A 组）14 例，玻璃体切割联合 C3F8 注气组（B 组）10 例。手术前后检查矫正视力、眼压、裂隙灯显微镜、眼底、眼部超声波和 OCT。术后平均随诊（27.3 ± 12.8）个月。结果：术后最后随诊时，单纯 C3F8 注气组、玻璃体切割联合 C3F8 注气组间手术复位率分别为 28.6%（4/14 例）和 20%（2/10 例），视力改善 ≥ 2 行分别为 4 例和 2 例，两组间手术费用比较有显著性差异。认为单纯玻璃体腔 C3F8 注气治疗高度近视合并黄斑裂孔视网膜脱离是一种可供选择的经济、有效的手术方式［周丹，魏文斌，段欣荣，等.单纯玻璃体腔注气治疗高度近视黄斑裂孔视网膜脱离的临床疗效：北京同仁眼科中心的结果. 眼科，2011，20（1）：64-68.]。翟彦君分析黄斑裂孔视网膜脱离26例（26只眼），术前常规检查视力、眼压、屈光情况，眼底检查采用三面镜和间接检眼镜，查明玻璃体液化情况及有无后脱离，黄斑孔有无牵引，膜增生情况，周边视网膜是否伴有裂孔，脱离范围、程度，并以此为依据来决定手术方式。选择脱离范围局限于后极部、伴有玻璃体后脱离、无明显膜形成及无黄斑孔牵引者，行单纯的玻璃体腔内注入惰性气体 C3F8 0.5~0.8ml，4只眼行此手术；选择黄斑裂孔伴有周边裂孔，视网膜脱离范围较广泛者16只眼，行巩膜外垫压必要时环扎加玻璃体腔注气术，注入 C3F8 0.5~1.0ml；选择膜增生明显、脱离范围广泛、有明显黄斑裂孔牵引者8只眼（其中2只眼为二次手术），行玻璃体切割加注气术或硅油注入术。结果：手术后视网膜最终复位24只眼，复位率92.3%（24/26）。单纯注气的4只眼，有1只眼气体吸收后再次脱离，脱离范围仍然比较局限，无明显增殖，经再次气体注入后复位；巩膜外垫压加必要时环扎加玻璃体腔注气术16只眼，其中3只眼再次脱离，2只眼查明有新裂孔形成，1只眼黄斑裂孔封闭不良再次脱离，1只眼放弃治疗，2只眼进行玻璃体切割术最终复位。玻璃体切割加注气术或硅油注入术8只眼，2只眼复发，其中1只眼为白孔，经注气失败后改为注入硅油后成功，1只眼玻璃体增生明显，造成继发裂孔，放弃治疗。手术前后视力比较，均有不同程度的提高。认为对于黄斑裂孔视网膜脱离的患者术前都要进行仔细认真的检查，依据裂孔的性质、部位、大小、脱离的范围、增生膜的情况来决定手术方式，可以减少不必要的手术损伤和并发症的发生，获得最大的视功能康复和视网膜的解剖复位［翟彦君. 黄斑裂孔视网膜脱离的手术治疗. 临床眼科杂志，2010，18（6）：505-507.］。

六、黄斑出血

黄斑出血（macula hemorrhagic）并非一种独立的眼病，是指视网膜出血局限于黄斑部。年龄相关性黄斑变性、中心性渗出性脉络膜视网膜病变等多种眼底疾病的病变过程中都可能发生黄斑出血。由于黄斑部的结构和功能很特殊，一旦出血，对中心视力影响极大。临床当黄斑出血是患者的主要体征时，习惯上将黄斑出血作为病名诊断。根据原发病的不同，发病年龄也各异。

黄斑出血在中医文献中无直接对应的病名记载，根据患者的自觉症状及黄斑出血对视力影响的程度不同，可对应于中医学"视惑""视瞻昏渺""视直为曲""视正反斜""视瞻有色"或"暴盲"等病证。

【病因病理】

1. 西医病因病理　多见于高度近视、年龄相关性黄斑变性、中心性渗出性脉络膜视网膜病变、糖尿病视网膜病变等。如高度近视性视网膜病变，病变过程中可形成巩膜葡萄肿，致脉络膜被牵拉，玻璃膜出现裂隙，新生血管进入视网膜下，可致黄斑出血。

2. 中医病因病机　多因劳瞻竭视，精血暗耗，肝肾阴虚，虚火上扰，灼伤目中血络所致；或情志不舒，肝气郁滞，郁久化火，上扰目窍；或眼部受伤，损伤眼内血络；或饥饱劳役，忧思过度，损伤脾胃，脾气虚弱，血失统摄所致。

【临床表现】

1. 症状　视物模糊，眼前可有中央暗影，或视物变形。

2. 体征　视力下降，严重者可突然下降至光感；眼底黄斑部可见大小不一、形态不同的出血灶，可位于视网膜下，或视网膜，或视网膜前等不同的位置。同时多伴有其他原发眼病相应的病变，如高度近视性视网膜病变、糖尿病视网膜病变或年龄相关性黄斑变性的改变等。

3. 并发症　黄斑囊样水肿、视网膜新生血管、新生血管性青光眼。

【辅助检查】

1. 荧光素眼底血管造影　黄斑部可见出血性荧光遮蔽。部分患者可见黄斑部有绒球状、花蕾样等形态不一的视网膜或脉络膜新生血管灶（图 17-9）。

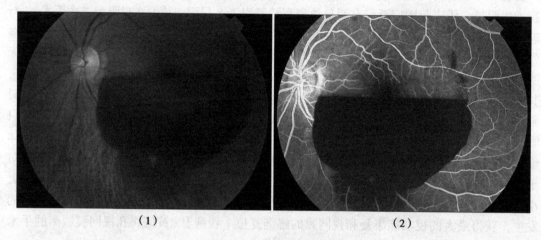

（1）　　　　　　　　　　　　　　（2）

图 17-9　黄斑出血

（1）眼底照相；（2）荧光素眼底血管造影

2. 吲哚菁绿脉络膜血管造影　部分患者可见形态不一的脉络膜新生血管灶。

【诊断与鉴别诊断】

1. 诊断要点

（1）多有高度近视、年龄相关性黄斑变性、中心性渗出性脉络膜视网膜病变等病史。

（2）中心视力下降，视物变形，眼前暗影遮挡。

（3）黄斑部可见出血灶。

（4）荧光素眼底血管造影可显示黄斑部荧光遮蔽或新生血管灶。

2. 鉴别诊断

黄斑裂孔：多有外伤、高度近视等病史。眼底黄斑部中央见边缘清晰的暗红色孔；荧光素眼底血管造影见黄斑中央裂孔呈强荧光；光学相干断层成像清晰地显示典型的全层黄斑裂孔所致的中心凹视网膜全层缺失。黄斑出血者荧光素眼底血管造影表现为荧光遮蔽灶。

【治疗】

1. 治疗原则　本病以中医治疗为主，疗效根据出血的位置、范围的不同而异，可配合西医治疗。

2. 全身治疗

（1）西医治疗

①出血早期宜止血为先，用氨甲苯酸注射液（止血芳酸），每次 400mg，加入 0.9% 氯

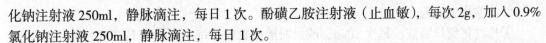

化钠注射液 250ml，静脉滴注，每日 1 次。酚磺乙胺注射液（止血敏），每次 2g，加入 0.9% 氯化钠注射液 250ml，静脉滴注，每日 1 次。

②支持疗法：维生素 C，每次 2g，每日 3 次，口服；维生素 E，每次 100mg，每日 3 次，口服。

③促进出血吸收：卵磷脂络合碘片，每次 3mg，每日 3 次，口服；10% 碘化钾，每次 10ml，每日 3 次，口服；普罗碘胺注射液（氨妥碘），每次 0.4g，每日 1 次，肌内注射。

（2）中医辨证论治

①阴虚火旺证

证候　黄斑出血，视力下降；兼见口燥咽干，五心烦热；舌红苔少，脉细数。

治法　滋阴降火，凉血散血。

方药　知柏地黄汤加减：知母 10g，黄柏 10g，熟地黄 15g，山药 15g，茯苓 15g，泽泻 10g，牡丹皮 10g，山茱萸 15g。水煎，每日 1 剂，分 2 次温服。

若多梦失眠者，加远志、柏子仁、酸枣仁、夜交藤等以宁心安神；口燥咽干甚者，加北沙参、五味子、麦冬等以养阴增液；视力久未恢复者，加枸杞子、桑椹、楮实子、金樱子等以补肾明目。

②肝郁气滞证

证候　黄斑出血；兼见精神抑郁，烦躁易怒，胸胁胀痛，口苦咽干；舌红，苔薄黄，脉弦数。

治法　疏肝解郁，凉血散瘀。

方药　丹栀逍遥散加减：牡丹皮 10g，山栀子 15g，柴胡 10g，当归 10g，白芍 15g，茯苓 15g，白术 10g，甘草 6g，薄荷 6g，生姜 3 片。水煎，每日 1 剂，分 2 次温服。

瘀血日久未消，加丹参、红花、泽兰、僵蚕、地龙等以通窍祛瘀；胁胀痛甚者，加三七、木香、青皮、香附等以行气止痛；肝郁而阴血亏虚者，加桑椹、女贞子、首乌等以养阴补血。

③脾虚气弱证

证候　黄斑出血，量少色淡，或反复出血；兼见神疲乏力，面色萎黄，心悸气短；舌淡，苔少，脉弱。

治法　健脾益气，活血止血。

方药　归脾汤加减：白术 10g，茯苓 15g，黄芪 15g，龙眼肉 10g，酸枣仁 10g，人参 10g，木香 10g，远志 10g，当归 10g，生蒲黄 10g，炙甘草 6g。水煎，每日 1 剂，分 2 次温服。

瘀血日久不消，可重用黄芪、人参，加五指毛桃等以增补气祛瘀之效；兼痰湿蕴结者，加厚朴、瓜蒌仁、桔梗、浙贝母等以化痰散结。

④外伤损络证

证候　眼部外伤，黄斑出血，视网膜灰白；舌暗，苔薄，脉缓。

治法　凉血止血，祛风活血。

方药　生蒲黄汤加减：生蒲黄 15g，墨旱莲 10g，丹参 10g，荆芥炭 6g，郁金 10g，生地黄 15g，川芎 10g，牡丹皮 10g。水煎，每日 1 剂，分 2 次温服。

可加苏木、红花等以增散瘀止痛之功。

（3）常用中成药

①丹红化瘀口服液，每次 10ml，或血府逐瘀颗粒，每次 6g，每日 3 次，温开水送服。适用于兼血瘀证。

②川芎嗪注射液，每次 80mg，或香丹注射液，每次 20ml，加入 0.9% 氯化钠注射液 250ml，静脉滴注，每日 1 次，14 日为一个疗程。适用于兼血瘀证。

③黄芪注射液，每次 20ml，加入 0.9% 氯化钠注射液 250ml，静脉滴注，每日 1 次，14 日为一个疗程。适用于兼脾虚气弱证。

（4）针灸治疗：用合谷、足三里、太冲、太阳、大椎、承泣、睛明、风池等穴，每次局部取 2 穴，远端取 2 穴，交替使用，根据病情虚实，手法用补法或泻法。

3. 局部治疗

（1）激光光凝术：适用于伴有视网膜或脉络膜新生血管者。

（2）光动力治疗：适用于伴有视网膜或脉络膜新生血管者。

4. 手术治疗 黄斑出血 3 个月尚未吸收者，根据出血的部位，施行玻璃体切割术或视网膜手术清除出血灶。

【预防与调护】

1. 出血早期，宜半坐卧位静养。

2. 忌食辛辣炙煿之品，禁烟酒，避免热从内生。

3. 避劳倦，调情志，以免阴血暗耗，虚火上炎。

4. 注意原发病的诊断与治疗。

5. 注意眼外伤的防护。

【研究进展】

张红等从"病"的发展过程中分析"证"的变化规律。在该模式下探讨高度近视黄斑出血的病因病机，认为从该病总发展进程来看，其基本病机为脉络失养；从各阶段的情况来看，早期有漆裂纹而无新生血管的黄斑出血，以肝肾阴虚，精血不足失于濡养为主；脉络膜新生血管形成后，以阴虚火旺，郁热伤络为主，兼火、兼瘀，病机从正气虚演变至正虚邪实［张红，庄曾渊 . 基于"病证结合"探讨高度近视黄斑出血的病机 . 中国中医眼科杂志，2011，21（4）：207-209.］。白雪对确诊为外伤性黄斑出血的 30 例病例（36 只眼）予口服复方血栓通胶囊，每次 3 粒，每日 3 次。同时口服维生素 C、维生素 B。连续用药 2 个月。治疗前后分别进行最佳矫正视力检查、眼底检查。结果：治疗后最佳矫正视力提高的有效率为 61.1%，眼底出血面积吸收的有效率为 75%。认为复方血栓通胶囊治疗外伤性黄斑出血具有一定疗效，可以改善视力和使视力稳定，并能促进眼底出血的吸收［白雪 . 复方血栓通胶囊治疗外伤性黄斑出血 30 例临床观察 . 中国医药导报，2011，7（33）：51.］。戴维智等将收治的 48 例（48 只眼）高度近视合并黄斑出血的患者，随机分成两组，分别给予治疗，Ⅰ组予和血明目片（24 例，24 只眼），Ⅱ组予云南白药胶囊（24 例，24 只眼）。结果：随访 6 个月，Ⅰ组与Ⅱ组有效率无统计学差异，但显效率有统计学意义。认为和血明目片和云南白药胶囊治疗高度近视合并黄斑出血均临床有效，能明显消除积血，改善患者视力［戴维智，郝晓琳，刘桦，等 . 和血明目片治疗高度近视眼合并黄斑出血的临床观察 . 湖南中医药大学学报，2011，31（6）：7-8.］。

七、黄斑视网膜前膜

黄斑视网膜前膜（macular epiretinal membrane）是指由于各种原因所致的某些细胞在黄斑及附近视网膜内表面增生形成纤维细胞膜，临床分特发性黄斑视网膜前膜和继发性黄斑视网膜前膜。特发性黄斑视网膜前膜是一种与年龄相关的增生性疾病，表现为黄斑部视网膜前膜形成及其收缩导致的继发性改变，起病隐匿，病情进展缓慢，与各种眼部病变无关，发生率为 5.5%~12%，80% 以上患者的年龄超过 50 岁，随着年龄增长，发病率有增高趋势，双眼发病率为 20%~30%，无性别差异。继发性黄斑视网膜前膜常发生于眼部外伤、眼内手术后患者。

本病在中医文献中无直接对应的病名。临床根据患者自觉症状、视功能改变的程度和病变的不同阶段，可对应于中医学"视惑""视瞻昏渺""视直为曲""视一为二"和"青盲"等病证。

【病因病理】

1. 西医病因病理　特发性黄斑视网膜前膜的形成主要与玻璃体后脱离和来自视网膜的细胞向黄斑部移行积聚有关。特发性黄斑视网膜前膜内细胞成分的收缩，导致视网膜受牵拉而形成形态各异的前膜。黄斑视网膜前膜的收缩对视网膜造成的牵引力主要在切线方向，所以引起黄斑囊样水肿的几率较小。如果黄斑部视网膜前膜形成的同时伴有玻璃体黄斑牵引，则容易产生黄斑囊样水肿，黄斑板层裂孔，甚至黄斑全层裂孔。

继发性黄斑视网膜前膜多发生在眼部外伤、玻璃体炎症、视网膜血管病变等。病变早期黄斑视网膜前膜似一层玻璃纸样，进一步发展牵拉视网膜，出现黄斑皱褶，血管扭曲，大血管弓向中央移位，逐渐纤维增殖形成灰白色纤维膜；严重者可牵拉形成黄斑裂孔甚至视网膜脱离。

黄斑中心凹被牵引，将发生变形、移位。黄斑周围小血管被前膜牵引、压迫，产生扩张、变形，静脉回流障碍，毛细血管血流速度降低等，将导致血管渗漏、出血斑等。

2. 中医病因病机　多因劳瞻竭视，精血暗耗，肝肾阴虚，虚火上扰，灼伤目中血络；或情志不舒，肝气郁滞，郁久化火，上扰目内脉络；或撞击伤目，真睛破损，或眼内手术，血脉受损所致。

【临床表现】

1. 症状　早期可无症状，或视物模糊，视物扩大或变小，或视物变形，单眼复视，视疲劳。

2. 体征　多数患者伴有玻璃体完全性或不完全性后脱离。早期黄斑部视网膜表面反光增强，色素紊乱，似有一层玻璃纸相隔。随着病情发展，黄斑部皱褶，血管弓的小血管变形、迂曲，灰白色纤维膜形成，中心凹光反射消失。后期部分患者视网膜大静脉变暗、扩张或变形，黄斑部视网膜出现细小的棉絮斑、出血斑或微动脉瘤。当增厚的前膜向心性收缩时，中心部可形成环形隆起，中央内陷而形成假性黄斑裂孔，缺损的部位呈暗红色外观。

3. 并发症　视网膜脱离，视网膜下新生血管形成。

4. 特发性黄斑视网膜前膜可分为 3 期（Gass，1977 年）：

0 期：玻璃纸样黄斑病变期，黄斑部视网膜表面呈金箔样反光，组织结构正常。

Ⅰ期：有皱纹的玻璃纸样黄斑病变期，视网膜表面可见薄膜，视网膜浅表面细小皱纹，血管轻度扩张迂曲。

Ⅱ期：黄斑视网膜前膜期，视网膜表面出现灰白色半透明膜，视网膜全层皱褶，血管明显弯曲变形。

【辅助检查】

1. 荧光素眼底血管造影　颞侧上下血管弓靠拢，黄斑部无血管区面积减少、移位；黄斑部及附近血管迂曲、扩张，可有荧光遮蔽，或点状或不规则的荧光渗漏，严重者后期可见黄斑囊样水肿；毛细血管拱环欠清晰（图17-10）。

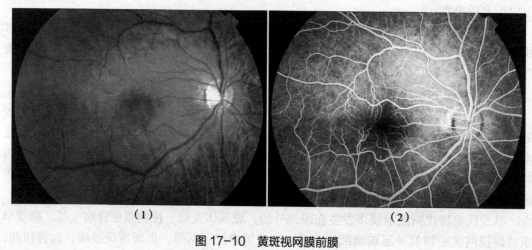

（1）　　　　　　　　　　（2）

图 17-10　黄斑视网膜前膜

（1）眼底照相；（2）荧光素眼底血管造影

2. 光学相干断层成像　黄斑视网膜前膜伴黄斑水肿，显示中心凹凹陷变浅或消失，神经上皮层下方为水肿暗区。增生性前膜则显示黄斑中心凹厚度明显增加，神经上皮间或神经上皮下出现水肿暗区，视网膜内层见光带增强的前膜，或呈团块状向玻璃体腔凸起。若伴假性黄斑裂孔，则显示黄斑中心凹厚度正常或增加，中心凹呈陡峭状改变，周围视网膜厚度增加，可见光带增强的前膜。若属黄斑视网膜前膜伴板层裂孔形成，则显示中心凹神经上皮层部分缺失，中心凹周围的视网膜内层可见光带增强的前膜。手术后检查有助于观察前膜组织是否已去除，还可以定量观察视网膜厚度和视网膜内水肿的减少程度。

3. Amsler 表检查　可见方格变形或中心暗点。

4. 视野检查　晚期多表现为不同程度的视敏度下降。

5. 视觉电生理检查　晚期病例局部黄斑视网膜电图可出现不同程度的波幅降低。多焦视网膜电图表现为黄斑区相应于视网膜前膜处的振幅密度降低，早期中央高峰密度轻度下降，随着病情的发展，中央高峰明显低平。

【诊断与鉴别诊断】

1. 诊断要点

（1）可有眼外伤、内眼手术、高度近视等病史，视力下降或视物变形。

（2）黄斑部视网膜表面反光增强，似隔一层玻璃纸，或见黄斑部皱褶，血管迂曲移位。灰白色纤维膜形成，中心凹光反射消失。

（3）荧光素眼底血管造影、光学相干断层成像检查有典型显示。

2. 鉴别诊断

黄斑裂孔：两者通过光学相干断层成像与荧光素眼底血管造影检查可予以鉴别。若为黄斑裂孔，光学相干断层成像可清晰显示黄斑中心凹处视网膜全层缺失，荧光素眼底血管造影显示裂孔处呈高荧光。

【治疗】

本病尚无有效药物治疗。特发性黄斑视网膜前膜患者，如视力下降或视物变形较轻，且比较稳定，多数不需要治疗，随诊观察。特发性黄斑视网膜前膜的手术治疗目前尚无统一标准，是否手术取决于患者的症状、视力下降程度、视力要求，是否伴随眼部其他疾病、年龄及对侧眼情况等。若视力在 0.1 或以下，不伴随永久性黄斑损害，或视力 0.4 以上，但有严重复视、视物变形等症状，或视力尚好，但荧光素眼底血管造影显示已有荧光素渗漏或黄斑部水肿等情况可考虑进行手术治疗。

【预防与调护】

1. 注意生产安全，严格操作规程，避免眼外伤。

2. 及时处理眼外伤、眼内炎、玻璃体积血、眼内异物等病变，避免发生本病。

3. 严格掌握内眼手术适应证，做好围手术期处理，避免和减少手术并发症。

【研究进展】

贾丽丽等观察特发性黄斑视网膜前膜（IMEM）的 OCT 图像特征及黄斑中心凹厚度的变化，以评价 OCT 技术对 IMEM 的诊断价值。对 164 例 180 只眼 IMEM 患者（IMEM 组）的 OCT 检查结果进行回顾性分析，另设正常对照组 30 例 60 只眼。应用 OCT 观察 IMEM 的图像特征，并检测 IMEM 患者黄斑中心凹的厚度，对不同黄斑中心凹形态组的中心凹厚度进行比较。结果发现：①IMEM 的 OCT 图像特征表现为视网膜神经上皮层表面厚薄不一的高反光带，部分与视网膜内表面完全紧密粘连或分离。IMEM 的黄斑中心凹形态改变有 4 种表现：伴有板层黄斑裂孔 8 眼（4.44%），伴有假性黄斑裂孔 12 眼（6.67%），增生性黄斑视网膜前膜 22 眼（12.22%），伴有黄斑水肿 138 眼（76.67%）。②正常对照组和 IMEM 组的黄斑中心凹厚度平均值分别为（156.67±11.43）μm 和（337.84±126.58）μm，两组间差异有统计学意义（$P<0.001$）。增生性黄斑视网膜前膜组、黄斑水肿组的黄斑中心凹平均厚度分别为（604.86±213.3）μm、（328.88±65.58）μm，均显著高于正常对照组（P 值均 <0.001）；板层黄斑裂孔组、假性黄斑裂孔组的黄斑中心凹平均厚度分别为（114.63±10.46）μm、（149.08±14.23）μm，与正常对照组的差异无统计学意义（P 值均 >0.05）。增生性黄斑视网膜前膜组的黄斑中心凹厚度显著高于黄斑水肿组、板层黄斑裂孔组和假性黄斑裂孔组（P 值均 <0.001），黄斑水肿组的黄斑中心凹厚度显著高于板层黄斑裂孔组和假性黄斑裂孔组（P 值均 <0.001）。认为 OCT 能显示 IMEM 的图像特征，并能定量检测 IMEM 黄斑中心凹厚度的变化，OCT 可作为 IMEM 可靠的诊断方法〔贾丽丽，吴强，邹俊，等. 特发性黄斑视网膜前膜的光学相干断层扫描图像特征. 上海医学，2011，34（3）：208-210.〕。段欣荣等回顾性分析经手术治疗的特发性黄斑视网膜前膜 58 例（59眼），所有病例均行三切口玻璃体切割及黄斑视网膜前膜剥除术，其中 20 眼同时进行了内界膜撕除术，32 眼行气液交换，6 眼联合行晶状体超声乳化及人工晶状体植入术。手术后

随访 1~24 个月，平均 4.7 个月。对视力、黄斑结构及手术并发症等进行临床观察。结果：随访期末视力提高 43 眼，占 72.88%（其中提高 2 行以上者 29 眼，占 49.15%）；视力不变 15 眼，占 25.42%；视力下降 1 眼，占 1.70%。随访期内未见前膜复发。OCT 显示所有患眼的前膜均已消除，黄斑水肿不同程度逐渐减轻。并发症：术中少许点状出血 6 眼；手术后 11 天发生玻璃体积血 1 眼；周边小牵引孔 3 眼（其中视网膜脱离 1 眼）；术中中心凹处小牵引孔 1 眼；手术后 1 年并发性白内障 2 眼。认为玻璃体切割术联合膜剥离治疗特发性黄斑视网膜前膜的效果较好，但也可能出现一些较严重的并发症。在手术技巧比较娴熟的情况下，较早手术治疗可能有助于恢复较好视功能［段欣荣，熊颖，刘宁朴，等．玻璃体手术治疗特发性黄斑前膜临床观察．眼外伤职业眼病杂志，2009，31（2）：97–100.］。段毅琴等回顾 2000—2006 年因继发性黄斑视网膜前膜需行玻璃体视网膜手术患者 32 例 32 眼，其中男性 24 例，女性 8 例；年龄 13~69（平均 41±28）岁；病程 3~69 个月（平均 21±19 个月），有 6 眼病程在 1 年以上。术前视力 CF~0.4。既往史：常规视网膜脱离复位术后 13 眼（男 / 女：13/0）、玻璃体切割术后 8 眼（男 / 女：7/1）、视网膜血管病变 6 眼（男 / 女：4/2）、平坦部炎 5 眼（男 / 女：0/5），其中经平坦部后部玻璃体手术中发现黄斑部有铁锈和炎性物质附着共 5 例 5 眼。所有患者行标准的经睫状体平坦部三通道玻璃体切除，术中先剥除前膜，再剥除视网膜内界膜，部分患者结合 TA 标记，眼内空气充填 1 周左右。追踪观察 6~38 个月。结果：术后视力 0.05~0.7，术前与术后视力差异有显著性。术后黄斑中心凹厚度与术前相比差异具有显著性。尚未发现由视网膜内界膜剥离所致的严重并发症。认为视网膜内界膜剥离术在继发性黄斑视网膜前膜的应用不仅可以整理松解黄斑区视网膜皱褶，解除对黄斑中心凹的牵引，还可以清除紧密附着在黄斑前视网膜表面的炎性物质，改善黄斑区局部代谢，有利于黄斑功能的恢复［段毅琴，朱小华．视网膜内界膜剥除在继发性黄斑前膜的应用．国际眼科杂志，2010，10（9）：1695–1698.］。

第三节 原发性视网膜色素变性

原发性视网膜色素变性（retinitis pigmentosa，RP）是一组以进行性视网膜感光细胞及色素上皮功能丧失为共同表现的遗传性眼病。以夜盲，伴有进行性视野缺损，眼底色素沉着和视网膜电图显著异常或无波型为其临床特点。以视杆细胞和视锥细胞受累最为突出，随着病变的发展，视网膜的其余部分及色素上皮层逐渐萎缩，色素游离并积聚在视网膜血管的周围间隙，形成典型的骨细胞样色素沉积，伴随着夜盲和视野缩小，构成了本病的特征性临床表现。

本病为慢性进行性双眼疾病，病程长，有明显的家族遗传性，父母或其祖代常有近亲联姻史，男性多于女性，比例约为 3∶2。本病多从青少年时期开始发病，均为双眼。发病年龄越早预后越差，目前对本病尚无确切有效的治疗方法，为眼科疑难重症，是眼底病致盲的重要原因之一。

本病与中医学的"高风内障"相似，类似的病名见于《证治准绳·七窍门》，又名高风雀目内障（《太平圣惠方·治眼内障诸方》）、阳衰不能抗阴之病（《原机启微》）、高风障症（《审视瑶函·内障》）、阴风障（《目经大成》）。

【病因病理】

1. 西医病因病理 原发性视网膜色素变性为遗传性疾病，有多种遗传方式，可为常染色体显性遗传、常染色体隐性遗传、性连锁隐性遗传，约 1/3 为散发病例。其中以常染色体隐性遗传为最常见的类型，约占 40%~90%，该型与近亲联姻有一定关系，男多于女，并可伴发耳聋及中枢神经系统疾患；常染色体显性遗传次之，约占 10%~20% 以下，男女患病率接近，不合并全身系统疾病；性连锁隐性遗传最少，约占 10% 以下，仅男性患病，女性为携带者，此型发病早，症状重，进展快，部分并发白内障。

本病发病原因尚不十分清楚，目前较公认的几种学说，可能是原发性视网膜色素变性发生与发展的相关因素，如分子生物学学说、免疫学学说、生化学说等。

2. 中医病因病机 多因禀赋不足，命门火衰，阳虚无以抗阴，阳气陷于阴中不能自振，目失温煦所致；或素体真阴不足，阴虚不能济阳，水不涵木，肝肾阴虚，精亏血少，目失所养；或脾胃虚弱，中焦气血化生不足，运化无力，清阳不升，养血之源匮乏，目失濡养，不能视物。

【临床表现】

1. 症状

（1）夜盲：夜盲是最早的症状，多发生在眼底改变以前。轻者表现为暗适应功能下降，随着病情进展，夜盲症状逐渐加重，最终致盲。发病年龄越年轻，则病程进展越迅速。夜盲是视杆细胞功能异常或变性的主要表现，若病变以视锥细胞受累为主时，则夜盲出现较晚。

（2）视野向心性缩窄：早期视野为典型的环形暗点，随着病情进展，逐渐形成管状视野，常有撞人碰物之现象。病程晚期中心视野受累时，视力完全丧失。

（3）色觉异常：最常见为蓝色盲，红绿色盲较少。

（4）中心视力：早期正常或接近正常，随病变发展而逐渐下降，最终失明。

2. 体征

（1）视盘萎缩：发生于晚期，色淡而呈蜡黄色。

（2）色素沉着：初时眼外观无异常；眼底早期可见赤道部视网膜色素稍紊乱，随之在视网膜血管旁出现骨细胞样色素沉着；随着病情发展，色素沉着逐渐增多，大多位于视网膜血管附近，特别是静脉前面，可遮盖一部分血管，或沿血管分布，且多见于血管分支处。以后色素沉着向中心和周边扩展。晚期眼底可见视网膜呈青灰色，血管变细，视盘颜色蜡黄，黄斑色暗。个别病例眼底可无骨细胞样色素沉着，仅见视网膜和色素上皮萎缩，或在视网膜深层出现白点。本病常见晶状体后囊膜下混浊的并发性白内障。

（3）视网膜血管变细或闭塞。

3. 并发症

（1）并发性白内障：后囊膜下皮质混浊白内障是本病常见的并发症，一般发生于晚期，晶状体混浊呈星形，位于后极部皮质，进展缓慢，终至完全混浊。

（2）屈光不正：约有 50% 的病例伴发近视，近视多见于常染色体隐性遗传及性连锁隐性遗传患者。

（3）并发青光眼：约 1%~3% 的病例可并发青光眼，多为开角型，闭角型少见。

（4）全身伴发情况：有文献报道，44%~100% 的原发性视网膜色素变性患者有不同程度的听力障碍；0.4%~33% 有聋哑。

【辅助检查】

1. 视野检查　早期见环形暗点，晚期视野进行性缩小，最终成管状。

2. 荧光素眼底血管造影　病程早期显示斑驳状强荧光，病变明显时，呈现大片的透见荧光，色素沉着处为遮蔽荧光，晚期因脉络膜毛细血管萎缩而表现为大面积弱荧光并可见脉络膜大血管（图 17-11）。

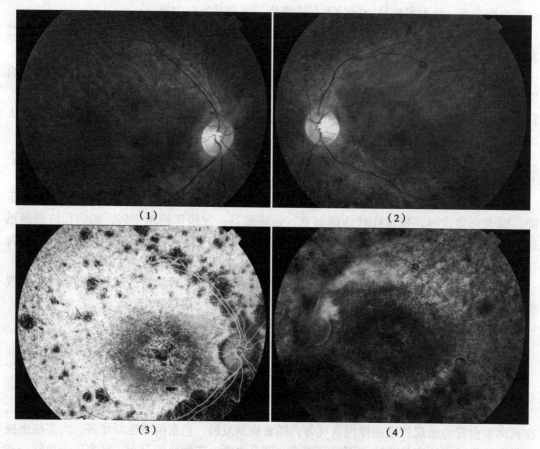

（1）　　　　　　　　　　　　　　　（2）

（3）　　　　　　　　　　　　　　　（4）

图 17-11　原发性视网膜色素变性

（1）（2）OD、OS 眼底照相；（3）（4）OD、OS 荧光素眼底血管造影

3. 视觉电生理检查　① EOG 峰谷比明显降低或熄灭；② ERG b 波消失，呈低波迟延型，重者呈熄灭型。

4. 暗适应检查　早期杆细胞曲线终末阈值高，最终锥细胞阈值亦高，暗适应能力差。

【诊断与鉴别诊断】

1. 诊断要点

（1）夜盲，视力下降。

（2）眼底：见视网膜点状、骨细胞样或不规则状色素沉着，视网膜血管明显变细，视盘呈蜡黄色。

（3）视觉电生理检查及暗适应检查异常有助于早期诊断。

2. 鉴别诊断

（1）先天性继发性视网膜色素变性：先天性梅毒和孕妇妊娠第三个月患风疹后引起的胎儿眼底病变，眼底所见与原发性视网膜色素变性几乎完全相同，ERG、EOG、视野等视功能检查结果亦难以区别，只有在确定患儿的父母血清梅毒反应阴性及母亲怀孕早期无患风疹病史后，才能诊断为原发性视网膜色素变性。先天性继发性视网膜色素变性通常在出生后已存在，病情静止。

（2）后天性继发性视网膜色素变性：患麻疹、流行性腮腺炎等病后，发生脉络膜视网膜炎，炎症消退后的眼底改变有时与原发性视网膜色素变性类似，可通过病史、血清学检查、眼底改变及夜盲程度较轻或静止加以鉴别。此类后天性继发性视网膜色素变性患者眼底视盘为灰白色而不是蜡黄色，色素斑大且位置较深，形态不规则呈非骨细胞样，有脉络膜视网膜萎缩斑。

（3）维生素 A 缺乏症（疳积上目）：两者相同的是均有夜盲。不同的是疳积上目为后天所致，常见角膜、结膜干燥斑（比奥斑），无视野缩窄，眼底检查无异常；而本病为与生俱来，外眼正常但视野缩窄，眼底检查有典型的改变。

【治疗】

1. 治疗原则　本病的治疗目前仍在研究探索中，尚缺乏确切有效的疗法。西医正在研究的基因治疗、视网膜移植等尚未真正进入临床。中医认为血瘀贯穿于本病始终，治疗应在辨证基础上加用活血化瘀药。本病如中西医结合，早期诊断，及时综合治疗及坚持用药，则有可能延缓病情发展，提高生活质量，保持较长时间的生活、工作视力。

2. 全身治疗

（1）西医治疗：目前治疗都属对症性，有人试用维生素 A、维生素 E 及 B 族维生素、血管扩张药、组织疗法、交感神经节切除术、移植眼外肌肌腱于脉络膜下腔、上直肌搭桥术等，但效果均不确切。

（2）中医辨证论治

①肾阳不足证

证候　夜盲，视野进行性缩窄，眼底表现同眼部检查；伴腰膝酸软，形寒肢冷，夜尿频繁，小便清长；舌质淡，脉沉弱。

治法　温补肾阳，活血明目。

方药　右归丸加减：枸杞子 10g，熟地黄 15g，山药 15g，菟丝子 15g，杜仲 10g，当归 10g，制附子 10g，肉桂 10g。水煎，每日 1 剂，分 2 次温服。

方中应酌加川芎、鸡血藤、牛膝等活血通络之品。

②肝肾阴虚证

证候　眼部症状同前；伴目中干涩不适，头晕耳鸣，腰膝酸楚无力，或有五心烦热，失眠多梦等症；舌质红，苔少，脉沉细或细数。

治法　滋补肝肾，活血明目。

方药　明目地黄丸加减：枸杞子 10g，菊花 10g，熟地黄 15g，山药 15g，茯苓 15g，泽泻 10g，牡丹皮 10g，山茱萸 15g，石决明 15g，白蒺藜 15g，当归 10g，白芍 15g。水煎，每日 1 剂，分 2 次温服。

可酌加川芎、丹参、牛膝等药活血化瘀，疏通脉络；如虚热内生、多梦失眠者，加知母、浮小麦、黄柏等滋阴清热；眼干涩不舒，酌加玄参、天花粉等养阴清热。

③脾气虚弱证

证候　眼症同前；伴见面色无华，神疲乏力，食少纳呆；舌质淡，苔白，脉弱。

治法　健脾益气，活血明目。

方药　参苓白术散加减：白术10g，茯苓15g，山药15g，桔梗12g，白扁豆10g，人参10g，薏苡仁30g，砂仁10g，莲子肉10g，炙甘草6g。水煎，每日1剂，分2次温服。方中加用川芎、丹参、三七、鸡血藤等以助通络活血之功。

（3）常用中成药

①金匮肾气丸，适用于肾阳不足、命门火衰证，口服，每次8g，每日2次。

②明目地黄丸，适用于肝肾亏虚、精血不足证，口服，每次8g，每日2次。

③川芎嗪注射液，每次80mg，加入0.9%氯化钠注射液250ml中，静脉滴注，每日1次，10次为一个疗程，用于改善眼底微循环。

④黄芪注射液，每次20ml，加入0.9%氯化钠注射液250ml中，静脉滴注，每日1次，10次为一个疗程，用于改善眼底微循环。

（4）针灸治疗

①常用穴位有攒竹、睛明、球后、瞳子髎、丝竹空、风池、百会、肝俞、肾俞、脾俞、足三里、光明、三阴交等。每次眼部取1~2穴，肢体取2穴，隔日针1次，10次为一个疗程。

②穴位注射：用复方丹参注射液或维生素B$_1$等做双肝俞、双肾俞交替注射，每穴注射0.5ml，每日或隔日1次，10天为一个疗程。

③梅花针：采用眼周及头部穴位，梅花针叩打，每次30分钟，隔日1次。

（5）其他疗法

①视神经按摩兼埋线：是一种以斜视钩进入眼球后触及视神经，进行一定范围及次数按摩后，再埋入铬制肠线的方法，据报道有一定疗效。

②上直肌搭桥术：是将患眼上直肌部分肌束移植至板层巩膜下，以增进患眼血液供应状态的一种手术疗法。

【预防与调护】

1. 选用遮光眼镜。强光可加速视细胞外节变性，所以必须戴遮光眼镜。不宜用深色墨镜，禁用绿色镜片。

2. 避免精神过度紧张与劳累。

3. 禁止近亲结婚。对患者进行遗传咨询，告知本病的知识。

4. 对于确诊为原发性视网膜色素变性的患者，应每年定期复诊，检查眼底、视野及眼电生理，及时了解病情的变化。

【研究进展】

视网膜色素变性是一组以进行性感光细胞及色素上皮功能丧失为共同表现的遗传性疾病，治疗极为棘手。唐由之在古代文献的基础上结合现代眼科检查后发现，无论该病患者的自觉症状还是眼底表现，均符合"阴"的特性。如果能从阴阳属性上进行把握，在"阴阳理论"指导下进行辨证论治，则能收到事半功倍的效果［周尚昆，唐由之.以"阴阳理论"为指导治疗视网膜色素变性.中华中医药杂志,2011,26(2):292-293.]。董晓等认为视网膜色素变性是一种常见的遗传性疾病,通常双眼发病,最终可导致患者失明。目前临床上尚无有效的治疗方法。近年来,视网膜色素变性的基因治疗、生长因子治疗、视网膜移植和人工视网膜等都取得相当大的进展。此外,经典的药物疗法及传统医学治疗方面也有新的探索[董晓,佘华宁.视网膜色素变性疾病治疗进展及研究现状.国际眼科杂志,2011,11(4):634-636.]。刘坚等认为针灸疗法治疗视网膜色素变性有较好疗效,早期发现、早期诊断、早期治疗是治疗这一疾病的首要环节,长期不间断的针灸治疗是提高疗效的关键。但对于针灸治疗本病有效率较高而治愈率很低的特点,提出优化穴方,寻求更有效的刺灸手段,使之规范化仍是目前的重要任务。其次,临床研究的设计和方法有待改进,动物实验研究尚欠深入。在今后的研究中,有必要引进西医学的研究方法和技术,包括运用视功能检查、荧光素眼底血管造影、眼底形态学测量和眼底血流动力学检查等客观指标,以验证针灸治疗的确切效果,进一步开展各项动物实验以深入机制研究,并将传统特色的针灸学与循证医学密切结合起来,提高研究成果的报道质量,接轨国际标准[刘坚,徐红,王顺,等.针灸治疗视网膜色素变性概况.上海针灸杂志,2011,30(5):346-348.]。窦仁慧等则认为视网膜色素变性的临床治疗已由以往的单一治疗逐渐过渡到多元治疗,即从以往的单方单药等发展为中药、针灸疗法、穴位注射、西药等联合应用,强调综合治疗的效果,努力发挥中西医结合的优势。与传统的中医辨证分型论治相比,局部辨症治疗逐渐凸显出优势,这与眼科的学科特点不无关系,应发挥这种局部优势并与全身辨证相结合。活血化瘀类中药、中成药在临床应用广泛,这与本病虚中夹瘀的病机理论密切相关,但临证运用时应注意适应证和个体差异,不可盲目使用。目前中医药治疗 RP 研究的不足主要表现在治疗方法和疗效评定标准缺乏规范性;临床科研设计不够严谨,循证医学资料不足;有关中医药治疗 RP 作用机制的基础研究工作开展甚少,缺乏与临床观察相配套的实验研究等。这使中医对 RP 的疗效缺少有力的证据支持。今后的临床研究应该加强规范化方面的工作,注意实验设计的严谨性,继续扩展和优化中医的治疗手段;在基础研究方面,则要与临床研究相结合,在多个层次上广泛地开展相关工作,以提高中医治疗视网膜色素变性的整体研究水平[窦仁慧,金明.视网膜色素变性中医治疗及研究进展.中国中医眼科杂志,2011,21(1):59-61.]。

第四节 视网膜脱离

视网膜脱离(retinal detachment)是视网膜神经上皮层与色素上皮层间的分离,在胚胎发育上,视网膜神经上皮层和色素上皮层分别来自视杯的内层和外层,其间存在潜在的间隙。当液体(液化玻璃体、脉络膜炎性渗出或浆液性漏出液等)进入两层间,或神经上皮层受到来自玻璃体方向的牵引时,此两层分开,发生视网膜脱离。由于发生的原因不同,本病分孔源性视网膜脱离(原发性视网膜脱离)和非孔源性视网膜脱离(继发性视网膜脱离)。后者又分为牵拉性视网膜脱离和渗出性视网膜脱离。孔源性视网膜脱离为临床常见眼病,占本病的大多数。视网膜脱离后,视细胞的营养发生障碍,如不及时复位,将使神经上皮层变性萎缩,造成严重视功能损害甚至失明。

因视网膜脱离的部位、范围、程度及伴发症状不同，中医将本病分别归入"神光自现""云雾移睛""视瞻昏渺""暴盲"中。《临床必读》则将本病称为"视衣脱离"，全国中医药行业高等教育"十五"规划教材《中医眼科学》沿用此病名。

【病因病理】

1. 西医病因病理 孔源性视网膜脱离是玻璃体变性与视网膜变性两个因素综合作用的结果。视网膜因各种原因（高度近视、无晶状体眼、外伤后等）引起变性，特别是视网膜周边部的格子样变性、囊样变性、霜样变性、铺路石样变性等可形成局部的干性裂孔；如同时发生玻璃体后脱离、液化、浓缩、膜形成则造成玻璃体方面对变性或"干洞区"视网膜的牵引而形成裂孔，液化玻璃体经"裂孔"进入视网膜下形成视网膜脱离；眼外伤、视网膜出血性疾病致玻璃体积血，或眼内手术均可致玻璃体或视网膜下机化条带形成，增生性玻璃体视网膜病变（PVR）则可造成牵拉性视网膜脱离；眼组织炎症（原田病、后葡萄膜炎等）、脉络膜视网膜肿瘤、葡萄膜渗漏综合征等均可致无裂孔的渗出性视网膜脱离。

2. 中医病因病机 多因先天禀赋不足或劳瞻竭视，精血暗耗，肝肾两虚，神膏变性，目失所养；或脾虚气弱，运化失司，固摄无权，水湿停滞，上泛目窍；或七情内伤，肝失条达，疏泄失职，气血津液失其常道，渗于脉外，积于眼内；或撞击伤目、视衣受损，继而脱离。

【临床表现】

1. 症状 发病前常有眼前飞蚊，黑影飘动，云雾移睛或神光自现（闪光感）；视物或有变形、不同程度的视力下降，或有幕状黑影逐渐向中央扩大延伸，甚者视力突然下降。

2. 体征 可有玻璃体混浊或液化，或有机化条索等增生性改变，脱离的视网膜呈灰白色隆起。血管暗红色，呈弯曲爬行状。严重脱离可见数个半球形隆起，或呈宽窄不等的漏斗形，甚则漏斗闭合不见视盘。或有大小不一的裂孔形成，可呈圆形或马蹄形等，以颞侧上、下方多见。

【辅助检查】

1. 眼超声检查 A超图像在玻璃体平段内出现一个垂直于基线的单高波；B超图像显示脱离处有一条强光带凹面向前，一端与视盘相连，另一端止于周边部。

2. 荧光素眼底血管造影检查 如查不到裂孔可做本项检查，鉴别脉络膜渗漏、泡状视网膜脱离等病变。

【诊断与鉴别诊断】

1. 诊断要点

（1）多有高度近视或有眼部外伤史。

（2）突然有幕样遮挡，视力下降或视野缺损等。

（3）眼底检查见视网膜灰白色隆起，或可发现裂孔。

（4）眼部B超有典型声像。

2. 鉴别诊断

（1）视网膜劈裂症：先天性视网膜劈裂大多发现于学龄前儿童，有家族史，病变位于颞下方，双眼对称，病变处视网膜血管有白鞘；获得性视网膜劈裂症多见于老年人，多位于下方周边部，呈半球状隆起，由囊样变形融合发展而成。内壁透明而薄，外壁缘处多见色素沉着，如内外壁破裂则发展成真性裂孔。

（2）葡萄膜渗漏：即脉络膜渗漏，眼底周边部睫状体平坦部及前部脉络膜环状脱离，下方视网膜呈半球状隆起，为视网膜神经上皮层下积液，可随体位移动，无裂孔。玻璃体一般不混浊。眼超声等检查可予以鉴别。

（3）泡状视网膜脱离：脱离面光滑而无波浪样皱褶，神经上皮层下积液，能随体位改变，无裂孔。

【治疗】

1. 治疗原则　对孔源性视网膜脱离，应尽早手术治疗，可根据病情采取巩膜外垫压术、巩膜环扎术及玻璃体手术。术前术后辅以中药治疗，其原则为：术前宜益气渗湿利水，以减少视网膜下积液；术后宜益气活血、补益肝肾，以促进视网膜康复，减少后遗症，提高视力。

2. 全身治疗

（1）西医治疗：孔源性视网膜脱离以手术治疗为主，原则是封闭视网膜裂孔，解除或缓解病变玻璃体对视网膜的牵拉。对视网膜脱离的亚临床改变如视网膜变性及玻璃体变性，可选用抗组织退行性变及改善脉络膜、视网膜微循环的药物。

（2）中医辨证论治

①脾虚湿泛证

证候　视物昏蒙，云雾移睛，玻璃体混浊，视网膜脱离，或术后视网膜下仍有积液，伴倦怠乏力，面色少华，或食少便溏；舌质淡胖有齿痕，苔白滑，脉细或濡。

治法　健脾益气，利水化浊。

方药　补中益气汤合四苓散加减：黄芪 15g，人参 15g，升麻 6g，陈皮 6g，柴胡 10g，茯苓 15g，猪苓 12g，泽泻 10g，白术 15g，甘草 6g。水煎，每日 1 剂，分 2 次温服。

有腰膝酸软、肢冷畏寒者加附子、干姜；湿甚积液多者加苍术、薏苡仁、车前子以除湿利水；若湿已化热，可去人参，加栀子、车前子以清湿热。

②气虚血瘀证

证候　头眼外伤或术后脉络受损，视网膜水肿或残留视网膜下积液，结膜充血、肿胀；伴眼胀痛；舌质暗红或有瘀斑，脉弦涩。

治法　益气活血，利水明目。

方药　补阳还五汤加减：黄芪 30g，生地黄 15g，当归 10g，赤芍 15g，川芎 10g，当归尾 15g，地龙 10g，防风 10g，车前子 15g，赤小豆 10g，茯苓 10g。水煎，每日 1 剂，分 2 次温服。

可酌加刘寄奴、泽兰、三七以加强祛瘀活血之功；头目胀痛甚者加蔓荆子、菊花、石决明以祛风镇痛。

③肝肾阴虚证

证候　久病失养或手术后视力无提高，眼前黑花、闪光；伴有头晕耳鸣，失眠健忘，腰酸腿软；舌质红，苔少，脉细。

治法　滋补肝肾。

方药　驻景丸加减或四物五子丸加减：熟地黄 15g，当归 10g，枸杞子 15g，菟丝子 15g，地肤子 15g，白芍 15g，川芎 10g，车前子 10g。水煎，每日 1 剂，分 2 次温服。

宜在上方选加黄芪、太子参、麦冬以益气养阴；视衣下积液多者，加车前子、赤小豆、茯苓以利水化湿。

④肝郁气滞证

证候 眼前闪光，有黑影飞舞，眼底视网膜脱离；兼见两胁胀痛，胸闷不舒，心烦易怒；舌尖边红，苔薄黄或白，脉弦。

治法 疏肝解郁，健脾渗湿。

方药 逍遥散加减：柴胡10g，赤芍10g，郁金10g，枳壳10g，茯苓15g，当归10g，炙甘草6g，厚朴10g，白术10g，苍术10g。水煎，每日1剂，分2次温服。

湿重者加车前子、泽泻、白茅根以化湿利水；郁久化热者加牡丹皮、栀子、金银花以清热；术后视力难升者加女贞子、菟丝子、决明子以滋肾明目。

3. 手术治疗 根据视网膜脱离的具体情况，选择不同的手术方法，使视网膜尽快复位。

【预防与护理】

1. 预防性激光治疗适用于周边部视衣格子样变性、囊样变性或干性裂孔。

2. 术后患者应戒烟慎酒，少吃刺激性食物，保持大便通畅。

3. 对使用玻璃体内注气或注入填充物的患者，应根据气体或填充物作用位置选择相应的体位。

4. 患者要注意保持乐观情绪，配合治疗。手术前后避免剧烈运动。

【研究进展】

彭清华等根据益气养阴、活血利水的治疗原则，药用黄芪、赤芍、地龙、红花、茯苓、车前子、泽泻、生地、女贞、旱莲草等制成复明片，观察复明片对视网膜脱离复位术后视功能恢复的促进作用，共收集视网膜脱离复位术后有效病例386例，术前常规检查后，通过抽签随机分为益气养阴活血利水法（复明片）治疗组、活血化瘀法（益脉康片）对照组、常规疗法对照组。各组患者均行视网膜脱离复位术，术后常规抗炎、止血治疗，第一天开始分别服用复明片、益脉康片，常规疗法对照组不另服药。术后对所有患者进行观察，时间为6周。记录并对比分析三组患者视力、眼压、眼底情况及视网膜电图等各项数据。结果发现：益气养阴活血利水法（复明片）治疗组提高视力的有效率为90%，与益脉康片对照组（80.6%）及常规疗法对照组（48%）比较，有极显著性统计学差异（$P<0.01$）。复明片治疗组眼底改善的有效率为95%，益脉康片对照组有效率为80%，常规疗法对照组有效率为55%，有极显著性统计学差异（$P<0.01$）。复明片治疗组与益脉康片对照组及常规疗法对照组比较，在治疗后暗适应和明适应ERG a波、b波振幅及治疗前后暗适应和明适应a波、b波振幅的差值有极显著性意义（$P<0.01$）。三组眼压值在用药后统计学上无显著性差异（$P>0.05$）。该研究表明：益气养阴活血利水法（复明片）能促进视网膜复位术后视网膜下液体的吸收，促进脱离视网膜复位，减轻脱离，提高视网膜脱离手术后患者的视功能［彭清华，范艳华，朱志容，等.益气养阴活血利水法治疗视网膜脱离术后的临床研究.湖南中医药大学学报，2009，29（1）：47-49.］。汪辉等采用前瞻随机对照研究的方法将60例非复杂性孔源性视网膜脱离患者分为治疗组和对照组，每组30例（30眼）。治疗组从视网膜脱离术后第2天开始，连续服用补精益视片及银杏叶片2个月；对照组只在术后第2天开始连续服用银杏叶片2个月。通过对术后7天视力恢复、视网膜电图改变等指标的比较，观察术后视功能恢复情况。结果：治疗组在视网膜脱离术后 7 天视功能恢复与对照组无显著差异；在视网膜脱离术后 30 天、90 天视功能的恢复优于对照组。认为补精益视片可能在一定程度上促进视网膜脱离术后视功能的恢复［汪辉，汪娟，张玲．补精益视片对孔源性视网膜脱离复位术后视功能的影响．成都中医药大学学报，2011，34（2）：23-24.］。董敬远等收集了 2009 年 1 月—2010 年 12 月行直接检眼镜直视下冷凝外路视网膜脱离术的 78 例患者的完整资料，具体描述了手术过程，并对手术的效果进行了分析。结果：所有患者经直接检眼镜直视下定位视网膜裂孔并实施冷凝，结合环扎、外加压治疗，视网膜复位率高。认为在不具备双目间接检眼镜设备及技术的条件下，直接检眼镜直视下冷凝外路治疗视网膜脱离有直视下冷凝封闭视网膜裂孔的优势，这一手术方式对广大的基层医院有一定的借鉴作用［董敬远，刘瑶．直接检眼镜直视下冷凝外路治疗视网膜脱离复位术．现代医学，2011，39（5）：585-587.］。李文利对 27 例（27 眼）孔源性视网膜脱离患者行巩膜扣带术治疗，术中采用在间接检眼镜直视下定位裂孔、巩膜外冷凝、放视网膜下液、巩膜扣带或环扎术，术后观察裂孔封闭及视网膜复位情况。认为双目间接检眼镜直视下行巩膜扣带术治疗孔源性视网膜脱离，能准确定位、封闭裂孔，适量冷凝，使手术成功率高，是常规有效的治疗方法［李文利．间接眼底镜直视下孔源性视网膜脱离的外路治疗．河南科技大学学报，2011，29（3）：209-210.］。

朱志容等观察益气养阴活血利水法对兔视网膜脱离后视网膜组织结构、视网膜电图（ERG）、PCNA、IL-6、IL-1、ET-1 及 MMP-2 表达的影响。将 96 只成年健康有色家兔随机分为正常对照组、模型对照组、西药对照组、复明片治疗组。采用改良视网膜脱离动物模型，在造模前 1 天、造模后当天、6 天、13 天及 20 天 5 个时相，行各兔术眼眼底、B 超、眼底照相、视网膜电图检查，观察各组视网膜复位情况及屈光间质情况，在造模后 7 天、14 天及 21 天三个时相，取脱离及复位视网膜组织行常规病理学 HE 染色及电镜检查视网膜组织形态结构及超微结构，用放射免疫方法分析玻璃体腔中 IL-6、ET-1 表达，用免疫组织化学方法观察视网膜组织中 IL-1β、MMP-2 的表达情况，采用流式细胞仪检测视网膜组织中 PCNA 阳性细胞表达情况。结果发现：复明片能促进兔脱离视网膜复位，减轻脱离及复位视网膜组织及细胞的形态学损伤，降低 IL-6、ET-1 的含量，下调视网膜组织中 IL-1β、MMP-2、PCNA 的表达，从而抑制增殖，改善视功能。以上研究表明：复明片通过抑制兔视网膜脱离后的细胞增殖、炎症反应及基质降解而起到保护视网膜组织结构、促进视网膜脱离后视功能恢复的作用［彭俊，曾志成，谭涵宇，等．眼科活血利水法的基础研究进展．眼科新进展，2010，30（6）：585-589.］。

第十八章
视神经和视路疾病

神经眼科学是涉及眼科学和神经科学之间的边缘学科，它开辟了视觉系统疾病更广泛的领域。任何兼有神经系统损害和眼部表现或视功能障碍的疾病均系神经眼科学的研究范围。神经眼科学包括了视觉或眼部症状的神经生物学、神经生理学和病理学基础，以及临床神经科学和眼科学。此外，神经眼科学和神经影像学、神经外科学、放射治疗学、神经耳科学及遗传学等均有交叉或重叠内容。

临床神经眼科学研究的内容十分广泛，可涵盖视觉传入系统（视感受系统）和传出系统（眼部运动系统）两大类疾病。前者是指视网膜、视盘、视神经、视交叉、视束、外侧膝状体、视放射及枕叶视皮层的视觉传导通路中任一部位损害导致的视功能障碍；后者包括瞳孔功能异常，核上性、核性、核间性、核下性、神经肌肉接头损害及支配眼球转动的6条眼肌麻痹，眼震和相关的眼球运动障碍。此外，部分眼睑疾病如眼睑位置和运动异常、累及轮匝肌的面肌痉挛、偏头痛、非器质性疾病导致的视功能障碍也属于神经眼科学范畴。

更广义的神经眼科概念应包括神经内科和神经外科所涉及的有神经眼科表现的所有疾病，以及各种伴有神经眼科症状和体征的全身性疾病，如氨基酸或脂代谢异常、线粒体疾病、斑痣性错构瘤病（神经纤维瘤病、结节性硬化）等。

视神经和视路疾病是神经眼科学领域内最常见的、可造成严重视功能损害的疾病，本章将重点讨论。

第一节　视神经疾病

一、视神经炎

视神经炎（optic neuritis，ON）是指视神经的急性或亚急性炎症病变。广义上视神经炎应包括累及视神经的各种感染性和免疫介导性疾病，以及神经系统的脱髓鞘疾病，故又可称炎性视神经病变。欧美国家将视神经炎用于特指脱髓鞘性视神经病变，这一病变可能缺乏全身症状或体征，表现为孤立的特发性视神经炎，或是多发性硬化在眼部的表现之一。视神经炎是常见的眼病，多见于青少年或中年，一般2~5天内视力急剧下降，多伴有眼球或眶周疼痛，色觉障碍及视野缺损。本病约有 1/4~1/3 的病例病因不明。

中医眼科依据本病发病特点及视力损害程度分别将其归属为"暴盲""视瞻昏渺"或"视瞻有色"等范畴。如《证治准绳·杂病·七窍门》称暴盲"平日素无他病，外不伤轮廓，内不损瞳神，倏然盲而不见也。"并认为发病与机体阴阳失调，气血乖乱，或肾阴亏损，心血暗耗有关。《临床必读》及《中医诊断与鉴别诊断学》将视神经炎归属"火郁暴盲"范畴，《中国民间局部诊法》将其归属为"目系炎性暴盲"，全国中医药行业高等教育"十五"规划教材《中医眼科学》将其归属为"目系暴盲"。

【病因病理】

1. 西医病因病理　病因包括：①感染：局部感染包括眼内、眶内、鼻腔和鼻窦的炎症，中耳炎和乳突炎，口腔炎症及颅内感染等，均可直接蔓延至视神经。全身感染多为病原体透过血液或其分泌的毒素侵袭损害视神经，如细菌、病毒、螺旋体、寄生虫等感染。②自身免疫性疾病：系统性红斑狼疮、韦格肉芽肿、风湿病、白塞综合征、结节病等均可导致视神经炎。③神经系统脱髓鞘疾病：多发性硬化、视神经脊髓炎等。

病理上，本病急性期白细胞渗出，中性粒细胞浸润聚集于病灶周围，使神经纤维肿胀并崩解，随后巨噬细胞出现并清除变性的髓鞘物质。慢性期以淋巴细胞及浆细胞浸润为主。由于炎性细胞的浸润渗出，神经纤维水肿、缺血，轴浆运输受阻，传导功能障碍，神经纤维逐步萎缩并被增生的神经胶质细胞取代。

2. 中医病因病机　暴盲发病系因肝经实热，肝火循经直灼目系；肝郁气滞，目系郁闭；阴虚火旺，虚火上炎灼伤目系；气血两虚，目系失养或肝肾亏损，目系失用所致。

【临床表现】

1. 症状　①视力急剧下降，可在 2~5 天内降至无光感；②发病前或病初可有前额部或眼球深部疼痛，常在眼球转动时加重；③有获得性色觉异常，尤以红、绿色障碍为主。

2. 体征　单眼发病者双侧瞳孔不等大，患眼直接对光反射迟钝或消失，间接对光反射存在，相对性瞳孔传入障碍（RAPD）检查阳性；双眼黑蒙者瞳孔散大，直接和间接对光反射均消失。临床上根据病变部位分为视神经乳头炎（视盘炎）、视神经视网膜炎和球后视神经炎，其主要体征如下：

（1）视神经乳头炎：早期视盘充血、水肿，但隆起度通常不超过 2~3D，视盘浅表或其周围有出血斑及少量硬性渗出物，视网膜静脉扩张，动脉常无改变。晚期呈继发性视神经萎缩征象。

（2）视神经视网膜炎：除视盘炎表现外，视盘周围及后极部视网膜有水肿皱褶，并见碎片样出血和黄白色类脂质渗出，可在黄斑部形成朝向视盘为主的星芒状渗出，后部玻璃体可有尘埃状混浊，偶见前房浮游细胞及房水闪光。

（3）球后视神经炎：临床可分急性和慢性两类，以前者多见。因球后视神经受累部位不同，可将其分为三种类型：①轴性视神经炎，病变主要侵犯球后乳头黄斑束纤维；②视神经周围炎，病变主要侵犯视神经鞘膜及其周围神经纤维束；③横断性视神经炎，病变累及整个视神经横断面，视力可完全丧失至无光感。该三种类型除预后不同外，眼底表现无明显差别，即早期绝大多数患者眼底正常，少数眼底视盘轻度充血，晚期出现下行性视神经萎缩，视盘苍白或仅颞侧变白。

【辅助检查】

1. 视野检查 最常见的视野损伤为中心暗点或旁中心暗点，可表现为绝对性或相对性暗点，对红色视标最为敏感，也可出现其他视野缺损。

2. 荧光素眼底血管造影（FFA） 视盘炎及视神经视网膜炎早期显示视盘表面荧光渗漏，边缘模糊，盘周血管轻度染色，静脉期呈强荧光，但黄斑血管结构正常。

3. 眼电生理检查 视觉诱发电位（visual evoked potentials，VEP）检查有助于诊断和鉴别诊断。可行图形 VEP 检查，视力低于 0.1 时可选择闪光或闪烁光 VEP 检查。通常以 P100 波潜伏期延长为主，振幅可下降。即使在视神经炎亚临床期或治疗后视力已恢复，图形 VEP 的波形仍可能有异常。

4. 影像学检查 对单眼或双眼视力下降呈慢性进展或病情反复者，应做 CT 或（和）MRI 检查，以排除颅内或眶内占位病灶或神经系统脱髓鞘疾病。

【诊断与鉴别诊断】

1. 诊断要点

（1）急性球后视神经炎：①视力数日内急速下降，不能矫正；②眼球转动痛或有压痛，额部或眼眶深部钝痛；③单眼患病者 RAPD（+）；④眼底视盘正常或轻度充血；⑤色觉障碍以红、绿色为明显；⑥视野缺损以中心、旁中心暗点为主，也可为扇形、不规则或周边缺损；⑦VEP 检查 P100 波潜伏期延迟，振幅下降。除此之外，对于怀疑慢性球后视神经炎的患者，必须首先排除颅内或眶内病变，并应长期随访以免误诊。

（2）视神经乳头炎或视神经视网膜炎：有典型眼底表现，再结合以上诊断要点即可确诊。

2. 鉴别诊断

（1）视盘水肿：多为双眼受累，中心视力早期正常。视盘充血水肿，隆起度可超过 3D，伴随盘周出血、渗出，视网膜静脉迂曲扩张。视野生理盲点扩大或有偏盲或象限性缺损。脑脊液穿刺颅内压增高。影像学检查可显示颅内病变。

（2）缺血性视神经病变：本病老年人居多，可伴有高血压、糖尿病、动脉硬化等全身血管性疾病。视力下降速度比视神经炎更快，多不伴随眼球或眼眶区疼痛。前部缺血者视盘水肿多为非充血性，FFA 可见视盘荧光充盈不均匀或充盈缺损。视野表现为和生理盲点相连的象限性缺损，呈扇形、偏盲形，并以下方缺损多见。后部缺血性视神经病变多为排除性诊断（见有关章节）。

（3）Leber 遗传性视神经病变：常见于青春期男性，有母系家族发病史。双眼视力先后急性下降，黑蒙者罕见，不伴眼球疼痛。病初视盘正常或有充血肿胀，盘周毛细血管扩张迂曲，FFA 无荧光渗漏。视野有较大的中心或旁中心暗点。对怀疑本病又无家族史者，应尽早做分子生物学基因检测，以确诊本病。

【治疗】

1. 治疗原则 本病治疗首先应针对病因，有明确感染性炎症时应及时应用抗生素；若有副鼻窦炎症或牙龈红肿等感染灶时应尽快处置。对大多数与自身免疫有关或怀疑为脱髓鞘性视神经炎者，采用中西医结合治疗，副作用小，疗效好。

2. 全身治疗

（1）西医治疗

①糖皮质激素：按照美国眼科学会视神经炎治疗试验组（ONTT）的建议，激素冲击

疗法是目前公认的本病治疗规范，采用甲泼尼松龙 1g，每日分 2~4 次静脉滴注，连用 3 天后，再口服泼尼松 1mg/（kg·d），共 11 天，早晨顿服，逐渐减量。在全身使用糖皮质激素治疗同时应给予抗溃疡药物，如口服法莫替丁（倍法丁），每次 25mg，每日 2 次。

②抗生素：有明确感染指征时，可用青霉素 400 万 ~800 万 U 加入 5% 葡萄糖注射液 250ml 中静脉滴注，每日 1 次；青霉素过敏者改用其他抗生素。

③神经营养药：维生素 B_1 100mg 或维生素 B_{12} 0.25~0.5mg，肌内注射，每日 1 次。其他药物如维生素 E、ATP、肌苷、辅酶 A、烟酸等均可选择使用。

（2）中医辨证论治

①肝经实热证

证候　视力急降甚至失明，头目胀痛或眼球转动痛，眼底视盘正常或有充血水肿；易怒烦躁，口苦胁痛，失眠少寐；舌红，苔黄，脉弦数。

治法　清肝泻热，凉血散瘀。

方药　龙胆泻肝汤加减：龙胆草 10g，黄芩 10g，栀子 10g，柴胡 10g，木通 6g，车前子 10g，泽泻 10g，当归 10g，生地黄 15g，甘草 5g。水煎，每日 1 剂，分 2 次温服。

若头胀目痛明显者，可加夏枯草、菊花清利头目止痛；口干舌燥，大便秘结者，加天花粉、玄参、决明子滋阴生津，润肠通便；烦躁失眠者，加黄连、夜交藤清心宁神；眼底视盘充血肿胀，视网膜有渗出水肿者，加牡丹皮、赤芍、茯苓、橘络以助凉血散瘀，利湿化痰。

②肝郁气滞证

证候　视力明显下降，眼球隐痛或压痛，眼底检查同前；情志抑郁，胸胁满闷胀痛或妇女月经不调，喜太息；舌质偏红，苔薄白，脉弦或弦细。

治法　疏肝解郁，凉血通络。

方药　丹栀逍遥散加减：柴胡 10g，当归 10g，白芍 10g，茯苓 10g，白术 10g，甘草 5g，薄荷 6g，牡丹皮 10g，栀子 10g，生姜 6g。水煎，每日 1 剂，分 2 次温服。

郁热阻络，头目隐痛者，加草决明、丹参清热化瘀止痛；郁闷不解，少言太息者，加郁金、青皮理气破郁；胁痛胸闷者，加川楝子、瓜蒌仁宽胸行气止痛。

③阴虚火旺证

证候　眼症同前；头晕耳鸣，五心烦热，颧红口干，腰酸便结；舌红少苔，脉细数。

治法　滋阴降火，活血化瘀。

方药　知柏地黄汤加减：知母 10g，黄柏 10g，熟地黄 10g，山茱萸 10g，泽泻 10g，山药 10g，牡丹皮 10g，茯苓 10g，丹参 10g，茺蔚子 10g。水煎，每日 1 剂，分 2 次温服。

头晕眼胀者，加石决明、玄参养阴平肝；烦热口渴者，加生石膏、石斛、芦根清热生津止渴；大便秘结，加决明子、火麻仁润肠通便。

④气血两虚证

证候　病程日久或产后哺乳期发病，视物昏蒙；少气懒言，面白唇淡，神疲倦怠；舌淡嫩，脉细无力。

治法　补益气血，开窍明目。

方药　人参养荣汤加减：人参 10g，茯苓 10g，白术 10g，炙甘草 10g，当归 10g，熟地黄 10g，白芍 10g，肉桂 10g，黄芪 10g，远志 10g，陈皮 10g，五味子 10g。水煎，每日 1 剂，分 2 次温服。

方中可加用丹参、鸡血藤以养血活血；若心悸失眠者，加酸枣仁、夜交藤以养心安神。

⑤肝肾阴虚证

证候　病情反复，迁延日久，双目干涩，咽干舌燥，健忘失眠，烦热盗汗，男子遗精，女子月经量少；或久用激素；舌红少苔，脉细偏数。

治法　滋补肝肾，活络明目。

方药　明目地黄汤加减：熟地黄 10g，山药 10g，山茱萸 10g，牡丹皮 10g，茯苓 10g，泽泻 10g，当归 10g，白芍 10g，枸杞子 10g，菊花 10g，石决明 10g，白蒺藜 10g，菟丝子 10g。水煎，每日 1 剂，分 2 次温服。

若眼干口燥明显，加石斛、麦冬，并倍用熟地黄；兼有阴阳两虚的男子阳痿、女子宫冷少经者，加阳起石、鹿角霜温补肾阳，固精暖宫。

（3）常用中成药：肝经实热证可用清开灵注射液 20~40ml 加入 0.9% 氯化钠注射液 250ml 中静脉滴注，每日 1 次，14 天为一个疗程；肝郁气滞证用醒脑静注射液 10~20ml 加入 0.9% 氯化钠注射液 250ml 中静脉滴注，每日 1 次，14 天为一个疗程。

（4）针灸治疗：急性期可选用承泣、阳白、四白、攒竹、丝竹空、足三里、太冲、行间及肝俞、胆俞等穴，每次局部取 2~3 个穴。远端取 2 个穴，用泻法或平补平泻法，交替选穴，10 次为一个疗程。

【预防与调护】

1. 起居有节，锻炼身体，预防感冒，避免各种感染性疾病或传染病的发生。

2. 积极控制邻近视神经的感染病灶，如副鼻窦、口腔感染等。

3. 多食新鲜蔬菜水果，避免辛辣刺激性食物。

二、缺血性视神经病变

缺血性视神经病变（ischemic optic neuropathy，ION）是指营养视神经的血液循环障碍导致的视神经急性缺血性病变，多发于中年以上患者。本病可分前部缺血性视神经病变（anterior ischemic optic neuropathy，AION）及后部缺血性视神经病变（posterior ischemic optic neuropathy，PION）。前者是供应视盘筛板区的睫状后短动脉缺血所致，表现为突然视力障碍和眼底视盘水肿，曾称血管性假性视盘炎或视神经乳头卒中；后者为筛板后至视交叉间的视神经血管发生急性缺血造成的视神经病理损害，早期表现仅有视功能障碍，无视盘水肿，故有称其为球后缺血性视神经病变的。临床上 AION 比 PION 明显多见，约占 90%，无论 AION 或 PION，均有动脉炎性和非动脉炎性的分别，并最终会发生不同程度的视神经萎缩。但因动脉炎性 ION 在中国尚属罕见，不作重点讨论。

根据视功能损害程度，中医眼科将本病归属"目系暴盲"或"视瞻昏渺"范畴。

【病因病机】

1. 西医病因病理

（1）病因：非动脉炎性 AION（nonarteritic AION，NAION）的病因包括：①全身血管病变：如高血压、动脉硬化、糖尿病、心脑血管疾病、高胆固醇血症、颈动脉疾病、重度贫血，以及各种引起全身低血压的疾病如急性大出血、各种原因的休克、手术中或术后血压剧降、心力衰竭等，均可能是诱使发病的危险因素。②眼部原因：青光眼使眼压过高，加之局部解剖固有的小视盘和小视杯，导致血管狭窄。③其他因素：如高同型半胱氨酸血症、睡眠呼吸暂停综合征、风湿病、重度湿疹、口服避孕药等。近年认为 NAION 是视神经前部的特发性缺血过程，这一过程有诸多因素参与，包括年龄增长、高血压、夜间低血压、动脉硬化及视盘形态结构等。而 NPION 的病因除无解剖结构及眼压影响因素外，其余病因与 AION 类同。

（2）病理：本病虽无视盘血管的脂肪透明变性或阻塞的直接组织病理学证据，但临床上发病突然，老年人发病率增加及多有典型的血管危险因素，均提示 ION 本质上是血管性疾病。自动射线摄影显示，筛板轴索阻塞与其他视盘水肿相同，筛板和紧靠筛板后区有缺血性改变，并伴有轴突崩解，成为空泡状，视神经纤维坏死，并可伴有少量炎性细胞或星形细胞反应；晚期视神经纤维消失和胶质纤维大量增生。动脉炎性 ION 病理改变为动脉管壁内膜增厚，内弹力层碎裂，血管内有大单核细胞、淋巴细胞及多形核巨细胞浸润，继则肉芽组织增殖，组织坏死致血栓形成，导致炎性血管阻塞。

2. 中医病因病机　多因素禀阳亢之体，阴不制阳，冲逆为害，络损脉阻；或因情志郁闷，肝郁气滞，血瘀脉阻；或因年老或劳伤久病，肝肾阴亏，虚火上扰，血脉不畅；或因产后、创伤或手术后失血，气血双亏，目失所养。总之，本病的病理机制为血脉不通，目系失用。

【临床表现】

1. 症状　多为单眼无痛性视力突然下降，常发生在睡眠后。部分患者可感觉到眼前某一方位有阴影遮挡或视野缩小。

2. 体征　患眼瞳孔 RAPD（＋），眼底检查可见视盘轻度水肿，可全视盘或视盘某一区域水肿，有局限性苍白区，视盘旁有小片状出血。水肿消退后可有节段性或弥漫性视神经萎缩。双眼先后发病者，可见一眼视盘水肿，另一眼视神经萎缩。但 NPION 无视盘水肿，仅晚期出现视神经萎缩。

【辅助检查】

1. 视野检查　AION 典型的视野改变是与生理盲点相连的水平性半盲，可为扇形、象限性缺损或垂直半盲，但不以水平正中线或垂直正中线为界。视野缺损可绕过注视区，故少见中心暗点。NPION 的视野缺损表现为各种类型，如中心或盲中心暗点、弧形或象限性缺损、水平或垂直偏盲及其他不规则周边缺损。

2. 眼电生理检查　图形 VEP 或闪光 VEP 可见 P100 波峰潜时延迟，振幅降低。

3. 荧光素眼底血管造影　NAION 在早期视盘弱荧光或充盈迟缓不均，后期有荧光素渗漏。

4. 经颅多普勒超声（TCD）或彩色多普勒血管显影（CDI）检查　有的可见眼动脉或睫状后动脉系统血流速度下降或阻力指数增高。

5. 应检查血糖、血压、血液黏度、血沉、C 反应蛋白等可能和 ION 有关的生化指标。

【诊断与鉴别诊断】

1. 诊断要点

（1）多为单眼无痛性视力突然下降。

（2）患眼瞳孔 RAPD（＋）。

（3）NAION 有眼底视盘水肿，并且表现为相对应的视野缺损，典型的视野改变是与生理盲点相连的象限性缺损，但不以水平正中线或垂直正中线为界。

（4）NPION 无眼底视盘水肿，有视野缺损及 VEP 异常，NPION 的诊断需要排除压迫性、炎性、青光眼性、中毒性及其他视神经病变，以及排除其他眼病、功能性或心因性造成的视力障碍。

2. 鉴别诊断

（1）视神经乳头炎（视盘炎）：发病年龄较轻，视力急剧减退，可在几天内完全失明，伴有眼球转动痛。视盘充血水肿较明显，视盘周围有线状出血和渗出，视网膜水肿常累及黄斑部。视野有中心暗点及周边向心性缩小。部分病例可复发。

（2）视盘水肿：多双眼发病，视盘水肿隆起度大于 3D，其周围视网膜水肿，有条纹状出血及渗出，静脉迂曲扩张。视力正常，视野为生理盲点扩大，颅内压增高，可有头痛、呕吐等神经系统症状及体征。

（3）急性球后视神经炎：NPION 与急性球后视神经炎鉴别较困难，应根据发病年龄、有无血管病危险因素、起病方式、病程演变、视野损害类型等，结合必要的实验室检查，综合判断。

【治疗】

1. 治疗原则 本病患者以中老年人为主，常伴有全身血管性疾病，发病机制与多因素作用或重叠影响有关，应中西医结合治疗，扬长避短，并发挥中医治疗急重症的优势。在发病早期使用药效强的活血通络和芳香开窍中药，以缓解视神经缺血，配合中医辨证用药，西药控制全身疾病等，多能取得疗效。

2. 全身治疗

（1）西医治疗

①糖皮质激素：可减轻视神经水肿和渗出，适用于病变早期。泼尼松，每天 80mg，口服两周后减量，每 5 天减 10mg，减至 60mg 后，每 5 天减 5mg，减至 40mg 维持直至视盘水肿消退，以后快速减量，治疗周期 2~3 个月，其间密切观察激素的副作用和不良反应。糖尿病患者如果使用激素，应在内科医师的指导下，密切观察血糖变化。

②改善循环障碍：可选择曲克芦丁、妥拉唑林肌内注射，或口服银杏叶片、烟酸片或地巴唑等。复方樟柳碱注射液 2ml 患侧或两侧颞浅动脉旁（太阳穴周围）皮下注射。

③营养支持疗法：补充多种维生素类及给予 ATP、辅酶 A、肌苷等能量增强药。

④降低眼压：可增加睫状后动脉灌注压。针对全身可能病因或血管危险因素，如降血压、降血糖、减低血液黏度、改善贫血及控制活动期风湿病等。

⑤其他：高压氧或体外反搏治疗可提高主动脉舒张压，从而增加颈总动脉的血流量，有助于改善眼动脉供血。

（2）中医辨证论治

①肝阳上亢证

证候 视力急降或突然出现眼前阴影；眩晕耳鸣，头目胀痛，急躁易怒，腰膝酸软，失眠健忘；舌质红，苔薄黄，脉弦数。

治法 滋阴潜阳，活血通络。

方药 通窍活血汤加减：赤芍 10g，川芎 10g，桃仁 10g，红花 6g，生姜 6g，老葱白 10g，麝香 0.3g，大枣 5 枚，生地黄 10g，枸杞子 10g，石决明 10g，钩藤 10g。水煎，每日 1 剂，分 2 次温服。

情志郁怒者，去生姜、老葱，加柴胡、郁金疏肝理气；腰膝酸软，加牛膝、杜仲、狗脊壮腰强膝；失眠多梦，加炒酸枣仁、远志宁心安神。

②气滞血瘀证

证候 视力骤降；心烦郁闷，头目隐痛，胸胁胀满；舌质紫黯或有瘀斑，脉弦数。

治法 疏肝理气，化瘀活络。

方药 逍遥散加减：柴胡 10g，当归 10g，赤芍 10g，白术 10g，茯苓 10g，郁金 10g，桃仁 10g，红花 6g，甘草 5g，生姜 6g，薄荷 6g。水煎，每日 1 剂，分 2 次温服。

气滞重者，加枳壳理气；血瘀明显者，加丹参、川芎行气活血；血压偏高肝阳上亢者，加珍珠母、牛膝平肝降压；络脉不通所致头目隐痛持久者，加姜黄、鸡血藤活络止痛。

③气血两虚证

证候 视物昏花，病势缠绵；少气懒言，面色苍白，心悸失眠；舌质淡白，脉细而弱。

治法 益气养血，活络明目。

方药 归脾汤加减：白术 10g，茯神 10g，黄芪 10g，龙眼肉 10g，酸枣仁 10g，人参 10g，木香 10g，甘草 5g，当归 10g，远志 10g，生姜 5g，大枣 5 枚。水煎，每日 1 剂，分 2 次温服。

气虚明显者，重用黄芪；唇舌淡白，血虚甚者，加阿胶、制首乌养阴补血；络阻血瘀甚者，加丹参、地龙、枳壳通络化瘀。

④肝肾阴虚证

证候 视物昏蒙日久；眩晕耳鸣，健忘失眠，眼干口燥，五心烦热，腰膝酸软；舌红少苔，脉细数。

治法 滋补肝肾。

方药 四物五子丸加减：熟地黄 15g，川芎 10g，当归 12g，白芍 15g，枸杞子 15g，菟丝子 15g，覆盆子 15g，地肤子 10g，车前子 10g。水煎，每日 1 剂，分 2 次温服。

口眼干涩，大便秘结，加石斛、麦冬、决明子滋阴润目通便；失眠多梦，加柏子仁、夜交藤养血安神；盗汗心烦，加知母、黄柏、莲子心滋阴清热除烦；虚火内扰有遗精者，加桑螵蛸、金樱子补肾固精。

（3）常用中成药：注射用丹参（冻干）0.8g 或注射用磷酸川芎嗪 50~150mg，加入 5% 葡萄糖注射液 250ml 中静脉滴注，每日 1 次，14 天为一个疗程。也可选用灯盏花素注射液、银杏叶提取物注射液、苦碟子注射液等。口服中成药包括银杏叶片、活血通脉片、丹参片等。

（4）针灸治疗：体针可选承泣、球后、上明、合谷、风池、太阳、足三里、三阴交、太冲，局部和全身选穴相结合，按辨证虚实行补泻手法，每日或隔日 1 次，10 次为一个疗程。头针选视区，在枕骨粗隆水平线上，旁开1cm，向上引平行于前后正中线的4cm直线，可直接针刺或加电针仪刺激。

【预防和调护】

1. 调节情志，保持乐观精神状态，避免忧虑紧张和情绪波动。

2. 饮食调理，多食富含维生素、纤维素的果蔬，减少高脂饮食，忌烟酒。

3. 劳逸结合，坚持锻炼，老年人以散步、慢跑、打太极拳等体育活动为宜。

4. 控制心、脑血管疾病，坚持用药，避免血压和血糖波动。

三、视盘血管炎

视盘血管炎（optic disc vasculitis）或名视乳头血管炎（papillovasculitis），是发生在视盘内血管的非特异性炎症。依据受累血管的不同分为视盘血管炎Ⅰ型和Ⅱ型，Ⅰ型又称视盘睫状动脉炎型，由视盘内的睫状动脉小分支发生炎症引起，临床上表现为视盘水肿；Ⅱ型也称为视网膜中央静脉阻塞型，由视盘表层辐射状毛细血管的炎症侵及筛板后视网膜中央静脉引起，临床上表现为视网膜中央静脉阻塞。患者常为40岁以下既往体健的青壮年，以男性为多，多为单眼发病。

中医对本病无系统论述，可归入"视瞻昏渺""络损暴盲"等范畴。

【病因病理】

1. 西医病因病理　视盘血管炎的发病机制目前仍不清楚。认为视盘血管炎是一种非特异性内源性血管炎，或为视盘血管对抗原的过敏反应。视盘血管可能由于眼内的抗原，如晶状体蛋白或眼球其他组织，或眼外的细菌或病毒，或自身免疫复合物抗体的形成，引起非特异性内源性血管炎。视盘内包括睫状血管及视网膜中央血管两个系统的分支，两种血管炎症有不同的表现：

（1）视盘血管炎Ⅰ型：由于筛板前区睫状血管炎症，毛细血管渗出增加，液体积聚于疏松的神经胶质组织中，导致视盘水肿。

（2）视盘血管炎Ⅱ型：由于视盘表层辐射状毛细血管的炎症侵及筛板后视网膜中央静脉，表现为视网膜中央静脉阻塞性改变，实际上就是炎性视网膜中央静脉阻塞。

2. 中医病因病机　本病系情志不遂，气郁化火，肝火亢盛，热郁目络，脉络失和；或劳思竭视，阴血耗伤，水不制火，虚火内生，或相火妄动；或肝郁脾虚，七情伤肝，肝气郁结，肝失疏泄，横逆于脾。其病因病机与火、瘀关系密切，多因热邪所犯，火性炎上，热郁于目，玄府闭塞，导致神光不能发越。

本病是视盘内的血管发生炎症，心主血脉，目为心之使，少阴心经系目系；瞳神属肾，肝气通于目，肝经连目系。故本病的发生与心、肝、肾脏腑功能失调有关。

【临床表现】

1. 症状　视力正常或轻度下降，一般视力不低于0.5，个别患者视力损害严重；眼前黑点，或闪光感，偶有眼球后钝痛等症状。

2. 体征

（1）视盘血管炎Ⅰ型：视盘充血水肿，隆起低于3D；视盘表面及其邻近常有小的浅层火焰状出血和渗出；视网膜静脉扩张迂曲明显；病程后期，视盘水肿消退，其颜色变淡，视网膜血管伴有白鞘。

（2）视盘血管炎Ⅱ型：视盘水肿、充血；视网膜静脉高度扩张迂曲，可见大片火焰状出血和絮状渗出。

3. 并发症　本病预后良好，一般无严重并发症，视力多可恢复正常，但病程缓慢，可长达 18 个月或更长时间。视盘血管炎Ⅱ型如果控制不佳，静脉阻塞发展，视网膜出血渗出加重，伴有黄斑水肿时，即成为缺血型视网膜中央静脉阻塞，则预后不良，可出现黄斑囊样水肿，有报道可发生新生血管性青光眼。

【辅助检查】

1. 视野检查　生理盲点扩大或相应视野缺损。

2. 荧光素眼底血管造影

（1）视盘血管炎Ⅰ型：早期可见视盘毛细血管明显扩张，并有荧光素渗漏，后期呈现高荧光。在视网膜循环时间上，动脉充盈时间正常，静脉充盈延缓。

（2）视盘血管炎Ⅱ型：视网膜静脉循环时间明显延长，视网膜主干静脉沿途明显荧光染色和渗漏，伴有黄斑水肿时，黄斑区有荧光渗漏。

【诊断与鉴别诊断】

1. 诊断要点

（1）视力下降，通常不低于 0.5。以 40 岁以下青壮年居多，男性为多，多为单眼发病。

（2）眼底表现：视盘血管炎Ⅰ型表现同视盘水肿，但隆起高度常低于 3D；视盘血管炎Ⅱ型表现类似于视网膜静脉阻塞。

（3）视野和荧光素眼底血管造影有助于诊断。

2. 鉴别诊断

（1）视盘血管炎Ⅰ型应与缺血性视盘病变、视神经乳头炎、视盘水肿相鉴别：缺血性视盘病变表现为视力突然下降，多为双眼发病先后，视盘呈贫血性水肿，色淡或粉红色，典型视野变化为与生理盲点相连的象限性损害，常有糖尿病、动脉硬化、大出血、休克、严重贫血、红细胞增多、白血病、颞动脉炎等病史。视神经乳头炎患者视力突然下降，甚至失明，视野有中心暗点。视盘水肿则一般为双侧发病，视盘显著隆起 >3D，充血，有颅内压增高的体征。

（2）视盘血管炎Ⅱ型应与视网膜中央静脉阻塞、视网膜静脉周围炎相鉴别：视网膜中央静脉阻塞多见老年人，视力严重下降，视盘充血水肿明显，静脉显著迂曲扩张，对激素治疗效果不明显，预后差。视网膜静脉周围炎多见于青年人，突然视力下降，反复发作，病变在视网膜周边部血管，静脉周围有白鞘，视网膜出血量多时，出血进入玻璃体，眼底不能窥见。

【治疗】

1. 治疗原则　视盘血管炎Ⅰ型用糖皮质激素治疗效果较好，激素治疗可缩短病程，减少并发症。Ⅱ型疗效不如Ⅰ型，视盘血管炎Ⅱ型的治疗可参考视网膜中央静脉阻塞。二者均可应用激素联合中药辨证治疗，可获较好疗效。

2. 全身治疗

（1）西医治疗：糖皮质激素治疗效果较好，泼尼松用量每日 80mg，应用 1 周左右，逐渐减量用药。

（2）中医辨证论治

①热郁目络证

证候 视盘水肿、充血，周围放射状出血，视网膜静脉迂曲怒张，视物模糊；头痛或偏头痛，口苦胁痛，烦躁失眠，大便干，小便黄；舌红，苔黄，脉弦。

治法 清热泻火，凉血化瘀。

方药 清营汤加减：水牛角10g，生地黄15g，玄参10g，竹叶心10g，麦冬10g，丹参10g，黄连3g，金银花15g，连翘10g。水煎，每日1剂，分2次温服。

眼底视盘充血严重，视网膜静脉迂曲怒张等热重者，可加重黄连、金银花、连翘用量，以加强清热解毒之功；若肝胆火盛，加龙胆草、夏枯草以清肝泻火。

②阴虚火旺证

证候 视盘水肿、充血，周围放射状出血，视网膜静脉迂曲怒张；口苦咽干，五心烦热，眩晕耳鸣，腰膝酸软；舌红，苔薄黄，脉弦细。

治法 滋阴降火，凉血活血。

方药 知柏地黄汤加减：知母10g，黄柏10g，熟地黄10g，山茱萸10g，泽泻10g，山药10g，牡丹皮10g，茯苓10g。水煎，每日1剂，分2次温服。

瘀血重者，可加三七、桃仁、红花等以增加活血化瘀之功效。

③肝郁脾虚证

证候 视盘充血，周围放射状出血，或有白色絮状斑，视网膜静脉迂曲怒张，视物模糊，伴有闪光点；头晕目眩，食少纳呆，口苦胁痛；舌淡胖，苔白腻，脉沉弦。

治法 疏肝解郁，健脾利湿。

方药 柴胡疏肝散加减：柴胡10g，陈皮10g，白芍10g，枳壳10g，炙甘草10g，川芎10g，香附10g。水煎，每日1剂，分2次温服。

脾虚湿重者，加炒白术、茯苓、山药、焦三仙等以健脾化湿。

④血瘀水停证

证候 视盘充血，周围放射状出血，或有白色絮状斑，视网膜静脉迂曲怒张，视物模糊；食少纳呆，气短懒言；舌淡或紫黯，脉弦涩。

治法 活血利水。

方药 血府逐瘀汤加减：当归10g，川芎10g，生地黄10g，赤芍10g，红花10g，桃仁10g，桔梗10g，牛膝10g，枳壳10g，甘草10g，柴胡10g，茯苓10g。水煎，每日1剂，分2次温服。

视网膜水肿者，加泽泻、车前子以利水渗湿；久瘀伤正者，可加黄芪、太子参、枸杞子等扶正祛瘀。

（3）常用中成药

①视盘血管炎Ⅰ型可选用清开灵注射液40~60ml，加入5%葡萄糖注射液250ml或0.9%氯化钠注射液250ml中，静脉滴注，每日1次。

②视盘血管炎Ⅱ型参考视网膜中央静脉阻塞治疗。

③热郁目络者用丹栀逍遥丸或龙胆泻肝丸，每次9g，每日3次；阴虚火旺者用知柏地黄丸，每次9g，每日3次；肝郁脾虚者用参苓白术丸，每次6g，每日3次；血郁水停者用三七片，每次3片，每日3次；同时服用五苓散或参苓白术丸，每次6g，每日3次。

（4）针灸治疗：主穴：睛明、攒竹、承泣、丝竹空；配穴：合谷、足三里、肝俞等。

每次取主穴 2~3 个，配穴 1~2 个，交替应用，中等刺激强度，留针 20 分钟，每日 1 次，10~14 次为一个疗程。

3. 局部治疗 激光治疗：视盘血管炎Ⅱ型患者，荧光素眼底血管造影发现有大面积无灌注区时，可行视网膜光凝治疗。

【预防与调护】

1. 饮食有节，注意饮食均衡，少食肥甘油腻之品，勿过食生冷，忌烟酒。

2. 起居有节，调和情志，适当运动，有利于经脉气血流通，增强身心健康。

四、视神经萎缩

任何原因造成视神经纤维、视网膜神经节细胞和轴突的损害均可导致传导功能障碍，引起视神经萎缩（optic atrophy, OA），本病是前视路（视网膜膝状体通路）系统损害后导致的神经纤维病理改变的结果。本病临床上并不少见，视神经萎缩的病因十分广泛，并可发生于任何年龄组。其主要临床特征是视力、视野、色觉不同程度损害及检眼镜下视盘色泽变淡或苍白。

本病类似中医学中的"青盲"，该病名首见于《神农本草经》，之后的《针灸甲乙经》《诸病源候论》《证治准绳》《审视瑶函》等著作均沿用此病名，并对其发病特点、病因病机、鉴别诊断都有具体的记载。《诸病源候论》还专门提到"小儿青盲"，《眼科金镜》则对小儿青盲的病因病机有更精辟的描述，对现代中医证治有重要启发。

【病因病理】

1. 西医病因病理 本病可由遗传、炎症、肿瘤、缺血、外伤、青光眼、中毒、营养障碍及脱髓鞘疾病等多种因素造成。视神经的轴突来自视网膜神经节细胞，轴突的损害可源于不同的解剖层次，包括发生在轴突远端部位的顺行性（上行性）变性和发生在轴突近侧端的逆行性（下行性）变性。随大量轴突变性，神经髓鞘崩解脱失，视神经直径减小，软脑膜束间隔收缩，变短变厚，蛛网膜和硬脑膜下腔变宽，并有神经胶质和星状细胞增生及毛细血管减少。

2. 中医病因病机 青盲可由邪毒外袭、热病痘疹、七情所伤、头目撞击、肿物压迫后造成；或因先天禀赋不足、脉络闭塞、酒色过度、目力过劳后导致。此外，视瞻昏渺、高风内障、青风或绿风内障、暴盲等也可演变或发展为青盲。其病机或因余热痰浊阻经蒙络，清窍失养失用；或是内伤七情，气滞血瘀，玄府郁闭，阻碍神光发越；或为脏腑、气血渐亏，精血不能荣养目窍，目系失用萎缩。其中玄府闭塞，脉络不通是病机的关键，不论因虚、因实或虚实兼夹之证皆可造成目窍失通失充，目系失养失用。

【临床表现】

根据视神经原发病灶的部位及眼底表现，临床可分为原发性、继发性和上行性视神经萎缩三种。

1. 症状 视力逐渐下降，视野窄小或眼前某一方位有阴影遮挡，并逐渐加重，终致失明。

2. 体征 眼外观正常，单侧发病或双眼罹患，病情严重眼可见 RAPD（+），黑蒙眼瞳孔直接对光反射消失。眼底检查表现为：①原发性（下行性）视神经萎缩，可见视盘色苍白，边界清楚，筛板清晰可见，血管正常或变细。②继发性视神经萎缩（视盘水肿或视盘炎、视盘血管炎所致），可见视盘色灰白，边界不清，筛板不显，视盘附近血管可伴有白鞘，视网膜静脉充盈或粗细不均，动脉变细。③上行性视神经萎缩（视网膜性或连续性视神经萎缩），系由于视网膜和脉络膜的广泛病变引起，如视网膜色素变性、视网膜中央动脉阻塞等，有原发病的相应眼底改变。

【辅助检查】

1. 色觉检查　可有后天性色觉障碍，红绿色觉障碍多见。

2. 视野检查　多见向心性缩小，有时可提示本病病因，如双颞侧偏盲应排除颅内视交叉占位性病变，巨大中心或旁中心暗点应排除 Leber 遗传性视神经病变。

3. 视觉诱发电位检查　P100 波峰潜时延迟或（和）振幅明显下降。

4. 头颅 CT 或 MRI 检查　排除或确诊有无颅内或眶内占位性病变压迫视神经，明确有无中枢神经系统白质的脱髓鞘病灶。

5. 分子生物学检查　怀疑遗传所致时应选择基因检测。

【诊断及鉴别诊断】

1. 诊断要点

（1）视力逐渐下降。

（2）色觉障碍。

（3）视野逐渐向心性缩小，也可见其他类型视野缺损。

（4）视盘色泽变淡或苍白。

（5）视觉电生理检查或颅眶影像学检查有助于诊断。

2. 鉴别诊断

青光眼性视神经萎缩：在视神经萎缩早期，视盘粉红色调变浅，随病情进展，视盘组织缓慢消失，残留灰白、弯月形浅凹陷，裸露筛板，类似青光眼性病理凹陷，但视神经萎缩患者的视盘罕见有任何区域的盘沿缺损，且盘沿色泽是苍白的。有统计认为盘沿苍白对非青光眼性视神经萎缩有 94% 的特异性，而盘沿局灶性或弥漫性变窄，且盘沿区仍保留正常粉红色，对青光眼性视神经损害有 87% 的特异性。而且，青光眼性视神经病变的视野缺损多发生在生理杯明显扩大时，且中心视力下降常发生在晚期。

【治疗】

1. 治疗原则　本病应寻找原发病变，发现病因，尽早针对病因治疗，可采用中西医结合综合治疗方法，中医药为主，辅以西药，中医药治疗对本病有一定优势和较好疗效。

2. 全身治疗

（1）西医治疗

①维生素 B_1、维生素 B_{12}、肌苷、三磷酸腺苷等选择应用，早期可应用神经生长因子治疗。

②高压氧治疗，对放射性、缺血性或中毒性视神经萎缩早期应用可能有效。

③复方樟柳碱，于颞浅动脉注射或太阳穴穴位注射，10 次为一个疗程，可应用治疗1~2 个疗程。

（2）中医辨证论治

①肝郁气滞证

证候　视物模糊，视野中央区或某象限可有大片暗影遮挡；心烦郁闷，口苦胁痛，头晕目胀；舌红，苔薄白，脉弦偏数。

治法　疏肝解郁，开窍明目。

方药　丹栀逍遥散加减：柴胡 10g，当归 12g，白芍 10g，茯苓 10g，白术 10g，甘草 5g，薄荷 6g，牡丹皮 10g，栀子 10g，生姜 5g。水煎，每日 1 剂，分 2 次温服。

郁热不重，可减牡丹皮、栀子；郁闷日久，加枳壳、香附以助疏肝理气，加丹参、川芎、红花加强行血活血之力；肝郁血虚者，加党参、制首乌益气养血，加石菖蒲、远志以开窍明目。

②肝肾阴虚证

证候　双眼昏蒙日久，渐至失明，口眼干涩；头晕耳鸣，腰酸肢软，烦热盗汗，男子遗精，大便干；舌红，苔薄白，脉细。

治法　补益肝肾。

方药　左归饮加减：熟地黄 15g，山药 15g，枸杞子 15g，茯苓 10g，炙甘草 10g，山茱萸 10g。水煎，每日 1 剂，分 2 次温服。

可加石菖蒲、牛膝、丹参加强通络开窍明目之力；注重补肾则加楮实子、枸杞子、菟丝子等；腰膝酸软者，加狗脊、杜仲补肾强腰；五心烦热甚者，加知母、黄柏、竹叶心清心降火。

③气血两虚证

证候　视力渐降，日久失明；面色无华，唇甲色淡，神疲乏力，懒言少语，心悸气短；舌淡，苔薄白，脉细无力。

治法　益气养血，宁神开窍。

方药　人参养荣汤加减：人参 10g，茯苓 15g，白术 10g，炙甘草 10g，当归 12g，熟地黄 15g，白芍 10g，肉桂 10g，黄芪 15g，远志 10g，陈皮 10g，五味子 10g。水煎，每日 1 剂，分 2 次温服。

气虚明显者将党参改为人参；血虚偏重者加制首乌、龙眼肉以养血安神；可加枳壳、柴胡等理气之品。

④气滞血瘀证

证候　视盘色淡或苍白，多见于外伤或颅内手术后，头痛健忘；舌暗红有瘀点，脉细涩。

治法　理气活血。

方药　桃红四物汤加减：当归 10g，川芎 10g，生地黄 15g，赤芍 10g，红花 6g，桃仁 10g，柴胡 10g，黄芪 15g。水煎，每日 1 剂，分 2 次温服。

可加郁金、枳壳、路路通、石菖蒲行气通络开窍。

（3）常用中成药：病程日久需长期治疗者，可辨证后选用杞菊地黄丸、明目地黄丸、石斛夜光丸及归脾丸、附桂八味丸等。银杏叶制剂、灯盏细辛注射液、川芎嗪注射液及生脉注射液等均可选择应用，按 10~14 天为一个疗程静脉滴注，通常治疗 2~4 个疗程。

（4）针灸治疗

①体针：以取头颈部奇穴及足三阳经、足厥阴肝经、足少阴肾经穴位为主。主穴：睛明、上明、承泣、球后、丝竹空、风池。配穴：太阳、翳明、四白、攒竹、光明、足三里、三阴交、太冲、太溪、合谷、肝俞、肾俞。每次选 2~3 个主穴，3~4 个配穴，每日 1

次，10 次为一个疗程，间隔 3~5 天，进行第二个疗程。

②头针：取视区（位于枕骨粗隆上 4cm，左右旁开各 1cm），两针对称向下方刺入，每日或隔日针 1 次，10 天为一个疗程，休息 3 天后再行第二个疗程。

③电针：可选上述穴位，每日 1 次，每次 20 分钟，15 次为一个疗程。

④直流电药物离子导入：利用同性相斥原理和直流电场作用，将药物离子不经血液循环而直接导入眼内，多选维生素 B_{12}、丹参等。

⑤穴位注射：取太阳、肾俞、肝俞，用复方樟柳碱、维生素 B_1、维生素 B_{12} 做穴位注射。每穴注入药液 0.5~1ml，每日或隔日 1 次，10 次为一个疗程。

【预防与调护】

1. 加强锻炼，调和七情养性，注意饮食起居，节制烟酒房劳。

2. 避免时邪外毒，六淫侵袭，预防蚊虫叮咬。

3. 加强安全生产，预防眼外伤。

4. 使用对视神经有毒性的药物时，如乙胺丁醇、奎宁等，应密切观察，定期眼科检查。

第二节 视 盘 水 肿

视盘水肿（optic disc edema，ODE），又称视乳头水肿（papilledema），是颅内疾病导致颅内压增高后常发生的重要眼部体征。它既与神经外科疾病密切相关，又是眼科疾病中易见到的征象。引起 ODE 的原因有多种，颅内肿瘤或特发性假性脑瘤可造成 ODE，视神经本身的炎症可导致 ODE 并有早期视功能障碍，各种解剖变异可造成貌似 ODE 征象的假性 ODE。尽早发现 ODE，及时查明病因并给予适宜治疗，对维持或改善视功能，甚至挽救生命，均有重要的临床意义。ODE 早期，通常视力正常，随水肿迁延日久，发生视神经萎缩，则视力可逐渐下降，直至失明。

本病根据症状，相当于中医的"视瞻昏渺"或"青盲"范畴。

【病因病理】

1. 西医病因病理

（1）病因：直接原因为各种原因（颅内压增高、眼内压降低等）致筛板后压力高于筛板前，引起视神经纤维轴浆回流和静脉回流障碍。水肿主要出现于组织疏松的筛板前区。正常时眼压高于球后神经组织压。

颅内压增高的病因包括：①原发性或转移性颅内肿瘤，如脑膜瘤、胶质瘤、错构瘤、畸胎瘤、巨大动脉瘤及转移癌等；②各种炎症，如脑炎、脑膜炎、脑脓肿、肉芽肿（梅毒、结核、肉样瘤病）；③硬脑膜下或硬脑膜外血肿；④发育障碍，如颅骨狭窄症、导水管狭窄、脑动静脉畸形；⑤其他原因，包括常见于年轻肥胖女性的假性脑瘤、矢状窦血栓形成、严重阻塞性肺部疾病伴 CO_2 分压增高等。

（2）病理：视盘水肿时体积增大，因其后有筛板，周围是坚固的巩膜壁，对肿胀的视盘形成限制，因而只能向前膨出，把邻接的视网膜推开、皱起。随着神经纤维间水肿，视盘及其前后附近血管淤血，血管外淋巴细胞浸润，循环障碍造成轴浆流阻滞进一步加重，日久神经轴索及神经节细胞变性萎缩，胶质细胞及结缔组织增生。

2. 中医病因病机 多因外感湿热或过食肥甘酒酪，湿热内蕴，肝失疏泄，脾失健运，而致目系水肿；或年老体虚，或久病失调，肾阳亏损，不能蒸腾水液，水邪积聚体内，泛滥于巅顶之内，水积目系而致水肿；或素体脾胃虚弱，或过食生冷，积湿困阻，脾阳运化水湿失职，水液停滞，湿浊上泛空窍，目系水肿。

【临床表现】

1. 症状

（1）视觉症状：①中心视力下降：早期视力正常，可有短暂性视力模糊或发灰暗感，一过性闪光幻觉或闪辉性暗点。若ODE累及黄斑，有出血、渗出时视力可下降；少数病例肿瘤直接压迫视神经或造成视神经供养动脉缺血，可在早期即有视力严重受损或失明。ODE长期存在者可致完全失明。②复视或远视：前者因肿瘤直接压迫或颅内压增高压迫展神经或滑车神经等引起；后者是视盘周围视网膜下液体积聚引起的获得性远视。

（2）全身症状：①头痛：典型者在早晨重，可以全头痛或局限于某个部位。因用力呼气时胸腔内压增加，咳嗽、紧张、头部活动或转动时，可使头痛加剧，但并不常见。少数患者无头痛。②突发性恶心和喷射样呕吐：多因颅内压波动而诱发，但临床少见。③意识丧失及全身运动强直等：病情严重时出现，多因大脑皮质受压及供血减少造成。

2. 体征 不同病期可有不同体征。

①视盘充血：视盘表面毛细血管扩张所致，是最早期表现。②渗出：硬性渗出和棉絮状白斑的出现时间、部位，有助于了解病程病情。③视盘肿胀：从轻度视盘隆起到高出视网膜平面达3~4D，呈蘑菇样形态。在有晶状体眼，隆起2D等于1mm高度；在无晶状体眼，3D是1mm高度。④视盘边缘模糊：应排除视盘先天性异常和远视，并综合其他体征评价。⑤视神经纤维层放射状或条纹状出血：是早期ODE的重要体征，是视盘内或盘周扩张的毛细血管破裂所致。但是否出血及出血量多少，并不说明ODE的原因和病情轻重。⑥视盘周围神经纤维层肿胀混浊：直线形白色反光条纹丧失或变弯曲，颜色变深，模糊不清无光泽。⑦视盘生理杯饱满。⑧Paton线：ODE明显时在视盘颞侧呈垂直向围绕视盘的同心圆样线状皱纹。其颞侧视网膜轻度移位离开盘缘，引起视网膜折叠，发生皱褶或波纹状。ODE加重，Paton线可消失。Paton线是真性ODE最可靠的体征之一，但任何原因的ODE均可能有Paton线，故Paton线存在仅提示有ODE，无Paton线也不能轻易排除ODE。⑨自发性视网膜静脉搏动消失：表明颅内压超过200mmH$_2$O，据统计，视盘主干静脉搏动存在，颅内压<（200±25）mmH$_2$O。但静脉搏动在正常人群中发生率为80%，加上高颅压可有波动，若恰好在颅内压暂时降到波低谷或正常值下时观察眼底，就可能见到静脉搏动。所以，缺乏静脉搏动不应断然认定有ODE。⑩视神经睫状静脉分流：是因视神经鞘内压力增高所致。当该体征伴有苍白视盘水肿，视力差时，应高度怀疑前部视神经鞘脑膜瘤。但该分流血管也可见于视盘玻璃膜疣、视网膜中央静脉阻塞、蛛网膜囊肿、胶质瘤及视神经缺损病例中。

【辅助检查】

1. 视野检查 不同占位病灶和病因，视野缺损形态不同。早期最常见生理盲点扩大，也可有弓形暗点或鼻侧阶梯，中心暗点，偏盲类缺损。随病情发展，视野缺损加重，晚期多呈向心性缩小。

2. 荧光素眼底血管造影 易于发现早期 ODE，造影早期视盘毛细血管扩张，荧光增强；继则染料渗漏蔓延至盘周。有时可见微动脉瘤或视盘睫状静脉分流。

3. 超声检查 对可疑 ODE 有帮助。可明确视神经直径是否增粗，直径增大是否由围绕视神经的 CSF 聚集引起。并可发现埋藏于视盘内的玻璃膜疣。

4. 其他影像学检查 CT 扫描可以识别酷似 ODE 的埋藏玻璃膜疣，CT 结合 MRI 可发现、定位颅内肿物或脑积水。

5. 必要时应做糖尿病、甲状腺或血液病方面的检查。

【诊断与鉴别诊断】

1. 诊断要点

（1）早期型：①视力正常，无视觉异常症状。②视盘轻度充血和隆起。③视盘边缘模糊，盘周神经纤维层肿胀。首先累及鼻侧，其次为上方、下方及颞侧。④主干静脉搏动消失，但约有 20% 的正常人可无自发性静脉搏动，故该体征并不必然有颅内压增高。

（2）中期发展型：①一眼或双眼持续数秒的短暂视力模糊，常在直立时发生。视力正常或下降。②视盘充血重，中度隆起，边缘模糊。③跨越视盘的小血管被遮盖。④静脉充盈，盘周火焰状出血，常有棉絮状斑。荧光素眼底血管造影有前述表现。⑤随 ODE 加重，可见 Paton 线。⑥不对称性星芒状渗出，在黄斑中心凹鼻侧向视盘方向更明显。⑦视野生理盲点扩大。

（3）晚期萎缩型：ODE 不论何种原因引起者，长期不消退均可转入该型。随 ODE 持续，出血和渗出逐渐吸收。视盘前毛细血管扩张，视盘轻度充血，生理杯湮没。日久视盘变灰白，视盘表面出现类似玻璃膜疣的可折射的白色小体——淀粉样小体。多数患者神经纤维层有裂隙状或弥漫状萎缩区。ODE 消退，视盘色泽灰白，视网膜血管变窄并伴白鞘，神经纤维层大片萎缩。部分患者有黄斑区色素紊乱及脉络膜皱褶。视力明显下降。

上述分期并无明确界限和时间段。实际上，ODE 发展到视神经萎缩取决于诸多因素。在颅内压急速增高，持久不降时，急性 ODE 可在数周内导致视神经萎缩，而无需经历慢性水肿阶段。另有部分患者从早期 ODE 到视神经萎缩要数月，甚至数年。

2. 鉴别诊断

（1）假性 ODE：包括高度远视，视神经发育异常，如有髓神经纤维、倾斜视盘、视盘前膜、视盘玻璃膜疣及牵牛花综合征等。现介绍埋藏性视盘玻璃膜疣和真性 ODE 的鉴别要点，前者造成视盘隆起有以下特征：①视盘不充血，表面无毛细血管扩张。②视盘通常比正常人偏小，生理凹陷缺乏。③视盘自身隆起，且表面动静脉血管清晰可见。④视盘表面常见异常血管，即血管明显迂曲，分支增多，有时可见血管环，血管分流支及睫状视网膜动脉。⑤盘周视网膜神经纤维层保留正常线状光反射。⑥视盘边缘常不规则，伴有色素上皮缺损，呈虫蚀状外观。⑦FFA 可见埋藏玻璃膜疣所在部位的结节状高荧光，晚期荧光减弱或持续荧光。但血管无渗漏。⑧眼部 B 超、CT 扫描、扫描激光检眼镜及 OCT 等均有助于发现本病。

（2）假性脑瘤所致 ODE：假性脑瘤中 90% 为特发性颅内压增高。本病与肥胖及性别有关，发病高峰是 30 岁，女性为主，青年肥胖女性尤为多见。诊断必须符合 4 条标准：①颅内压升高；②神经影像学检查脑室正常或脑室小；③脑脊液（cerebrospinal fluid, CSF）生化检查正常；④排除颅内肿物及其他颅内异常。

（3）眼部疾病：眼部各种炎症、血管性疾病、外伤、低眼压均可能导致 ODE，多单眼发病。常见的几种眼病如下：

1）视神经乳头炎（视盘炎）：是指炎症发生在视神经的眼内段。本病病因广泛，全身多种感染、脱髓鞘疾病、代谢失调、局部炎症、中毒等因素均可能致病。狭义上讲，局部感染造成的视神经乳头炎有如下特征：①多累及双眼，也可先后发病，多见于儿童，预后较好。②突然视力锐减，多伴有眼球转动痛或眼球压痛。③眼底视盘充血变红，边界模糊，ODE 常不超过 3D，视盘上或（和）盘周可见渗出、出血；视网膜静脉扩张、弯曲。④晚期呈继发性视神经萎缩体征。⑤视野有中心暗点及生理盲点扩大，视神经萎缩后有周边视野向心性缩小。⑥视觉电生理检查：图形 VEP 典型者表现为振幅下降，潜伏期延长。⑦对糖皮质激素治疗敏感，但有药物依赖性。

2）缺血性视神经病变：又称前部缺血性视神经病变，是由于后睫状动脉循环障碍造成视盘供血不足，使视盘急性缺氧导致本病。病因包括高血压、动脉硬化、糖尿病等造成的血管退行性改变，血管炎后管腔变窄或闭塞，血液黏度改变，血压过低，眼内压增高等多种因素。视盘偏小、视盘生理凹陷小等先天解剖因素也是病因之一。本病特征为：①好发于中老年人，多为双眼先后发病。突然视力减退，不伴眼球转动时疼痛。②眼底视盘灰白水肿，水肿隆起度 1~3D，视盘周可有少量出血。水肿消退后视盘某一象限变浅或苍白，即残留继发性局限性视神经萎缩。③FFA 示臂 - 视网膜循环时间（A-RCT）延长；视盘荧光充盈迟缓或不均匀，可有部分充盈缺损；盘周偶见微动脉瘤，并见脉络膜片状低荧光区。④视野检查的典型改变是与生理盲点相连的水平性半盲，或为象限盲或垂直半盲，但不以水平正中线或垂直正中线为界。多表现为与生理盲点相连的弧形、扇形或束状缺损，且常绕过中心注视区。

当缺血性视神经病变一眼发病后已有视神经萎缩，另一眼又发病，表现为 ODE。此时应注意和福 - 肯综合征（Foster-Kennedy syndrome）鉴别。后者是因颅内额叶底部的肿瘤压迫使该侧出现视神经萎缩，对侧眼产生 ODE。福 - 肯综合征患者视力常逐渐缓慢减退，ODE 多 >3D，充血，绕视盘有出血、静脉怒张，对侧眼呈原发性视神经萎缩体征。有水肿侧视野生理盲点扩大及相应的颅内肿瘤压迫所致视野缺损。通常颅内压增高。

3）视盘血管炎：为视盘血管的非特异性炎性病变，临床分两型，Ⅰ型——视盘水肿型，Ⅱ型——视网膜中央静脉阻塞型。其中Ⅰ型双眼发病者易与颅内压增高所致的 ODE 混淆。但视盘血管炎有如下特征：①视力轻度下降或正常，自觉视力模糊。②视盘水肿、充血、隆起，程度不重，多 <3D，盘周可有少量出血，动脉细或正常。③视野仅生理盲点扩大，有时出现中心暗点。④荧光素眼底血管造影早期视盘有渗漏。

【治疗】

1. 治疗原则 视盘水肿是多种疾病的共同表现，首先应进行病因治疗，若是颅内占位性病变引起颅内压增高所致，应手术去除颅内占位性病变。中药治疗以利水消肿为主。

2. 全身治疗

（1）西医治疗

①尽快明确病因并针对病因治疗，如及时摘除脑瘤，有可能恢复正常视力。

②病因不明者可定期随访，开始 1~2 个月复诊 1 次，病情稳定则每 3~6 个月复查 1 次，应注意视野变化和进展。

③重度持续的 ODE，可用高渗脱水剂、利尿剂、激素及神经营养药治疗，根据不同病因应以神经内科、神经外科及放射外科治疗为主。

④若确诊假性脑瘤所致 ODE，患者有难以忍受的严重头痛或已有视神经受损的证据，应采用减轻体重（对肥胖者），乙酰唑胺和脱水剂降颅内压，连续腰穿及腰椎腹膜分流术或视神经鞘开窗术等。

⑤可给予 B 族维生素和肌苷、ATP 等营养支持治疗。

（2）中医辨证论治

①湿热内蕴证

证候 眼底视盘充血水肿；胸闷烦热，气粗口黏，大便干结，小便短黄；舌质红，苔黄腻，脉滑数。

治法 清热祛湿，利水消肿。

方药 白虎汤加五苓散加减：石膏 15g，知母 10g，甘草 10g，粳米 10g，猪苓 10g，茯苓 10g，泽泻 10g，白术 10g，桂枝 10g。水煎，每日 1 剂，分 2 次温服。

视盘充血明显者，加牡丹皮、白茅根凉血消肿；胸闷烦热者，加栀子、豆豉清热宣郁除烦；大便干结难解者，加元明粉泻热消积，若津液已伤者，加生地黄、玄参、麦冬养阴生津，润肠通便。

②脾虚湿困证

证候 视盘水肿；纳少泛呕，面色萎黄，神疲乏力，尿少便溏；舌苔白滑，脉细弱。

治法 益气健脾，利湿消肿。

方药 参苓白术散加减：人参 15g，茯苓 15g，白术 10g，山药 10g，扁豆 10g，莲子肉 10g，薏苡仁 10g，砂仁 6g，陈皮 6g，桔梗 10g，甘草 5g。水煎，每日 1 剂，分 2 次温服。

胸脘痞闷，加陈皮、柴胡行气宽中；面黄神疲，加黄芪以助人参补气壮体；纳呆泛呕，加竹茹、莱菔子降逆止呕，消食化积。

③阳虚水泛证

证候 视盘水肿日久；畏寒神倦，肢体羸瘦，腰痛脚软，小便不利；舌淡胖有齿印，苔白，脉沉细。

治法 补肾温阳，祛湿明目。

方药 肾气丸加减：干地黄 10g，附子 10g，肉桂 10g，山药 10g，山茱萸 10g，泽泻 10g，牡丹皮 10g，茯苓 10g。水煎，每日 1 剂，分 2 次温服。

腰痛脚软者，加狗脊、续断、牛膝补肝肾，强筋骨；小便不利者，加车前子利湿消肿。

（3）其他治疗：若病情持续进展，已出现视神经萎缩时，可参考"视神经萎缩"治疗。

3. 手术治疗 适用范围为原因不明，或病因不能去除、药物治疗不能控制颅内压，而视功能又有进行性损害倾向的颅内压增高性视盘水肿。有两种术式：

（1）视神经鞘减压术：在显微镜下操作，以深部拉钩暂时牵引暴露视神经。应用一种长柄有三角形的角巩膜刀或特别的弯硬脑膜刀，在球后约 3mm 视神经相对无血管区纵向切开视神经鞘约 4~5mm，至少做 3 个切口并用细软的虹膜复位器或细小弯钩在硬脑膜与视神经轻轻分离，待见脑脊液滴出后，于原内直肌止端缝合内直肌，并缝合球结膜切口。

（2）视神经鞘开窗术：这是一种采用经颅开眶或从眶内侧暂时剪断内直肌或做眶外侧壁开眶的手术。于额叶硬脑膜外分离显露眶顶，在眶顶部正中用小钻钻孔，然后用咬骨钳扩大骨囱至 20mm×25mm 范围。切开眶筋膜，把提上睑肌牵向外侧，分离眼外肌与眶脂肪，暴露眶内段视神经。在手术显微镜下于近球后壁之视神经处用尖刀划开视神经鞘膜，待见有脑脊液溢出后，剪去切口处少许鞘膜，形成视神经鞘膜窗口。接着缝合眶筋膜，修复（或不修复）眶顶，硬脑膜外应放置引流，并分层关顶。

【预防与调护】

1. 积极治疗某些可能导致本病的原发病，如内分泌性突眼症、恶性高血压、肺气肿等。

2. 膳食结构合理，避免暴饮暴食；增加体育活动和户外运动，避免肥胖，尤其是超重。

第三节 视交叉病变与视路病变

一、视交叉病变

双侧视神经向颅内延伸，汇合成视交叉。视交叉位于蝶鞍上方，前上方有大脑前动脉与前交通动脉，后缘为第三脑室漏斗隐窝，下方为垂体。视交叉可位于蝶鞍区不同部位，据统计，位于蝶鞍上方视交叉沟中者约 5%，位于蝶鞍正上方者约 12%，以上两者称为视交叉前置位；位于蝶鞍稍后及鞍背部，后缘在鞍背上方者为正常位，约为 79%；视交叉整体位于鞍背上方或鞍背后部者为后置位，约为 4%。视神经纤维在视交叉中排列有一定的规律，当视交叉受到损害时，视野会出现特征性改变，所以视野检查在视交叉病变中非常重要。

【病因病理】

肿瘤压迫、炎症、脱髓鞘疾病、缺血及颅内压增高均可引起视交叉损害。90% 视交叉病变是由占位性病变引起，最常见的病因是垂体瘤，依次为颅咽管瘤，鞍上脑膜瘤和神经胶质瘤，基底动脉瘤和其他压迫性病变相对少见。此外，邻近神经和血管组织病变也可引起视交叉损害。

【临床表现】

1. 视交叉前角病变 一眼出现中心暗点，另一眼颞侧偏盲，称为交界性暗点（junction scotoma）。出现这种视野缺损，其病变位于中心暗点侧的视神经和视交叉结合处。

因鼻侧视神经纤维交叉至对侧时,在视交叉前角稍微向前弯曲。如病灶仅累及同侧视交叉前角的交叉纤维,则只出现单眼颞侧偏盲,而对侧眼无视野损伤。

2. 视交叉体部病变 双眼颞侧偏盲是视交叉体部病变的典型视野表现。垂体瘤自下向上压迫视交叉,先压迫下方的交叉纤维,视野损伤首先出现在双眼颞上象限,如肿瘤继续向上压迫,损伤上方交叉纤维,颞下象限视野出现损伤,则形成双眼颞侧偏盲。视野损伤可表现为完全性或不完全性双眼颞侧偏盲,但总是遵循垂直子午线原则。双眼颞侧偏盲患者注视近物时,在固视点后出现盲区,称为固视点后盲区。

3. 视交叉后角病变 表现为非一致性同侧偏盲。病变在视交叉后角内侧时,首先损伤对侧眼的交叉纤维,表现为对侧眼颞侧偏盲,病变向外发展,出现患侧鼻侧偏盲;如病变由外向内发展,首先出现患侧眼鼻侧偏盲,然后是对侧眼的颞侧偏盲。

【辅助检查】

1. 视野检查 根据视野变化特征,对判断病变部位有意义。

2. CT 和 MRI 检查 确定是否有占位性病变,并可确定其性质和部位。

3. VEP 检查 图形 VEP 特征为"交叉性不对称分布",即与视野偏盲同侧的视中枢可记录到最明显的图形 VEP 异常反应。

【诊断要点】

1. 详细询问病史,临床表现除视功能损害外,应结合是否有神经系统和内分泌系统的其他表现。

2. 视野缺损,对视交叉病变的诊断非常重要。

3. 头颅 X 线片、CT、MRI,可确定是否有占位性病变和病变位置。

【治疗】

占位性病变主要采取手术治疗,早期确诊后,根据病情尽可能早期手术。非占位性病变根据病因对症治疗。可参考相关章节(若因缺血引起者,参考"前部缺血性视神经病变"治疗;若因炎症引起者,参考"视神经炎"治疗)。

二、视交叉以上的视路病变

视交叉以上的视路病变共同特征是同侧偏盲,病变累及不同部位可导致不同类型的同侧偏盲。由肿瘤压迫引起者,其视野损伤发展较缓慢,从周边逐渐向中央发展,当视路压迫减轻,视野恢复是从中心逐渐到周边;由出血、炎症、缺血引起者,则视野损伤发生迅速。

【病因病理】

视交叉以上的视路病变的病因有脑出血、脑梗死、肿瘤压迫、炎症、缺血、外伤和脱髓鞘疾病等。病变损伤部位以枕叶最多,依次为视放射、视束和外侧膝状体。其中血管性疾病(包括出血、梗死和血管畸形)是致病主要原因,但视束病变多由邻近组织病变(如鞍区肿瘤、Willis 环动脉瘤和后交通动脉瘤)累及。老年人的致病因素以血管性疾病为主,而青年人则以脑瘤、脓肿和脱髓鞘疾病较多。

【临床表现】

1. 视束病变 视束病变的典型症状是病变对侧的同侧偏盲。一侧视束不完全受损时,出现扇形同侧偏盲,视野表现为非一致性同侧偏盲,即两侧视野损伤的范围不等,呈非对称性。如一侧视束完全受损，则表现为完全的一致性同侧偏盲，并伴有黄斑分裂。如病变位于视束前段，与视交叉后角相连处时，该侧的鼻上交叉纤维在视交叉后角处（视交叉后膝）同时受到损伤，表现为对侧眼颞侧偏盲，患侧眼除鼻侧偏盲外，同时伴有颞下象限缺损。

视束病变可引起下行性视神经萎缩，表现为病变对侧视盘鼻侧萎缩，病变侧视盘颞侧萎缩。这种变化最快在视束损伤 2~3 个月出现，有些患者整个萎缩过程可持续数年。

Wernicke 偏盲性瞳孔强直是视束病变的另一体征，即光线照射偏盲侧时，不引起瞳孔收缩。在视束的前 2/3 段，瞳孔纤维与视纤维伴行，在视束后 1/3 段即将进入外侧膝状体时，瞳孔纤维与视纤维分开，因此视束前段病变可致偏盲性瞳孔强直，对视束病变诊断有一定的定位意义。

部分视束病变患者可出现病变对侧眼（即颞侧视野缺损眼）RAPD（+），有人认为这是因为交叉的视网膜视神经纤维和黄斑纤维的数量远远多于不交叉的纤维。

2. 外侧膝状体病变 外侧膝状体病变的视野损伤为非一致性或一致性同侧偏盲，与视束后段和视放射前段病变引起的视野改变相同，不伴有 Wernicke 偏盲性瞳孔强直。如病变损伤右侧外侧膝状体的内侧时，表现为左侧同侧下象限偏盲；病变损伤外侧时，表现为左侧同侧上象限偏盲。如两侧外侧膝状体的内侧同时受损，则表现为下半视野水平偏盲，并有黄斑回避。

3. 视放射和枕叶皮质病变 视网膜神经纤维在外侧膝状体更换神经元后，发出新的神经纤维形成视放射，称为后视路。视网膜上半部的纤维构成视放射的背束和侧束，背束向上后方行走，侧束向外后方行走，二者行于顶叶和颞叶大脑白质内，位于视放射的上部，终于枕叶距状裂上唇；视网膜下半部的纤维构成视放射的腹束，在颞叶先向前行走，绕侧脑室下脚，形成 Meyer 袢，再向外后方行走，位于视放射的下部，止于枕叶距状裂下唇。黄斑部的纤维位于背束、侧束和腹束之间，直达枕叶后极。视放射的神经纤维可分为上、中、下三组，上、下组分别对应下方视野和上方视野，中组则对应黄斑部。

（1）内囊病变：引起病灶对侧一致性双眼同侧偏盲，伴有对侧半身感觉障碍和肢体中枢性偏瘫。患者常处于昏迷状态或意识不清，视野无法检查。

（2）颞叶病变：典型的视野损伤是病灶对侧上方一致性或非一致性的同侧象限盲或偏盲。视野损伤常常从上方开始呈扇形缺损，缺损深度以上方垂直中线处最深。颞叶病变患者，幻觉是经常出现的症状，可表现为视幻觉、嗅幻觉和味幻觉。

（3）顶叶病变：如病变只累及视放射上部纤维，表现为病灶对侧双眼下象限同侧偏盲；顶叶大范围的病变可引起完全性的病灶对侧同侧偏盲，但视野损伤深度以下方最大，同时伴有黄斑分裂。顶叶病变伴有的其他症状还有：当用力闭眼时，双眼向病灶对侧运动（Cogan's 征）；当目标向病灶侧移动时，异常的视动反应。患者视觉领悟不能，不能中心固视，视野检查时，患者虽然能够领会检查者的指令，却不能如愿完成，造成视野检查困难。非优势半球顶叶病变引起的病灶对侧同侧偏盲，患者通常自己感觉不到视野的缺失，这种现象有时在优势半球顶叶病变患者也可出现。

格斯特曼综合征指优势半球顶叶病变引起对侧偏盲，伴有数字失认、左右混淆、失写症和计算力缺失。

（4）枕叶病变：病变越靠近视放射的后部，视野缺损的一致性越明显。枕叶病变产生的同侧视野缺损极度一致，而枕叶前的病变达不到如此一致的程度。枕叶视放射或纹状区皮质病变导致的视野损伤是病灶对侧一致性同侧象限性偏盲、同侧偏盲、水平偏盲和棋盘格样象限偏盲（交叉象限偏盲）。棋盘格样视野缺损说明病变累及了一侧上方视皮质和对侧下方视皮质，在大多情况下，其他两象限的视野也有轻度损伤。水平偏盲同样也是双侧枕叶的病变。

病变损伤一侧枕叶后极部，只损伤黄斑纤维，视野缺损表现为双眼一致性的同向偏盲性中心暗点。

每一侧视放射都有只支配一眼视纤维的部分，当仅仅这些纤维受损时，则产生单眼的视野缺损。颞侧新月形视野是指颞侧 60° 向外到周边部的视野，它可以在完全同侧偏盲时残留，也可以仅仅表现为颞侧新月形视野缺损。如仅仅表现为颞侧新月形视野缺损，其病变可定位于距状裂的最前部。

皮质盲（cortical blindness）是指由于纹状区皮质损害引起的双眼视力丧失。大脑盲（cerebral blindness）包含的范围更广泛一些，指外侧膝状体以后双侧视路任何部位的损伤引起的视力丧失，因此皮质盲是大脑盲的一种。大脑盲（包括皮质盲）的特征有：①双眼视力完全丧失；②光线照射和集合运动时，瞳孔收缩反射存在；③眼底正常（除外出生前或围产期受伤的患者）；④双眼所有的外眼运动存在；⑤强光刺激或外界其他刺激均不引起眼睑闭合反射。有时大脑盲是暂时性的，血管痉挛引起者可有不同程度恢复，甚至完全恢复。小儿皮质盲视力恢复的可能性较成人大。

黄斑回避（macular sparing）是指同侧偏盲患者视野的固视点周围保留 1°~3° 或更大一些的视功能区；如果垂直分界线将黄斑中心注视区一分为二，则称为黄斑分裂（macular splitting）。真正的黄斑回避仅见于枕叶病变，而黄斑分裂可见于外侧膝状体以上视路的病变。

【辅助检查】

1. 视野检查 如果患者能够配合，视野是必须进行的常规检查。病重卧床患者、智力低下或儿童，不能配合较复杂的视野计检查时，用对比视野检查法可帮助了解视野的大致情况。

2. CT 和 MRI 任何同侧偏盲患者，无论是一致性还是非一致性，完全或者不完全，都需行 CT 或 MRI 检查。无论是占位性病变，还是血管性病变，CT 和 MRI 检查都非常有意义。

3. VEP 图形 VEP 检查对视交叉后病变的视路功能测定有一定意义，可辅助临床诊断。

【诊断要点】

1. 需要结合全身神经系统症状和病史，进行综合分析判断。

2. 特征性的视野改变，对判断病变部位有帮助（图 18-1）。

3. CT 和 MRI 对病变部位和性质的判断都有很重要的意义。

【治疗】

参考"视交叉病变"。

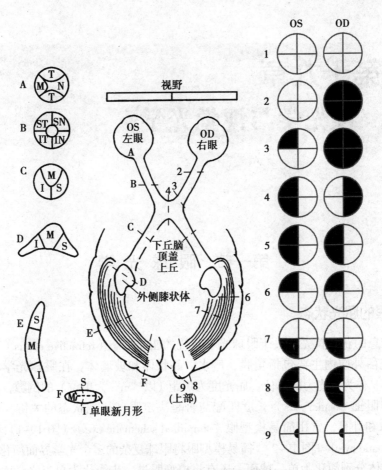

图 18-1 视路病变的相应视野改变

A~F：视路全程的视纤维分布

1~9：视路上不同部位的损害与其相应的视野改变

M：黄斑 I：下方 S：上方 T：颞侧 N：鼻侧

（引自童绎，见葛坚主编《眼科学》，人民卫生出版社，2005：338）

第十九章

视光学与视觉光学

第一节 眼 球 光 学

一、眼的屈光状态

视觉信息的获得首先取决于眼球光学系统的屈光状态（refractive status）是否正常。眼球光学系统由外向内主要包括角膜、房水、晶状体和玻璃体。在眼球光学中，以屈光度（diopter，D）作为屈光力的单位。屈光度为焦距（以 "m" 为单位）的倒数，即：D=1/f。眼的屈光力与眼轴（ocular axis）长度匹配与否是决定眼球屈光状态的关键。为了便于分析眼球的成像和计算，常用简易模型眼（simplified schematic eye）（图 19-1）和精密模型眼（exact schematic eye）（图 19-2）。简易模型眼将眼球复杂的多个光学界面简化，其特点是将角膜和晶状体分别简化为单一球面，还有将模型眼进一步简化为单一光学面，称为 "简化眼"（educed eye），即将眼球总屈光力定为 60D，屈光介质的折射率为 1.336，前焦距为 −16.67mm，后焦距为 22.27mm。根据 gullstrand 精密模型眼，眼球总屈光力在调节静止状态下为 58.64D，最大调节时为 70.57D。屈光系统中最主要的部分是角膜和晶状体，角膜的屈光力约为 43D，晶状体约为 19D。眼轴长度约为 24mm。

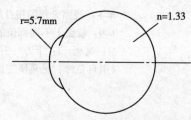

图 19-1　简易模型眼

二、眼的对比敏感度

对比敏感度就是辨认在平均亮度下两个可见区域差别的能力，是人眼对恰好能识别出的某一空间频率（视标大小、粗细）的黑白相间光栅或条纹阈值的倒数。如果两个区域在空间范围内相互靠近，辨认它们之间亮度差异的能力称为空间对比敏感度。如可见区随着时间先后而出现，辨认其亮度差异的能力称为时间对比敏感度。其定义为 $M=(I_{max}-I_{min})/(I_{max}+I_{min})$，其中 I_{max} 和 I_{min} 分别为物面或像面的最大光强和最小光强。对于任何一个特定的光学系统，由它所成图像的对比度的变化是空间频率的函数，称之为调制传递函数（modulation transfer function，MTF），MTF 的不同则反映了光学系统成像特性不同，能够比较全面地评价光学系统的成像质量。整个视觉系统 MTF 的特点是在空间频率 5 周 / 度时有峰值（图 19-3），视网膜 – 大脑系统 MTF 在高空间频率区比整个系统高。眼球光学系统的

MTF，为整个视觉系统 MTF 被视网膜 – 大脑系统 MTF 所除的商。它的特点是越在高空频率区值越低。

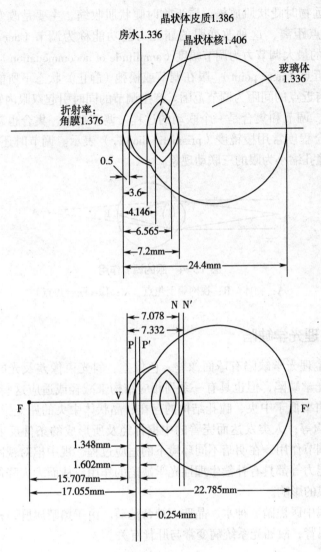

图 19-2　精密模型眼

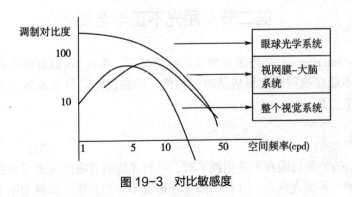

图 19-3　对比敏感度

三、眼的调节与集合

正常眼注视远物时睫状肌放松，看近物时睫状肌收缩，主要是改变晶状体前表面的曲率从而调整焦点距离，这种改变眼的屈光力的功能称为调节（accommodation）（图19-4）。眼能产生的最大调节力为调节幅度（amplitude of accommodation）。通过调节能看清的最近距离称为近点（near point）。眼在调节或松弛（静止）状态下所能看清的最远一点称为远点。远点与近点的间距为调节范围。产生调节的同时引起双眼内转，该现象称为集合（convergence）。调节和集合是一个联动的过程，调节越大，集合也越大，两者保持协同关系。表达集合程度常用棱镜度（prismatic diopter）表示。调节时还将引起瞳孔缩小，故调节、集合和瞳孔缩小为眼的三联动现象。

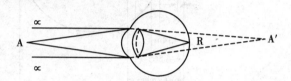

图 19-4　眼的调节作用
A：物体　R：视网膜上焦点　A′：像（联合焦点）

四、眼的生理光学缺陷

人眼主要的生理光学缺陷有球面像差、色像差、斜光束像差及光的偏轴现象。人眼屈光系统虽存在光学缺陷，但也具有一系列相应结构来减轻或适应这些生理性光学缺陷，如：角膜周边的曲率低于中央、瞳孔结构的存在、晶状体中央的屈光指数高于其周边部、视网膜的弧形结构等；人类发达而完善的中枢神经及所形成的条件反射，如：眼睛在视近及视远的自动调节作用、在明暗不同环境下的适应过程、视中枢对视网膜所形成像的分辨、分析及综合能力等都具有补偿生理性光学缺陷的作用，从而大大降低了生理性光学缺陷对眼成像所造成的影响。

屈光系统分属中医黑睛、神水、晶珠、神膏范畴。由于黑睛属肝，神水、晶珠、神膏等为瞳神水轮，属肾，故屈光系统病变常与肝肾有关。

第二节　屈光不正与老视

屈光不正（ametropia）是指眼在调节松弛状态下，来自5m以外的平行光线通过眼的屈光作用后，不能在视网膜上形成清晰的物像，而在视网膜前方或后方成像。它包括近视、远视和散光三类。

一、近视

近视（myopia）是指眼在不使用调节时，平行光线通过眼的屈光系统折射后，焦点落在视网膜之前的一种屈光状态，在视网膜上则形成不清楚的像。远视力明显降低，但近视力尚正常，是临床常见病，在屈光不正中所占比例最高。

近视按程度分为：①轻度近视：-3D 以内；②中度近视：-6~-3D；③高度近视：-6D 以上。按照屈光成分分类：①轴性近视：是眼轴长度超过正常而角膜和晶状体屈光率在正常范围；②屈光性近视：是由于角膜或晶状体屈光力过大，超出正常范围，而眼轴长度在正常范围。按调节作用参与的多少分为：①假性近视：又称调节性近视，是由视远时睫状肌调节未放松所致的近视；②真性近视：睫状肌麻痹状态下仍存在的近视；③混合性近视：既有假性近视又有真性近视者。此外，有人把婴幼儿期即出现的近视称为先天性近视，也有人把遗传性近视称为先天性近视。

本病在中医亦称"近视"（《目经大成》），又名"目不能远视"（《证治准绳》）或"能近怯远症"（《审视瑶函》）。

【病因病理】

1. 西医病因病理　近视的病因复杂，主要有：①遗传因素：一般近视属多因子遗传，而在高度近视中，遗传倾向更为明显，属常染色体隐性遗传。②环境因素：据统计，眼球发育阶段课外阅读时间 4~5 小时的近视患者数是 <2 小时者的 3.2 倍，可见眼球发育阶段视近过度是形成近视的最主要原因。

2. 中医病因病机　《诸病源候论·目病诸候》中谓："劳伤腑脏，肝气不足，兼受风邪，使精华之气衰弱，故不能远视。"《审视瑶函·内障》说："肝经不足肾经病，光华咫尺视模糊。"过用目力，久视伤血，或肝肾两虚，禀赋不足，致目中神光不能发越于远处，故见近视。

【临床表现】

1. 症状　远视力降低，近视力可正常；视疲劳，暂时性交替性斜视。

2. 体征　高度近视者常表现为眼球较突出，前房较深，瞳孔大而反射较迟钝，轻度虹膜震颤；豹纹状眼底，近视弧形斑，黄斑部单独或融合的白色萎缩斑或色素沉着呈圆形黑色斑（Foster-Fuchs 斑），有的可见巩膜后葡萄肿及视网膜锯齿缘部囊样变性、玻璃体液化、混浊和后脱离，视网膜裂孔甚至视网膜脱离。

【辅助检查】

1. 眼 A/B 超检查　A 超可以测量眼球的轴长，晶状体的厚度，以判断是轴性近视还是晶状体的改变。B 超检查对高度近视引起的玻璃体变性、液化、玻璃体后脱离、视网膜脱离等有一定的临床价值。

2. 眼前节分析诊断系统检查　可以测量角膜前后表面地形、厚度，分析角膜前后表面曲率变化，对曲率性近视的诊断很有意义，特别对圆锥形角膜、角膜葡萄肿等引起的近视的判断具有极其重要的作用。

3. 眼底检查　部分近视患者可见视盘旁弧形斑，高度近视者眼底视网膜呈高度豹纹状、视网膜萎缩斑或 Fuchs 斑、黄斑变性甚至黄斑出血，最为严重的是引起视网膜脱离。

4. 散瞳验光　用药物麻痹睫状肌，再用检影法验光。能确定真、假性近视并能准确反映无调节状态下眼的真实屈光度数。

【诊断与鉴别诊断】

1. 诊断要点

（1）近视力正常，远视力低于 1.0，但能用凹透镜矫正。

（2）轻度近视 ≤ -3D。

（3）青少年远视力在短期内下降，休息后视力又有提高，使用阿托品麻痹睫状肌后，检影近视度数消失或小于 -0.5D，为假性近视。

（4）年龄 ≤ 18 岁。

2. 鉴别诊断

（1）真、假性近视：远视力时好时坏或"雾视法"使远视力提高，为假性或部分假性近视；最可靠的方法还是睫状肌麻痹后的验光。

（2）圆锥角膜：眼前节分析诊断系统检查极为敏感，在临床前期即能发现。

（3）核性白内障：裂隙灯检查即可确诊。

【治疗】

1. 治疗原则　积极治疗假性近视，预防真性近视的发生、发展。

2. 全身治疗

（1）西医治疗：高度近视并发玻璃体视网膜病变者进行对症治疗。

（2）中医辨证论治

①心阳不足证

证候　视近清楚，视远模糊；全身证见面色㿠白，心悸神疲，健忘乏力，多梦，情绪抑郁或烦躁易怒，口燥咽干，目涩少泪；舌淡，脉弱。

治法　补心益气，安神定志。

方药　定志丸加减：远志 10g，菖蒲 10g，党参 15g，茯神 10g。水煎，每日 1 剂，分 2 次温服。

阳气虚者，可加黄芪、肉桂、当归以补阳气；血虚生风，伴头晕眼胀、视物疲劳者，可加羌活、防风、荆芥以祛风；肝气郁结者，加柴胡疏肝理气；心悸重者，可加五味子、酸枣仁、柏子仁养心安神。

②肝肾两虚证

证候　近视日久，眼前渐生黑花；眼部检查可见玻璃体混浊，眼底可见近视弧形斑，视网膜呈豹纹状改变；可伴见头晕耳鸣，腰膝酸软，夜眠多梦；舌淡，苔薄白，脉细弱。

治法　补益肝肾，益精明目。

方药　杞菊地黄丸加减：枸杞子 10g，菊花 10g，熟地黄 10g，山茱萸 10g，牡丹皮 10g，山药 10g，茯苓 10g，泽泻 10g。水煎，每日 1 剂，分 2 次温服。

精血亏虚者，加当归、五味子、楮实子、菟丝子补养精血；气虚者，加党参补脾益气；脾虚者可加麦芽、陈皮健脾；血瘀伴眼前黑花者，加丹参、郁金活血通络。

中成药：杞明胶囊等。

③气滞血瘀证

证候　近视清晰，远视模糊，久视则眼球酸胀，干涩疼痛，目眦紫黯，眉棱骨痛；或见情志不舒、头晕、耳鸣、视疲劳；舌黯，脉弦细。

治法　活血化瘀，升阳开窍。

方药　桃红四物汤加减：生地黄 15g，赤芍 10g，当归 10g，川芎 10g，桃仁 10g，红花 6g，牡丹皮 10g，升麻 6g，菖蒲 10g，枸杞子 10g，决明子 10g。水煎，每日 1 剂，分 2 次温服。

兼有肝火上炎者可加柴胡、钩藤；气虚者可加党参、黄芪；眼底见新鲜出血者可加墨旱莲、仙鹤草；见渗出者可加昆布、龙骨、牡蛎。

中成药：杞明胶囊等。

（3）针灸治疗：主穴：睛明、承泣、风池、攒竹。配穴：肝肾亏虚配光明、养老、肝俞；心肾不交配肾俞、神门。毫针针刺每日1次，留针30分钟，留针期间行针3~5次（睛明穴除外）。

（4）温灸疗法：将中药配方桂枝、丹参、高良姜、藿香、小茴香、麝香、艾绒制成艾条，放到温灸治疗仪内点燃，将温灸治疗仪戴在头部，每日两次，每次30分钟。通过中医的磁、灸疗法，温经通络，既改善眼周（特别是睫状肌）微循环状态，缓解睫状肌痉挛，增强眼的调节能力，改善眼的屈光状态，还可以增强眼周的血液供应，提高其兴奋性，达到恢复视功能的目的。

（5）推拿治疗

①取仰卧位，双手拇指分推上下眼眶，由内向外推5~8遍。

②双手拇指按揉上下眼眶，由内向外按揉5~8遍，重点按揉睛明、攒竹、鱼腰、阳白（承泣）、丝竹空（瞳子髎）和太阳等穴。

③双手轻抹眼球，由内向外抹5~8遍。

④取坐位，指揉颈后双侧肌群3分钟，点按风池、脾俞、肝俞、肾俞、合谷各1分钟。

⑤推拿肩井2分钟。

⑥掌揉和拍法放松颈肩背部肌群2~3分钟。

（6）耳穴贴压：取眼、目1、目2、脑干、肝、脾、肾等穴。双耳交替使用，耳部常规消毒，以王不留行籽贴于选穴处，自行按压1分钟，以温热为度，3天换贴。

（7）离子导入疗法：将中药配方桂枝、白芍、丹参、高良姜、小茴香、麝香复方中药水煎，离子导入，每日1次，每次30分钟。离子导入疗法同时还具有热敷、脉冲电针的功能，从而改善眼周（特别是睫状肌）微循环状态，缓解睫状肌痉挛，增强眼的调节能力，改善眼的屈光状态，治疗弱视及调节性近视。

3. 局部治疗　假性近视的治疗：假性近视切勿戴镜或手术，如戴眼镜，会加重睫状肌的负担造成眼疲劳，增加近视发生的诱因；如果手术则会形成医源性屈光不正。假性近视具有治则消失、不治又可复发的特点，各种方法可能都有一定效果，但所有效果都不能持久。目前所用方法有：

（1）利用各种方法提高视觉兴奋性降低视觉阈值：如冷水浴、服用兴奋性药物等。这类疗法不但可以提高远视力，亦可提高其近视力，但并非理想的治疗方法。

（2）药物局部治疗：试用睫状肌松弛剂类的眼药，如阿托品类药物，其放松调节的作用快而明显，是用来鉴别真、假性近视的方法，但这类药物均难免合并视近困难和畏光的副作用。有人试图用较低的浓度使之具有一定的放松调节效果，而无副作用，但研究结果表明随着副作用的消失，疗效亦随之消失。

（3）仪器：利用光学原理使用调节放松的仪器。

（4）生理学治疗法：如松弛调节解除睫状肌紧张状态的方法：远眺：在学习或看书及看电脑、电视1~2小时后，利用课间休息时间两眼看前方无限远处，最好注视绿色背景，以树木、花草最佳；雾视法：每天戴 +1.50 的眼镜直视远方或 5m 处 30 分钟 ~1 小时；加强眼外肌与睫状肌的肌力，增强晶状体的弹性；眼球操：第一节，先平视看远，再看鼻尖，逐渐加快速度；第二节，眼睛保持水平，最大限度地向左右交替看，逐渐加快速度；第三节，眼球顺时针方向，最大限度地向四周旋转着看，逐渐加快速度；第四节，眼球逆时针方向，最大限度地向四周旋转着看，逐渐加快速度；每天 2 次，初期每次每节 30 拍，以后根据个人情况逐渐加量。夜间可先闭眼，眼珠缓向上下左右旋转，再睁眼看窗框或衣柜四周，顺转、逆转并逐渐向中央缩小方圈，每天坚持，逐渐加量。也可用眼罩、眼袋、针灸、推拿、晶状体保健操等方法进行治疗。只要睫状肌痉挛解除，便可以使近视状态消除而治愈。

4. 配镜　一旦证实为真性近视，应首选戴镜，但一定要注意验光的准确性和眼镜质量。在配镜之前，首先要通过检影验光确定近视的真实度数，对于青少年，配镜验光要在睫状肌麻痹下进行，以控制调节作用。配镜的原则应采用可使视力矫正到最佳视力的最低度镜片，一般低于 –6D 的近视，要充分矫正并经常配戴眼镜；高度近视者，既要完全矫正以获得较好视力，但患者又往往不能耐受，因此，应降低镜片度数（一般在 1~3D 之间），争取双眼能够保持舒适的视觉功能。

角膜接触镜：配戴接触镜可以增加视野，有较佳的美容效果，又可使两眼屈光参差明显减少，维持双眼视觉功能。但一定要注意清洁卫生，按要求消毒保养和经常更换。

极高度近视或有黄斑部病变的患者，借望远镜式眼镜，常能读书或做近工作。这种眼镜的放大程度为 1.8 倍，因此可以增强 2% ~3.5% 的远视力，看近最多可增强 5 倍，由于视野过小，所以在行路时不能使用。

眼镜是否合适首先取决于验光的准确性，市面上现有的验光设备及各种电脑验光仪均有较大的误差，并且眼睛真实的屈光度必须在屈光系统没有调节、睫状肌完全松弛的状态下才能测得，所以初次配镜必须到有条件的医院散瞳后再进行检影验光。镜片本身质量及加工水平也是眼镜是否合适的重要因素，眼镜光学中心与瞳距误差要求很高，低度数镜片误差不得超过 3mm，高度数镜片误差不得超过 1mm，不然会造成棱镜效应性视疲劳。此外，眼镜与额头的倾斜度、镜－眼距离（一般为 12mm）也会影响配镜效果，甚至产生镜源性屈光参差，因此配镜一定要选择有条件、有信誉的眼镜店。有的近视患者可能还有隐斜、锥形角膜及其他眼病，这些都需在配镜时考虑，所以配镜前到有条件的医院进行眼科检查是十分必要的。建议初次配镜程序应为：

（1）一般眼科检查：通过外眼、屈光间质、眼底检查排除其他眼病。

（2）散瞳验光：必要时行角膜曲率、角膜厚度、角膜地形图检查。

（3）瞳孔恢复正常后插片试镜：一般认为以用最小近视度数的镜片达到最好的矫正视力为原则，但也有人认为要根据不同需要给足或保留部分度数。试镜应不少于 1 小时。

（4）测瞳距：应考虑近用或远用的不同需要。

（5）选镜架、镜片：要考虑瞳距、脸型、性能、质量及特殊需要。

5. 手术治疗　目前临床手术方式较多，详见本章第四节"屈光不正的矫治"部分。

【预防与调护】

1. 养成良好的用眼习惯，阅读和书写时保持姿势端正，眼与书本的距离保持在 30cm 左右，不在走路、乘车或卧床的情况下看书。

2. 学习和工作环境照明要适度，照明应无眩光或闪烁，黑板无反光，不在阳光直射或暗光下阅读或写字。

3. 定期检查视力，对近期远视力下降者应查明原因，积极治疗，对验光确诊的近视应配戴合适的眼镜以保持良好的视力及正常调节与集合。

4. 注意营养均衡，不挑食，少食甜食和油腻食物，多吃水果、蔬菜。

5. 加强体育锻炼，增强体质。

6. 告诫患者遵医嘱定期体检，以了解是否治愈或复发。

7. 对于有遗传倾向的儿童及用眼过度的患者，建议采用食疗方法：多食健脾养胃、补益气血的食物，如龙眼肉、山药、胡萝卜、山芋、芋头、菠菜、小米、玉米等。先天禀赋不足，肝肾阴亏者，应多食用补益肝肾、生精养血的食物，如动物肝脏、鸡肉、鸡蛋、牛肉、鱼类等。也可多食桑葚、黑豆、红枣、核桃仁、桂圆肉等食品，以养心安神明目。对于眼部易于疲劳者，可常饮菊花茶以明目。

【研究进展】

李谊等将近视患者 300 例 600 只眼随机分为中药热疗眼罩组、单纯中药眼罩组和珍视明滴眼液组，治疗 3 个疗程。分析结果认为中药热疗眼罩对轻度、中度、重度近视的治疗均有明显效果，而单纯中药眼罩仅对轻度近视患者有明显疗效［李谊，黄玉婷，张玉峰，等.中药热疗眼罩治疗近视的临床研究.中国医药指南，2011，9（1）：125–126.］。莫亚等将 167 例高度近视患者根据年龄分为 10~29 岁组、30~49 岁组、50~69 岁组和 70~89 岁组，所有患者填写中医证候量化表及 CRF 表，并行统计学分析，结果显示高度近视患者年龄与中医症状积分有相关性，随着年龄增加，中医症状逐渐加重，认为高度近视患者中医证候演变具有一定规律，10~29 岁组患者主要表现为气阴两虚证候；30~49 岁组、50~69 岁组和 70~89 岁组患者随年龄增加在气阴两虚证候存在的同时肝肾亏虚的症状逐渐加重［莫亚，王明芳.167 例高度近视患者中医证候分析.中国中医眼科杂志，2010，20（4）：201–204.］。唐敏等选取青少年近视患者 360 例 656 眼，随机分组后予以散瞳验光，试验组予以中药熏洗联合耳穴贴压王不留行籽治疗 4 周，对照组予以耳穴贴压王不留行籽治疗 4 周，治疗前后均采用国际标准对数视力表检测视力，结果显示中药熏洗联合耳穴贴压治疗与单用耳穴贴压治疗的有效率分别为 53.9% 及 33.3%，差异有显著统计学意义（$P<0.01$）［唐敏，岳丽菁，张超然.中药熏洗联合耳穴贴压治疗近视的临床研究.国际眼科杂志，2011，11（7）：1265–1266.］。王育文等应用复方丹参药离子导入治疗 160 例（316 眼），每次 25 分钟，4 周为一个疗程，结果：316 眼中，显效 137 眼，占 43.35%；有效 118 眼，占 37.34%；无效 61 眼，占 19.30%，总有效率为 80.69%。其中 6~10 岁的病例中总有效率为 98%，10~13 岁的病例中总有效率为 75%，13~16 岁的病例中总有效率为 70.69%［王育文，袁建树，金亚明，等.复方丹参药离子导入治疗青少年进行性近视临床研究.实用防盲技术，2011，（1）：17–19.］。黄云飞对 60 例患者进行健眼操、中药汤剂加减、耳穴贴敷综合治疗。结果：临床治愈 11 例，显效 28 例，有效 18 例，无效 3 例，总有效率 95%［黄云飞.综合疗法治疗青少年近视疗效观察.光明中医，2010，（4）：646–647.］。

我国近视患病率高，2004 年学生视力不良检出率调查（其中主要为近视），小学生为 32.5%，初中生为 59.4%，高中生为 77.3%，大学生为 80%。视力不良和近视的发生有明显的低龄化趋势，在小学低年级，8~9 岁检出率均低于 7 岁，和儿童视觉器官的发育水平相一致，即从学龄前的生理性远视逐步过渡到正视，又因其后相当部分儿童发展为近视而导致检出率上升，10 岁开始视力不良检出率全面超过 7 岁。近年来，有许多报道显示中医药治疗假性近视取得良好疗效。总结起来有针灸、中药热疗眼罩、耳穴、中药汤剂、离子导入等。但目前中医药治疗近视的临床研究存在尚欠严谨、无多中心验证、可重复性不强等问题，也缺少循证医学和前瞻性的研究总结，如已在全国中小学推行 30 余年的眼保健操至今尚无疗效评估结果。中医治未病思想对于近视防治具有特殊意义，研究需有传统治疗方法的继承，也应有发扬和创新。

二、远视

睫状肌处于非调节状态时，平行光线在视网膜后形成焦点，称为远视（hyperopia）。

本病在中医亦称"远视"（《目经大成》），又名"能远视不能近视"（《证治准绳》）、"能远怯近症"（《审视瑶函》）。

【病因病理】

1. 西医病因病理

（1）轴性远视：是远视中最常见的类型，即眼的前后轴比正视眼为短。它是屈光异常中比较多见的一种，在出生时人的眼轴平均约为 17.3mm，处于 +2.5~+4D 的远视状态，可以说婴儿的远视是生理性的。随着发育，眼轴也慢慢增长，1~3 岁 +0.5~+1.5D，在 5 岁还有 90% 的孩子处于远视状态，16 岁则减少到 50%，但因度数较低，处于调节范围之内，一般不会感觉到。有些人在眼的发育过程中，由于遗传、环境等因素眼球停止发育，眼轴不能达到正常眼的长度，则形成轴性远视。一般眼轴较短的程度并不很大，很少超过 2mm。按照眼屈光学计算，每缩短 1mm，约代表 3D 的改变，临床所见的远视因而多在 +6D 以内，但也可见高度数远视，有的甚至会高达 +24D。

（2）曲率性远视：由于眼球屈光系统中任何屈光体的表面弯曲度较小所形成，多为先天性，如先天性扁平晶状体、先天性平角膜等；也有由角膜外伤引起者。近年来，由于屈光性角膜手术的普及，因近视手术过矫引起的远视逐渐增多，应引起重视，但 PRK 术后早期因角膜上皮尚未完全修复，常会表现为阶段性的远视现象，应在术前向患者解释清楚，以免引起不必要的误解。

（3）屈光指数性远视：由于房水、晶状体的屈光指数减少，玻璃体的屈光指数增高引起，这类原因比较少见，主要见于老年人及糖尿病患者，有的晶状体脱位也可导致远视。

（4）病理性远视：在病理性发育不正常中眼的前后轴变短，例如小眼球，其远视程度甚至会超过 24D，眼肿瘤或眼眶的炎性肿块可使眼球后极部内陷并使之变平；某个屈光媒质阙如；球后新生物或球壁组织水肿均可使视网膜的黄斑区向前移；一种更为严重的情况，可以由视网膜脱离所引起，这种脱离所引起的移位，甚至可使之触及晶状体的后面，其屈光度的改变更为明显。这些都可引起明显的病理性远视。

远视又可根据其程度分为轻度远视（+3D 以下）、中度远视（+3~+6D）及高度远视（+6D 以上）。

2. 中医病因病机 《审视瑶函·能远怯近症》中谓："盖阴精不足，阳气有余"，"故光华发见散乱，而不能收敛近视"。禀赋不足，阳不生阴，阴精不能收敛，目失濡养，以致目中神光不能收敛视近，故见远视。

【临床表现】

1. 由于远视的光学焦点在视网膜之后，因而在视网膜上所形成的像是模糊不清的，如远视度数尚在晶状体调节范围内，为了看清物体，即使看远处也要利用调节力把视网膜后面的焦点移到视网膜上，故远视患者的眼经常处在调节状态。如远视度数超出晶状体调节范围，与近视不同，视网膜上将始终得不到清晰的图像。

（1）视力：轻度远视由于自身的调节，远、近视力均好；中度远视者，远、近视力均不好。

（2）视疲劳：是远视最主要的症状，轻度远视一般无明显症状，中高度远视视疲劳明显。患者用眼时间稍久则出现视力模糊、字迹串行、眼球酸胀，以及不同程度的头痛，严重者尚可引起恶心、呕吐等。

（3）眼位：中高度远视一般调节过强，相应的集合亦过强，易发生内隐斜或内斜视。

（4）中高度远视眼轴较短，有的角膜小，前房浅，晶状体改变不大，眼底改变明显，视盘较正常小，边缘不清，色稍红。

2.因为不同年龄段的屈光调节差异很大，所以表现也有不同。

（1）儿童期：高度远视常会出现斜视，其中以内斜为多见，此时视神经正在发育阶段，视网膜分辨细微形体的黄斑部与大脑视觉中枢的联系正在建立，如果在12岁前视网膜上始终得不到清晰的图像，即便将来屈光不正得到矫正，这种联系也再无法形成，最终导致弱视，应引起高度重视。中度远视儿童容易因视近不适或不清而厌学、注意力不集中，由于远视力往往较好，所以常被误认为调皮而忽略了近视力的检查。此期因晶状体调节范围较大，低度远视一般不会出现不适。

（2）青少年期：高度远视常已被发现，中度远视因远视力尚可多被忽略，由于要利用调节力量把视网膜后面的焦点移到视网膜上，视近所用调节力更大，此期又是学习负担较重的阶段，故眼睛经常处在过调节状态，要比近视、正视更容易发生眼疲劳，如写字、阅读、看电视等长时间视近时，就会觉得眼睑沉重、双眼干涩、眼球发酸、发胀、疼痛等，继而视物模糊、头昏、头胀、头痛等。低度远视一般症状不显著，但容易因睫状肌持续收缩而痉挛，多形成假性近视，如不通过散瞳检查就配戴近视眼镜，势必加重调节负担，更容易造成视疲劳。

（3）中老年期：因调节力逐渐减弱，中度远视多在30岁后即因调节力下降，焦点无法移至视网膜而出现视物不清，故常常会被发现；低度远视在知识阶层常因40岁左右即"提前老花"而被发现，但大部分人虽随年龄的增长晶状体弹性逐渐丧失，最终看近、看远均不清楚，却因时值老年，常伴有其他眼部病变而被忽略。临床很多患者曾因"视物不清"到医院就诊，检查后诊断为"白内障"或"老年黄斑变性"，通过验光发现影响视力的主要原因是远视，配镜后大多都获得了很好的矫正视力。

远视的分类：通常将正视眼看近时的调节称为生理性调节；远视眼看近所使用的调节称为非生理性调节。远视眼看外界任何物体都要使用调节，故调节与远视密切联系在一起，因而按照调节对远视所起作用的不同，可将远视分为：

总合远视 ⎰ 隐形远视
　　　　 ⎱ 显性远视 ⎰ 可矫正远视
　　　　　　　　　　 ⎱ 绝对远视

远视又可根据程度分为轻度远视（+3D 以下）、中度远视（+3~+6D）及高度远视（+6D 以上）。

3. 眼底检查　典型远视的视网膜表现为特殊的光彩，称之为视网膜闪光环；视盘形成一种特殊的表现，视盘为暗红色，在视盘的下方往往形成一种新月形的变化，边缘稍模糊和不规则，在模糊区的外面，有时被灰色晕围绕着，或被由边缘部向周围放射的条纹所包围，很像视盘炎，称为假性视盘炎。

单眼发生高度远视时，同侧面部往往发育不好，两侧面部不对称。发育的不对称在眼的本身也常可看到，这种远视大多合并散光。

【诊断与鉴别诊断】

1. 诊断要点　睫状肌麻痹后远近视力均降低。儿童期易斜视、弱视，中年人过早"老花眼"。

2. 鉴别诊断　本病需与老视相鉴别：远视戴凸透镜可放松调节，增进远、近视力；而老视戴凸透镜，只能看近，不能看远。

【治疗】

1. 治疗原则　矫治屈光不正，消除疲劳，纠正眼位。

2. 全身治疗

（1）西医治疗：全身无需特殊治疗。

（2）中医辨证论治

肝肾不足证

证候　视远尚清，视近模糊，久用眼后感眼疲劳，或兼见头晕耳鸣，腰膝酸软，口咽干燥；舌红少苔，脉细数。

治法　补益肝肾。

方药　杞菊地黄丸加减：熟地黄 15g，枸杞子 15g，菊花 10g，山茱萸 10g，泽泻 10g，山药 10g，牡丹皮 10g，茯苓 10g。水煎，每日 1 剂，分 2 次温服。

眼胀明显为肝阳偏亢，加石决明、磁石平肝潜阳；眼睑重坠不能久视者为脾气不足，加党参、黄芪补脾益气；眉骨疼痛者为血瘀，加川芎、白芷以活血止痛。

（3）针灸治疗：取主穴百会、风池、颈三段，配合肝俞、肾俞、心俞、睛明、阳白、承泣、睛中、合谷、光明等，取主穴及配穴 3~4 个。

3. 局部治疗　主要为镜片矫正。一旦怀疑远视应及时进行检查，要散瞳验光，对幼儿及青少年尤为必要。7 岁以下的儿童，有轻度远视是生理现象，不需要配镜；但如果度数过高、视力低下或伴有斜视应配镜矫正。成年人不适应者应逐步予以矫正。

4. 手术治疗　可行角膜屈光手术及晶状体置换术。

【研究进展】

近年来，远视的研究进展主要集中在手术治疗方面，如有晶状体眼的晶状体植入、传导式角膜成形术和激光角膜热成形术，无中医研究进展的相关文献报道。

三、散光

进入眼球的平行光线各经线焦点不在一个截面上，则称为散光（astigmatism）。根据屈光情况分为不规则散光和规则散光。不规则散光是指各子午线的弯曲度不一致，用一般柱镜无法矫正；规则散光是指弯曲度最大的子午线与弯曲度最小的子午线正好垂直，用柱镜矫正能获得较好的视力。其中规则散光又可分为：

（1）单纯近视散光：为一条主要子午线上的平行光线在视网膜上成像，和它垂直的另一条子午线上的平行光线在视网膜前聚焦成像。

（2）单纯远视散光：为一条主要子午线上的平行光线在视网膜上成像，和它垂直的另一条子午线上的平行光线在视网膜后聚焦成像。

（3）复性近视散光：两条互相垂直的主要子午线上，平行光线都是在视网膜前成像，但是它们屈光力不相等。

（4）复性远视散光：两条互相垂直的主要子午线上，平行光线都是在视网膜后成像，但是它们屈光力不相等。

【病因病理】

引起散光的原因很多，常见的有：

1. 曲率性散光　为角膜弯曲度发生异常变化引起。如屈光力最大的子午线与屈光力最小的子午线互相垂直，则引起规则散光，多为先天性，而且散光度数较大。如为角膜表面不规则，在视网膜上无法形成焦点，则形成不规则散光，如角膜外伤性瘢痕、圆锥角膜、角膜变性等。

2. 偏心性散光　以前多见于晶状体移位，如先天性偏斜、晶状体半脱位等。

【临床表现】

1. 症状　看远看近都不清楚，似有重影。伴有视疲劳，眼胀、头痛，流泪、恶心呕吐。

2. 体征　眼底可见视盘呈垂直椭圆形，边缘模糊，用检眼镜不能很清晰地看清眼底。

【治疗】

一般轻度而无症状者可不处理，目前以戴镜和屈光手术为主。中医无特殊治疗方法。

四、屈光参差

两眼屈光状态不同称屈光参差（anisometropia）。通常轻度屈光参差的患者能保持双眼视力，如相差较大，双眼视力不能维持，或者两眼交替使用，或者将屈光度数较高的一眼抑制，逐渐发展成为弱视或斜视，这是因为双眼屈光度相差 2.5D 会影响融合功能。治疗以配戴角膜接触镜或屈光手术为主，儿童屈光参差易导致单眼弱视，应特别重视，及早治疗。中医无特殊治疗方法。

五、老视

随着年龄的增长，调节力逐渐衰弱，近视力减退造成阅读与近距离工作困难的生理现象，称为老视（presbyopia），俗称老花。

本病在中医称"老人眼昏"（《东医宝鉴》）。

【病因病理】

1. 西医病因病理　40 岁以上随年龄增加，晶状体的可塑性及弹性逐渐减弱；睫状肌亦随年龄增长而肌力变弱。老视的发生和发展与年龄直接相关，每年约减少 0.25~0.4D，到 40 岁左右调节力不足 3D 后，即出现老视。

2. 中医病因病机 《审视瑶函·内外二障论》指出："心藏乎神，运光于目……凡此皆以目不转睛而视，又必留心内营。心主火，内营不息，则心火动，心火一动，则眼珠隐隐作痛。"其病多因肝肾两亏，精血不足，血虚肝郁或脾虚气弱，目失所养，经络涩滞，调节失司所致。

【临床表现】

老视初发生时常需将书报等目标移远或在强光下方能看清，如果勉强阅读或做近距离工作就会出现视疲劳症状，后逐渐不能看清近物。

【治疗】

1. 治疗原则 通过中医辨证论治，可以提高近视力，消除视疲劳。

2. 全身治疗

（1）西医治疗：尚无特殊全身治疗。

（2）中医辨证论治

①肝肾两亏证

证候 眼易疲劳，不耐久视，久则视物模糊；头晕，双目干涩，腰膝酸软；舌淡苔少，脉细。

治法 滋养肝肾。

方药 一贯煎合四物补肝散加减：北沙参10g，麦冬10g，熟地黄10g，当归10g，枸杞子10g，川楝10g，香附10g，川芎10g，白芍10g，夏枯草10g，甘草5g。水煎，每日1剂，分2次温服。

兼头痛眼胀痛，头昏眼花，烦躁易怒，面红目赤者，为肝阳偏亢，加石决明、钩藤、磁石、牛膝、代赭石等平肝潜阳之品；大便干结者，加郁李仁、番泻叶润肠通便。

②血虚肝郁证

证候 眼易疲劳，不耐久视，视久则眼胀头晕；心烦多梦，乳房胀痛，月经不调或经期加重；舌尖红，苔薄黄，脉弦。

治法 养肝解郁。

方药 逍遥散加减：当归12g，白芍15g，白术10g，柴胡10g，茯苓10g，薄荷6g，煨姜6g，甘草5g。水煎，每日1剂，分2次温服。

常加枸杞子、生地黄、香附等以增其养血和肝解郁之效。

③脾虚气弱证

证候 眼易疲劳，不耐久视，久则视物昏花或有重影或串行，眼欲垂闭；神倦懒言，纳差便溏；舌淡，苔薄白，脉弱。

治法 健脾益气，升阳和血。

方药 助阳活血汤：黄芪10g，防风10g，当归10g，白芷10g，蔓荆子10g，升麻6g，柴胡10g，炙甘草6g。水煎，每日1剂，分2次温服。

常加党参、葛根以增益气升阳之功；便溏加茯苓、陈皮、白术；纳差加白术、神曲。

（3）针灸治疗：常用睛明、攒竹、太阳、承泣、合谷、足三里、肝俞、肾俞、太冲等穴。每次选用眼周及远端穴位各2个进行针刺。

3. 局部治疗

（1）验光配镜，一般45岁大约在+1D，以后每5年可酌情增加+0.5D，也可配多焦渐变镜。

（2）若以往有屈光不正，先确定屈光不正的性质、度数，然后再根据年龄加上老视度数（代数和）。

4. 手术治疗　目前角膜手术疗效尚不确切，晶状体置换术有多焦晶状体植入，实质是双焦点不可调节晶状体；目前国内进口的可调节晶状体尚不能达到调节要求，但国外已有双面可调节晶状体，其调节度可达 3D 以上。

【预防与调护】

晶状体操可加强眼外肌与睫状肌的肌力，增强晶状体的弹性。这些保健方法不但可治疗假性近视，还对缓解视疲劳、延缓老视的发生有一定的效果。

晶状体操：有节奏地交替看玻璃窗上的画与窗外远处的物体，逐渐加快速度，待感眼球疲劳后稍作休息，再有节奏地交替看桌上的图像与窗外远处的物体，逐渐加快速度，待感眼球疲劳后即完成。每天坚持，并根据个人情况逐渐加量。

第三节　屈光检查方法

一、他觉检查法

1. 检影法　临床上所用的他觉检查法通常为检影法。检影法是利用视网膜照明区发出的光线在远点处成像的原理，通过观察瞳孔区的光影动态确定眼的远点位置。根据该眼视网膜反光射出眼外时瞳孔区光影的动态，若顺动表示远点位于检查者眼的后方，若逆动则远点位于检查者眼与被检眼之间。然后在患者眼前放置凸或凹球镜以及圆柱镜片，抵消屈光不正的度数，以使被检眼的远点移至检查眼处，所得镜片的度数和即为患者的实际屈光不正度数。

2. 自动验光仪　有主观型及客观型两种，比较先进的是应用红外线光源及配合电子计算机装置的自动验光仪（auto-refractomer），即所谓电脑验光，操作方法简便，数秒钟即可获得打印于记录纸上的验光结果。但容易出现误差。

3. 角膜曲率计检查　角膜曲率计是测量角膜曲率半径及其屈光力的仪器，是应用镜面反光的原理，已知大小的光标经过角膜面的反射后成一虚像，测量像的大小和光标到角膜的距离，就可得到角膜的曲率半径。

4. 角膜地形图检查　结合角膜镜和计算机的功能，用视频摄像机接受角膜像，并由该图像信息转化为数字信息后重建原角膜表面形状，得到的角膜形状用颜色编码得到彩色图形，即角膜地形图。如眼前节分析诊断系统，可以进行计算机图像分析、三维重建角膜前后表面地形、厚度，对角膜屈光特性的诊断很有意义，特别对圆锥形角膜、角膜葡萄肿等引起的近视的判断具有极其重要的作用，并可引导准分子激光个体化角膜切削手术。

5. 光学相干生物测量仪（IOL master）　是一种非接触使用激光干涉部分相干原理进行测量的光学生物测量设备。可同时检测眼轴长度、角膜曲率度数、前房深度，精度可达 0.01mm。

6. 眼波前像差（wave-front aberration）检查　其工作原理是让一束平行光束直射入眼

内，聚焦在视网膜上产生一个光源点，然后从视网膜反射回来。向外反射光线的实际方向可以使用一个透镜矩阵测量出来并形成波前点阵。因为反射光线经历了眼视光系统的所有像差，可以通过三维图像显示并计算出整个眼视光系统的像差分布情况，通过波前像差引导的屈光手术，可去除大部分像差，较常规屈光手术获得更高的视觉质量。

二、主觉检查法

根据被检查者主觉的视力清晰程度，以测定其屈光系统的状况，由于此种检查有赖于被检查者的观察能力、合作程度及其调节功能状态，故结果不十分可靠，主要用于配合验证他觉检查的结果。

1. 直接试镜片法　根据患者裸眼视力及主诉，试戴镜片求得最佳视力。所需球镜片与柱镜片度数之和，即为该眼屈光不正的度数。

2. 云雾法　用高度数的凸球镜，放在患者眼前试镜架上，从低度数凹球镜开始，递增度数，逐渐抵消凸球镜的度数，直到获得最佳视力为止，所得镜片度数的代数和即为该眼的眼镜度数。

3. 裂隙片法　先用上两法以球镜片测试，待视力不再增加时，检查有无散光。如裂隙片转到某一经线时，顿觉格外清晰则有散光存在，此时将裂隙转至与该经线垂直位置，继续用球镜测试，使视力达到最佳，根据裂隙方向及附加用球镜，可得出散光的轴位及度数。

4. 散光表法　确定球镜片后，嘱被检查者注视散光表，若各线清晰度无区别则表明并无散光，如果一经线的线条清楚、色浓，另一与其垂直经线模糊、色淡，则表示有散光。

5. 综合验光仪检查　综合验光仪又称为屈光组合镜，为临床主要验光设备。综合验光仪将各种测试镜片组合在一起，不仅用于验光，而且用于隐斜视等视功能的检查。

第四节　屈光不正的矫治

一、配镜

1. 框架眼镜　能有效地矫正视力，安全、经济、简便。

2. 角膜接触镜　能有效地矫正视力，但保养护理和摘戴都比较麻烦。从材料上分为软镜和硬镜。目前常用的 RGP 硬镜采用高透氧硬性材料，可通过机械压迫角膜，暂时改变角膜屈光度，特别适用于圆锥角膜、不规则角膜散光；角膜塑型镜则可避免白天配戴，减少了角膜感染、缺氧、知觉减退的几率。

二、手术

1. 非激光角膜手术

（1）角膜基质环置入术（ICR）：该方法用角膜基质环片置入在角膜周边 2/3 基质深度内，可直接导致周边部角膜变陡，间接诱导角膜中央变平，具有调整性和可逆性，通过控制角膜环的大小以改变屈光度，达到矫治近视的目的。

（2）表面角膜镜片术（EP）：是在除去上皮的受眼角膜表面移植经切削加工成具有不同屈光度的供体角膜板层组织镜片，用于矫正屈光不正。在角膜镜片的切削加工过程中，只切削了后表面及板层角膜，前弹力层完整无损，有利于术后角膜上皮愈合及上皮化。

2. 准分子激光角膜屈光手术

（1）准分子激光屈光性角膜切削术（PRK）：准分子激光屈光性上皮下角膜切削术（LASEK）、EPI–LASIK术：均为用准分子激光消融角膜浅层基质。PRK去除角膜上皮；LASEK则是先揭开角膜上皮；EPI–LASIK是用自动上皮瓣成形刀切开上皮术后再复位，对角膜厚度较薄而不能进行LASIK者较为适宜。由于均去除了角膜前弹力层，易诱发上皮增生、组织修复反应、角膜雾样混浊，从而影响手术的预测性和稳定性，这种影响在高度近视较明显，故更适合 –6D 以下屈光不正者。术后需点激素类眼药3~4个月，也容易产生青光眼等并发症。

（2）准分子激光屈光性原位角膜磨镶术（LASIK）：先做一角膜板层切开，再在角膜基质层进行激光消融，然后将角膜板层复位，其预测性和稳定性明显高于PRK等，且术后反应轻，回退小，恢复快，无角膜雾样混浊，不用长期点药。现仍为屈光手术的主要方式。

3. 飞秒激光手术　包括用飞秒激光制瓣的半飞秒激光手术和用飞秒激光完成全部手术过程的全飞秒技术。其中全飞秒手术不但精准度得以提高，并且飞秒激光基质透镜切除术（femtosecond lenticule extraction，FLEx）切口可以接近传统LASIK手术的一半，而飞秒激光微小切口基质透镜切除术（small incision lenticule extraction，SMILE）的切口只有4mm，基本避免了角膜错位等并发症，更重要的是SMILE最大限度地保持了前部基质纤维的完整，而角膜前部基质是维持角膜强度最主要的部位，使安全性得到了质的飞跃，并且由于术中切断的角膜神经较少，造成干眼症等并发症也明显减轻，实现了角膜屈光手术的"微创"化。

4. 人工晶状体植入性屈光手术　包括前房型人工晶状体植入术和后房型人工晶状体植入性屈光手术以及晶状体置换术，适用于高度近视无法进行角膜屈光手术者，而其中后房型人工晶状体（implantable collamer lens，ICL）植入术并发症少，预测性高，光学特性好，已引起重视。

5. 后巩膜加固术　是目前针对进行性轴性近视的治疗方法，该术是在近视患者巩膜后段植入生物材料（如同种异体巩膜、硬脑膜及自体阔筋膜等）或非生物材料，机械性地阻止眼轴进行性延长和巩膜葡萄肿的进展、改善眼球后段血液循环以阻止近视发展。

屈光性眼病的诊断与矫治发展迅速，中医对屈光性眼病引起的视疲劳有较好的疗效，对假性近视的治疗也有一定的作用；对近视的预防、老视的延缓及弱视的治疗是否有效尚待进一步研究。屈光性眼病的治疗引进了全飞秒激光手术技术，使角膜屈光手术有了质的飞跃，屈光手术的概念也从角膜扩展到了包括晶状体及玻璃体手术的范围，其中ICL应用具有推广价值。此外，临床的成就也推动了视光学研究的进展，有人根据视网膜的视觉潜能及视觉发育特性，提出了视觉发育关键期培养视觉潜能研究的理论基础，今后视光学的发展趋势很可能是对视觉潜能充分发掘的追求。

第二十章
眼 外 肌 病

眼外肌病是指眼外肌本身或其支配神经、神经中枢发生病变，引起眼球运动障碍和视觉紊乱的一类眼病。眼外肌病主要涉及斜视、弱视和眼球震颤。斜视属中医"目偏视"范畴；中医对弱视的论述散见于"小儿通睛""能远怯近""胎患内障""疳积上目""小儿眼生翳""视瞻昏渺"等眼病中；眼球震颤则属中医"辘轳转关"范畴。

眼外肌专司眼球运动，中医称之为"眼带"，因脾主肌肉，而脾胃互为表里，故眼外肌疾病与脾胃关系较为密切。脾气虚弱，中气不足，或气血不足，可使眼带转动无力；脾胃失调，聚湿生痰，风痰阻络或风邪侵袭经络使筋脉拘急，均可致目珠转动失灵；头面部外伤、气血瘀阻或肝肾不足、目失濡养亦可导致目珠偏斜。因此，治疗眼外肌病多用健脾益气、除湿化痰、祛风散邪、活血化瘀、滋补肝肾等方法。此外，临床常配合多种其他治疗方法。

第一节 斜 视

双眼 12 条眼外肌之间力量的平衡及密切合作是维持双眼运动协调、保持双眼单视的必要条件。双眼协同运动由大脑中枢所调控，如果中枢管制失调，眼外肌力量不平衡，两眼不能同时注视目标而导致视轴呈分离状态。当一眼注视目标时，另一眼偏离目标称为斜视（strabismus）。

西医学将斜视分为共同性斜视、非共同性斜视（即麻痹性斜视）及特殊类型斜视三大类。共同性斜视多在 5 岁前发病，非共同性斜视可发生于任何年龄，无性别差异。

斜视以眼珠偏斜为特征，故中医统称为"目偏视"（《诸病源候论》），其中，共同性斜视与非共同性斜视分属中医"通睛""风牵偏视"范畴。

一、斜视检查法

（一）眼球运动检查

在左侧、右侧、左上方、左下方、右上方及右下方，六个眼球运动诊断方向（图20-1），对比观察双眼眼球运动情况，以确定每条眼外肌运动有无异常、判断眼球运动的不足与亢进。水平肌的运动功能异常，主要在右前方和左前方两个第二眼位分析；垂直肌与斜肌的运动功能异常，主要在四个斜方向的第三眼位分析；上、下第二眼位用于分析A-V现象。

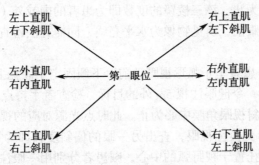

图 20-1　主要诊断眼位

（二）斜视的定性和定量检查

1. 遮盖试验

（1）交替遮盖试验（alternative cover test）：嘱被检者注视视标，检查者交替遮盖被检者双眼，观察被遮盖眼是否转动。判断方法：如不动即为正位眼、如移动则为隐斜或斜视。该项检查为最基本的斜视检查方法，用于隐斜、调节性内斜视、间歇性外斜视等的诊断。

（2）遮盖－去遮盖试验（cover-uncover test）：嘱被检者双眼自然睁开注视正前方，如遮盖一眼时，发现另一眼有移动，可移去遮盖再查看其有无移位及其移动方向，以判断其为显斜（斜视）还是隐斜，及其注视眼。判断方法：未遮盖眼始终注视目标，被遮盖眼偏斜，除去遮盖后又回复正位，则被遮盖眼为隐斜；一眼偏斜，另眼正位，如遮盖斜位眼，两眼均不转动，说明未遮盖眼为主导眼，如换遮主导眼，斜位眼被迫注视视标，除去遮盖，主导眼又注视目标，而斜位眼又回复其偏斜眼位，斜位眼为恒定性斜视；遮盖前一眼偏斜，另眼正位，无论遮盖任何一眼，迫使未遮盖眼充当注视眼，除去遮盖时，两眼均不转动，为交替性斜视。

2. 角膜映光法（Hirschberg 试验）　是测定斜视角最简单常用的方法。嘱患者注视33cm处的点光源，观察角膜上反光点的位置，判断有无斜视。若两眼角膜反光点位于瞳孔中央，则为正位；若一眼角膜反光点位于颞侧则为内斜视（esotropia），位于鼻侧则为外斜视（exotropia）。反光点位于瞳孔缘时，斜视度约为 15°，位于瞳孔与角膜缘之间约为30°，位于角膜缘为 45°。

3. 三棱镜加遮盖试验　嘱患者分别注视 33cm 和 6m 处目标，将三棱镜置于注视眼前，三棱镜放置的方法是基底与斜视方向相反。交替遮盖两眼，观察三棱镜后眼球是否移动，增减三棱镜度数直至眼球不动，所需棱镜度数即为该眼的斜视度。用同样的方法测另一眼的斜视度，以确定是共同性还是麻痹性斜视。麻痹性斜视还应检查 9 个诊断眼位的斜视角。1 棱镜度（Δ）代表光线在 1m 距离偏斜 1cm，1 弧度约等于 1.7Δ。

4. 马氏杆加三棱镜法（Maddox rod and prism test）　是一种主觉定量检查法。检查在暗室中进行，分别设置 33cm 和 5m 的小灯为注视目标。先将马氏杆水平置于右眼前，则右眼所见的物像为一垂直的亮线，如果患者为正位眼，则此亮线正好垂直通过左眼所见的灯光。如果亮线出现在灯光左侧，则表示有外斜视或外隐斜；如果亮线出现在灯光右侧则表示有内斜视或内隐斜。将三棱镜置于右眼，放置方向同前，逐渐增加三棱镜的度数直至亮线恰好通过灯光为止。该三棱镜的度数即为患者的内或外（隐）斜视度数。再将马氏杆垂直放于患者的右眼前，所见物像为水平亮线，同样方法检查垂直方向的（隐）斜视度数。

5. 视野计测量法　患者坐于弧形视野计前，下颌固定于颌托上。查视远的偏斜度时，斜视眼正对视野计中心，令健眼注视 5m 外的目标，检查者手持点光源沿视野弧自周边向中心移动，至光点映到斜视眼角膜中心为止。此时点光源对应的视野弧的刻度即为该眼的第一斜视角度数。然后交换注视眼，查出另一眼的偏斜度，即为第二斜视角度数。查视近的偏斜度时，将下颌托置于视野弧的中心，嘱患者分别用一眼注视视野弧中心（相距眼33cm）的视标，将点光源沿视野弧移动至另一眼角膜瞳孔中央，此时点光源对应的视野弧读数即为该眼的视近偏斜度。

6. 同视机检查法　患者下颌固定后，调整好高度及瞳孔距离，将知觉画片（如狮子图片或笼子图片）分别放入同视机的两个画片筒内，锁住健眼侧（或主视眼侧）镜筒，水平刻度为"0"，嘱患者手推操纵杆，前后调整，将狮子推进笼子中央，记录此时另一侧刻度；如果患者说狮子有倾斜或碰到笼子上下边线，则医生相应调整旋转或上下旋扭，至患者感到狮子推进笼子中央，记录水平、旋转、上下刻度。此时从同视机上读出的读数即为患者的主观斜视角（第一斜视角），可用三棱镜或弧度来表示。如交替开闭每侧的灯光，并移动镜筒使其反光点位于角膜中央，直至两眼不动时，同视机上的读数即为客观斜视角（第二斜视角）。

7. 复视试验　在半暗室中进行，一眼前放红色镜片，嘱患者注视 1m 远处的灯光，保持头正位，只能转动眼球。若只见粉红色单一灯光，则表示无复视。若见一红色和白色灯光，则有复视。然后按照以下步骤分析：首先询问两个物像是水平还是一高一低，红像在左侧还是在右侧（即同侧复像还是交叉复像）。若为水平复像，将光源左右移动 40cm，问哪侧复像分离距离最大，哪个像远离中心（即周边像）；若为一高一低复像，接着将光源移向左上、左下方及右上、右下方，移动距离均为 40cm，并了解哪个方位复像分离最远及哪个像远离中心。一般外转肌（外直肌，上、下斜肌）麻痹时，产生同侧复视；内转肌（内直肌，上、下直肌）麻痹时，产生交叉复视。水平肌产生水平复视，垂直肌产生垂直复视。复视偏离的最大方向即为麻痹肌起作用的方向，在远侧的物像属于麻痹眼。

二、共同性斜视

共同性斜视（comitant strabismus）是指眼球运动无障碍，斜视角度不随注视眼别和注视方向的不同而改变的斜视，即第一斜视角等于第二斜视角。共同性斜视为常见眼病，多自幼发病，根据不同分类方法可分为不同类型。如根据偏斜方向分为：水平斜视、垂直斜视。水平斜视最为常见，包括共同性内斜视和共同性外斜视，共同性内斜视又可分为调节性与非调节性内斜视；垂直斜视较为少见。根据眼位偏斜时间分为：单眼恒定性斜视、交替性斜视、间歇性斜视。

斜视以眼珠偏斜为特征，故中医统称为"目偏视"，其中，内斜视相当于中医的"通睛"（《幼幼近编》）范畴，又名"小儿通睛"（《秘传眼科龙木论》）、"双目通睛"（《证治准绳》)、"天旋"（《目经大成》）等。

【病因病理】

1. 西医病因病理 共同性斜视的病因病理目前尚未完全明了，可能是解剖、调节、融合功能异常、神经支配等多种因素综合作用的结果。①本病的常见解剖因素有：眼外肌先天发育异常、眼外肌附着位置异常、肌肉鞘膜异常、眼球筋膜与眼眶发育异常等，上述因素可致眼外肌力量不均衡而导致眼位异常。②调节因素：远视、初期老视患者、长期近距离工作者，因需加强调节而产生过量辐辏，易导致内斜视。相反，近视可能导致外斜视。③融合功能异常：婴幼儿时期，因屈光不正、屈光参差、长时间单眼遮盖、外伤、发热、惊吓及遗传性融合功能缺陷等因素，均可致融合功能紊乱或散失而引起斜视。角膜混浊、先天性白内障、玻璃体混浊、黄斑发育异常等疾病，造成视网膜成像不清，视力低下，双眼无法早期建立融合反射以保持眼位平行，亦可致斜视。④神经支配因素：即抵达眼球的神经冲动因素，双眼依靠集合兴奋来维持双眼视线平行，以取得双眼单视，集合过强或外展过弱或两者同时存在均可致斜视。

2. 中医病因病机 通睛的发病，多与生俱来，常因患儿先天禀赋不足、肝肾亏虚，眼带发育不良而发生目偏斜，或眼珠发育异常，致能远怯近，日久目珠偏斜；或因婴幼儿长期逼近视物或头部偏向一侧，日久筋脉挛滞而致目偏视；或因肝经热盛，伤津动风，筋脉失于濡养，致目珠偏斜，转动失常。

【临床表现】

1. 症状 患眼眼位偏斜。

2. 体征 眼位偏斜，可伴有视力下降。以水平偏斜多见。角膜映光法检查：内斜偏向鼻侧，外斜偏向颞侧。恒定性斜视表现为一眼恒定性偏斜，斜视眼视力减退；交替性斜视，即左眼注视，右眼偏斜，右眼注视，左眼偏斜；间歇性斜视，即一眼有时偏斜、有时正位，或仅视近或视远时偏斜。共同性斜视眼球向各方向运动均不受限，用任何一眼注视时其偏斜程度基本相等。

3. 并发症 易合并斜视性弱视、单眼视。

【辅助检查】

1. 弧形视野计斜视角检查 检查斜视度数，包括第一斜视角、第二斜视角；第一斜视角等于第二斜视角。

2. 同视机检查 用于斜视度数、第一斜视角、第二斜视角、视功能级别、融合力等检查。

3. 三棱镜加遮盖 可确定斜视度。

【诊断与鉴别诊断】

1. 诊断要点

（1）眼球偏斜，第一斜视角等于第二斜视角。

（2）眼球运动不受限。

（3）无复视。

2. 鉴别诊断

麻痹性斜视：麻痹性斜视有复视、代偿头位、眼球运动受限，第二斜视角大于第一斜视角。

【治疗】

1. 治疗原则 有屈光不正者应及时配戴适度眼镜，以矫正、提高视力；经保守治疗眼位不能完全矫正者，需手术治疗矫正眼位偏斜、获得正常眼位，建立和恢复双眼单视及融合功能和立体视；有弱视者应配合弱视治疗。

2. 全身治疗

（1）西医治疗：目前无特殊治疗。

（2）中医辨证论治

①肝肾亏虚证

证候 目珠偏斜，与生俱来或幼年逐渐形成，或伴目珠发育不良，能远怯近，视物模糊；舌淡红，苔薄白，脉弱或缓。

治法 补益肝肾。

方药 杞菊地黄丸加减：熟地黄 15g，山茱萸 12g，山药 12g，泽泻 9g，茯苓 9g，牡丹皮 9g，枸杞子 12g，菊花 12g。水煎，每日 1 剂，分 2 次温服。

若体弱气虚者，加党参、黄精以益气养阴；伴能近怯远、目力较差者，加何首乌、龙眼肉、肉苁蓉以增滋补肝肾之功。

②筋络挛滞证

证候 小儿长期仰卧，或长期逼近视物，或偏视灯光及亮处，眼珠逐渐偏斜；全身及舌脉无异常。

治法 舒筋通络。

方药 正容汤加减：羌活 12g，白附子 9g，防风 9g，秦艽 9g，胆南星 6g，僵蚕 9g，法半夏 9g，木瓜 9g，松节 6g，甘草 6g，生姜 3 片。水煎，每日 1 剂，分 2 次温服。

可酌加白芍、天冬、当归等以滋阴养血通络；伴有血瘀证者，加桃仁、红花、川芎以活血化瘀通络。

③风热上攻证

证候 婴幼儿时曾患发热惊风，热退惊定后目视偏斜，仰面或倾头视物，甚者步履不稳；舌质红，苔薄白，脉数。

治法 祛风通络，平肝息风。

方药 牵正散加减：白附子 6g，全蝎 6g，僵蚕 6g，石决明 12g，黄芩 6g，防风 9g，桑枝 9g，伸筋草 9g，甘草 6g。水煎，每日 1 剂，分 2 次温服。

可酌加天麻、钩藤平肝通络，天冬、麦冬养阴清热。

（3）专病专方：杞菊地黄丸，每次 9g，每日 3 次，口服，适用于肝肾亏虚型患者。

（4）针灸治疗：取瞳子髎、承泣、太阳、风池，右眼配左合谷、足三里，左眼配右合谷、足三里，每日 1 次，10 次为一个疗程。

3. 局部治疗

（1）矫正屈光不正：既治疗调节因素引起的斜视，又治疗非调节因素引起的弱视。充分麻痹睫状肌后散瞳验光，据视力及眼位情况调整眼镜度数。远视合并内斜、高度远视、重度弱视配镜应足矫，内斜合并近视、外斜合并远视应低度矫正，轻中度弱视或不能耐受全矫者可减少 1~2D 配镜。

（2）三棱镜矫治：适用于斜视度在 15$^\triangle$ 以内的小度数斜视，可消除抑制及异常视网膜对应，增强融像功能。

（3）弱视治疗：有弱视者，参照弱视治疗。

4. 手术治疗 斜视戴镜半年至一年斜视度恒定不变者、非调节性斜视、双眼视力良好或原有弱视经治疗视力提高者、异常视网膜对应者、斜视角大者、无麻醉禁忌证及药物过敏史者，均宜行手术治疗。手术治疗主要是调整肌肉间的不平衡，减弱较强肌肉、增强较弱肌肉的作用，可根据患者的具体情况，选择不同的手术方式。如先天性内斜视，可行双眼内直肌后徙术。

【预防与调护】

1. 婴幼儿时期不可让其逼近视物，仰卧时避免让头经常侧视一侧光亮处，以免久后形成斜视。

2. 患儿宜早期验光配镜，尤其完全调节性内斜视。

3. 患儿应注意增加饮食营养，增强体质，认真坚持治疗。

【研究进展】

近年来，有专家尝试应用肉毒杆菌毒素眼外肌局部注射来治疗斜视。手术治疗研究主要集中于手术方法的改进及手术量的设计方面。如眼外肌悬吊后徙术，将眼肌断端缝线根据所测后徙手术量悬吊后徙，缝于肌附着点巩膜浅层，先打活结，调整眼位至正位后结扎［刘翠英，杨素云，赵东红.共同性斜视手术治疗的临床探讨.菏泽医专学报，1999，11（3）：7-8.］。郑绍斌等建议根据角巩膜缘计算手术量，斜视患者常合并近视或远视，而近视、远视多伴有眼轴的延长或缩短，因此手术时就应考虑到眼轴的因素，手术量也相应有变化［郑绍斌，何青，马少青，等.共同性斜视水平肌止端与手术量关系的研究.学会月刊，1999；（3）：47.］。

三、麻痹性斜视

麻痹性斜视（paralytic strabismus）指由于神经核、神经或眼外肌病变，引起单条或多条眼外肌完全或部分麻痹，而致眼位偏斜的眼病。视轴向麻痹肌作用方向之对侧偏斜，斜视度因注视方向和距离的不同而有所不同，伴眼球运动障碍。根据发病时间分为先天性和后天性两类。

本病相当于中医学"风牵偏视"范畴（《秘传眼科龙木论》），又名"目偏视"（《诸病源候论》）、"视歧"（《灵枢》）、"神珠将反"（《证治准绳》）、"瞳神反背"（《证治准绳》）。目珠向下偏斜不能上转者，称为"坠睛"（《太平圣惠方》）、目珠向上偏斜不能下转者，称"目仰视"（《审视瑶函》）、"目上视"（《证治准绳》）。

【病因病理】

1. 西医病因病理 本病病因病理复杂，先天性者多为先天发育异常、产伤或婴幼儿期的疾病所致；后天性者多与外伤，周围神经炎，鼻窦、眶内及颅内疾患，内分泌、血管性及肌源性疾患有关。①先天发育异常：包括中枢神经系统的神经核与核上联系异常，支配眼外肌的神经干及眼外肌与筋膜发育异常。②外伤：包括产伤、眶部损伤、头颅损伤、眼部手术等，致眼外肌本身或其支配神经损伤。③炎症：包括鼻窦、眶内、颅内炎症及传染性疾病等。④血管、代谢性及肿瘤压迫性疾患：如脑血管病变累及神经核，糖尿病血管病变致神经麻痹，甲状腺功能异常致眼外肌炎，重症肌无力致眼外肌本身发生病变；颅内肿瘤浸润或压迫，亦致相应眼球运动神经麻痹。

2. 中医病因病机 本病的病机关键是风中经络或风痰阻络。多因气血不足，腠理不固，风邪乘虚侵入经络，目中筋脉弛缓而发病。或因脾失健运，津液不布，聚湿生痰，复感风邪，风痰阻络，致眼带转动不灵；或热病伤阴，阴虚生风，风动挟痰上扰。或因头面部外伤或肿瘤压迫，致使脉络受损所致。

【临床表现】

1. 症状 猝然发病，复视，常伴视物不清，眩晕、恶心，步态不稳等。

2. 体征 眼珠斜向麻痹肌作用方向的对侧，眼球运动受限。外展肌群麻痹时眼位向鼻侧偏斜，产生同侧性复视；内转肌群麻痹时，眼位向颞侧偏斜，产生交叉性复视。有代偿头位，一般头向麻痹肌作用方向偏斜。动眼神经麻痹时可伴瞳孔散大，上睑下垂。

【辅助检查】

（1）弧形视野计检查：第二斜视角大于第一斜视角（麻痹眼注视时，健眼的偏斜度大）。

（2）同视机检查：确定斜视度数。

（3）三棱镜检查：采用三棱镜中和法，确定斜视度数。

（4）影像学检查：行 X 线眶片、颅脑 CT 或 MRI 检查，以排除眶骨骨折、颅脑出血及占位性病变。

【诊断与鉴别诊断】

1. 诊断要点

（1）复视。

（2）眼球斜向麻痹肌作用方向的对侧，出现不同程度的转动受限。

（3）第二斜视角大于第一斜视角。

2. 鉴别诊断

共同性斜视：共同性斜视多无复视，第一斜视角等于第二斜视角，无代偿头位及眼球运动障碍。

【治疗】

1. 治疗原则 应尽可能寻找和确定病因，及时针对病因治疗。本病早期应针药并用，疗效更佳。若经 6 个月以上治疗无效者，可考虑手术治疗。

2. 全身治疗

（1）西医治疗

①病因治疗：全身应用抗炎药物或治疗外伤。②支持疗法：配合能量合剂、B 族维生素及促进神经功能恢复药物。

（2）中医辨证论治

①风邪中络证

证候 发病急骤，目珠偏斜，转动失灵，视一为二，视物昏花；兼见头晕目眩、步态不稳，或恶寒发热、头痛；舌淡，苔薄白，脉浮数。

治法 祛风通络，扶正祛邪。

方药 小续命汤加减：麻黄 9g，桂枝 9g，防风 12g，防己 9g，杏仁 6g，黄芩 9g，人参 9g，甘草 6g，川芎 9g，白芍 12g，附子 6g，生姜 3 片。水煎，每日 1 剂，分 2 次温服。

肝虚血少者，可加当归、熟地黄以补血养血；风热为患者，可去方中生姜、桂枝、附子等温热之品，酌加生石膏、生地黄、秦艽、桑枝等以辛凉疏风，清热通络。

②风痰阻络证

证候　眼症同前；兼胸闷呕恶，食少纳呆，泛吐痰涎；舌苔白腻，脉弦滑。

治法　祛风除湿，化痰通络。

方药　正容汤加减：羌活 12g，白附子 6g，防风 12g，秦艽 12g，胆南星 6g，僵蚕 9g，半夏 9g，木瓜 12g，松节 9g，甘草 6g，生姜 3 片。水煎，每日 1 剂，分 2 次温服。

可酌加赤芍、当归以活血通络；恶心呕吐甚者，加竹茹以涤痰止呕；痰湿偏重者，酌加薏苡仁、石菖蒲、佩兰以芳香化浊，除湿祛痰。

③脉络瘀阻证

证候　常系头眼部外伤或中风后，出现目珠偏位，视一为二；舌质淡或有瘀斑，脉涩。

治法　活血行气，化瘀通络。

方药　桃红四物汤加减：当归 12g，生地黄 15g，赤芍 12g，川芎 10g，桃仁 12g，红花 6g，甘草 6g。水煎，每日 1 剂，分 2 次温服。

病变早期，可加防风、荆芥、白附子、僵蚕、全蝎以增祛风散邪之功；后期可加党参、黄芪等以益气扶正。

（3）针灸治疗

①体针治疗：主穴：选用风池、完骨、天柱、太阳、百会、肝俞、肾俞、足三里、阳陵泉；配穴：选眼局部与麻痹肌相对应的穴位，如内直肌麻痹选睛明，外直肌麻痹选瞳子髎，下直肌麻痹选承泣，上直肌麻痹选鱼腰。轮流选穴，平补平泻，每日针 1~2 次，留针 30 分钟。

②眼肌直接针刺法：结膜囊表面麻醉后，以针灸针直接针刺相应麻痹肌之眼球附着点后 1~3mm 处，每条肌肉可轻轻推刺数十下，刺后点抗生素眼药，每日或隔日 1 次。

（4）其他治疗

①穴位敷贴：复方牵正膏敷贴患侧太阳、下关、颊车穴，先太阳后下关再颊车，每次 1 穴，每穴间隔 7~10 天，适用于风痰阻络证。

②推拿治疗：患者仰卧位，医者坐于患者头侧，用双手拇指分别按揉百会、睛明、攒竹、鱼腰、太阳、瞳子髎、丝竹空、风池等穴。再用双手拇指指腹分抹眼眶周围，上述手法反复交替使用，每次治疗约 20 分钟。然后患者取坐位，医者在患者背部点揉肝俞、胆俞及对侧合谷、下肢光明穴约 5~10 分钟。全套手法治疗时间 30 分钟，每日 1 次，10 天为一个疗程。

3. 局部治疗　戴镜或遮盖治疗：遮盖麻痹眼可消除复视。戴镜在矫正屈光不正的基础上，对小于 10$^{\triangle}$的病例，用三棱镜矫正可获得好的效果。

4. 手术治疗　保守治疗 6 个月无效时（或病情好转停止、稳定 4~6 个月），可采用手术矫正。

【预防与调护】

1. 遮盖麻痹眼，以消除复视。

2. 忌食肥甘厚腻，以免聚湿生痰加重病情。

3. 慎起居，避风寒，以避免或减少本病的发生。

【研究进展】

本病针药并施，疗效较好。孙河等用藁本、防风、僵蚕、钩藤、当归、川芎各 15g，细辛 5g，菊花、生甘草各 10g，生地黄 20g，每日 1 剂水煎服。发病 2 周以上者取穴风池、太阳，配穴睛明、承泣、四白、合谷、内关。每次取主穴及 1 对配穴针刺，并用维生素 B_{12} 500μg、维生素 B_1 10mg 肌注；穿琥宁注射液 400mg，加入 0.9% 氯化钠注射液 300ml 静滴，每日 1 次。结果：治愈 42 例，好转 3 例，无效 1 例［孙河，姚倩，金华. 后天性麻痹性斜视的中西医结合治疗. 中医药学报，1999，(6)：33-34.］。

四、特殊类型斜视

特殊类型斜视常见以下几种综合征。

1. 眼球后退综合征（retraction syndrome） 是一种先天性眼球运动障碍性疾病，主要累及眼球水平运动。以单眼发病为主，常为左眼，多数患眼外转明显受限，内转功能正常或轻度障碍，内转时睑裂变小和眼球后退，试图外转时睑裂开大，部分患者在内转时伴有眼球急骤上转或下转。治疗：在矫正屈光不正和治疗弱视的基础上，选择适当时机手术治疗。

2. 上斜肌腱鞘综合征（superior oblique tendon syndrome） 是由于先天解剖异常，或继发于外伤，或手术所致的上斜肌肌腱或鞘膜过分增厚或粘连，限制了下斜肌的上转运动，被动转眼试验证明，下斜肌上转受阻不能达正常生理范围，致使眼球呈固定向下注视状态，应与下斜肌麻痹相鉴别。临床表现主要为：轻者眼球内转时上转受限，可伴下斜视，但第一眼位无下斜视。严重者内转时明显受限，第一眼位及内转时均有明显下斜视。向鼻下方做被动转眼试验有抗力感。治疗：轻者无需手术，有下斜位影响双眼视觉时，可手术分离上斜肌肌鞘，如仍不能使下斜肌上转功能改善，可做上斜肌减弱或下斜肌加强手术。

3. 眼外肌粘连综合征（adherence syndrome of extraocular muscles） 由于直肌和斜肌的肌鞘发生异常筋膜粘连而引起的眼位偏斜和眼球运动障碍。常见四种类型：

（1）外侧粘连综合征：为外直肌鞘与下斜肌鞘粘连，表现为假性外直肌麻痹。

（2）下方粘连综合征：为下直肌鞘与下斜肌鞘粘连，表现为上转、下转均受限，类似眶下壁骨折。

（3）上方粘连综合征：为上直肌与上斜肌粘连，表现为假性上直肌麻痹。

（4）术后粘连综合征：多见于下斜肌手术所致粘连。

治疗主要采取闭合或开放松解术分离粘连。

第二节 弱 视

人类视觉功能是在出生后逐步发育完善的。弱视（amblyopia）是指眼球无器质性病变，在视觉尚发育期间，由于各种原因（如斜视、屈光不正、先天性白内障等）导致视觉刺激不足，造成视觉发育障碍而使矫正视力低于同龄正常儿童的眼病。弱视是一种可防治疾病，在我国的发病率为 2%~4%。本病治疗效果与年龄密切相关，年龄越小，疗效越好。5 岁前开始治疗，效果最好。

中医无弱视相应的病名，对本病的论述散见于"小儿通睛""能远怯近""胎患内障""疳积上目""小儿眼生翳""视瞻昏渺"等眼病中。

【病因病理】

1. 西医病因病理　依据发病原因，临床将弱视分为斜视性弱视、屈光参差性弱视、屈光不正性弱视、形觉剥夺性弱视及其他类型弱视五类。斜视性弱视（strabismic amblyopia）是由于双眼物像不能同时落到正常视网膜对应点，引起复视或混淆视，大脑主动抑制斜视眼的模糊物像，使该眼黄斑功能受到抑制而最终形成弱视。屈光参差性弱视（anisometropic amblyopia）是当双眼屈光度相差 2.5D 以上时，双侧视网膜物像大小不等，融合困难。屈光度数较大的眼由于物像模糊，受到大脑的抑制而形成弱视。屈光不正性弱视（ametropic amblyopia）多为双眼，因屈光不正未能及时得到矫正，视觉系统未能获得清晰的影像刺激，视觉发育障碍而成为弱视。形觉剥夺性弱视（form deprivation amblyopia）是婴幼儿期由于屈光间质的混浊、上睑下垂或眼睛遮盖过久，视觉刺激减少，视功能发育受到抑制而形成弱视。其他类型弱视是除以上原因，而由其他原因引起的弱视。

2. 中医病因病机　弱视发病为先天不足，后天失养所致。禀赋不足，肾气失充，精血亏少，致目中真血不足，神膏不充，瞳神失养，神光发越无力。同时，肾精虚衰，脑髓化生无源，髓海不充，则目系失养；或脾胃虚弱或后天喂养不当，致脾胃功能失调，运化功能失常，气血生化乏源，目失濡养，日久则成弱视。

【临床表现】

1. 症状　视物不清，因患儿年幼而不能自述，多因目偏视、眯目为细心的家长所发现。部分在查体中被发现。

2. 体征　眼部常规检查无明显器质性病变，矫正远视力 3 岁以下儿童低于 0.5；4~5 岁低于 0.6；6~7 岁低于 0.7；或 8 岁以上低于 0.8；或双眼视力相差 2 行以上。可伴有目偏视或曾有过目偏视，或在婴幼儿时期有过影响或遮挡屈光间质眼疾及不适当地遮盖眼睛、眼球震颤等。可见拥挤现象，即对单个字体的辨认能力比对同样大小排列成行字体的辨认能力高，双眼视觉功能障碍。眼底检查常有异常固视。

3. 弱视分级

（1）轻度弱视：视力 0.8~0.6；

（2）中度弱视：视力 0.5~0.2；

（3）重度弱视：视力 ≤ 0.1。

或伴有目偏视；或有先天性白内障术后及不恰当地遮盖眼睛史。

【辅助检查】

1. 视觉诱发电位（VEP）检查　弱视图形视觉诱发电位（P-VEP）出现潜伏期延长及振幅降低。

2. 同视机检查　用于双眼视觉功能检查。

【诊断依据与鉴别诊断】

1. 诊断要点

（1）矫正远视力 3 岁以下儿童低于 0.5；4~5 岁低于 0.6；6~7 岁低于 0.7；或 8 岁以上

低于 0.8；或双眼视力相差 2 行以上。

（2）常规检查无器质性病变。

（3）可伴有斜视、屈光不正。

2. 鉴别诊断　进行屈光检查，必要时在睫状肌麻痹下验光以明确矫正视力，同时排除眼球器质性病变。

【治疗】

1. 治疗原则　根据弱视性质的不同，分别进行矫正斜视及屈光不正，在消除引起弱视发病因素的基础上，采用光学训练、药物、针灸及按摩等中西医综合治疗的方法，才能取得较好疗效。

2. 全身治疗

（1）西医治疗：本病西医无疗效确切的药物，应寻找病因，治疗原发病。

（2）中医辨证论治

①肝肾不足证

证候　自幼视力低下，目涩昏花，或遗尿夜惊，发育迟缓；舌质淡红，脉弦细或弱。

治法　补益肝肾，滋阴养血。

方药　四物五子丸加减：熟地黄 15g，当归 10g，白芍 10g，川芎 6g，地肤子 6g，菟丝子 10g，覆盆子 10g，枸杞子 15g，车前子 10g。水煎，每日 1 剂，分 2 次温服。

偏肾气虚者，加仙灵脾、补骨脂以温补肾阳；偏肝肾阴虚者，加楮实子、桑椹以滋补肝肾。

②脾胃虚弱证

证候　视物不清，或胞睑下垂，或抬举无力，或胞睑浮肿；面黄无华，肌肉消瘦，懒言纳差，食后腹胀，便溏；舌淡嫩边有齿印，苔薄白，脉缓弱。

治法　健脾益气，渗湿和胃。

方药　参苓白术散加减：人参 10g，白术 10g，茯苓 10g，炙甘草 6g，山药 10g，桔梗 6g，白扁豆 10g，莲子肉 10g，薏苡仁 6g，砂仁 6g。水煎，每日 1 剂，分 2 次温服。

兼食滞者，可选加山楂、麦芽、神曲、谷芽、鸡内金以消食健胃。

③气血亏虚证

证候　视物不清，或眼位偏斜；神疲乏力，少气懒言，食纳不佳，面色淡白；舌质淡嫩，苔薄白或无苔，脉沉细弱。

治法　补益气血。

方药　八珍汤加减：人参 10g，白术 10g，茯苓 10g，甘草 3g，熟地黄 15g，当归 10g，白芍 10g，川芎 6g。水煎，每日 1 剂，分 2 次温服。

可酌加黄芪、升麻、石菖蒲以益气升阳开窍。

（3）专病专方

①肝肾不足者可选用杞菊地黄丸，蜜丸每次 9g，每天 2 次；或明目地黄丸，每次 6g，每日 2 次。

②脾气虚弱者，可选用补中益气丸，每次 6g，每日 2 次。

（4）针灸治疗：局部取睛明、承泣、攒竹、四白、球后、瞳子髎等穴；头部及远端取风池、光明、翳明。肝肾不足者，配肝俞、肾俞、三阴交；气血亏虚者，配足三里、关元；脾胃虚弱者，配足三里、脾俞、胃俞。方法：每次眼周及远端各取穴位 2~3 个，年幼者不留针，年龄大的患儿留针 10~20 分钟。每日或隔日 1 次，10 次为一个疗程。

（5）穴位按摩：取睛明、攒竹、鱼腰、丝竹空、瞳子髎、承泣、上明等穴。方法：用电动按摩器，每穴按摩 1 分钟，每日 1~2 次。

3. 局部治疗

（1）矫正屈光不正。

（2）中心注视弱视治疗：传统遮盖优势眼、光学药物压抑疗法、光栅刺激疗法、家庭训练。

（3）旁中心注视弱视治疗：后像疗法、红色滤光片疗法、三棱镜矫治、光刷治疗。

4. 手术治疗 伴有斜视者，适时手术治疗矫正斜视。

【预防与调护】

1. 普及弱视知识，使家长和托幼工作者了解和掌握有关弱视防治的基本知识。

2. 定期为婴幼儿检查视力，以便早期发现，及时治疗。

3. 3 岁前为儿童视觉发育关键期，此年龄前检查视力最为重要。3 岁以上儿童双眼视力差异 ≥ 2 行或双眼视力低于同龄正常儿童者，应及时到眼科就诊。

4. 弱视治疗时间较长，需医患建立良好合作关系。医务人员应将弱视的危害性、可逆性、治疗方法、注意事项及可能发生情况告知家长，取得合作。

5. 合理饮食，加强锻炼，增强体质，促进视力发育。

【研究进展】

目前对弱视多采用中西医结合治疗，在传统物理疗法的基础上，配合中药、针刺等治疗手段，能获得更好的疗效。基于对病因病机的认识，临床多采用补益肝肾，滋阴明目，健脾益气，养血活血及针刺等治疗方法。王静波等在自拟方视明饮（熟地黄、白芍、山药、女贞子、薏苡仁、石决明、黄精）基础上辨证加减，治疗 184 例 299 只弱视眼。结果：总有效率为 96.3%，基本治愈率为 73.2%，疗效与弱视程度、注视性质有关 [王静波，郑新青，王学萍. 中药治疗弱视疗效分析. 中国中医眼科杂志，1994，（4）：203-205.]。葛惠玲等在常规戴镜、遮盖、弱视治疗仪治疗的基础上，加用针刺百会、睛明、承泣、丝竹空、太阳、风池，隔日 1 次，留针 40 分钟，手法以平补平泻为主。3 个月为一个疗程，连续 4 个疗程，结果：有效率 100% [葛惠玲，刘素清. 针刺治疗弱视患儿 90 例. 光明中医，2010，（11）：2066-2067.]。

第三节 眼球震颤

眼球震颤是一种有节律的不自主的眼球摆动，依据摆动方向可分为水平性、垂直性、斜向性、旋转性和混合性，其中以水平性最为常见。眼球震颤是中枢神经系统、眼外肌、视觉系统及内耳迷路疾病的征象，其基本类型包括钟摆型和跳动型两种，前者是眼球向两侧摆动的幅度及速度相等，后者则为眼球震颤向一侧为慢相而向另一侧为快相，快相方向为眼球震颤方向。

本病类属中医"辘轳转关"范畴。本病首见于《世医得效方》，又命"辘轳转关外障" "辘轳自转" "目瞤动"等。

【病因病理】

1. 西医病因病理 眼球震颤分为生理性和病理性两大类。生理性发生在正常眼,当双眼持续追踪快速移动的目标时,可出现视动性眼球震颤;或长时间在黑暗环境中,视锥细胞处于抑制状态,日久中心视力减退,引起细小而快速的眼球震颤。病理性眼球震颤分为先天性、后天获得性及前庭性。其中,先天性又可分为:①知觉缺陷性眼球震颤:常由先天或出生后数月患眼病而引起;②运动缺陷性眼球震颤:眼球震颤呈跳动型;③隐性眼球震颤:当遮盖一眼后可诱发双眼眼球震颤,多因先天性眼疾或因黄斑部损害所致,眼球无固视能力而水平摆动。

2. 中医病因病机 本病多因风邪中络,外风侵袭,风邪上犯,致目中筋脉缓急无常,眼球被其牵拽而颤动;或素体肝血不足,特别是小儿脏腑娇嫩,气血未充,筋脉未盛,阴不制阳,肝风内动致目瞤动;或先天禀受不足而目珠发育不全,如先天性眼球畸形、白内障、全色盲等致神光无力视物而引起眼球震颤。

【临床表现】

1. 症状 双眼外眼无红痛,视物不清。

2. 体征 目珠不由自主地或上下、或左右、或旋转摆动不定,可伴有目偏视及摇头或头向肩部倾斜。

【辅助检查】

1. 散瞳验光 在中和眼位进行散瞳验光以矫正任何屈光不正。

2. 影像学检查 颅脑 CT 或 MRI 检查以排除因颅脑肿瘤、血管性病变所致后天突发性眼震。

【诊断要点】

1. 眼球有节律地不自主摆动。

2. 不同程度视力障碍。

3. 可伴有斜视、倾头。

【治疗】

1. 全身治疗

中医辨证论治:本病病因复杂,治疗应针对病因进行。《秘传眼科龙木论》云:"有在胎中患者,乃不可治,若初患之时,急须治疗。"先天不足及眼球发育不全所致者,药物治疗相对较差,多难治愈。

①风邪中络证

证候 突发眼珠不自主地震颤,伴有恶风,头痛头晕;舌质红,脉浮数。

治法 驱风散邪,平肝止颤。

方药 钩藤饮子加减:钩藤 10g,麻黄 6g,甘草 3g,天麻 10g,川芎 6g,防风 6g,人参 10g,全蝎 6g,僵蚕 6g。水煎,每日 1 剂,分 2 次温服。

兼有发热头痛者,酌加黄芩、菊花、黄连以祛风清热;胸闷呕恶、吐痰目眩,属风痰证者,酌加制半夏、胆星以祛浊化痰。

②肝风内动证

证候 眼球震颤,眩晕耳鸣,眼睛干涩,面色无华;舌质红,苔黄,脉弦细。

治法　养血平肝息风。

方药　镇肝熄风汤加减：怀牛膝 15g，白芍 10g，生牡蛎 15g，生龟板 9g，玄参 6g，天冬 10g，生赭石 15g，生龙骨 15g，生麦芽 6g，川楝子 6g，茵陈 10g，甘草 3g。水煎，每日 1 剂，分 2 次温服。

可酌加熟地黄、山茱萸、菊花、夏枯草、枸杞子以养阴息风。

③禀赋不足证

证候　多见于小儿，眼球震颤，常伴有眼珠发育不全；兼见面色㿠白或萎黄，精神不振，少气懒言；舌淡苔白，脉沉细。

治法　健脾益气，补益肝肾。

方药　益气聪明汤合右归饮加减：黄芪 15g，黄柏 6g，甘草 3g，人参 10g，升麻 3g，葛根 6g，白芍 10g，蔓荆子 6g，熟地黄 15g，山药 10g，山茱萸 10g，枸杞子 10g，菟丝子 10g，肉桂 3g，制附子 3g。水煎，每日 1 剂，分 2 次温服。

若有胎患内障或黑睛宿翳者，参其他章节治疗，需手术者及时手术；弱视者参弱视治疗。

2. 局部治疗

（1）矫正屈光不正：40 岁以下患者静止眼位进行散瞳验光以矫正屈光不正。

（2）三棱镜：消除异常头位，增进视力。

3. 手术治疗　适用于先天性眼球震颤，目的在于改善或消除代偿头位，减轻眼震，增进视力。手术原则是减弱慢相侧眼外肌力量。

【预防与调护】

先天性眼球震颤多因发育异常所致，因此重视优生优育及孕期保健非常重要。后天性眼球震颤疗效与病因相关，治疗期间应加强锻炼，增强体质，注意预防感冒。

第二十一章
眼眶疾病

眼眶是锥形的骨性空腔，眶内有眼球、视神经、眼外肌、血管、脂肪、泪腺、神经和筋膜等组织。眶壁与颅腔及鼻窦关系密切，内壁与筛窦，下壁与上颌窦，上壁与前颅窝相邻。眶壁和眶尖的各个裂孔、管与颅腔、鼻窦相通。因此，眼眶、鼻窦和颅腔的疾病可相互影响。由于面部静脉无瓣膜，血液回流多经眶内眼静脉汇入海绵窦，面部或鼻窦感染可通过血行侵犯眼眶及海绵窦，甚至危及生命。眶内容积有限，凡眶内炎症、循环性水肿、肿瘤、血管扩张、眼外肌肥大、血肿及寄生虫等，均能使眶内容积增加，引起眼球突出（exophthalmos）。眼眶炎症后结缔组织牵引，眶脂肪吸收，或眶骨骨折则引起眼球内陷（enophthalmos）。

眼眶疾病的诊断除详细询问病史及眼部检查外，还必须借助必要的影像学检查，如眼眶及头颅 X 线检查、超声波检查、计算机断层成像（CT）、磁共振成像（MRI）、数字减影血管造影（DSA）等。此外，有关实验室检查、内分泌测定、病理学检查等均有助于眼眶疾病的诊断。

中医对眼眶疾病的认识与命名多限于以眼球外突为特征的眼病。如眶蜂窝织炎称为"突起睛高"（《秘传眼科龙木论》），类似甲状腺相关性眼病或眼眶肿瘤及假瘤称为"鹘眼凝睛"外障（《秘传眼科龙木论》），类似于眶血管性病变称为"珠突出眶"（《证治准绳》）或"睛凸"（《目经大成》）等。眼眶疾病病因复杂，与风热邪毒、痰湿蕴结、肝郁气滞、血瘀阻络等有关。治宜结合全身状况和相关疾病，综合分析，辨证与辨病相结合，局部治疗与全身治疗相结合。

第一节 眶蜂窝织炎

眶蜂窝织炎（orbital cellulitis）是发生于眼眶内软组织的急性感染性炎症。临床以眼球突然胀痛突起，转动受限，结膜充血水肿为特征。本病多单眼发病，为眼科急重病症，不仅会严重影响视功能，甚者可引起颅内感染或败血症而危及生命。

本病属于中医学"突起睛高"（《秘传眼科龙木论》）范畴。

【病因病理】

1. 西医病因病理　本病多因眼眶邻近组织的细菌感染蔓延引起，其中以筛窦、额窦、上颌窦的炎症扩散引起眼眶内感染最为常见，面部疖肿、眼睑脓肿、急性泪囊炎、全眼球炎、眼眶外伤伴眶内异物存留等也是引起本病的原因，其他部位化脓灶也可经血行途径感染眼眶。

2. 中医病因病机 本病多因外感风热邪毒，或脏腑积热，火热炽盛，循经上攻目窍所致，亦有因头面疖肿、丹毒、鼻渊、漏睛等病灶毒邪蔓延致眶而成。

【临床表现】

1. 症状 患眼疼痛、转动时加重，视力下降或视一为二，常伴有头痛发热，恶心呕吐，甚者神志昏迷，烦躁谵语。

2. 体征 眼球向前突出，转动受限，严重者眼球固定，球结膜充血水肿，甚者突出睑裂以外。若病变侵及视神经，眼底可见视盘充血水肿，视网膜静脉迂曲扩张及网膜出血水肿等。

3. 并发症

①暴露性角膜炎：由于高度眼球突出，角膜暴露于外，易引起暴露性角膜炎。

②视神经萎缩：因炎症及毒素直接侵犯视神经，或由于眶内组织炎性肿胀，眶压高，视神经、视网膜中央动脉等供养血管受压迫，可发展为视神经炎、视神经水肿，晚期导致视神经萎缩。

③葡萄膜炎：炎症蔓延至眼内，可引起葡萄膜炎。

④其他：炎症向颅内扩散，可引起海绵窦血栓、脑脓肿、脑膜炎、败血症等严重疾病，甚至危及生命。

【辅助检查】

1. 眼眶超声检查 眶脂肪图形内出现弥漫性海绵样无光点区。

2. CT扫描 眼眶脂肪图形内弥漫暗影。

3. 实验室检查 血常规白细胞增加，中性粒细胞升高。

【诊断及鉴别诊断】

1. 诊断要点

（1）有眼眶邻近组织感染或外伤等病史。

（2）发病急骤，患眼疼痛，眼球转动时加重，常伴有发热、头痛、恶心呕吐等症。

（3）眼球突出，球结膜充血水肿，眼球运动受限，严重者眼球固定。

（4）CT、超声波等检查有助于诊断。

2. 鉴别诊断

（1）炎性眶假瘤：单眼或双眼发病，眼球突出，常于睑缘部触及边缘不清且固定的肿物，眼部炎症表现较轻，X线可见眼眶扩大或骨质吸收或增大。

（2）甲状腺相关性眼病：多双眼发病，病势较缓，病程较长。无明显疼痛，常伴有甲状腺功能异常和上睑退缩与迟落。CT和超声波检查有助于鉴别。

【治疗】

1. 治疗原则 本病为眼科急重病症，治宜中西医结合，积极寻查病因，清除病灶，迅速控制炎症，防止并发症的发生。若出现颅内并发症，需请相关科室配合诊治。

2. 全身治疗

（1）西医治疗：尽早尽快使用足量广谱抗生素，通常为静脉给药。根据病情在充分抗炎治疗的基础上，可加用糖皮质激素治疗，一般使用抗生素应持续 2 周。

（2）中医辨证论治

①风热邪毒证

证候 眼球胀痛突起，眼睑红肿，球结膜充血；伴发热，头痛；舌红，苔薄黄，脉浮数。

治法 疏风清热，解毒散邪。

方药 银翘散加减：金银花 15g，连翘 15g，桔梗 6g，薄荷 6g，淡竹叶 8g，芦根 10g，牛蒡子 10g，蒲公英 15，紫花地丁 15g，甘草 3g。水煎，每日 1 剂，分 2 次温服。

目赤疼痛较甚者，酌加赤芍、牡丹皮散瘀止痛；恶寒发热较甚者，酌加荆芥、防风祛风散邪。

②热毒炽盛证

证候 眼球高度突出，疼痛剧烈，眼睑红肿，球结膜充血水肿，甚者突出睑外；伴发热头痛，恶心呕吐，尿赤便结；舌红或紫绛，苔黄，脉数。

治法 清热泻火，凉血解毒。

方药 清瘟败毒饮加减：知母 10g，生石膏 30g，生地黄 15g，赤芍 10g，牡丹皮 10g，玄参 15g，黄芩 10g，黄连 6g，栀子 10g，连翘 15g，金银花 30g，淡竹叶 8g，甘草 3g。水煎，每日 1 剂，分 2 次温服。

大便秘结者，加大黄、芒硝通腑导热；神昏烦躁者，可用清营汤送服安宫牛黄丸。

3. 局部治疗 用内服中药渣做湿热敷，或用金银花、蒲公英各 30g 煎水，做湿热敷。

【预防与调护】

1. 对面部肿疖及鼻窦炎等头面病灶应积极治疗，切忌挤压和过早切开，以免感染扩散。

2. 若感染向颅内发展，出现严重并发症时，应请有关科室配合，紧急抢救治疗。

3. 饮食宜清淡，戒烟酒，忌食辛辣炙煿燥烈之品。

第二节 眼球筋膜炎

眼球筋膜炎（ocular tenonitis）是发生于眼球筋膜囊的炎性疾病。临床上可分为浆液性眼球筋膜炎与化脓性眼球筋膜炎两种。

本病类似于中医学的"鱼睛不夜"（《目经大成》）、"形如虾座"（《证治准绳》）等。

【病因病理】

1. 西医病因病理

（1）浆液性眼球筋膜炎原因不明，多伴有风湿性关节炎、结节性动脉炎、红斑狼疮、复发性多发性软骨炎等全身免疫性疾病，一般认为多属于过敏反应性病变。

（2）化脓性眼球筋膜炎多因眼球化脓性炎症及邻近组织化脓性病灶蔓延所致，也可由局部外伤感染引起。

2. 中医病因病机 本病多因肺经郁热，肺气失宣，气机不利，水湿停滞；或因脏腑积热，热毒上壅；或因眼球外伤，邪毒乘袭蔓延所致。

【临床表现】

1. 症状　眼球疼痛，畏光流泪，甚者复视，或伴发热头痛等全身症状。

2. 体征

（1）浆液性眼球筋膜炎：多发生于双眼，常突然发生，眼球突出，运动受限，球结膜浆液性水肿，一般不充血，无分泌物，视力不受影响。

（2）化脓性眼球筋膜炎：多为单眼发生，球结膜充血水肿，眼球突出，运动障碍较甚。

3. 辅助检查

（1）B 型超声波检查眼球壁外有弧形暗区。

（2）CT 扫描显示眼球壁增厚。

【诊断与鉴别诊断】

1. 诊断要点

（1）浆液性眼球筋膜炎：多为双眼发病，眼球突出，球结膜水肿明显，多伴有风湿性关节炎、结节性动脉炎、红斑狼疮等全身免疫性疾病。

（2）化脓性眼球筋膜炎：多为单眼发病，眼球突出，球结膜充血水肿，疼痛较甚，眼部邻近组织常有化脓性感染灶，或全身有感染病史。B 型超声波、CT 检查有助于诊断。

2. 鉴别诊断

眼眶炎性假瘤：眼球突出度较高，眼球运动障碍时有复视，视神经受压迫时眼底可见视盘水肿或继发视神经萎缩，此时会出现视力下降，X 线摄片、CT 扫描、MRI 检查、活组织检查等有助于鉴别。

【治疗】

1. 治疗原则　对眼球筋膜炎的治疗，浆液性者，西医以糖皮质激素为主，中医重在泻肺清热；化脓性者，西医以抗感染为主，中医则重在清热泻火解毒。

2. 全身治疗

（1）西医治疗：浆液性眼球筋膜炎，可口服或静脉滴注糖皮质激素；化脓性眼球筋膜炎，宜大剂量全身应用抗生素。

（2）中医辨证论治

①肺经郁热证

证候　眼球突出，运动受限，球结膜水肿，红赤不显；舌质红，苔薄黄，脉数。

治法　泻肺清热。

方药　泻肺汤加减：桑白皮 10g，黄芩 10g，地骨皮 10g，知母 10g，麦冬 15g，桔梗 6g，茺蔚子 10g，车前子 10g。水煎，每日 1 剂，分 2 次温服。

若球结膜水肿较甚者，酌加葶苈子、茯苓、泽泻泻肺利水；气机不利者，酌加杏仁、枳壳调理气机。

②热毒攻目证

证候　眼球突出，运动障碍，球结膜充血水肿，目痛较剧；舌红，苔黄，脉数。

治法　清热泻火解毒。

方药　黄连解毒汤加减：黄连 6g，黄芩 10g，黄柏 10g，栀子 10g，赤芍 10g，淡竹叶 8g，桔梗 6g，甘草 3g。水煎，每日 1 剂，分 2 次温服。

目赤痛较甚者，酌加金银花、连翘、蒲公英、紫花地丁清热解毒；大便秘结者，酌加大黄、玄明粉通腑泻热。

3. 局部治疗

（1）浆液性者，局部用糖皮质激素滴眼液；化脓性者，局部用抗生素滴眼液及眼膏。

（2）局部出现脓肿，应及时切开引流。

（3）为减轻眼眶压力，可行外眦切开术。

【预防与调护】

1. 浆液性眼球筋膜炎，应配合治疗全身免疫性疾病。

2. 化脓性眼球筋膜炎，应注意清除眼邻近组织感染病灶。

3. 饮食宜清淡，忌烟酒，少食辛辣燥烈之品。

第三节 甲状腺相关性眼病

甲状腺相关性眼病（thyroid ophthalmopathy），又称 Graves 眼病、浸润性突眼，是引起成人眼球突出最常见的原因，临床以眼球突出、眼睑退缩和上睑迟落为特征。

本病属于中医学"鹘眼凝睛"（《秘传眼科龙木论》）范畴。

【病因病理】

1. 西医病因病理 本病与甲状腺功能异常和免疫系统失调有关。病变主要损害上睑肌和眼外肌。病理改变主要为眼外肌水肿，淋巴细胞浸润，肌肉变性坏死及纤维化，黏多糖沉积等。

2. 中医病因病机 本病多因情志失调，肝郁气结，郁而化火，上攻目窍；或因热毒炽盛，上壅头目，眼络滞涩，气血瘀阻；或因素体阴虚，劳心过度，阴虚阳亢，虚火上炎所致。

【临床表现】

1. 症状 眼沙涩不舒，畏光流泪，甚者视一为二，视力下降，全身表现可有甲状腺功能亢进的症状，如心率快、烦躁失眠、低热多汗、食欲亢进等。

2. 体征 眼球渐进性外突，运动受限，甚者完全固定而呈凝视状。眼睑退缩，上睑迟落，眼裂闭合不全。严重者可并发暴露性角膜炎和角膜溃疡。

全身检查可见甲状腺肿大，两手及舌伸出可有震颤现象。

【辅助检查】

1. 同位素检查 若为甲状腺功能亢进者，甲状腺吸碘率升高，血清中 T_3、T_4 升高，促甲状腺素下降。若为甲状腺功能正常者，血清中 T_3、T_4 正常，甲状腺吸碘率正常。

2. CT 扫描检查 显示多条眼外肌肌腹弥漫性梭形肿胀，肿大的眼外肌边界清楚，肌腱不受累，多合并泪腺肿大，可见视神经增粗，眶脂肪正常。

3. B 型超声波检查 显示有假回声的增粗条状病变。

4. MRI 检查 可显示肌肉肿大的中等强度信号。

【诊断及鉴别诊断】

1. 诊断要点

（1）眼球渐进性突出，运动障碍，或伴有复视。

（2）眼睑退缩，上睑下落迟缓，眼裂增宽呈凝视状。

（3）CT、MRI 检查及超声波检查提示眼外肌肿胀肥大。

（4）甲状腺功能的实验室检查有助于诊断。

2. 鉴别诊断

（1）眼内肿瘤：多为单侧突眼，发展缓慢，突出方向与病变部位相反，不伴眼睑退缩和滞后，CT 扫描有助于鉴别。

（2）眼眶炎性假瘤：起病较急，发病前多有眼睑及结膜水肿病史。早期眼神经分布区疼痛，眼球向正前方突出，眶内可触及肿块。X 线摄片、超声波检查、CT 扫描等检查有助于鉴别。

（3）眶蜂窝织炎：发病急骤，眼球胀痛突起，球结膜充血水肿，甚者突出睑外，超声波检查、CT 扫描有助于鉴别。

【治疗】

1. 治疗原则　本病为甲状腺病变在眼部的表现，在治疗眼眶疾病的同时，宜结合治疗甲状腺病变。西医治疗以糖皮质激素及免疫抑制剂为主，局部滴用抗生素滴眼液，防止继发感染；中医则以辨证论治为主，根据病情而采用疏肝泻热、解毒散结、平肝潜阳等治法，以调节机体的免疫功能。

2. 全身治疗

（1）西医治疗

①糖皮质激素：全身应用糖皮质激素能有效减轻眼眶急性炎症引起的突眼和眼外肌运动障碍。初始剂量一般为每日 60~120mg，连用 2~4 周，症状明显缓解后每周减量 10mg，至维持量 10mg 需再服用 2~3 个月。

②免疫抑制剂：对单用糖皮质激素效果差者，可配合选用硫唑嘌呤、环磷酰胺，环孢霉素 A 等免疫抑制剂。

（2）中医辨证论治

①肝郁化火证

证候　眼球渐进性突出，远转失灵；伴情志不舒，烦躁易怒，心悸失眠，口苦咽干；舌红，苔黄，脉弦或弦数。

治法　疏肝泻热，解郁散结。

方药　丹栀逍遥散加减：牡丹皮 10g，炒栀子 10g，柴胡 10g，当归 10g，白芍 10g，白术 10g，茯苓 10g，麦冬 15g，决明子 10g，甘草 3g。水煎，每日 1 剂，分 2 次温服。

郁火较甚者，酌加夏枯草、制香附清泄郁火；两手及舌伸出震颤者，酌加石决明、僵蚕、钩藤平肝息风；兼夹痰湿者，酌加浙贝母、法半夏、牡蛎等化痰散结。

②阴虚阳亢证

证候　眼球突出，凝视不动；伴头晕耳鸣，心烦失眠，消瘦多汗；舌红少苔，脉弦细数。

治法　滋阴潜阳，息风通络。

方药　天麻钩藤饮加减：天麻 10g，钩藤 10g，石决明 30g，栀子 10g，黄芩 10g，怀牛膝 10g，桑寄生 15g，夜交藤 15g，茯神 10g，丹参 15g。水煎，每日 1 剂，分 2 次温服。

473

虚火较重者，酌加知母、黄柏滋阴降火；心烦失眠较重者，酌加麦冬、酸枣仁养心安神；瘀滞较重者，酌加赤芍、郁金、海藻、昆布祛瘀散结。

（3）针刺治疗：可选用攒竹、丝竹空、阳白、四白、太阳、外关、内关、合谷、后溪、行间等穴位针刺治疗。

3. 局部治疗

（1）睑裂闭合不全者，点用抗生素滴眼液，涂用抗生素眼膏，防止继发感染。

（2）眼外肌水肿较甚者，可用强的松龙12.5mg眼外肌肌腹注射，隔日1次，注射7次为一个疗程。

4. 手术治疗　根据病变的程度、病程及并发症的不同，可考虑相应的手术方法，如眼睑退缩矫正术、眼外肌手术、眼眶减压术、眼睑缝合术等。

【预防与调护】

1. 舒情志，忌躁怒，保持心情舒畅。

2. 合理饮食，少食辛辣燥烈之品。

第四节　眼眶炎性假瘤

眼眶炎性假瘤（inflammatory pseudotumor）为原发性眼眶组织的慢性非特异性炎性改变，因其临床症状类似肿瘤，组织学表现属于特发性炎症，故名炎性假瘤。发病多见于成人，且单眼发病者较多。起病较急，发展较缓，常反复发作。

本病属于中医学"鹘眼凝睛""目眶假瘤"范畴，该病名首见于《秘传眼科龙木论》。

【病因病理】

1. 西医病因病理　病因至今不明，可能与感染（如鼻窦炎、上呼吸道感染）和免疫功能紊乱有关。患者血清中IgG、IgM可增高，部分患者可发现抗核抗体及抗平滑肌抗体。目前多数学者认为炎性假瘤是一种免疫反应性疾病。其病理上是由多形性炎症细胞（淋巴细胞、浆细胞、嗜酸性粒细胞）和纤维血管组织反应构成的特发瘤样炎症。

2. 中医病因病机　本病多因风热毒邪，上侵入目，壅滞眼眶，脉络瘀滞；或因七情内伤，肝郁气滞，血行不畅，气滞血瘀；或因脾失健运，聚湿生痰，痰瘀互结，阻于眶内，致目珠突出眶外。

【临床表现】

1. 症状　眼眶疼痛，牵及头额，伴畏光流泪，甚者出现复视，视力下降。

2. 体征　眼睑肿胀，结膜充血水肿，眼球突出，转动障碍。约有1/3患者眶缘可扪及肿物，呈结节状，多发，可推动，轻度压痛，病情严重者，由于眼球受压，可见眼底视盘水肿，视网膜静脉迂曲扩张，视网膜出血及水肿等征象。

【辅助检查】

1. X线摄片　早期对眶骨无影响。病程较久者，可见致密阴影或仅眶腔扩大，一般无骨质破坏。

2. B型超声波检查　显示巩膜增厚，球筋膜囊加宽，眼外肌增粗等。

3. CT扫描　可见单条增粗的眼外肌，边界不规则，肌止点呈球形肿胀。眼眶内有形状不规则的软组织块影。

【诊断与鉴别诊断】

1. 诊断要点

（1）多见于青壮年男性，起病急，发展慢。

（2）早期常有眼眶疼痛、流泪等症，随后出现复视，视力下降。

（3）眼球突出，运动障碍。

（4）眶内可扪及肿块，轻度压痛。

（5）X线摄片、超声检查、CT扫描等有助于诊断。

2. 鉴别诊断 本病宜从病史、发病与眼部病变特点与急性蜂窝织炎、甲状腺相关性眼病、眼眶肿瘤相鉴别。

【治疗】

1. 治疗原则 本病多采用药物保守治疗，西医以糖皮质激素为主；中医则重在辨证论治，分别采用疏风清热解毒、疏肝理气活血、化痰祛瘀散结法治之。

2. 全身治疗

（1）西医治疗：以糖皮质激素治疗为主，联合抗生素治疗。口服强的松，每日60~80mg，症状缓解后药量逐渐减少。因本病停药后易复发，应小剂量用药持续3~4个月。小剂量维持给药可采用隔日晨服法，两天的剂量在第1天早晨顿服，第2天休息。小剂量维持用药，可防止复发，减轻视神经和眼肌的损害。糖皮质激素治疗无效，或不适宜用糖皮质激素者可用环磷酰胺等免疫抑制剂。

（2）中医辨证论治

①风热毒壅证

证候 眼球突出，转动失灵，眼睑肿胀，结膜充血水肿，复视，流泪，头目疼痛；舌红，苔薄黄，脉浮数。

治法 疏风清热，解毒散结。

方药 泻肝散加减：龙胆草6g，黄芩10g，知母10g，玄参15g，桔梗6g，车前子10g，大黄10g，羌活6g，防风6g。水煎，每日1剂，分2次温服。

头目疼痛较剧者，酌加夏枯草、僵蚕清肝泄热散结；目赤较甚者，酌加赤芍、牡丹皮凉血散瘀。

②肝郁气滞证

证候 眼球突出，转动受限，复视；伴口苦，情志不舒；舌质暗红，苔薄白或薄黄，脉弦。

治法 疏肝解郁，行气活血。

方药 逍遥散加减：柴胡10g，当归10g，白芍10g，白术10g，茯苓10g，薄荷6g，甘草3g，牡丹皮10g，栀子10g。水煎，每日1剂，分2次温服。

郁热较甚者，酌加夏枯草、制香附清泄郁火；眼球突出及充血较甚者，酌加桃仁、红花、丹参、茺蔚子祛瘀活血。

③痰瘀互结证

证候 眼球突出，运转障碍，复视；伴胸胁胀满，头晕胸闷；舌暗红，苔黄腻，脉弦滑。

治法　祛瘀通络，化痰散结。

方药　桃红四物汤合温胆汤加减：桃仁 10g，红花 6g，生地黄 15g，当归 10g，赤芍 10g，川芎 6g，枳壳 6g，竹茹 6g，法半夏 6g，陈皮 6g，茯苓 10g，茺蔚子 10g。水煎，每日 1 剂，分 2 次温服。

病情日久难愈者，可酌加海藻、昆布、生牡蛎软坚散结；瘀滞较甚者，酌加郁金、丹参活血祛瘀。

3. 局部治疗

（1）患眼局部点用糖皮质激素滴眼液及抗生素滴眼液，眼眶内注射强的松龙 12.5mg，每周 1 次，可增强疗效，减少全身用药并发症的发生。

（2）对不适宜用糖皮质激素者，可采用放射治疗。淋巴细胞增生型眼眶炎性假瘤放射治疗效果较好，一般采用眼眶外侧照射。

4. 手术治疗　一般不主张手术治疗。若患眼视力已丧失且疼痛剧烈，眼球高度突出及假瘤占满眼眶者，可考虑行眶内容摘除术。

【预防与调护】

1. 疾病早期应积极治疗，迅速控制病情发展。

2. 眼球突出严重，眼睑闭合不全者，局部宜点用抗生素滴眼液，涂用抗生素眼膏，以防继发感染。

3. 饮食宜清淡，少食辛辣炙煿燥烈之品。

第二十二章
眼　外　伤

　　眼外伤（ocular trauma）是指眼球及其附属器受到外来的机械性、辐射性或化学性因素伤害，造成眼组织器质性、功能性损害的一类疾病。眼球位于眼眶的前段，容易遭受外伤，虽然其周围有眼睑、眶骨、眶脂体等组织保护，但因眼球构造精微脆弱，生理功能复杂重要，即使轻微外伤也可能造成严重视功能损伤，甚至视力丧失，给患者带来生活和工作的困难。眼外伤男性多见，儿童、青壮年是主要危险人群。导致眼外伤的原因包括职业因素、对抗性运动、斗殴、弹射类玩具、鞭炮、车祸、战争等。

　　过去将眼外伤分为机械性眼外伤（mechanical ocular trauma）和非机械性眼外伤（non-mechanical ocular trauma）。前者根据损伤的性质可再分为钝挫伤、穿通伤和异物伤；后者包括热烧伤、化学伤、辐射伤和毒气伤等化学性或物理性眼外伤。近年来，国际眼外伤学会采用新的分类及命名法将其分为闭合性（close-globe injuries）和开放性（open-globe injuries）两类。没有眼球壁全层裂开的闭合性损伤，称眼挫伤（contusion）；眼球壁部分裂伤而未伤及全层者称为板层裂伤（lamellar laceration）。开放性眼外伤根据伤口作用力方向分为破裂伤（rapture）和裂伤（laceration）。破裂伤的作用力自内向外，多为钝力所致，根据伤口情况又分为：①球壁全层仅一个伤口称穿通伤（penetrating injuries）；②球壁全层有两个伤口，即有入口也有出口的称为贯通伤（perforation injuries）；③球壁全层单个入口伤并有异物残留的称为异物伤（intraocular foreign body injuries）。裂伤的作用力自外向内，多为锐器所致。

　　眼外伤致伤的因素、部位、程度等与伤后临床表现及预后密切相关，其特点如下：①透明的屈光介质（角膜、房水、晶状体、玻璃体）可因外伤瘢痕、炎性混浊、出血等原因影响其透明性，导致视力下降。②由于角膜、晶状体、玻璃体为无血管组织，抵抗力弱，受伤后容易继发感染而带来严重后果。③葡萄膜血管丰富，受伤后容易发生眼内出血而影响视力。④一眼遭受穿孔伤后，可诱发另一眼发生交感性眼炎，威胁另一眼安全，最终可能导致双目失明。⑤部分外伤造成的并发症可能在受伤后数周至数月甚至更长时间后方出现，如视网膜脱离、房角后退型青光眼，需要长期跟踪观测。

　　所有眼外伤均属急症，都应及早进行检查及治疗，任何延误都可能加重病情或造成不可挽回的损害。因此，及时正确地处理眼外伤对减少眼组织破坏，挽救视功能极为重要。眼外伤检查时应注意全面询问病史，根据眼外伤的轻重缓急和患者就诊时的条件，在不延误急救、不增加损伤和痛苦的前提下，有重点地进行检查，针对病情制定治疗方案。

目前，随着眼科检查及治疗手段的不断改进，眼外伤的治愈率及预后已比以前有了较大的改善，但据文献报道，眼外伤仍是儿童和年轻人单眼失明的主要原因之一，为眼球摘除的首要致病因素，这充分说明预防眼外伤的重要性。大多数眼外伤是可以预防的，应加强安全宣传教育，制定各项操作规章，完善防护措施，提高对眼外伤的急救处理，使群众懂得眼外伤的急救原则。遇化学烧伤时，强调就地及时处理，以尽量减少眼部损害。

根据本病发病原因及特点，可归属于中医"撞击伤目""振胞瘀痛"（《证治准绳》）、"眯目飞扬"（《证治准绳》）、"物损真睛"（《证治准绳》）、"碱水入目"（《华佗神医秘方真传》）等范畴。辨证多从风热、热毒、瘀血、气滞考虑，治疗以凉血止血、活血化瘀、祛风散邪、清热解毒着手。

第一节 眼球钝挫伤

机械性钝力引起的眼部器质性病变及功能障碍称为钝挫伤（blunt trauma）。致伤物多为拳头、篮球、汽水瓶盖、工厂工具等钝性物体。因致伤物及其作用力大小不同，眼钝挫伤的临床表现千变万化，轻者可不影响视力，严重者可导致眼球破裂。

中医古代文献根据损伤部位对其分别命名：外伤造成的胞睑肿胀瘀血，疼痛难睁者称为"振胞瘀痛"（《证治准绳》）；外伤造成的外眼损伤影响视功能者称"惊振外障"（《证治准绳》）；外伤造成的内眼组织损伤影响视功能者称"惊振内障"（《秘传眼科龙木论》）。现代中医眼科将其统称为"撞击伤目"。

【病因病理】

1. 西医病因病理 因钝性物体如球类、拳头、棍棒、土块、砖头、石头等击伤眼部，或跌仆伤眼，或高压液体、气体冲击眼部所致。一般除接触处直接受伤之外，还可因作用力的传导，伤及眼内深部组织，引起间接损伤。此外，眼球邻近组织损伤或头部受强烈震击，亦可伤及眼球。

2. 中医病因病机 目中气血受伤，组织受损，以致气血瘀滞，是本病的主要病机。

【临床表现】

1. 眼睑挫伤 眼睑皮肤薄而松弛，血液循环丰富，易造成眼睑水肿、出血、血肿；重者合并眼睑裂伤、泪小管断裂、内外眦韧带断裂等。

2. 眼眶骨折 多发生于内壁菲薄的筛骨纸板和眶下神经沟内侧的眶底。轻者表现为眼眶表面皮肤局部肿胀、瘀血，眼睑皮下气肿（副鼻窦气体进入皮下，扪之有捻发音）；重者造成眶内脂肪和眼外肌嵌顿、眶容积增大，导致复视、斜视及眼球内陷。

3. 结膜挫伤 表现为结膜出血和水肿，重者结膜撕裂并伤及下方筋膜组织。

4. 角膜挫伤 ①角膜擦伤：角膜上皮损伤，睫状充血，畏光、流泪、疼痛、眼睑痉挛等刺激症状较明显。②角膜基质水肿：由于暴力使角膜内陷，内皮层和后弹力层破裂，房水进入角膜基质引起。其症状一般不重，疼痛畏光和流泪都较轻，基质层水肿增厚和混浊，后弹力层出现皱褶。③角膜破裂：损伤较重，易发生在角巩膜缘处，该处最薄弱。

5. 巩膜损伤 眼球挫伤常导致巩膜破裂，角巩膜缘或眼球赤道部可发生眼内容物脱出、嵌顿。有时因伤后结膜尚完整或结膜伤口过小，结膜下出血、眼球内积血掩盖了巩膜创口的存在，称为隐匿性巩膜裂伤。眼科检查应仔细，注意不要漏诊，若发现结膜下出血，呈一团黑色，可能有葡萄膜组织脱出，需要手术探查。

6. 虹膜睫状体挫伤　外伤性虹膜睫状体炎时小动脉暂时痉挛收缩造成组织缺氧，而后毛细血管扩张，血管通透性增高，导致组织水肿，房水混浊，房水闪辉阳性；外伤性瞳孔括约肌、睫状肌麻痹，瞳孔散大、对光反射迟钝或消失，调节障碍，近视力出现障碍；瞳孔括约肌撕裂及虹膜根部离断，在瞳孔缘处可见不规则的楔状裂口，后者瞳孔呈"D"形，患者可发生单眼复视。前房出血（hyphema）：虹膜及睫状体血管破裂所致，出血可引起继发性青光眼及角膜血染。角膜血染时角膜呈棕红色，角膜中央盘状混浊，以后黄白色不易消退。

7. 前房角部损伤　由于挫伤冲击眼球，部分睫状体撕裂（环－纵肌分离），造成房角后退，形成假房角，前房角镜检查可见：房角明显加宽，睫状体带加宽，严重者巩膜突加宽，小梁网纤维化、变性。部分患者于伤后数月至数年发生慢性眼压增高。挫伤尚可造成睫状体分离或脱离，前者指睫状体位于巩膜突处的纵行肌与巩膜分离，后者指睫状体与巩膜之间分离，而纵行肌未与巩膜突分离。二者均会使房水生成减少，引流增加，最终引起低眼压。

8. 晶状体损伤　外伤致晶状体悬韧带断裂，晶状体不全脱位或全脱位，表现为虹膜震颤，瞳孔区晶状体倾斜或见部分晶状体，若晶状体嵌顿于瞳孔区可引起急性继发性青光眼。晶状体也可脱于结膜下或坠入玻璃体腔，可表现为前房及瞳孔区未见晶状体，眼压低。外伤性白内障，其形态多样。

9. 玻璃体出血　睫状体、视网膜或脉络膜血管损伤引起。出血量多时，可窥不见眼底，视力受到严重影响。

10. 脉络膜视网膜损伤　视网膜震荡（commotio retinae），后极部视网膜一过性水肿，视网膜变白，视力下降；严重的挫伤会导致视网膜外屏障功能破坏，表现为视网膜水肿、渗出，甚至出血，视力显著下降，预后较视网膜震荡差；视网膜脱离，特别是高度近视易发生；黄斑裂孔、出血亦是眼钝挫伤造成的常见眼底损伤，发生后对视力产生严重影响；脉络膜裂伤，位于后极部视盘与黄斑之间，呈弧形，凹面向视盘，周围绕以黑色色素，宽约 1/3~1/2PD，周围有黑色的脉络膜出血，晚期见白色瘢痕，可有新生血管，视力受影响，且预后差。

11. 视神经挫伤　视力下降，瞳孔散大，直接对光反射迟钝或消失，间接对光反射存在，影像学检查（主要依靠 CT 检查）见视神经水肿增粗、受压、移位，甚至离断，可伴有眶尖部、视神经管骨折。

12. 颈动脉海绵窦瘘　外伤造成的颈动脉海绵窦瘘虽然病变位于颅内，但因其引起的眼上静脉等眶内静脉扩张造成的症状主要表现于眼部，所以将其放在本节讨论。典型症状包括搏动性突眼、眼睑及球结膜高度水肿，可伴有眼球移位、转动受限、复视、斜视等症状。B 超及眼眶 CT 等检查显示眶内血管高度扩张、增粗、扭曲，尤以眼上静脉显著。

【辅助检查】

玻璃体出血量大，屈光介质混浊，应做 B 超检查，判断有无视网膜或脉络膜脱离。对视力差、眼压低、眼内出血明显、眼球塌陷变形的患者，应做薄层 CT 检查观察眼环是否完整、眼内是否有积气等，以初步判断有无隐匿性巩膜裂伤。此外，CT 检查还可以用于判断眶骨、眼肌、视神经、眶内血管等组织部位的伤情。

【诊断与鉴别诊断】

有明确的钝物外伤史，有相应组织损伤的临床表现，一般诊断与鉴别诊断不难。

【治疗】

1. 治疗原则　若有眼球破裂则必须先行手术清创缝合，再考虑其他治疗。若无眼球破裂则以药物治疗为主，后期再考虑手术治疗。中医辨证论治应首先辨受伤的部位、轻重、新旧、有无眼球破裂，以及有无并发症等，然后采取相应的治疗措施。

2. 西医治疗

（1）眼睑出血宜先冷敷，两天后热敷，重者应用止血药。眼睑气肿需加压包扎，勿擤鼻涕，用抗生素预防继发感染。眼睑裂伤需仔细分层缝合，防止畸形，抗感染治疗。泪小管断裂行泪小管吻合术。

（2）结膜撕裂超过 3mm，可行缝合。

（3）角膜浅层擦伤时用抗生素冲洗结膜囊后，涂眼膏包扎；角膜基质水肿混浊时，局部可滴用糖皮质激素，必要时滴用散瞳剂；角膜破裂按穿通伤治疗原则处理。

（4）巩膜破裂伤：钝力造成的巩膜破裂伤常较锐器造成的穿通伤更为严重，其伤口更长、波及范围更广，并可合并角膜裂伤及晶状体、虹膜、视网膜等眼内组织损伤或脱出。治疗以手术缝合为主，处理方法同眼球穿通伤。对怀疑存在隐匿性巩膜裂伤者需及时行手术探查以明确诊断。

（5）外伤性虹膜睫状体炎按急性虹膜睫状体炎治疗。外伤性瞳孔散大、对光反射迟钝或消失，调节障碍，近视力障碍，无特殊处理，处理伴随症状。瞳孔括约肌撕裂及虹膜根部离断，后期可行手术治疗。

（6）前房出血：患者需半卧位休息，双眼包扎，应用止血药，继发青光眼者可降低眼压，出血量 >1/2 前房高度，眼压高且时间长者，考虑手术治疗，冲洗前房积血，防止角膜血染，既不扩瞳也不缩瞳，必要时使用糖皮质激素。

（7）房角部损伤：前房角后退继发青光眼的治疗同开角型青光眼。睫状体脱离范围小、程度轻者可予药物治疗；若脱离范围大，脱离较高或有睫状体分离者须手术治疗。

（8）晶状体脱位和不全脱位导致继发性青光眼需行手术摘除晶状体；外伤性白内障晶状体混浊影响视力时可考虑手术摘除。

（9）玻璃体出血：少量玻璃体积血可自行吸收，止血药物和促进血液吸收药物的疗效尚未肯定。伤后 3 个月积血仍不吸收时，可考虑行玻璃体切割术。如果伴有视网膜脱离，应尽早手术治疗。同时需注意处理其他眼部继发性疾病，如血影细胞性青光眼、溶血细胞性青光眼等。

（10）视网膜震荡可应用血管扩张药、糖皮质激素和营养视网膜的药物，但药物治疗的有效性仍未肯定。视网膜脱离根据伤情需手术复位或眼底激光治疗。脉络膜裂伤无有效的治疗方法。

（11）视神经挫伤可考虑应用血管扩张药、糖皮质激素、神经营养药物、脱水剂等；严重的视神经挫伤需行视神经管减压手术。

（12）眼眶骨折：骨折范围小，无肌肉嵌顿的可暂不考虑手术治疗；如骨折面积大，眼肌嵌顿于骨折处须手术治疗，术中解除肌肉嵌顿并于骨折处填充羟基磷灰石骨板或钛板。视神经管骨折压迫或刺伤视神经者亦可考虑手术治疗，术中去除视神经管及周围的骨折碎片，解除对视神经的压迫或刺伤，开放视神经管减轻压力，以期最大程度挽救视力。

3. 中医辨证论治

（1）络伤出血证

证候 眼睑青紫肿胀，重坠难睁；或眶内瘀血，眼球突出；或结膜下出血，色似胭脂；或前房出血，视力障碍；或眼底出血，视力剧降，甚则暴盲等；舌质紫黯，脉涩。

治法 止血为先，活血为后。

方药 先用生蒲黄汤加减：生蒲黄10g，墨旱莲10g，生地黄10g，荆芥炭10g，丹参10g，牡丹皮10g，郁金10g，川芎10g；无继续出血时，改用祛瘀汤加减：川芎10g，当归尾10g，桃仁10g，赤芍10g，生地黄10g，墨旱莲10g，泽泻10g，丹参10g，仙鹤草10g郁金10g。水煎，每日1剂，分2次温服。

出血之初，出血较重而不易止者，可去生蒲黄汤中的川芎、郁金，选加藕节、仙鹤草、白茅根、血余炭、侧柏叶等以助止血之功。

无继续出血时，若目中瘀血较多，尚可在祛瘀汤中加生三七、三棱、莪术、川牛膝、枳壳等行气破血消瘀之品。若有化热倾向，大便秘结者，可加入大黄，既可泻下攻积，清热解毒，又兼活血祛瘀之功。

（2）气滞血瘀证

证候 外伤后自觉视物模糊不清，甚或视物不见，或眼胀欲脱，头痛如劈，前房出血，日久不散，角膜泛黄，眼硬如石，或晶状体混浊，或视网膜水肿等；可兼见恶心呕吐等变证；舌质紫黯或有瘀斑，脉涩。

治法 行气活血，化瘀止痛。

方药 血府逐瘀汤加减：当归10g，川芎10g，生地黄10g，赤芍10g，红花6g，桃仁10g，桔梗10g，牛膝10g，枳壳10g，甘草5g，柴胡10g。水煎，每日1剂，分2次温服。

若视网膜水肿，可加泽泻、车前子、茯苓、猪苓等利水消肿；疼痛甚者，可加乳香、没药等以活血止痛；若前房出血，日久难消，又出现眼胀头痛，眼硬如石等症者，则可中西医结合治疗。若晶状体混浊，则按惊震内障治疗。本病后期酌情用补益肝肾之剂，以恢复功能，提高视力。

4. 针灸治疗 若角膜撞击生翳，眼球刺痛剧烈，可配合针刺止痛。取穴：四白、太阳、合谷、承泣、睛明等。

【预防与调护】

撞击伤目是一种较为严重的外伤，易导致目盲，故应以预防为主，在工厂及其他劳动工地，要制订安全防护措施，以杜绝外伤事故的发生。同时也要预防儿童的眼外伤，这是全社会共同的责任。

【研究进展】

眼球钝挫伤常涉及多处眼部组织，伤情复杂，并可能引起严重并发症，导致眼部器质性病变及功能障碍，严重者可导致失明甚至眼球摘除。目前西医主要通过手术恢复或部分修复眼部组织结构，以尽可能恢复视功能、减少并发症。光动力学疗法、眼内注射抗血管内皮细胞生长因子药物逐渐被推广应用于眼外伤造成的眼底新生血管并发症，如脉络膜裂伤造成的新生血管。此外，超生生物显微镜、光学相干断层成像检查已广泛应用于眼钝挫伤患者的伤情检查。前者可以很好地显示角膜、前房、虹膜、睫状体、晶状体及前部脉络膜、视网膜的情况，可协助眼外伤诊断，而且它的作用还在于不损害眼的完整性，在活体上清楚观察眼前段的结构，不影响内部结构，不受屈光间质浑浊的影响，且分辨率高、实时、非干扰；后者能客观判断眼球钝挫伤的视网膜功能状态，能够更清楚地观察视网膜内部结构的细微变化，如挫伤造成的神经上皮脱离范围、脱离高度、神经上皮厚度，并可予以量化，为疾病的早期诊断和治疗提供更有利的依据。过去眼球摘除被认为是眼球破裂伤后无光感眼球避免发生对侧交感性眼炎的有效手段，但近年来的研究及临床观察已予否定，对新鲜伤口及时处理，尽量救治与保存伤眼，避免眼球摘除已成为新的治疗原则，受到越来越多的认可。

中医药对于外伤导致的眼内出血、眼内组织水肿及视神经损伤等方面具有一定优势。外伤所致的眼内出血属中医"血灌瞳神"范畴，应用中药治疗具有副作用少而止血效果优越的特点。出血早期，以凉血止血为治，出血停止后，以活血化瘀为治，所选中药大多具有凉血止血、活血散瘀、疏通血脉等作用。现代药物学研究表明：止血活血中药既能促进积血或纤维蛋白及其渗出物的吸收，又能降低毛细血管的脆性及渗透性，防止再次出血。尤其是中药三七，既可止血又可散瘀，为治疗外伤造成的眼内出血的常用药物。视神经挫伤引起的严重视功能损害已日益受到重视。近期的研究表明，损伤的视神经有再生的可能，影响视神经损伤后促进神经节细胞存活和再生的主要因素是神经节细胞轴突再生的潜在能力与再生环境；减轻继发性损伤，是促进视神经节细胞存活，控制凋亡基因表达和促进损伤修复的重要方面。糖皮质激素、神经营养药物、能量合剂等综合疗法报道颇多，近年来有采用各种神经生长因子治疗视神经挫伤的研究及报道，并已在临床使用，效果尚不确切。中药药理研究发现，红花、桃仁、生蒲黄、路路通、丹参、三七、赤芍等祛瘀通络药物能改善视网膜微循环，增强视网膜、视神经组织耐受缺血、缺氧的能力，减轻视神经损伤性水肿，使神经节细胞及其轴突免受进一步损害。此外，尚有针刺眼周及全身穴位治疗视神经挫伤取得疗效的报道，这些中医疗法有望在视神经再生的进一步研究方面取得新的进展。同时，研究表明红花、川芎、郁金、莪术、姜黄、苏木、薏仁等中药含有抗新生血管的有效成分，可通过不同途径抑制新生血管形成，但中药抗眼底新生血管形成的研究才刚刚起步，随着研究的深入，必将在此领域中发挥其独特的作用。

第二节 眼球穿通伤

眼球穿通伤（ocular penetrating injury）是由锐利器械刺破或异物碎片击穿眼球，导致眼球壁全层裂开。致伤物以刀剪、竹签、弹片、金属碎片、石屑等最为常见。预后取决于伤口部位、范围和损伤程度，以及有无并发症等。中医称为"真睛破损"（《证治准绳》）。

【病因病理】

1. 西医病因病理 多因锐利物体，如刀、剪、锥、针等刺破眼球或高速飞溅之金属碎屑、碎石飞射入眼所致。致伤物对眼球组织的直接损害可导致角膜、巩膜破裂，玻璃体积血、视网膜脱离等；致伤物带菌进入眼内或细菌直接经伤口入眼，可引起眼内感染，眼球内异物存留可造成组织损伤，其中金属异物危害性大；一眼的穿通伤或眼内异物，有时导致健眼发生严重的葡萄膜炎，称为交感性眼炎，可导致健眼的视功能损伤。

2. 中医病因病机　这类眼外伤可致目中经络、气血、组织受损，而且邪毒为患可出现严重证候。在某些情况下，若受伤眼红赤难于消退或眼内存留异物，可影响健眼。若治疗不及时，可致双目失明。

【临床表现】

1. 症状　主要表现为视力障碍。导致视力减退的原因很多，程度也不同，严重者可无光感。

2. 体征

（1）角膜穿通伤、角巩膜穿通伤、巩膜穿通伤：小的伤口可自行闭合；大的伤口有组织嵌顿，眼内容物脱出；对被结膜掩盖的伤口应仔细检查。

（2）前房变浅，眼压下降，结膜下出血：若后部巩膜破裂，晶状体虹膜隔后移，前房加深。

（3）晶状体混浊、破裂：导致外伤性白内障。

（4）眼内出血：可见前房出血，玻璃体出血。

3. 并发症

（1）外伤性眼内炎：多发生在伤后 2~7 天，常见金黄色葡萄球菌、铜绿假单胞菌、大肠杆菌感染，表现为眼部刺激症状，视力迅速下降甚至完全消失。眼睑结膜充血、水肿、角膜混浊，前房内大量积脓，玻璃体内积脓，瞳孔黄光反射，若炎症局限在眼内，以后逐渐眼球萎缩，若眼内炎症向眼球周围发展，累及球壁及周围筋膜、眼肌等眶内组织，导致全眼球炎，有时炎症可向颅内蔓延，引起化脓性脑膜炎、海绵窦血栓等，可危及生命。

（2）交感性眼炎：一眼的穿通伤或眼内异物，有时导致健眼发生严重的葡萄膜炎，称为交感性眼炎。

（3）增生性玻璃体视网膜病变（proliferative vitreoretinopathy，PVR）：发生眼球穿通伤后，由于眼内组织过度修复，玻璃体后面和视网膜表面广泛纤维增殖膜收缩，最终形成牵拉而引起复杂性视网膜脱离。

【诊断与鉴别诊断】

有明确的外伤史，有相应组织损伤的临床表现，一般诊断与鉴别诊断不难。但应仔细检查，防止漏诊。

【治疗】

1. 治疗原则　本病以西医治疗为主，配合中医药治疗，以减少并发症，促进组织愈合。要及时封闭伤口，防止感染，必要时行二期手术。若发生交感性眼炎，则参照葡萄膜炎进行治疗。

2. 西医治疗

（1）3mm 以下的伤口，若闭合好，无眼内容物嵌顿，可不缝合，滴抗生素眼液，涂抗生素眼膏，加压包扎。3mm 以上的伤口，无论有无眼内容物脱出，均需缝合。脱出的虹膜、晶状体、玻璃体原则上应剪除，但若在 24 小时内，虹膜表面干净，可用抗生素冲洗后将虹膜送回前房。葡萄膜组织的处理同上。锯齿缘后方巩膜裂口，在缝合伤口后，宜在巩膜伤口两侧做电凝或冷凝，防止视网膜脱离。若晶状体混浊破裂，可一并切除，局限性的白内障，暂不处理。对复杂病例，多采用二步手术，初期缝合伤口，1~2周内再行内眼或玻璃体手术，对发生增生性玻璃体视网膜病变者，术中须彻底切除玻璃体，彻底清除全部黄斑视网膜前膜。

（2）术后全身及局部使用抗生素和糖皮质激素。

（3）一周内均需注射 TAT。

（4）预防交感性眼炎，注意睫状区伤口的处理，参见葡萄膜炎。

3. 中医辨证论治

（1）气滞血瘀证

证候 视力剧降，眼球刺痛或胀痛，结膜或角膜破裂或结膜下出血，前房或玻璃体积血；舌质紫黯或有瘀斑，脉涩。

治法 行气活血，化瘀止痛。

方药 桃红四物汤加味：当归10g，川芎10g，生地黄10g，赤芍10g，红花10g，桃仁10g，柴胡10g，郁金10g。水煎，每日1剂，分2次温服。

初伤之时，眼底出血或玻璃体积血者，应选加墨旱莲、生蒲黄、茜草、侧柏叶等以助凉血止血；待出血停止后，加入丹参、牡丹皮、生三七、枳壳等以增强行气消瘀之力；痛剧者，可加入没药、乳香之类化瘀止痛。

（2）脓毒侵袭证

证候 伤后出现目珠疼痛难忍，畏光流泪，视力剧降，眼睑红肿，结膜充血，结膜下出血，结膜或角膜破裂，球内组织脱出，创口污秽浮肿，前房积脓；舌红，苔黄，脉数。

治法 清热解毒，活血化瘀。

方药 经效散合五味消毒饮加减：柴胡10g，水牛角10g，赤芍10g，当归尾10g，大黄10g，连翘10g，金银花15g，紫花地丁10g，野菊花10g，蒲公英10g，天葵子10g，甘草梢5g。水煎，每日1剂，分2次温服。

若出现前房积脓、大便秘结者，可加入芒硝、木通、车前子，使二便通利，邪热下泄；剧痛者，加入没药、乳香以化瘀止痛。

4. 针灸治疗 对伴有外伤性玻璃体积血、眼底出血、前房出血的患者，可取上睛明、四白、合谷、曲池、风池等穴施以针灸。

【预防与调护】

真睛破损是一种严重的眼外伤，易导致目盲，必须以预防为主。在社会大力宣传预防眼外伤的知识，在工厂制订安全保护措施，建立和健全规章制度，以杜绝外伤事故发生，学校和家长对儿童进行安全教育，不要玩耍尖锐玩具，严禁玩爆炸物品，如发生外伤，要及时就医。

饮食以清淡为宜，保持大便通畅，以利伤情痊愈。

【研究进展】

外伤性 PVR 是眼穿通伤后伤眼预后不良的首要原因，研究表明 PVR 的发生与多种生长因子（如血小板源性生长因子、成纤维细胞生长因子、肿瘤坏死因子、转化生长因子、血管内皮生长因子、色素上皮衍生因子等）、凋亡相关蛋白 PDCD5、内皮素等密切相关。最近有学者研究认为 Survivin 基因的异常表达促进了眼内细胞增殖。玻璃体手术的发展使外伤性 PVR 治疗效果日渐提高，可仍然存在术后的高复发率，利用抑制 PVR 产生、发展的药物制成眼内缓释系统的应用给 PVR 的防治带来了新的希望。中医对外伤后 PVR 的病机认识多与伤后脉络瘀阻、痰湿结聚有关。彭清华等运用活血利水法抑制 PVR 发展，采用三七、酒大黄、蒲黄、猪苓、防己、地龙、白茅根、泽泻、益母草等药物。据现代药理研究表明，方中大部分药物具有抑制血小板聚集和黏附、改善血液流变性、降低血管通透性、改善血管脆性、扩血管、加速止血、防止血栓形成的作用，因此能加速消除玻璃体混浊、减少积血对视网膜的毒性损伤，减少巨噬细胞的浸润及炎性因子的释放，从而降低外伤性 PVR 中纤维连接蛋白的高表达，因而阻止细胞黏附和伸展，减少了细胞直接接触，也因此减少视网膜色素上皮细胞、成纤维细胞、巨噬细胞、神经胶质细胞等的迁移与增殖，进而抑制 PVR 的形成和发展［李建超，彭清华，赵海滨，等．散血明目片抑制积血所致 PVR 的实验研究．中国中医基础医学杂志，2002，8（11）：36-39.］。

外伤性眼内炎是眼外伤后严重的并发症，若不及时采取积极有效的治疗，常可导致眼球萎缩和视功能障碍。因为有血-眼屏障，使用普通的抗生素给药途径很难在眼内达到有效浓度，从而导致眼内炎症不可控制。有学者推荐对所有外伤性眼内炎的患者做治疗性玻璃体切割术。另一些学者建议，在玻璃体内注射抗生素 48 小时后无反应，甚至迅速恶化的患者，才做玻璃体切割术。目前多认为玻璃体腔注射抗生素可能有效控制眼内感染，玻璃体切割术仍是治疗本病的主要手段。硅油是眼内良好的填充物，可抑制微生物的生长，因此玻璃体切割术联合硅油填充术是治疗眼内炎的有效方法。而活血散瘀、利水消肿的中药在围手术期运用对改善眼科手术预后、提高视功能具有一定优势。

第三节　眼 异 物 伤

眼外伤发生时，某些致伤物体残留于眼球表面、眼球内或眼眶内，形成异物伤（foreign-body injury），包括角结膜异物、眼内异物及眶内异物。角结膜异物是指异物嵌于结膜、角膜组织，中医称为"眯目"（《圣济总录》）、"眯目飞扬"（《证治准绳》）；眼内异物是异物穿透球壁进入并停留于前房、玻璃体腔及其他眼内组织，相当于中医"真睛破损"（《证治准绳》）；眶内异物是指异物在眼眶与眼球之间，异物进入眶内而眼球并未受到直接损伤，或是高速飞来的异物贯通眼球，存留在眶内，中医古籍中无相应病名的记载。

【病因病理】

在工作或生活中多因防护不慎或回避不及，以致金属碎屑、玻璃细渣、沙尘石子、麦芒谷壳、碎叶毛刺等溅入或飞入眼部。轻者附着于眼表，重者击穿球壁，进入并停留于球内造成眼内组织损伤，或击穿眼睑皮肤。部分异物在眼内存留过久，将发生化学或毒性反应，对眼球产生进一步损伤。

【临床表现】

1. 结膜异物　异物进入眼表附着于结膜表面，由于瞬目动作致使异物常残留于睑板下沟处或上下穹窿部。因异物刺激结膜可出现结膜充血，异物摩擦角膜可见角膜上皮损伤。表现为异物感、沙涩、不适、刺激症状。

2. 角膜异物　异物多见于角膜表面，偶有进入角膜深层。伴有角膜缘周围结膜充血，时间稍久后异物周围可出现灰白色浸润，铁质异物周围可出现棕色锈环。角膜异物可继发感染形成溃疡。

3. 前房内异物　异物穿透角膜完全进入前房或仍有少部分嵌顿于角膜后壁，完全进入前房的异物多因重力沉于前房下方，或嵌顿于虹膜表面，日久可形成虹膜囊肿；异物进入前房时，可在角膜上发现全层裂口，前房内异物可伴有前房炎症反应或继发感染。

4. 晶状体内异物　异物进入前房后可继续向后深入击穿晶状体囊膜进入晶状体，造成局部或完全的晶状体混浊。晶状体混浊严重时影响异物观测，需借助眼部 B 超、眼眶 CT 等检查以确诊。

5. 玻璃体腔内异物　异物进入前房继续击穿虹膜或晶状体即可进入玻璃体腔内，也可因异物击穿巩膜壁直接进入玻璃体腔。可伴有玻璃体积血、视网膜脱离等，并可诱发眼内感染，部分异物在眼内过久将产生化学或毒性反应，对眼内组织产生进一步损伤。

6. 眶内异物　自眼眶与眼球之间进入眶内的异物最常见的进入途径是从内眦部进入，其次是由上睑或下睑进入；眼球贯通伤的眶内异物多位于球后。主要表现为头痛、眼痛、眼睑及球结膜水肿，有的尚可有眼球轻度突出。异物可导致许多合并症，如眶内出血、眶蜂窝织炎、眶内脓肿、眶内肉芽肿及瘘管等；眼睑、眶周皮肤、结膜或者角膜见有伤口，部分患者还可导致眶内囊肿、眶气肿，有的异物可致眶骨骨折等。

7. 并发症

（1）角膜溃疡、外伤性眼内炎、外伤性白内障、外伤性视网膜脱离、玻璃体积血、交感性眼炎、眶蜂窝织炎等：参见本书相关章节。

（2）铁质沉着症（铁锈症）：铁质异物产生的铁锈（氧化铁）与组织蛋白结合，形成不溶性铁蛋白，沉着于角膜基质、前房角小梁、虹膜、睫状体、晶状体上皮细胞及视网膜色素上皮细胞内，引起角膜变性，晶状体混浊，视功能严重损害及继发性青光眼，称为铁质沉着症（铁锈症）。表现为晶状体前囊下出现棕色小点，致使晶状体呈弥漫性黄色，角膜实质内亦可出现棕色颗粒，眼底色素沉着可有夜盲。

（3）铜质沉着症：由铜质异物引起，是一种无菌性化脓性炎症，多发生于伤后 2 个月到 2 年。表现为角膜后弹力层周围、房水、玻璃体内出现细微的褐绿色颗粒。晶状体前囊呈向日葵样混浊，玻璃体、视网膜上出现黄色闪辉颗粒，长期刺激眼组织，可导致眼球萎缩。

【诊断要点】

1. 有明确的异物入目史。

2. 在眼睑结膜表面、角结膜表面、前房内、晶状体或玻璃体腔内、眶内可发现异物。

3. 眼部 B 超、眼眶 CT、UBM 等检查支持眼内异物诊断。

【治疗】

1. 治疗原则　眼异物伤必须及时取出异物，必要时予抗感染或其他对症治疗。对于致伤因素不明确的眼球穿通伤一定要及时完善检查，充分运用影像学检查排除眼内异物，防止漏诊耽误病情。

2. 局部治疗

（1）结膜及浅表的角膜异物可在表面麻醉下使用浸有氯霉素或生理盐水的湿棉签轻轻拭除。眼表粉末状异物可用生理盐水充分冲洗结膜囊予以清除。

（2）若异物刺入角膜前弹力层后浅层基质，在表面麻醉下用细针头或刀尖刮除，铁质异物需将周围锈环一并刮除。

（3）角膜较深处的铁质异物可用电磁铁吸出。

（4）进入前房的异物可在靠近异物的方向或相对方向做角膜缘切口取出。

（5）晶状体异物，如晶状体大部分透明，可暂不手术；若晶状体已混浊，可行晶状体手术将混浊的晶状体及异物一同取出。

（6）玻璃体腔内异物通常要手术取出。位于赤道部前的球壁或靠近球壁的小而未包裹的铁质异物，如无视网膜并发症，可在异物定位后切开相应部位球壁，使用磁铁将其吸出再缝合切口；如异物位置靠后、体积大、有包裹粘连，须采用玻璃体切割术取出。

（7）眶内异物直径小于 5mm，表面光滑，位于眶后部，被软组织紧密包绕不易取出，如异物未压迫视神经或眼外肌组织，不引起功能障碍，也无化学性物理性刺激、无炎症或其他不良反应者，不应过多扰动，以免引起眶内血管神经受损、眶内感染，可以进行抗感染治疗，以不取出为宜；位于眶前部，压迫神经及血管，刺激症状严重，影响邻近副鼻窦时，则应该取出，对有机物异物如竹、木等，因其可以腐烂，产生严重的炎症及刺激症状，应及时取出。

注意事项：无菌操作，即使眼表异物的取出也要严格遵守无菌操作原则防止感染，尤其是铜绿假单胞菌。手术取出异物时要尽量避免对周围组织的损伤。

3. 中医辨证论治

（1）角结膜异物

睛伤邪侵证

证候 角膜骤生星翳，羞明流泪，睫状充血，目痛难睁；多见于角膜异物取出术后；舌脉无异常。

治法 疏风清热解毒。

方药 石决明散加减：石决明 10g，草决明 10g，羌活 10g，栀子 10g，大黄 10g，荆芥 10g，青葙子 10g，木贼 10g，赤芍 10g。水煎，每日 1 剂，分 2 次温服。

大便稀溏者，去大黄；毒邪较重者，可加蒲公英、野菊花之品以加强清热解毒之力。

（2）眼内异物：其辨证论治可参见本章第二节。

【预防与调护】

在异物入目机会较多的场地工作时，应配戴防护眼镜。若异物入目，需及时正确处理。切勿乱加揉擦和随意挑拨，以免加重病情或变生他症。

【研究进展】

除了异物位于眼表外，其他眼部异物几乎都需要应用影像学检查以明确异物性质、数量、部位及继发性眼部损伤等，影像学技术的发展在提高异物诊断、防止误诊漏诊方面发挥越来越重要的作用，目前临床常用的检查是 B 超和眼部 CT。CT 分辨率较高，金属异物检出阳性率高，但 CT 应用于眼科临床的最窄扫描是水平体层 2mm，如果异物小于 2mm 则会漏诊，且对植物性异物缺乏特异性。B 超虽能判断异物所在，但不能精确定位，而且对眼前段细小异物检出阳性率低。超声生物显微镜弥补了 B 超在眼前段的盲区，能观察到眼前段细小异物。对于前房角的微小异物可以通过前房角镜发现。联合应用多种检查，可大大降低眼内异物的误诊、漏诊率，而异物确诊后的治疗仍主要以西医手术取出为主，中医药在配合治疗相应并发症、减轻术后眼部组织炎症反应、促进眼内积血吸收、提高视功能等方面可发挥积极作用。尤其是中医药在保护视神经细胞、减轻视网膜细胞毒性作用方面的研究可为中医药治疗眼内金属异物对视网膜细胞的损害提供思路。

第四节　眼化学烧伤

眼化学烧伤（ocular chemical burn）是化学性物质对眼局部组织的损伤，多发生在化工厂、实验室等场所。现代中医称为"酸碱伤目"，早在《华佗神医秘传》中记载有"碱水入目"。其受伤程度与预后取决于酸碱物质的性状（气体作用较轻，固体较重，液体介于两者之间）、浓度、温度与压力（温度越高，压力越大，则损害越严重）、量的多少、接触时间的长短，以及当时紧急处理的措施等因素。如果酸碱物质浓度高，入眼量多，接触时间长，可导致严重后果，甚至毁坏整个眼球，因此必须高度重视，认真防治。

【病因病理】

1. 酸性烧伤　致伤物为硫酸、盐酸、硝酸等，可以气体、液体或固体等不同情况损伤眼部。低浓度的酸性物质可引起局部刺激，高浓度的则可使组织蛋白凝固、坏死。这种凝固蛋白不溶于水，故能阻止酸性物质继续渗透，使损伤局限化。因而酸性烧伤一般受伤区域边界清楚，创面较浅，深部组织损伤轻，修复快，预后相对好。

2. 碱性烧伤　致伤物为石灰、氢氧化钠、氨水等，碱与组织蛋白结合后产生液化性坏死，形成可溶于水的碱性蛋白，使渗入的碱性物质继续向周围扩散，侵入角膜深层及眼内组织，使组织分解坏死，损伤进一步深入眼内组织。因而碱性烧伤一般受伤区域边界模糊不清，创面较深，深部组织损伤重，修复慢，预后较差。

此外，浓硫酸、生石灰入眼后与泪液发生热效应，又将造成热烧伤，对眼产生双重损伤。

【临床表现】

根据酸碱烧伤后组织的反应，可分为轻、中、重三种不同程度的烧伤：

1. 轻度　弱酸或稀释的弱碱引起眼睑与结膜轻度充血与水肿，角膜上皮有点状脱落或水肿，恢复后视力多不受影响。

2. 中度　由强酸或稀释的碱引起，睑皮肤可出现水疱或溃烂，结膜水肿，角膜明显混浊，治愈可遗留角膜斑翳，影响视力。

3. 重度　强碱引起，结膜出现广泛的缺血性坏死，呈灰白色混浊，角膜全层灰白色或瓷白色，可发生角膜穿孔、葡萄膜炎、继发性青光眼等；晚期可并发白内障、睑球粘连、角膜白斑、新生血管、假性胬肉，严重影响视力，严重的碱性烧伤后还有可能继发细菌感染，发生眼内炎，导致眼球摘除。

【诊断要点】

有明确的酸碱入目史，特别注意其量和作用时间及浓度、是否就地处理等。眼部表现依受伤的程度而定。

【治疗】

1. 治疗原则　本病以彻底清除眼内酸碱物质，减轻眼部组织损伤，预防并发症，提高视力为原则。争分夺秒地在现场彻底冲洗眼部是处理酸碱烧伤的关键，及时彻底冲洗能使烧伤的损害减低到最小程度，同时配合中医治疗，以减少并发症，促进组织愈合。

2. 西医治疗

（1）急救：一旦化学物质不慎入眼，立即就地取材，用大量的清水或其他水源反复冲洗，或将面部浸入水盆中，反复做瞬目运动，分秒必争，进行彻底冲洗。结膜囊内的固体物质也应清除干净。到医院后，先滴1%丁卡因，再用生理盐水反复冲洗结膜囊。可采用pH试纸测试结膜囊内液体酸碱度判断致伤物的酸碱性质及评估冲洗效果。对于严重的碱性烧伤者，可将球结膜做放射状切开，以钝头针用生理盐水做结膜下冲洗。

（2）早期治疗：局部和全身使用抗生素，预防感染。1%阿托品扩瞳，每日1次。局部和全身应用糖皮质激素，以抑制炎症反应，预防新生血管形成，但在伤后2~3周内角膜有溶解倾向时应停用。局部和全身应用维生素C以抑制胶原酶，促进角膜胶原合成，局部使用维生素C 50~100mg结膜下注射。局部滴用2.5%乙酰半胱氨酸溶液等胶原酶抑制剂，以减少角膜穿孔。自血疗法，结膜下注射自家血0.5ml，以增强角膜营养。0.5%依地酸钙钠，用于石灰烧伤的病例。

（3）针对并发症治疗：手术矫正睑外翻、睑球粘连，对于角膜瘢痕影响视力明显者可进行角膜移植提高视力等。

3. 中医辨证论治

（1）热邪侵目证

证候　眼部灼热刺痛，畏光流泪，视物模糊；眼睑难睁，结膜混合充血，角膜生翳，或见瞳孔缩小，或有酸（碱）性物质附于眼球表面；舌红，脉数。

治法　平肝清热，明目退翳。

方药　石决明散加减：石决明10g，草决明10g，羌活10g，栀子10g，大黄10g，荆芥10g，青葙子10g，木贼10g，赤芍10g，麦冬10g。水煎，每日1剂，分2次温服。

大黄勿久用，中病即止；平素脾胃虚寒者，去大黄、草决明；目赤甚者，可选加生地黄、丹皮、茺蔚子等凉血活血之品；创面边界不清，甚则前房积脓者，则可参照凝脂翳治疗。

（2）阴亏翳留证

证候　伤已初愈，仍自觉视物昏蒙，目中干涩，羞明不适；结膜红肿消退，或结膜仍留少许赤脉细丝，角膜遗留形状不一的翳障；可兼口渴、便秘；舌质红，苔薄少津，脉细数。

治法　养阴退翳明目。

方药　消翳汤加减：木贼10g，密蒙花10g，当归尾12g，生地黄10g，蔓荆子10g，枳壳10g，川芎10g，柴胡10g，荆芥10g，防风10g，甘草5g。水煎，每日1剂，分2次温服。

若口渴明显者，可酌去防风、荆芥、柴胡疏风发散之品，加花粉、葛根、石斛以增强养阴生津之力；若大便干燥，可加火麻仁润畅通便；若患者全身症状表现为阴虚夹湿热，可选用甘露饮加密蒙花、谷精草、木贼、草决明等明目退翳之品。

【预防与调护】

做好宣传工作，对化学物质妥善保管，有关操作人员应注意安全防护，提高相关人员自救意识及能力。老年人误将其他外用药物作眼液滴入眼内造成的化学烧伤临床亦常见，家人需要加强监护，建议相关制药厂家勿采用与眼液相似的外包装。

【研究进展】

最近的研究证实，角膜碱性烧伤的损伤机制与角膜酸性、热烧伤在免疫学上有所不同，碱性烧伤不仅能够引起机体免疫细胞的变化和功能紊乱，同时免疫分子也发生一系列的变化。在碱性烧伤的病理过程中，多形核白细胞不仅参与最初的炎性反应，对后期溃疡和穿孔的发生也有重要作用。眼碱性烧伤后，不同阶段 T 淋巴细胞亚群和郎格罕细胞表现出动态性变化，淋巴细胞明显增多，说明免疫反应过强，并可能与自身免疫反应有关。研究证明角膜碱性烧伤后，角膜蛋白变性具有抗原性，从而刺激机体免疫系统产生抗变性蛋白的抗体，发生自身免疫反应而导致角膜碱性烧伤的一系列病理变化发生。有动物实验显示，角膜碱性烧伤后血液中可能有特异性抗体产生并较长时间存在，这些研究进一步解释了角膜碱性烧伤病理损伤及病程经过比同等程度的酸性烧伤和热烧伤要严重得多的原因，同时也为角膜碱性烧伤后之所以会经久不愈、反复发生无菌性角膜溃疡的问题提供了答案。

眼表羊膜移植是治疗严重眼部化学烧伤的常用方法，具有以下优点：①羊膜移植的机制不同于其他类型的黏膜移植，其移植的是上皮活细胞，功能是作为眼表上皮的替代物质。在正常环境条件下保存的人羊膜不表达人类白细胞抗原，因此无需担心手术后的免疫排斥反应。②羊膜具有很强的抗黏附效果，羊膜移植有利于穹窿部结膜囊的成形，防止睑球粘连的发生，促进弯月形泪膜正常生理结构出现。③羊膜能降低转化生长因子信号系统功能的表达，从而阻止成纤维细胞增生，最终减少瘢痕形成。④羊膜中含有新生血管抑制因子，抑制血管内皮细胞的迁移和生长，可明显抑制由碱性成纤维细胞生长因子诱导的角膜新生血管的形成。⑤羊膜移植可有效抑制白介素-6 的释放，抑制炎症反应，减轻角膜组织的损害。⑥羊膜可分泌多种生长因子促进上皮的生长。

对严重的化学烧伤可采用角膜移植手术治疗，角膜移植可以清除坏死组织及变性蛋白，同时还可以去除有毒物质，更新房水，增加眼组织营养，减轻自体中毒及自身免疫反应，有利于疾病恢复。根据烧伤范围不同，采用板层角膜移植，或联合角膜上皮移植，或干细胞移植联合羊膜移植。但是由于角膜供源的缺乏限制了移植手术的开展，为解决这一问题，人工角膜的研制应用成为热点，但因存在继发性难治性青光眼、视网膜脱离、眼内炎、角膜基质溶解、人工角膜前膜增生等并发症，目前尚停留在动物实验阶段。近年来出现了含药辐照异种角膜移植治疗角膜化学伤的临床及动物研究报道，由氧氟沙星、乙酰半胱氨酸和还原型谷胱甘肽溶液浸泡后的异种角膜经 ^{60}CO 辐照后大部分失去了原有的抗原性，移植后具有生物膜性的软性角膜接触镜保护作用、缓释药膜作用及机械阻隔作用。

目前有不少关于中西医结合治疗角膜碱性烧伤的临床报道，其疗效均比单纯用西药好。中医药在患眼球结膜充血的消退，改善局部微循环，促进角膜溃疡的愈合，抑制角膜血管的生长，缩短病程等方面均有一定的作用。中医药的辨证论治及整体治疗在调节全身免疫功能方面有其独特的优势，针对近年来证实的角膜碱性烧伤免疫因素参与机制，中医药治疗值得在临床中进一步探讨和提高。

第五节　物理性眼外伤

一、辐射性眼损伤

辐射性眼损伤包括紫外线、红外线、X线、γ射线、快速中子等各种辐射线直接照射眼部对眼组织造成的损伤，包括角膜、晶状体、视网膜等部位的损害。中医称为"辐射伤目""电光伤目"。

1. 紫外线损伤　也称电光性眼炎或雪盲。

波长 320~250nm 的紫外线，可大部分被角膜上皮细胞的核蛋白吸收，导致细胞核膨胀，多发生于电焊工人，也见于高山、雪地野外工作者。

临床表现：接触紫外线后 3~8 小时后出现刺痛、畏光、流泪、眼睑痉挛。

检查可见：结膜水肿、混合充血，角膜上皮点状脱落。

治疗：1% 丁卡因可止痛，但因其可影响上皮再生不宜多用，可涂抗生素眼膏并包封伤眼以预防感染，1~2 日后上皮修复自愈，症状减轻消失。

2. 红外线损伤　以热能的物理性损伤眼部组织，常见于炼钢工人及吹玻璃工等高温环境工作者，短波红外线的波长可被虹膜和晶状体吸收，引起白内障。

3. 可见光损伤　直接看强烈的日光时，可见光线及短波红外线可经眼组织的折射，大量集中在黄斑而产生黄斑灼伤。手术显微镜或眼科检查仪器的强光源也可能造成类似伤害，影响中心视力。

临床表现：畏光、中心暗点，视力不同程度的减退。轻者眼底无明显改变，严重者黄斑水肿，可有小出血点或小裂孔。

治疗：对症治疗及戴防护镜。

二、热烧伤

致伤物多见于蒸气、火焰、熔化的金属、沸水、热油。表现为眼睑、结膜、角膜烧伤，组织凝固坏死，溃疡形成。中医称为"热烫伤目"。

热烧伤轻者可造成眼睑红斑、水疱，结膜水肿、充血，角膜轻度混浊。重者可造成相关组织的坏死，产生睑外翻、睑球粘连、角膜瘢痕，甚至眼内炎、眼球萎缩等严重并发症。

治疗：使用抗生素眼药水、眼药膏。预防感染及防治溃疡穿孔，防止睑球粘连。应用 1% 阿托品扩瞳，烧伤严重者需去除坏死组织。自血疗法、羊膜移植等，用于后期并发症的对症处理。

三、电击伤

眼电击伤指因雷电或高压电造成的眼部组织损伤。电流对眼部浅表组织造成烧伤的同时，还可能对眼内组织造成损伤，表现为葡萄膜炎、前房积血、继发性青光眼及继发性白内障、视网膜震荡、脉络膜挫伤等，从而造成视力下降。治疗主要以对症处理为主，日常工作生活中注意防护。

【研究进展】

近年来人们开始重视光污染给健康带来的危害，据环境科学的解释，光污染是指过量的光辐射、紫外线辐射和红外线辐射对人体健康、人类生活和工作环境造成不良影响的现象，如何有效地预防和治理光污染将会成为人们日益关注的焦点。国际上将光污染分为白亮污染、人工白昼和彩光污染三种。眼科学者从超微结构、分子生物学及基因调控等方面对可见光损伤视网膜的机制及药物防治等方面展开深入研究，证实在可见光谱中蓝光与视网膜光损伤关系密切，引起诸如年龄相关性黄斑变性等多种视网膜疾病，同时蓝光对人体生物钟影响最大。基于蓝光引起视网膜光损伤的发病机制，人们试图从各个环节阻断蓝光引起的视网膜病变，药物治疗使用抗氧化剂及自由基清除剂、酶活性保护剂、视神经保护剂、微量营养素补充疗法，白内障患者术中植入蓝光阻断型的人工晶状体，以滤过蓝光，降低细胞凋亡及视网膜变性的发生率。此外，有关低强度人工光环境对视功能影响方面的研究逐渐兴起。目前绝大多数现代人长时间在室内活动，接触各种人工光源，随着人造白昼时间延长，当人工光环境与自然界正常昼夜节律不同步时，就会影响人体内固有的生物节律，引起神经内分泌功能等一系列变化，而这些改变涉及眼球发育、视网膜组织凋亡等。目前已开展利用中医生命节律调整理论的复方中药对人工光污染造成的视觉系统及视网膜生物钟系统损伤进行保护与调整的研究。

第二十三章
眼部先天异常

眼部出生前存在的状态或出生后的形状、结构、位置、功能与正常状态不相符合者称为眼部的先天异常。其异常主要基于遗传因素及出生前的环境因素，包括：某种病原体引起的母体感染，妊娠期母体内分泌异常，饮酒、药物、吸毒、射线等对畸形发生有关的环境因素。遗传因素和环境因素的相互关系已逐渐被重视。

第一节　眼睑先天异常

一、内眦赘皮

内眦赘皮（epicanthus）是比较常见的先天异常，常为双侧，多见于亚洲人。可能的病因是颅骨及鼻骨发育不良，使过多的皮肤形成皱褶。本病为常染色体显性遗传，有的病例无遗传关系。

上睑内眦赘皮是上睑皮肤向下延伸到内眦部的垂直性皮肤皱褶。下睑内眦赘皮是下睑向上延伸，称为逆向性内眦赘皮。患者多为低平鼻梁，捏起鼻梁皮肤，内眦赘皮可暂时消失。皮肤皱褶可遮蔽内眦部和泪阜，使部分鼻侧巩膜不能显露，常被误认为共同性内斜视，需用交替遮眼法仔细鉴别。

本病常合并上睑下垂、睑裂缩小、内斜视、眼球向上运动障碍及先天性睑缘内翻。少数病例泪阜发育不全。一般无需治疗。待鼻梁充分发育后，此皱褶大多消失。如为美容，可行整形手术。如合并其他先天异常，应酌情手术矫正。

二、先天性睑裂狭小综合征

先天性睑裂狭小综合征（congenital blepharophimosis syndrome）亦称先天性小睑裂，为常染色体显性遗传病。可能为胚胎 3 个月前后，由于上颌突起发育抑制因子量的增加，与外鼻突起发育促进因子间平衡失调。本病还有两眼内眦间距扩大，下泪点外方偏位。

表现为睑裂水平径及上下径明显变小，同时还有上睑下垂、逆向性内眦赘皮、内眦距离过远、下睑外翻、鼻梁低平、上眶缘发育不良等一系列眼睑和颜面发育异常，面容特殊。可手术治疗。

三、双行睫

双行睫（distichiasis）为正常睫毛根部后方相当于睑板腺开口处生长另一排多余的睫毛，也称副睫毛。为先天性睫毛发育异常，可能为显性遗传。

副睫毛少则 3~5 根，多则 20 余根。常见于双眼上、下睑，也有只发生于双眼下睑或单眼者。副睫毛短小细软，色素少，但也有与正常睫毛相同者。排列规则，直立或向内倾斜。常引起角膜刺激症状，重者角膜混浊。

如副睫毛少而细软，触及角膜不多，刺激症状不重者，常可涂用眼膏或戴软性角膜接触镜以保护角膜。如副睫毛多且硬，摩擦角膜，刺激症状严重，可电解其毛囊后拔除，或切开睑缘间部加以分离，暴露副睫毛毛囊后，在直视下逐一拔除，再将缘间部切口的前后唇对合复位。

四、先天性眼睑缺损

先天性眼睑缺损（congenital coloboma of the lid）为少见的先天异常。女性多于男性。本病大多数与遗传无关，可能和胚胎期接触 X 射线或萘等化学性致畸物有关，有的患者家族有近亲结婚史。

多为单眼，发生于上睑者较多见。缺损部位以中央偏内侧者占绝大多数。缺损的形状多为三角形，基底位于睑缘。但也有呈梯形或横椭圆形者。如缺损较大，可使角膜失去保护而发生干燥或感染。可行手术修补，以保护角膜或改善面容。

第二节 泪器先天异常

一、泪腺异常

（一）先天性无泪腺

先天性无泪腺（absence of the lacrimal gland）极少见，常见于无结膜、无眼球和隐眼畸形，也见于一些无泪液的病例。

（二）先天性无泪液

先天性无泪液（alacrima）发生于赖利－戴综合征和外胚层发育异常。常为双侧性，也有单侧性者。患者无泪，希尔默试验阴性，任何刺激因素都不能使其流泪。患者早期可无症状，以后发展为角结膜干燥，表现为畏光、结膜充血，并有黏稠分泌物。角膜上皮深层和实质浅层点状混浊。结膜上皮最终水肿性退变。有时发生中心性角膜实质炎。可滴人工泪液或手术封闭泪点以尽量保持眼表面湿润，对严重病例，则需做部分睑缘缝合术以保护角膜。

（三）反常性流泪反射

进食时发生溢泪，亦称"鳄鱼泪"（crocodile tears），可以是单侧性或双侧性，常伴有第Ⅵ脑神经麻痹或有广泛的颅骨、腭骨、脊柱和肢体畸形。此种异常可能为脑干异常累及上泌涎核和外展核，也可能是面神经运动核附近的灰质柱分化异常。

二、泪道异常

（一）泪小管和泪点阙如或闭锁

单纯泪点闭锁不少见，表面开口甚小，或被上皮遮盖而完全闭锁，表现为一小凹或突起，泪小管可正常。下泪小点受累较多，亦有四个泪点全闭锁者。这些畸形多为常染色体显性遗传。泪小管正常，泪点开口小者，可用探针扩大；无开口者，做泪点切开术；无泪小管者，可做结膜泪囊造口术。

（二）额外的泪点和泪小管（supernumerary punctum and canaliculus）

多发生于下睑，在正常泪点的鼻侧另有一个泪点。也有三四个泪点成群，并各有一泪小管者。泪小管的外侧端开口可以位于睑缘、眼睑皮肤面、结膜或泪阜上。额外的泪小管内侧端可以汇入一个泪总管，或分别进入泪囊，也可以终止于一个囊状盲端而与泪道无关。

（三）鼻泪管闭锁

是常见的先天性异常，多为管道化过程中的缺陷。阻塞部位最多在下口，有时是上皮残屑堵塞，有的是因管道化不完全而形成的皱褶、瓣膜或黏膜憩室。大部分鼻泪管阻塞是由于鼻泪管下口被一薄膜阻塞所致。这种先天异常可表现为常染色体显性遗传。婴儿流泪或泪道有黏液脓性分泌物时，首先保守治疗几周，滴用抗生素眼液，每日多次向下按摩泪囊区，促使鼻泪管下口膜穿破。如无效，再试泪道冲洗。仍无效，再试用泪道探针探通，多数病例一次探通治愈。

（四）先天性泪囊瘘

可为单侧或双侧，也有一侧有两个瘘道者。开口于鼻外侧，内眦韧带下方，或位于上下泪小管之间，与泪囊相通，常流出清液，有的排出脓性分泌物。瘘道可烧灼封闭或手术切除。先天性泪囊瘘具有家族性，表现为常染色体显性遗传。

第三节 角膜先天异常

一、圆锥角膜

圆锥角膜（keratoconus）是一种表现为局限性角膜圆锥样突起，伴突起区角膜基质变薄的先天性发育异常。可为独立的疾病，也可为多种综合征的组成部分。可伴有其他先天性疾患，如先天性白内障、马方综合征、无虹膜、视网膜色素变性等。为常染色体显性或隐性遗传。

主要表现在青春期前后，双眼发病，视力进行性下降，初时能以近视镜片矫正，后因不规则散光而需配戴接触镜增视。典型特征为角膜中央或旁中央锥形扩张，圆锥可大可小，为圆形或卵圆形，角膜基质变薄区在圆锥的顶端最明显。圆锥突起可导致严重的不规则散光及高度近视，视力严重下降。如发展迅速者，可致角膜后弹力层发生破裂，角膜实质可突然发生水肿、混浊，称为急性圆锥角膜，此时视力可急剧下降。其后角膜水肿吸收，但角膜顶端残留不规则线状瘢痕和混浊，不规则散光加重，视力严重下降。

明显的圆锥角膜易于确诊。早期圆锥角膜的诊断较困难。目前，除裂隙灯检查外最有效的早期诊断方法为角膜地形图检查，此外，还有角膜镜、角膜曲率计、角膜测厚仪和超声生物显微镜等。

轻症患者可根据验光结果戴框镜或角膜接触镜提高视力。不能满意矫正视力，或圆锥角膜发展较快者，应行角膜移植。

二、大角膜

大角膜（megalocornea）是一种角膜直径较正常大而眼压、眼底和视功能在正常范围的先天性发育异常。可能与视杯发育过程中视杯增大受阻，留下一个较大的空间让角膜发育，也可能与全身的胶原合成异常有关。该病为 X 染色体连锁隐性遗传，基因位点已被证实位于 Xq2.13–q22。

本病男性多见，多为双侧性，无进展。角膜横径 >13mm，垂直径 >12mm，眼前段不成比例扩大。大角膜透明，厚度正常，内皮细胞数正常，角膜缘界限清晰。少数患者可合并眼部其他异常，如虹膜及瞳孔异常，或全身先天性异常如马方综合征。诊断大角膜时应与先天性青光眼鉴别，后者角膜大而混浊，角膜缘扩张而界限不清，伴眼压升高等。

三、小角膜

小角膜（microcornea）是一种角膜直径小于正常，同时常伴有其他眼部异常的先天性发育异常。发生小角膜的原因不明，可能与婴儿期生长停滞有关。另外，也可能与视杯前部的过度发育及由此使角膜发育的空间减少有关。常染色体显性或隐性遗传，无性别差异。

单眼或双眼发病，角膜直径 <10mm，角膜扁平，曲率半径增大，眼前节不成比例缩小，而眼球大小可以正常。常伴有虹膜缺损、脉络膜缺损、先天性白内障等眼部先天异常，此外，小角膜常伴浅前房，易发生闭角型青光眼。

第四节 巩膜色调先天异常

一、蓝色巩膜

蓝色巩膜（blue sclera）是先天发育异常，比较罕见。本病有比较明显的遗传倾向，以常染色体显性遗传为主，也有少数隐性遗传病例。

3 岁以上患者如巩膜表现为亮蓝色或蓝灰色，即为蓝色巩膜。此病为巩膜先天异常，其厚度未发育成熟而较正常者薄，巩膜透明度增加，透见葡萄膜色调。通常为双眼发病，对眼的功能无重大损害，由于巩膜菲薄，有时轻伤也可导致巩膜破裂。本病常伴有其他全身先天异常，如并发骨异常、神经性耳聋的 Van der Hoeve 氏综合征；并发皮肤弹力纤维过度增生变薄、关节松弛，容易脱臼和皮肤血管特殊脆性的埃勒斯 – 当洛斯综合征；并发晶状体脱位、细长指的马方综合征等。目前研究证实，伴有蓝色巩膜的综合征与基因突变和蛋白质表达异常有关，17 号染色体上 COL1A1 的"功能型 null"同位基因或者 7 号染色体上 COL1A2 是导致 I 型胶原减少的主要原因。

二、巩膜色素斑

巩膜色素斑（pigmentary patches of sclera）是前部巩膜表面出现的蓝紫色的色素斑，推动球结膜时色素斑不随之移动。有些病例有遗传倾向，遗传方式多为常染色体显性遗传，但也有隐性者。色素斑有时为均匀的一片，有时呈大理石状。睫状前血管穿过巩膜处出现的灰黑色或棕黑色色素斑多呈斑点状。有时可伴有眼内组织的黑色素沉着。偶尔前部巩膜表面有边界清楚、形似地图的片状不规则色素斑，称为巩膜黑变病（scleral melanosis）。病侧眼虹膜呈深褐色，眼底也可见色素增多。多数为单眼，仅10%为双眼，同时伴有同侧颜面，特别是眼睑皮肤范围较广的色素斑，视功能一般不受影响。色素斑可静止不变，也可有扩大，为葡萄膜色素过剩所致，临床上无特殊意义。

第五节　晶状体先天异常

晶状体先天异常包括晶状体形成异常、形态异常、透明度异常和位置异常。它可发生于胚胎晶状体泡形成至出生的不同阶段。

一、晶状体形成异常

晶状体形成异常包括先天性无晶状体、晶状体形成不全和双晶状体等。

1. 先天性无晶状体　胚胎早期未形成晶状体板，为原发性无晶状体，极为罕见。当晶状体形成后发生退行性变，使其结构消失，仅遗留其痕迹者为继发性无晶状体，多见于小眼球和发育不良的眼球。

2. 晶状体形成不全　是晶状体泡与表面外胚层分离延迟，致使晶状体发育障碍的一种情况。常伴有角膜混浊、角膜后圆锥及晶状体前圆锥畸形。晶状体纤维发育异常时可发生双核或无核晶状体，以及晶状体纤维排列紊乱而出现异常裂隙。

根据裂隙灯下晶状体的形态可做出诊断。无特殊治疗。

二、晶状体形态异常

1. 球形晶状体（spherophakia）　又名小晶状体（microphakia）。多为双侧。晶状体呈球形，直径较小，体积小，前后径较长。充分散大瞳孔后晶状体赤道部和悬韧带完全暴露。由于晶状体悬韧带松弛，晶状体前移，容易导致瞳孔阻滞而发生闭角型青光眼。滴用缩瞳剂后可使睫状肌收缩，晶状体悬韧带更松弛，晶状体前移而加重瞳孔阻滞，因而又称逆药性青光眼。

球形晶状体屈折力增大，可致高度近视。常发生晶状体不全脱位，甚至全脱位。由于晶状体悬韧带延长，牵拉力减弱，因而无调节功能。应用睫状体麻痹剂使晶状体悬韧带拉紧，使晶状体后移，可解除瞳孔阻滞。早期也可施行周边虹膜切除术而缓解瞳孔阻滞，晚期应行滤过性手术。

2. 圆锥形晶状体（lenticonus）　晶状体前极或后极呈圆锥样隆起，为少见的晶状体先天异常，投照光彻照检查可以发现圆锥样隆起部分内皮质增厚，并伴有不同类型和程度的混浊，由于混浊和严重的屈光不正并存，视力相当差。

3. 晶状体缺损（coloboma of lens） 较常见的先天异常。多为单眼，也可为双眼。表现为晶状体下方偏内赤道部有切迹样缺损，形状大小不等。多与葡萄膜缺损同时存在。缺损处晶状体悬韧带减少或阙如。晶状体各方向屈光力不等，呈近视散光。无特殊治疗。

4. 晶状体脐状凹陷（umblication of lens） 极为少见。表现为晶状体前或后表面有一脐形的小陷凹。

三、先天性晶状体异位或脱位

正常情况下，晶状体由悬韧带悬挂于瞳孔区正后方，其轴与视轴几乎一致。若出生后即有晶状体位置异常，称为异位（ectopia lentis）。若在出生后因先天或后天因素造成晶状体位置异常称为脱位（dislocation of lens）。但在先天性晶状体位置异常的情况下，有时很难确定晶状体位置发生改变的时间，因此晶状体异位和脱位并无严格的分界，两个术语常通用。

先天性晶状体异位或脱位，可作为单独发生的先天异常；或与瞳孔异位和其他眼部异常伴发；或与中胚层尤其是骨发育异常的全身综合征并发。主要表现为：

1. 晶状体不全脱位 也称半脱位。其症状取决于晶状体移位的程度。由于一个方向的悬韧带松弛或阙如，晶状体被牵拉向相反方向移位。轻者散瞳后才能发现，重者在瞳孔区可看到晶状体赤道部。检查可见前房加深，重者玻璃体疝可脱入前房，虹膜缺乏支持而出现虹膜震颤，检眼镜下可见到双影，系部分光线通过晶状体、部分未通过晶状体所致。患者可有单眼复视。

2. 晶状体全脱位 移位的晶状体完全离开瞳孔区，可脱位到前房或玻璃体腔内。如脱入前房，则阻塞房水通路，继发青光眼，检查可见脱位的晶状体多沉在前房下方，呈油滴状。如脱入玻璃体腔则瞳孔区无晶状体，视力差，表现为严重的屈光不正，前房变深，虹膜震颤，检眼镜下早期可在下方玻璃体腔见到可活动的透明晶状体，后期晶状体变混浊，并与视网膜粘连而固定。可继发葡萄膜炎、青光眼、视网膜脱离。

常见于马方综合征和同型胱氨酸尿症等患者。

晶状体脱位的治疗：

1. 非手术治疗 对于没有并发症的晶状体不全脱位，可以用框镜或角膜接触镜矫正有晶状体区或无晶状体区的屈光不正，恢复一定的视力。

2. 手术治疗 先天性晶状体脱位手术治疗的原则是提高视力和预防并发症。根据晶状体脱位的程度、有无并发症而选择晶状体摘除术、小切口白内障超声乳化加人工晶状体植入术、玻璃体切割术等。

第六节 玻璃体先天异常

一、永存玻璃体动脉

永存玻璃体动脉（persistent hyaloid artery）是眼内最多见的血管异常。在胚胎发育过程中，自视盘表面经玻璃体到晶状体后面有一玻璃体动脉，属于眼胚胎时期的暂时性血管系统，通常在胚胎 7 个月时血供停止，8 个月退行完全，玻璃体内动脉萎缩消失。在早产婴儿偶尔可见到未完全退行的玻璃体动脉，成人眼内的玻璃体动脉遗迹残留，则称为永存玻璃体动脉。其少数有血管未闭，多数为条索组织残存。可有以下几种表现：

1. 玻璃体动脉从视盘到晶状体全部残留，呈细线状或条索状，有的还有血液流通。有时可引起晶状体混浊或脱位。也有条索中断而残留一端在视盘前，另一端在晶状体后面。

2. 玻璃体动脉后段永存于视盘上。视盘前面有一灰白色半透明的条索状物残留，并伸向玻璃体，当眼球转动时可随之飘动。

3. 玻璃体动脉止端永存，附着于晶状体后面，常位于晶状体后极鼻侧偏下，这种血管残端呈螺旋状，在玻璃体内浮动。

患者多无症状，也可感到眼前有条索状黑影飘动，不影响视力，无需治疗。

二、永存原始玻璃体增生症

永存原始玻璃体增生症（persistent hyperplasia of primary vitreous）临床上少见，其原因为胚胎发育时期的原始玻璃体在晶状体后方增殖，形成纤维斑块。多单眼发病，临床表现为白瞳征，患眼眼球小，前房浅，晶状体后面有纤维组织伴残留的玻璃体动脉，使瞳孔区呈白色反光，纤维斑块与睫状突相连，将睫状突拉长且牵向瞳孔区。散瞳后可窥见平时看不到的睫状突，为本症的特征性表现。

永存原始玻璃体增生症宜在出生后 4~6 周做玻璃体切割术。

第七节　葡萄膜先天异常

一、先天性无虹膜

先天性无虹膜（congenital aniridia）是一种少见的眼部先天异常，大多数为双眼受累。常伴有角膜、前房、晶状体、视网膜和视神经异常，属常染色体显性遗传。虹膜完全缺失，可直接看到晶状体赤道部边缘、悬韧带及睫状突。可有畏光及各种眼部异常引起的视力低下，较多患者因进行性角膜、晶状体混浊或青光眼而失明。为减轻畏光不适，可戴有色眼镜或角膜接触镜。

二、虹膜缺损

虹膜缺损（coloboma of the iris）分为典型性缺损和单纯性缺损两种。典型性虹膜缺损是位于下方的完全性虹膜缺损，形成梨形瞳孔，尖端向下，与手术切除者的不同点在于其缺损边缘为色素上皮所覆盖，常伴有其他眼部先天畸形，如睫状体或脉络膜缺损等。单纯性虹膜缺损为不合并其他葡萄膜异常的虹膜缺损，表现为瞳孔缘切迹、虹膜孔洞、虹膜周边缺损、虹膜基质和色素上皮缺损等，多不影响视力。

三、脉络膜缺损

脉络膜缺损（coloboma of the choroid）分为典型缺损和非典型缺损两种。典型的脉络膜缺损多双眼发生，位于视盘鼻下方，也可包括视盘在内。缺损区表现为无脉络膜，通过菲薄的视网膜可透见白色巩膜，边缘多整齐，有色素沉着，常伴有小眼球、虹膜异常、视神经异常、晶状体阙如及黄斑部发育异常等。非典型缺损者较少见，多为单眼，可位于眼底任何部位，以黄斑区缺损最多见，中心视力丧失，其他与典型者相似。无特殊治疗，并发视网膜脱离时可行手术治疗。

四、永存瞳孔膜

永存瞳孔膜（persistent pupillary membrane）为胚胎时期晶状体表面的血管膜吸收不全的残迹。有丝状和膜状两种，一般一端始于一侧的虹膜卷缩轮跨越瞳孔附着在对侧虹膜卷缩轮或附着在晶状体前囊，富于伸缩性。与炎症后虹膜后粘连不同（瞳孔缘粘连在晶状体前囊）。通常不影响视力和瞳孔活动，不需要治疗。对于影响视力的较厚的永存瞳孔膜，可行手术或激光治疗。

第八节 视网膜先天异常

一、先天性视网膜血管异常

可表现为视网膜血管的形态和分布异常、视网膜血管迂曲扩张、黄斑异常血管、视盘前血管袢等，这些一般不影响视力，故无特殊治疗。

二、视网膜有髓神经纤维

在正常情况下，视神经纤维的髓鞘在视神经穿越筛板时即消失，因此视网膜内的视神经纤维不带有髓鞘，质地透明。但在发育过程中，髓鞘偶尔也可超过筛板进入视网膜，而在临床上造成特殊的眼底形态。有髓神经纤维沿视网膜神经纤维分布，其部位、形状和疏密度变异较大，常见于视盘边缘，沿上下血管弓弧形分布，甚至包绕黄斑，边缘成羽毛状。亦可不以视盘起点而出现于视网膜上，呈现孤立的小片白色羽毛状斑。可产生相应的视野缺损。

三、先天性视网膜皱襞

先天性视网膜皱襞（congenital retinal fold）有轻重两种类型，都是视网膜内层异常增殖所致。轻型者比较多见，重型者又称为镰状视网膜皱襞。

1. 增殖性皱襞 典型的先天性视网膜皱襞常起于视盘，向颞侧水平方向扩展，直达锯齿缘部或晶状体赤道部。单纯的增殖性皱襞与玻璃体或玻璃体血管系统无牵连。增殖性皱襞常累及部分或整个视网膜神经层。该表现通常是双眼性，并可伴有小角膜、小睑裂、永存瞳孔膜、内斜视和眼球震颤等。

2. 镰状视网膜皱襞　又名先天性视网膜镰状脱离或视网膜隔。皱襞可位于视网膜任何部位，但多见于颞侧和颞下方，可为单侧或双侧，双侧者常为对称性。皱襞为视网膜内层卷起的束状物，从视盘向锯齿缘和睫状体延伸，偶尔皱襞仅达黄斑附近而中止，呈不完全型。沿着皱襞有平行走行的视网膜中央动脉分支或伴有残存的玻璃体动脉，皱襞上或其附近有色素沉着。还可同时有广泛的帐篷样的视网膜脱离。

皱襞的形成可能与视杯、视网膜发育不良，初发玻璃体和发育中的视网膜发生局限性粘连有关。患者视力不佳，常有斜视和眼球震颤。本病有遗传倾向，为性连锁隐性遗传。

四、先天性视网膜劈裂

先天性视网膜劈裂（congenital retinoschisis）又称性连锁青少年性视网膜劈裂，发生于男性，双眼受累，为性连锁隐性遗传。表现为视网膜神经纤维层间的分离，伴有黄斑劈裂，呈轮辐状、放射状排列的囊样黄斑变性，如合并外层裂孔可引起视网膜脱离。

五、先天性黑矇

先天性黑矇是一种先天性视网膜营养不良性退变。受累婴儿重度视力不良，甚至无光感，可表现为眼球游动性转动或震颤，但瞳孔反射可能正常。患儿常有不停地用手指戳自己眼眶的指眼体征。眼底改变不一，有的可正常，但也可有视盘苍白，视网膜血管细窄，视网膜周边部椒盐状色素改变，脉络膜血管暴露，有时还可发现黄斑色素沉着。有些病例早期眼底正常，以后逐渐出现改变。视网膜电图波幅低平或有少许反应。有的病例可合并锥形或球形角膜和白内障。本病多数表现为常染色体隐性遗传，也有少数为显性遗传。

第九节　视神经先天异常

一、视神经未发育或发育不全

视神经未发育很罕见。患者无光感，瞳孔无直接对光反射。常同时为小眼球，有白内障或眼底脉络膜视网膜缺损，并可能伴发中枢神经系统发育不良。

视神经发育不全（optic nerve hypoplasia）系胚胎发育 13~17mm 时视网膜神经节细胞层分化障碍所致，妊娠期应用苯妥英钠、奎宁等可引起。眼底表现：视盘小呈灰色，可有黄色外晕包绕，形成双环征。有视力及视野的异常。可伴有小眼球、眼球震颤、虹膜脉络膜缺损等。全身可有内分泌和中枢神经系统异常。

二、视盘小凹

视盘小凹（optic pit）为神经外胚层的发育缺陷所致。多单眼发病，视力正常，合并黄斑部视网膜脱离时则视力下降。眼底表现：视盘小凹呈圆形或多角形，小凹常被灰白纤维胶质膜覆盖，多见于视盘颞侧或颞下方。小凹可与黄斑部视网膜下腔相通，形成局限性视网膜脱离，对此可用激光光凝术。

三、视盘玻璃膜疣

视盘玻璃膜疣（optic disc drusen）可能由于视盘上未成熟的神经胶质增生变性所致，或视神经纤维轴浆崩解钙化而成。视盘玻璃膜疣大小不等，浅层易见，形如蛙卵，色淡黄或白色，闪烁发亮，透明或半透明。深层者表面有胶质组织覆盖，故局部隆起边缘不整齐，B超可协助诊断。视野检查可见生理盲点扩大、束状缺损或向心性缩小等。

四、视神经缺损

视神经缺损（coloboma of optic nerve）为胚胎时胚裂闭合不全所致的视盘的完全缺损或部分缺损，常伴有虹膜和脉络膜缺损。眼底检查见视盘的直径明显增大，可为正常视盘的数倍，视盘缺损区呈淡青色，边缘整齐，整个缺损区为一个大而深的凹陷，由视盘进出的血管从缺损区的边缘处成钩状弯曲分布于视网膜上。常常伴有视力下降，视野中生理盲点扩大。

五、牵牛花综合征

牵牛花综合征（morning glory syndrome）可能与胚裂上端闭合不全、中胚层异常有关。是一种较为罕见的、非典型的且不能分类的视盘先天性发育异常。多为单眼受累。

患者儿童时期即有视力减退或斜视，视力多在指数到0.02之间，并伴有其他的眼部先天异常，有时这些先天异常在对侧眼发生，如：视盘缺损、永存玻璃体动脉、前房分裂综合征、小眼球、永存瞳孔膜等。眼底表现酷似一朵盛开的牵牛花，视盘比正常的扩大3~5倍，呈漏斗状，周边粉红色，底部白色绒样组织填充。血管呈放射状，动静脉分不清。视盘周围有色素环及萎缩区。可伴有其他眼部先天性异常。

第二十四章
眼 部 肿 瘤

　　眼部肿瘤包括眼睑、泪器、结膜、角膜、葡萄膜、视网膜、视神经、眼眶等部位的肿瘤，可分为良性肿瘤和恶性肿瘤。对于眼部肿瘤的诊断不仅要根据眼部病变的特征，尚应结合病理学检查及影像学检查，如超声波、X线摄片、CT扫描、MRI等。

　　眼睑良性肿瘤主要有色素痣、血管瘤、黄色瘤，眼睑恶性肿瘤主要有基底细胞癌、鳞状细胞癌、睑板腺癌等。治疗均以手术为主，恶性肿瘤尚可结合放射治疗。手术不仅要对肿瘤彻底切除，还应兼顾眼睑对眼球的保护及美容。

　　泪器肿瘤较少，主要为泪腺混合瘤和泪腺囊样腺瘤，前者多为良性肿瘤，后者是泪腺常见的恶性肿瘤，治疗均宜早期手术切除。

　　结膜肿瘤主要有结膜色素痣、结膜血管瘤、浆细胞瘤、结膜皮样脂肪瘤、结膜肉芽肿等，治疗应视病情而定。一般良性肿瘤小而无变化者，可不必处理，大而影响美观者，可考虑手术治疗。结膜血管瘤还可结合电凝、冷凝、放射治疗及糖皮质激素局部注射。

　　角膜肿瘤主要有角结膜皮样瘤、原位瘤、角膜鳞状细胞癌等，治疗均宜手术切除，结合角膜移植术。

　　葡萄膜肿瘤主要有虹膜痣、虹膜囊肿、脉络膜血管瘤、脉络膜恶性黑色素瘤、脉络膜转移癌、脉络膜骨瘤等。对虹膜痣小而无变化者，不必治疗，迅速增大有恶变者，宜手术切除；虹膜囊肿、脉络膜血管瘤、脉络膜骨瘤多采用激光治疗；脉络膜恶性黑色素瘤为恶性肿瘤，局限者可考虑局部切除，激光光凝和放疗，范围较大者可行眼球摘除，甚者行眶内容摘除术。对于脉络膜转移癌，由于多为癌症晚期，可考虑化疗或放疗。

　　视网膜肿瘤主要有视网膜血管瘤和视网膜母细胞瘤，前者为先天性血管异常，治疗以激光光凝或冷凝为主；后者为婴幼儿最常见的眼内恶性肿瘤，治疗宜早期手术，并结合放疗与化疗。

　　视神经肿瘤主要为视神经胶质瘤和视神经脑膜瘤，治疗均应尽早手术彻底切除。

　　眼眶肿瘤常见的有眶皮样囊肿、海绵状血管瘤、眶内脑膜瘤、眶横纹肌肉瘤、眼眶绿色瘤等，临床多表现为眼球突出，运动障碍，治疗大多以手术为主，对于眶横纹肌肉瘤等恶性肿瘤还应结合化疗与放疗。

　　中医眼科古代文献对眼部肿瘤描述不多，且仅局限于外眼肿瘤，如《眼科纂要》中记载的"眼瘤"，《石室秘箓》中描述的"眼生长肉"，类似今之眼睑良性肿瘤；《秘传眼科龙术论》中记载的"鸡冠蚬肉"，《目经大成》中记载的"鱼子石榴"，类似今之眼睑及结膜恶性肿瘤。

第一节 眼睑肿瘤

一、眼睑良性肿瘤

（一）色素痣

色素痣（nevus）为眼睑的先天性病变，由痣细胞构成。一般在幼年时即有色素，亦有在青春期或成人时才出现者。色素痣大多扁平，亦可稍隆起，境界清楚。组织学上可分为：①交界痣（junctional nevus）：一般是平的，呈一致性棕色，痣细胞位于表皮和真皮交界处。②皮内痣（intradermal nevus）：一般是隆起的，有时为乳头瘤状，色素很少，如有则为棕色至黑色，痣细胞完全在真皮内。③复合痣（compound nevus）：多为棕色，由前两型成分结合在一起。④蓝痣（blue nevus）：一般为扁平，几乎出生时即有色素，呈蓝色或石板灰色。⑤先天性眼皮肤黑色素细胞增多症（congenital oculodermal melanocytosis）：又称太田痣（nevus of ota），是围绕眼眶、眼睑和眉部皮肤的一种蓝痣。

色素痣若静止不变，无迅速增大变黑或破溃出血等恶变迹象，不必治疗，若为美容，可采用冷冻或激光治疗，或手术切除，但必须切除完整彻底，否则残存的痣细胞可因刺激而恶变。

（二）血管瘤

血管瘤（hemangioma）是一种血管组织的先天性发育异常，可分为毛细血管瘤和海绵状血管瘤两类。前者位于表浅，扁平，色泽较红，累及范围不一，可仅限于眼睑极少部分，亦可遮盖整个颜面；后者位于皮下较深层，呈紫蓝色，稍隆起，低头、咳嗽、用力或哭泣时可增大。

血管瘤可在出生时存在，或在出生后 6 个月内发生，由于其有自行退缩的倾向，故可观察至 5 岁以后治疗，若因肿瘤引起上睑不能睁开而影响视力者，则不能等待，应积极治疗，以免造成弱视。

目前治疗血管瘤的首选方法是用糖皮质激素（如长效的地塞米松 40~80mg 和速效的倍他米松 6~12mg 混合液）注射于肿瘤内，若治疗无效，可改用冷冻、放射或手术切除。

（三）黄色瘤

黄色瘤（xanthoma）常见于中老年人，以女性为多。位于上下睑内侧皮肤上，双侧对称呈柔软的扁平黄色斑，稍隆起，与周围正常皮肤的境界清楚。此种病变实际上并非肿瘤，而是类脂样物质在皮肤组织中的沉积。本病可发生于遗传性血脂过高、糖尿病和其他继发性血脂过高患者，亦可见于血脂正常者。一般无需治疗，若为美容可行手术切除。

二、眼睑恶性肿瘤

（一）基底细胞癌

基底细胞癌（basal cell carcinoma）多见于中老年人，是眼睑恶性肿瘤中发病率最高

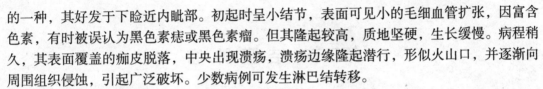

的一种，其好发于下睑近内眦部。初起时呈小结节，表面可见小的毛细血管扩张，因富含色素，有时被误认为黑色素痣或黑色素瘤。但其隆起较高，质地坚硬，生长缓慢。病程稍久，其表面覆盖的痂皮脱落，中央出现溃疡，溃疡边缘隆起潜行，形似火山口，并逐渐向周围组织侵蚀，引起广泛破坏。少数病例可发生淋巴结转移。

此肿瘤对放射线敏感，应早期切除后再行放疗。

（二）鳞状细胞癌

鳞状细胞癌（squamous cell carcinoma）多发生于中老年人，好发于睑缘皮肤黏膜移行处。初起像乳头状瘤，逐渐形成溃疡，边缘稍隆起，底部高低不平，质地坚硬，可发生坏死和继发感染。其不但向周围和深部侵蚀，亦可侵犯皮下组织、睑板、眼球、眼眶和颅内，而且可通过淋巴系统向远处淋巴结转移。

肿瘤范围较小者，可手术彻底切除，再修复眼睑；若波及眼眶者，应行眶内容摘除术，再行放射治疗。

（三）睑板腺癌

睑板腺癌（carcinoma of meibomian glands）多见于中老年人，且以女性为多，好发于上睑。早期表现为眼睑皮下结节，质硬，与皮肤无粘连，颇似睑板腺囊肿，易造成误诊，故中年以上睑板腺囊肿切除术后应常规做病理检查。切除术后迅速复发者尤应关注。肿块继续增大可在结膜或皮下透见黄白色分叶状结节，继而形成溃疡或呈菜花样。其可向眶内侵犯，引起眼球突出。本病早期即可转移，可向局部淋巴结和内脏转移。

此肿瘤对放射线不敏感，应早期手术彻底切除，并行眼睑成形术。若病变广泛者，应行眶内容物及淋巴切除术。

第二节　泪器肿瘤

一、泪腺混合瘤

泪腺混合瘤（mixed tumor of lacrimal gland）又称多形性腺瘤（pleomorphic adenomas）。多见于中年人，且以男性较多，一般单侧受累，发病缓慢，表现为眼眶外上方相对固定的包块，眼球受压向内下方移位。由于肿瘤生长缓慢，因此没有复视或疼痛。CT扫描可清楚显示肿瘤的大小及泪腺窝骨质变大。年龄大的患者可能为恶性混合瘤，生长较快，并有明显的骨质破坏。

本病宜早期手术，应尽可能连同包膜完整切除。确定为恶性者，应行眶内容摘除术，受累的眶骨也应切除。

二、泪腺囊样腺癌

泪腺囊样腺癌（adenoid cystic carcinoma）是泪腺最常见的恶性肿瘤。好发于30~40岁的患者，以女性较为多见。病程短，有明显疼痛，复视，眼球突出，转动失灵，向内下方移位。X线平片或CT扫描可显示骨质破坏。本病预后较差。

本病宜手术清除病灶并联合放射治疗，但复发率较高。

第三节 结膜肿瘤

一、结膜色素痣

结膜色素痣（pigmented nervus of conjunctiva）是源于神经外胚层的先天性良性肿瘤。病理组织学上由痣细胞组成，排列成巢或成行。多发于角膜缘附近及睑裂部的球结膜，呈不规则的圆形，大小不等，境界清楚，稍隆起于结膜面，一般为黑色，浓淡不等，有的为深黑色，有的为棕红色。痣内无血管。出生时常不明显，青春期有生长趋势，很少恶变。如痣体突然增大，表面粗糙，且有血管长入，提示有恶变可能。

结膜色素痣一般无需治疗，如影响外观，可手术切除，但要切除彻底，并常规送病理检查。若一旦发现有恶变，应手术广泛彻底切除，以免复发。

二、结膜血管瘤

结膜血管瘤（conjunctival angioma）多为先天性，出生时或出生后不久即出现，分为毛细血管瘤和海绵状血管瘤两型。前者为一团扩张的毛细血管，无明显界限；后者为一隆起的紫红色肿物，可为多叶，外有包膜。血管瘤有压缩性，可随结膜一起移动，常伴发眼睑、眼眶或颅内血管瘤。

结膜血管瘤可行手术切除或电凝、冷凝、亦可 ^{90} 锶放射治疗，或用糖皮质激素结膜下注射或口服治疗。

三、结膜皮样脂肪瘤

结膜皮样脂肪瘤（dermolippoma）为先天性良性肿瘤，多位于颞上象限近外眦部的球结膜下，呈黄色、质软的光滑包块。包块可向上、向外延伸，并位于外直肌、上直肌之间。可向前生长至角膜，向后长入眼眶。多为双侧性。病理表现为实性皮样肿瘤，但上皮结构稀少或阙如，主要由脂肪组织构成。

由于结膜皮样脂肪瘤多为眼睑遮盖，显露不多，故一般不需切除。如影响美容，可部分切除。前部切除时要注意勿损伤外直肌，后部切除更要谨慎，因其常与眶脂肪相连，手术可引起眶内出血及眼眶紊乱等并发症，比原发病更为厉害。

四、结膜恶性黑色素瘤

结膜恶性黑色素瘤发生于成年人，30 岁以前罕见，常见发病年龄在 40~60 岁。结膜恶性黑色素瘤常侵犯角膜缘并波及周边部角膜。在球表的黑色素瘤，可在 1 年左右长至豌豆大小，肿瘤隆起，分叶或结节状，有时可出现血性泪水。根据肿瘤色素的多少，恶性黑色素瘤可呈黑色、棕色或淡红色。球表黑色素瘤早期侵及角膜，肿瘤细胞在上皮和前弹力层之间或沿角膜神经通道蔓延，一旦突破前弹力层，基质层很快被肿瘤细胞浸润。在转移至肺和其他远处器官以前，大多数结膜恶性黑色素瘤先迁徙到耳前、颌下或颈淋巴结。如未得到及时治疗，肿瘤将经血管和淋巴管转移到肝、脑、脊髓或其他远处器官而致死。

首先对怀疑为恶性黑色素瘤的病灶做活组织检查，如果病灶局限则可将病灶整体切除，明确诊断。确诊者按下列原则处理：边缘干净无肿瘤细胞者，不再做补充治疗，而定期追踪随访；边缘残留可疑肿瘤细胞浸润者，在显微镜下对可疑范围做冷冻治疗，冻融2次。

第四节　角　膜　肿　瘤

一、角结膜皮样瘤

角结膜皮样瘤（dermoid tumor of cornea）是一种类似肿瘤的先天性异常，其来自胚胎性皮肤，肿物表面覆盖上皮，肿物内有纤维组织和脂肪组织，也可含有毛囊、毛发及皮脂腺、汗腺。病变一般侵及角膜实质浅层，偶尔可达角膜全层甚至前房内。

肿物多位于颞下方球结膜及角膜缘处，为圆形淡黄色实性肿物，有时表面有纤细的毛发。肿物的角膜区前缘，可见弧形的脂质沉着带，有时肿物可位于角膜中央，仅遗留周边角膜。若角结膜皮样瘤伴有耳廓畸形、脊柱异常等，即为 Coldenhar 综合征。

角结膜皮样瘤位于浅层或较小者，可行板层切除，或板层角膜移植术；对位于深层或较大者，宜行穿透角膜移植；位于角膜中央者要在6个月内手术切割，并做板层角膜移植，以防弱视。手术时如果见皮样瘤组织侵入全层角膜，则改做穿透性角膜移植。

二、原位癌

原位癌（carcinoma in site）又称 Bowen 病。多发于老年人，单眼发病，病程缓慢。病变好发于角膜结膜交界处，呈灰白色半透明隆起，有血管时呈红色胶样扁平隆起，界限清楚，可局限生长。病理检查：细胞呈多形性，分裂相增多，上皮角化不良，间变明显，但上皮细胞的基底膜仍然完整，病变不向深部组织浸润。

对于原位癌的治疗，可行手术彻底切除并做部分板层角膜移植术，预后良好。

三、角膜鳞状细胞癌

角膜鳞状细胞癌（corneal squamous cell carcinoma）是一种眼表面的上皮性恶性肿瘤。病变好发于角膜缘部位，外观呈菜花状，新生血管丰富，邻近球结膜充血明显。病理活检是癌细胞突破上皮基底膜，后期则破坏前弹力层侵入角膜实质，也可在角膜缘经小梁进入眼内，或沿淋巴管及血管全身转移。

对于角膜鳞状细胞癌的治疗，早期应彻底切除联合角膜移植术，辅以放射治疗。

第五节　葡萄膜肿瘤

一、虹膜痣

虹膜痣（iris nevus）在虹膜表面呈深褐色斑，大小不一，表面平整，边界清晰，为良性，不必治疗。若虹膜痣突然颜色加深且增大，是恶变的征兆，应早日予以手术切除。如不能确诊，应随访观察，密切关注其大小及颜色的变化。

二、脉络膜血管瘤

脉络膜血管瘤（choroidal hemangioma）为先天性血管发育畸形。多发于青年人。病变主要位于视盘及后极部附近，早期肿瘤部位眼底表现为淡红色的圆形或近似球形隆起，边界不清，其表面的视网膜有浆液性脱离。晚期变为灰白色，边缘陡峭，常伴有黄斑损害，视力严重减退，最后因发生广泛的视网膜脱离和青光眼而失明。超声波和荧光素眼底血管造影有助于诊断。本病可采用激光治疗。如果脉络膜血管瘤伴有颜面血管瘤，或脑膜血管瘤及青光眼，称为斯德奇－韦伯综合征。

三、脉络膜恶性黑色素瘤

脉络膜恶性黑色素瘤（malignant melanoma of the choroid）是起源于葡萄膜色素细胞和痣细胞的恶性肿瘤，多见于50岁以上的中老年人，常为单侧性。若肿瘤位于黄斑区，病变早期即表现为视力减退或视物变形，若位于眼底的周边部，则无自觉症状。根据肿瘤生长情况，可分为局限性与弥漫性两种，以前者多见。局限性者，表现为突向玻璃体腔的球形隆起肿物，周围常有渗出性视网膜脱离；弥漫性者，肿瘤沿脉络膜水平发展，呈普遍性增厚而隆起不明显，易被漏诊或误诊，并易发生眼外和全身性转移，可转移至巩膜外、视神经、肝、肺、肾和脑等组织，预后极差。恶性黑色素瘤可因渗出物、色素及肿瘤细胞阻塞房角，或肿瘤压迫涡静脉，或肿瘤坏死所致的大出血等，引起继发性青光眼。多数肿瘤因血供不足而发生坏死，引起葡萄膜炎或全眼球炎。

本病宜早期诊断，应详细询问病史、家族史，进行细致的眼部及全身检查，同时还应结合巩膜透照、超声波、荧光素眼底血管造影、CT及磁共振等检查。

局限性脉络膜恶性黑色素瘤可考虑局部切除、激光光凝和放疗。后极部大范围肿瘤，宜行眼球摘除。肿瘤已穿破眼球壁者，应行眶内容摘除术。

四、脉络膜转移癌

脉络膜转移癌（metastalic carcinoma of the choroid）为其他脏器的恶性肿瘤通过血行转移脉络膜所致。临床以乳腺癌转移最为常见，其次为肺癌，其他包括肾癌、消化道癌、甲状腺癌和肝癌等的转移。由于转移癌生长较快，可压迫睫状神经，早期就有剧烈眼痛和头痛。眼底表现为后极部视网膜下灰黄色和黄白色、结节状的扁平隆起，晚期可发生广泛视网膜脱离。

根据病史、原发病灶，结合CT、磁共振、超声波和荧光素眼底血管造影等检查有助于诊断。由于多为癌症晚期，脑部或其他部位可能已有多处转移，可考虑化疗或放疗。

第六节　视网膜肿瘤

一、视网膜血管瘤

视网膜血管瘤（retinal hemangioma）属于先天性血管异常，起源于视网膜血管，由毛细血管组成，发生在视网膜或视盘，早期病变较小，检眼镜下不易发现，多无自觉症状。随着瘤体的增大，可见橘红色球形隆起的肿块，有粗大的视网膜动静脉与之相连。肿瘤可以渗出血浆，引起血管瘤附近的视网膜发生浆液性脱落，也可见到黄白色脂质渗出物，如果视网膜脱离影响到黄斑区，则可影响视力。

视网膜血管瘤单独发生在视网膜时又称为 Von Hippel 病，若伴有中枢神经系统血管瘤则称 Von Hippel-Lindau 病。

对于视网膜血管瘤的治疗，可用激光光凝或冷凝直接凝固血管瘤，促使血管闭塞，瘤体缩小，渗出吸收。

二、视网膜母细胞瘤

视网膜母细胞瘤（retinoblastoma，RB）是婴幼儿最常见的眼内恶性肿瘤，不仅致盲而且危及生命。大多数在 3 岁以前发病，偶见于成年人。本病具有遗传因素，与基因突变有一定的关系。无种族、性别或眼别的差异。单眼发病多于双眼，双眼发病率约为 30%。

本病约 40% 为遗传型，由患病的父母或父母为突变基因携带者遗传，或由正常父母的生殖细胞突变所致，为常染色体显性遗传，此型发病早，多为双眼发病，视网膜上可有多个肿瘤病灶，且易发生第二恶性肿瘤。约 60% 的病例属非遗传型，由患者本人的视网膜母细胞发生突破（体细胞突变）所致，多为单眼发病，为散发性，发病年龄稍大，此型不遗传，视网膜仅有单个病灶，不易发生第二恶性肿瘤。

根据视网膜母细胞瘤的发展过程，可分为眼内期、青光眼期、眼外增殖期和眼外转移期四期。

眼内期：由于肿瘤发生于婴幼儿，早期不易发现。若肿瘤位于后极部或累及黄斑区则影响视力，出现斜视，或因肿瘤发展较大，瞳孔区呈现黄白色反光如"猫眼"时，才引起家长注意而就医。眼底检查：可见视网膜上有圆形或椭圆形结节隆起的黄白色肿块，以后极部偏下方为多见，肿块的表面可有视网膜血管扩张或出血，或伴有浆液性视网膜脱离，肿瘤可播散于玻璃体及前房中，造成玻璃体混浊，假性前房积脓，角膜后沉着物，或在虹膜表面形成灰白色肿瘤结节。

青光眼期：肿瘤继续生长可使眼内容物增多，而引起眼压升高，继发青光眼，出现结膜充血，角膜水肿，雾状混浊，甚者角膜变大，眼球膨大，形成"牛眼"或巩膜葡萄肿。

眼外增殖期：肿瘤向外发展，可向前穿破眼球壁而突出睑裂之外，或向后穿出而占据眼眶位置，致使眼球突出，运动障碍。

眼外转移期：肿瘤细胞可经视神经或眼球壁上神经血管的孔道向颅内或眶内发展，或经淋巴管的附近淋巴结、软组织转移或经血循环向全身转移，最终导致死亡。

根据患者年龄、病史及典型的临床表现，结合超声波、X 线摄片、CT 扫描及核磁共振，即可明确诊断。眼 B 超检查早期可发现实质性肿块回声，晚期可见肿块坏死空隙形成囊性回声。眼眶 X 线摄片可显示肿瘤内有钙化点阴影。CT 扫描及核磁共振检查可显示眼球内或眼眶内实质性占位性病变。

本病临床应注意与转移性眼内炎与 Coats 病相鉴别。转移性眼内炎见于儿童在高热急性传染病后，有玻璃体脓肿形成，瞳孔呈黄白色。后期低眼压、并发性白内障或眼球萎缩。Coats 病多发于 6 岁以上男性儿童，病程缓慢，多为单眼发病，可见视网膜血管广泛异常扩张，有大片黄白色脂质渗出及胆固醇结晶。晚期可引起继发性青光眼、视网膜脱离、并发性白内障等。超声波检查无实质性肿块回声。

目前对视网膜母细胞瘤的治疗以手术切除肿瘤为主。若局限于视网膜的早期小肿瘤，可考虑用激光或冷冻治疗，以使肿瘤坏死萎缩；中等大小但较局限者，可用敷贴器放疗。若病变局限于眼内但超过一个象限者，以眼球摘除为首选治疗。手术操作应轻柔，以防肿瘤细胞进入血循环，切除视神经应尽量长一些，不得短于 10mm。若肿瘤扩散到巩膜或视神经，应进行眶内容摘除术，术后应联合放疗与化疗。

第七节 视神经肿瘤

一、视神经胶质瘤

视神经胶质瘤（optic glioma）起源于视神经内的神经胶质成分，属于良性或低度恶性肿瘤。常见于 10 岁以下儿童，且以女性多见。多为单侧发病，病情发展缓慢。

视神经胶质瘤一般起自视神经孔附近，根据其发病方向，可分为眶内视神经胶质瘤和颅内视神经胶质瘤。

眶内视神经胶质瘤早期视力明显减退，晚期逐渐出现眼球突出，其特征是视力障碍在先，眼球突出在后。眼底表现为原发性视神经萎缩，极少数亦可出现视盘水肿，可见脉络膜视网膜皱褶，眼球突出方向多向正前方，严重突出者可向颞下方。

颅内视神经胶质瘤仅有视力减退或丧失，不发生眼球突出，常合并颅内占位性病变的表现。

X 线和 CT 扫描均可显示视神经孔或视神经管扩大。CT 及 MRI 可显示眶内眼球后有椭圆形肿物，位于肌肉圆锥内，边界光滑清楚，密度均匀一致。

视神经胶质瘤应尽早手术切除，一般位于眶内者预后较好，位于颅内者预后较差。

二、视神经脑膜瘤

视神经脑膜瘤（meningioma of nerve）起于视神经外周的鞘膜，由硬脑膜或蛛网膜的内层细胞组成。一般为良性肿瘤，多见于中年女性，偶发于儿童，病程较长，发展缓慢。

临床表现为眼球突出，视力减退及眼球运动障碍。其特点是视力下降常发生在眼球突出之后。眼球呈进行性突出，早期向正前方突出，晚期因肿瘤增大而向颞下方突出，伴有眼球运动障碍。

X 线摄片提示眼眶扩大，视神经孔扩大或骨质增生。

CT 及 MRI 可显示眶内眼球后的圆锥形或雪茄形肿物。CT 表现为高密度块影，边界锐利而不整齐，质地不均匀；MRI 显示视神经普遍增粗。

视神经脑膜瘤的治疗，应尽早进行手术彻底切除。晚期肿瘤占据整个眼眶，视力丧失者，可行眶内容摘除术。

第八节 眼眶肿瘤

眼眶肿瘤多原发于眼眶，亦可由邻近组织（包括眼睑、眼球、鼻窦、鼻咽部和颅腔内等部位）的肿瘤扩展而来，或为远处的转移癌。常见的眼眶肿瘤为眶皮样囊肿、海绵状血管瘤、眶内脑膜瘤、眶横纹肌肉瘤、眼眶绿色瘤等。

一、眶皮样囊肿

眶皮样囊肿（dermoid cyst of the orbit）是胚胎期表皮外胚层植入形成囊肿，是一种迷芽瘤。发于浅表者多见于儿童，位于眶隔以后的囊肿多见于成年人。

皮样囊肿为先天性肿物，发展缓慢，好发于眼眶外上缘，也可见于内上或内下眶缘。位于眶前部的囊肿，可在眶缘皮下触及圆形肿物，表面光滑，边界清楚，大小不一，压之不痛，推之可移。囊肿如压迫眼球，可引起屈光不正。若向后发展，压迫视神经，可引起视神经萎缩。位于眶深部的囊肿，常表现为渐进性眼球突出并向下移位。若偶尔囊肿破裂，可引起严重炎性反应，类似蜂窝织炎。

CT 扫描可发现占位性病变，其内密度不均，以及眶壁凹陷等改变。超声波检查可显示边界清楚的占位性病变，可有液体暗区。

对于眶皮样囊肿的治疗，应手术完全切除，并将囊壁去除干净。位于骨膜下者，囊壁刮除后用碳酸腐蚀，75% 乙醇中和，生理盐水冲洗，以免复发。

二、海绵状血管瘤

海绵状血管瘤（cavernous hemangioma）是眶内常见的良性肿瘤，多见于成年人，且以女性为多。其多位于肌锥内或视神经的外侧，生长缓慢。

临床表现为慢性渐进性眼球突出，突出方向多为轴性，且不受体位的影响。位于眶前部的肿瘤，局部隆起，呈紫蓝色。触诊为中等硬度、圆滑、可移动的肿物。眶深部肿瘤虽不能触及，但按压眼球有弹性阻力。位于眶尖者，可压迫视神经，引起视神经萎缩而致视力下降。晚期可出现眼球运动障碍及复视。

X 线摄片可见眶容积扩大及密度增高。B 超检查有特征性声像图：病变呈圆形或椭圆形，边界清楚圆滑，内回声多而强，且分布均匀，中等度声衰减，压之可变形。CT 扫描可准确提示肿瘤所在的位置、数目、大小与邻近组织的关系。

对体积小、发展慢、视力好、眼球突出不明显的海绵状血管瘤，可进行观察；若影响视力及美容时，宜手术治疗。

三、眶内脑膜瘤

眶内脑膜瘤（intra-orbital meningioma）分原发于眶内组织的脑膜瘤和由颅内蔓延到眶内的脑膜瘤。前者多来自视神经鞘的蛛网膜，后者由蝶骨脑膜蔓延而来。多见于中年妇女，大多为良性病变，起病缓慢，病程较长。

临床表现以眼球突出、视力减退和眼球运动障碍为主要特征。视神经鞘脑膜瘤早期可引起视盘水肿，影响视力，继而视神经萎缩，肿瘤可突破硬膜向眶内侵犯，而致眼球突出，眼球运动障碍。

继发于颅内脑膜瘤者，多来自蝶骨，经视神经管或眶上裂、眶骨壁向眶内蔓延。源于蝶骨鞍部的肿瘤，邻近视神经，较早引起视力减退、视盘水肿和视神经萎缩。颅内压增高时，引起福－肯综合征，即同侧视神经萎缩和对侧视盘水肿，并可损及第Ⅲ、Ⅳ、Ⅵ脑神经及第Ⅴ脑神经眼支诸神经（动眼神经、滑车神经、展神经及三叉神经眼支诸神经）。肿瘤蔓延至眶内，可引起眼球突出。源于蝶骨外侧骨翼的脑膜瘤常引起眶壁增生、颞窝肿块和眼球突出、眼睑和球结膜水肿，而视力减退及眼球运动障碍发生较晚。

X线摄片显示眶腔扩大，眶骨增生肥厚伴有肿瘤内异常钙化，有的见视神经孔和眶上裂扩大。B超可发现视神经增粗及眶内肿块。CT和MRI均可显示眶内及颅内肿块。

眶内脑膜瘤的治疗，主要是手术切除，放射治疗无效，手术切除越完全，复发几率越小。

四、眶横纹肌肉瘤

眶横纹肌肉瘤（rhabdomyosarcoma of orbit）为儿童期最常见的原发性眶内恶性肿瘤，多见于10岁以下的儿童，平均年龄7~8岁，发病原因不明，一般多发于单眼，恶性程度高，发展迅速，预后不良。

肿瘤好发于眶上部，也可发生在球后或眶内任何部位。临床表现为单眼眼球迅速突出，多向外下方移位。1~2周内眼球突出于眼眶之外，常伴有上睑下垂，眼睑水肿，球结膜充血水肿，有时可误诊为眶蜂窝织炎。若肿瘤侵及视神经和眼外肌，则视力丧失，眼球运动障碍。晚期肿瘤可蔓及整个眼眶，累及鼻窦，甚至进入颅内。

X线检查眶内密度增高，眼眶不扩大，晚期有骨质破坏。B超探查显示眶内回声少，透声性强，在低增益条件下类似囊样病变。CT和MRI检查能明确肿瘤的部位和范围。CT表现为形状不规则、边界不清楚的高密度阴影。

对于眶横纹肌肉瘤的治疗，主要采用眶内容摘除术与放疗和化疗相结合的综合治疗。

五、眼眶绿色瘤

绿色瘤（chloroma）是由于骨髓性白血病细胞在眶内骨膜下和软组织内形成的一种局限性浸润。多见于10岁以下儿童，病程发展迅速，患儿可在数周或数月内死亡。

临床表现以眼球突出和眶部肿物为特征。肿物多位于眶上部，其次位于眶下部，眶缘可触及质地坚硬的肿块，表面不光滑，不能移动。眼睑肿胀隆起，呈淡绿色，表面血管迂曲扩张。眼球突出，多向下或向上移位。患眼常伴有明显的炎症反应，结膜充血水肿，睑裂闭合不全，角膜混浊溃疡，视盘水肿，眼球运动障碍等。全身检查可发现肝、脾和淋巴结肿大。血液和骨髓检查有助于诊断。

对绿色瘤的治疗，宜针对白血病以化疗及放疗为主。

第二十五章
全身疾病的常见眼部表现

眼是人身整体的一部分，眼与全身各系统关系十分密切，许多眼病可由全身疾病引起，如糖尿病视网膜病变、高血压性视网膜病变等；其他系统疾病也会出现眼部损害，如血液系统疾病、代谢性疾病、神经系统疾病等。临床上往往可根据眼部病变对全身某些疾病做出早期诊断，亦可根据眼部表现判断某些全身疾病的预后。因此，应当认识眼与全身病的关系，熟悉全身疾病的临床特点及在眼部可能出现的症状和体征，从而提高诊疗水平。

第一节　内科病的眼部表现

一、高血压性视网膜病变

高血压是常见的心血管疾病，能引起全身多器官的损害。高血压性视网膜病变（HRP）是高血压的并发症之一，指全身动脉血压持续性升高，造成血–视网膜屏障破坏、血浆渗漏，血管内有形成分渗出，产生视网膜水肿、出血、缺血或渗出斑等病变。

1. 眼部症状　慢性高血压性视网膜病变早期视力可正常，当病变累及黄斑部可造成视力减退；晚期视网膜病变，可引起严重的视力障碍。急性高血压患者有视物模糊、畏光或复视等症状。

2. 眼底改变　按高血压病程的缓急，可分为慢性高血压性视网膜病变和急性高血压性视网膜病变两种。慢性病变常见于长期高血压患者，急性病变常见于妊娠高血压综合征、恶性高血压、嗜铬细胞瘤等患者。

（1）慢性 HRP：临床上，根据病变进展和严重程度，将 HRP 分为 4 级。①Ⅰ级：视网膜动脉普遍轻度变窄，特别是小分支，动脉反光带增宽，有静脉隐蔽现象，在动静脉交叉处透过动脉看不到其下的静脉血柱。②Ⅱ级：视网膜动脉普遍和局限性缩窄，反光增强，呈铜丝或银丝状，动静脉交叉处静脉表现为偏移（萨卢斯征）、远端膨胀（静脉斜坡）或被压呈梭形（Gunn 征），并可呈直角偏离。③Ⅲ级：可见棉絮斑、硬性渗出、出血及广泛微血管改变。④Ⅳ级：Ⅲ级改变加视盘水肿，以及动脉硬化的各种并发症。

（2）急进性 HRP：多见于 40 岁以下的青年。最主要的改变为视盘水肿和视网膜水肿，称为高血压性视神经视网膜病变。同时可见视网膜火焰状出血、棉絮斑，硬性渗出及脉络膜梗死灶（Elschnig斑）。

二、糖尿病的常见眼部病变

糖尿病是以糖代谢紊乱为主的内分泌代谢障碍性疾病。糖尿病引起的眼部并发症较多，其中以晶状体和眼底改变最为常见，糖尿病视网膜病变是糖尿病最严重的并发症之一，其发生率与糖尿病的病程、发病年龄、遗传因素和控制情况有关。

（一）糖尿病与角结膜病变

可见球结膜小血管迂曲扩张并有微血管瘤；角膜常有感觉减退。

（二）糖尿病性屈光改变

血糖升高，葡萄糖及其代谢产物进入晶状体，晶状体的屈光指数可发生改变，同时组织内盐分随糖排出，血液内无机盐含量下降，渗透压降低，房水的渗透压也下降，使房水经晶状体囊过度渗入晶状体内，晶状体膨胀变凸，屈光力增强，形成一过性近视或原有远视（老花）程度降低；血糖降低，则引起相反的渗透压改变，又恢复原有屈光状态或发生远视。

（三）糖尿病性白内障

血糖升高时，进入晶状体内的葡萄糖增多，己糖激酶饱和，醛糖还原酶活化，将葡萄糖转化为山梨醇，并在晶状体内蓄积，细胞内渗透压升高，晶状体内纤维吸水肿胀发生混浊，从而形成白内障。详细内容请参阅第十三章"晶状体病"。

（四）糖尿病与青光眼

糖尿病与青光眼间关系比较复杂，糖尿病患者常发生原发性开角型青光眼，高血糖状态下的晶状体膨胀可导致继发性闭角型青光眼，此外新生血管性青光眼的发生率也较高且造成视功能的丧失，为难治性眼病。

糖尿病虹膜新生血管的发生率也较高，原因是广泛的视网膜缺血，诱发血管内皮生长因子释放，刺激虹膜及房角产生新生血管。表现为虹膜上出现一些细小弯曲、不规则的新生血管，多位于瞳孔缘，并可发展到虹膜周边部。如房角的新生血管阻塞小梁网，或牵拉小梁网，或产生粘连，可引起继发性青光眼。详细内容请参阅第十五章第三节。

（五）糖尿病与葡萄膜炎

糖尿病合并葡萄膜炎大多数为前葡萄膜炎，即虹膜睫状体炎，且多为急性虹膜睫状体炎，常见于青少年糖尿病患者。有关糖尿病合并葡萄膜炎的发病机理尚不十分清楚，部分学者认为糖尿病时出现的前房炎症反应即所谓"糖尿病性虹膜睫状体炎"，是由于缺血引起，并非真正意义上的前部葡萄膜炎。本病对局部应用糖皮质激素滴眼液及散瞳药反应良好。

（六）糖尿病视网膜病变

参阅第十七章"视网膜病"。

（七）糖尿病性视神经病变

糖尿病性视神经病变（diabetic optic neuropathy）包括糖尿病性视盘病变、前部缺血性视神经病变和视盘新生血管。糖尿病微循环障碍被认为是这些病变的共同发病基础，有关这些疾病的诊断、鉴别诊断及治疗请参阅第十八章相关内容。

（八）糖尿病眼肌麻痹

最常累及动眼神经及展神经，患者有眼球运动受限，并有复视。本病预后较好，在控制血糖、给予足量维生素、中医药治疗等措施干预下，短期多可以恢复，但可反复发作。

三、肾炎的常见眼部表现

肾炎通常指肾小球肾炎，分为急性和慢性。

（一）急性肾小球肾炎

多发于小儿或青少年，起病急，以全身水肿、血尿和蛋白尿最为常见，70%~90% 有程度不一的高血压症状。眼部除眼睑水肿外，眼底大多正常，少数因高血压可出现小动脉痉挛及轻度视盘水肿等。这些改变可以逆转，随病情好转而自愈。

（二）慢性肾小球肾炎

病因不明，起病隐匿，病程长，临床上以蛋白尿、血尿、高血压、水肿及肾功能不全为特征。眼底常见器质性改变，表现为视盘充血，边界不清，严重者可有视盘水肿；视网膜水肿、出血，出血可呈线状、火焰状或圆形、斑点状；视网膜棉絮状渗出物；黄斑区星芒状硬性渗出，视网膜动脉变细，反光增强，呈铜丝状或银丝状，动静脉交叉压迫征。若视盘水肿明显，棉絮斑增多并融合，则常为肾炎预后不良的征兆。

四、血液病常见眼部改变

临床常见有眼部改变的血液病主要是贫血和白血病。

（一）贫血

指人外周血液中红细胞计数和 / 或血红蛋白含量低于正常。贫血的眼部表现与贫血的性质和程度有关。急性失血表现为结膜苍白，视盘色淡水肿，血管变细，有水肿及渗出，视网膜色淡等。若合并缺血性视盘病变时，则有相应的视力和视野损害。慢性失血除上述病变外可有眼睑浮肿及视网膜出血。其他表现还有球结膜出血、眼球运动障碍、眼球震颤、瞳孔对光反射迟钝等。

（二）白血病

白血病是造血系统的恶性肿瘤，主要表现为异常白细胞及其幼稚细胞失控性增生，导致外周血液中白细胞发生质和量的变化。眼部表现可见眼睑皮下淤血、皮下结节，球结膜颜色变淡，结膜下出血。眼底受累可出现视力下降，视野损害，可见视盘水肿，视网膜动脉大多正常，静脉扩张、充盈，部分有白鞘。可有浅层火焰状及深层圆形或不规则出血，典型的 Roth 斑表现为含白色中心的出血斑。大量出血时可突破内界膜进入玻璃体。慢性白血病患者周边部视网膜可见微动脉瘤，少数有周边血管闭塞和新生血管。儿童易发生眼眶浸润，表现为眼球突出，运动障碍，上睑下垂，结膜充血水肿，眶缘可触及坚硬肿块，称 "绿色瘤"。虹膜浸润的表现类似虹膜睫状体炎。

五、结核病的常见眼部病变

结核病是由结核杆菌引起的全身多脏器的炎性病变。常由肺部感染病灶通过血行播散而致眼部病变，可累及除晶状体外的眼部组织。最常见的眼部表现是脉络膜炎，视网膜结核多继发于邻近的结核性脉络膜炎。

(一) 眼表结核

1. 眼睑结核　初期表现为大小不等的圆形结节，以后逐渐坏死，形成溃疡及瘘管，经久不愈，溃疡痊愈后，常形成瘢痕引起睑外翻、眼睑闭合不全或暴露性角膜炎等。

2. 泪器结核　以结核性泪腺炎多见。

3. 结膜结核　常单眼发病，因患者的免疫状态不同而有多种不同表现。①结核瘤：开始表现为急性结膜炎，急性期后发展为结核灶。②结膜寻常狼疮：少见。病变处结膜一致性增厚，可见红斑，红斑中可见小溃疡。③疱疹性结膜炎或泡性角结膜炎：多见于儿童。发生原因可能与结核菌蛋白过敏有关。

4. 角膜结核　常由结膜、巩膜等邻近组织的结核病灶蔓延而来。表现为角膜炎、结核性角膜溃疡等。为角膜对结核菌蛋白的一种过敏反应。

5. 巩膜结核　多由角膜、葡萄膜、结膜的结核性病变累及巩膜所致，也可因对结核菌蛋白过敏所引起。表现为巩膜外层炎、巩膜炎、前巩膜炎及后巩膜炎。当前巩膜炎症向角膜方向蔓延时，可形成角巩膜炎或硬化性角膜炎。

(二) 眼内结核

1. 脉络膜结核　脉络膜结核结节是眼内结核病最典型表现。可相当于一个至数个视盘大小，边界清楚，多累及后极部。也可出现浆液性视网膜脱离，大多数患者眼前段正常，无玻璃体炎症状，少数患者可并发全葡萄膜炎。

2. 视网膜结核　很少有结核的原发灶，多由其他组织器官的结核循血液播散继发感染，或由邻近组织结核蔓延至视网膜而致。多为单眼发病，可见结核结节、黄白色渗出、出血，或伴视网膜静脉充盈、弯曲等。常伴有脉络膜结核结节。

3. 视网膜静脉周围炎　眼底表现为视网膜血管鞘等血管异常，广泛纤维血管增生伴有反复发作的静脉出血。可能与结核菌蛋白过敏有关。

六、维生素缺乏病的常见眼部表现

(一) 维生素 A 缺乏症

维生素 A 又称视黄醇，是所有 β 紫萝酮衍生物的总称。维生素 A 是视网膜光感受器中视黄醛与视蛋白结合形成视紫红质，维持杆细胞暗光下视觉的必不可少的物质。维生素 A 还参与上皮组织新陈代谢，维持正常的角膜功能。当血液中维生素 A 浓度低于 50U/L 时，上皮的维持及视觉代谢即受到影响。表现为皮肤干燥、毛囊角化、生长发育障碍及免疫功能低下等。夜盲症和暗适应功能低下是维生素 A 缺乏的眼部最早表现。其他症状有结膜及角膜干燥、增厚，上皮角化；严重者可产生角膜基底膜变性、炎症、浸润、穿孔，结膜组织暴露部分增厚形成比奥斑；结膜、角膜敏感度下降；角膜结膜化、角化，晚期瘢痕形成。

(二) 维生素 B$_1$ 缺乏病

维生素 B$_1$ 即硫胺素，是硫胺素焦磷酸盐（TPP）的前体，是人体三羧酸循环中的重要辅酶，对脑细胞活性与神经冲动传导功能有作用。正常人每天需要量为 1.0~1.5mg，正常血浆浓度为 21μg/L。维生素 B$_1$ 缺乏可引起一系列神经及循环系统症状。眼部表现为角结膜上皮损害、浅层角膜炎、眼肌麻痹、眼球震颤、球后视神经炎及视神经萎缩等。

（三）维生素 B$_2$ 缺乏病

维生素 B$_2$ 即核黄素，正常人每天需要量为 1.2~1.7mg。缺乏时眼部表现为睑缘炎、结膜炎、酒渣鼻性角膜炎、角膜缘区新生血管形成、白内障等。

（四）维生素 B$_{12}$ 缺乏病

维生素 B$_{12}$ 每天需 2μg，血浆浓度为 350μg/L。缺乏时可致神经系统异常，中枢神经系统受累可产生神情淡漠、幻听、幻视、昏睡；周围神经系统受累可产生脱髓鞘病变，皮肤感觉异常或肢体运动异常；视神经受累可产生视神经萎缩、弱视、中心暗点。

（五）维生素 PP 缺乏

维生素 PP 即烟酸和烟酰胺的总称，正常成人每天需要量为 13~19mg，缺乏时眼部可出现视网膜或视神经炎症。

（六）维生素 C 缺乏病

维生素 C 即抗坏血酸，正常成人每天需要量为 75mg 左右。不足时可引起维生素 C 缺乏病，眼部表现为各个部位的出血；另外，容易发生白内障。

（七）维生素 D 缺乏病

当维生素 D 不足时引起钙磷代谢紊乱，生长发育的婴幼儿会患佝偻病，成年人会患软骨软化病。眼部表现为眼眶狭窄、眼球突出、眼睑痉挛及屈光不正等，部分由于钙缺乏会发生低钙性白内障。

第二节　外科病的常见眼部表现

一、颅脑外伤的常见眼部表现

（一）硬脑膜外血肿

本病的一个重要体征为瞳孔改变。外伤后几分钟，同侧眼瞳孔缩小，持续数分钟；然后瞳孔开大，1~2 小时后呈高度僵直性开大。此时，多可挽救患者生命。如果一侧或双侧瞳孔开大、僵直达 30 分钟以上，很少有存活者。此外，眼部还可以表现出眼球运动神经麻痹。幕上硬脑膜外血肿合并广泛脑挫裂伤时，可见视网膜前出血。

（二）硬脑膜下血肿

多由外伤引起颅内小静脉破裂导致颅内压升高所致。可分为急性、亚急性和慢性。眼部表现为同侧瞳孔开大；轻度颅脑损伤患者眼底多无变化，较严重者常出现轻度视盘水肿、视网膜水肿、静脉充盈等变化；眼球运动神经麻痹。

（三）颅底骨折

双侧眼睑、结膜、眼眶皮下淤血。颅前凹骨折还可有眼球突出或眼眶皮下气肿。

（四）颅骨骨折

常同时伴有视神经管骨折。骨折片可压迫视神经引起失明。患者在受伤时常处于昏迷或衰竭状态，易忽略眼部特征，最终发生视神经萎缩。因此，对颅脑损伤者，应特别注意双侧瞳孔的改变。如发现一侧瞳孔直接对光反射消失，间接对光发射存在，则表明该侧视神经受损，应及时做 X 线或 CT 检查，发现视神经管骨折，可考虑手术。

（五）视路损伤

严重颅脑损伤时，可引起不同部位的视路损伤，如视交叉、视束损伤，产生相应的视野缺损，或伴有眼球运动神经麻痹。

（六）视神经损伤

颅脑外伤，如头颅或眶部受钝力冲击、挤压，引起骨折、出血，可直接或间接挫伤视神经，据外力作用部位、伤害程度的不同，可引起视神经震荡、视神经鞘膜内出血、视神经钝挫伤，直至视神经断裂、撕脱，造成不同程度的视功能损害甚至完全失明。

二、与外伤有关的视网膜病变

（一）远达性视网膜病变

远达性视网膜病变（Purtscher's retinopathy）是由车祸、地震、房屋倒塌等对头颅胸腹部和四肢等处的急性挤压伤，引起一眼或双眼的视网膜病变，视力下降。在没有外伤的情况下，其他一些疾病凡能激活补体的，也可以引起类似的眼底改变。眼部表现可有眼睑、结膜充血、水肿，或眼球突出，视力下降。视网膜静脉充盈迂曲，视网膜浅层于血管附近及视盘与黄斑间，有类圆形 1/4PD 大小的棉絮斑，呈灰白色，分散或融合；视网膜浅层火焰状或线状出血；部分见视盘水肿或玻璃体出血。眼底改变发生在前述挤压伤 1~2 天后，多在 1~2 个月内自行消退。视网膜恢复正常外观或残留色素紊乱；视功能可有不同程度恢复，严重者造成永久性损害。

（二）Terson 综合征

由急性颅内出血引起的玻璃体、内界膜下或玻璃体后出血。机制不清，推测引起了眼内静脉压急剧升高，造成视网膜血管破裂。有 2/3 患者蛛网膜下腔出血伴有眼内出血，6% 的患者有玻璃体出血。多见于 30~50 岁，也可发生于任何年龄。少有视网膜脱离。

（三）Valsalva 视网膜病变

腹腔内压力突然升高（如咳嗽、呕吐、举重、大便用力），可使眼内静脉压上升，足以使黄斑部的毛细血管破裂，出血位于内界膜下，通常较小，偶有 1~2PD，视力仅稍有下降，预后好，出血在数月内自发消退。

三、面部疖肿及体内深部脓肿的眼部表现

面部特别是眉尖及两侧口角之间的危险三角区，发生疖肿等化脓性感染时，常因处理不当或挤压使脓栓进入面静脉、内眦静脉，经眼静脉汇入海绵窦，引起海绵窦静脉炎或海绵窦栓塞症。体内深部脓肿，致病菌可进入血液形成菌血症或败血症，引起转移性眼内炎或球后及其他部位的脓肿。

第三节　妇产科病的常见眼部表现

妊娠高血压综合征

妊娠高血压综合征（PIH）主要发生在妊娠 20 周后，临床上以高血压、水肿与蛋白尿

为其特征。患者可有视力模糊，甚至突然失明。表现为眼睑及结膜水肿，球结膜小血管弯曲呈蛇状，并有贫血表现。眼底改变可分为3期。第一期，血管痉挛期：可见动脉管径粗细不均，管壁反光增强，进一步发展至缩窄，动静脉比例由正常的2:3或3:5变为1:2或1:3；第二期，血管硬化期：出现网膜水肿、渗出；第三期，视网膜病变期：视网膜水肿明显，有时有棉絮状渗出，甚至可见火焰状出血，水肿、渗出严重时可引起浆液性视网膜脱离。荧光素眼底血管造影可见血管及视盘毛细血管荧光渗漏。这些病变多可于产后逐渐恢复，视力也可逐渐好转。但部分病例可保留视功能损害。

妊娠高血压综合征的出现与胎儿及孕妇的健康密切相关。病变出现早而广泛者，胎儿死亡率高，也影响孕妇产后视功能。若发生视网膜病变，如严重的渗出、出血或视网膜脱离者，应建议中止妊娠。

第四节　儿科病的常见眼部表现

一、早产儿视网膜病变综合征

关于早产儿视网膜病变综合征（retinopathy of prematurity syndrome）的报道，最早在1942年，由于患眼晶状体后发现大量白色瘢痕型纤维增生，故当时称晶状体后纤维增生症。近年来随着病理学研究成果的出现，将其正式命名为早产儿视网膜病变综合征。本病是一种视网膜血管异常增生而导致视力严重丧失的病变，绝大多数发生于早产儿和低出生体重儿。目前，在世界范围内，该病已成为儿童失明的主要原因，占儿童致盲原因的6%~8%。

【病因病理】

早产儿视网膜病变综合征是多因素所致眼病。早产、低出生体重、吸氧及母亲产前服用某些药物等与发病关系密切，尤其与给氧治疗关系最为密切。目前最支持早产儿视网膜病变综合征发病机制的是血管内皮因子（VEGF）学说和氧自由基学说。视网膜的发育过程在胚胎发育至4个月时，由中胚层分化而来的视网膜血管出现于视盘周围，随着胚胎发育，血管向鼻侧和颞侧延伸，胚胎8个月时接近颞侧锯齿缘，有的在足月出生时才到达锯齿缘。故早产儿的视网膜血管尚处于未到达锯齿缘的非成熟阶段。其视网膜周边部为无血管区。早产儿胎龄越短，体重越低，发育越不成熟，此无血管空白区越大。胎儿期向周边发育的视网膜血管前端组织对氧需求特别敏感。当出生后吸入高浓度氧时，视网膜血管收缩，甚至闭塞。当停止吸氧时，血氧张力降低，随之出现视网膜缺血、缺氧，VEGF和VEGF受体的表达显著增强，并使VEGF和VEGF受体的亲和力也增强，刺激新生血管的形成，诱发早产儿视网膜病变综合征发生。另外，早产儿存在抗氧化系统缺陷，相对缺乏抗氧化剂如维生素E、抗坏血酸等，机体内过多的氧自由基会造成视网膜损伤。

【临床表现】

按其病理生理过程主要分为两个阶段：①血管关闭和消失；②视网膜血管异常增生。其病变分期：Ⅰ期为视网膜有血管区与无血管区之间出现一条清楚的分界线；Ⅱ期为分界线变宽、变高形成嵴；Ⅲ期为嵴伴视网膜纤维血管增生，出现新生血管化改变；Ⅳ期分Ⅳa期和Ⅳb期，Ⅳa期视网膜部分脱离，未累及黄斑，Ⅳb期视网膜部分脱离，累及黄斑；

Ⅴ期为完全性视网膜脱离。

【诊断要点】

1. 病史 早产儿或低体重儿，吸氧或缺氧病史。

2. 体征 早期在视网膜有血管区和无血管区之间出现分界线，分界处有增生性病变，视网膜血管走行异常，不同时期的表现如上所述。

【治疗】

早产儿视网膜病变综合征中Ⅰ期、Ⅱ期病变有一部分可不治自愈，只需密切观察即可，Ⅲ期是治疗的关键期。

1. 药物治疗 早产儿视网膜病变综合征的药物预防及早期药物干预治疗一直在不断探索中，但目前尚无有效控制早产儿视网膜病变综合征发生、发展的药物。抗氧化剂的应用，理论上可防止或抑制早产儿视网膜病变综合征的发生、发展，如维生素 E 等，但确切疗效有待于进一步探讨。

2. 手术治疗

（1）冷凝治疗：当病变发展至阈值病变时，须行冷凝治疗。对视网膜周边无血管区进行连续冷凝治疗，可使黄斑皱襞、后极部视网膜脱离、晶状体后纤维增生等影响视力的严重后果减少约 50%。

（2）激光光凝治疗：与冷凝治疗相比，光凝治疗的优点在于其操作更准确，并发症更少，眼部炎症反应较轻。光凝能同时破坏视网膜内网状层至色素上皮层各层次的结构，对脉络膜损伤小，不损害巩膜。

（3）巩膜扣带术：对Ⅳ期早产儿视网膜病变综合征，即有部分视网膜脱离者，须行巩膜扣带术治疗。巩膜扣带术有两个目的：一是解除视网膜牵引，促进视网膜下液吸收及视网膜复位；二是可以阻止病变发展到Ⅴ期。手术方法与成人巩膜扣带术基本相同，但由于早产儿视网膜病变综合征患儿眼球较小，巩膜较薄，眼部血流易受眼压影响等特点，术中环扎带不宜太紧。另外，为了不影响患儿眼球和眼眶的发育，术后 1 年要常规取出环扎带。视网膜复位不牢者，可适当延长拆除时间。目前已很少单独应用治疗早产儿视网膜病变综合征，多联合玻璃体切割术。

（4）玻璃体切割术：对已发展到Ⅴ期的视网膜脱离者，应行玻璃体切割联合视网膜复位术。早产儿视网膜病变综合征发展到晚期，即使行玻璃体视网膜手术治疗，其视功能的恢复也很难达到理想的效果。对于有Ⅴ期病变的患者，因为肯定会出现严重的弱视，又存在麻醉危险性，以及可以预期的很差的预后，所以对于单眼患病的患者是否需要施行玻璃体切割术目前尚存在争议。

3. 基因治疗 基因治疗是从控制早产儿视网膜病变综合征的基因水平进行调控蛋白的表达，从而干扰视网膜高氧后在缺氧时新生血管的表达，具有广阔的研究前景，尤其对预防早产儿视网膜病变综合征或治疗早期（阈值前期）早产儿视网膜病变综合征具有决定性的意义，但目前基因治疗只处于动物实验研究阶段。

二、麻疹的眼部表现

患儿不同时期感染麻疹病毒，其眼部表现不同。胎儿期：母亲妊娠的前 3 个月内感染麻疹病毒，可导致新生儿先天性白内障或色素性视网膜病变；幼儿期：感染麻疹病毒者临床表现为发热、流涕、咳嗽、眼结膜充血、麻疹黏膜斑及全身斑丘疹。

分为卡他期、发疹期、恢复期。早期可见眼睑轻度水肿、结膜充血、流泪、畏光、点状角膜上皮病变，绝大多数患儿眼部症状可自愈且无后遗症，少数患儿因病情严重、体质虚弱、抵抗力低下而出现角膜大面积糜烂，易继发细菌感染，从而导致角膜溃疡、穿孔，最终形成角膜白斑，从而严重影响视力。并可继发青光眼、角膜葡萄肿，甚至出现眼内炎、眼球萎缩。少数病例也可见到急性泪囊炎、虹膜睫状体炎、脉络膜炎、脉络膜视网膜炎、眼内炎、视盘水肿、视神经乳头炎、球后视神经炎、视神经萎缩等。视神经视网膜炎通常发生在最初的皮疹出现后 1~2 周内，表现为视盘和黄斑弥漫性水肿伴静脉扩张、黄斑区星芒状改变，视力急剧下降，水肿消退后可有一定程度的改善。几周至几个月内，出现继发性视神经萎缩、视网膜血管变细和色素变性。由视神经炎导致的视力减退和色素变性，可在以后的许多年内逐渐加重。

三、风疹的眼部表现

风疹是由风疹病毒引起的传染病。本病与麻疹相似，症状较轻。但在妊娠的前 3 个月内，如母体感染风疹病毒，81% 受感染的胎儿将产生一种或多种先天性异常，如先天性白内障、先天性心脏病等。风疹病毒存在于早期患者的口、鼻、眼等分泌物中，通过直接接触传播。43% 感染先天性风疹病毒的儿童会有眼部表现，可累及眼部的各种组织，但临床上最为常见的是白内障和色素性视网膜病变。

第五节　遗传性代谢性疾病的常见眼部表现

肝豆状核变性

肝豆状核变性又名 Wilson 病，是常染色体隐性遗传的铜代谢障碍所引起的肝硬化和脑变性疾病，主要病变为基底节变性、肝硬化和肾脏损害。多侵犯 10~25 岁青少年，临床上以进行性的肢体震颤、肌强直及智力减退为其特征。眼部可见特征性的角膜缘棕绿色环（凯-弗环），裂隙灯检查可见角膜缘处有 1~3mm 宽的色素颗粒组成的环，呈棕黄色或略带绿色，位于角膜后弹力层及附近组织内，色素环与角膜缘间有一透明带。晶状体前囊或囊下葵花状浑浊。可伴有眼肌麻痹、眼球震颤及色盲等。角膜色素环（凯-弗环）为本病唯一的特征性体征。

第六节　神经与精神疾病的眼部表现

一、多发性硬化

多发性硬化是一种青壮年起病的中枢神经系统炎症性脱髓鞘性自身免疫性疾病。好发年龄为 14~30 岁。男：女为 2：1。颅腔及脊髓白质可见白色病灶，多有中枢神经系统症状，常以视神经、脊髓、小脑和脑干受损为主。以眼部症状为首发者亦较多见，表现为一眼或双眼视力下降，50% 病例发生球后视神经炎，一般在数周内大部分恢复，但常反复发作，视野可有中心或旁中心暗点，视野缺损。眼肌麻痹表现为病变侧眼内收不足，向外注视时出现单眼水平性眼震，脑脊液检查异常。CT 示颅腔及脊髓白质有斑块样病灶。部分视神经损害严重者可出现视神经萎缩。

二、视神经脊髓炎

视神经脊髓炎是先后或同时累及视神经和脊髓的一种脱髓鞘疾病。可表现为急性视神经炎或球后视神经炎，同时或先后发生的由脊髓炎引起的截瘫。视力多急剧下降至光感或完全失明，巨大中心暗点或视野向心性缩小。偶伴有眼外肌麻痹。

三、震颤麻痹

震颤麻痹又称为帕金森病，是一种锥体外系的慢性进行性疾病。多发于 50~60 岁。眼肌痉挛、瞬目和眼球活动减少，视野外侧缩小或向心性缩小。可有球后视神经炎或视神经萎缩、视网膜小动脉硬化。动眼危象见于脑炎后震颤综合征，表现为阵发性眼球向上偏斜。

四、颅内肿瘤

额叶、枕叶和颞叶的肿瘤，以及脑垂体瘤和小脑肿瘤等可有两大类眼部表现：①颅内压增高引起的原发性视盘水肿，晚期出现视神经萎缩。②视野改变，与肿瘤定位有关。额叶肿瘤表现为向心性视野缩小，伴患侧视神经萎缩、对侧视盘水肿，称福－肯综合征；颞叶肿瘤表现为同侧偏盲或上象限盲；枕叶肿瘤表现为对侧同向偏盲，常有黄斑回避。

五、癔症

常见眼部症状有双眼复视，视野缩小；畏光、异物感，眼球或眼眶剧痛；色觉异常；并可有眼球运动障碍，眼球震颤，眼睑痉挛，调节痉挛或调节麻痹等。癔症性失明又称为精神性盲，因强烈精神刺激，视皮层视觉投射区出现局部性抑制所致。上述眼部不正常表现属功能性，瞳孔及眼底检查多正常，且这些症状可能在暗示下加重、缓解或消失。

第七节　全身性免疫异常的眼部表现

一、系统性红斑狼疮的眼部表现

系统性红斑狼疮（SLE）是一种多系统受累的结缔组织病。眼部多种组织均可受累，其中以眼底病变常见。20%~25% 患者出现眼底改变，FFA 显示小动脉闭塞，常见视盘周围及后极部典型的棉絮状斑，亦可见视盘及其周围视网膜水肿、视网膜出血、微动脉瘤。非典型视网膜病变可见动脉狭窄或阻塞。其他还可见巩膜外层炎、巩膜炎、干性角结膜炎等。眼底改变均发生于急性活动期，眼底改变无特征性，不能作为诊断的主要依据，但眼底病变的出现、严重与消退常标志着全身病情的进展或缓解。

二、获得性免疫缺陷综合征的眼部表现

该病简称为艾滋病（AIDS）。眼部表现有视网膜棉絮状白斑，巨细胞病毒性视网膜炎，结膜炎，角膜炎，巩膜炎，虹膜睫状体炎，脉络膜肉芽肿，眼睑穹窿部结膜、泪囊及眼眶卡波西肉瘤，视网膜脱离，青光眼等。其中较为常见的有：

1. 视网膜棉絮状白斑　常出现在后极部视盘周围血管处或其附近，视网膜神经纤维层出现白色边界不清的混浊斑块。荧光素眼底血管造影与糖尿病视网膜病变相同。凡有视网膜棉絮状白斑的患者皆有全身巨细胞病毒感染。

2. 巨细胞病毒性视网膜炎　单侧或双侧发病。病变多累及眼底后极部，范围较广。该症发生前均有视网膜棉絮状白斑出现，初期为一些白色颗粒状病灶，逐渐互相融合并向周围扩展，形成边缘水肿的炎性斑块，血管附近视网膜常有出血，血管有白鞘。晚期可产生大片视网膜坏死。4~6周后，病变逐渐消退，形成广泛而大小不等的色素瘢痕，亦可导致视网膜脱离。

3. 视网膜出血　约占 27%，眼底后极部点状或火焰状出血者约占 10%，赤道部有点状视网膜出血者占 17%。10% 出现 Roth 斑。

4. 卡波西肉瘤　常位于眼睑结膜或泪囊区。眼睑卡波西肉瘤呈现紫红色扁平或轻微隆起的增生灶，结膜上的卡波西肉瘤更为常见，表现为红色扁平隆起，外观与结膜下出血或睑板腺囊肿相似。

三、重症肌无力的眼部表现

重症肌无力（MG）是以神经肌肉接头传递障碍为特征的一种疾病，与乙酰胆碱不足有关，属自身免疫性疾病，与胸腺增生或胸腺瘤有关。表现为病变的横纹肌功能减退，易疲劳，休息后可恢复，女性多见，一般 15~35 岁发病。患者以眼外肌病变为最常见及首发症状，表现为上睑下垂、复视、眼球运动障碍。晨轻夜重，可视疲劳程度而表现不同，时好时坏。进一步发展，延髓肌、呼吸肌及全身其他骨骼肌群受累。表现为呛咳、言语不清、无力咀嚼、呼吸困难、行走困难、易摔倒，症状时轻时重。重症者常因延髓肌及呼吸肌受累而呼吸衰竭，产生肌无力危象。用抗乙酰胆碱酯酶新斯的明 0.5~1mg 皮下注射 15~30 分钟后，上睑下垂症状明显改善。重症肌无力上睑下垂应与先天性上睑下垂相鉴别。后者与生俱来，无朝轻暮重之现象，对新斯的明试验无反应。亦应与单纯眼外肌不全麻痹相鉴别。

第八节　药源性眼病

药源性眼病指全身用药后引起的眼部病变，随着医药工业的发展，应用于临床各科的药物品种迅速增多，药物引起眼的不良反应亦日益受到重视。

一、糖皮质激素

肾上腺皮质激素是肾上腺皮质分泌激素的总称，一般眼科临床使用的是由肾上腺皮质

中间层（束状带）分泌的糖皮质激素，包括机体产生的可的松、氢化可的松及人工合成的泼尼松、泼尼松龙、甲基泼尼松龙、倍他米松、地塞米松、曲安西龙等，由于糖皮质激素具有多方面的药理作用和临床用途，因而在临床各科均广泛使用，其长期大量应用可导致多种眼部损害。

（一）激素性青光眼

主要是长期局部应用（点眼），全身给药及结膜下注射也可引起。眼压升高的原因可能为糖皮质激素影响黏多糖代谢，造成黏多糖堆积，引起房水排出困难，眼压升高；另一原因可能是糖皮质激素抑制了小梁网的内皮细胞的吞噬功能，使其清除 Schlemm 管房水中碎片的能力下降，导致房水碎片堆积而影响 Schlemm 管的排水功能。激素性青光眼的临床特征为：①非充血性无痛性高眼压；②视盘色苍白伴不典型凹陷；③中等度中心视力下降及视野缺损。

（二）激素性白内障

长期服用或滴用糖皮质激素可引起白内障，晶状体混浊多见于后囊膜下皮质，为不规则的彩色混浊，呈颗粒状，有闪烁感，严重者完全混浊。多见于风湿病等长期服用激素者。个别病例在停止激素治疗后，后囊膜下白内障会自行消失，少数晶状体完全混浊者需行手术。

（三）诱发或加重原有眼病

激素使全身或局部抵抗力降低，易诱发角膜真菌及病毒感染，严重者发生角膜穿孔。易诱发已静止的眼弓形虫病、眼结核病灶等复发或病情加重。激素还可引起黄斑部色素上皮层屏障功能破坏，导致原中心性浆液性脉络膜视网膜病变病情加重；激素影响成纤维细胞的再生，导致伤口愈合减慢，局部用药还会引起轻度上睑下垂，瞳孔散大，调节力减弱，部分还会发生近视。

二、安定药

本类药物中通常引起药源性眼病者有氯丙嗪、三氟丙嗪、氟非那嗪、奋乃静、甲哌氯丙嗪等。均发生在长期大剂量用药的精神病患者。

（一）氯丙嗪

长期（3~10 年）、大剂量（500~1 500mg/d）服用，可引起眼部损害。①眼睑和结膜：眼睑蓝灰色或紫色，结膜暴露部分呈铜棕色；②角膜：下半部内皮或实质层可见类似于晶状体的混浊；③白内障：表现为前囊、前囊下灰白色小点沉着或浅棕色混浊；④视网膜：可见色素沉着，黄斑区有游离棕色色素，呈点状，也可堆积成簇，多为双眼发病，损害为不可逆性。从损害的部位来看，这种改变多与长期服药后遭受日光或紫外线照射有关。偶见动眼危象。

（二）硫利达嗪

硫利达嗪为吩噻嗪类抗精神病药，当剂量大于 1 000mg/d 时，在 1~2 个月内即产生脉络膜、视网膜损害，表现为视蒙、色盲、色觉障碍，个别患者视力锐减甚至失明，普遍存在中心及环状暗点，ERG b 波振幅降低。视网膜黄斑部可有色素沉着，出现类似视网膜色素变性的改变。停药后中心视力和暗适应可部分恢复，但色素变性改变可依然存在。

三、心血管系统药

（一）强心苷

10%~25% 接受强心苷治疗的患者可出现视物模糊及视物变色，视物为黄色、绿色、红色或雪白色等，也可有畏光或闪光感，少见的尚有弱视和暗点，可能有视力降低、眼球震颤、眼肌麻痹及球后视神经炎。可能与视网膜感光细胞的直接受累或中枢受抑制有关。

（二）胺碘酮

本品为苯并呋喃衍生物，主要用于各种原因引起的心律失常，短期大量服药时，部分患者可见灯光周围有绿色或蓝色晕环，长期应用引起的眼部病变为角膜色素沉着，在双眼角膜上皮层出现数条呈漩涡状的黄色或淡褐色色素沉着带，色素一般在 1~3 个月出现，其严重程度与日用量有关，<20mg/d 者较轻，一般不影响视力，停药后在 6~18 个月内逐渐消失。色素沉着原因是由于本药具阳离子两性化合物性质，能与脂质极性基因结合而聚集于细胞溶酶体内。

四、抗结核药

由于肺结核病近年来有复染之势，抗结核药物的使用越来越广泛，其所引起的眼部病变应引起眼科医生的重视。

（一）乙胺丁醇

该药对眼的主要毒性作用是球后视神经炎，毒性反应的发生率与用药剂量呈正相关（15~25mg/kg 小剂量发生率为 1%），多数在服药后 2~3 个月后发生，其发生原因可能是本药具有强金属络合作用，长期服用造成酶辅基的锌、铜离子耗竭，导致新陈代谢紊乱，造成视神经、视网膜的变性。患者主觉症状有视物模糊、视疲劳、昼盲现象，眼球、眼窝胀痛，眼球运动时牵引痛。检查可见视力下降，视野双颞侧偏盲。视功能损害大多数能在停药后 2~4 个月内不同程度恢复，但也可存留永久损害，甚至失明。

（二）利福平

利福平多与其他抗结核药联合使用，其滴眼液用于防治沙眼及某些病毒性眼病。眼部表现有有色泪液（橘红色、粉红色或红色泪液，可影响接触镜的透光度）或可发生渗出性结膜炎、睑缘结膜炎等。另一方面，与乙胺丁醇合用后有加强视力损害的作用。

五、口服避孕药

口服避孕药由于使用方便，安全可靠，已得到广泛使用，个别育龄期妇女在较长期服用避孕药后可出现眼底改变。在视网膜血管下方可见视网膜硬性渗出，呈灰白或黄白色，多位于后极部与赤道部，相应处的视网膜血管可有白鞘，个别病例有黄斑孤立性水肿。长期口服避孕药可引起血液循环障碍。如视网膜中央静脉阻塞、视网膜中央动脉阻塞，特别是有高血压的患者。亦可有视盘水肿、视神经炎或球后视神经炎等。也会有因脑梗死而引起的眼部改变。

第二十六章
防盲治盲

盲（blindness）和视力损伤（vision impairment）不但给患者造成巨大的痛苦和损失，还加重了家庭和社会的负担，同时还是严重的公共卫生、社会和经济问题。因此防盲治盲具有重要意义。防盲治盲（blindness prevention and treatment）既是公共卫生事业的一部分，也是眼科学的重要组成部分。眼科医生所从事的工作是为了防盲治盲，而对盲和视力损伤进行流行病学调查，对引起盲和视力损伤的主要眼病进行病因和防治方法的研究，以及对防盲治盲工作进行规划、组织和实施等也都是防盲治盲工作的重要内容。不少盲如能早期预防和及时治疗是可以避免的。

第一节　盲和视力损伤的标准

眼科所谓的盲，是指视力完全丧失。但是从社会学角度而言，盲又是指双目失去清晰识别周围环境的能力。不能承担某些工作，不能胜任某些职业者称为职业盲；生活不能自理者称为生活盲。长期以来，各国采用的盲和视力损伤的标准并不一致，这对盲和视力损伤的流行病学研究、防盲治盲工作的开展和国际交流造成了困难。世界卫生组织（WHO）于 1970 年提出了盲和视力损伤的分类标准（表 26-1），并鼓励所有国家的研究工作者和有关机构采用这一标准。中国于 1979 年第二届全国眼科学术会议决定采用这一标准。这一标准将盲和视力损伤分为五级。因为有人识别周围环境的能力不仅依靠其中心视力的敏感度，也依靠其视野范围的大小，该标准还考虑到视野的情况，规定以中心注视点为中心，视野半径 ≤ 10°、但 >5° 时为 3 级盲，视野半径 ≤ 5° 时为 4 级盲。在实际工作中，为了能全面地反映盲和视力损伤的实际情况，又将盲和低视力分为双眼盲、双眼低视力、单眼盲、单眼低视力，如果一个人双眼的视力均小于 0.05，则为双眼盲；如果一个人双眼的视力均小于 0.3、但又大于或等于 0.05 时，则为双眼低视力；如果一个人，只有一只眼的视力小于 0.05，另一只眼的视力大于或等于 0.05 时，则称为单眼盲；如果一个人只有一只眼视力小于 0.3、但大于或等于 0.05 时则称为单眼低视力。根据这一规定，一些人既符合单眼盲，又符合单眼低视力的标准。在实际统计中，这些人将归于单眼盲中，而不归于单眼低视力中。如单眼最佳矫正视力优于 0.05，但视野 <10° 者也为盲。

这一标准将盲和视力损伤分为五级，实际上，各国社会状况不同，采用的盲和视力损伤的标准也有所不同。目前，一些国家采用下列标准：①视力正常者：双眼中较差眼的视力 ≥ 0.3 者；②视力损伤者：双眼中较差眼的视力 <0.3、但 ≥ 0.1 者；③单眼盲者：双眼中较差眼的视力 <0.1、但较好眼的视力 ≥ 0.1 者；④经济盲者：双眼中较好眼的视力 <0.1、但 ≥ 0.05 者；⑤社会盲者：双眼中较好眼的视力 <0.05 者。对于这种分类方法，我们在阅读文献、进行国际交流时应予以注意。

表 26-1 视力损伤的分类（WHO，1973）

视力损伤		最好矫正视力	
类别	级别	较好眼小于	较差眼等于或大于
低视力	1	0.3	0.1
	2	0.1	0.05（指数 /3m）
盲	3	0.05	0.02（指数 /1m）
	4	0.02	光感（LP）
	5		无光感（NLP）

第二节 世界防盲治盲状况

盲和视力损伤是世界范围内的严重公共卫生、社会和经济问题。根据世界卫生组织的报告，1972 年全球盲人数为 1 千万 ~1.5 千万，但认为这是一个低估的数字。1978 年世界卫生组织估计全球盲人数为 2.8 千万。1984 年又估计为 3.1 千万。1990 年再次估计为 3.8 千万。目前估计全世界视力损伤的人数为 1.61 亿，其中 3.7 千万是盲人，1.24 亿为低视力者。全世界盲患病率为 0.7%。世界上大多数盲人生活在第三世界，特别是在第三世界的农业地区。由于感染、营养不良及缺乏眼的卫生保健工作，而使盲的发病率较高。因此，这些国家的发病率较工业化或发达国家高 10~40 倍。目前大约 60% 的盲人生活在非洲撒哈拉地区、中国和印度。随着人口的增长和老龄化，世界上盲人的数量仍在大幅度地增加。1978 年到 1990 年，世界盲人数增加了 1 千万。如果以这种趋势持续下去，到 2020 年，盲人数将增加 1 倍。

全世界致盲的原因为：白内障占 47.8%，沙眼占 3.6%，河盲症（盘尾丝虫病）占 0.8%，各种原因引起的儿童盲占 3.9%，青光眼占 12.3%，糖尿病视网膜病变占 4.8%，年龄相关性黄斑变性占 8.7%，角膜混浊占 5.1%，其他原因占 13.0%。在发展中国家，大部分盲人可通过利用适当的资源与技术将其治愈或预防，此即称为可避免盲。例如由于感染或营养不良引起的盲，是很容易预防的；而白内障引起的视力丧失，也可通过手术使视力恢复。在发展中国家比较贫困的农村地区，沙眼及其合并症可通过大面积用药，改良水源，改善生活习惯及群众防治等办法而得到控制。成年人患内翻倒睫，也可通过简单的手术得到矫治。根据世界卫生组织估计，通过眼保健教育和加强眼保健工作，全球 80% 的盲是可以避免的，只有 20% 的盲和视力损伤目前尚无有效的预防和治疗方法，但通过低视力保健和康复治疗，可以使他们得到程度不等的帮助，以便提高生活质量，适应社会发展的需要。

全世界盲的发病具有以下特点：①不同地区由于经济社会状况的不同，盲患病率明显不同。盲患病率在发达国家为 0.3% 左右，而在发展中国家为 0.6% 以上。②不同年龄人群中盲患病率明显不同，老年人群中明显增高。发展中国家老年人群盲患病率增高更为明显。③低视力患病率约为盲患病率的 2.9 倍。如果不做好低视力患者的防治，盲人数将会急剧增加。④不同经济地区盲的主要原因明显不同，经济发达地区为老年性黄斑变性、糖尿病视网膜病变等，而发展中国家以老年性白内障和感染性眼病为主。⑤由于世界人口的增长和老龄化，盲人数将继续增加。

盲给社会造成巨大的负担，并使劳动及生产力丧失。在许多发展中国家，盲人的生活质量受到了严重的影响，因而出现盲人寿命缩短。但是如果能采取积极的预防及治疗措施，使盲患病率下降，不但可使盲人复明，产生巨大的社会效益，而且使全社会增加了生产力，也可产生巨大的经济效益。

世界卫生组织、一些国际非政府组织联合于 1999 年 2 月发起"视觉 2020，享有看见的权利"行动，目标是在 2020 年全球根治可避免盲。1999 年 9 月，在北京召开的国际防盲协会第六届全体大会也以"动员全世界各方面力量，同心协力，在 2020 年前根治可避免盲，达到人人享有看见的权利"为主题。现已确定白内障、沙眼、河盲症、儿童盲、屈光不正和低视力等眼病作为"视觉 2020"（vision 2020）行动的重点。这次行动将通过以下措施来解决可避免盲：①预防和控制眼病；②培训眼保健人员；③加强现有的眼保健设施和机构；④采用适当和能负担得起的技术；⑤动员和开发资源用于防治盲。

第三节 中国防盲治盲的历史与现状

一、历史

1950 年前后，中国曾是盲和视力损伤十分严重的国家之一。当时卫生条件极差，眼病非常普遍，以沙眼为主的传染性眼病、维生素 A 缺乏、外伤和青光眼是致盲的主要原因。沙眼患病率为 50%，而在偏远农村的患病率高达 80%~90%。中华人民共和国成立之后，各级政府大力组织防治沙眼的工作。全国许多医院的眼科开展了沙眼的流行病调查、临床诊断、分类标准、药物治疗及病理等方面的研究工作，并于 1955 年在世界上首次成功分离出沙眼衣原体。1956 年在全国农业发展纲要中，沙眼被列为紧急防治的疾病之一。全国眼科医师响应政府号召，积极参与防治沙眼工作，许多眼科医师深入农村、基层，建立沙眼防治网站，使全国沙眼患病率和严重程度明显下降。1984 年国家成立全国防盲技术指导组，统筹全国防盲治盲工作，制定了《1991—2000 年全国防盲和初级眼保健工作规划》。全国各省、市、县建立了相应机构，形成了全国性的防盲治盲技术指导体系，为大规模开展防盲治盲工作奠定了组织基础。1996 年卫生部等国家部委发出通知，规定 6 月 6 日为"全国爱眼日"。同时眼科医师为配合此项工作的开展，通过各种途径大力普及眼病防治和眼保健知识，增强公众的自我眼保健能力。

1980年全国各地进行眼病流行病学调查，明确白内障为致盲主要原因。中国防盲治盲工作的重点逐步转向白内障的筛查和手术治疗。中国残疾人联合会把白内障复明纳入工作范围，在全国有组织地开展宣教和治疗工作，极大地推动了防盲治盲工作的进展。1988年国务院批准实施的《中国残疾人事业五年工作纲要》将白内障手术复明列为抢救性的残疾人三项康复工作之一。1991年国务院批准的《中国残疾人事业"八五"计划纲要》中又明确规定了白内障复明任务。全国各省、市、自治区也相继成立了防盲指导组，认真规划防盲治盲工作，积极开展以白内障为主的致盲眼病的防治工作，建立和健全了中国防盲治盲网络。同时眼科事业得到了很大发展，全国现有眼科医师23 000余人。许多地区眼科技术和设备都有了很大的发展，除了诊治眼科常见病之外，还能开展先进和复杂的手术。世界卫生组织和一些非政府组织也大力支持中国的防盲治盲工作。所有这些，使中国防盲治盲工作呈现了前所未有的大好局面。

二、现状

盲和严重视力损伤可直接或间接增加社会的经济负担。多数盲人的生活常不能自理，就业机会少，需要社会的救助和家庭的供养，因此直接造成家庭贫困。而盲和严重视力损伤造成的巨大精神痛苦，是难以用经济来估计的。根据1980年以后中国各地陆续进行的盲和视力损伤流行病学调查，估计中国盲患病率为0.5%~0.6%，盲人数为670万，双眼低视力患病率为0.99%，患者数为1 200万。盲和低视力的患病率随年龄增长而明显增加，在中国盲人中，女性比例明显高于男性，这可能是由于社会环境、习俗及女性寿命较长有关。城市中高中以上文化水平人群盲患病率显著低于农村及文盲、半文盲人群。这可能与生活及科学知识水平有关。中国每年新增盲人约为45万，几乎每分钟就有一位新盲人出现。随着中国人口的增加和老龄化，与年龄相关的眼病也将大量增加。如果不采取切实有效的措施做好防盲治盲工作，中国的盲人数将会急剧增加。

目前，中国盲的主要病因依次是白内障（46.1%）、角膜病（15.4%）、沙眼（10.9%）、青光眼（8.8%）、脉络膜视网膜病变（5.5%）、先天性或遗传性眼病（5.1%）、视神经病（2.9%）、屈光不正及弱视（2.9%）和眼外伤（2.6%）。各地在调查中发现，80%以上盲和视力损伤是可以预防和治疗的。

中国防盲治盲工作正以多样化形式发展。建立并采用以县、乡及村三级防盲治盲网络开展眼病防治工作的形式，将防盲治盲工作纳入中国初级卫生保健，这样可以发挥各级眼病防治人员的作用，形成一个发现和转诊盲人的体系。这一体系的建立，可持续有效地发挥防盲治盲的作用。由于中国幅员辽阔，各地的社会经济发展水平差异较大，眼科资源分布极不平衡，因此有些地区仅依靠当地眼科医生很难在较短时间内为白内障盲人解困。组织眼科手术医疗队、手术车到农村和边远地区巡回开展白内障复明手术，也是防盲治盲的一种有效形式，可在短期内救治大量白内障盲人，同时也起到宣传动员作用，使更多的人了解和支持防盲治盲工作。开展评选"防盲先进县"是中国现阶段做好防盲治盲工作有效的方法。这些防盲先进县有一些共同的特点：①政府重视，有关部门密切配合是搞好工作的关键。这些县先后成立了县级防盲治盲领导小组，规划、组织和协调全县的防盲治盲工作。②将三级眼病防治网建立在原有的县、乡、村三级医疗卫生网上，组成了眼病转诊系统。③积极培训基层眼病防治人员，掌握盲和低视力标准，筛选当地盲和低视力患者，充分发挥各级卫生人员的积极性。④大力宣传普及眼病防治知识。⑤筛选白内障盲人，积极组织手术治疗，使盲患病率有所下降。十多年来中国大规模地开展防盲治盲工作，也为中国锻炼和培养了一支防盲治盲队伍。

目前中国的防盲治盲工作也存在一些问题，主要是组织领导有待进一步加强，防盲治盲的实际需要和效率不高之间存在着矛盾，大规模白内障手术治疗的质量有待进一步提高。

应充分重视和发掘中医学在防盲治盲工作中的作用。中医眼科对"治未病"的预防思想加以发挥，提出"未病先防、已病防变、病愈防复"的预防观点。未病先防，强调顺应四时，防止外邪侵袭；调和情志，避免脏腑内损；讲究用眼卫生，爱惜目力；饮食有节，起居有常；劳逸适度，亦勿过逸；避戒烟酒等不良嗜好；加强锻炼，增强体质；坚持做眼保健操；注意安全，防止眼部外伤；注重优生，防止遗传性、先天性眼疾。已病防变，强调不仅要早期诊断、及时治疗，而且应根据眼病传变规律，用药物先安未受邪之地。病愈防复，认为应适当服药调理以善后；定期复查，以防患于未然；节约目力，进一步巩固疗效；加强锻炼，调和情志，起居有节，避感外邪；注意饮食调摄，既要增加营养，又应适当忌口。在预防眼病和保护视力方面，中医眼科发挥着越来越大的作用，受到眼科医家和社会民众的广泛重视。

三、主要致盲眼病的防治

（一）白内障

是致盲的主要原因，估计目前全世界有2千万人因此而失明。中国目前盲人中约有半数是白内障引起的，估计积存的急需手术治疗的白内障盲人有290余万。中国每年新增白内障盲人约为40万。随着人口数量的增加和人口老龄化问题的加剧，估计到2020年，中国白内障盲人数将达500余万，白内障盲人积存数将比现在增加近1倍。中国幅员辽阔，不同地区的白内障发病率也有很大差别，南方和西藏地区的发病率要明显高于北方，这与地理纬度和海拔高度有密切关系。在初患白内障时可以行药物治疗，中医眼科从病因病机入手，辨证施治，可阻止或减缓晶状体混浊的发展，这对于延缓手术、提高生活质量有积极的意义，而一旦晶状体混浊明显影响生活则可以通过手术将大多数因白内障致盲的盲人的视力恢复到接近正常水平。因此白内障是防盲治盲最优先考虑的眼病。

目前国际上通常以白内障手术率（cataract surgical rate，CSR）衡量白内障盲的防治状况。CSR是指每年每百万人群中所做的白内障手术数，是一个表示不同地区眼保健水平的测量指标。目前世界各国之间CSR差别很大，发达国家约为5 000，印度约为3 100，东南亚国家约为1 000，非洲最低仅为200，而中国经过多年努力目前为500。中国CSR低反映了中国防治白内障盲的任务还很艰巨。在发展中国家，白内障手术的效率很低，有以下原因：①经济不够发达，制约了部分白内障盲人的治疗；②白内障患者存在着文化、观念等方面的原因；③眼科资源分布不合理；④缺乏防盲治盲的现代观念和技术。在白内障手术治疗中，应当强调提高白内障手术质量：①对于大规模手术治疗白内障的基本要求是使患者获得恢复视力和生活质量的高成功率。②向患者提供可负担的和可接近的服务，特别在缺医少药的人群中。大规模手术治疗白内障盲应本着低价位、高质量、多数量的原则进行。③采取措施增加现有白内障手术设施的利用率。所采用的策略包括协调工作、培训人员和加强管理、监察和评价服务质量。

(二）角膜病

各种角膜病引起的角膜混浊也是中国致盲的主要原因，其中以感染所致的角膜炎症为多见。因此，积极预防和治疗细菌性、病毒性、霉菌性等角膜炎是防止角膜病致盲的积极措施。

一旦因角膜病致盲，角膜移植术是最有效的治疗手段。虽然近年来在中国的不少地区设立了眼库，为角膜移植患者提供了一定量的供体，但角膜供体的来源还是受到很大的限制，使很多因角膜病致盲的患者不能及时通过手术复明，影响该手术的开展。只有在社会各界的大力支持、宣传鼓励下，才能带动更多的人加入到捐献角膜的行列中，使更多的角膜病盲人重见光明。多角度加强角膜病的防治研究也是减少因角膜病致盲的重要措施。特别要对单疱病毒性角膜炎的免疫研究、角膜移植术后免疫排斥反应的控制、角膜移植术供体角膜材料的保存、角膜内皮细胞保护、人工角膜的研制、角膜干细胞等方面进行深入研究。

中医学在角膜病（黑睛疾病）的防治方面有独到之处，应积极采用中医药治疗和防止复发，对于角膜病的预防、治疗和防止复发有着十分积极的意义。

(三）沙眼

沙眼是社会经济不发达地区的常见病，是缺少住房、水和基本医疗卫生设施所致。目前主要在非洲、东地中海、东南亚和西太平洋地区 49 个国家流行。它是世界上最常见的可预防的致盲眼病，估计现有 560 万人因此而失明或视力损伤，有 1.46 亿例活动性沙眼需要治疗。以沙眼为主的传染性眼病曾是中国致盲的最主要原因，沙眼患病率曾高达50%~90%。经半个世纪的努力，中国沙眼的患病率和严重程度明显下降。但在农村和边远地区，沙眼仍是严重的致盲眼病。根据 1980 年中国上海、北京、广东和黑龙江等省市的调查，沙眼患病率为 10.56%~52.63%。1987 年全国视力残疾调查表明，沙眼致盲占盲人总数的 10.87%。目前沙眼在中国很少致盲，沙眼发病严重的地区主要是缺乏公共卫生服务的边远、贫困地区。

对于沙眼的防治，"视觉2020"行动已经制定"SAFE"（surgery, antibiotic, facial cleanliness, and environmental improvement，即手术、抗生素、清洁面部和改善环境）的防治策略，应当积极应用。随着中国社会经济的不断发展，可以预料，通过实施 SAFE 防治策略，有可能到 2020 年消灭作为致盲疾病的沙眼。

(四）青光眼

虽然"视觉2020"行动还没有将青光眼列入防治重点，但青光眼在中国是严重损害视力的常见眼病，是中国主要致盲病因之一。近年来青光眼的普查发现，原发性青光眼发病率约为 1%，40 岁以上的发病率约为 2.5%。由于青光眼引起的视功能损害是不可逆的，后果极为严重，因此预防青光眼盲十分重要。一般地说，青光眼的发生是不能预防的，但只要早期发现，合理治疗，绝大多数患者可终生保持有用的视功能。在人群中筛查青光眼患者是早期发现青光眼切实可行的重要手段。进一步普及青光眼的知识有可能使患者及早就诊。对于确诊的青光眼患者应当合理治疗，定期随诊。应当积极开展青光眼的病因、诊断和治疗方面的研究，特别是视神经保护的研究，而采用中医药在防治青光眼、保护视功能等方面的经验，可提高防治效果。此外，努力开发治疗青光眼的新药物、新手术也是预防青光眼盲的重要措施之一。

（五）儿童盲

儿童盲也是"视觉2020"行动提出的防治重点。主要由维生素A缺乏、麻疹、新生儿结膜炎、先天性或遗传性眼病和未成熟儿视网膜病变引起。不同国家儿童盲的原因有所不同。由于考虑到儿童失明后持续的时间较成人长，而且失明对儿童身心健康均会产生深刻影响，因此儿童盲被认为是优先考虑的领域。估计全世界有儿童盲150万人，其中100万儿童盲患者生活在亚洲，30万在非洲。每年约有50万儿童成为盲人，其中60%在儿童期就已死亡。"视觉2020"行动对防治儿童盲采取以下策略：①在初级卫生保健项目中加强初级眼病保健项目，以便消灭可预防的致病原因；②提供手术等治疗服务，有效地处理"可治疗的"眼病；③建立光学和低视力服务设施。

在中国，儿童盲主要是由先天性或遗传性眼病所致。应当加强宣传，避免近亲结婚，开展遗传咨询，提倡优生优育，注意孕期保健和检查，可以有效地减少这类眼病的发生。同时在一些地区也应注意维生素A缺乏和未成熟儿视网膜病变的防治。此外儿童眼外伤也是引起儿童盲的原因，应做好宣传，加强监护，教育儿童不随意燃放烟花爆竹、不乱投石块、不玩耍锐利器具。

（六）屈光不正和低视力

向屈光不正者提供矫正眼镜和解决低视力矫正问题也已包括在"视觉2020"行动中。世界卫生组织估计目前有3500万人需要低视力保健服务。"视觉2020"行动将通过初级保健服务、在学校中普查视力和提供低价格的眼镜，努力向大多数人提供能负担得起的屈光服务和矫正眼镜，以及提供低视力服务。中国是近视的高发地区。根据1998年在北京市顺义区以人群为基础的调查，15岁男、女儿童近视的患病率分别高达37.6%和55.0%，并有随年龄增长而增加的趋势。而上海市近期的一项调查则显示，中小学生的视力低下率为54.2%，初中为61.1%，高中则达到72.2%。由此可见，屈光不正和低视力问题的严重性。而由于对近视的认识不足及配镜设施、经济和服务便利度等因素，相当一部分应当配戴眼镜的儿童不能及时配戴眼镜。对此应当进一步加强对屈光不正防治的研究，培训足够的验光人员，普及验光配镜设施，使屈光不正的患者得到及时恰当的屈光矫正。

第四节　盲和低视力的康复

一些眼病患者虽经积极治疗，仍处于盲或低视力状态，给他们的生活、教育、工作带来很大的困难。对于这些患者并不意味着束手无策、毫无希望，应当采取积极的康复措施，尽可能地使这些患者能过着接近正常人的生活。关注处于盲和低视力状态患者的康复，也是眼科医生的责任。应当尽快地使盲人适应生活。盲人适应生活的能力可因盲发生年龄、患者的性格、受教育程度、经济状况及其他因素而有很大的差别。老年盲人相对青壮年来说可能会较平静地接受盲的事实。出生时就失明或视力逐渐丧失的人比视力突然丧失的人会相对平静地接受盲的事实。

不同类型的盲人会有不同的需要，因此盲人的康复应根据每个盲人的年龄、生活状况、教育程度等具体情况采取个体化康复措施。老年盲人可能最需要适应家庭生活方面的训练，而年轻的盲人则需要适应社会生活、教育、工作等比较全面的训练，包括盲文方面的训练。

对于仍有部分视力的盲人和低视力患者来说，助视器在视力残疾的康复中是最为重要的工具之一，可以改进他们的视觉活动能力，使他们利用残余视力工作和学习，以便获得较高的生活质量。有了良好的工具，还有如何使用的问题，即如何充分发挥助视器的效用，这便需要训练，才能收到最佳的效果。

助视器可以分为两大类，即光学性与非光学助视器。

一、光学性助视器

光学性助视器是一种装置或设备。借其光学性能的作用来提高视力残疾患者的视觉活动水平。它可以是凸透镜、三棱镜、平面镜或电子设备。凸透镜对目标能产生放大作用，三棱镜或平面镜可以改变目标在视网膜上的成像位置，电子设备亦可产生放大作用。

实际上没有一种助视器能取代正常眼球的全部功能。视力残疾患者因工作、生活及学习等各种不同的要求，常常需要一种以上的助视器。

目前使用的助视器有远用和近用两种。常用的远用助视器为放大 2.5 倍的 Galileo 式望远镜，以看清远方的景物。望远镜最大的缺点是视野缩小。同时在戴望远镜转动头部时，目标间逆向运动，这种情况如不经过严格训练很难适应，因此这种助视器不适合行走时配戴。

近用的助视器有：

1. 手持放大镜　它是一种手持的、可在离眼不同距离使用的凸透镜，是眼与凸透镜间距离可任意改变的近用助视器。可使视网膜成像增大。它最适用于短时间看细小目标，例如读温度计的刻度、标签、电话本、节目单、药品说明书及工具书等。手持放大镜的主要优点是工作或阅读距离可以改变，放大倍数可以改变，适合于旁中心注视及视野小的患者。另外，它的价格便宜，易于买到，使用方便且不惹人注目，对照明要求也不高。缺点是需占用一只手，视野比较小，尤其是在放大倍数较高时，另外不易有双眼单视，老年人有手颤动时不易保持稳定的焦距。

2. 眼镜式助视器　主要用于阅读，其优点是有恒定的放大作用，而且视野较大，携带方便，使用时双手可自由活动，如可写字及操作。有双眼单视，美观及价格较低，容易获得。它的缺点是使用它阅读及工作距离较近，放大倍数越大越明显。

3. 立式放大镜　立式放大镜是由固定在一个支架上的凸透镜构成。目标与凸透镜间的距离多为恒定的（固定焦距），以减少凸透镜周边部的畸变。立式放大镜的主要优点为有比较正常的阅读距离，适用于短时间细致工作及老年人或小儿用手持放大镜拿不稳，或拿不动（不持久）者。如本身带有光源，则使用更为方便。主要缺点是视野小，阅读姿式易于疲劳。如不用阅读架，眼与放大镜不成直角则易有像的畸变。立式放大镜适合于视野损害较严重，而视力相对比较好的患者。儿童也比较易于接受这种放大镜。

4. 双合透镜放大镜　由一组消球面差正透镜组合，固定于眼镜架上，有多种放大倍数，可以根据需要选用。其优点是近距离工作时不需用手扶持助视器，但焦距短，照明的要求高。

5. 近用望远镜　在望远镜上加阅读帽而制成。其主要优点是比同样放大倍数的普通眼镜助视器阅读或工作距离远。中距望远镜适合一些特殊工作，如打字、读乐谱、修理半导体收音机、电视机等，双手可自由活动。它的缺点是视野小，景深比眼镜助视器及手持放大镜短。

6. 电子助视器 即闭路电视，包括摄像机、电视接收器、光源、监视器等，对阅读物有放大作用。其优点是放大倍数高，且放大倍数可随时改变，视野大，可以调节对比度和亮度，体位不受限制，无需外部照明，更适用于视力损伤严重、视野严重缩小和旁中心注视者。缺点是价格较贵，比较笨重，携带不便，维修复杂及需要练习使用。

二、非光学助视器

通过改善周围环境的状况来增强视功能的各种设备或装置称为非光学助视器，也可以与各种光学性助视器联合应用来改善患者的视功能。

非光学助视器包括大号字的印刷品、改善照明、阅读用的支架等，也有助于患者改善视觉活动能力。许多低视力患者常诉说对比度差和眩光，戴浅灰色的滤光镜可减少光的强度，戴琥珀色或黄色的滤光镜片有助于改善对比敏感度。

现代科学技术的进步会给盲人带来方便。声呐眼镜、障碍感应发生器、激光手杖、字声机、触觉助视器等虽然不能使盲人获得正常人那样的影像，但明显提高了他们的生活质量。人工视觉的研究为盲人重建视觉带来了希望。

助视器或其他非视觉性设备在眼科康复中是一种有力的不可缺少的工具，再加上科学的训练，视力残疾的康复才能收到较满意的效果。

盲人的教育和就业问题也是一个很重要的问题。中国主要通过民政部门和残疾人联合会开展工作，很多地区设立了盲童学校，进行文化和专业技术培训，盲人还可以进入大学深造。国家对安排盲人就业的单位给予优惠政策，有助于全社会来关心盲人，使他们能像正常人一样幸福地生活。

附 录

附录一
眼科有关正常值

一、眼球

1. 成人

矢状径（外轴）　　24mm

　　　　（内轴）　　22.12mm

水平径　　　　　　23.5mm

垂直径　　　　　　23mm

赤道部周长　　　　74.91mm

眼球重量约 7g，容积约 6.5ml，比重 1.002~1.09

2. 3 个月婴儿　矢状径 7.32mm，水平径 7.75mm，垂直径 6.72mm。

3. 6 个月婴儿　矢状径 12.56mm，水平径 12.66mm，垂直径 11.51mm。

4. 9 个月婴儿　矢状径 17.53mm，水平径 17.63mm，垂直径 16.43mm。

二、视功能

1. 视力

远视力：对数视力表 5.0；国际标准视力表 1.0。

近视力：对数近视力表 5.0；徐广弟近视力表 1.0；Jaeger 近视力表 Jr1。

2. 视野

周边视野：3/330 白色，上侧 55，下侧 70，鼻侧 60，颞侧 90。

　　　　　蓝、红、绿色视野依次递减 10 左右。

中心视野：生理盲点中心在固视点颞侧 15.5，在水平线下 1.5 处，呈椭圆形，垂直径 7.5 ± 2，横径 5.5 ± 2。

三、角膜

1. 径线

成人：水平径 11~12mm，垂直径 10~11mm，女性约小 0.1mm。

3 个月婴儿：水平径 3.93mm，垂直径 3.57mm。

6 个月婴儿：水平径 6.46mm，垂直径 5.93mm。

9 个月婴儿：水平径 9.74mm，垂直径 9.04mm。

2. 角膜厚度

活体光学方法测定：中央 0.583~0.641mm。

尸体解剖测定：中央 0.8mm，周边 1.1mm。

3. 角膜曲率半径　前面 7.84mm，后 6.8mm。

4. 角膜屈光力（包括房水）　43.05D。

5. 角膜缘宽度　约 1mm。

四、前房

深度：2.5~3.0mm，平均（2.75±0.03）mm。20 岁前随年龄增长而增加，20 岁后随年龄增长而减少。

房水总量：0.25~0.3ml，前房约 0.18ml，后房约 0.06ml。

房水比重：1.006。

房水屈光指数：1.334。

房水 pH 值：7.3~7.5。

五、瞳孔

1. 瞳孔直径

新生儿　2.0~2.5mm

1~7 个月　3.0~3.5mm

7 个月 ~2 岁　4.0~4.5mm

2~10 岁　4.0~5.0mm

10~15 岁　4.0~4.5mm

15~30 岁　3.5~4.0mm

30~50 岁　3.0~3.5mm

50~60 岁　2.5~3.0mm

60~86 岁　2.0~2.5mm

86~90 岁　1.5~2.0mm

2. 瞳孔距离　男性：（60.90±0.18）mm，女性：（58.30±0.13）mm

六、眼压与青光眼

1. 眼压

正常值：1.333~2.793kPa（10~21mmHg）。

病理值：≥3.192kPa（24mmHg）。

2. 昼夜眼压差

正常值：0.667kPa（5mmHg）。

病理值：≥1.066kPa（8mmHg）。

3. 两眼眼压差

正常值：≤0.533kPa（4mmHg）。

病理值：≥ 0.667kPa（5mmHg）。

4. 杯 / 盘（C/D）

正常：≤ 0.3。

异常：≥ 0.6。

两眼相差 ≤ 0.3。

5. 眼压描记指标

巩膜硬度（E）：0.021 5。

房水流畅系数（C）：正常值：0.19~0.65，病理值：≤ 0.12。

房水流量（F）：1.838 ± 0.05。

压畅比（P0/C）：正常值：≤ 100，病理值：>120。

6. 激发试验（数值为异常数值）

饮水试验：相差 ≥ 0.798kPa（6mmHg）或顶压达 3.999kPa（30mmHg）。

暗室试验：相差 >0.798kPa（6mmHg）。

俯卧试验：相差 ≥ 0.798kPa（6mmHg）。

散瞳试验：相差 >0.798kPa（6mmHg）。

读书试验：相差 >1.333kPa（10mmHg）。

妥拉唑林试验：相差 ≥ 1.199kPa（9mmHg）或顶压达 4.266kPa（32mmHg）。

七、晶状体

1. 直径　9~10mm，厚度 4~5mm。

2. 前面曲率半径 10~11mm，后面曲率半径 6mm。

3. 重量 0.2g，容积 0.163~0.244ml。

4. 屈光指数 1.406~1.455，平均 1.43，屈光力 19.11D。

八、玻璃体

容积约 4.5ml，屈光指数 1.377。

九、视网膜

1. 视盘直径 1.5mm，黄斑区直径 1~2mm，黄斑中心凹位于视盘颞侧 3~4mm。

2. 视网膜中央动脉直径 0.096~0.122mm，视网膜中央静脉直径 0.123~0.142mm，动静脉管径比为动：静 =2：3。

3. 视网膜中央动静脉于眼球后 6.4~14mm（平均 9.34mm）处穿入视神经。

4. 直接检眼镜放大倍率 16 倍，眼底隆起物每 3D=1mm。

5. 荧光素眼底血管造影显示臂 - 脉络膜循环时间平均为 8.4s，臂 - 视网膜中央动脉循环时间为 5.4~14.7s，平均 8.8s。

6. 视网膜中央动脉血压（Bailliart 弹簧式视网膜血管血压计）7.999~10.666kPa/3.999~5.332kPa。

十、视神经

长 35~55mm，两侧差 1~7mm，眼内段 1mm，眶内段 25~30mm，管内段 5~6mm，颅内段 10mm。

十一、眼的屈光与调节

简化眼的屈光常数：屈光指数 1.33，前面弯曲半径为 5mm，前焦点在角膜前 15mm，后焦点在角膜后 20mm，主点在角膜前之中央，结点在视网膜前 15.7mm，屈光力 66.67D，两眼相差 0.25D，2.5D 为最大可忍限度。视网膜像大小相差 0.5%，5% 为最大可忍限度。

附录二
眼科疾病名称中西医对照

中医疾病名称	西医疾病名称
针眼	麦粒肿
胞生痰核	睑板腺囊肿、霰粒肿
睑弦赤烂	睑缘炎
风赤疮痍	眼睑湿疹
眼睑丹毒	眼睑丹毒
眼睑带疮	眼睑带状疱疹
椒疮	沙眼
粟疮	结膜滤泡症、滤泡性结膜炎
春夏奇痒症	春季卡他性结膜炎
倒睫拳毛	倒睫
睥急紧小	睑裂缩小
睥肉粘轮	睑球粘连
睥翻粘睑	睑外翻
睑内结石	睑结膜结石
上胞下垂	眼睑下垂
漏睛	慢性泪囊炎
漏睛疮	急性泪囊炎
眦帷赤烂	眦角性睑缘炎
赤脉传睛	眦部结膜炎
胬肉攀睛	翼状胬肉
天行赤眼	病毒性结膜炎、流行性出血性结膜炎
风热赤眼（暴风客热）	急性卡他性结膜炎
天行赤眼暴翳	流行性角膜结膜炎
赤丝虬脉	慢性结膜炎
白睛溢血	结膜下出血

续表

中医疾病名称	西医疾病名称
金疳	泡性结膜炎
火疳	前巩膜炎
白睛青蓝	深层巩膜炎
白膜侵睛	硬化性角膜炎
聚星障	单疱病毒性角膜炎
花翳白陷	蚕食性角膜溃疡、边缘性角膜溃疡、病毒性角膜溃疡
凝脂翳	化脓性角膜溃疡
黄液上冲	前房积脓
湿翳	真菌性角膜溃疡
蟹睛	角膜穿孔、虹膜脱出
正漏	角膜瘘
混睛障	角膜基质炎
风轮赤豆	束状角膜炎
暴露赤眼生翳	暴露性角膜炎
赤膜下垂	角膜血管翳
血翳包睛	角膜血管翳
宿翳	角膜瘢痕
旋螺尖起	角膜葡萄肿
偃月障	角膜变性
瞳神紧小	虹膜睫状体炎
瞳神干缺	陈旧性虹膜睫状体炎
绿风内障	急性闭角型青光眼
青风内障	开角型青光眼
乌风内障	慢性闭角型青光眼、闭角型青光眼早期
黑风内障	闭角型青光眼慢性期
黄风内障	青光眼绝对期并发白内障
圆翳内障	老年性白内障
胎患内障	先天性白内障
惊振内障	外伤性白内障
云雾移睛	玻璃体混浊
蝇翅黑花	玻璃体混浊
血溢神膏	玻璃体积血
血灌瞳神（后部）	玻璃体积血
血灌瞳神（前部）	前房积血

中医疾病名称	西医疾病名称
暴盲	视力骤降眼底病，包括视网膜中央动脉阻塞、急性视神经炎、视盘血管炎、眼内出血（视网膜中央静脉阻塞、视网膜静脉周围炎、眼球挫伤、高血压性视网膜病变、糖尿病视网膜病变、黄斑出血）、视网膜脱离、皮质盲、癔症性黑矇、急性药物中毒
络阻暴盲	视网膜动脉阻塞
络瘀暴盲	视网膜静脉阻塞
络损暴盲	视网膜血管炎
目系暴盲	急性视神经炎
视衣脱离	视网膜脱离
青盲	视神经萎缩
高风内障	原发性视网膜色素变性
视瞻昏渺	视力缓慢下降眼底病，包括中心性浆液性脉络膜视网膜病变、视网膜炎、脉络膜炎、视神经炎、黄斑变性
消渴内障	糖尿病视网膜病变
小儿通睛	共同性斜视
风牵偏视	麻痹性斜视
目偏视	共同性斜视、麻痹性斜视
瞳神反背	共同性斜视
异物入目	结膜、角膜异物
撞击伤目	机械性非穿透性眼外伤
真睛破损	机械性穿透性眼外伤
目倦	视疲劳
酸碱伤目	化学性眼外伤
辐射伤目	辐射性眼外伤
电光伤目	电光性眼炎
热烫伤目	眼热烧伤
能近怯远	近视
能远怯近	远视
神水将枯	口、眼干燥综合征
突起睛高	眶蜂窝织炎、海绵窦血栓
疳积上目	角膜软化症

附录三
常用方剂

一画

一贯煎（《续名医类案》）：北沙参　麦冬　熟地黄　当归　枸杞子　川楝

二画

二至丸（《摄生众妙方》）：熟地黄　生地黄　菟丝子　山茱萸　肉苁蓉　龟板　人参　黄芪　黄柏　牛膝　枸杞子　破故纸　五味子　白术　白芍药　当归　虎胫骨　杜仲　山药　知母　陈皮　白茯苓

十珍汤（《审视瑶函》）：生地黄　天冬　麦冬　白芍药　当归　人参　知母　地骨皮　牡丹皮　甘草

十灰散（《十药神书》）：大蓟　小蓟　荷叶　侧柏叶　白茅根　茜草根　大黄　山栀　棕榈皮　牡丹皮

八珍汤（《正体类要》）：人参　白术　茯苓　甘草　熟地黄　白芍　当归　川芎　生姜　大枣

人参养荣汤（《太平惠民和剂局方》）：人参　白茯苓　白术　炙甘草　当归　熟地　黄　白芍　肉桂　黄芪　远志　陈皮　五味子　生姜　大枣

人参养营汤（《温疫论》）：人参　麦冬　五味子　生地黄　当归　白芍　知母　陈皮　甘草

三画

三仁汤（《温病条辨》）：杏仁　滑石　白蔻仁　通草　竹叶　厚朴　薏苡仁　半夏

三仁五子丸（《证治准绳》）：柏子仁　肉苁蓉　车前子　薏苡仁　酸枣仁　枸杞子　菟丝子　当归　覆盆子　茯苓　沉香　五味子　熟地黄

大黄当归散（《银海精微》）：大黄　当归　川芎　黄芩　栀子　菊花　苏木　红花

万应蝉花散（《原机启微》）：蝉蜕　蛇蜕　川芎　防风　当归　白茯苓　羌活　炙甘草　苍术　赤芍药　石决明

四画

天麻钩藤饮（《杂病证治新义》）：天麻　钩藤　生石决明　栀子　黄芩　川牛膝　杜

仲　益母草　桑寄生　夜交藤　茯神

天王补心丹（《摄生秘剖》）：酸枣仁　柏子仁　当归身　天冬　麦冬　生地黄　人
参　丹参　玄参　白茯苓　五味子　远志　桔梗

止泪补肝散（《银海精微》）：木贼　防风　夏枯草　当归　熟地黄　白芍药　川
芎　沙蒺藜

化痰丸（《眼科纂要》）：制半夏　茯苓　陈皮　炙甘草　天花粉　川贝母　黄连

化坚二陈丸（《医宗金鉴》）：陈皮　制半夏　茯苓　炙甘草　白僵蚕　黄连

五味消毒饮（《医宗金鉴》）：金银花　地丁　野菊花　蒲公英　天葵子

五苓散（《伤寒论》）：猪苓　茯苓　泽泻　白术　桂枝

内疏黄连汤（《医宗金鉴》）：黄连　黄芩　大黄　栀子　连翘　薄荷　桔梗　当
归　白芍药　木香　槟榔　甘草

分珠散（《审视瑶函》）：槐花　赤芍药　当归尾　生地黄　白芷　荆芥　炒栀子　甘
草　炒黄芩　龙胆草（春加大黄；夏加黄连；秋加桑白皮）

开明丸（《审视瑶函》）：羊肝　官桂　菟丝子　草决明　防风　杏仁　地肤子　茺蔚
子　葶苈子　黄芩　麦冬　五味子　细辛　枸杞子　青葙子　泽泻　车前　熟地黄

丹栀逍遥散（《太平惠民和剂局方》）：柴胡　当归　白芍　茯苓　白术　甘草　薄
荷　牡丹皮　栀子　生姜

六味地黄丸（《小儿药证直诀》）：熟地黄　山茱萸　山药　泽泻　茯苓　牡丹皮

六君子汤（《太平圣惠方》）：白术　人参　茯苓　陈皮　法半夏　甘草

五画

白薇丸（《千金翼方》）：白薇　车前子　泽兰　太一余粮　赤石脂　细辛　人参　桃
仁　覆盆子　麦冬　白芷　紫石英　石膏　藁本　栀子　卷柏　蒲黄　桂心　当归　川
芎　蛇床子　干姜　蜀椒　干地黄　茯苓　远志　白龙骨　橘皮

白附子散（《证治准绳》）：荆芥　白菊花　防风　木贼　白附子　甘草　苍术　人
参　羌活　蒺藜

白虎汤（《伤寒论》）：石膏　知母　甘草　粳米

生脉散（《内外伤辨惑论》）：人参　麦冬　五味子

生脉饮（《医学启源》）：人参　麦冬　五味子

生蒲黄汤（《中医眼科六经法要》）：生蒲黄　墨旱莲　生地黄　荆芥炭　丹参　牡丹
皮　郁金　川芎

生四物汤（《医门八法》）：生白芍　生地黄　知母　生黄芩　川芎　生当归身

四味大发散（《眼科奇书》）：麻黄　细辛　藁本　蔓荆子

四顺清凉饮子（《审视瑶函》）：龙胆草　黄芩　黄连　熟大黄　桑白皮　车前子　木
贼　柴胡　枳壳　羌活　防风　当归　川芎　生地黄　赤芍药　甘草

四物补肝散（《审视瑶函》）：白芍　熟地黄　当归　川芎　香附　夏枯草　甘草

四物五子丸（《审视瑶函》《济生方》《医宗金鉴》）：熟地黄　川芎　当归　白芍
药　枸杞子　菟丝子　覆盆子　地肤子　车前子

四君子汤（《太平惠民和剂局方》）：人参　白术　茯苓　甘草

四顺清凉饮子（《审视瑶函》）：龙胆草（酒洗）　桑白皮（蜜制）　熟大黄　黄芩　黄连　枳壳　车前子　生地黄　赤芍药　当归　川芎　羌活　防风　柴胡　木贼　炙甘草

平肝健脾利湿方（《眼科临证录》）：生石决明　楮实子　茯苓　猪苓　桂枝　泽泻　白术　苍术　菊花　陈皮

平肝泻火汤（《审视瑶函》）：生地黄　连翘　白芍药　柴胡　夏枯草　枸杞子　当归　车前子

平肝熄风汤（《眼科证治经验》）：石决明　龙骨　牡蛎　磁石　白芍药　代赭石　夏枯草　车前子　泽泻　五味子　灯心草　川牛膝

龙胆泻肝汤（《医宗金鉴》）：龙胆草　黄芩　栀子　柴胡　木通　车前子　泽泻　当归　生地黄　甘草

仙方活命饮（《外科发挥》）：金银花　天花粉　皂角刺　贝母　乳香　没药　赤芍药　当归尾　白芷　穿山甲　防风　陈皮　甘草

正容汤（《审视瑶函》）：羌活　防风　秦艽　白附子　茯神木　木瓜　胆南星　白僵蚕　制半夏　黄酒　甘草　生姜

归芍红花散（《审视瑶函》）：当归　赤芍药　红花　栀子　黄芩　生地黄　连翘　大黄　防风　白芷　甘草

归脾汤（《济生方》）：白术　茯神　黄芪　龙眼肉　酸枣仁　人参　木香　甘草　当归　远志　生姜　大枣

宁血汤（《中医眼科学》）：墨旱莲　仙鹤草　侧柏叶　生地黄　栀子炭　白及　白芍　白蔹　阿胶　白茅根

石斛夜光丸（《原机启微》）：石斛　肉苁蓉　菟丝子　人参　山药　枸杞子　五味子　甘草　枳壳　天冬　麦冬　青葙子　决明子　白蒺藜　黄连　牛膝　甘菊花　熟地黄　生地黄　苦杏仁　川芎　防风　羚羊角　犀角

石决明散（《普济方》）：石决明　草决明　羌活　栀子　大黄　荆芥　青葙子　木贼　芍药　麦冬

右归饮（《景岳全书》）：熟地黄　淮山药　山茱萸　枸杞子　菟丝子　鹿角胶　肉桂　杜仲　甘草　制附子

左归饮（《景岳全书》）：熟地黄　山药　枸杞子　茯苓　炙甘草　山茱萸

甘露消毒丹（《温病经纬》）：白蔻仁　藿香　菖蒲　薄荷　黄芩　连翘　射干　滑石　木通　茵陈　贝母

甘露饮（《阎氏小儿方论》）：熟地黄　生地黄　麦冬　天冬　石斛　枳壳　黄芩　茵陈　枇杷叶　甘草

加减地黄汤（《原机启微》）：熟地黄　生地黄　川牛膝　当归　枳壳　杏仁　羌活　防风

加减驻景丸（《银海精微》）：楮实子　菟丝子　枸杞子　车前子　五味子　当归　熟地黄　川椒

加味修肝散（《银海精微》）：羌活　麻黄　荆芥　薄荷　防风　栀子　黄芩　连翘　大黄　菊花　木贼　蒺藜　当归　川芎　赤芍药　桑螵蛸　甘草

玉女煎（《景岳全书》）：石膏　熟地黄　麦冬　知母　牛膝

半夏白术天麻汤（《医学心得》）：半夏　天麻　茯苓　橘红　白术　甘草

六画

当归四逆汤（《伤寒论》）：当归　桂枝　细辛　木通　芍药　大枣　甘草

血府逐瘀汤（《医林改错》）：当归　川芎　生地黄　赤芍药　红花　桃仁　桔梗　牛膝　枳壳　甘草　柴胡

导痰汤（《济生方》）：半夏　陈皮　茯苓　炙甘草　枳实　南星

导赤散（《小儿药证直诀》）：生地黄　木通　甘草梢　淡竹叶

竹叶泻经汤（《原机启微》）：大黄　黄连　黄芩　栀子　升麻　竹叶　泽泻　柴胡　羌活　草决明　赤芍药　茯苓　车前子　炙甘草

芍药清肝散（《原机启微》）：黄芩　栀子　石膏　滑石　大黄　芒硝　知母　羌活　荆芥　桔梗　甘草　前胡　川芎　柴胡　薄荷　白术　芍药

防风通圣散（《宣明论方》）：大黄　芒硝　黄芩　栀子　连翘　石膏　滑石　麻黄　防风　薄荷　桔梗　当归　川芎　赤芍药　白术　甘草

防风羌活汤（《审视瑶函》）：半夏　南星　白术　甘草　黄芩　防风　羌活　细辛　川芎

托里消毒散（《医宗金鉴》）：人参　川芎　黄芪　当归　白芍　白芷　白术　金银花　连翘　陈皮　茯苓　桔梗　皂角刺　甘草

七画

沙参麦冬饮（汤）（《温病条辨》）：沙参　麦冬　扁豆　玉竹　天花粉　甘草

抑阳酒连散（《原机启微》）：知母　黄柏　寒水石　黄连　黄芩　栀子　羌活　独活　防风　白芷　蔓荆子　前胡　防己　生地黄　甘草

还阴救苦汤（《原机启微》）：防风　羌活　细辛　藁本　升麻　柴胡　桔梗　归尾　川芎　生地黄　红花　连翘　黄连　黄芩　黄柏　知母　龙胆草　苍术　甘草

助阳活血汤（《原机启微》）：黄芪　防风　当归　白芷　蔓荆子　升麻　柴胡　炙甘草

杞菊地黄丸（《医级》）：枸杞子　菊花　熟地黄　山茱萸　泽泻　山药　牡丹皮　茯苓

坠血明目饮（《审视瑶函》）：细辛　人参　赤芍药　五味子　川芎　牛膝　石决明　生地黄　山药　知母　白蒺藜　当归尾　防风

吴茱萸汤（《审视瑶函》）：姜半夏　吴茱萸　川芎　炙甘草　人参　茯苓　白芷　陈皮　生姜

阿胶鸡子黄汤（《通俗伤寒论》）：阿胶　鸡子黄　生地黄　白芍药　牡蛎　石决明　钩藤　络石藤　茯神　炙甘草

补中益气汤（《脾胃论》）：黄芪　甘草　人参　当归　橘皮　升麻　柴胡　白术

补肾丸（《银海精微》）：磁石　肉苁蓉　五味子　熟地黄　枸杞子　菟丝子　楮实子　覆盆子　车前子　石斛　沉香　知母

补肾地黄丸（《活幼心书》）：山药　山茱萸　熟地黄　干地黄　鹿茸　川牛膝　牡丹

根皮 白茯苓 泽泻

羌活胜风汤（《原机启微》）：羌活 独活 柴胡 白芷 防风 桔梗 前胡 荆芥穗 薄荷 川芎 黄芩 白术 枳壳 甘草

驱风散热饮子（《审视瑶函》）：连翘 牛蒡子 羌活 薄荷 大黄 赤芍药 防风 当归尾 甘草 栀子 川芎

八画

肥儿丸（《医宗金鉴》）：人参 白术 茯苓 黄连 胡黄连 使君子 神曲 炒麦芽 炒山楂 炙甘草 芦荟

拨云退翳散（《银海精微》）：楮实子 薄荷 川芎 黄连 菊花 蝉蜕 瓜蒌根 蔓荆子 密蒙花 蛇蜕 荆芥穗 香白芷 木贼 防风 甘草

拨云退翳丸（《普济方》）：防风 白芷 荆芥穗 蔓荆子 菊花 薄荷 木贼 密蒙花 蛇蜕 蝉蜕 楮实子 黄连 瓜蒌根 当归 川芎 甘草

泻肺汤（《审视瑶函》）：桑白皮 地骨皮 知母 黄芩 麦冬 桔梗

泻心汤（《银海精微》）：黄连 黄芩 大黄 连翘 荆芥 赤芍药 车前子 薄荷 菊花

泻肺饮（《眼科纂要》）：羌活 防风 荆芥 白芷 连翘 石膏 黄芩 桑白皮 栀子 赤芍药 枳壳 木通 甘草

泻肝汤（《眼科集成》）：栀子 黄芩 龙胆草 大黄（酒炒） 柴胡 前胡 荆芥 防风 当归 青皮 木贼 蒺藜 石决明

泻肝散（《银海精微》）：玄参 芒硝 大黄 羌活 当归 黄芩 龙胆草 知母 桔梗 车前子

泻青丸（《症因脉治》）：当归 川芎 栀子 大黄 龙胆草 羌活 防风 竹叶

泻白散（《小儿药证直诀》）：桑白皮 地骨皮 粳米 甘草

泻脑汤（《审视瑶函》）：防风 木通 车前子 茺蔚子 茯苓 熟大黄 玄参 元明粉 桔梗 黄芩

经效散（《审视瑶函》）：柴胡 犀角 赤芍药 当归尾 大黄 连翘 甘草梢

参苓白术散（《太平惠民和剂局方》）：人参 茯苓 白术 山药 扁豆 莲子肉 薏苡仁 砂仁 陈皮 桔梗 甘草

明目地黄丸（《审视瑶函》）：生地黄 熟地黄 山茱萸 山药 牡丹皮 五味子 当归 泽泻 茯神 柴胡 辰砂为衣

明目地黄汤（《眼科证治经验》）：熟地黄 山药 萸肉 牡丹皮 茯苓 泽泻 当归 白芍 枸杞子 菊花 石决明 白蒺藜

知柏地黄丸（《医宗金鉴》）：知母 黄柏 熟地黄 山茱萸 泽泻 山药 牡丹皮 茯苓

驻景丸（《银海精微》）：楮实子 枸杞子 五味子 人参 熟地黄 肉苁蓉 乳香 川椒 菟丝子

金匮肾气丸（《金匮要略》）：干地黄 附子 肉桂 山药 山茱萸 泽泻 牡丹皮 茯苓

定志丸（《审视瑶函》）：党参　茯神　远志　石菖蒲

九画

退热散（《审视瑶函》）：黄连　黄柏　栀子　黄芩　当归尾　赤芍药　牡丹皮　生地黄　木通　甘草梢

退赤散（《审视瑶函》）：桑白皮　黄芩　当归尾　赤芍药　牡丹皮　天花粉　瓜蒌仁　桔梗　甘草

退红良方（《中医眼科学讲义》）：龙胆草　焦栀子　黄芩　连翘　菊花　桑叶　夏枯草　密蒙花　草决明　生地黄

牵正散（《杨氏家藏方》）：白附子　僵蚕　全蝎

除湿汤（《眼科纂要》）：连翘　滑石　车前子　枳壳　黄芩　黄连　木通　陈皮　荆芥　防风　茯苓

除风清脾饮（《审视瑶函》）：陈皮　连翘　防风　知母　元明粉　黄芩　玄参　黄连　荆芥穗　大黄　桔梗　生地黄

除风益损汤（《原机启微》）：熟地黄　当归　川芎　白芍药　前胡　防风　藁本

洗心散（《审视瑶函》）：大黄　黄连　黄芩　知母　赤芍药　玄参　当归　桔梗　荆芥穗　防风

洗肝散（《古今医统》）：当归　羌活　大黄　栀子　防风　薄荷　生地黄　龙胆草

洗肝散（《银海精微》）：当归　羌活　大黄　栀子　防风　薄荷　川芎　甘草

修肝散（《银海精微》）：防风　羌活　薄荷　麻黄　菊花　栀子　连翘　大黄　赤芍药　当归　苍术　木贼　甘草

祛瘀汤（《中医眼科学讲义》）：川芎　当归尾　桃仁　赤芍药　生地黄　墨旱莲　泽泻　丹参　仙鹤草　郁金

养肝熄风汤（《眼科证治经验》）：桑叶　菊花　炒酸枣仁　牡蛎　麦冬　炙鳖甲　制首乌　五味子　磁石　珍珠母

养阴清肺汤（《重楼玉钥》）：生地黄　麦冬　生甘草　玄参　贝母　牡丹皮　薄荷　炒白芍

将军定痛丸（《审视瑶函》）：大黄　黄芩　僵蚕　天麻　半夏　陈皮　桔梗　礞石　白芷　薄荷

钩藤饮子《审视瑶函》：钩藤　麻黄　甘草　天麻　川芎　防风　人参　全蝎　僵蚕

钩藤熄风饮（《中国百年百名中医临床家丛书·韦文贵　韦玉英》韦玉英经验方）：钩藤　金银花　连翘　生地黄　白僵蚕　全蝎　蝉蜕　薄荷　石菖蒲

栀子胜奇散（《原机启微》）：白蒺藜　蝉蜕　谷精草　甘草　木贼　黄芩　草决明　菊花　栀子　川芎　荆芥穗　羌活　密蒙花　防风　蔓荆子

十画

益气聪明汤（《原机启微》）：蔓荆子　黄芪　人参　黄柏　白芍药　炙甘草　升麻　川椒

凉膈连翘散（《银海精微》）：大黄　芒硝　连翘　栀子　黄芩　黄连　薄荷　甘草

桑白皮汤（《审视瑶函》）：桑白皮 黄芩 麦冬 地骨皮 桔梗 玄参 甘草 泽泻 旋覆花 菊花 茯苓

桑菊祛风汤（《中医眼科学讲义》）：桑叶 菊花 金银花 防风 当归尾 赤芍 黄连

桑菊饮（《温病条辨》）：桑叶 菊花 薄荷 连翘 桔梗 杏仁 芦根 甘草

桑螵蛸酒调散（《银海精微》）：桑螵蛸 羌活 麻黄 菊花 茺蔚子 赤芍药 当归 大黄 苍术 甘草

通滞汤（《眼科临证录》）：当归 橘络 丝瓜络 荆芥 防风 羌活

通脾泻胃汤（《审视瑶函》）：熟大黄 石膏 黄芩 知母 玄参 麦冬 天冬 茺蔚子 车前子 防风

通窍活血汤（《医林改错》）：赤芍药 川芎 桃仁 红花 鲜姜 老葱白 麝香 大枣 黄酒煎服

逍遥散（《太平惠民和剂局方》）：当归 白芍药 白术 柴胡 茯苓 薄荷 煨姜 甘草

柴胡疏肝散（《景岳全书》）：柴胡 陈皮 白芍药 枳壳 炙甘草 川芎 香附

桃红四物汤（《医宗金鉴》）：当归 川芎 生地黄 赤芍药 红花 桃仁

破血汤（《眼科纂要》）：刘寄奴 红花 苏木 生地黄 赤芍药 牡丹皮 菊花 桔梗 甘草

破血红花散（《银海精微》）：当归尾 赤芍 红花 苏木 川芎 枳壳 黄芪 黄连 栀子 大黄 连翘 升麻 苏叶 白芷 薄荷

消翳汤（《眼科纂要》）：木贼 密蒙花 当归尾 生地黄 蔓荆子 枳壳 川芎 柴胡 荆芥 防风 甘草

消疳退云散（《审视瑶函》）：陈皮 厚朴 苍术 莱菔子 柴胡 枳壳 甘草 草决明 桔梗 青皮 黄连 密蒙花 栀子 黄芩 神曲 菊花

十一画

猪苓散（《审视瑶函》）：猪苓 木通 萹蓄 滑石 车前子 大黄 苍术 狗脊 栀仁

猪肝散（《银海精微》）：猪肝 蛤粉 夜明砂 谷精草

眼珠灌脓方（《韦文贵眼科临床经验选》）：生大黄 玄明粉 枳实 瓜蒌仁 生石膏 栀子 黄芩 花粉 竹叶 金银花 夏枯草

眼科血证方（《眼科临证录》）：茜草根 小蓟 侧柏叶 蒲黄炭 赤芍药 决明子 茺蔚子 甘草

绿风羚羊饮（《医宗金鉴》）：羚羊角 大黄 黄芩 知母 玄参 桔梗 车前子 防风 细辛 茯苓

排风散（《审视瑶函》）：天麻 防风 细辛 乌蛇 全蝎 五味子 桔梗 赤芍药

银翘散（《温病条辨》）：金银花 连翘 荆芥 牛蒡子 薄荷 桔梗 竹叶 淡豆豉 芦根 甘草

银花解毒汤（《中医眼科临床实践》）：金银花 蒲公英 桑白皮 天花粉 龙胆

草　黄连　黄芩　大黄　枳壳　蔓荆子　甘草

黄连天花粉丸（《原机启微》）：黄连　天花粉　黄芩　栀子　黄柏　连翘　菊花　薄荷　川芎

黄连解毒汤（《外台秘要》）：黄连　黄柏　黄芩　栀子

黄连温胆汤（《六因条辨》）：黄连　法半夏　陈皮　茯苓　甘草　枳壳　竹茹

清瘟败毒饮（《疫疹一得》）：石膏　生地黄　犀牛角　黄连　栀子　黄芩　连翘　赤芍药　知母　玄参　竹叶　牡丹皮　甘草　桔梗

清脾除湿饮（《医宗金鉴》）：赤茯苓　白术　苍术　泽泻　黄芩　栀子　连翘　玄明粉　茵陈　枳壳　竹叶　甘草

清上明目丸（《增补万病回春》）：当归尾　川芎　生地黄　黄连　黄芩　黄柏　大黄　连翘　桔梗　薄荷　菊花　决明子　木贼　防风　荆芥　羌活　独活　白芷　甘草

清脾散（《审视瑶函》）：石膏　栀仁　藿香　防风　黄芩　薄荷　升麻　枳壳　陈皮　甘草

清痰饮（《审视瑶函》）：陈皮　半夏　茯苓　枳壳　胆南星　花粉　栀子　石膏　黄芩　青黛

清上瘀血汤（《证治准绳》）：羌活　独活　桔梗　苏木　桃仁　大黄　当归　川芎　赤芍药　生地黄　连翘　枳壳　栀子　黄芩　甘草

清热增液饮（《眼科临证录》）：石膏　知母　玄参　生地黄　黄芩　芦根　麦冬　党参　制半夏　大枣　炙甘草

清肾抑阳丸（《审视瑶函》）：寒水石　知母　黄柏　黄连　生地黄　当归　白芍药　枸杞子　独活　茯苓　草决明

清营汤（《温病条辨》）：犀角　生地黄　玄参　竹叶心　麦冬　丹参　黄连　金银花　连翘

清胃汤（《审视瑶函》）：栀子　枳壳　苏子　石膏　黄连　陈皮　连翘　当归尾　荆芥穗　黄芩　防风　生甘草

羚羊钩藤汤（《通俗伤寒论》）：羚羊角　霜桑叶　京川贝　鲜生地黄　钩藤　菊花　生白芍　生甘草　淡竹茹　茯神木

羚羊角饮子（《审视瑶函》）：羚羊角　防风　知母　人参　茯苓　玄参　桔梗　细辛　黄芩　车前子

十二画

疏风清肝汤（《医宗金鉴》）：荆芥　防风　薄荷　柴胡　金银花　川芎　当归尾　栀子　赤芍药　灯草　甘草

疏肝解郁益阴汤（《中医眼科临床实践》）：当归　白芍药　茯苓　白术　丹参　赤芍药　银柴胡　熟地黄　山药　生地黄　枸杞子　焦曲　磁石　生栀子　升麻　五味子　甘草

滋阴降火汤（《审视瑶函》）：知母　黄柏　熟地黄　生地黄　当归　白芍药　川芎　黄芩　麦冬　柴胡　甘草

滋阴地黄丸（《审视瑶函》）：当归　生地黄　熟地黄　天冬　五味子　黄连　黄

芩　人参　地骨皮　柴胡　枳壳　甘草

滋阴退翳汤（《眼科临证笔记》）：玄参　知母　生地黄　麦冬　蒺藜　木贼　菊花　青葙子　蝉蜕　菟丝子　甘草

犀角地黄汤（《备急千金要方》）：犀角　生地黄　赤芍药　牡丹皮

普济消毒饮（《东垣试效方》）：黄连　黄芩　白僵蚕　牛蒡子　连翘　陈皮　板蓝根　玄参　柴胡　桔梗　生甘草　马勃　人参　升麻

散风除湿活血汤（《中医眼科临床实践》）：羌活　独活　当归　川芎　赤芍药　鸡血藤　前胡　苍术　白术　忍冬藤　红花　枳壳　甘草　防风

温胆汤（《三因极一病证方论》）：法半夏　陈皮　茯苓　枳实　竹茹　生姜　甘草

十三画

新制柴连汤（《眼科纂要》）：柴胡　黄连　黄芩　赤芍药　栀子　龙胆草　木通　荆芥　防风　甘草

十四画及十四画以上

蝉花散（《眼科金镜》）：当归　川芎　谷精草　黄连　木通　赤芍药　红花　白菊花　犀角　木贼　蝉蜕　羌活　茺蔚子　生地黄

镇肝熄风汤（《医学衷中参西录》）：怀牛膝　生赭石　生牡蛎　生龟板　生白芍　玄参　天冬　川楝子　生麦芽　茵陈　甘草　生龙骨

附录四
主要参考书目

1. 李传课 . 中医药高级丛书·中医眼科学［M］.2 版 . 北京：人民卫生出版社,2011.

2. 彭清华 . 中医眼科学［M］. 北京：中国中医药出版社,2012.

3. 彭清华 . 中医眼科学［M］. 北京：中国中医药出版社,2016.

4. 曾庆华 . 中医眼科学［M］.2 版 . 北京：中国中医药出版社,2007.

5. 李传课 . 中医眼科临床手册［M］.2 版 . 上海：上海科学技术出版社,2002.

6. 彭清华,彭俊 . 眼科名家临证精华［M］. 北京：中国中医药出版社,2018.

7. 肖国士,庄铭聪 . 眼科辨治精华［M］. 北京：学苑出版社,2003.

8. 彭清华 . 眼科活血利水法的研究［M］. 北京：中国中医药出版社,2018.

9. 彭清华 . 眼底病特色专科实用手册［M］. 北京：中国中医药出版社,2007.

10. 彭清华 . 眼科病名家医案·妙方解析［M］. 北京：人民军医出版社,2007.

11. 彭清华 . 中医眼科名家十讲［M］. 北京：人民卫生出版社,2011.

12. 彭清华 . 全国中医眼科名家学术经验集［M］. 北京：中国中医药出版社,2014.

13. 彭清华,彭俊 . 中医眼科名家临床诊疗经验［M］. 北京：化学工业出版社,2018.

14. 朱文锋 . 中医诊断与鉴别诊断学［M］. 北京：人民卫生出版社,1999.

15. 李传课 . 角膜炎证治经验［M］. 北京：人民卫生出版社,1990.

16. 李志英 . 中医眼科疾病图谱［M］. 北京：人民卫生出版社,2010.

17. 李传课 . 中西医结合眼科学［M］. 北京：中国中医药出版社,2001.

18. 段俊国 . 中西医结合眼科学［M］. 北京：中国中医药出版社,2005.

19. 彭清华 . 中西医结合眼科学［M］. 北京：中国中医药出版社,2010.

20. 彭清华 . 中西医结合眼底病学［M］. 北京：人民军医出版社,2011.

21. 彭清华 . 中西医临床用药手册·眼科分册［M］. 长沙：湖南科学技术出版社,2010.

22. 张仁俊,徐锦堂 . 中西医角膜病学［M］. 北京：人民军医出版社,2004.

23. 李凤鸣 . 中华眼科学［M］.2 版 . 北京：人民卫生出版社,2005.

24. 陈祖基 . 实用眼科药理学［M］. 北京：中国科学技术出版社,1993.

25. 阎晓然,王少华 . 眼科临床用药指南［M］,北京：人民卫生出版社,2005.

26. 黎晓新,王景昭 . 玻璃体视网膜手术学［M］. 北京：人民卫生出版社,2000.

27. 刘家琦,李凤鸣 . 实用眼科学［M］.2 版 . 北京：人民卫生出版社,1999.

28. 惠延年 . 眼科学［M］.5 版 . 北京：人民卫生出版社,2002.

29. 葛坚 . 眼科学［M］. 北京：人民卫生出版社,2002.

30. 杨培增 . 临床葡萄膜炎［M］. 北京：人民卫生出版社,2004.

31. 李美玉 . 青光眼学［M］. 北京：人民卫生出版社,2004.

32. 葛坚 . 眼科学［M］. 北京：人民卫生出版社,2005.

33. 瞿佳.眼镜学[M].北京:中国标准出版社,1993.

34. 吕帆.隐形眼镜学[M].上海:上海科学技术出版社,1997.

35. 陈松.现代老年性黄斑变性基础与临床研究[M].天津:天津科学技术出版社,2007.

36. 吴乐正,吴德正.临床视觉电生理学[M].北京:科学出版社,1999.

37. 袁援生,陈晓明.现代临床视野检测[M].北京:人民卫生出版社,1999.

38. 宋国祥.眼眶病学[M].北京:人民卫生出版社,1999.

39. 张承芬.眼底病学[M].北京:人民卫生出版社,1998.

40. 张效房,杨进献.眼外伤学[M].郑州:河南医科大学出版社,1997.